U0242954

中國古農書集粹

王思明——主編

鳳凰出版社

目録

植物名實圖考（下）

（清）吳其濬　撰

植物名實圖考卷之十九

固始吳其濬著
蒙自陸應穀校刊

蔓草類

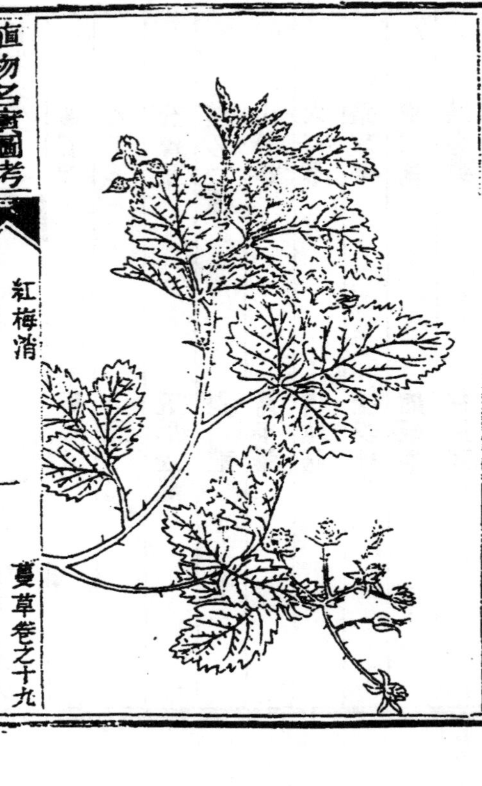

紅梅消

紅梅消江西湖南河濱多有之細莖多刺初生似叢漸引長蔓可五六尺一枝三葉葉亦似藕田藨初發面青背白漸長背即淡青三月間開小粉紅花色似紅梅不甚開放下有綠蒂就蒂結實如覆盆子色鮮紅纍纍滿枝味酢甜可食　按藨屬甚多李時珍亦未盡攷故不云有紅花者辰谿縣志山泡有三月泡大頭泡田雞泡扒船泡泡即藨語音輕重耳名隨地改殆難全別江西俚醫以紅梅消根浸酒為養筋治血消紅退腫之藥又取花汁入粉可去雀斑藍色形味與蓬藟覆盆相類其功用應亦不遠李時珍分別入藥不入藥亦只以本草所有者言之而山鄉則可食者即多入藥未可刻舟膠柱也此草滇呼紅瑣梅採作果食湖南北謂之過江龍簡易草藥收之其枝梢下垂及地則生根黔中謂之倒觔傘遵義府志枝葉結子與薅秧藨絕似枝末柱地則生根復起再長拄地復然大者不知其本末所在根可入藥云

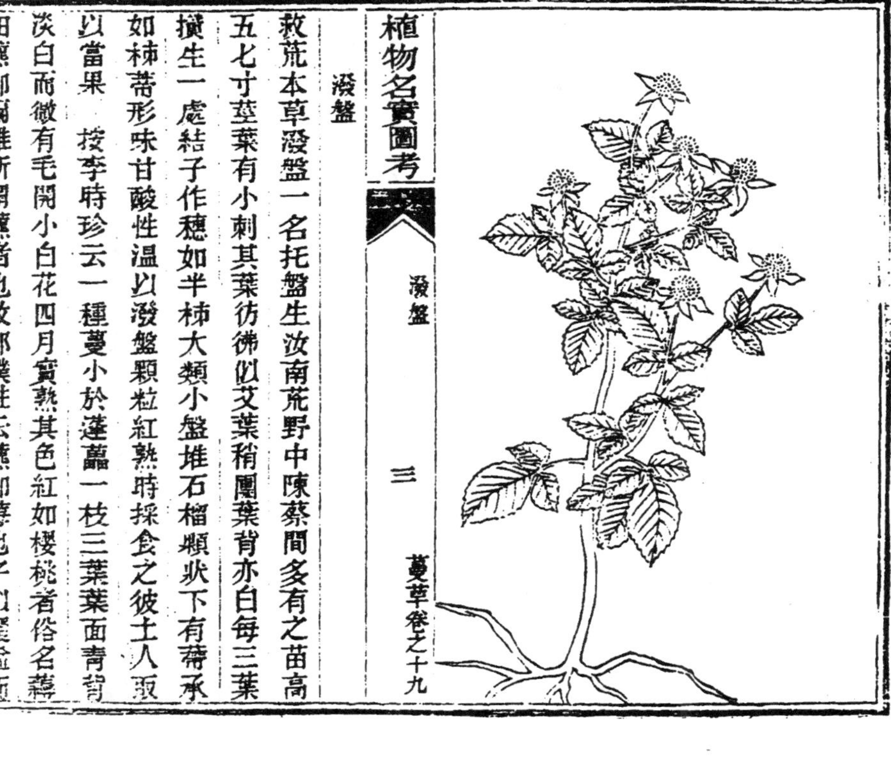

滲盤

救荒本草滲盤一名托盤生汝南荒野中陳蔡間多有之苗高五七寸莖葉有小刺其葉彷彿似艾葉稍團葉背亦白每三葉攢生一處結子作穗如半柿大類小盤堆石榴顆狀下有蒂承如柿蒂形味甘酸性溫以滲盤顆粒紅熟時採食之彼土人取以當果　按李時珍云一種蔓小於蓬藟一枝三葉葉面青背淡白而微有毛開小白花四月實熟其色紅如櫻桃者俗名藨田藨即爾雅所謂藨者也故郭璞註云藨即莓也子似覆盆而大赤色酢甜可食此種不入藥用即此

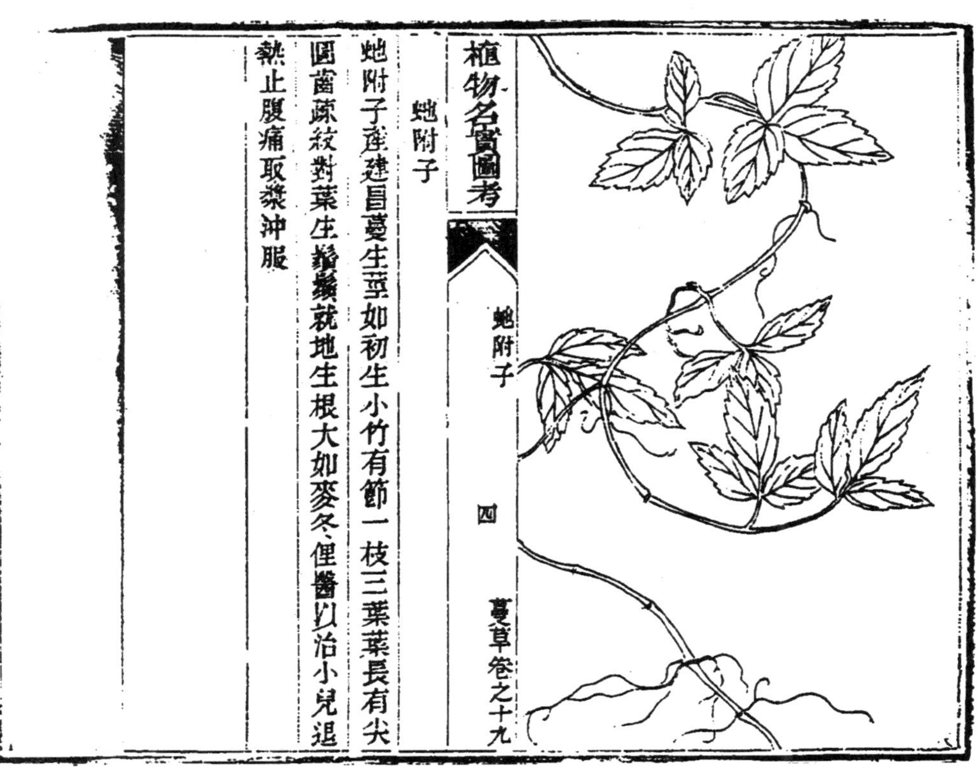

蛇附子

蛇附子產建昌蔓生莖如初生小竹有節一枝三葉葉長有尖圓齒疏紋對葉生鬚鬚就地生根大如麥冬俚醫以治小兒退熱止腹痛取根沖服

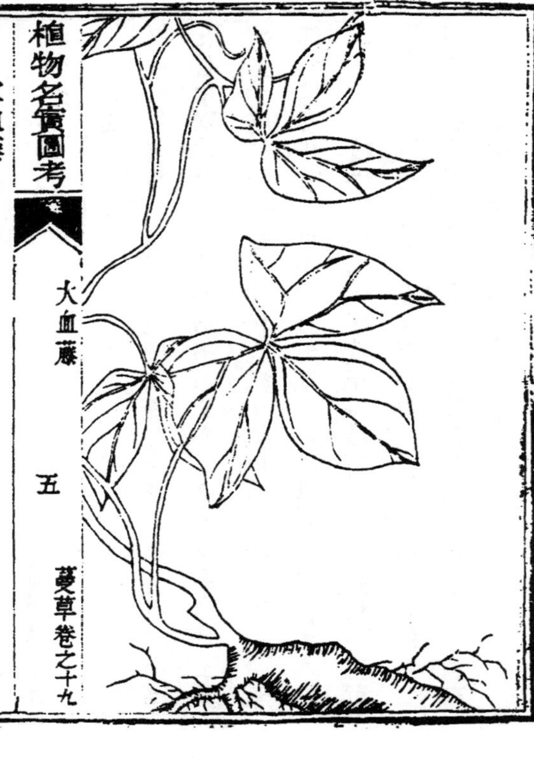

大血藤

宋圖經血藤生信州葉如蘡薁葉根如大拇指其色黃五月採行血治氣塊彼土人用之李時珍按虞摶云血藤即過山龍未知的否姑附之茜草下　按過山龍俗名甚多不圖其形無從審其是否羅思舉簡易草藥大血藤即千年健汁漿即見血飛又名血竭雌雄二本治筋骨疼痛追風健腰膝今江西廬山多有之土名大活血蔓生紫莖一枝三葉宛如一葉擘分或半邊圓或有角而方無定形光滑厚韌根長數尺外紫內白有菊花心掘出曬之紫液津潤浸酒一宿紅豔如血市醫常用之廣西梧州志千年健浸酒袪風延年彼中人以遺遠東以色絲纏似降真香

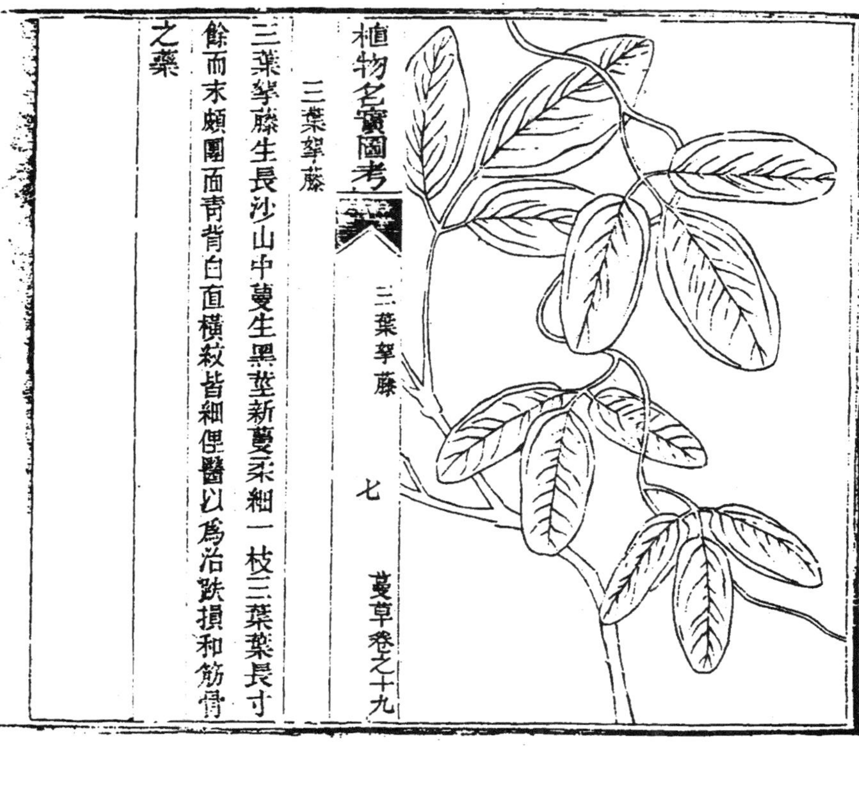

三葉挐藤

三葉挐藤生長沙山中蔓生黑莖新蔓柔細一枝三葉葉長寸餘而末頗圓面青背白直橫紋皆細俚醫以爲治跌損和筋骨之藥

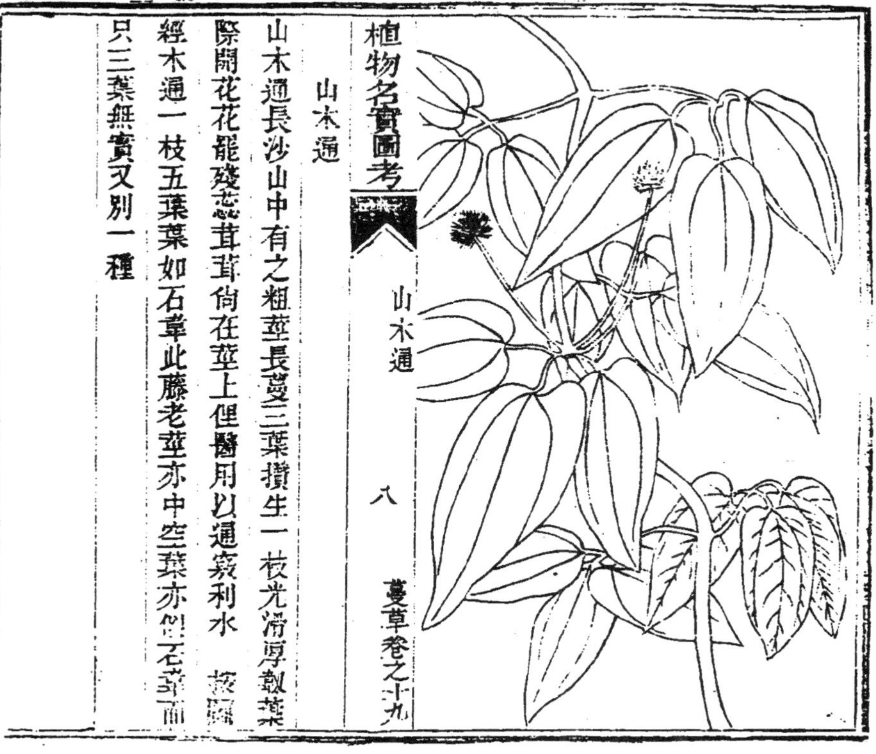

山木通

山木通長沙山中有之粗莖長蔓三葉攢生一枝光滑厚韌葉際開花花罷殘蕊茸茸尚在莖上俚醫用以通竅利水　按圖經木通一枝五葉葉如石韋此藤老莖亦中空葉亦似石韋而只三葉無實又別一種

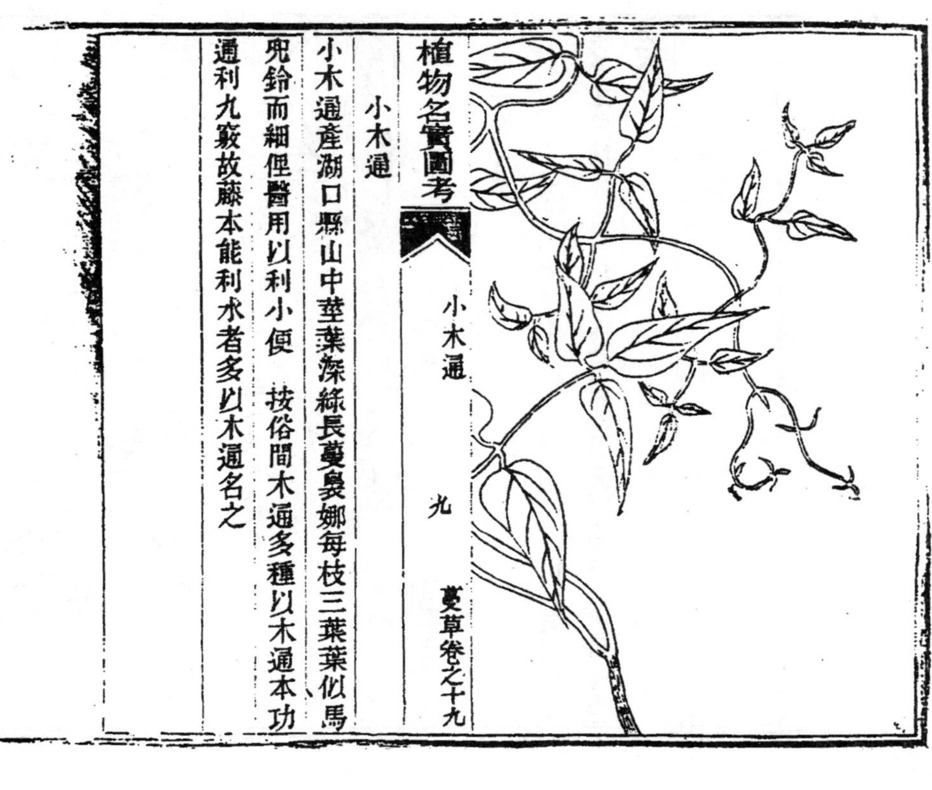

小木通

小木通產湖口縣山中莖葉䔩綠長蔓裊娜每枝三葉葉似馬兜鈴而細俚醫用以利小便　按俗間木通多種以木通本功通利九竅故藤本能利水者多以木通名之

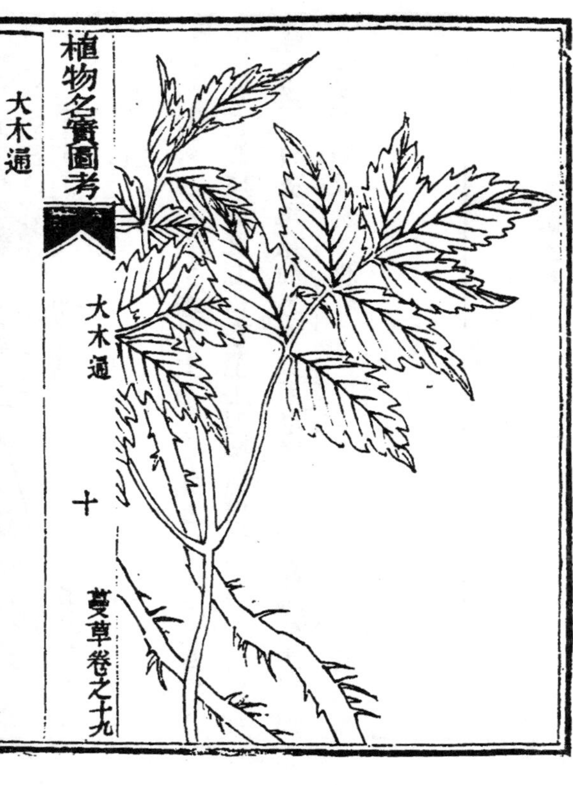

大木通

大木通產九江山中一名接骨丹粗藤如樹短枝青綠對葉排生濃綠大齒俚醫搗葉敷治脚瘡爛毒莖利小便　按形狀與本草圖異蘇頌引燕吳行紀揚州甘泉東院有通草其形如[illegible]子垂梢際所說不同或別一物此草頗似椿葉惟大齒不[illegible]

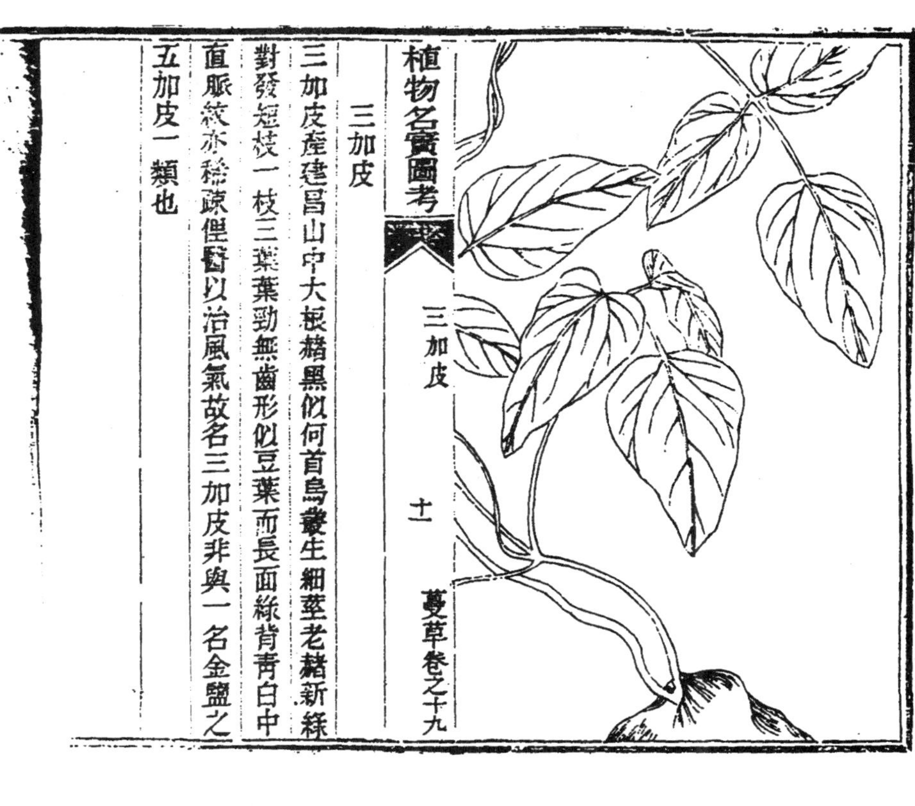

植物名實圖考 三加皮 十一 蔓草卷之十九

三加皮

三加皮產建昌山中大根赭黑似何首烏蔓生細莖老赭新綠對發短枝一枝三葉葉勁無齒形似豆葉而長面綠背青白中直脈紋亦稀疏俚醫以治風氣故名三加皮非與一名金鹽之五加皮一類也

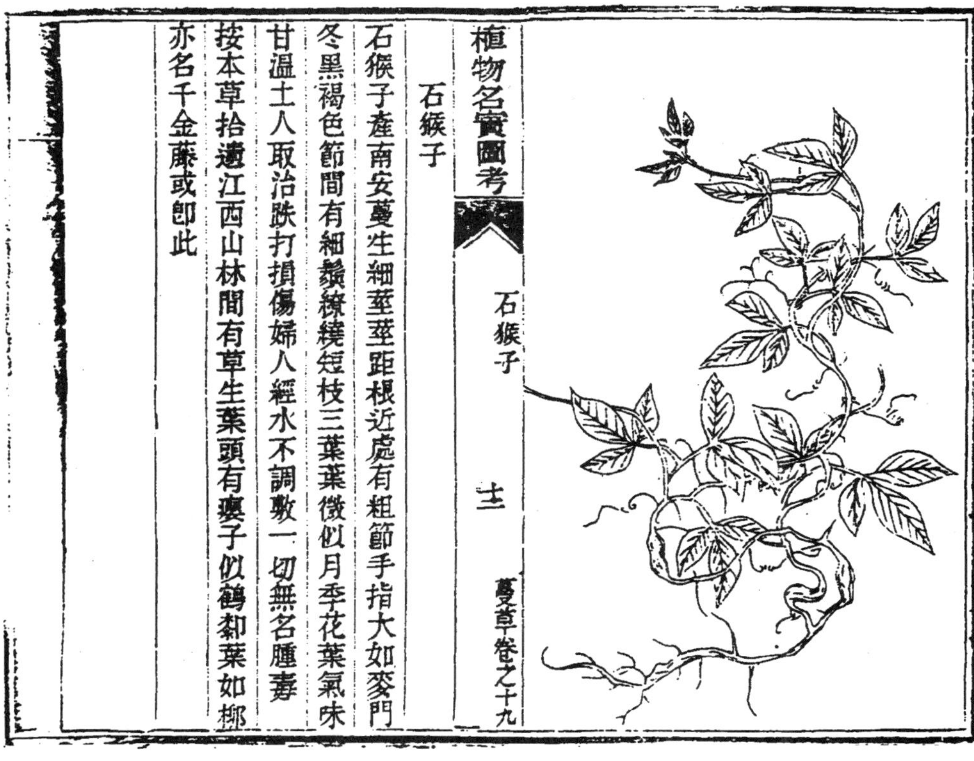

植物名實圖考 石猴子 十二 蔓草卷之十九

石猴子

石猴子產南安蔓生細莖莖距根近處有粗節手指大如麥門冬黑褐色節間有細鬚繚繞短枝三葉葉微似月季花葉氣味甘溫土人取治跌打損傷婦人經水不調敷一切無名腫毒

按本草拾遺江西山林間有草生葉頭有瘿子似鶴刹葉如椰亦名千金藤或即此

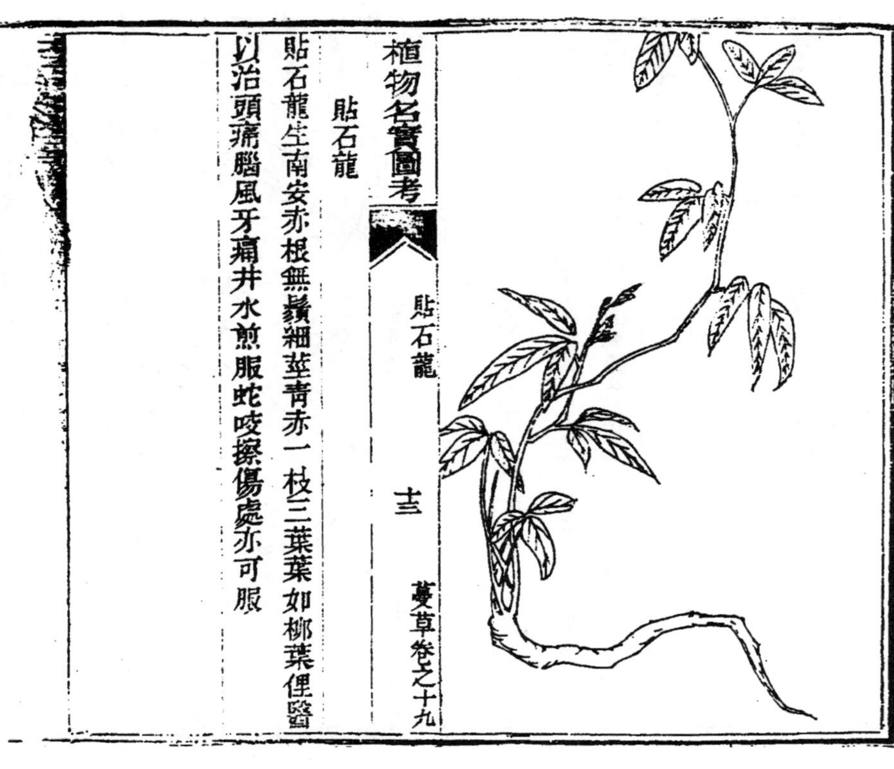

貼石龍

貼石龍生南安赤根無鬚細莖青赤一枝三葉葉如柳葉俚醫以治頭痛腦風牙痛井水煎服蛇咬擦傷處亦可服

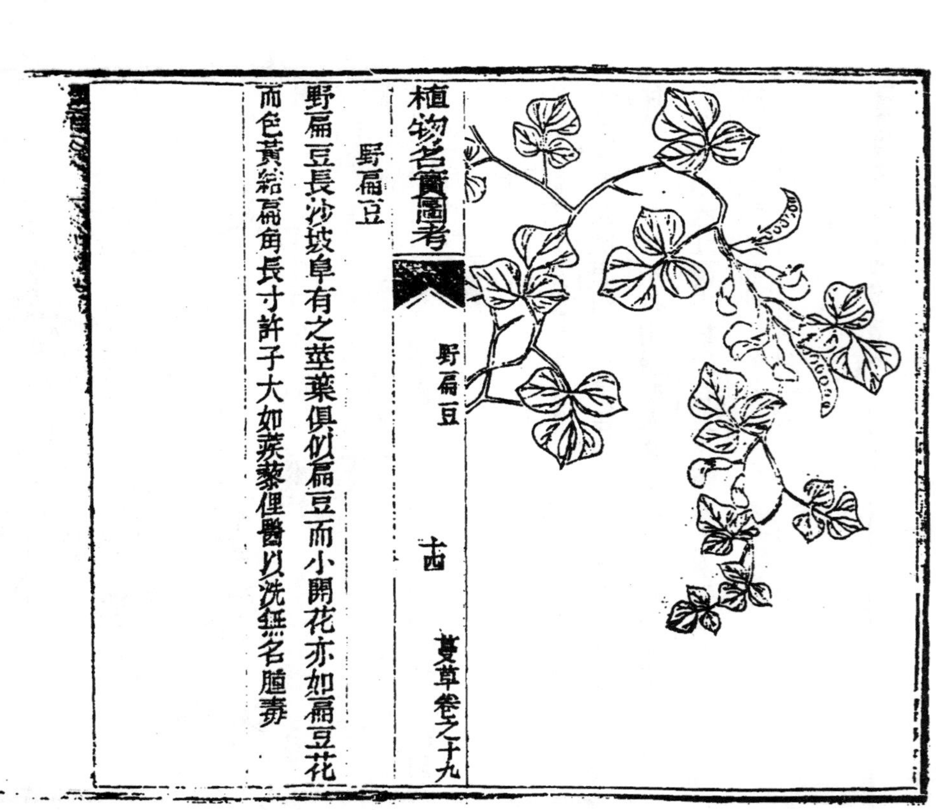

野扁豆

野扁豆長沙坡阜有之莖葉俱似扁豆而小開花亦如扁豆花而色黃結扁角長寸許子大如蒺藜俚醫以洗無名腫毒

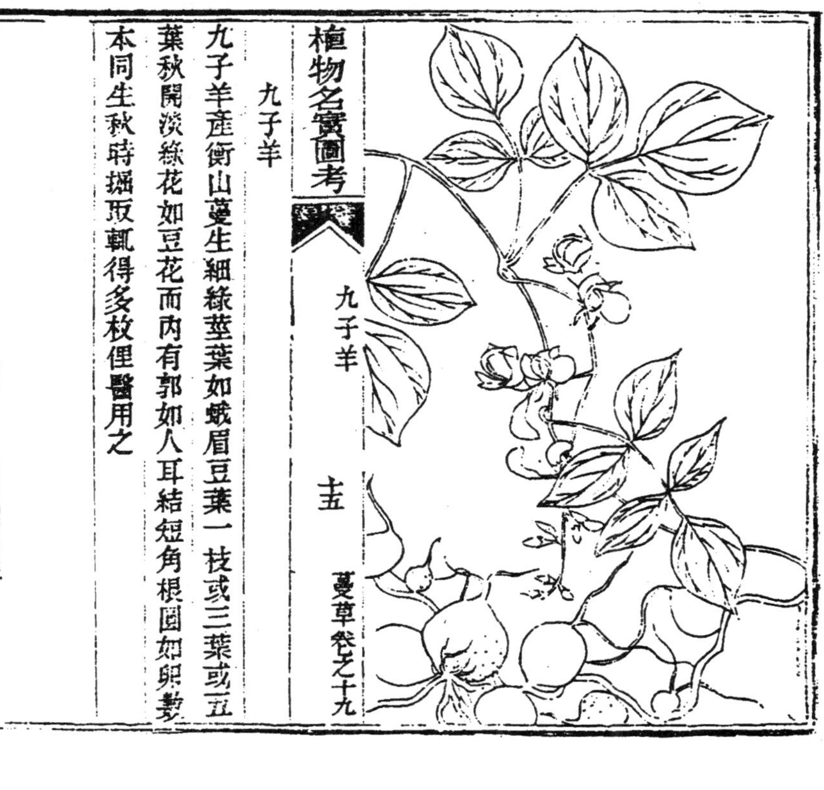

九子羊

九子羊產衡山蔓生細綠莖葉如蛾眉豆葉一枝或三葉或五葉秋開淡綠花如豆花而内有郭如人耳結短角根圓如卵數本同生秋時掘取輒得多枚俚醫用之

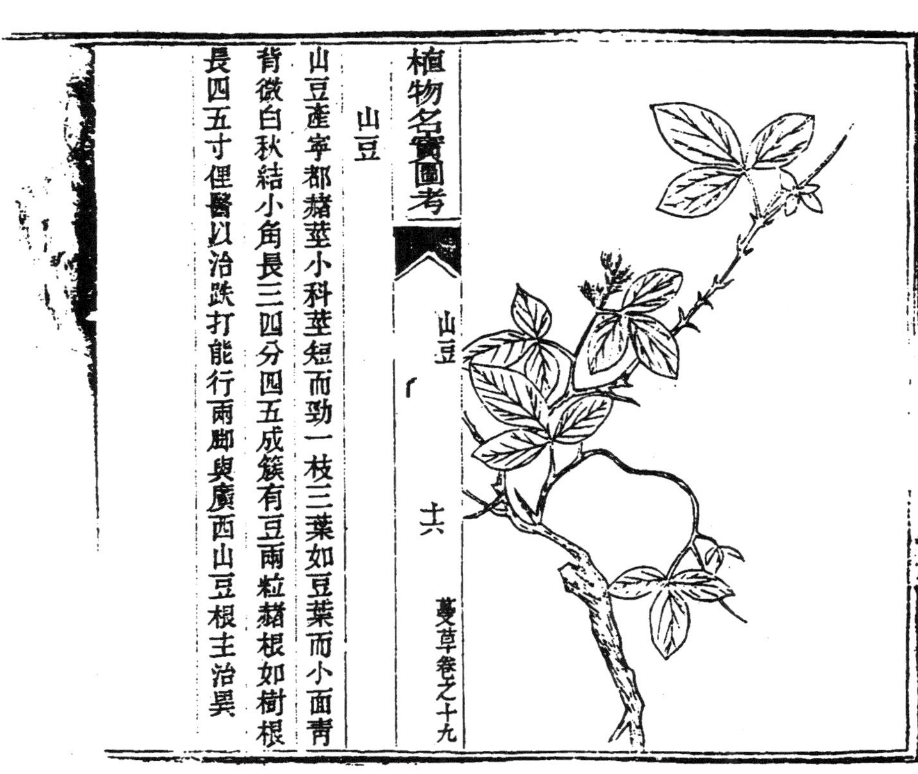

山豆

山豆產寧都赭莖小科莖短而勁一枝三葉如豆葉而小面青背微白秋結小角長三四分四五成簇有豆兩粒赭根如樹根長四五寸俚醫以治跌打能行兩腳與廣西山豆根主治異

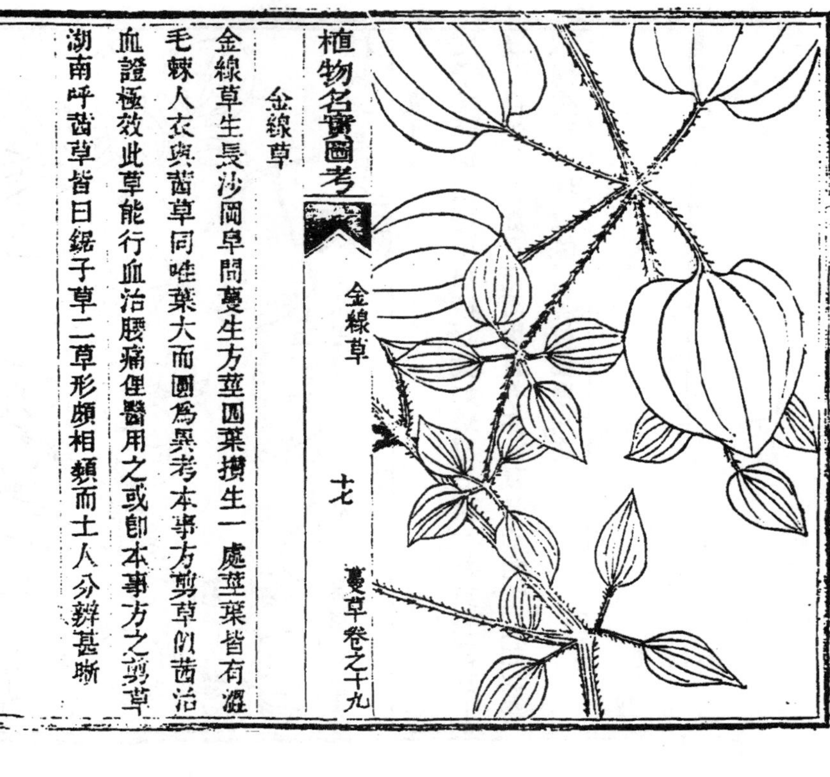

金線草

金線草生長沙岡阜間蔓生方莖圓葉攢生一處莖葉皆有澀毛棘人衣與茜草同唯葉大而圓爲異考本事方剪草似茜治血證極效此草能行血治腰痛俚醫用之或卽本事方之剪草湖南呼茜草皆曰鋸子草二草形頗相類而土人分辨甚晰

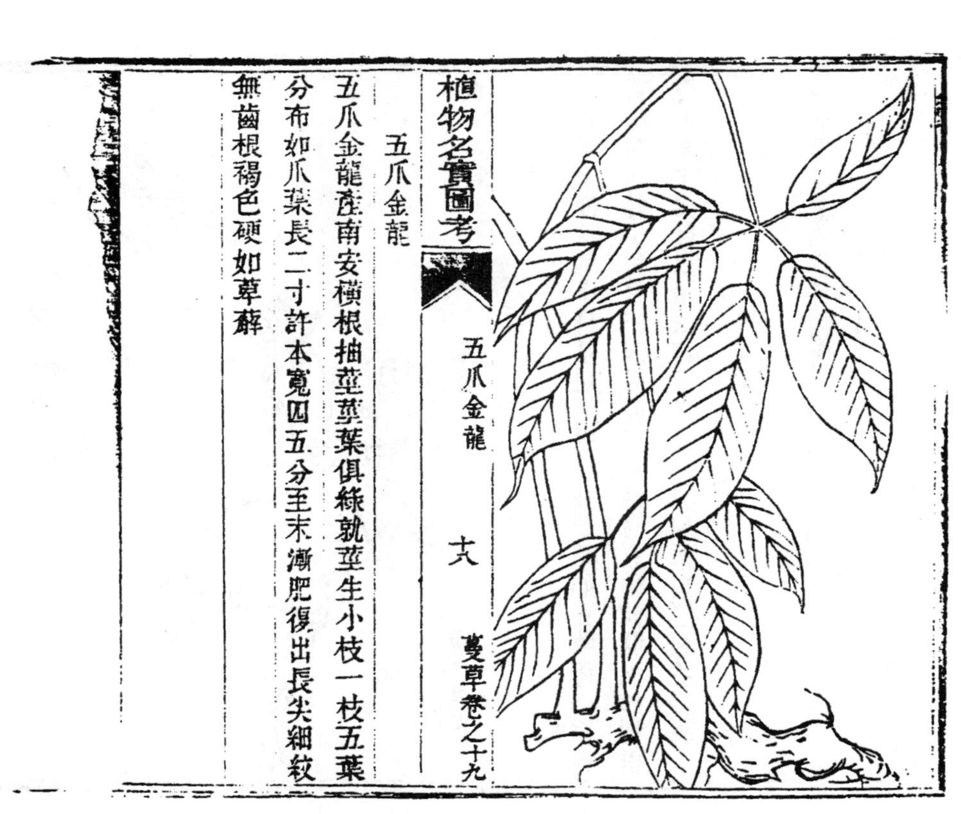

五爪金龍

五爪金龍產南安橫根抽莖莖葉俱綠就莖生小枝一枝五葉分布如爪葉長二寸許本寬圓五分至末漸肥復出長尖細紋無齒根褐色硬如萆薢

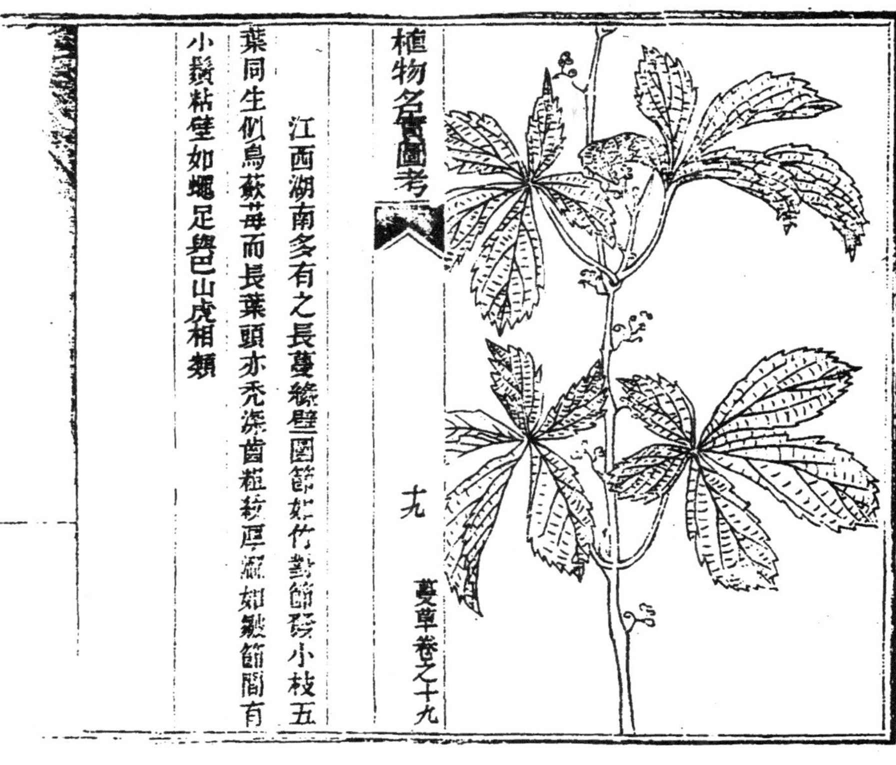

江西湖南多有之長蔓緣壁圓節如竹對節發小枝五葉同生似烏蘞莓而長葉頭亦禿深齒粗紋厚韌如皺節間有小鬚粘壁如蠅足與巴山虎相類

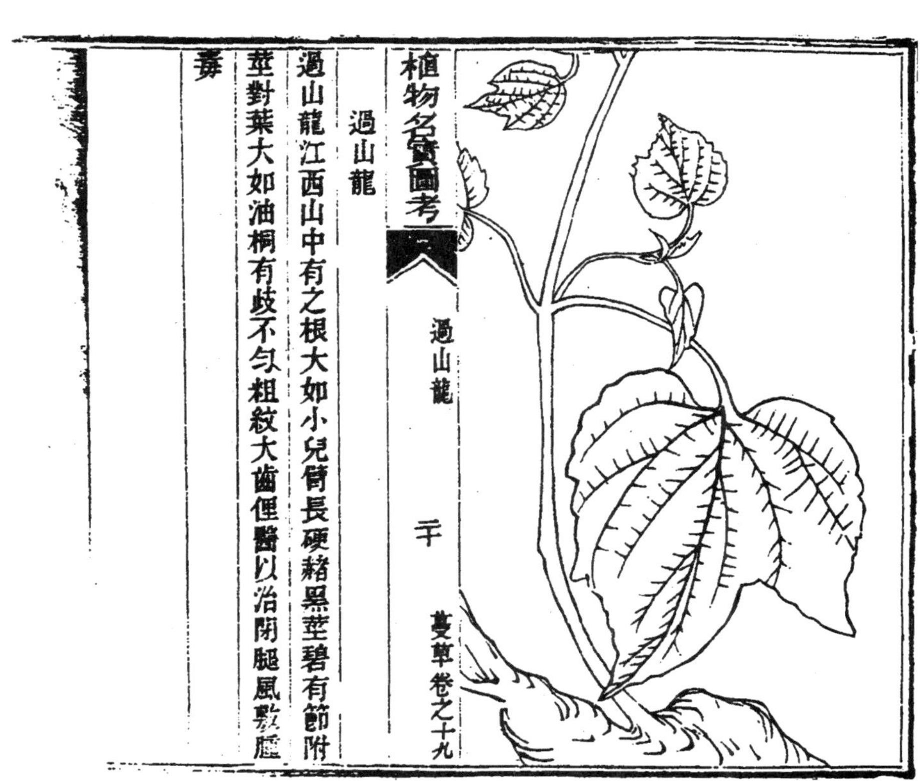

過山龍

過山龍江西山中有之根大如小兒臂長硬赭黑莖碧有節附莖對葉大如油桐有歧不勻粗紋大齒俚醫以治閃腿風敷腫毒

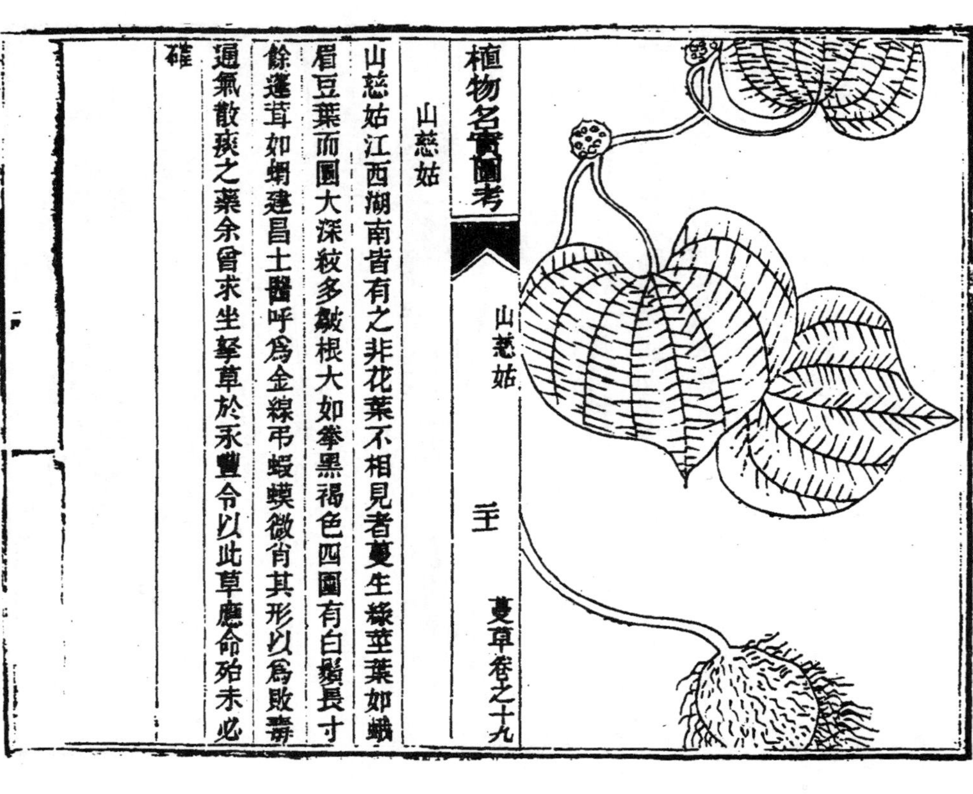

山慈姑

山慈姑江西湖南皆有之非花葉不相見者蔓生綠莖葉如蛾眉豆葉而圓大深紋多皺根大如拳黑褐色四圍有白鬚長寸餘蓬茸如蝟建昌土醫呼爲金線弔蝦蟆微肖其形以爲敗毒通氣散痰之藥余曾求坐拏草於永豐令以此草應命殆未必確

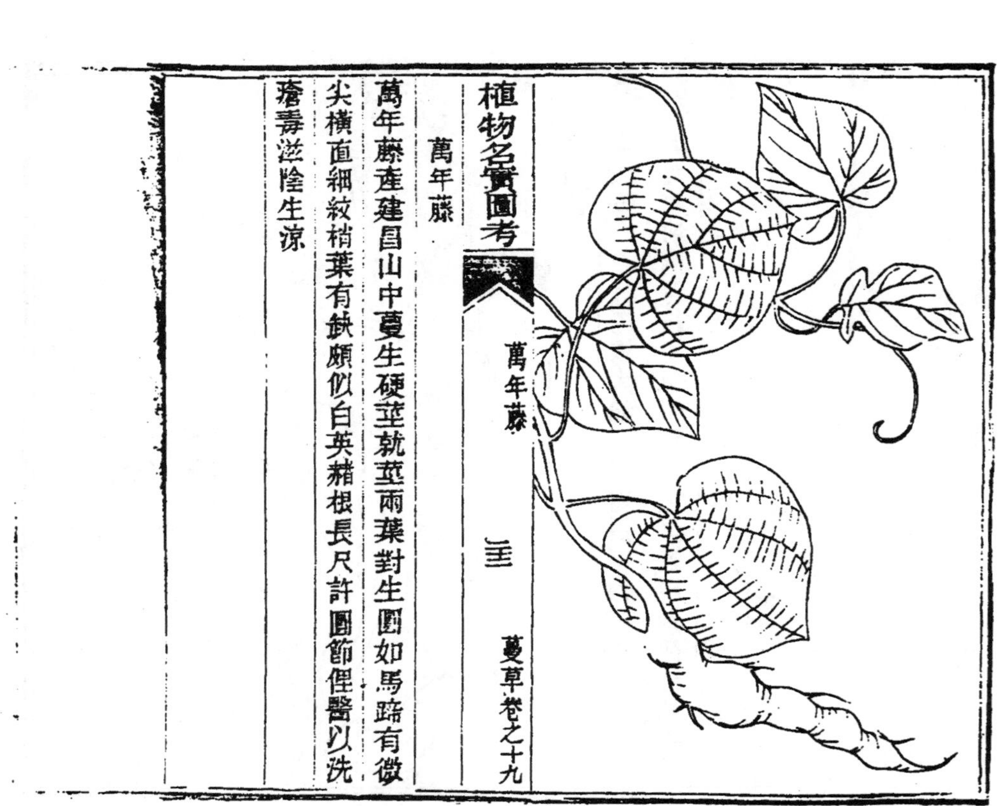

萬年藤

萬年藤產建昌山中蔓生硬莖就莖兩葉對生圓如馬蹄有微尖橫直細紋稍葉有缺頗似白英糯根長尺許圓節俚醫以洗瘡毒滋陰生涼

植物名實圖考　大打藥　卅三　蔓草卷之十九

大打藥

大打藥產建昌山中蔓生綠莖紫節如竹一葉一鬚鬚赭色葉圓大如馬蹄有尖綠潤疎紋赭根長一二尺餘俚醫以治打傷取根一段煎酒服

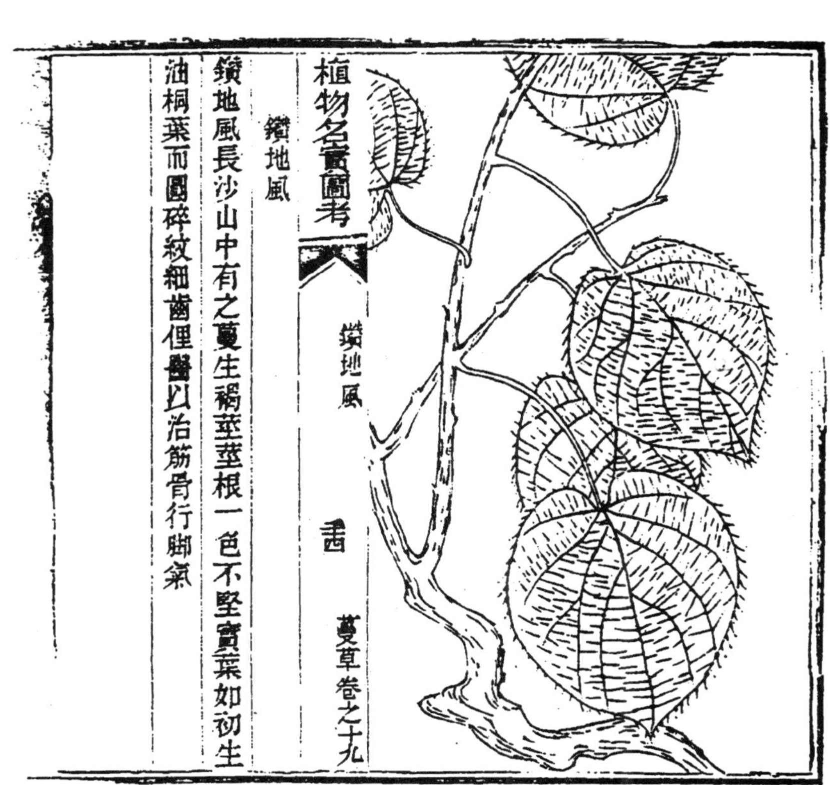

植物名實圖考　鑽地風　卅四　蔓草卷之十九

鑽地風

鑽地風長沙山中有之蔓生褐莖莖根一色不堅實葉如初生油桐葉而圓碎紋細齒俚醫以治筋骨行脚氣

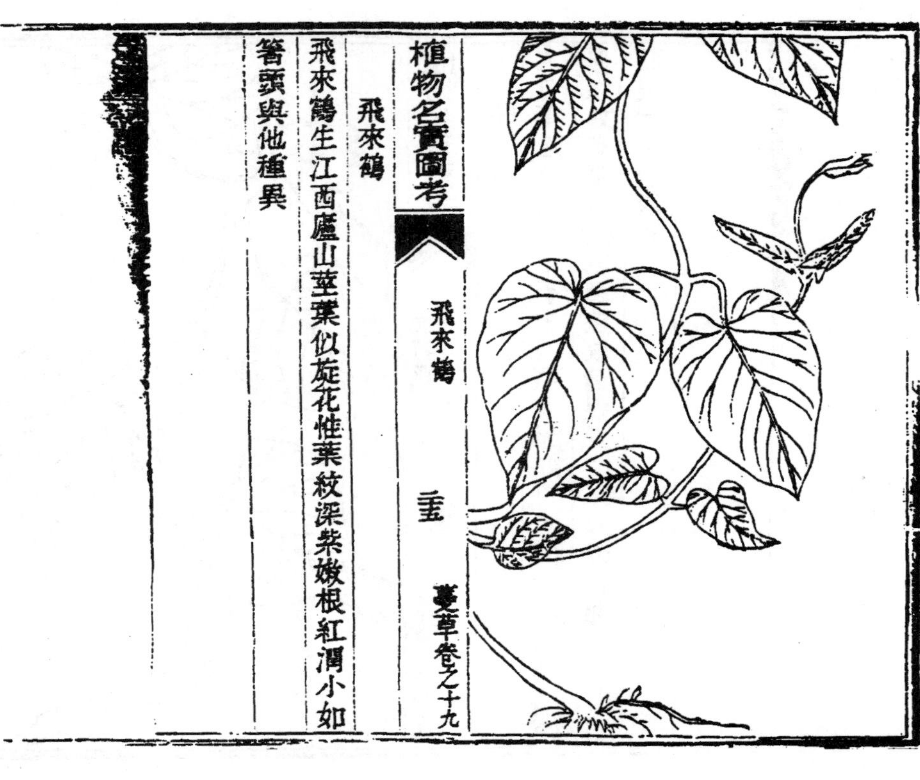

植物名實圖考　飛來鶴　二十五　蔓草卷之十九

飛來鶴

飛來鶴生江西廬山莖葉似旋花性葉紋深紫嫩根紅潤小如簪頭與他種異

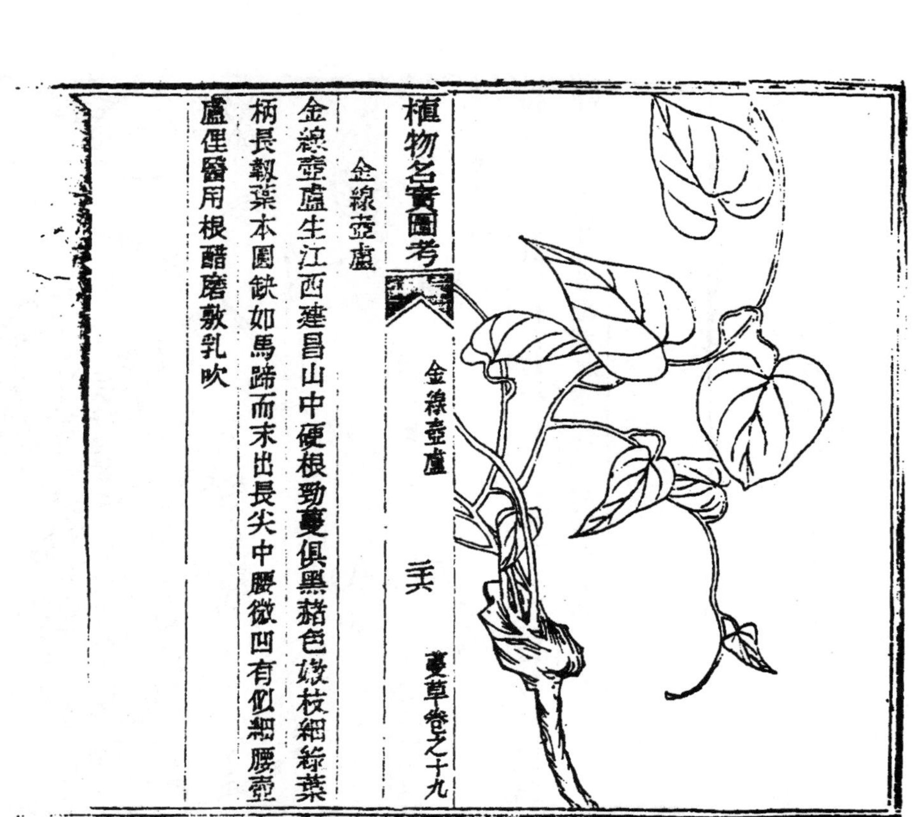

植物名實圖考　金線壺盧　二十六　蔓草卷之十九

金線壺盧

金線壺盧生江西建昌山中硬根勁蔓俱黑赭色嫩枝細綠葉柄長皺葉本圓缺如馬蹄而末出長尖中腰微凹有似細腰壺盧俚醫用根醋磨敷乳吹

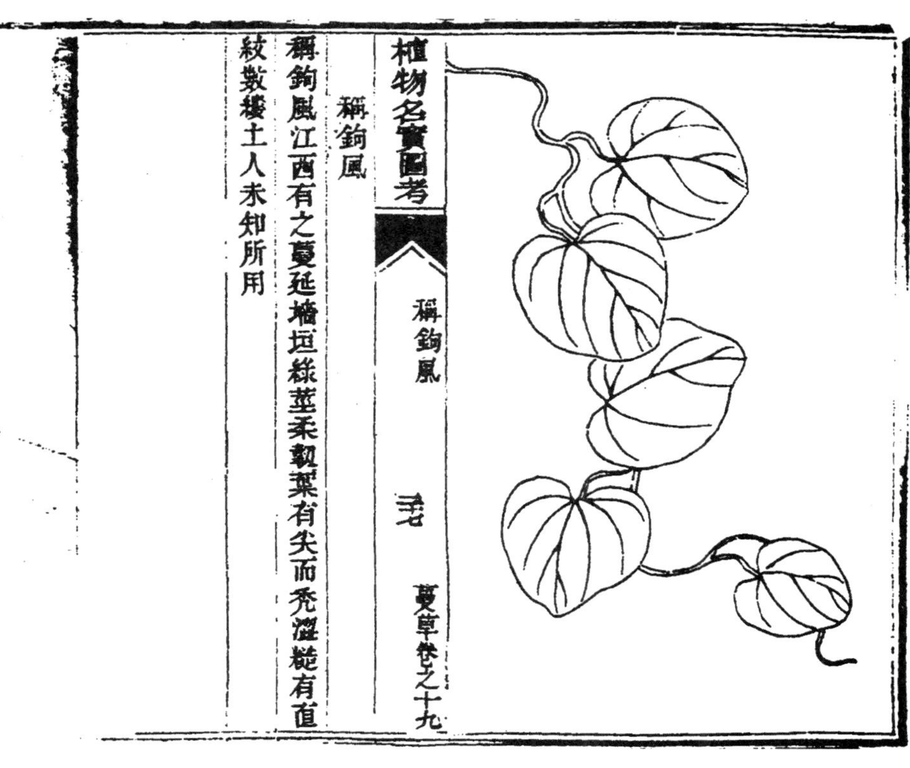

稱鉤風

稱鉤風江西有之蔓延牆垣緑莖柔韌葉有尖而禿澀糙有直紋數縷土人未知所用

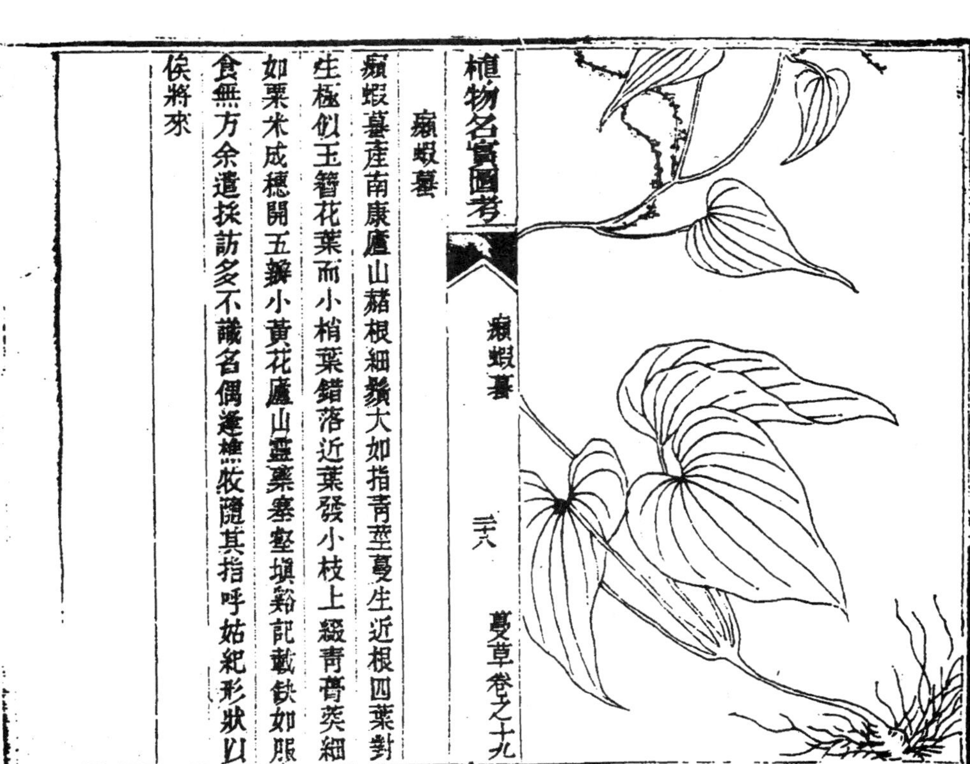

癩蝦蟆

癩蝦蟆產南康廬山藷根細鬚大如指青莖蔓生近根四葉對生極似玉簪花葉而小梢葉錯落近葉發小枝上綴青蓇葖細如粟米成穗開五瓣小黃花廬山靈藥寨壑填谿記載缺如服食無方余遣採訪多不識名偶遇樵牧隨其指呼姑紀形狀以俟將來

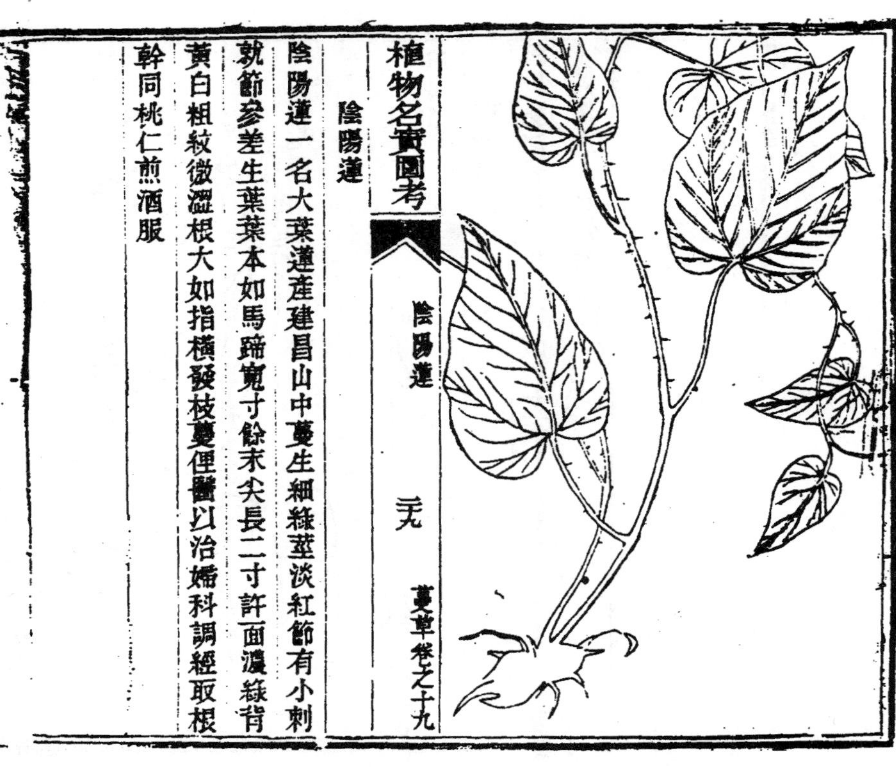

陰陽蓮

陰陽蓮一名大葉蓮產建昌山中蔓生細綠莖淡紅節有小刺就節參差生葉葉本如馬蹄寬寸餘末尖長二寸許面濃綠背黃白粗紋微澀根大如指橫發枝蔓俚醫以治婦科調經取根幹同桃仁煎酒服

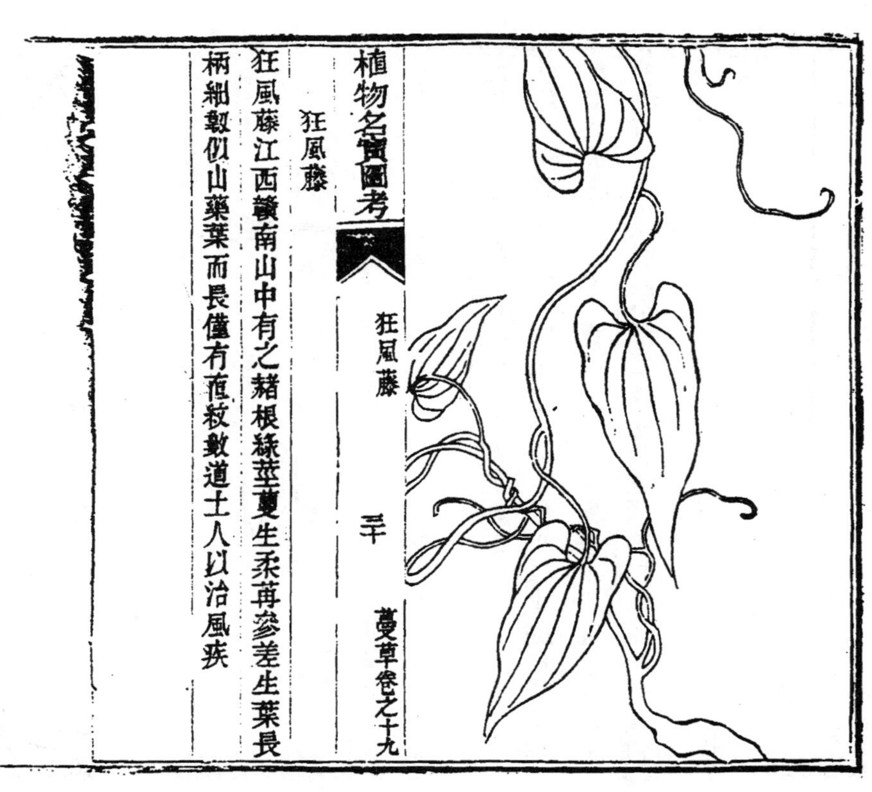

狂風藤

狂風藤江西贛南山中有之赭根綠莖蔓生柔苒參差生葉長柄細韌似山藥葉而長僅有直紋贛道士人以治風疾

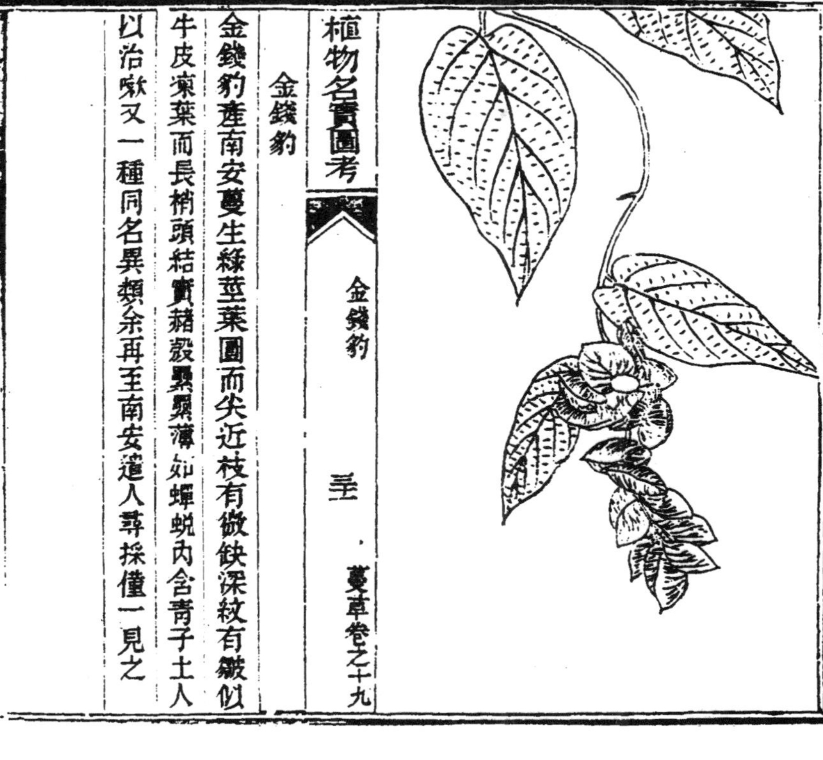

金錢豹

金錢豹產南安蔓生綠莖葉圓而尖近枝有微缺深紋有皺似牛皮棗葉而長梢頭結實藉殼纍纍薄如蟬蛻內含青子土人以治嗽又一種同名異類余再至南安遣人尋採僅一見之

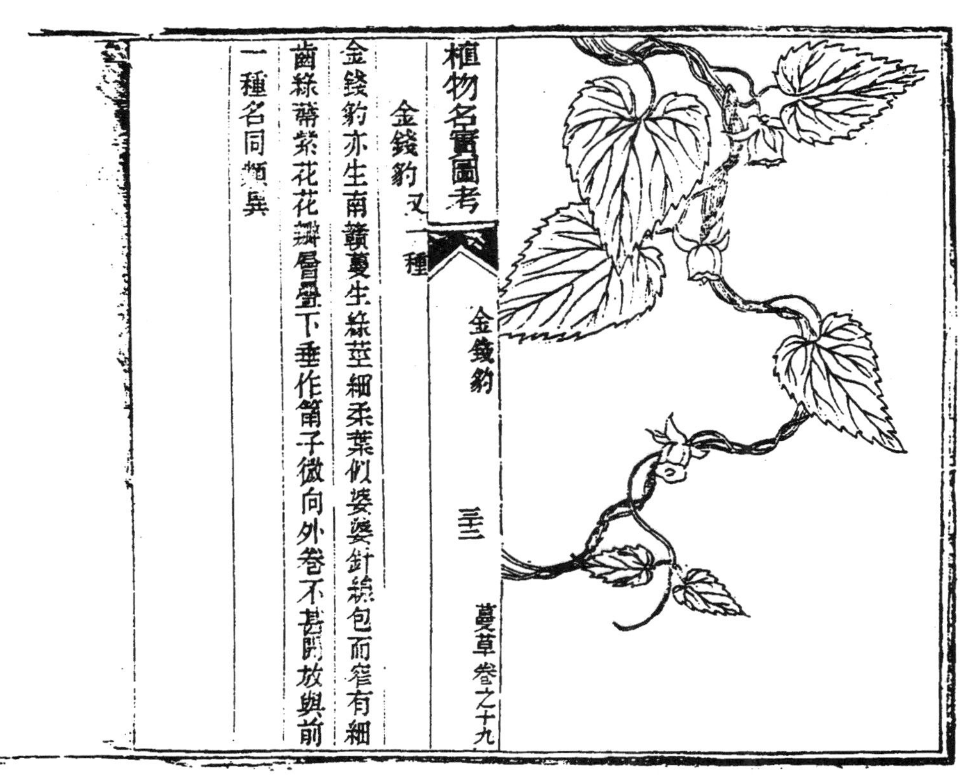

金錢豹又一種

金錢豹亦生南贛蔓生綠莖細柔葉似蘡薁鋸齒包而窄有細齒綠蒂紫花花瓣層疊下垂作筩子微向外卷不甚開放與前一種名同類異

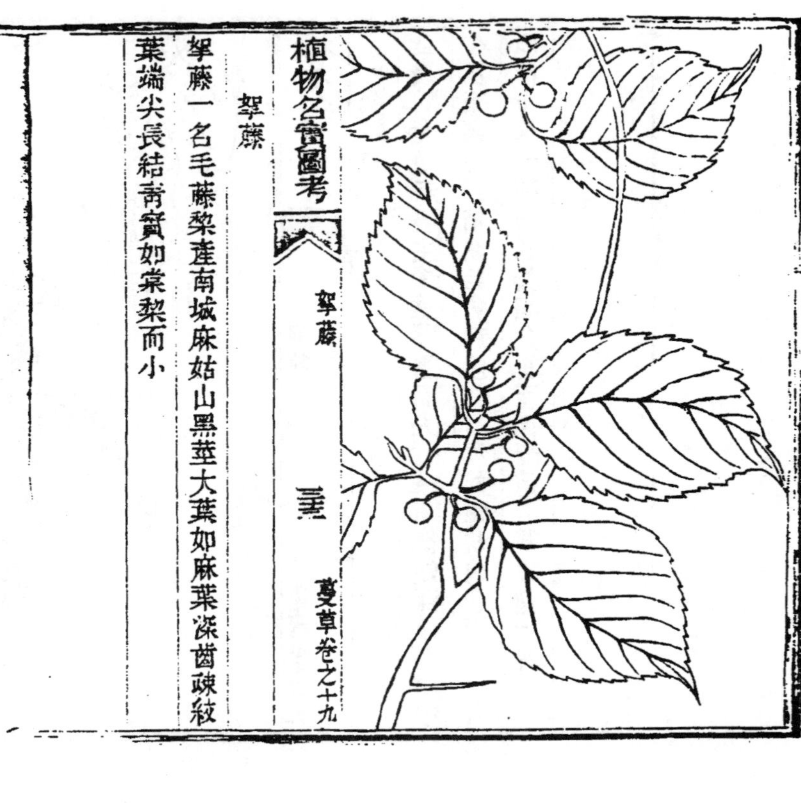

拏藤

拏藤一名毛藤梨產南城麻姑山黑莖大葉如麻葉深齒疏紋葉端尖長結靑實如棠梨而小

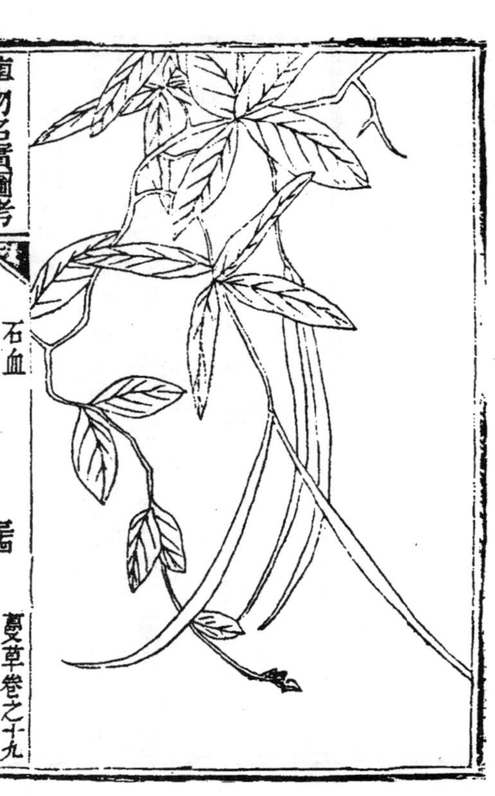

石血

宋圖經石血與絡石極相類但葉頭尖而赤耳　按江西山坡及墻壁木石上極多葉紅如霜葉掩映綠卉尤增鮮明但細審其葉一莖之上或尖或團團如人手指尖如竹葉秋時結長角如豇豆長六七寸初靑後赤破之有子如蘿藦子半如鍼半如絨絨亦白軟大約與絡石同種而結角則異或以爲雌雄耳

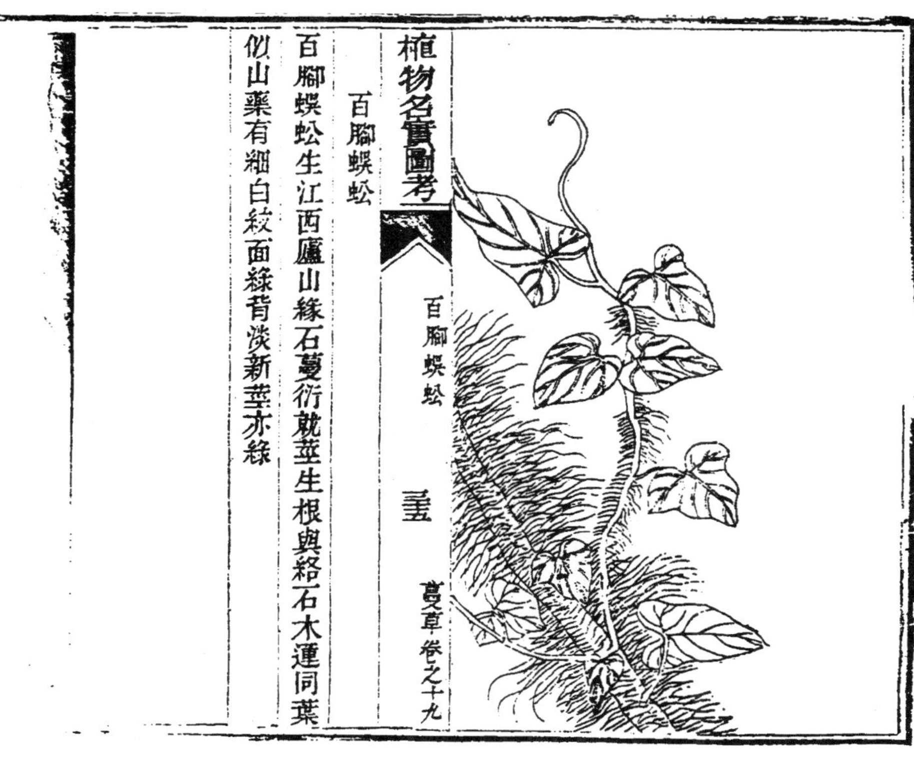

百脚蜈蚣

百脚蜈蚣生江西廬山緣石蔓衍就莖生根與絡石木蓮同葉似山藥有細白紋面綠背淡新莖赤綠

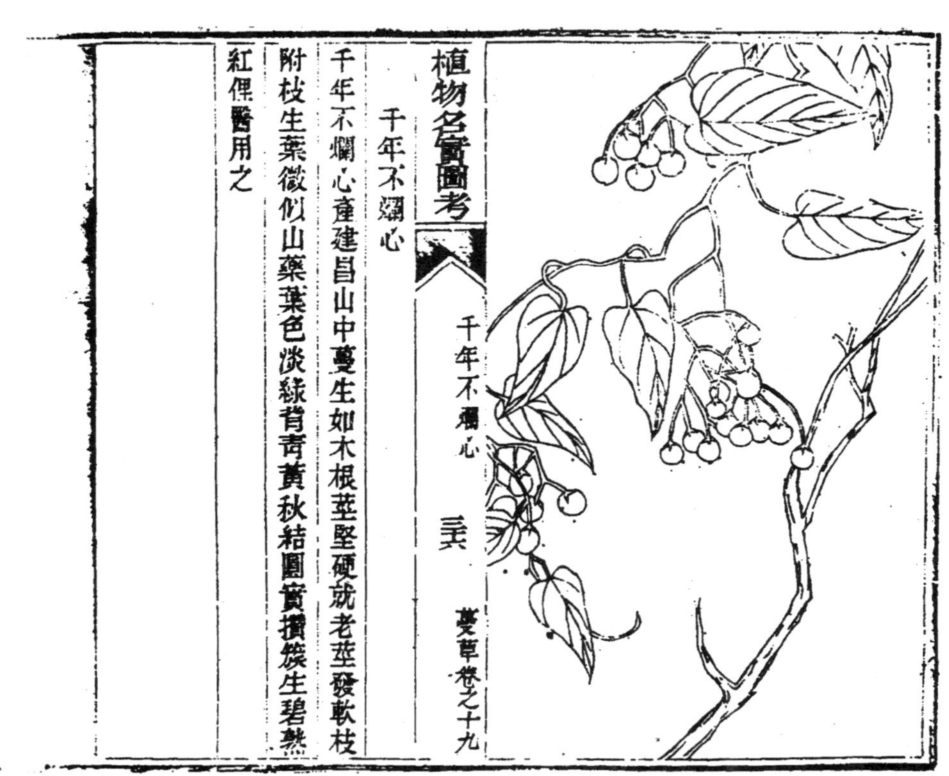

千年不爛心

千年不爛心產建昌山中蔓生如木根莖堅硬就老莖發軟枝附枝生葉微似山藥葉色淡綠背青黃秋結圓實攢簇生碧熟紅俚醫用之

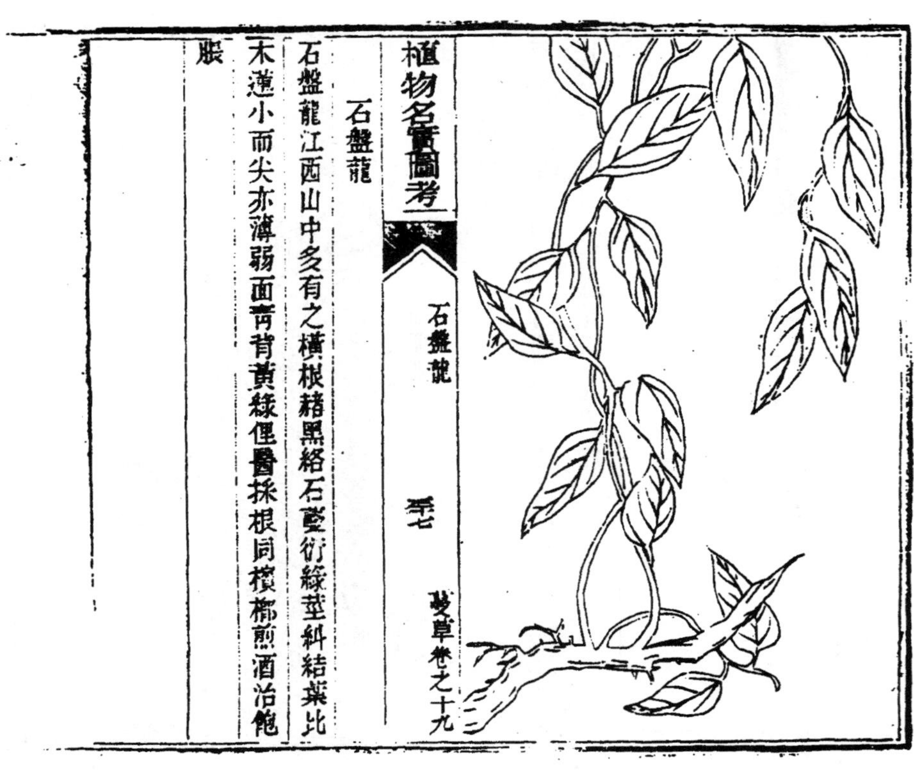

石盤龍

石盤龍江西山中多有之横根赭黑絡石蔓衍綠莖斜結葉比木蓮小而尖亦薄弱面青背黄綠俚醫採根同檳榔煎酒治飽脹

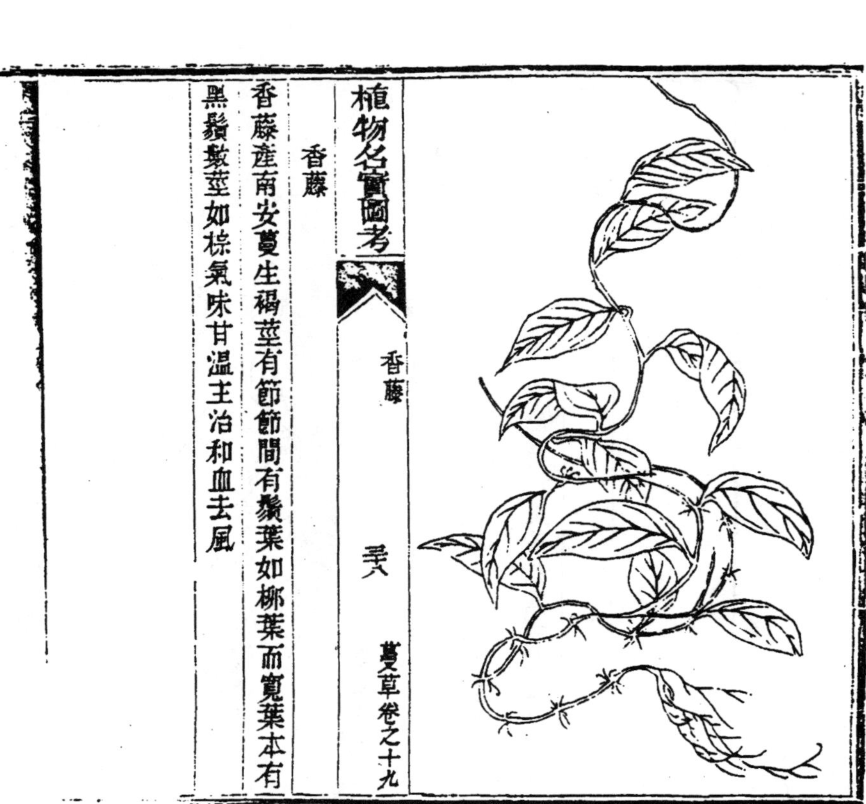

香藤

香藤産南安蔓生褐莖有節節間有鬚葉如椰葉而寬葉本有黑鬚皺莖如棕氣味甘温主治和血去風

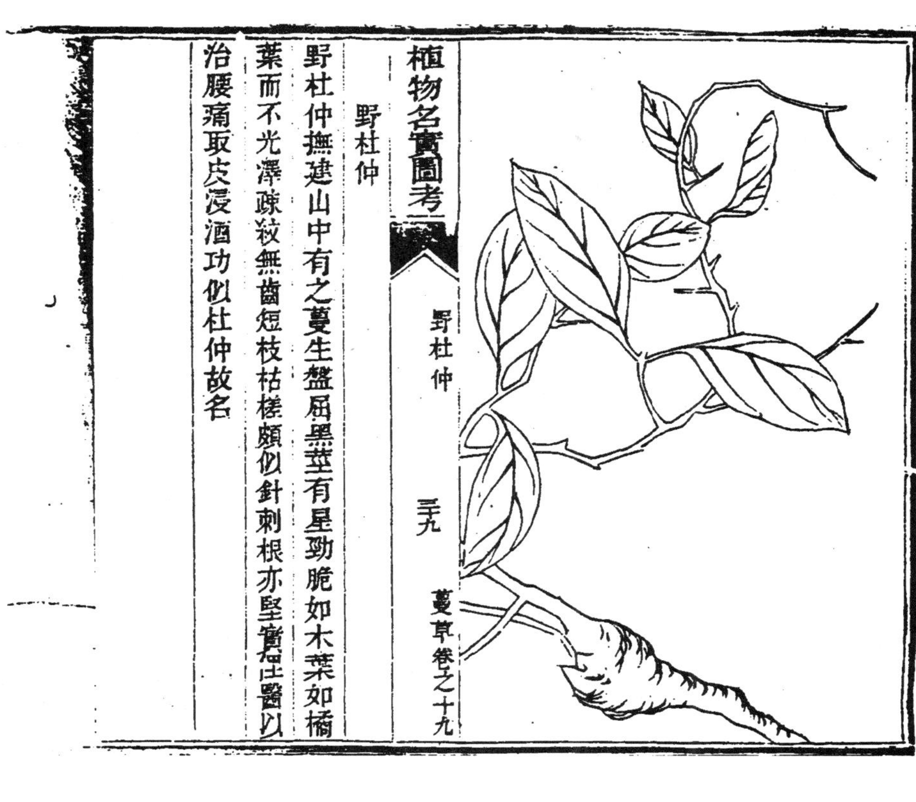

野杜仲

野杜仲撫建山中有之蔓生盤屈黑莖有星勁脆如木葉如橘葉而不光澤疎紋無齒短枝枯㮽頗似針刺根亦堅實土醫以治腰痛取皮浸酒功似杜仲故名

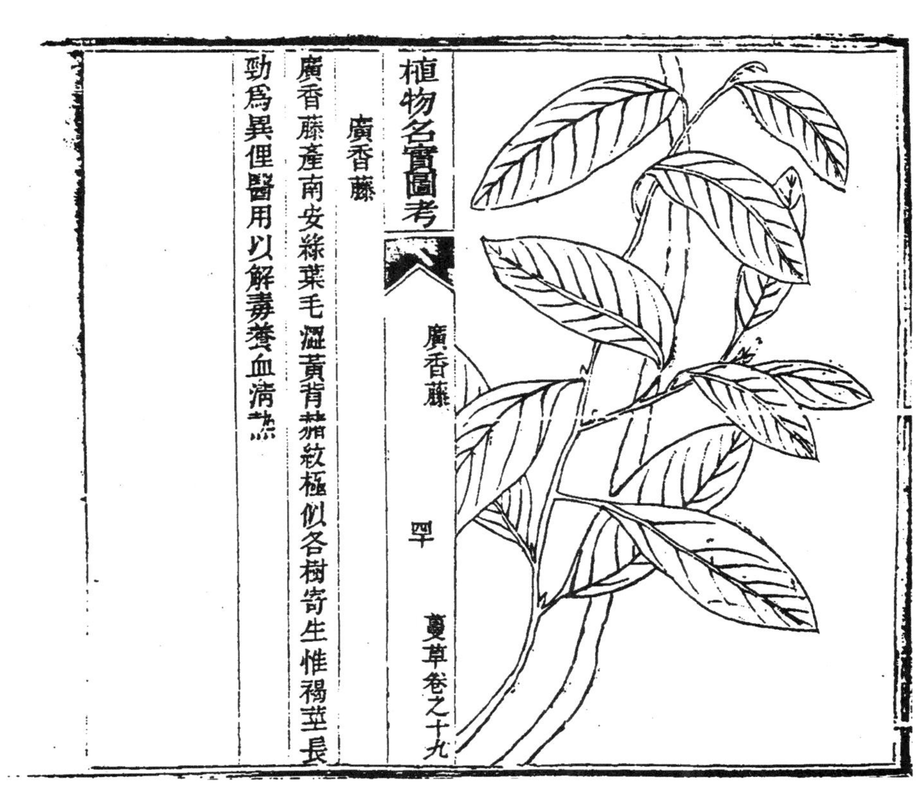

廣香藤

廣香藤產南安綠葉毛澀黃背粗紋極似各樹寄生惟褐莖長勁為異俚醫用以解毒養血清熱

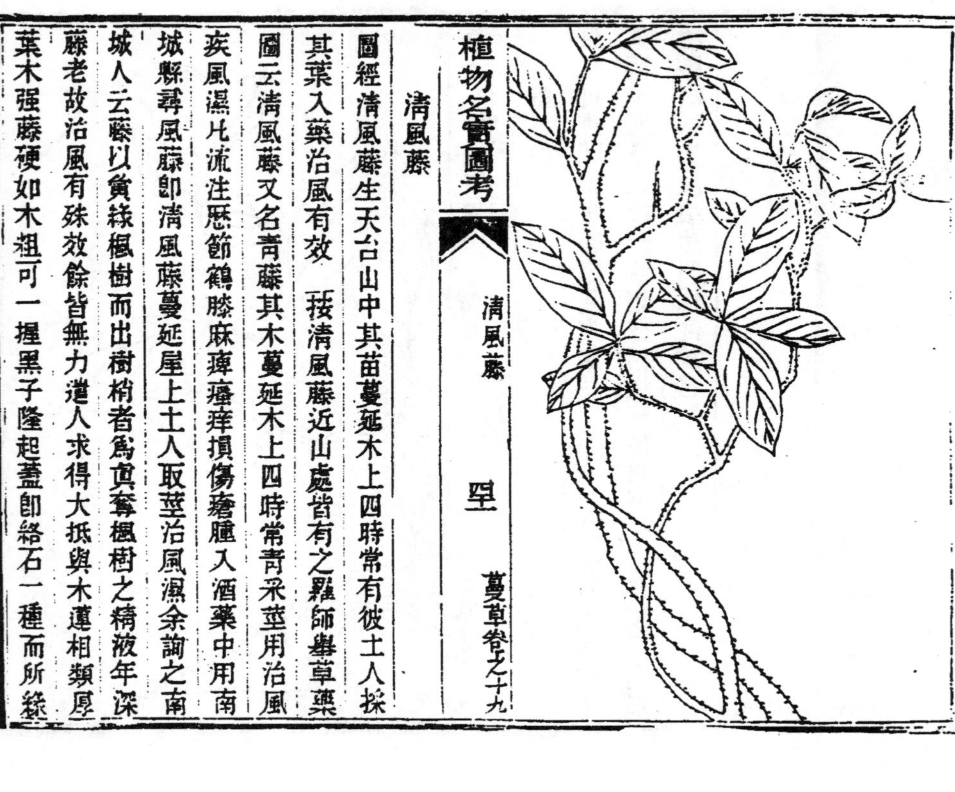

清風藤

圖經清風藤生天台山中其苗蔓延木上四時常有彼土人採其葉入藥治風有效　按清風藤近山處皆有之羅師舉草藥圖云清風藤又名青藤其木蔓延木上四時常青采莖用治風疾風濕卂流注歷節鶴膝麻痺瘙痒損傷瘡腫入酒藥中用南城縣尋風藤即清風藤蔓延屋上土人取莖治風濕余詢之南城人云藤以貧緣楓樹而出樹梢者爲眞奪楓樹之精液年深藤老故治風有殊效餘皆無力道人求得大抵與木蓮相類厚葉木强藤硬如木粗可一握黑子隆起蓋即絡石一種而所緣有異又本草拾遺扶芳藤以楓樹上者爲佳恐即一物清風扶芳一音之轉土音大率如此

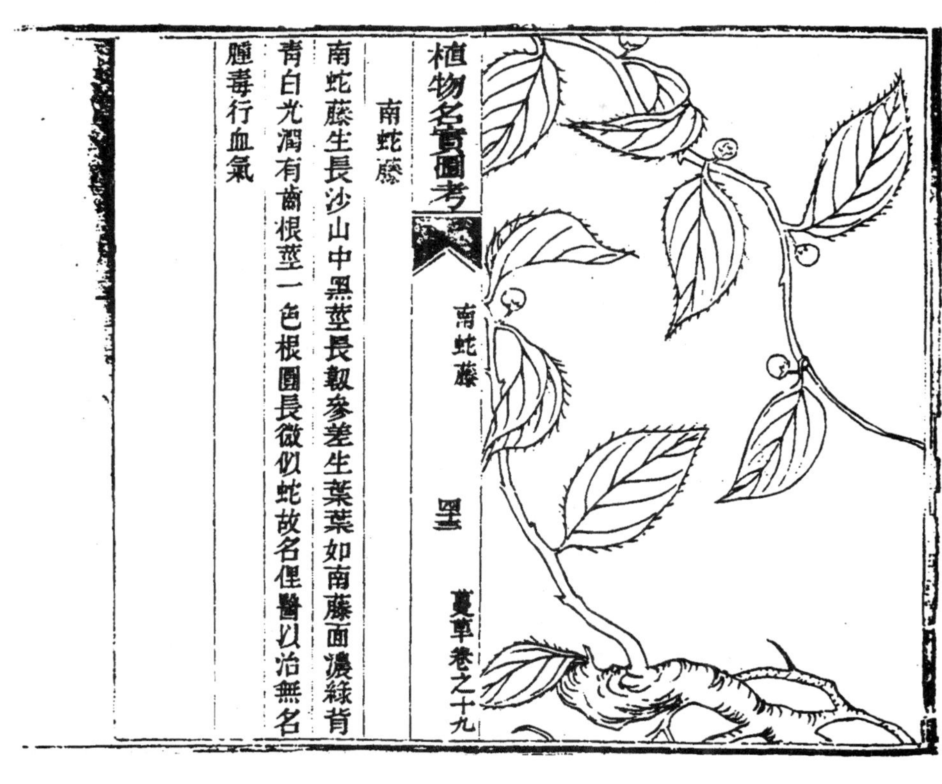

南蛇藤

南蛇藤生長沙山中黑莖長韌參差生葉葉如南藤面濃綠背青白光潤有齒根莖一色根圓長微似蛇故名俚醫以治無名腫毒行血氣

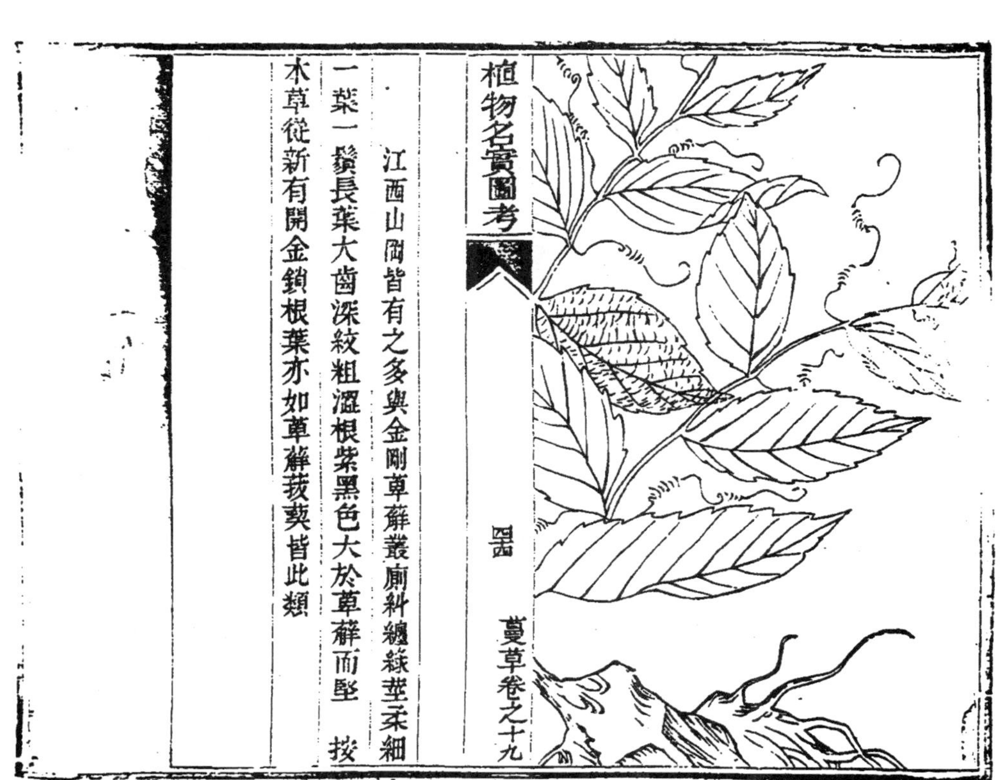

江西山岡皆有之多與金剛萆薢叢廁糾纏綠莖柔細一葉一鬚長葉大齒深紋粗澀根紫黑色大於萆薢而堅 按本草從新有開金鎖根葉亦如萆薢菝葜皆此類

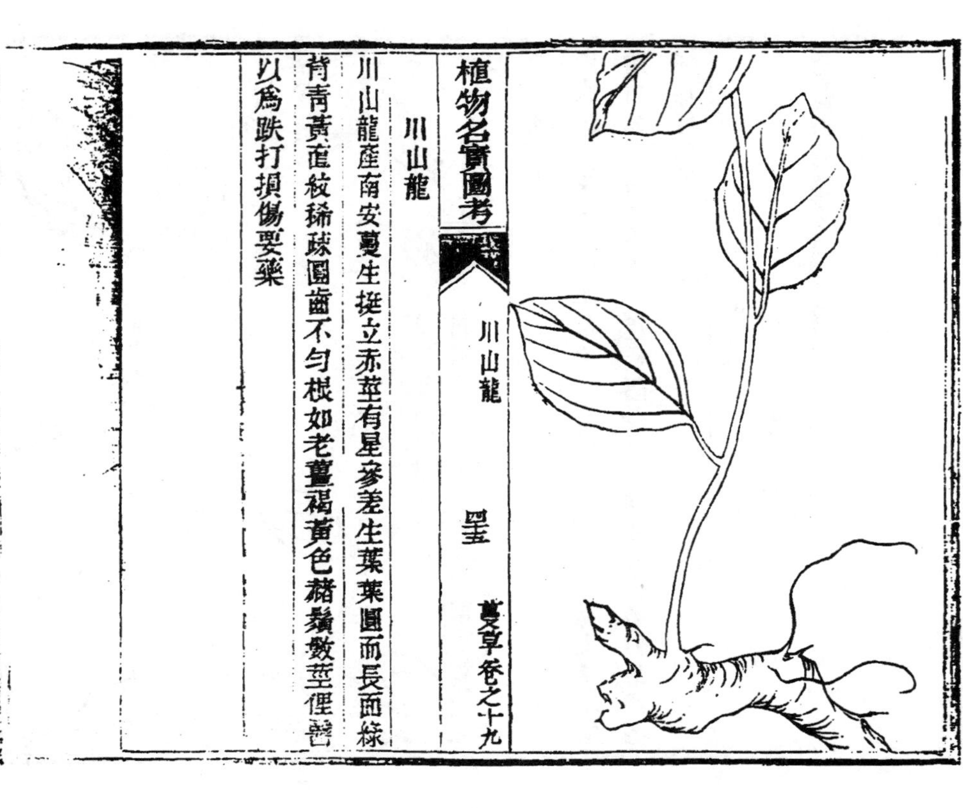

川山龍

川山龍產南安蔓生挺立赤莖有星參差生葉葉圓而長面綠背青黃直紋稀疏圓齒不勻根如老薑褐黃色赭鬚數莖俚醫以爲跌打損傷要藥

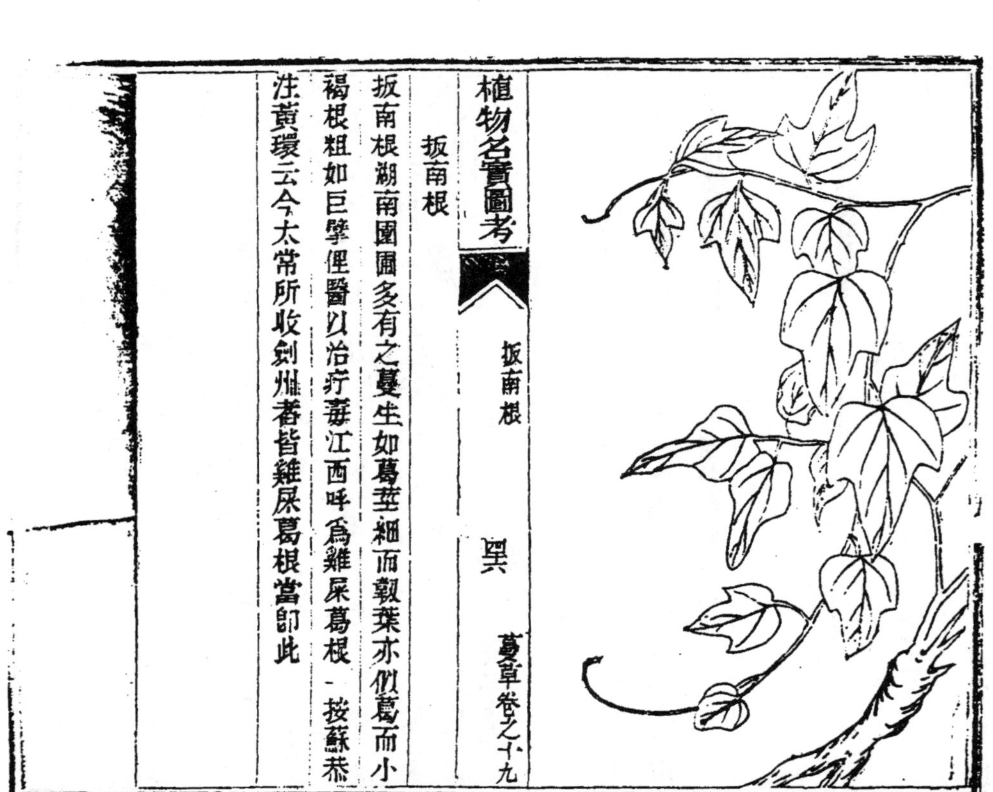

扳南根

扳南根湖南園圃多有之蔓生如葛莖細而韌葉亦似葛而小褐根粗如巨擘俚醫以治疔毒江西呼爲雞屎葛根 按蘇恭注黃環云今太常所收劍州者皆雞屎葛根當即此

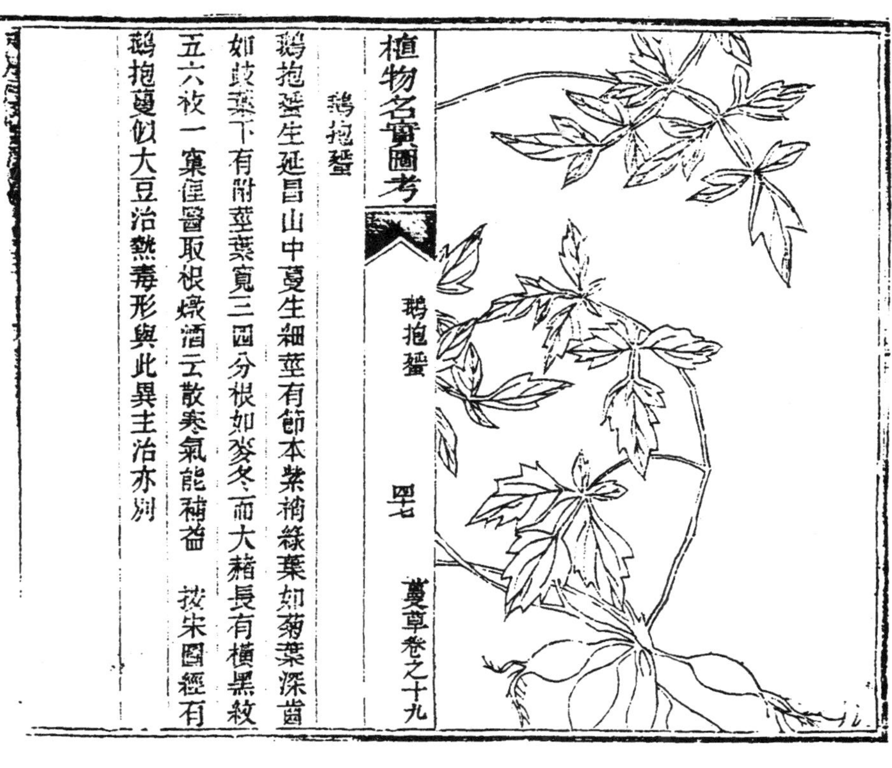

鵝抱蔓

鵝抱蔓生延昌山中蔓生細莖有節本紫梢綠葉如菊葉深齒如豉葉下有附莖葉寬三四分根如麥冬而大稍長有橫黑紋五六枚一窠俚醫取根燒酒云散寒氣能補益　按宋圖經有鵝抱蔓似大豆治熱毒形與此異主治亦別

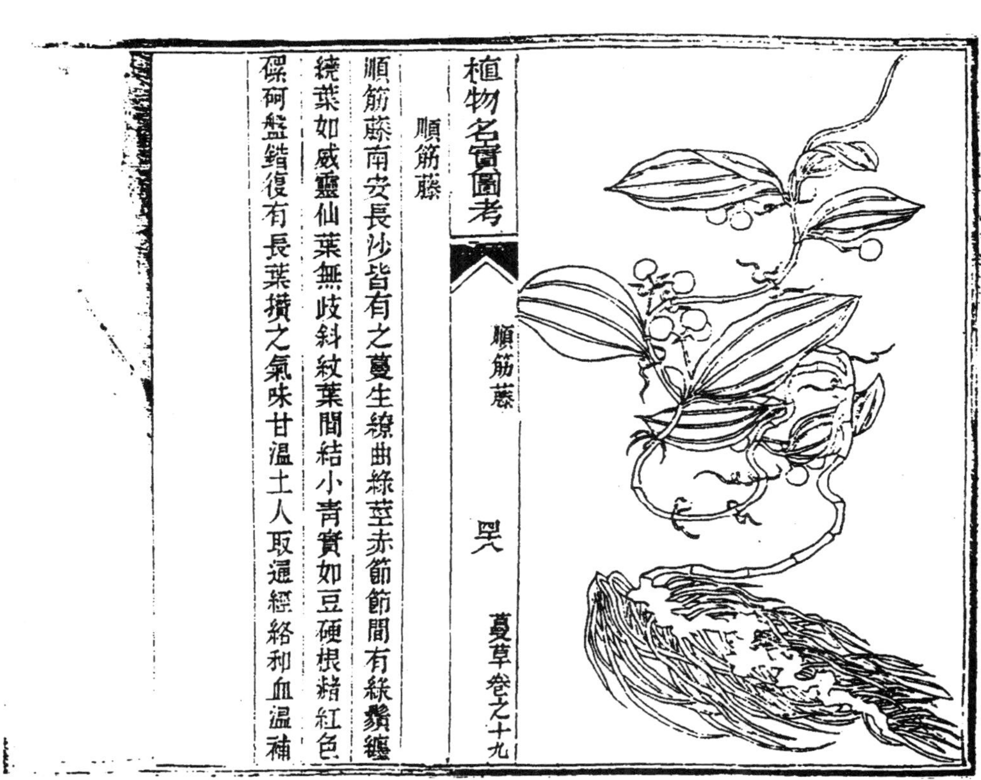

順筋藤

順筋藤南安長沙皆有之蔓生繚曲綠莖赤節節間有綠鬚纏繞葉如威靈仙葉無歧斜紋葉間結小青實如豆硬根赭紅色磥砢盤錯復有長葉攢之氣味甘溫土人取通經絡和血溫補

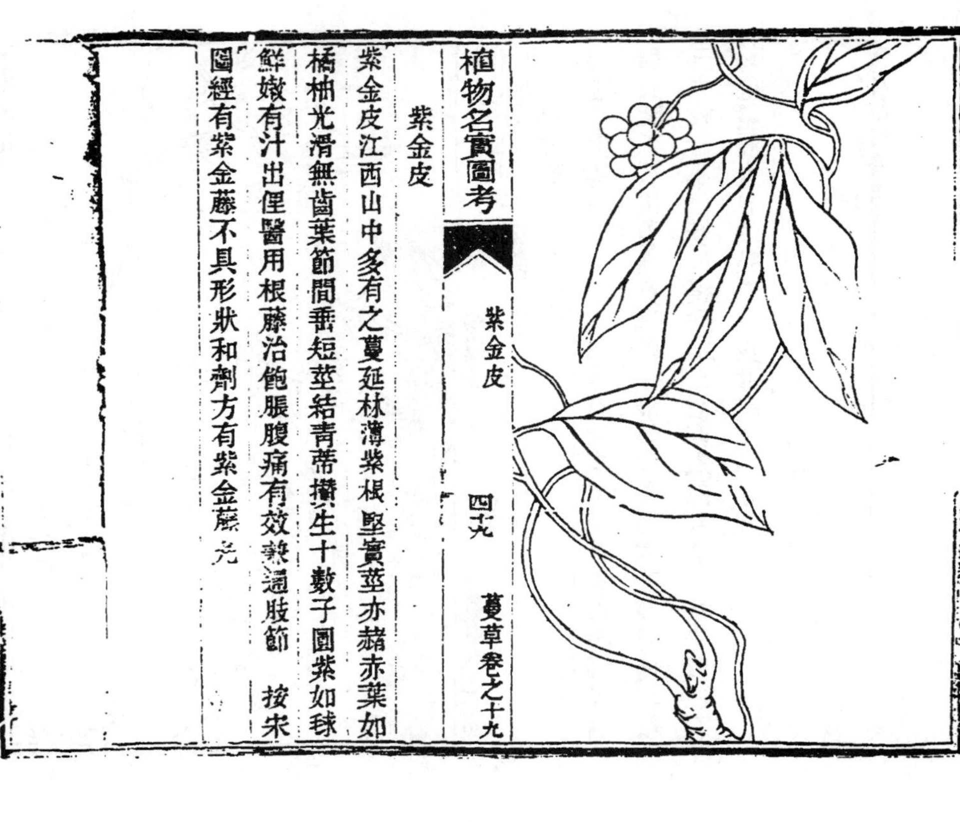

紫金皮

紫金皮江西山中多有之蔓延林薄紫根堅實莖赤赭赤葉如橘柚光滑無齒葉節間垂短莖結青蒂攢生十數子圓紫如毬鮮嫩有汁出俚醫用根藤治飽脹腹痛有效兼通肢節　按宋圖經有紫金藤不具形狀和劑方有紫金藤丸

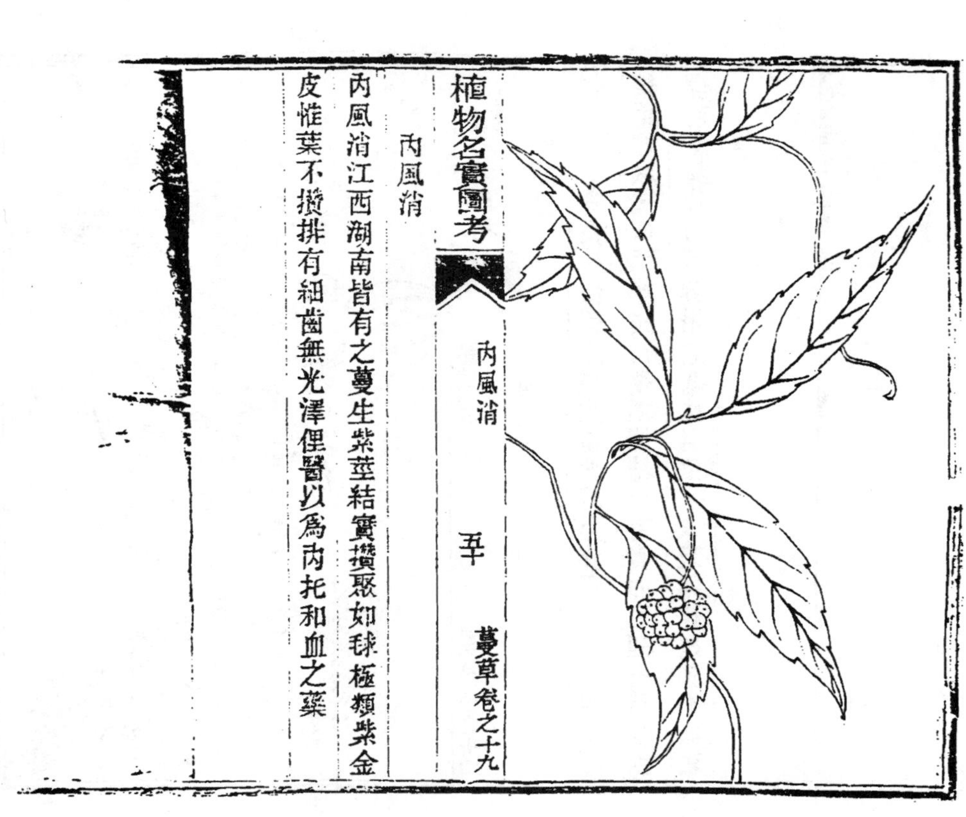

內風消

內風消江西湖南皆有之蔓生紫莖結實攢聚如毬極類紫金皮惟葉不攢排有細齒無光澤俚醫以為內托和血之藥

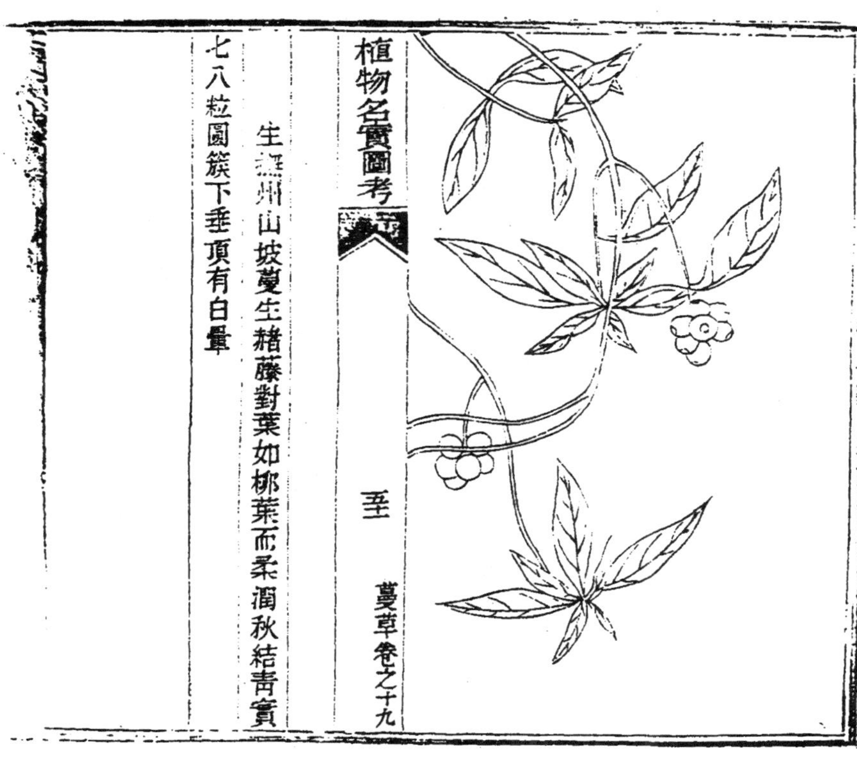

生撫州山坡蔓生赭藤對葉如榔葉而柔潤秋結青實七八粒圓簇下垂頂有白暈

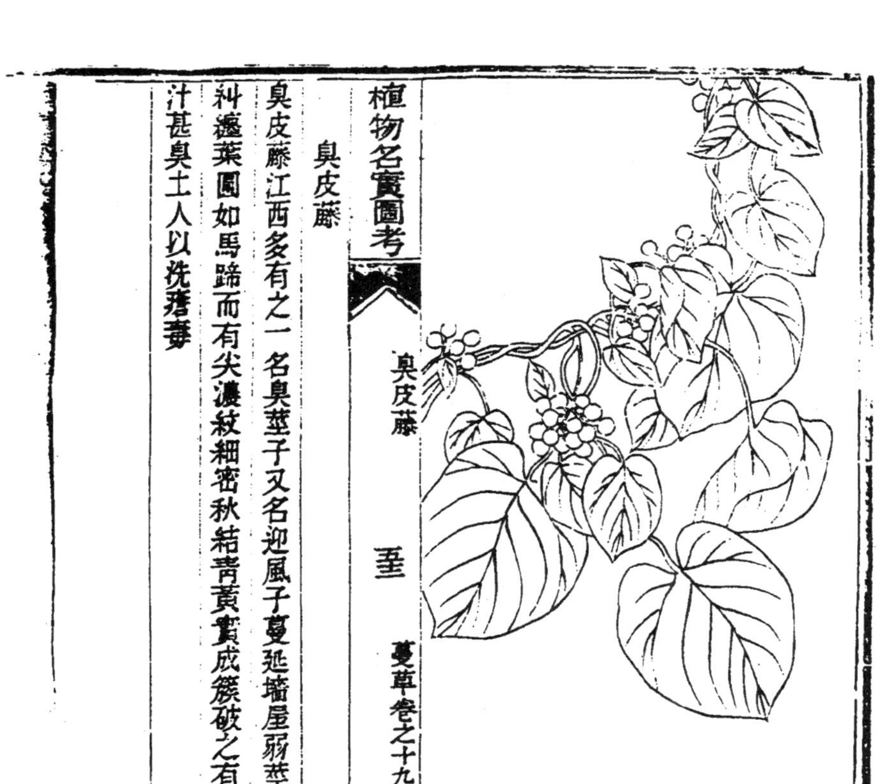

臭皮藤

臭皮藤江西多有之一名臭莖子又名迎風子蔓延墻屋弱莖糾纏葉圓如馬蹄而有尖濃紋細密秋結青黃實成簇破之有汁甚臭土人以洗瘡毒

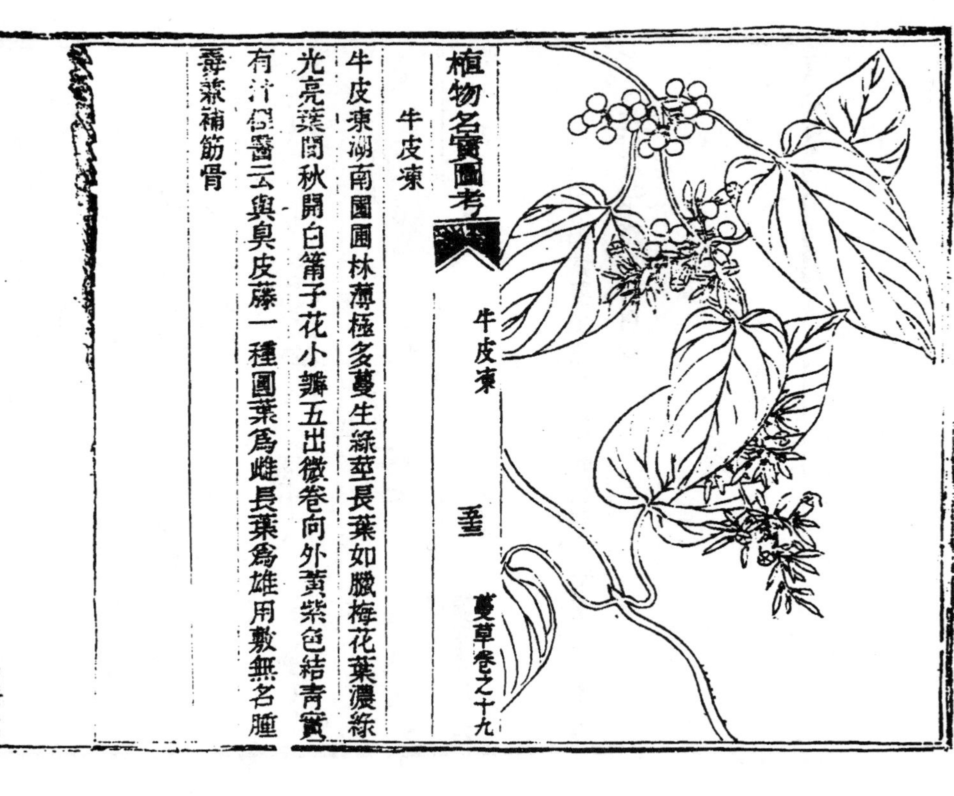

牛皮凍

牛皮凍湖南園圃林薄極多蔓生綠莖長葉如臘梅花葉濃綠光亮葉間秋開白筩子花小瓣五出微卷向外黃紫色結青實有汁俚醫云與臭皮藤一種圓葉爲雌長葉爲雄用敷無名腫毒兼補筋骨

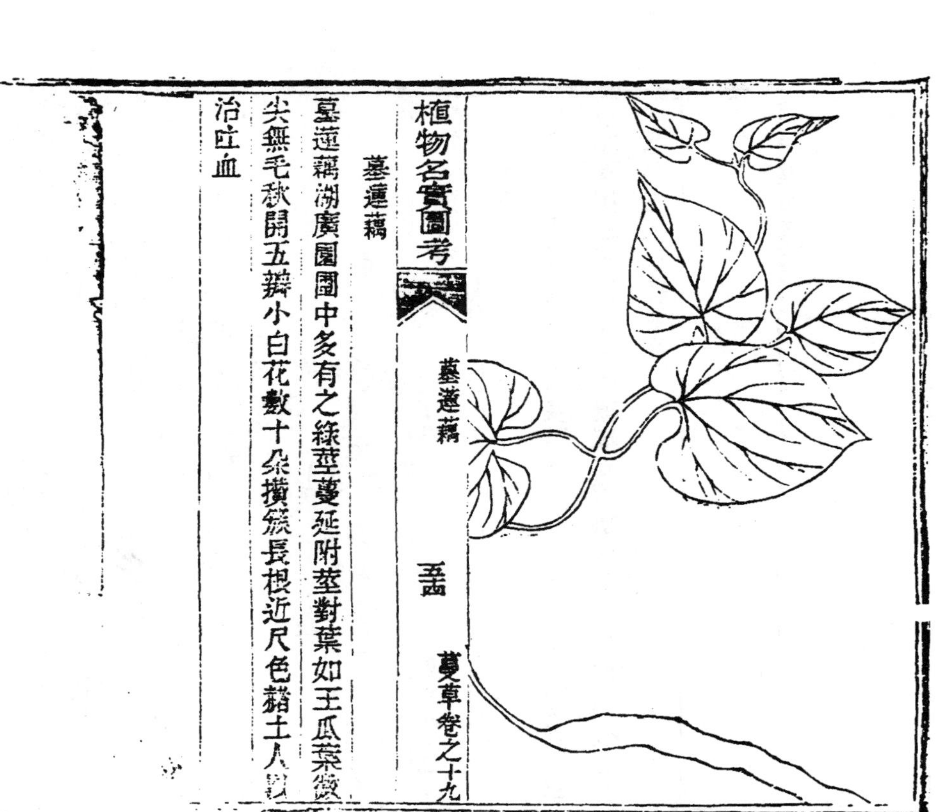

墓蓮藕

墓蓮藕湖廣園圃中多有之綠莖蔓延附莖對葉如王瓜葉微尖無毛秋開五瓣小白花數十朵攢簇長根近尺色赭土人以治吐血

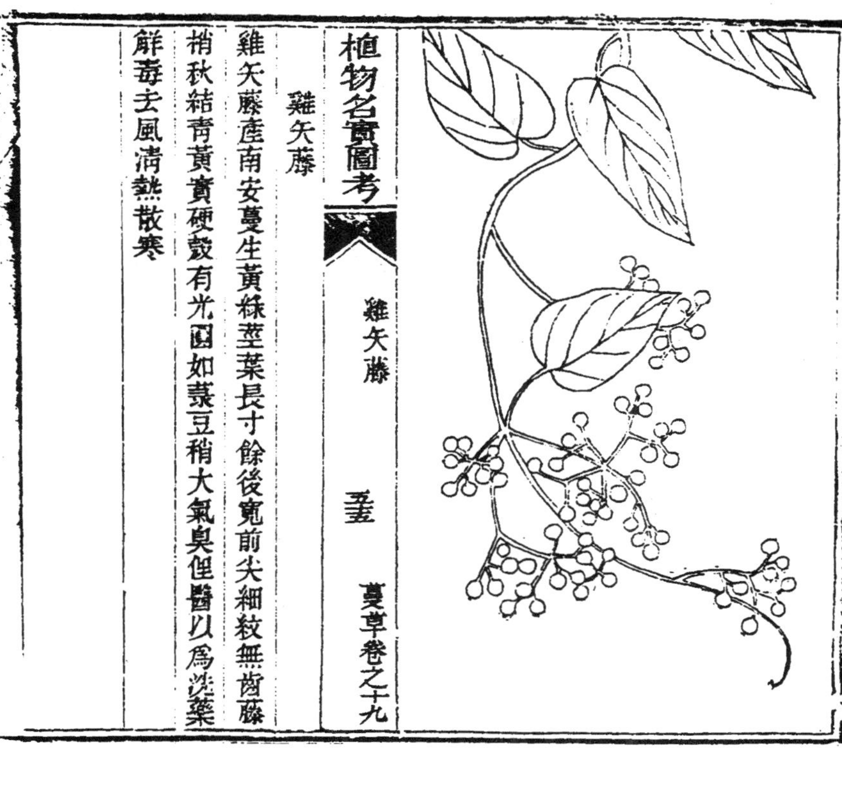

雞矢藤

雞矢藤産南安蔓生黃綠莖葉長寸餘後寬前尖細紋無齒藤梢秋結青黃實硬殼有光圓如𦮼豆稍大氣臭俚醫以爲洗藥解毒去風清熱散寒

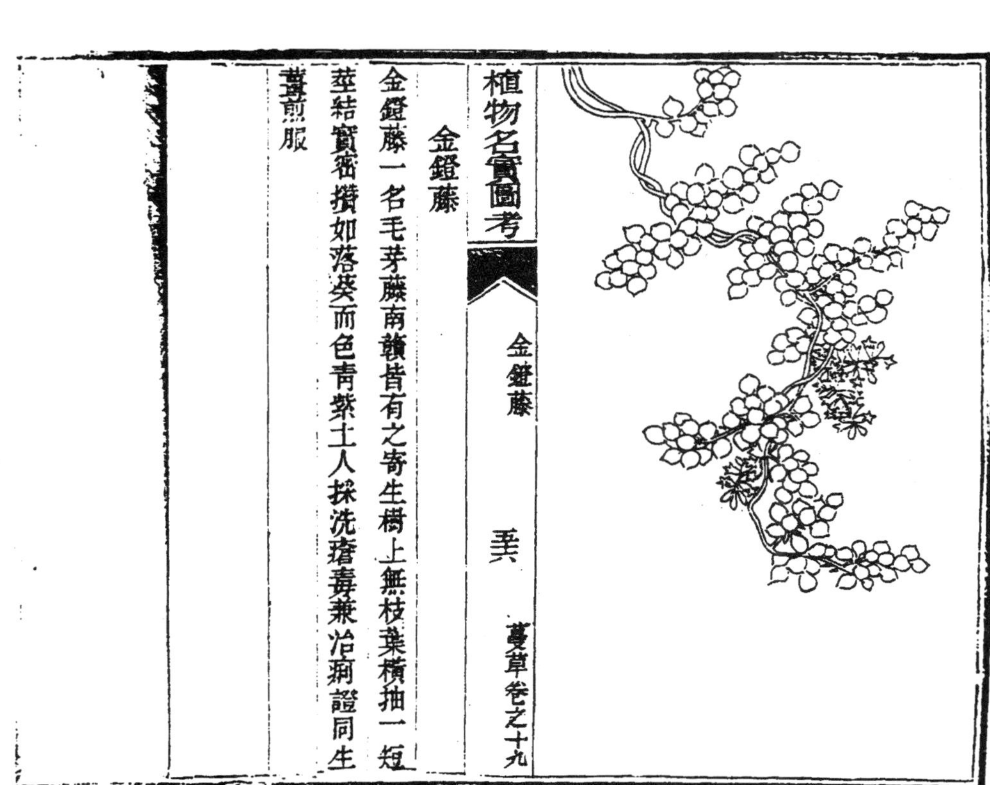

金鐙藤

金鐙藤一名毛芽藤南贛皆有之寄生樹上無枝葉橫抽一短莖結實密攢如落葵而色青紫土人採洗瘡毒兼治痢證同生薑煎服

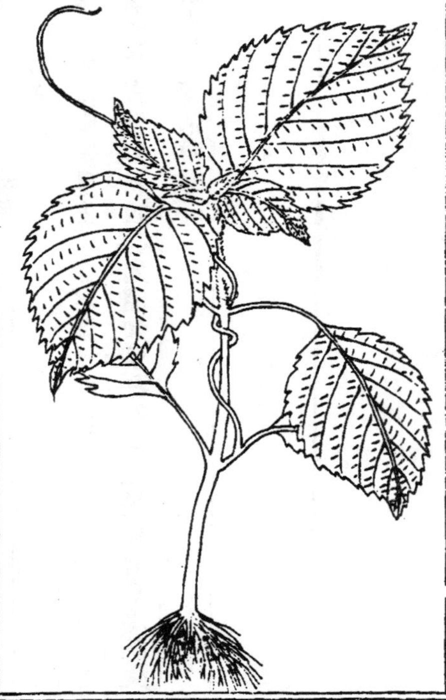

植物名實圖考　兩頭拏　三十七　蔓草卷之十九

兩頭拏

兩頭拏生廣信草似野苧麻有淡紅藤一縷寄生枝上蓋卽毛芽藤生草上者土醫以治跌打利小便

植物名實圖考卷之二十

固始吳其濬著

蒙自陸應穀校刊

蔓草

植物名實圖考　目錄　一　蔓草卷之二十

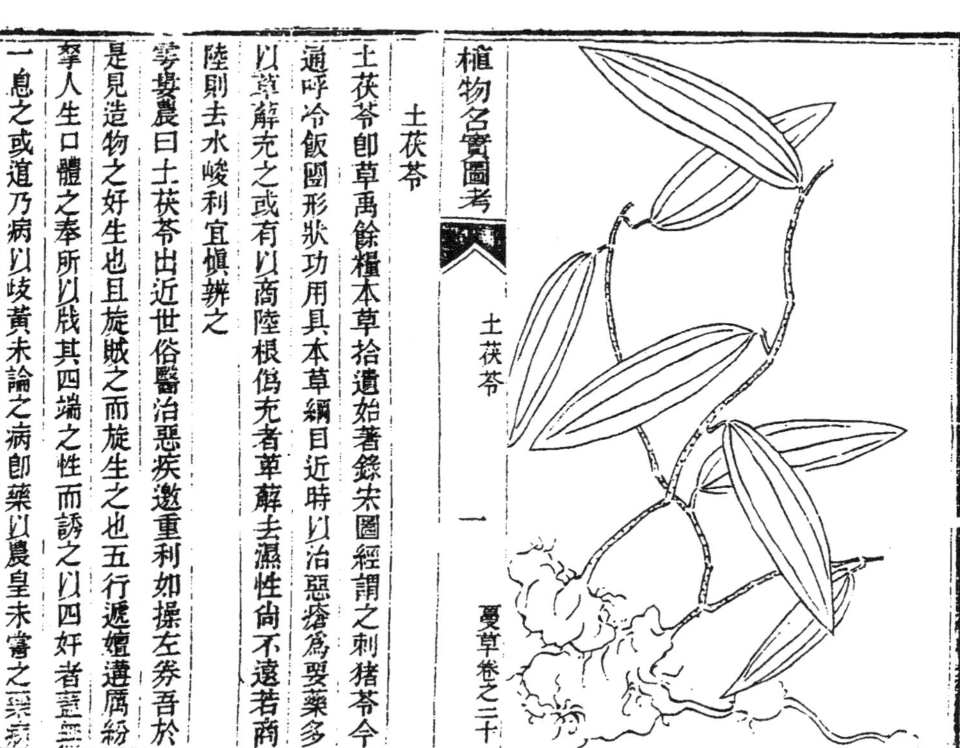

土茯苓

土茯苓即草禹餘糧本草拾遺始著錄宋圖經謂之刺猪苓今通呼冷飯團形狀功用具本草綱目近時以治惡瘡爲要藥多以萆薢充之或有以商陸根僞充者萆薢去濕性尚不遠若商陸則去水峻利宜慎辨之

雩婁農曰土茯苓出近世俗醫治惡疾邀重利如操左券吾於是見造物之好生也且旋賊之而旋生之也五行遞嬗遘厲紛挐人生口體之奉所以戕其四端之性而誘之以四奸者蓋無一息之或逭乃病以岐黃未論之病即藥以農皇未嘗之藥

既不擇人而生藥亦不擇地而育甚至垢腐漬臭萋莩遠避而醫者舁沐之而投以草木之滋或起行屍而肉白骨卒不使之盡戕其生又非造物生機無一息之或停哉夫萬物死於北亦生於北易曰坎勞卦也萬物之所成終而成始也造物既賊之而復生之勞亦甚矣非特此也孟子曰天地之生也一治一亂在人則賊之生之在天下則治之亂之造物果何心哉雖然死至思生亂極思治造物之心亦人心耳人勞勞於生死治亂之途造物亦不得不勞之於生之死之治之亂之之故然則代造物而理物者欲聽人物之擾擾而無所勞焉得乎

木蓮

木蓮卽薜荔本草拾遺始著錄自江而南皆曰木饅頭俗以其實中子浸汁爲涼粉以解暑圖經綱目備載其功用多驗

雩婁農曰薜荔以楚詞屢及詩人入詠遂目爲香草今江南陰濕牆瓦攀援殆遍何嘗有臭罔薜荔兮爲帷則山居柴扇石戶間皆是矣宋李彥發物供奉大抵類朱勔農不得之田牛不得耕墾殫財靡芻力竭餓死或自縊轅軛間如龍鱗薜荔一本輦致之費踰百萬不知此有何好而必輦致非詩人口實耶徐諧詩雨久莓苔綠霜濃薜荔紅梅聖俞詩春城百花發薜荔上陰

階但誦好詩那得不神往密雨斜侵窗戶涼生時乎貪賤者盜天地之菁英以自適其適富貴者又欲盜貧賤之逍遥以窮其所窮漢武以蒟醬蒲萄而開邊魏大武以甘蔗而返斾侈心之萌誰能刃斬克己復禮仁也楚靈王若能如此豈其辱於乾谿宋徽宗若能如此豈至北以牛車

按薜荔李時珍以為即木蓮而圖經以為一類二種滇南有一種與木蓮絕相類而葉實皆畧小其即圖經所謂薜荔耶楚詞薜荔拍兮蕙綢罔薜荔兮為帷皆言其能緣墻壁也又曰貫薜荔之落蕊木蓮花極細詞人寓言未可拘執而注以為香草不知薜荔殊無氣味釋離騷者斤斤於香草美人拘文牵義誠無當於格物耳山海經有草荔狀如烏韭而生石上應是苔類漢書房中歌都荔遂芳方是香草非絡石蔓延山木者也

常春藤

常春藤即土鼓藤本草拾遺始著錄日華子以為龍鱗薜荔圖經以為即巴山虎今南北皆有之結子圓碧如珠與拾遺說合功用長於治癰疽腫毒

雩婁農曰京師浩穰營園亭者皆能致南中花木即嶺[illegible]亦時附婆羅船越重洋隨柏趯風而達析津然冬寒皆為窖室以避霜雪若薜荔絡石之屬緣牆壁而亘冬夏者則天時地氣皆不宜之惟常春藤被牆垣帶怪石綠葉匼匝為庭除之飾[illegible]細花惹蜂青實啅雀於藥果皆無取然枝蔓下有細足[illegible]

極乎疾風甚雨不能震撼人之有牆以禦惡也牆之陊壞藤有賴焉然則彼都人士庇焉而不縱尋斧焉爲宜矣

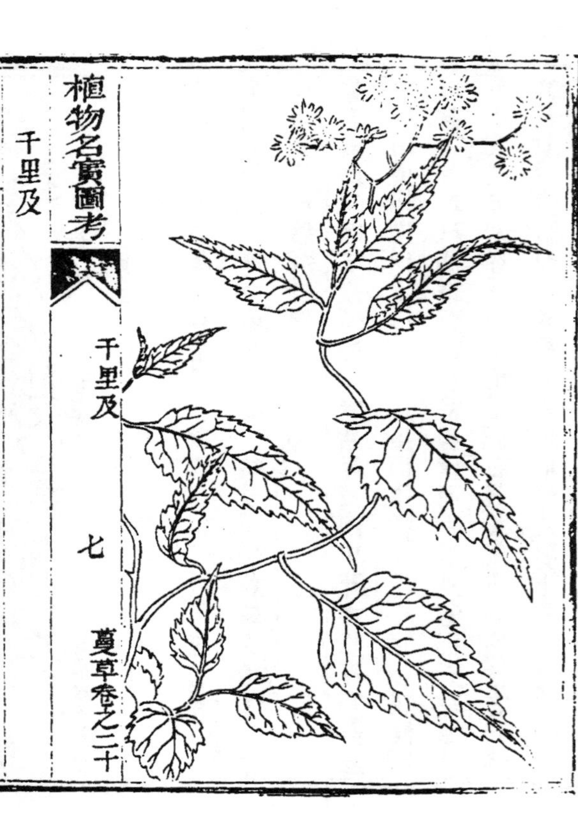

千里及

千里及本草拾遺始著錄圖經千里光千里及形狀如一李時珍併之良是其黃花演花同葉異則非一種今俚醫用以治目呼爲九里明

雩婁農曰藥物異地則異名而千里光之名起嶺嶠下逮章逾彭蠡洞庭達於夜郎牂牁無弗同者聞名而知其必有功於目已其花黃如菊盛於秋得金氣殆菊之別子耶花老爲絮則與蒲公英又類族也滇醫以洗瘡毒蓋以此吾覩其物而愧不能爲光明燭也雖有良藥其如余何乃作詩曰登臨滇海不能視

止悠悠極目思在千里左眄千里洞庭始波滔滔江漢舟楫若何右睇千里一綫瀾滄赤髮金齒邈矣窮荒前望千里九嶷蒼梧愁雲曷極海波天吳後顧千里金沙岷江東流不息去矣吳巘玉京何在三萬六千白雲間之衆星醉天露冷之柏霜隕之桑安得神瞳闢彼帝鄉英光遼遠與爾實族且信人言以拭吾目

榼藤子

榼藤子卽象豆詳南方草木狀本草拾遺開寶本草始著錄南越筆記云子炒食味佳

雩婁農曰余至粵未得見斯藤按即子可食膚可爲榼以貯藥何造物憫斯人之勞而爲之代斲也蓏之實有匏焉小以酌大以濟木之實有椰焉小以飲大以掬古者祭祀器用匏非僅尚其質亦以見天地之爲人計者纖悉俱備用之以示報也彼靡天地之物而不知天地之心必以暴殄致天罰榼藤惜不植於嶺北近世蜀中模柚皮以爲器以無用爲用且輕而潔南嶽斷

大竹以爲甑至省工力若而人也以爲巧也不爲病矣

植物名實圖考　榼藤子　十　蔓草卷之二十

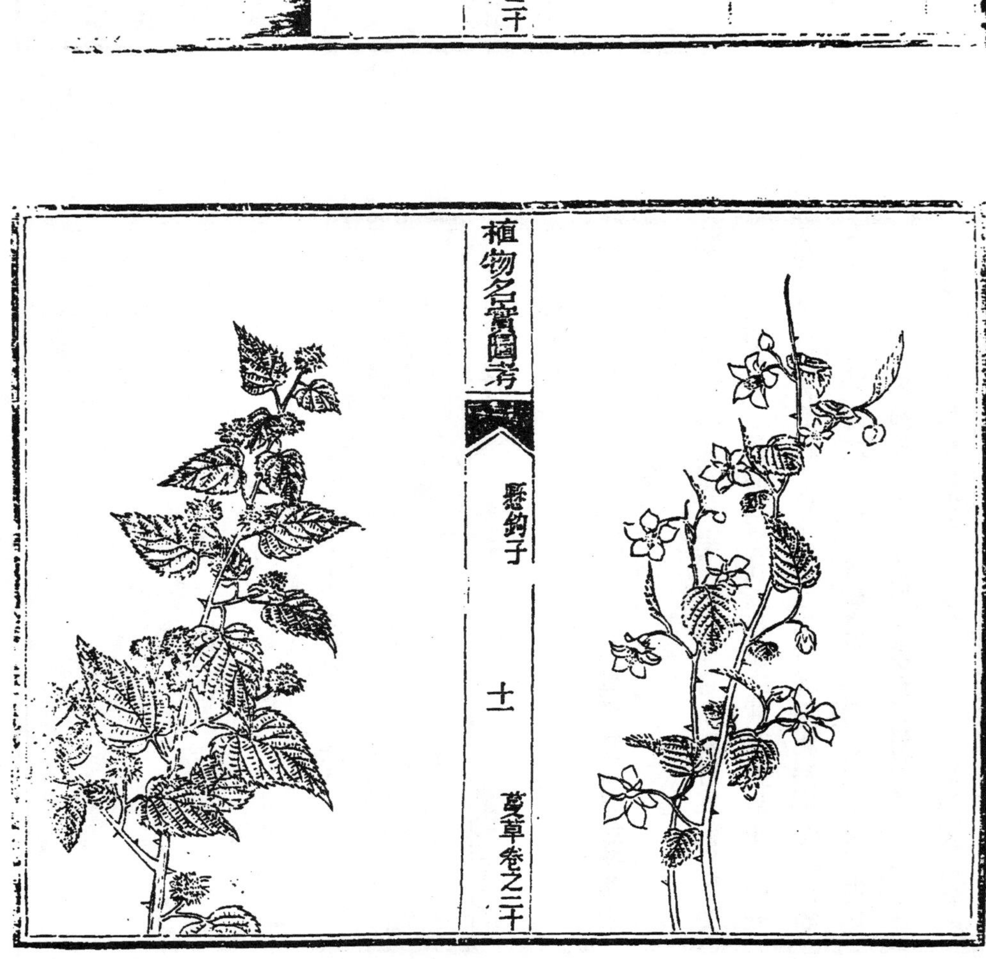

植物名實圖考　懸鉤子　十一　蔓草卷之二十

懸鉤子

懸鉤子本草拾遺始著録李時珍以爲卽爾雅葥山莓郭注今之木莓也小樹高不盈丈江南山中多有之與楊梅同時熟或亦呼爲野楊梅

雩婁農曰湖湘間莓至多皆春時熟然多蔓生此草得之袁州居然木也嶺南及滇蔓者皆類木殊不易別凡莓皆以果視之不僅充猿糧而供扈粟矣山居之民飲木葉蔬澗毛糗藤根果實之具甘酸者婦穉緣欹巇而掇之以爲佳品其天性全而滋味薄故能與猱鼯爭捷而嵐氣不得刺其膚革通都大邑甜榴好李無非栽接種則珍矣譬如一麥而有桃李柰三味焉欲持此以證農皇所嘗之味豈有合耶

伏雞子根

伏雞子根本草拾遺始著録生天台山根似烏形者良治黃疸瘧瘴癰腫

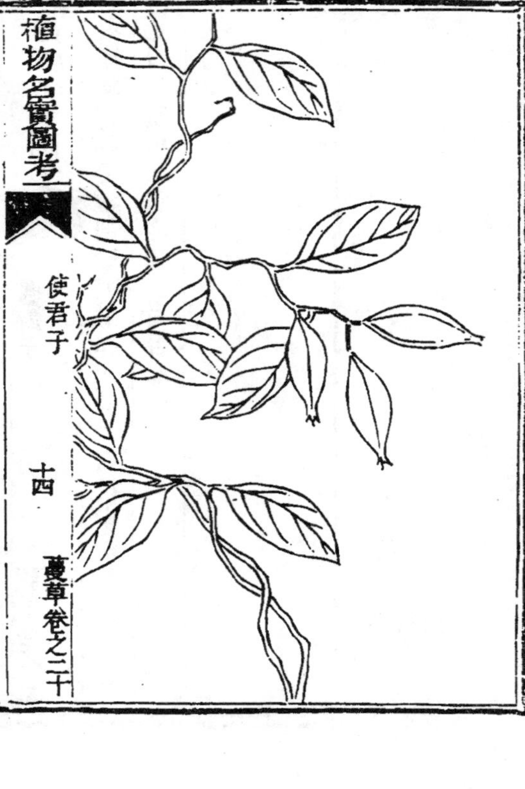

使君子

使君子即留求子形狀詳南方草木狀開寶本草始著錄今以治小兒蚘蟲實長如榧實本草衍義謂用肉難得仁蓋絕小殊未確

雩婁農曰藥之殺蟲者味皆辛苦留求子味至甘且馨小兒嗜之無摧除之跡而殺蟲尤峻然則風雨和甘皆可以化無形之害不必隕霜降雪而後能殲螽賊螟螣矣三代以前去惡如鋤草朝野晏然而禍根已盡三代以後去惡如拔山國法甫行而死灰復起蓋和甘者所以植善類善類長則稂莠消霜雪者所以毒惡物惡物不盡則禾黍不滋且和甘之日長則惡物無贏倖之心霜雪之日短則善類有孤孑之懼稷契升庸而共兜自遠和甘之普被也漢唐廓清而讒險猶在霜雪所不及也雖然苦之殺蟲效可立見甘之殺蟲效必綏臻是又王霸之分而歡娛皞皞之異形矣乃爲使君之贊曰彼使君兮如風之東披拂惠和虺蜴遁竄彼使君兮如炎而潤浸沐洗濯跂喙恬順彼使君兮如霜而杲惠我赤子如在保抱彼使君兮如列而聽縣我窮黎爲掃蚩蝨使君使君歆之可醞載含載吮思我使君

何首烏

何首烏詳唐李翺何首烏傳開寶本草始著録有紅白二種近時以爲服食大藥救荒本草根可煮食花可煠食俚醫以治癰疽毒瘡隱其名曰紅內消東坡尺牘以用棗或黑豆蒸熟皆損其力文與可詩亦云斷以苦竹刀蒸曝凡九爲夾羅下香屑石蜜相和治然則世傳七寶美髯丹其功力不專在交藤矣近時價日增而藥益僞其大者多補綴而成以余所至居處間皆紫綠雙蔓貫籬纍砌如拳如杯拋擲屑越崑山以玉抵鵲又文與可所謂蓋以多見賤蓬蘊同一虧也滇南大者數十斤風戾經時肉汁獨潤然不聞有服食得上壽者豈所忌魚肉未能盡絕而炮製失其本性耶三斗栲栳大號山精滇人得之不必有緣唯博善價羅縠事育耳寇萊公服地黃蘿蔔使髮早白聞見近録作服首烏而食三白余怪近之服餌者髮輒易皤殆緣於此則亦讀本草未熟也服食求仙固爲妄說節嗜逼神藥乃有效醉飽中而乞靈草木南轅北轍相去益遠若其活血治風之功則明時懷州知州李治所傳一方吾以爲不妄

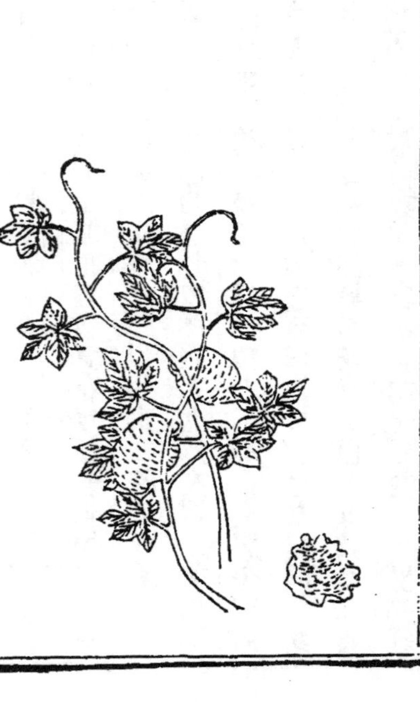

木鼈子

木鼈子開寶本草始著錄圖經云嶺南人取嫩實及苗葉作茹蒸食藥肆唯販其核形宛似鼈大如錢霏雪錄著其毒能殺人俗傳丐者用以毒狗本草綱目所列諸方宜愼用之又番木鼈形狀功用具本草綱目亦云毒狗至死

雩婁農曰天之生物非物物刻而雕之也然覩斯物之類斯形也其不疑爲般輸之肖物歟夫人一類也一物而備萬物者也而心不同如其面天下之人固無有內外無弗類者至人之視物則飛潛動植第以爲各從其類而已然其牝牡之相依巢穴之相聚肥磽雨露之相贊彼一類也又烏能無弗類耶乃人與物物與物又往往離於其類而互爲類虎頭燕頷蠭目豺聲人之類物者亦既以其類類之而羽淵之熊使君之虎夢之爲蝶肘之生柳方其類物也不知其類人也海上之國有長尾者有比肩者有夜飛者有足如雞者有頭如狗者人之類耶物之類耶吾烏從類之耶若乃馬之似鹿也駁之似馬也猓猓之被髮也猩猩之能言也人都之燔炙也天刑之弓矢也人蔓之啼也靈根之吠也海上之樹實如嬰兒也當道之梓精爲青牛也笋之爲蛇也瓜之爲蝶也蚓之爲百合也穀之飛蠱也葱韭之互

變也凡世之以此物類彼物者皆物之異於其類而相類也夷堅之志恢詭神異或以人類物或物類人或物類物變化不類而成怪類而鯤池之中何有何無凡陸居所有之類無不類焉豈天之生物固不可測而坯陶模範非物者之物物也亦必有物焉爲之類族而成物耶九疇之錫曰五行金木水火土皆物也易之策萬有一千五百二十當萬物之數而說卦一翼乾坤艮巽震離坎兌所爲變動不居周流六虛者皆析而爲物後世術者即五行八卦之物以窮天下之物而皆能物其物如東方朔趙達及管郭輩皆以其所知之物以類所不知之物然則物

之類而不類不類而類者豈非有物焉爲之叄伍而錯綜其類耶通其變遂成天下之文極其數遂定天下之象造物之與開物均是物也夫天地神鬼不可端倪而致之者必以其物則非物者亦必求其物之類類之而偃師之爲人墨子之爲鳶以非其物而爲物其亦有得於物物者之物歟

又按近世信驗方治舌長數寸用番木鼈四兩刮淨毛切片川連四錢煎水將舌浸良久即收蓋以異物治異病也

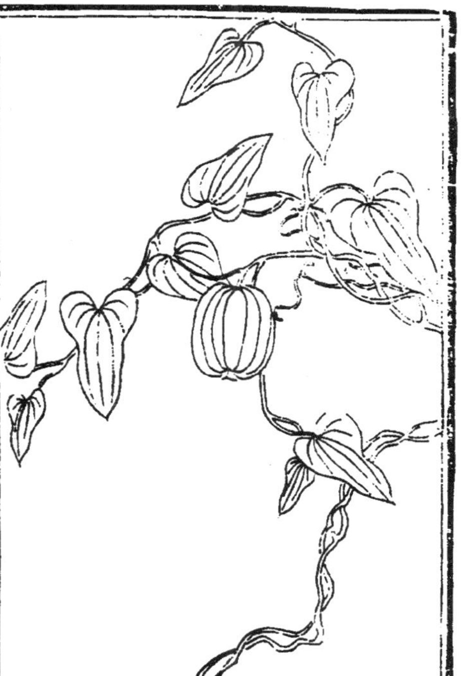

馬兜鈴

馬兜鈴開寶本草始著錄俗皆呼爲土青木香即唐本草獨行根也俚醫亦曰雲南根李時珍以爲即都淋藤其形狀功用具圖經救荒本草云葉可食今湖南山中多有之唯花作筩似角上彎又似喇叭色紫黑與圖經花如枸杞花殊戾其葉實及仁俱無差或一種而地產有異耶

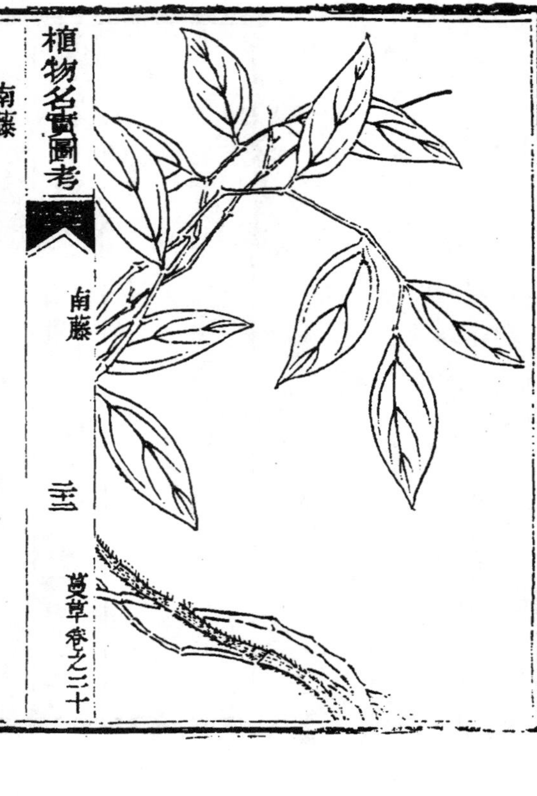

南藤

南藤即丁公藤事具南史解叔謙得丁公藤漬酒治母疾有神效開寶本草始著錄今江西湖南市醫皆用以治風亦呼石南藤或作藍藤音近而訛

雩婁農曰南藤山中多有之或謂之搜山虎蓋言其疏風入筋絡也解叔謙遇丁公純孝所感信矣但丁公者殆深山採藥之叟非必神仙變化而用南藤者亦未必自此始也顧吾謂人子平日不能知藥臨時求之而不得得之而不達其敢以不能名之草木相嘗試乎人神感格渺不可憑一息之緩悔何及矣雖

然天下豈有不悔之人子哉

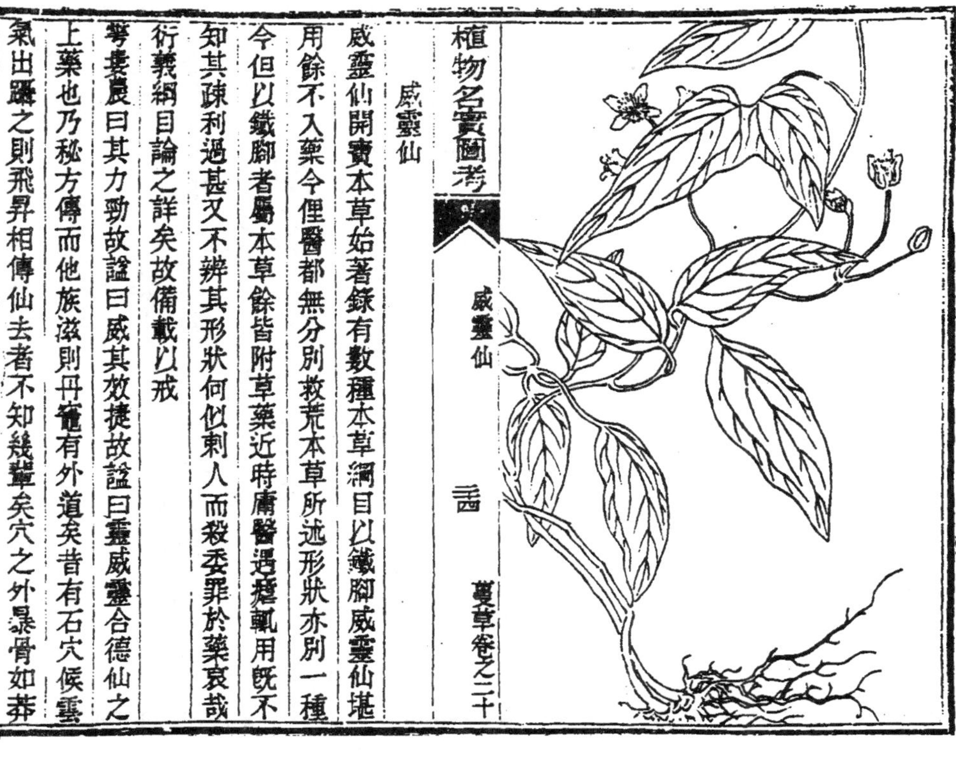

威靈仙

威靈仙開寶本草始著錄有數種本草綱目以鐵脚威靈仙堪用餘不入藥今俚醫都無分別救荒本草所述形狀亦別一種今但以鐵脚者屬本草餘皆附草藥近時庸醫遇瘧輒用既不知其疎利過甚又不辨其形狀何似刺人而殺委罪於藥哀哉衍義綱目論之詳矣故備載以戒

雩婁農曰其力勁故諡曰威其效捷故諡曰靈威靈合德仙之上藥也乃秘方傳而他族滋則丹竈有外道矣昔有石穴候雲氣出躡之則飛昇相傳仙去者不知幾輩矣穴之外暴骨如莽

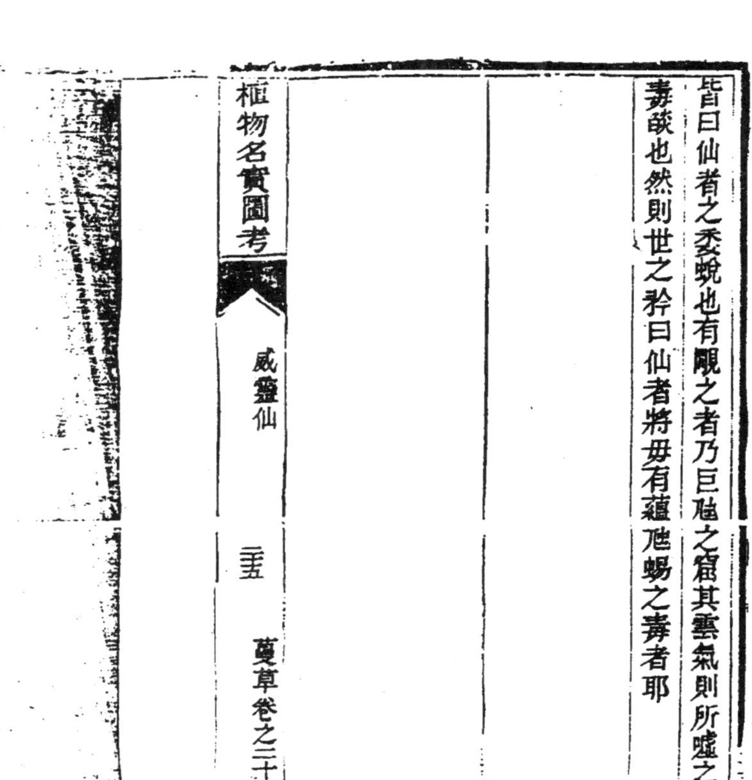
皆曰仙者之委蛻也有覘之者乃巨虺之窟其雲氣則所噓之毒燄也然則世之矜曰仙者將毋有蘊虺蜴之毒者耶

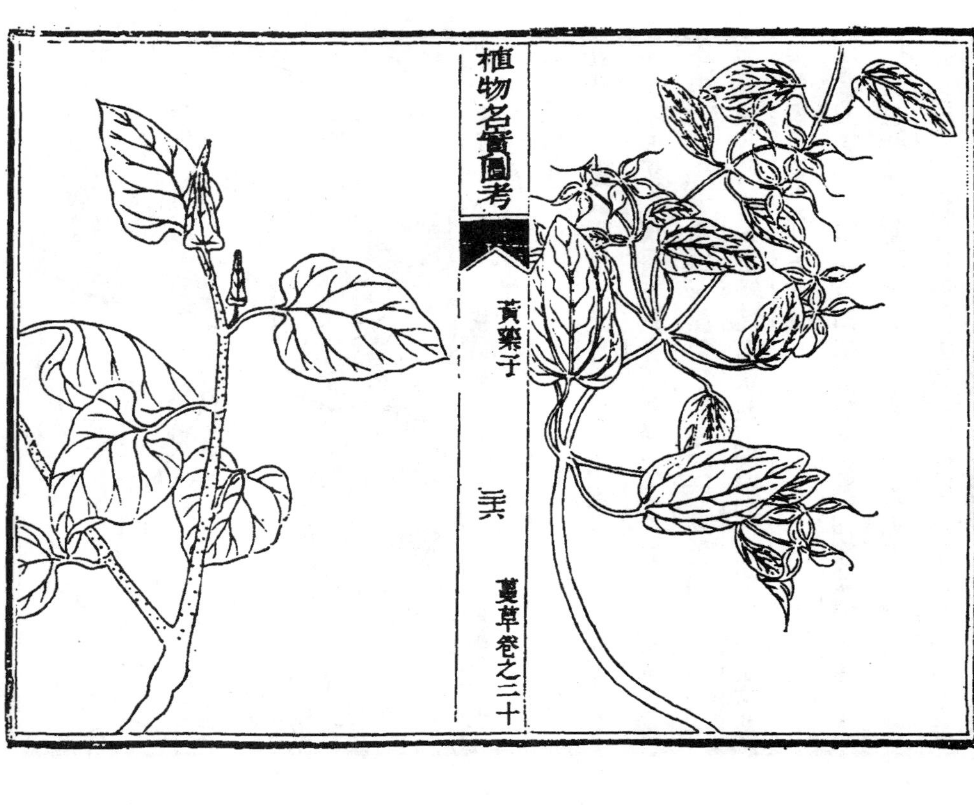

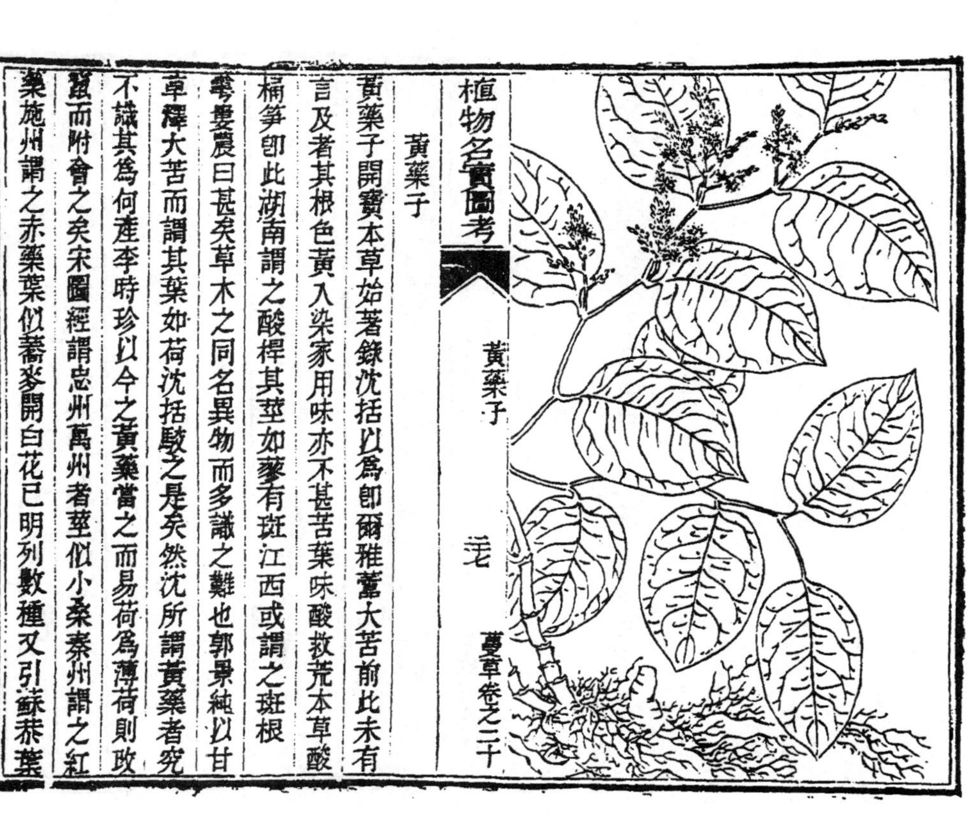

黃藥子

黃藥子開寶本草始著錄沈括以爲卽爾雅蘦大苦前此未有言及者其根色黃入染家用味亦不甚苦葉味酸救荒本草酸桶笋卽此湖南謂之酸桿其莖如蓼有斑江西或謂之斑根

雩婁農曰甚矣草木之同名異物而多識之難也郭景純以甘草釋大苦而謂其葉如荷沈括駁之是矣然沈所謂黃藥者究不識其爲何產李時珍以今之黃藥當之而易荷爲薄荷則政蘦而附會之矣宋圖經謂忠州萬州者莖似小桑秦州謂之紅藥施州謂之赤藥葉似蕎麥開白花已明列數種又引蘇恭葉

似杏花紅白色子肉味酸之說以爲不同則又一種矣李時珍所謂黃藥卽今之酸桿滇謂之斑莊根俚醫習用或以其根浸酒滇本草云味苦澀性寒攻諸瘡毒止咽喉痛利小便走經絡治筋骨疼痰火痿耎手足麻木五淋白濁婦人赤白帶下治痔漏亦效與古方僅治項癭咯血者不同然則以李時珍所據之黃藥而强以治古人所治之證其能效乎滇南又有一種與斑莊絕肖者秋深開小白花葉亦微似杏土人謂之扒毒散治惡瘡有殊效插枝卽生人家多植之或卽蘇恭所謂黃藥者歟若忠萬秦州所產吾所未見不敢臆揣然皆非沈括所謂葉似荷

者滇南又別有黃藥乃極似山藷而根圓多鬚卽湖南之野山藥其白藥子亦謂之黃藥皆別圖凡以著其物狀而附以俚醫之說以見一物名同實異不敢盡以古方所用必卽此藥以貽害於後世庶合闕如之義云爾

山豆根

山豆根開寶本草始著錄今以爲治喉痛要藥以產廣西者良江西湖南別有山豆皆以治喉之功得名非一種

雩婁農曰甚矣物之利於人者易於售僞而欲利人者不可不博求而致意也山豆根治喉痛舉世知之賴之然余所見江右湘滇之產味皆薄而與原圖異而原圖又非如小槐者不至其地烏知其是耶非耶

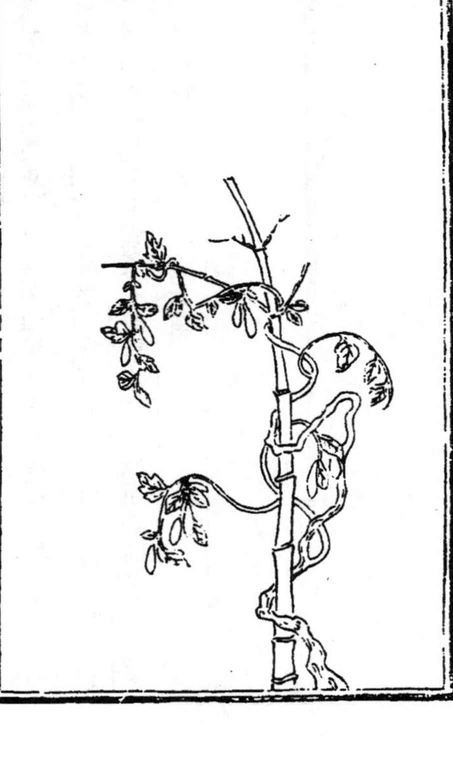

預知子

預知子開寳本草始著錄相傳取子二枚綴衣領上遇有蠱毒則聞其有聲當預知之故有是名圖經言之甚詳但謂蜀人貴重之亦難得蒙筌則謂無其物存原圖以俟訪

雩婁農曰預知之名甚奇蒙筌汰之宜矣但唐人有知命丸服之無疾如微覺脇痛則知數將盡服海藻湯下之藥能預知誠有之矣夫蓂應月桐知閏亦預知也甘草苦草病草皆能知歲非異卉也蘘荷葉置席下能知蠱者姓名其預知尤足異何獨於預知子而疑之雖然草木預知者非一而此藤獨得預知之名則斯草之幸也乃以預知之故既令聞者疑其名實之未副且名可聞而實不可得見豈以世爭貴重搜掘無遺預知者乃不能庇其本根如古之善談休咎者之卒不免耶抑深藏榛蕪識之者希如眞有道術之士遁跡韜晦雖日雜市販稠衆之中而終無蹤蹟者耶是皆未可知也

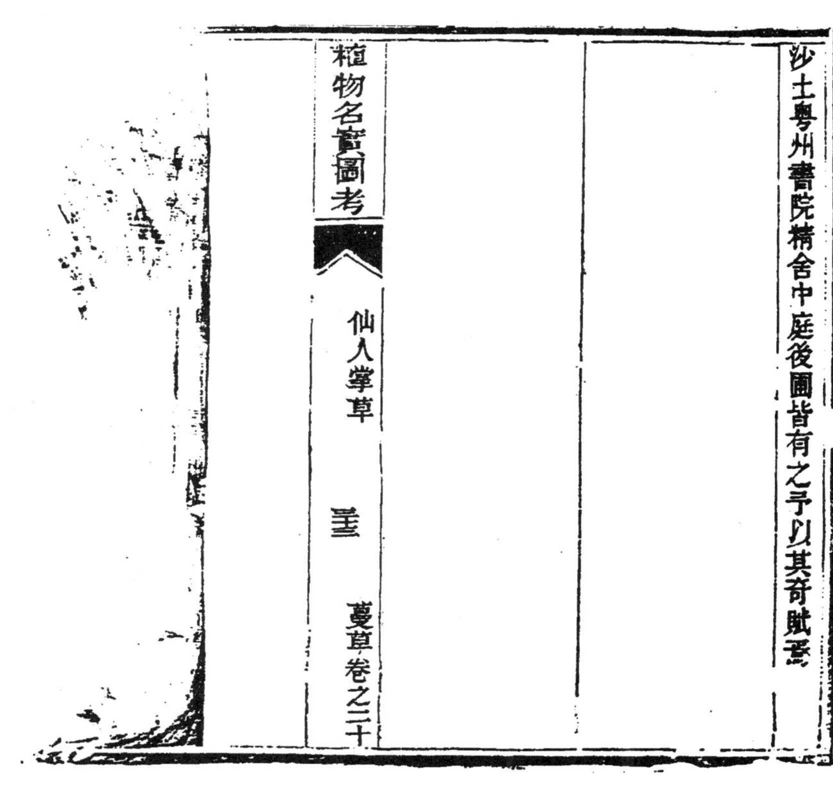

仙人掌草

圖經仙人掌草生台州筠州味微苦而澀無毒多於石壁上貼壁而生如人掌故以名之葉細而長春生至冬猶青無時採彼土人與甘草浸酒服治腸痔瀉血不入衆藥使

明黃佐仙人掌賦序仙人掌者奇草也多貼石壁而生惟羅浮黃龍金沙洞有之葉勁而長若齟齬狀發苞時外類芋魁內攢瓣如翠毬各擎子珠如掌然青赤轉黃而有重殼剖之厚者在外如小椰可爲匕勺薄者在裏如銀杏衣而裹圓肉煨食之味兼芡栗可補諸虛久服輕身延年俗呼爲千歲子云移植惟宜沙土粵州書院精舍中庭後圃皆有之予以其奇賦云

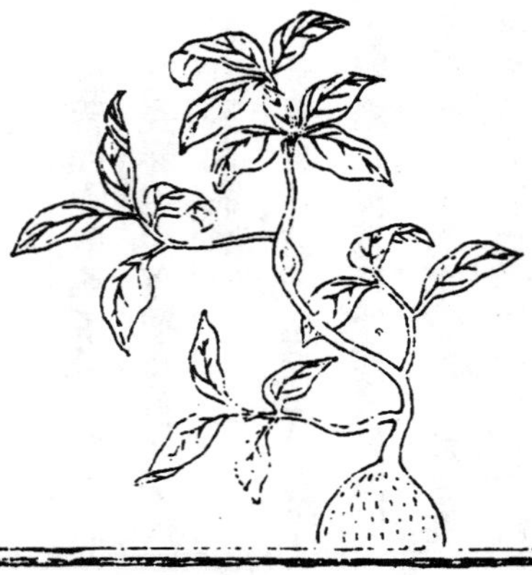

鵝抱

鵝抱宋圖經外類生宜州山林下附石治風熱咽喉腫痛解毒箭瘡熱毒

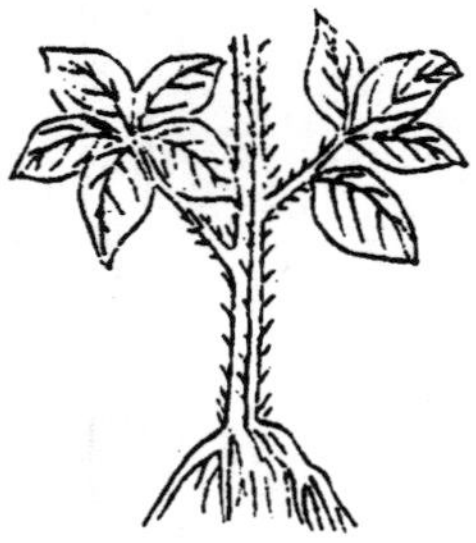

獨用藤

獨用藤宋圖經外類生施州葉上有倒刺主心氣痛

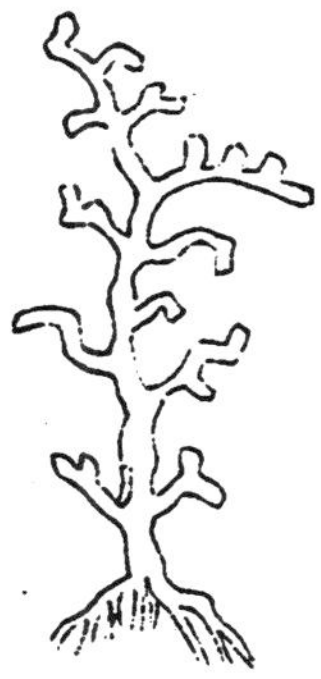

百棱藤

百棱藤宋圖經外類生台州治風痛大風癘疾亦作百靈

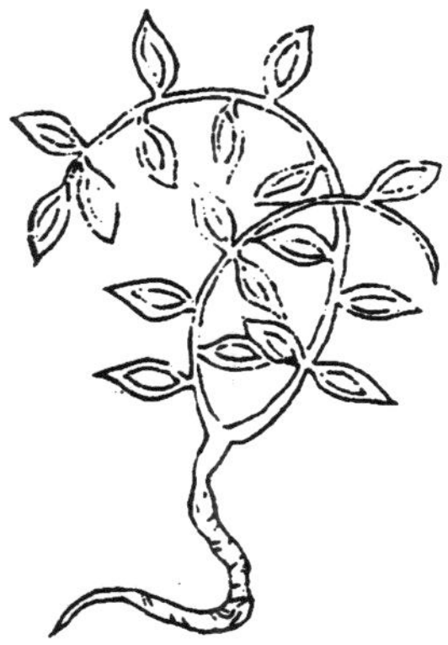

天仙藤

天仙藤宋圖經外類生江淮浙東山中治疝氣姙娠腹痛皆有方

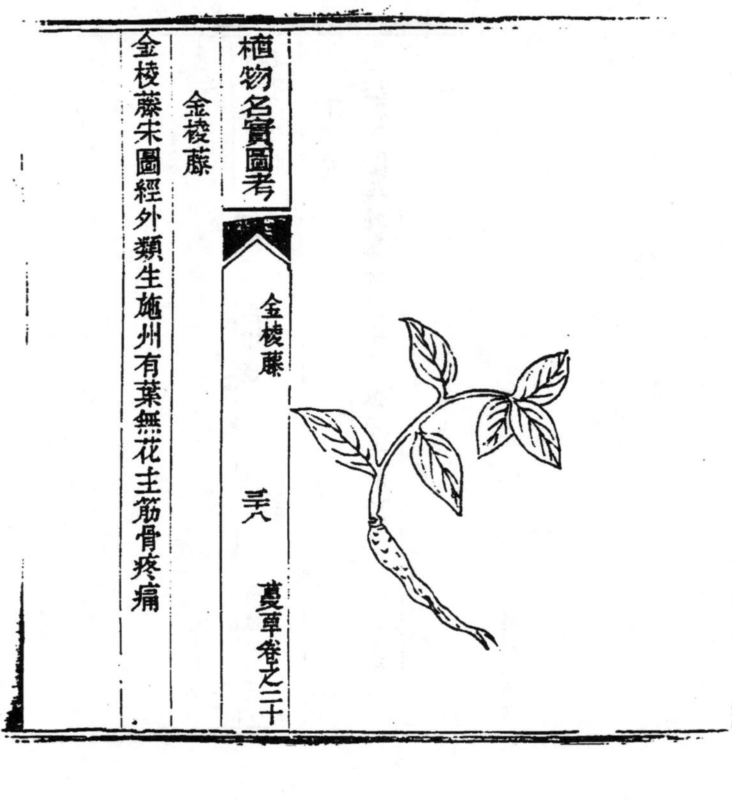

植物名實圖考　金棱藤　三八　蔓草卷之二十

金棱藤

金棱藤宋圖經外類生施州有葉無花主筋骨疼痛

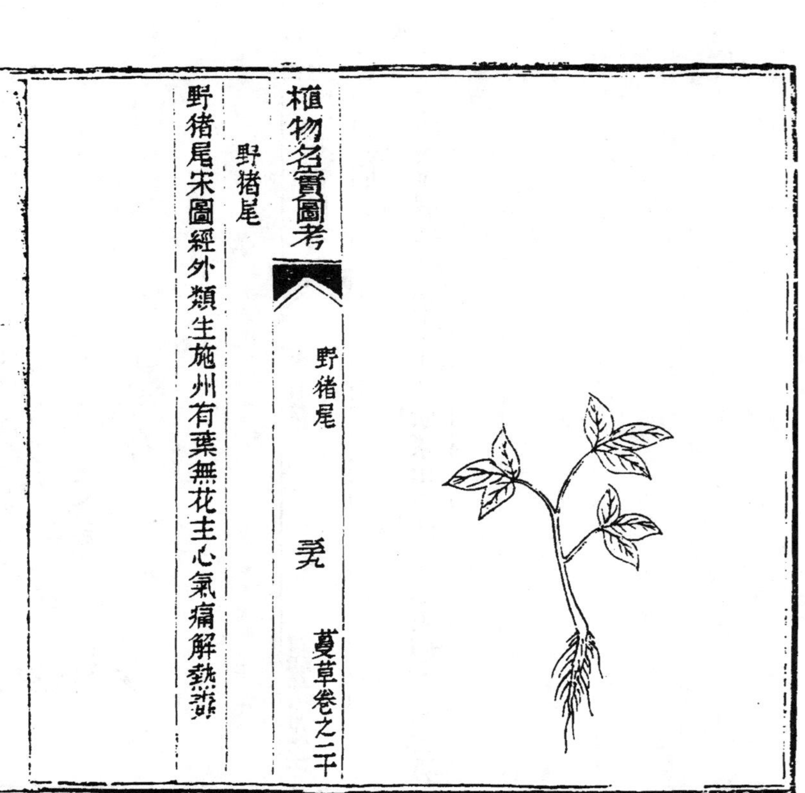

植物名實圖考　野猪尾　三九　蔓草卷之二十

野猪尾

野猪尾宋圖經外類生施州有葉無花主心氣痛解熱毒

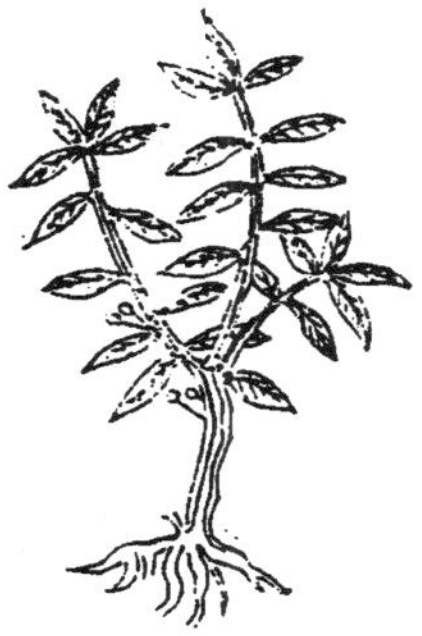

杜莖山

杜莖山宋圖經外類生宜州葉似苦蕒花紫色實如枸杞味苦性寒主溫瘴寒熱煩渴頭痛心躁擣葉酒浸絞汁服吐惡涎效

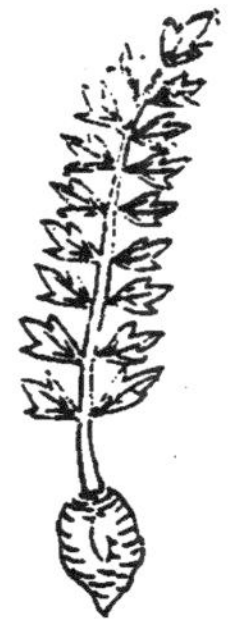

土紅山

土紅山宋圖經外類生福州及南恩州高八九尺葉似枇杷而小無毛白花如粟粒味甘苦微寒主勞熱瘴瘧擣葉酒漬服福州生者作藤似芙蓉葉上青下白擣根治勞瘴佳

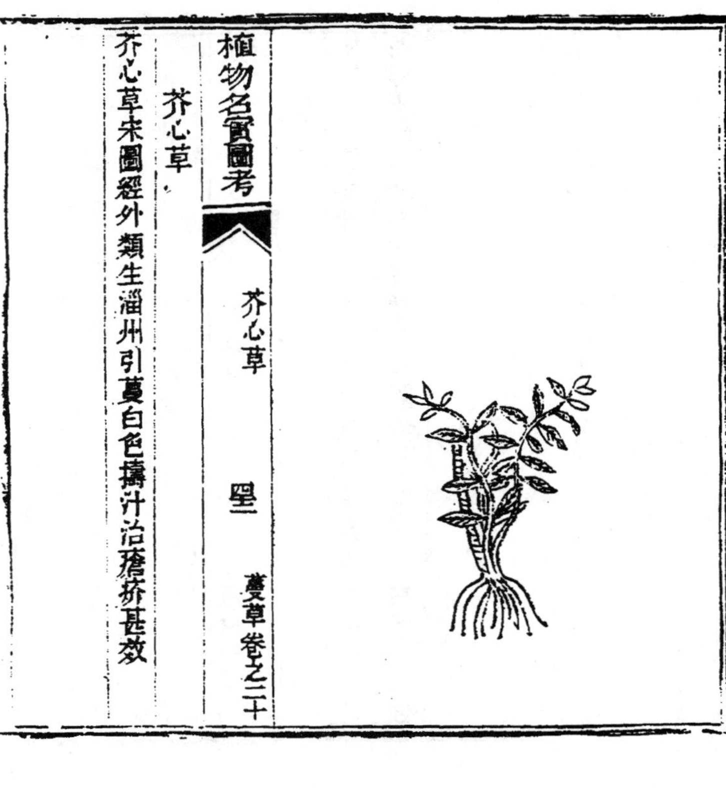

芥心草

芥心草宋圖經外類生淄州引蔓白色擣汁治瘡疥甚效

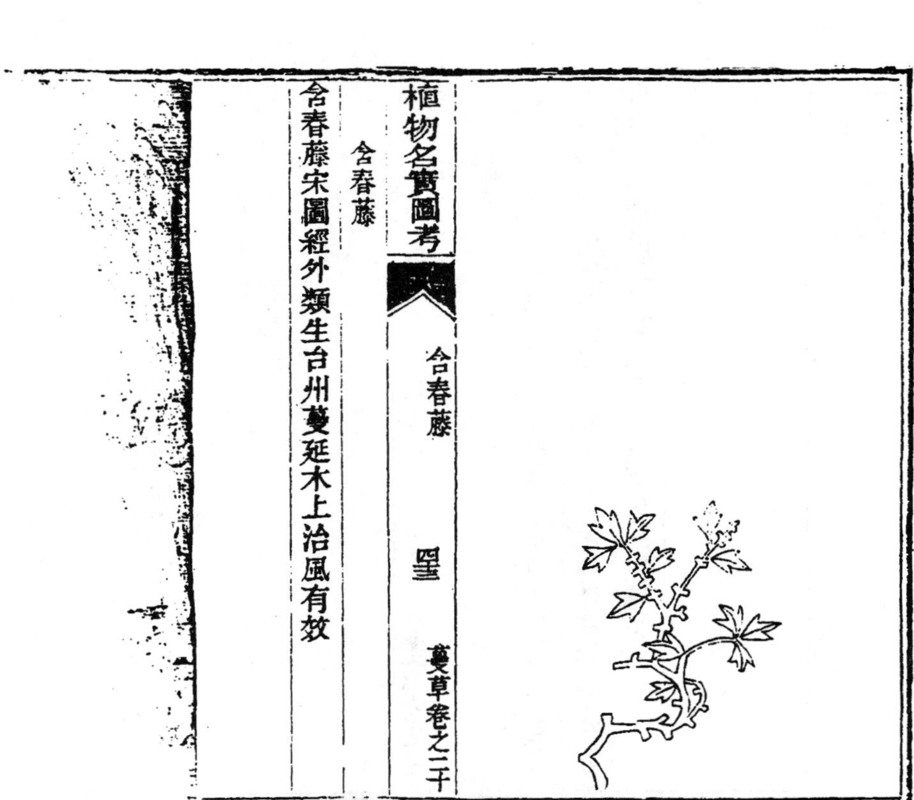

含春藤

含春藤宋圖經外類生台州蔓延木上治風有效

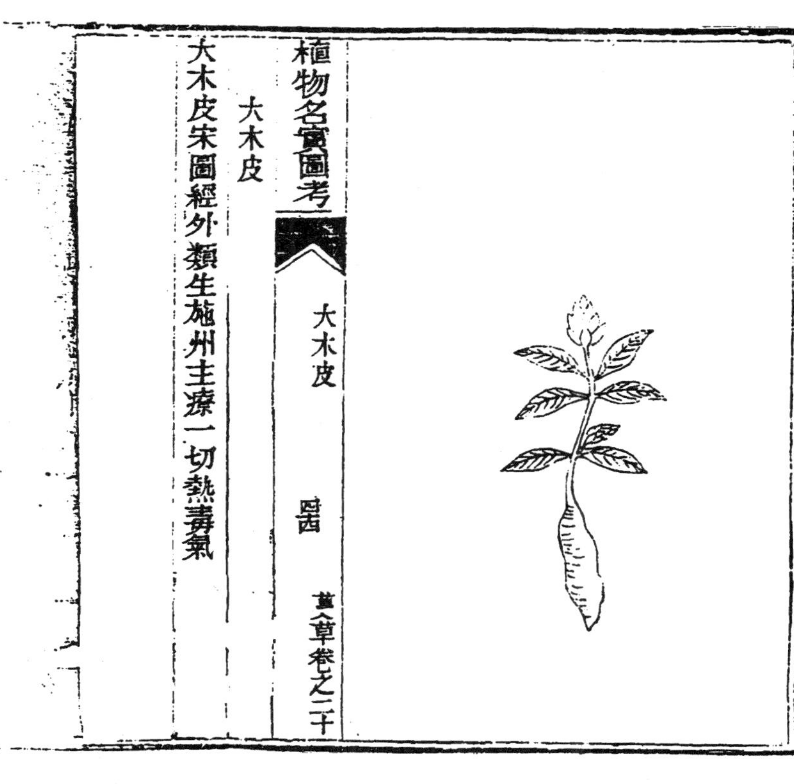

植物名實圖考

大木皮　圖　蔓草卷之二十

大木皮

大木皮宋圖經外類生施州主療一切熱毒氣

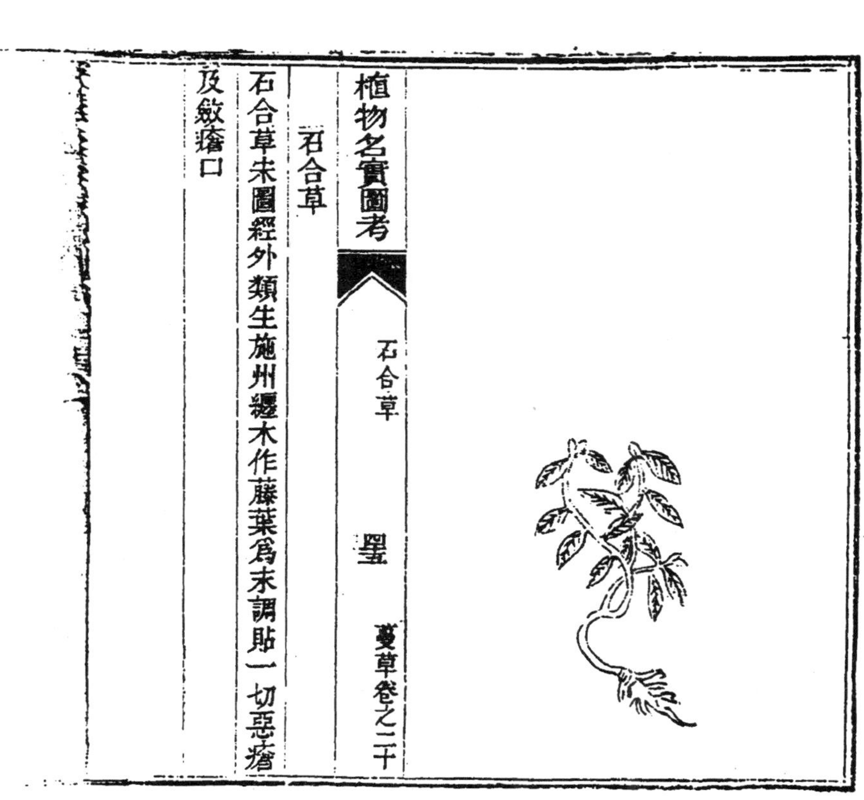

植物名實圖考

石合草　圖　蔓草卷之二十

石合草

石合草宋圖經外類生施州纏木作藤葉爲末調貼一切惡瘡及斂瘡口

祁婆藤

祁婆藤宋圖經外類生天台山主治風

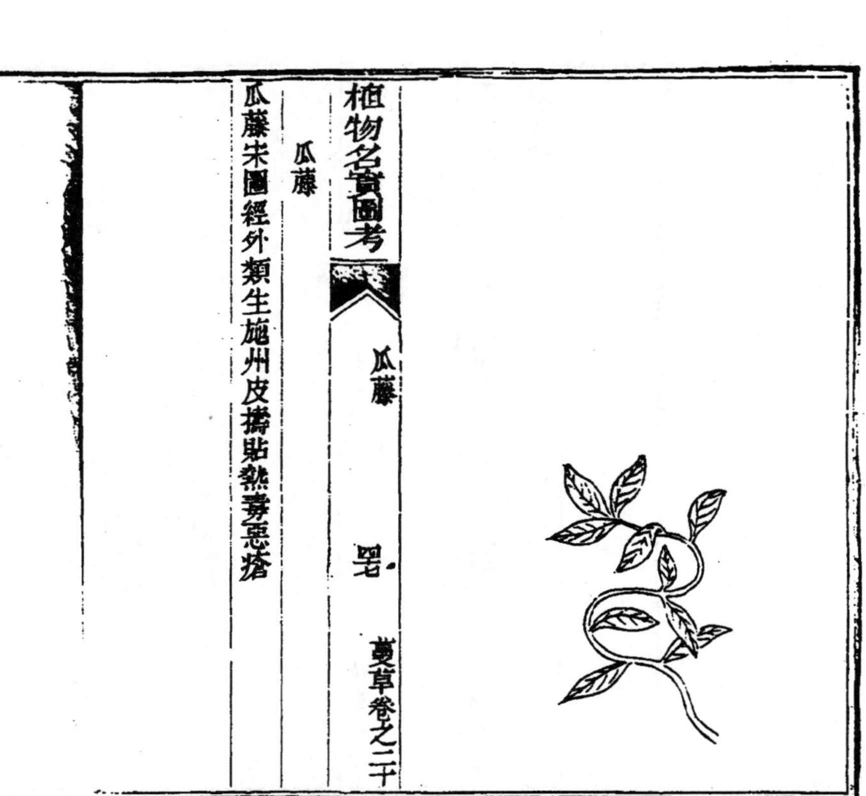

瓜藤

瓜藤宋圖經外類生施州皮擣貼熱毒惡瘡

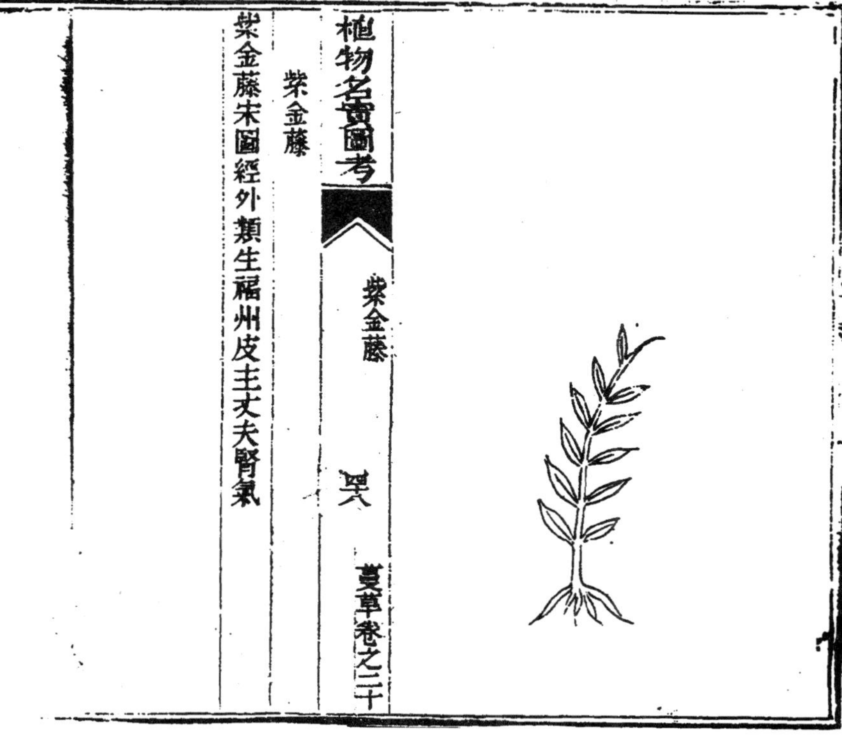

紫金藤

紫金藤宋圖經外類生福州皮主丈夫腎氣

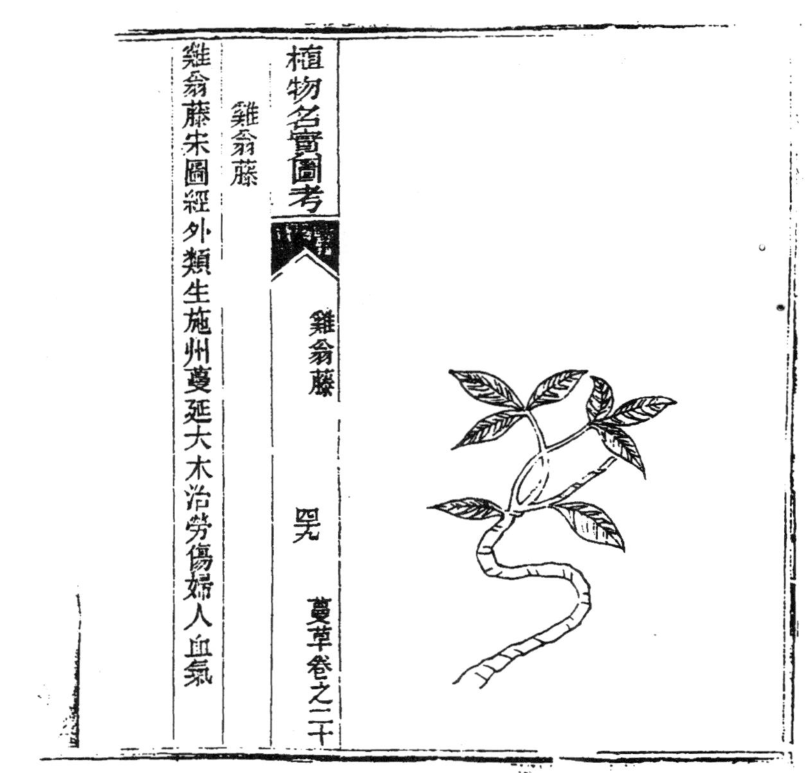

雞翁藤

雞翁藤宋圖經外類生施州蔓延大木治勞傷婦人血氣

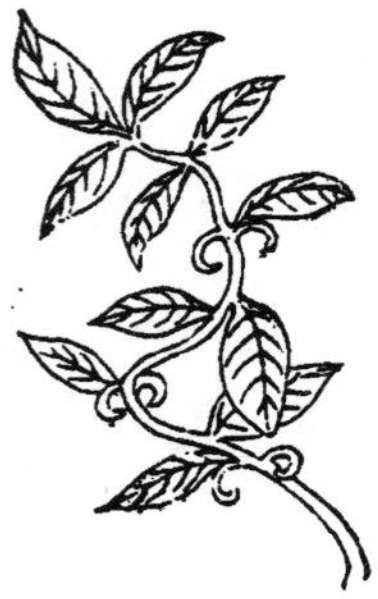

烈節

烈節宋圖經外類生榮州似丁公藤而細主筋脈急痛肢節風冷作浴湯佳

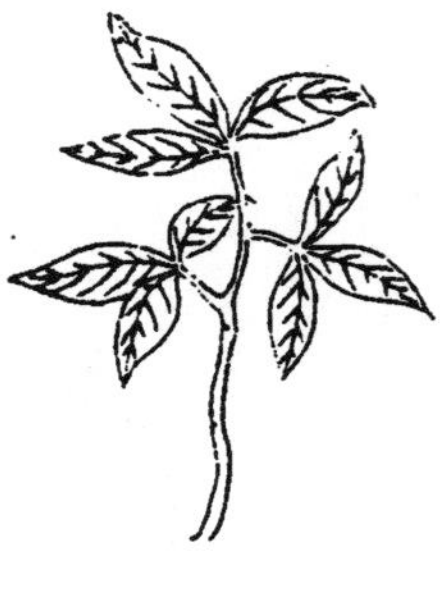

馬接脚

馬接脚宋圖經外類生施州皮治筋骨疼痛

植物名實圖考　藤長苗　五十二　蔓草卷之二十

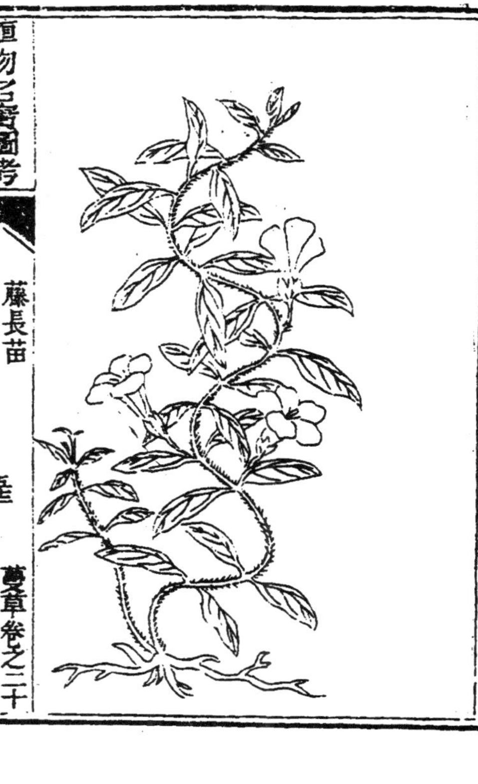

藤長苗

救荒本草藤長苗又名旋菜生密縣山坡中拖蔓而生苗長三四尺餘莖有細毛葉似滴滴金葉而窄小頭頗齊開五瓣粉紅大花根似打碗花根根葉皆味甜採嫩苗葉煠熟水浸淘淨油鹽調食掘根換水煮熟亦可食

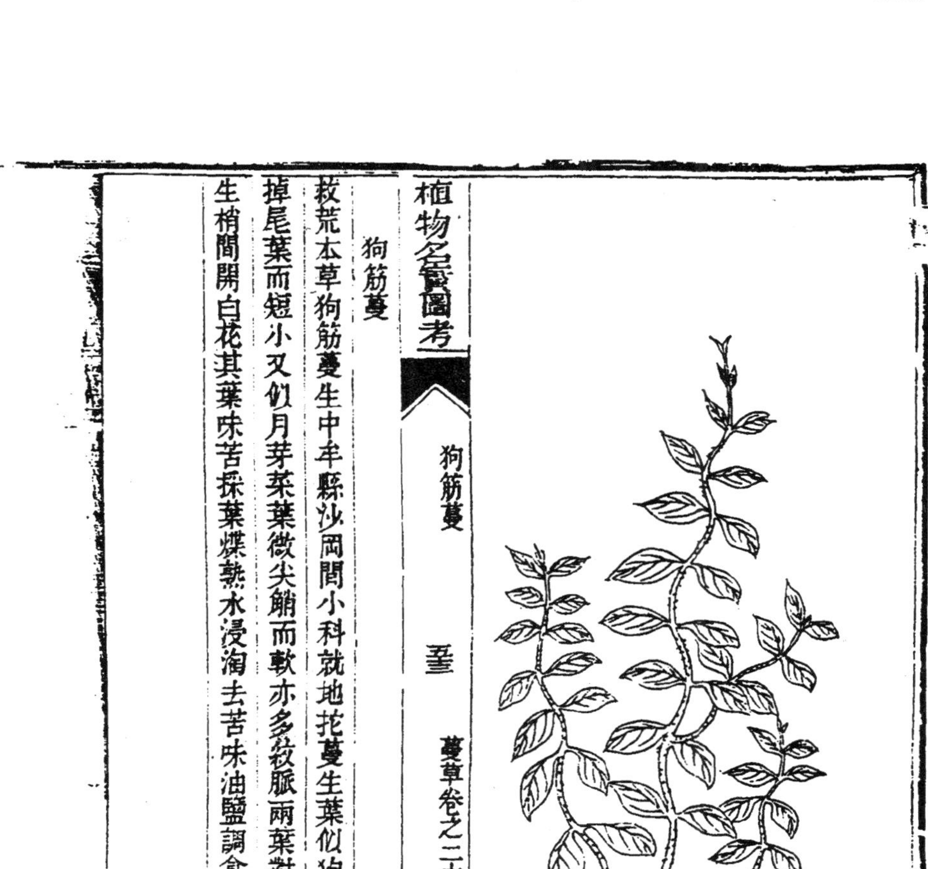

植物名實圖考　狗筋蔓　五十三　蔓草卷之二十

狗筋蔓

救荒本草狗筋蔓生中牟縣沙岡間小科就地拖蔓生葉似狗掉尾葉而短小又似月芽菜葉微尖艄而軟亦多紋脈兩葉對生梢間開白花其葉味苦採葉煠熟水浸淘去苦味油鹽調食

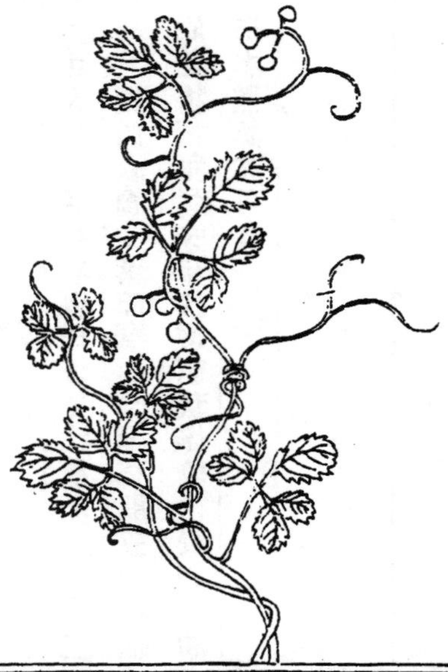

菝股藍

救荒本草菝股藍生田野中延蔓而生葉似小藍葉短小軟薄邊有鋸齒又似痢見草葉亦軟淡綠五葉攢生一處開小花黃色又有開白花者結子如豌豆大生則青色熟則紫黑色葉味甜採葉煠熟水浸去邪味涎沫淘洗淨油鹽調食

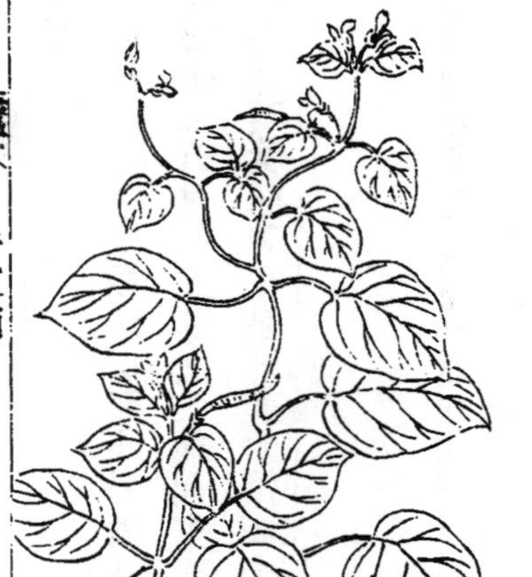

牛皮消

救荒本草牛皮消生密縣野中拕蔓而生藤蔓長四五尺葉似馬兜鈴葉寬大而薄又似何首烏葉亦寬大開白花結小角兒根類葛根而細小皮黑肉白味苦採葉煠熟水浸去苦味油鹽調食及取根去黑皮切作片換水煮去苦味淘洗淨再以水煮極熟食之

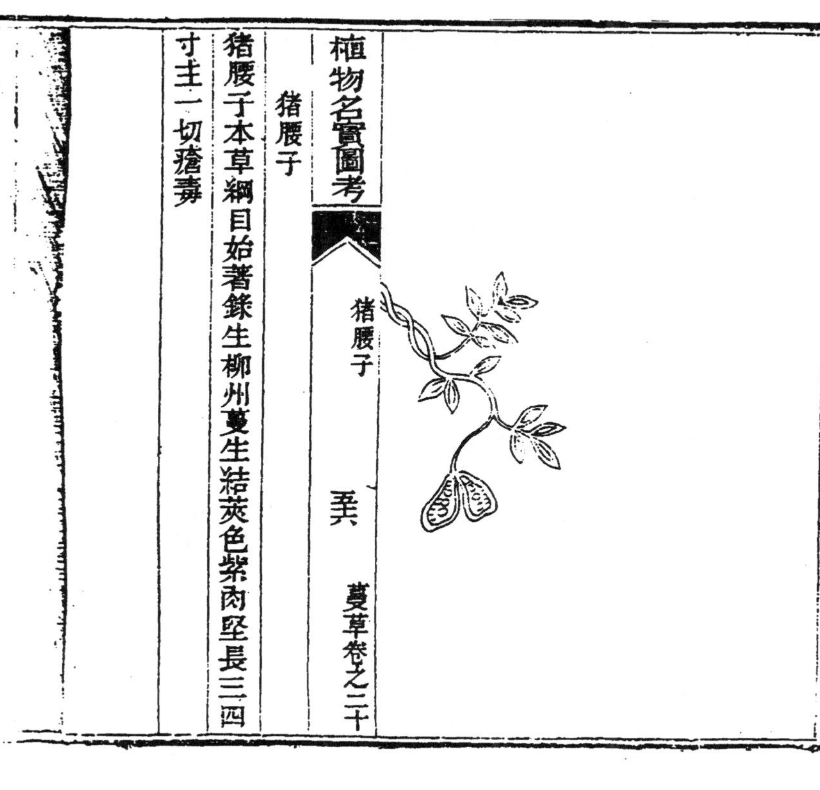

猪腰子

猪腰子本草綱目始著錄生柳州蔓生結莢色紫肉堅長三四寸主一切瘡毒

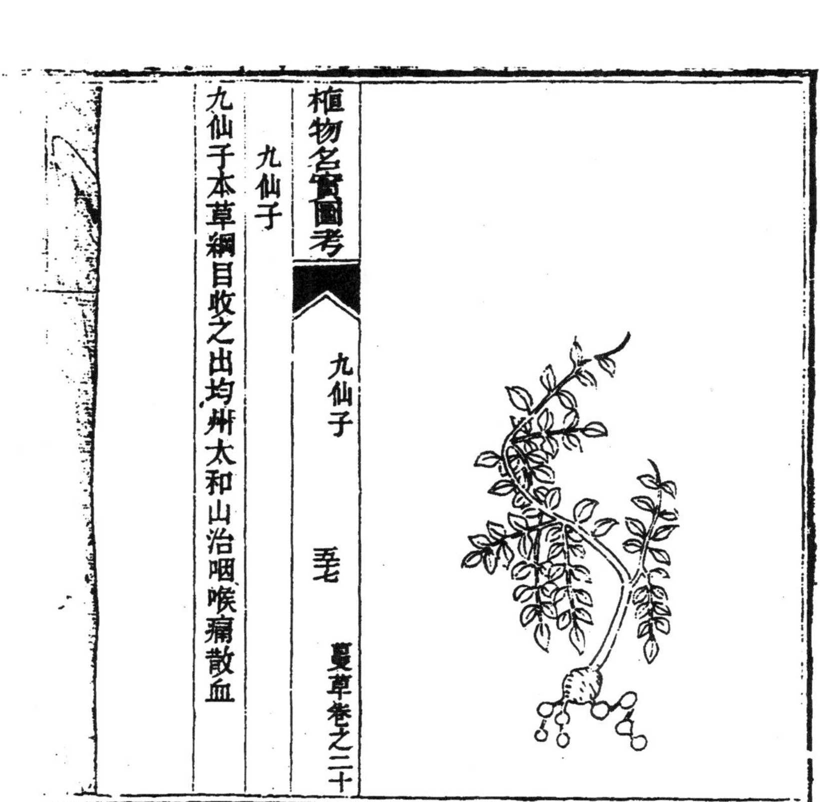

九仙子

九仙子本草綱目收之出均州太和山治咽喉痛散血

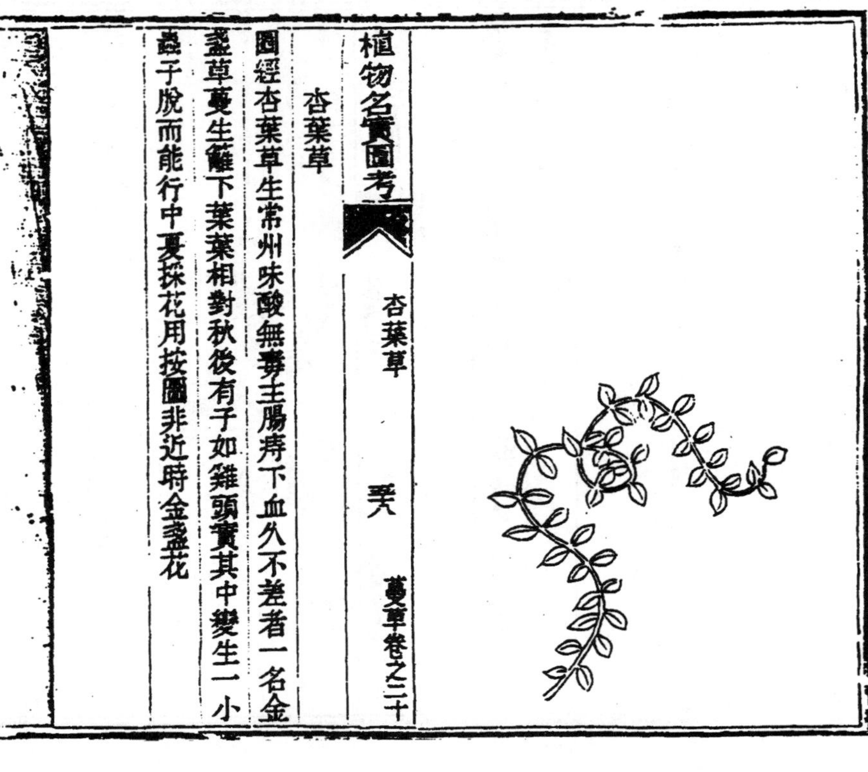

杏葉草

圖經杏葉草生常州味酸無毒主腸痔下血久不差者一名金盞草蔓生籬下葉葉相對秋後有子如雞頭實其中變生一小蟲子脫而能行中夏採花用按圖非近時金盞花

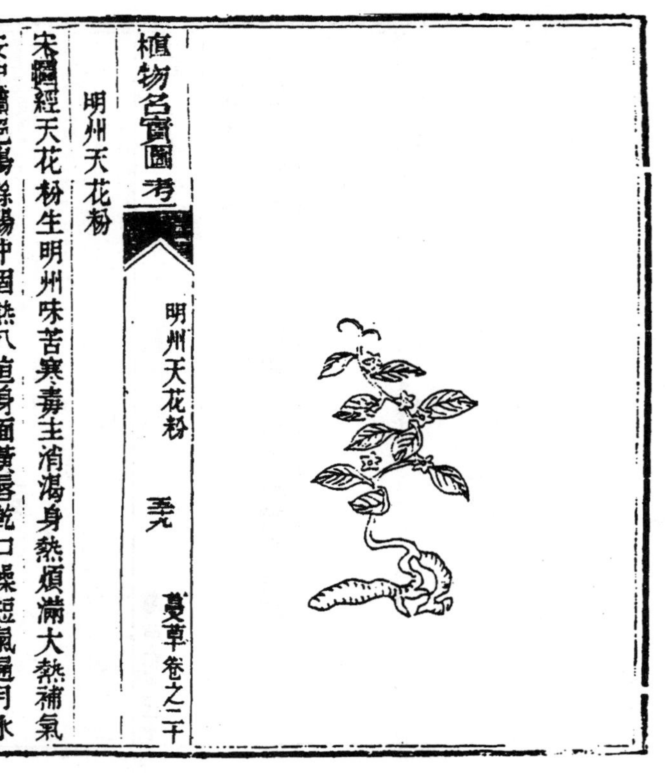

明州天花粉

宋圖經天花粉生明州味苦寒毒主消渴身熱煩滿大熱補氣安中續絕傷除腸中固熱八疸身面黃脣乾口燥短氣通月水止小便利十一月十二月採根用　按此云毒與瓜蔞根或異類

台州天壽根

宋圖經天壽根出台州每歲土貢其性涼堪治胸膈煩熱彼土人常用有效

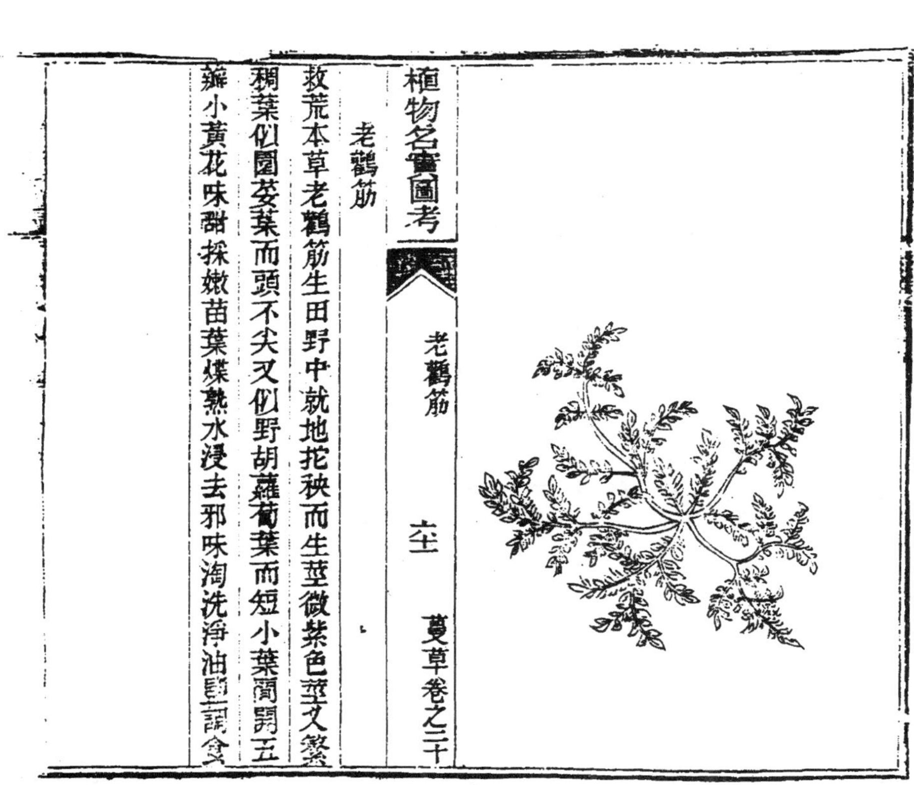

老鸛筋

救荒本草老鸛筋生田野中就地拖秧而生莖微紫色莖叉繁稠葉似園荽葉而頭不尖又似野胡蘿蔔葉而短小葉間開五瓣小黄花味甜採嫩苗葉煠熟水浸去邪味淘洗淨油鹽調食

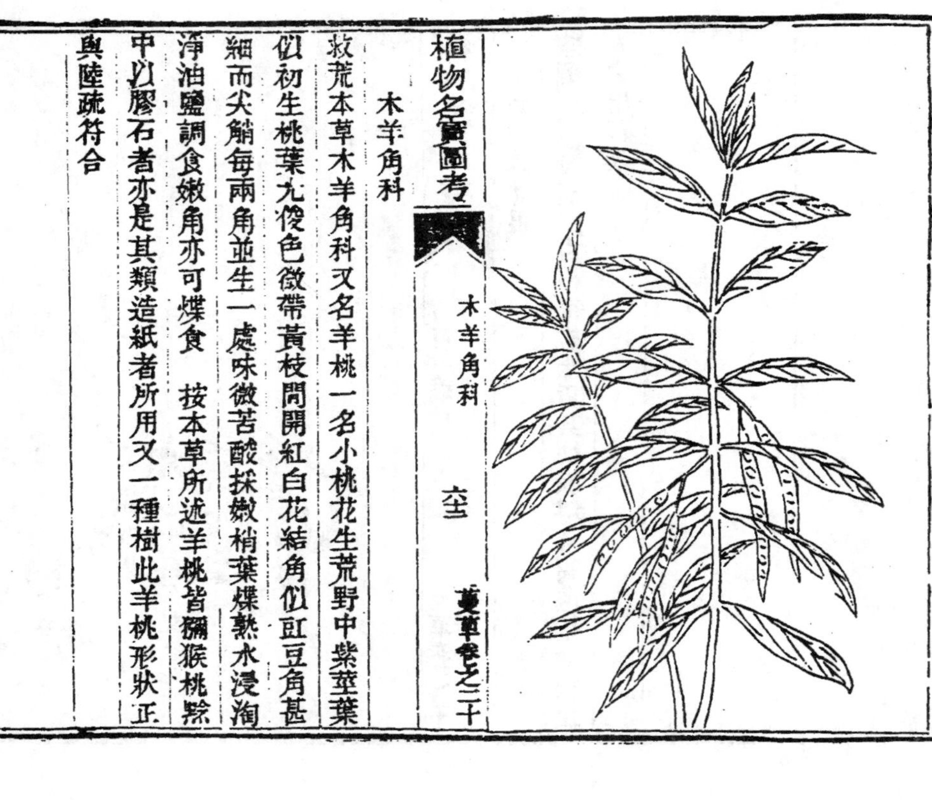

木羊角科

救荒本草木羊角科又名羊桃一名小桃花生荒野中紫莖葉似初生桃葉光俊色微帶黃枝間開紅白花結角似豇豆角甚細而尖艄每兩角並生一處味微苦酸採嫩梢葉煠熟水浸淘淨油鹽調食嫩角亦可煠食　按本草所述羊桃皆獼猴桃粽中以膠石者亦是其類造紙者所用又一種樹此羊桃形狀正與陸疏符合

植物名實圖考卷之二十一

固始吳其濬著

蒙自陸應穀校刊

蔓草

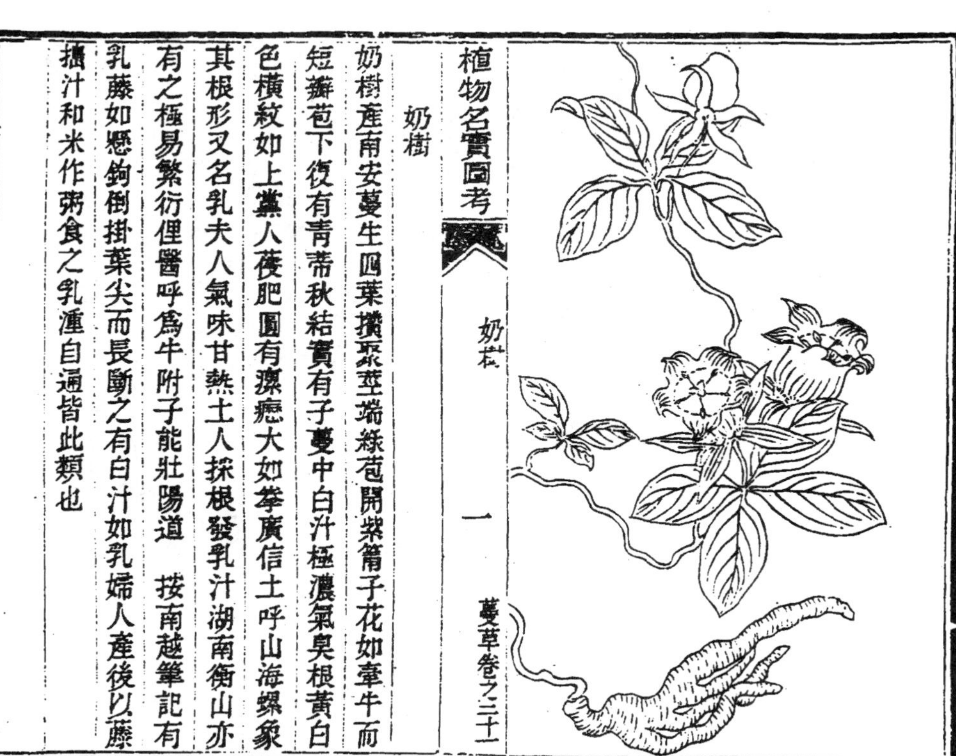

奶樹

奶樹產南安蔓生四葉攢聚莖端綠苞開紫筩子花如牽牛而短瓣苞下復有青蒂秋結實有子蔓中白汁極濃氣臭根黃白色橫紋如上黨人葠肥圓有瘰癧大如拳廣信土呼山海螺象其根形又名乳夫人氣味甘熱土人採根發乳汁湖南衡山亦有之極易繁衍俚醫呼爲牛附子能壯陽道　按南越筆記有乳藤如懸鉤倒掛葉尖而長斷之有白汁如乳婦人產後以藤擣汁和米作粥食之乳湩自通皆此類也

植物名實圖考　土青木香　二　蔓草　卷之二十二

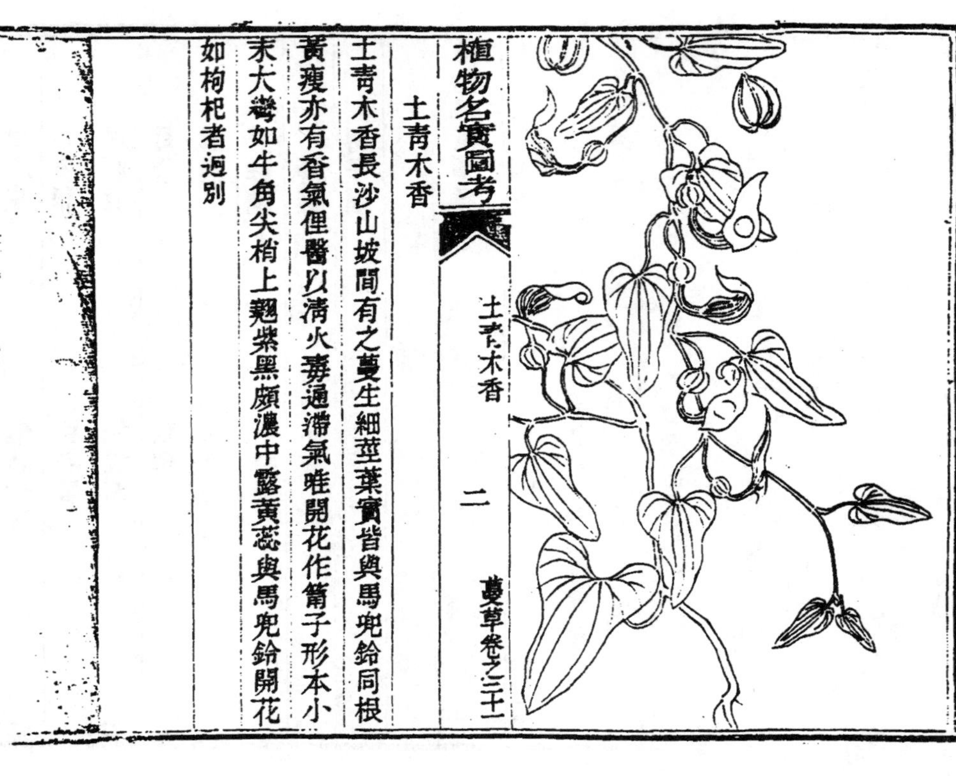

土青木香

土青木香長沙山坡間有之蔓生細莖葉實皆與馬兜鈴同根黃瘦亦有香氣俚醫以清火毒通滞氣唯開花作筩子形本小末大彎如牛角尖梢上翹紫黑頗濃中露黃蕊與馬兜鈴開花如枸杞者迥別

植物名實圖考　尋骨風　三　蔓草　卷之二十二

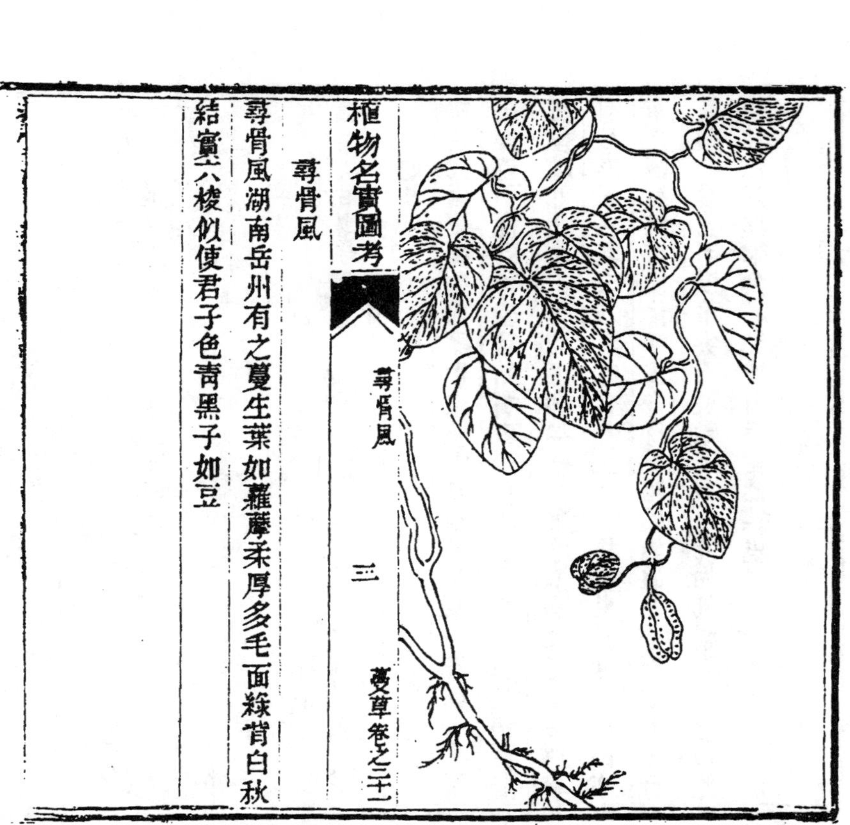

尋骨風

尋骨風湖南岳州有之蔓生葉如蘿藦柔厚多毛面綠背白秋結實六棱似使君子色青黑子如豆

內風藤

內風藤生湖南山坡橫根引蔓俱赭色葉如柳葉有光而韌以治內風故名

鐵掃帚

鐵掃帚產建昌山中蔓生綠莖柔細糾結葉長幾寸後圓有缺末尖相距稀闊細根硬鬚赭色稠密俚醫以爲行血通骨節之藥用根煎酒服

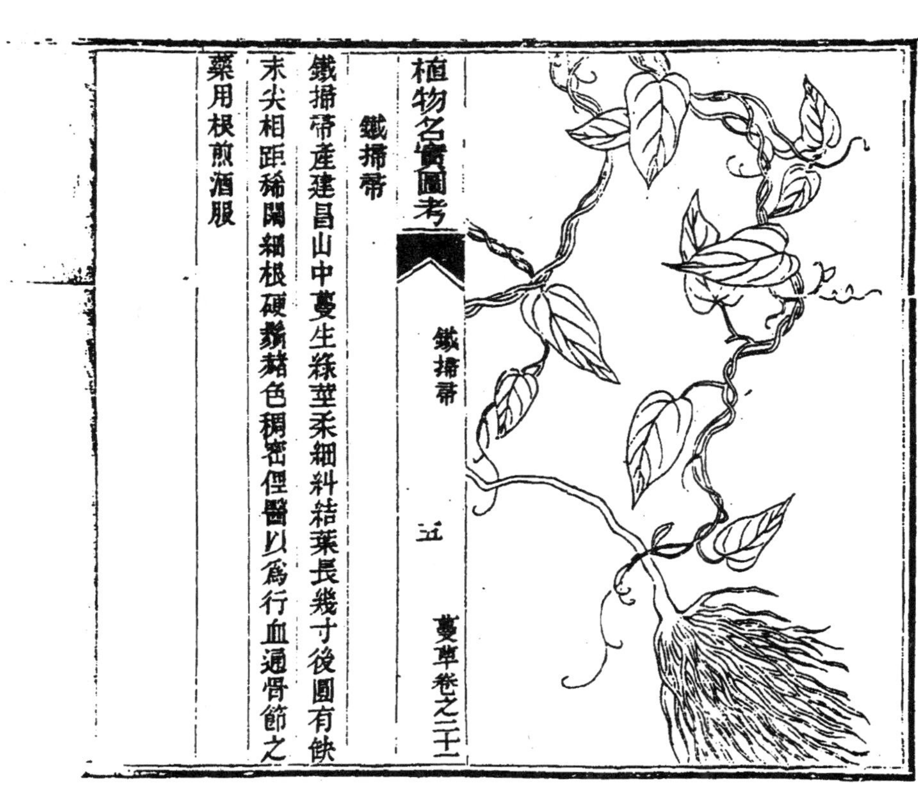

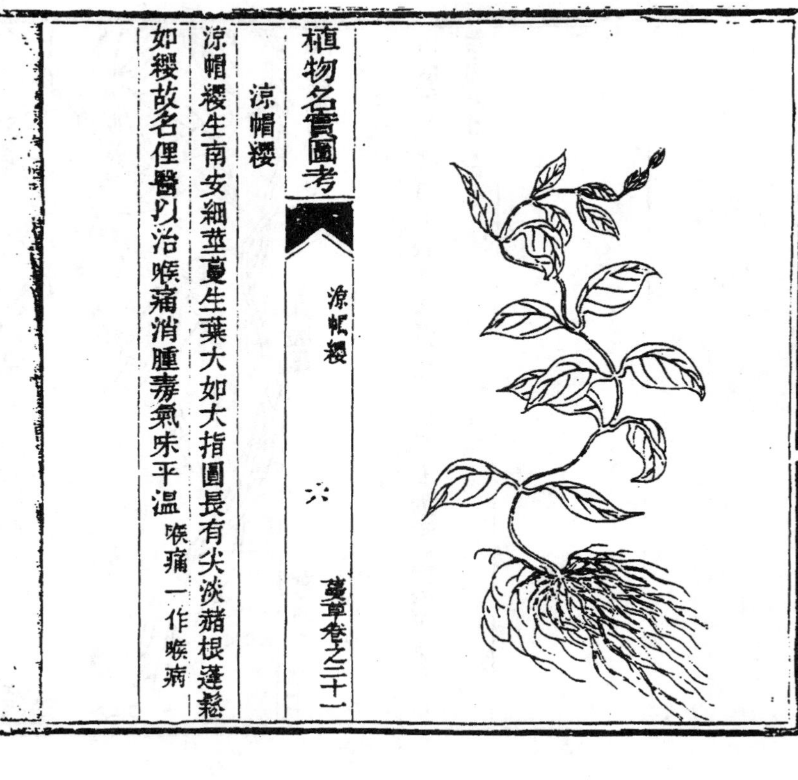

涼帽纓

涼帽纓生南安細莖蔓生葉大如大指圓長有尖淡赭根蓬鬆如纓故名俚醫以治喉痛消腫毒氣味平温喉痛一作喉病

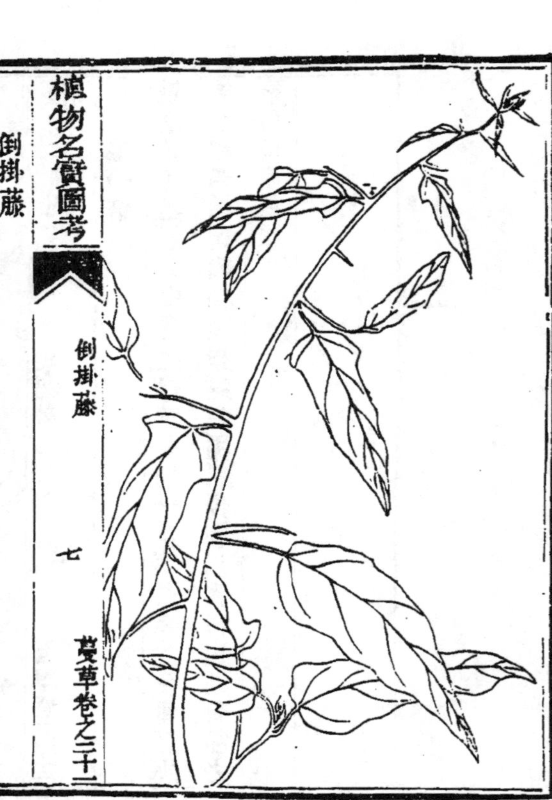

倒掛藤

本草拾遺倒掛藤味苦無毒主一切老血及產後諸疾結痛血上欲死煑汁服生深山如懸鉤有逆刺倒掛於樹葉尖而長也

按湖南嶽麓山有藤土名倒掛金鉤形狀正與此合俚醫以為散血達表之藥主治亦同

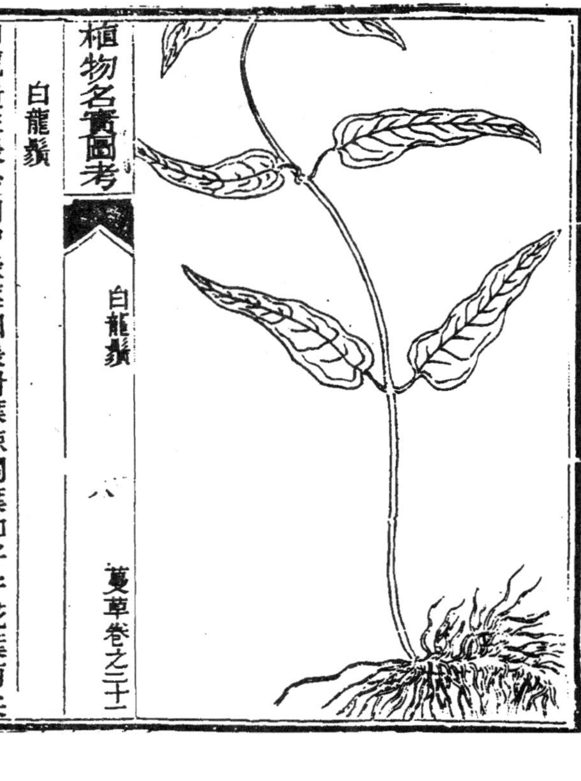

白龍鬚

白龍鬚生長沙山中緑莖細長對葉疎闊葉如子午花葉而尖瘦細紋無鋸齒長根如蜈蚣形四周密鬚如細辛牛膝俚醫以治痰氣　按宋圖經白前根長於細辛今用蔓生者味苦非真疑即此蔓生者

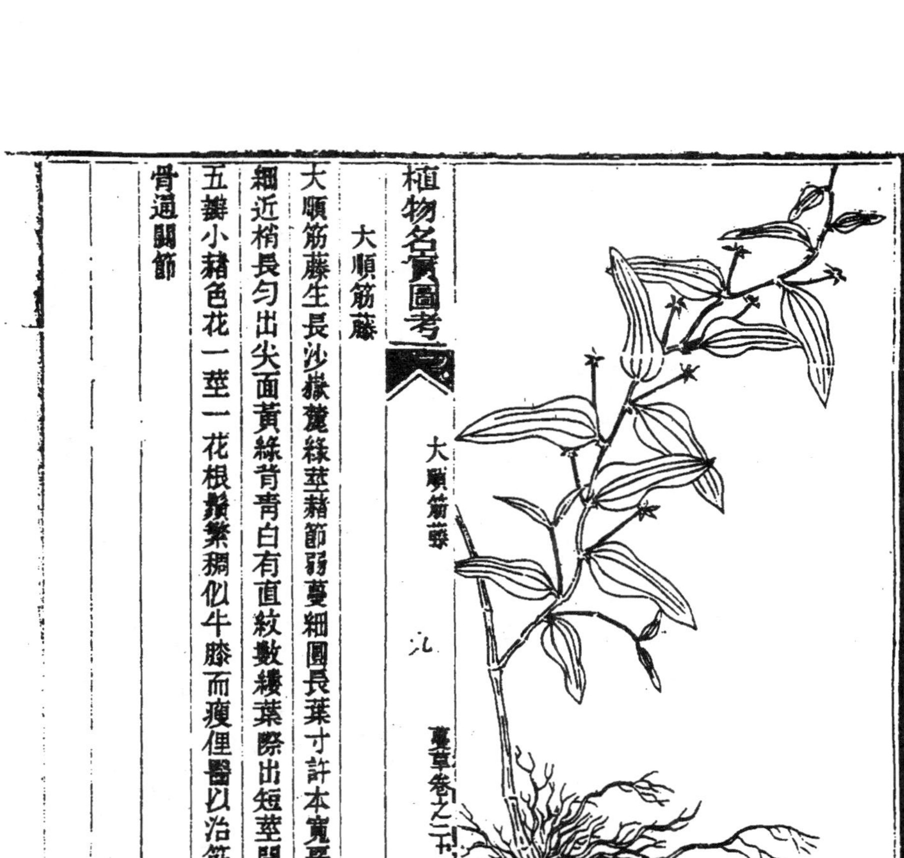

大順筋藤

大順筋藤生長沙嶽麓緑莖赭節弱蔓細圓長葉寸許本寬[illegible]細近梢長勻出尖面黃綠背青白有直紋數縷葉際出短莖開五瓣小赭色花一莖一花根鬚繁稠似牛膝而瘦俚醫以治筋骨通關節

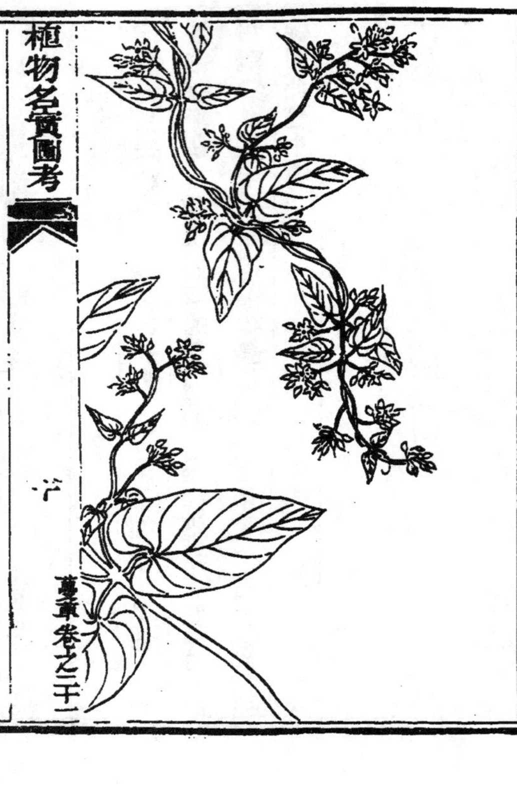

饒州園圃籬落間有之蔓生細莖長葉本圓如馬蹄末尖開五瓣小紫花成簇極似枸杞　按宋圖經云馬兜鈴花如枸杞今馬兜鈴之名不一凡圓實成串皆名之此豈花如枸杞之一種耶

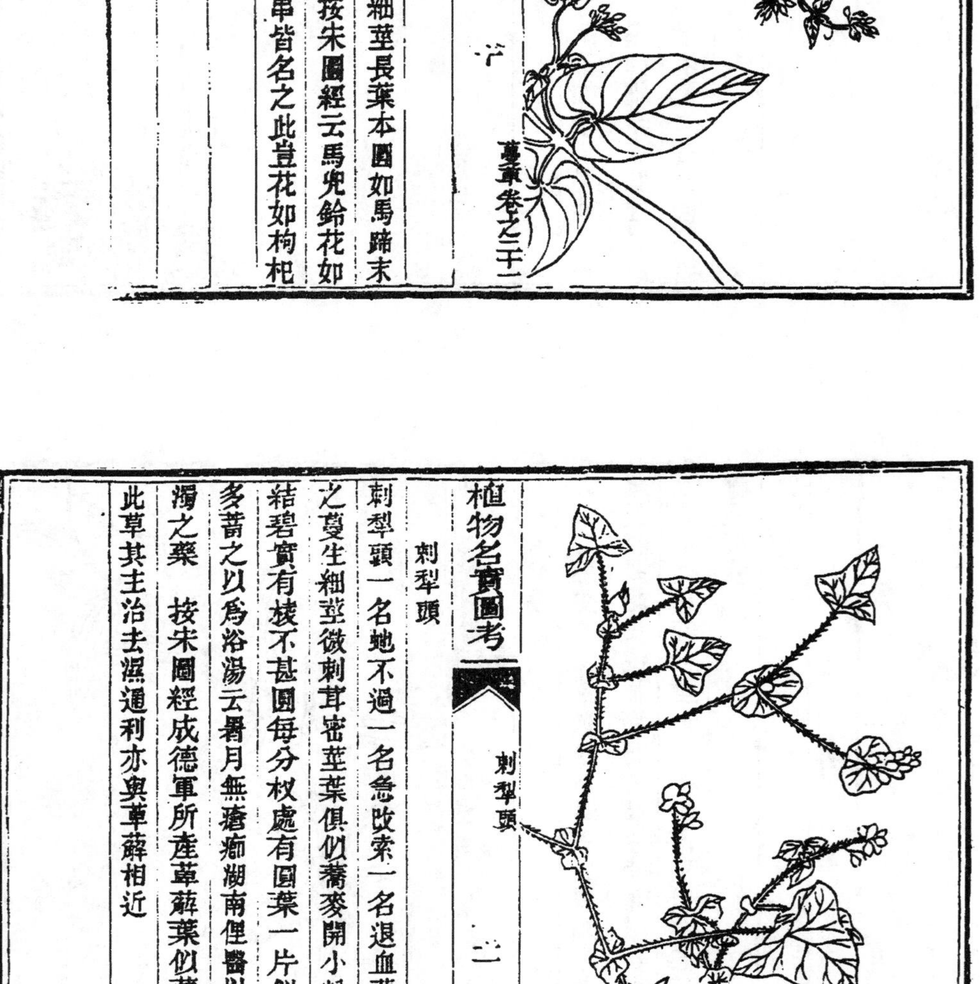

刺犁頭

刺犁頭一名蛇不過一名急改索一名退血草江西湖南多有之蔓生細莖微刺茸密莖葉俱似蕎麥開小粉紅花成簇無瓣結碧實有棱不甚圓每分杈處有圓葉一片似蓼江西刺船者多蓄之以爲浴湯云暑月無瘡痱湖南俚醫以爲行血氣治淋濁之藥　按宋圖經成德軍所產草薢葉似蕎麥子三稜殆卽此草其主治去濕通利亦與草薢相近

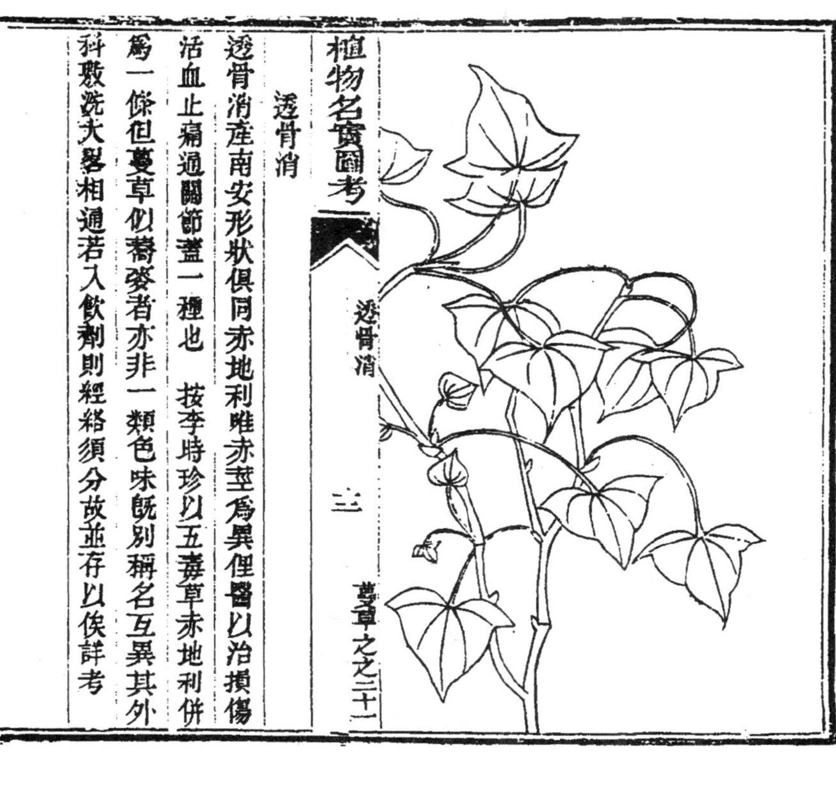

透骨消

透骨消產南安形狀俱同赤地利唯赤莖爲異俚醫以治損傷活血止痛通關節蓋一種也　按李時珍以五蕣草赤地利併爲一條但蔓草似蕎麥者亦非一類色味既别稱名互異其外科敷洗大畧相通若入飲劑則經絡須分故並存以俟詳考

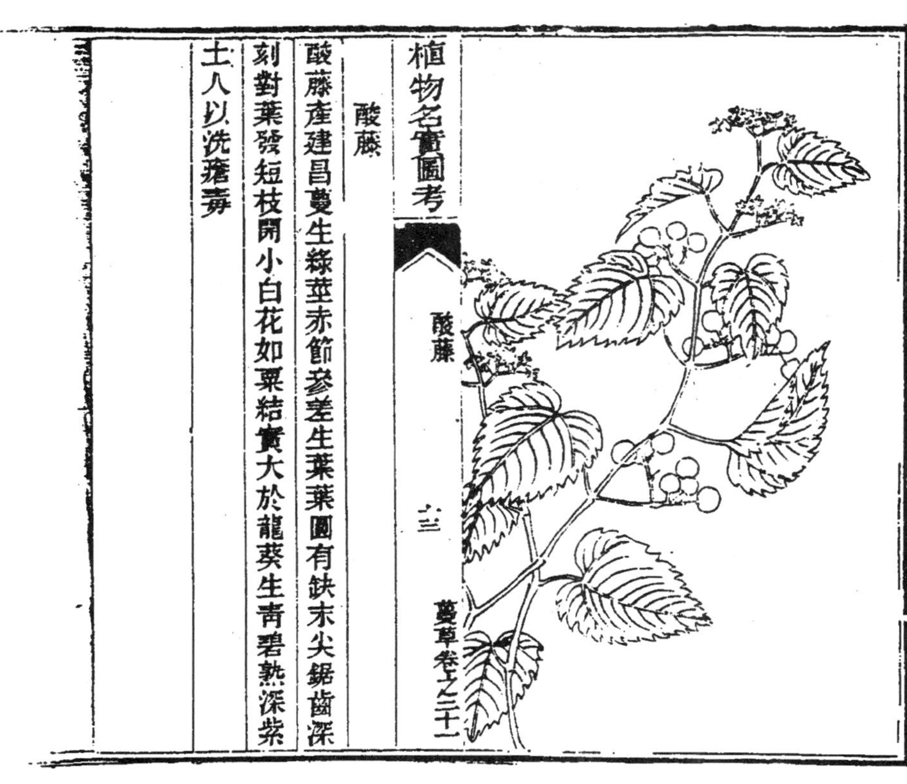

酸藤

酸藤產建昌蔓生綠莖赤節參差生葉葉圓有鈌末尖鋸齒深刻對葉發短枝開小白花如粟結實大於龍葵生青碧熟深紫土人以洗瘡毒

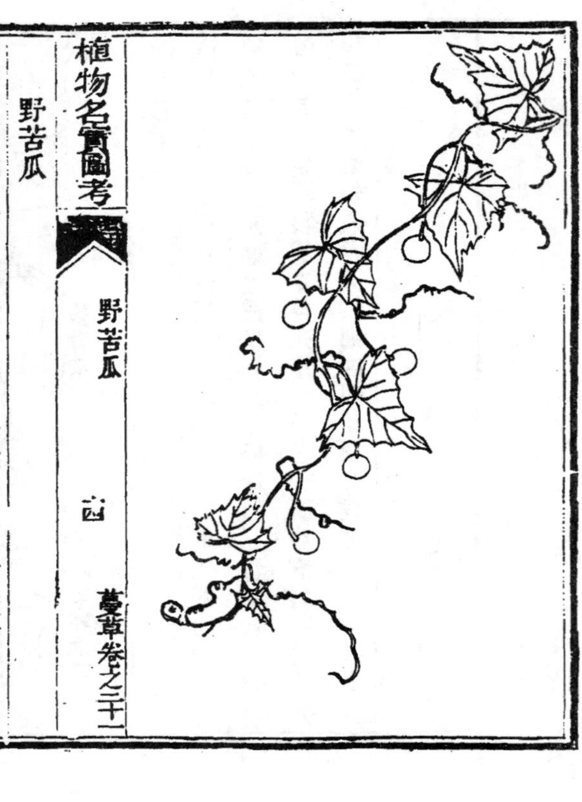

野苦瓜

野苦瓜產建昌蔓生細莖一葉一鬚葉作三角有疎齒微似苦瓜葉無花杈就莖發小枝結青實有汁大如衣扣故又名扣子草俚醫以治魚口便毒爲洗藥

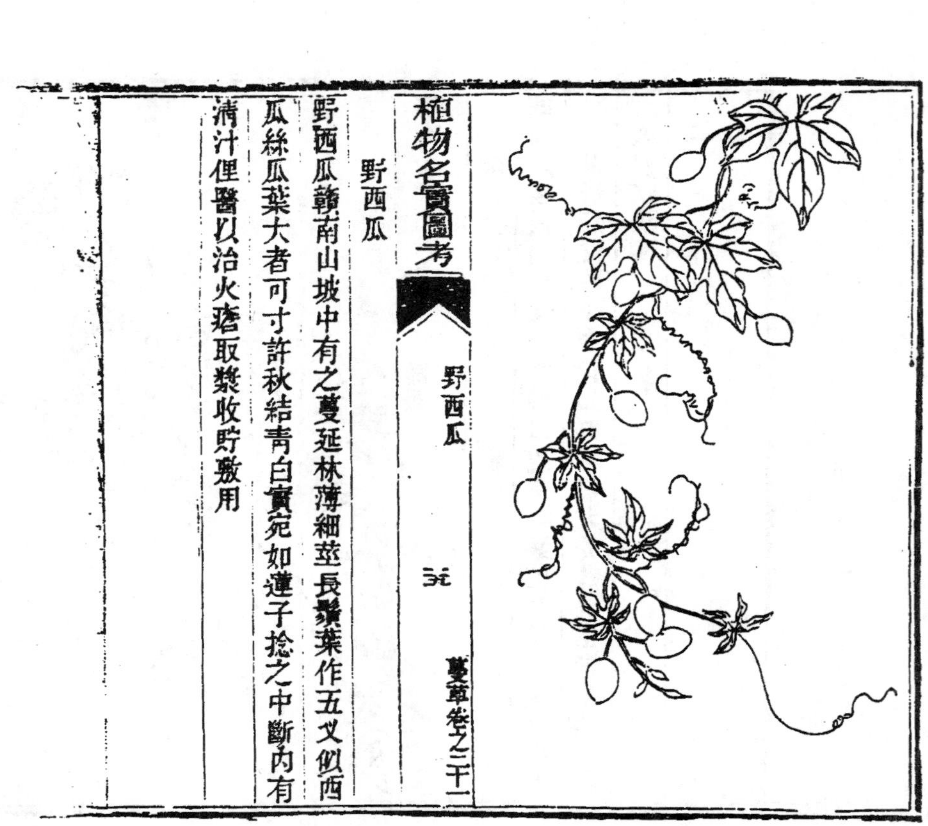

野西瓜

野西瓜贛南山坡中有之蔓延林薄細莖長鬚葉作五叉似西瓜絲瓜葉大者可寸許秋結青白實宛如蓮子捻之中斷内有清汁俚醫以治火瘡取漿收貯敷用

鮎魚鬚

救荒本草鮎魚鬚一名龍鬚菜生鄭州賈峪山及新鄭山野中亦有之初生發筍其後延蔓生莖發葉每葉間皆分出一小叉及出一絲蔓葉似土茜葉而大又似金剛刺葉亦似牛尾菜葉不澀而光澤味甘採嫩筍葉煠熟油鹽調食　按簡易草藥金鈎藤本名鮎魚鬚溫平無毒可做小菜喫能通筋血去死血消腫痛又湖北志鯰魚鬚藤本初生苗土中色紫嫩拳曲若魚鬚妙肉殊妙

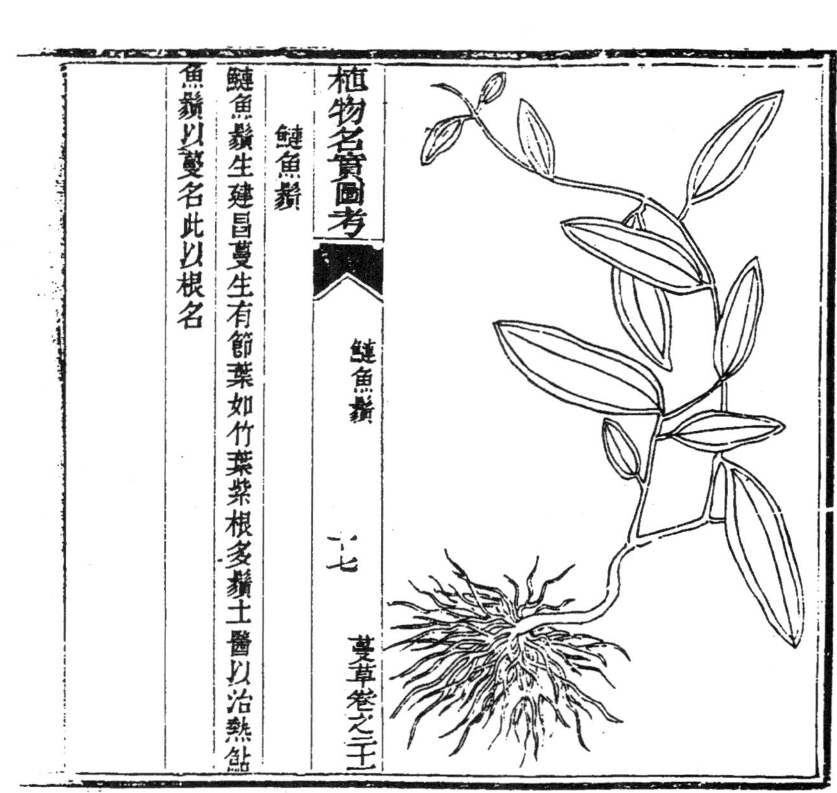

鯰魚鬚

鯰魚鬚生建昌蔓生有節葉如竹葉紫根多鬚土醫以治熱鮎魚鬚以蔓名此以根名

金線弔烏龜

金線弔烏龜江西湖南皆有之一名山烏龜蔓生細藤微赤葉如小荷葉而後半不圓末有微尖長梗在葉中似金蓮花葉附莖開細紅白花結長圓實如豆成簇生青熟紅黃色根大如拳

按陳藏器云又一種似荷葉只大如錢許亦呼爲千金藤當即是此患齒痛者切其根貼齦上即愈兼能補腎養陰爲俚醫要藥

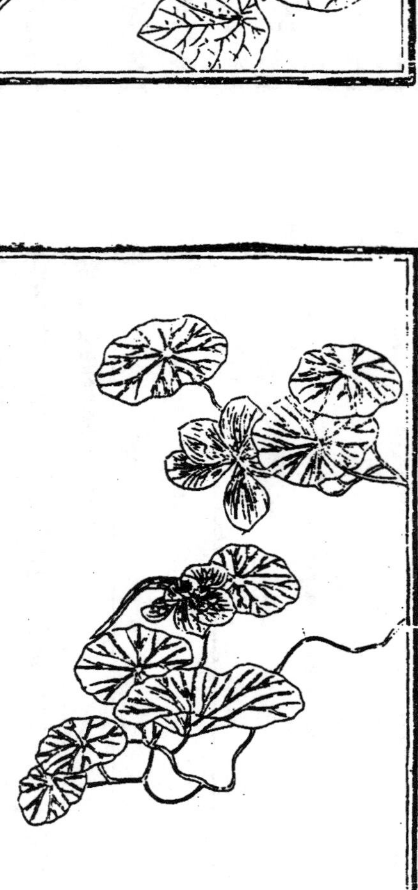

金蓮花

金蓮花直隸圖中有之蔓生綠莖脆嫩圓葉如荷大如荇葉開五瓣紅花長鬚茸茸花足有短柄橫翹如鳥尾京師俗呼大紅烏山西五臺尤多以爲佛地靈葩性寒或乾其花入茶甌中插枝即生不喜驕陽山西通志金蓮花一名金芙蓉一名旱地蓮出清涼山金世宗嘗幸金蓮川周伯琦紀行詩跋金蓮川草多異花有名金蓮花者似荷而黃即此種也

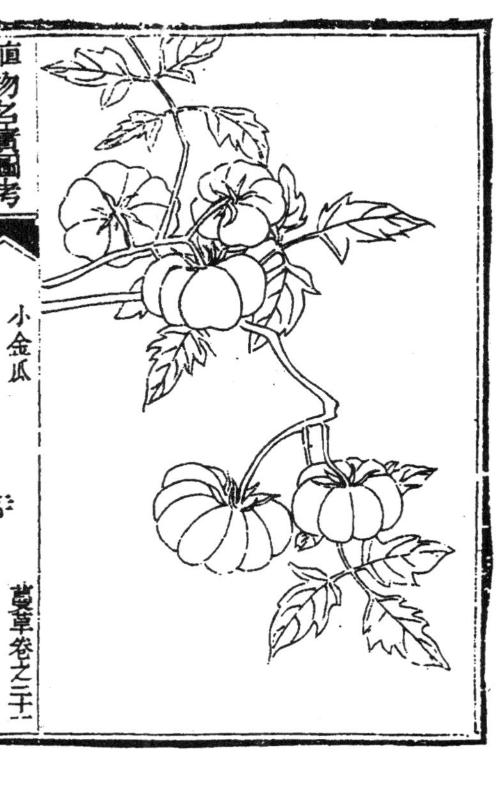

小金瓜

小金瓜長沙園中多植之蔓生葉似苦瓜而小亦少花杈秋結實如金瓜纍纍成簇如雞心柹而更小亦不正圓寧鄉縣志作喜報三元從俗也或云番椒屬其青脆時以鹽醋煬之可食大抵以供几案賞其紅潤然不過三五日卽腐

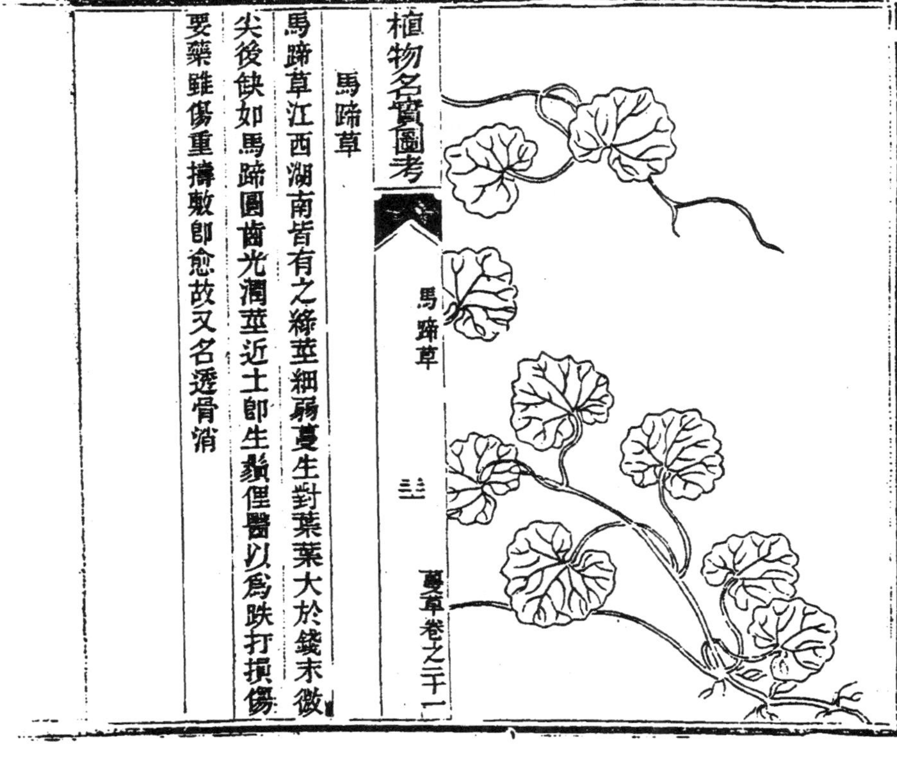

馬蹄草

馬蹄草江西湖南皆有之綠莖細弱蔓生對葉葉大於錢末微尖後缺如馬蹄圓齒光潤莖近土卽生鬚俚醫以爲跌打損傷要藥雖傷重擣敷卽愈故又名透骨消

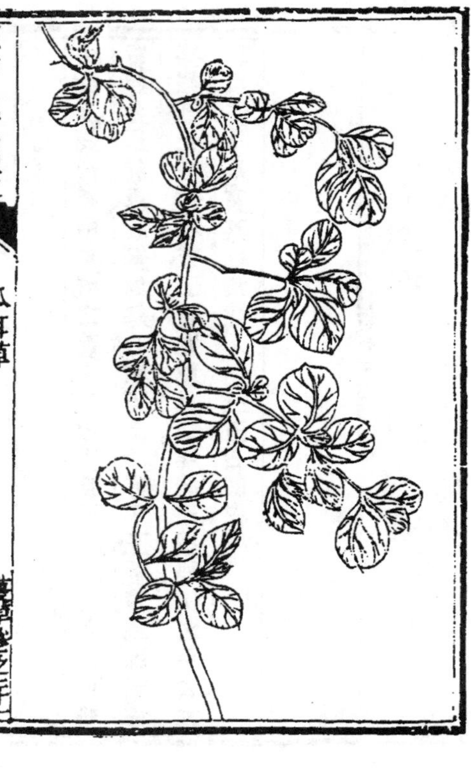

瓜耳草

瓜耳草江西山坡有之赭莖長條挺立不附莖傍發枝排生圓葉微似豆葉厚綠茸茸中有白紋一線土人以治跌打酒煎服但未數見不得確名

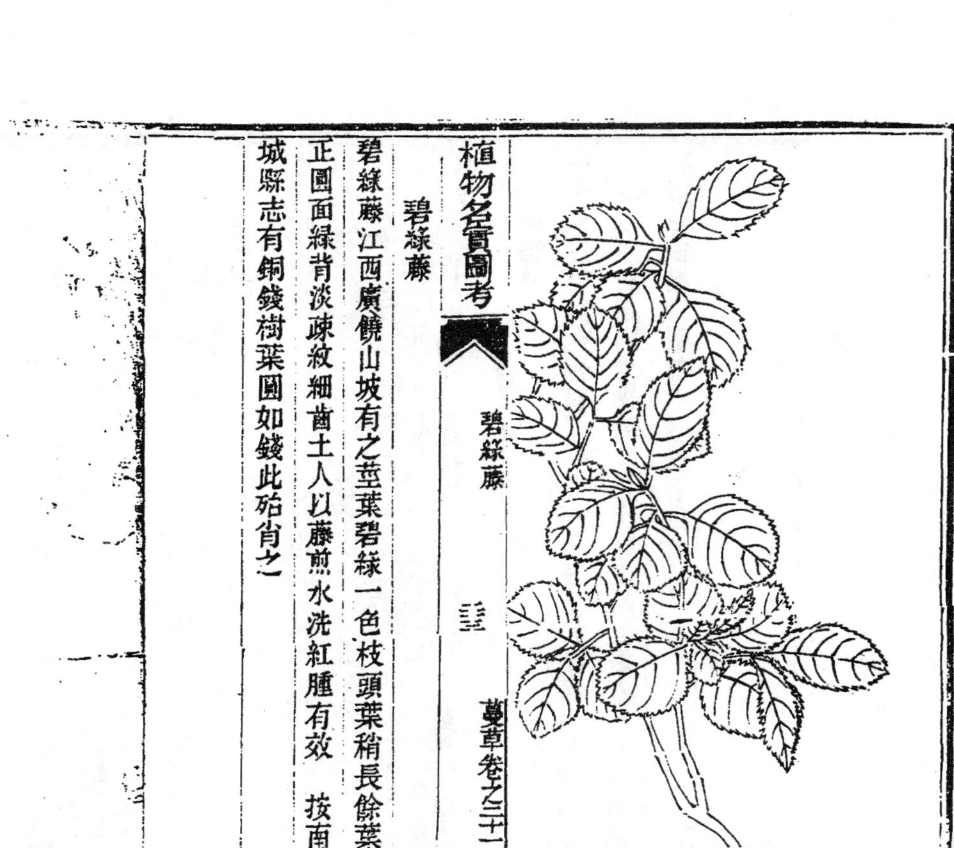

碧綠藤

碧綠藤江西廣饒山坡有之莖葉碧綠一色枝頭葉稍長餘葉正圓面綠背淡疎紋細齒土人以藤煎水洗紅腫有效　按南城縣志有銅錢樹葉圓如錢此殆肖之

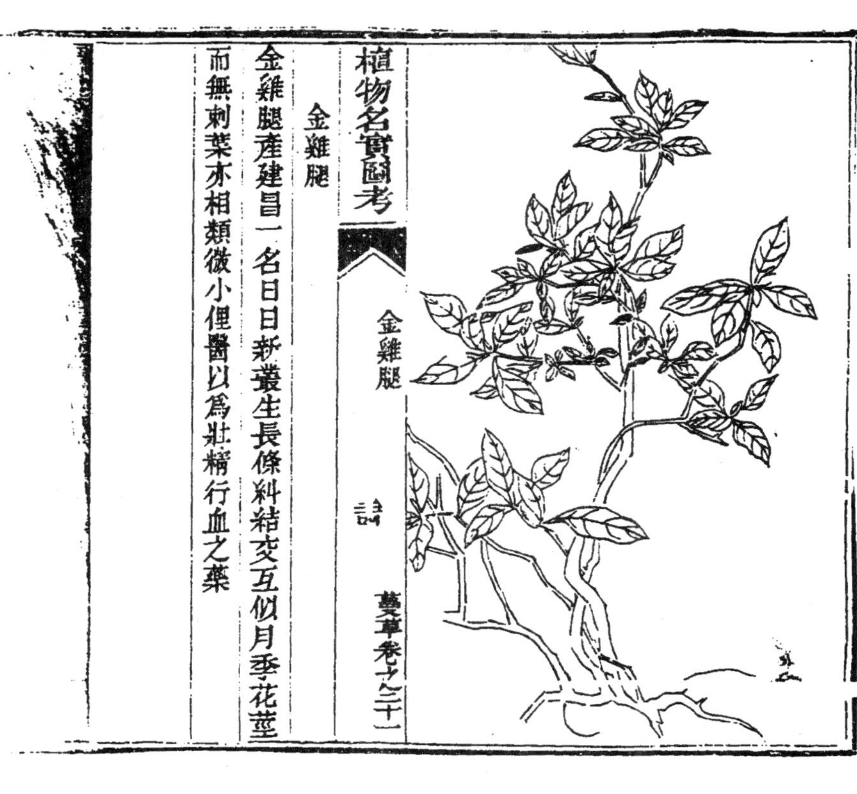

金雞腿

金雞腿產建昌一名日日新叢生長條糾結交互似月季花莖而無刺葉亦相類微小俚醫以爲壯精行血之藥

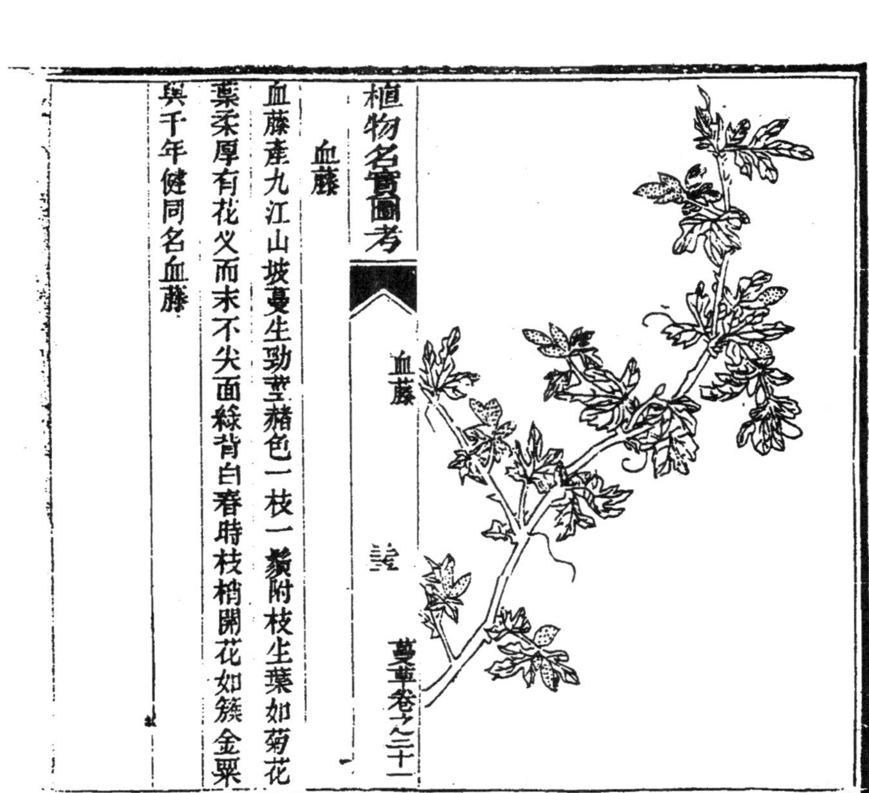

血藤

血藤產九江山坡蔓生勁莖赭色一枝一鬚附枝生葉如菊花葉柔厚有花叉而末不尖面綠背白春時枝梢開花如簇金粟與千年健同名血藤

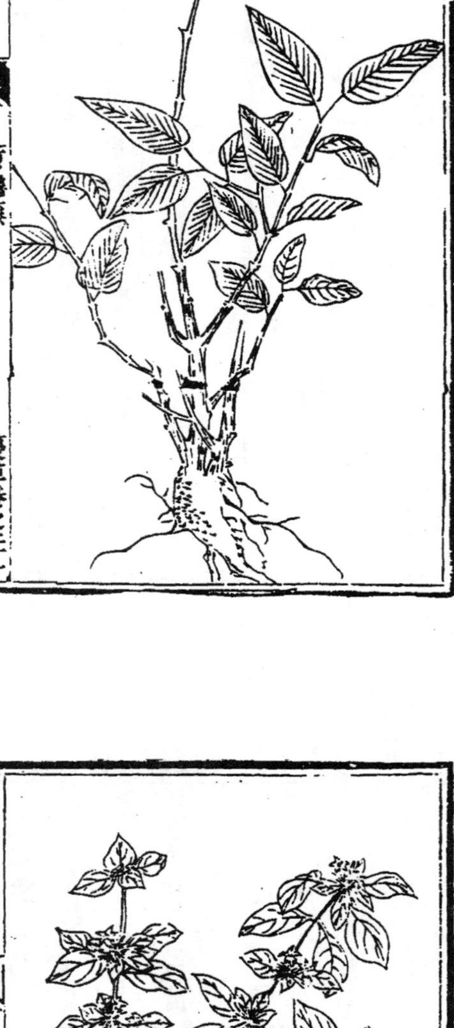

黃鱔藤

黃鱔藤產寧都長莖黑褐色根紋斑駁起粟黑黃如鱔魚形故
名葉如薄荷無鋸齒而勁主治漂蛇毒

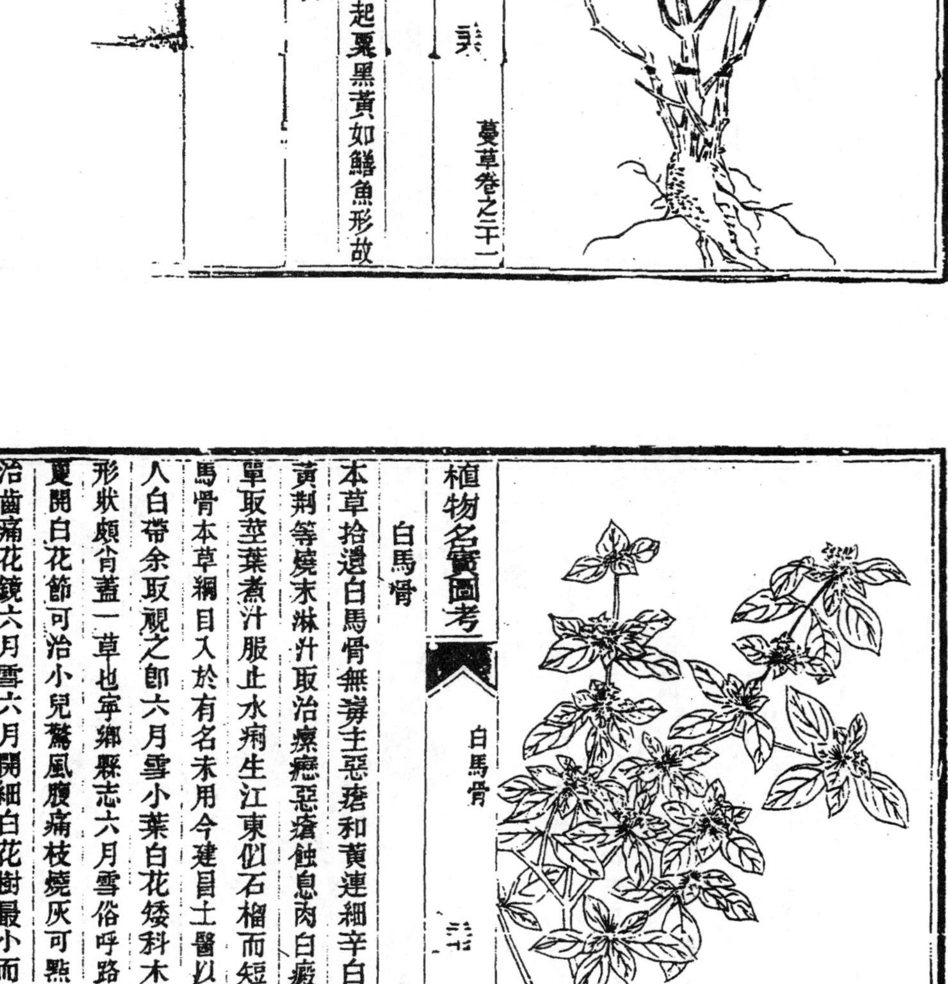

白馬骨

本草拾遺白馬骨無毒主惡瘡和黃連細辛白調牛膝雞桑皮
黃荊等燒末淋汁取治瘰癧惡瘡蝕息肉白癜風揩破塗之又
單取莖葉煮汁服止水痢生江東似石榴而短小對節　按白
馬骨本草綱目入於有名未用今建昌土醫以治熱證瘡痔婦
人白帶余取視之卽六月雪小葉白花矮科木莖與拾遺所述
形狀頗肖蓋一草也寧鄉縣志六月雪俗呼路邊金生原隰間
夏開白花節可治小兒驚風腹痛枝燒灰可點翳根煮雞子可
治齒痛花鏡六月雪六月開細白花樹最小而枝葉扶疎大有

涗致可作盆玩喜消陰畏太陽深山叢木之下多有之春間分種或黃梅雨時扦插宜澆茶其性喜陰故所主皆熱證寧都州志疑即圖經曲節草一名六月霜與圖形殊不類

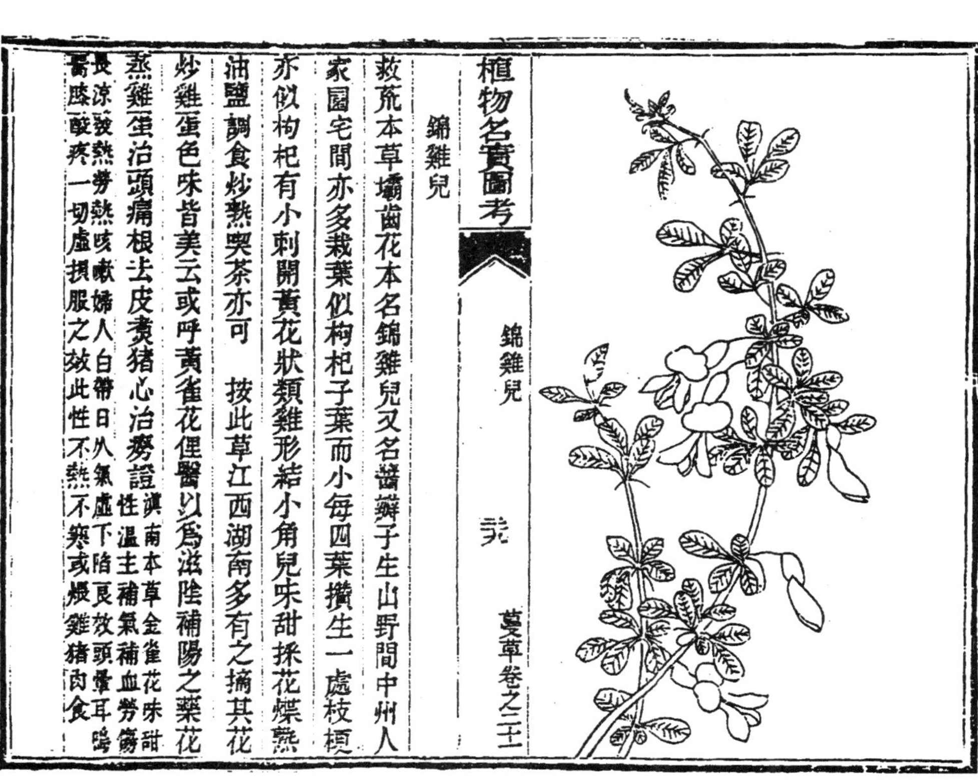

錦雞兒

救荒本草壩齒花本名錦雞兒又名醬瓣子生山野間中州人家園宅間亦多栽葉似枸杞子葉而小每四葉攢生一處枝梗亦似枸杞有小刺開黃花狀類雞形結小角兒味甜採花煠熟油鹽調食炒熟熏茶亦可　按此草江西湖南多有之摘其花炒雞蛋色味皆美云或呼黃雀花俚醫以爲滋陰補陽之藥花蒸雞蛋治頭痛根去皮煮猪心治癆證滇南本草金雀花味甜性溫主補氣補血勞傷長涼發熱勞熱咳嗽婦人白帶日久氣虛下陷艮效頭暈耳鳴腰膝酸疼一切虛損服之效此性不熱不寒或燉雞猪肉食

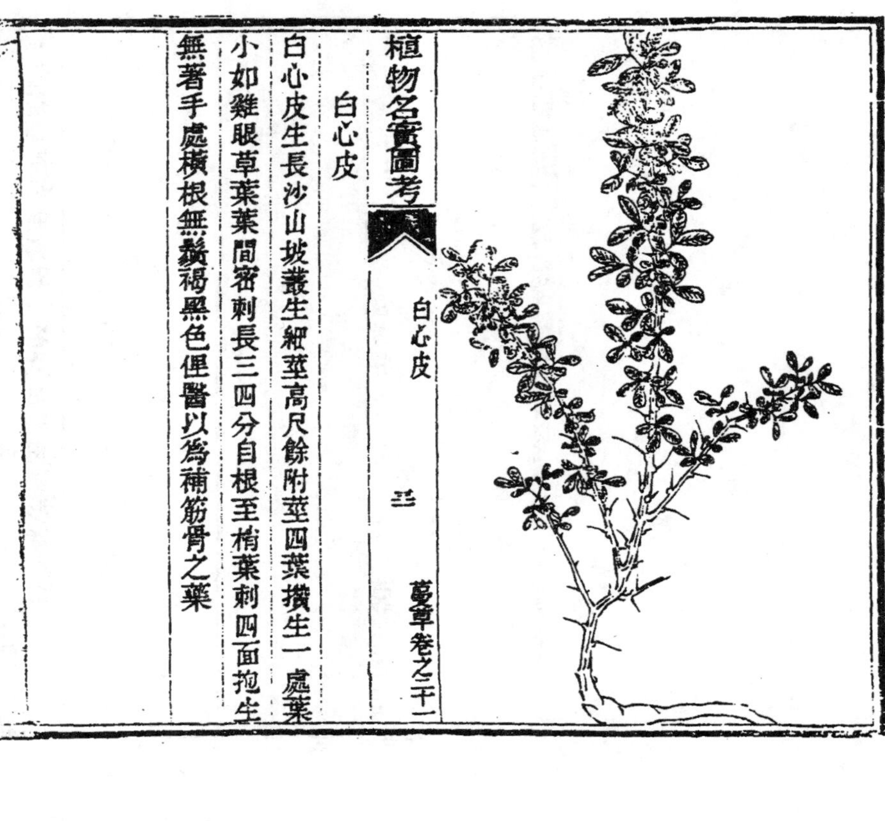

白心皮

白心皮生長沙山坡叢生細莖高尺餘附莖四葉攢生一處葉小如雞眼草葉葉間密刺長三四分自根至梢葉刺四面抱生無著手處橫根無鬚褐黑色俚醫以爲補筋骨之藥

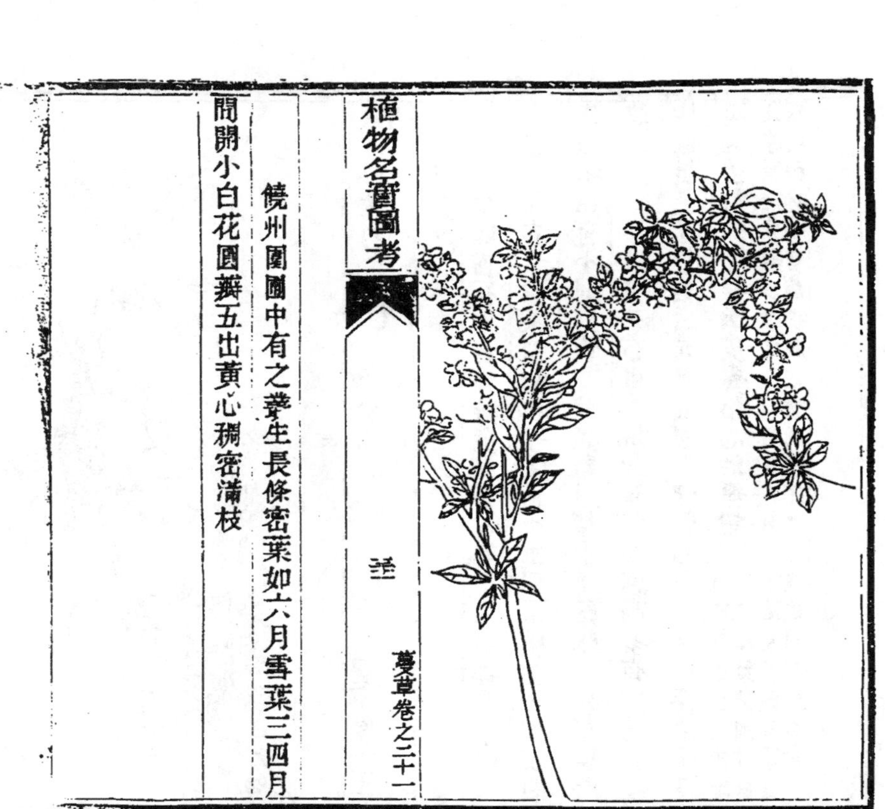

饒州園圃中有之蔓生長條密葉如六月雪葉三四月間開小白花圓瓣五出黄心稠密滿枝

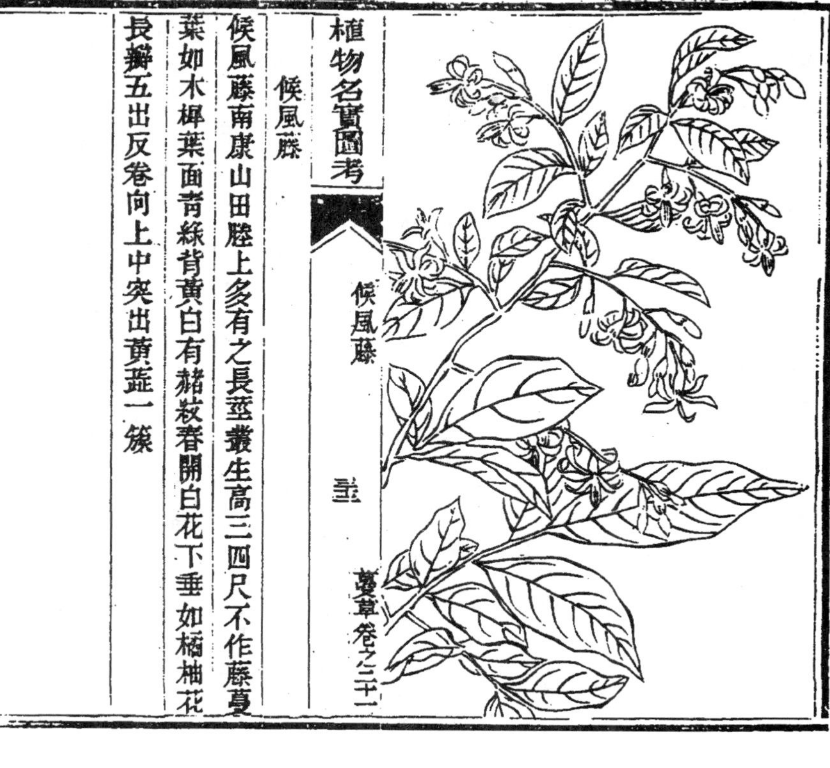

候風藤

候風藤南康山田塍上多有之長莖叢生高三四尺不作藤蔓葉如木樨葉面青綠背黃白有豬鬃春開白花下垂如橘柚花長瓣五出反卷向上中突出黃蕊一簇

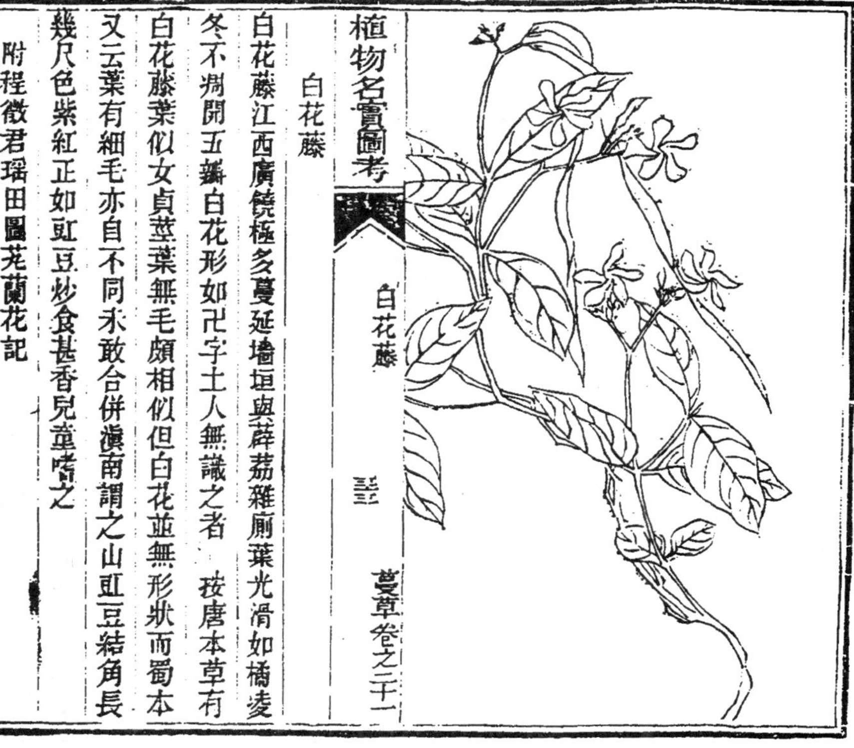

白花藤

白花藤江西廣饒極多蔓延墻垣與薜荔雜廁葉光滑如橘凌冬不凋開五瓣白花形如卍字土人無識之者　按唐本草有白花藤葉似女貞莖葉無毛頗相似但白花並無形狀而蜀本又云葉有細毛亦自不同汞敢合併滇南謂之山豇豆結角長幾尺色紫紅正如豇豆炒食甚香兒童嗜之

附程徵君瑶田圖茺蘭花記

嘉慶三年三月廿日立夏其明日訪茺蘭於定光寺僧寮後山花正大放此藤本花葉濃密可謂巠條而結縈矣其藤繚

曲紛亂對節生葉亦對節歧出生條開花歧條兩股或一股生葉一股生花整齊之中復參差有致生花一股又必再出歧條然後相對生花其生葉一股亦必再出歧條亦又相對生花其花必小抽歧莖而生兩花（去秋所見結實者亦莖末對生兩角）總之歧葉歧條歧花每出必歧如兩儀四象八卦之生生不已也其花五出遍繞周遭而中成一孔空空如也不見心亦不見鬚然五出同本本作一苞剖開中藏五鬚共繞一心其心蓋即結角生芄蘭之仁也世人以其偏繞成形如卍字故呼卍字花而誤以爲四出又呼車輪花亦象其形也其花苞有足承之所謂鄂不也亦五出如末利之花鄂相承然茲不畫其藤

葉畫正面五出者一又畫背面連鄂者一以爲多識之一助云

按徵君所述並圖即此野豇豆也花作卍字藤本濃葉其角雙生皆與此畢肖而非芄蘭也蓋徵君前所見如羊角莢子戴白茶者是芄蘭後詢之靈山人云俗呼卍字花不知即此豆因以僧寮所見謂爲芄蘭而未嘗審其葉蔓剖看其莢也芄蘭蔓草經冬即枯花開於夏秋（徵君自注亦以花開時爲疑）莢折於霜南方間有之圖圖中無是物也野豇豆藤本耐寒花開於春莢著於夏牆頭籬角無不延緣余嘗訪之江右人家多不知其名滇人知食其實故以爲野豇豆芄蘭之名既非野人所知其花甚微而徵君獨索觀其花宜爲不識芄蘭者姑妄對之矣若見北人而訪以羊角科南人而訪以婆婆針線包則必以所知告又一種石血藤其莢長尺與芄蘭子茶同而葉瘦硬秋時色紅如血未見其花與徵君所圖葉本圖末狹經冬不黃落者亦非類

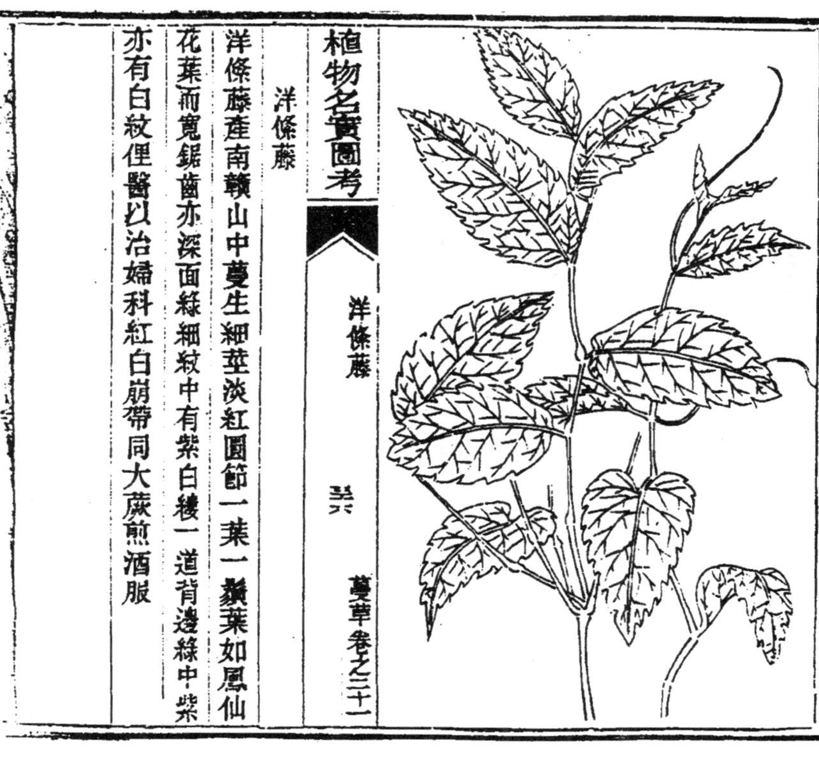

洋條藤

洋條藤產南贛山中蔓生細莖淡紅圓節一葉一鬚葉如鳳仙花葉而寬鋸齒亦深面綠細紋中有紫白縷一道背邊綠中紫亦有白紋俚醫以治婦科紅白崩帶同大蕨煎酒服

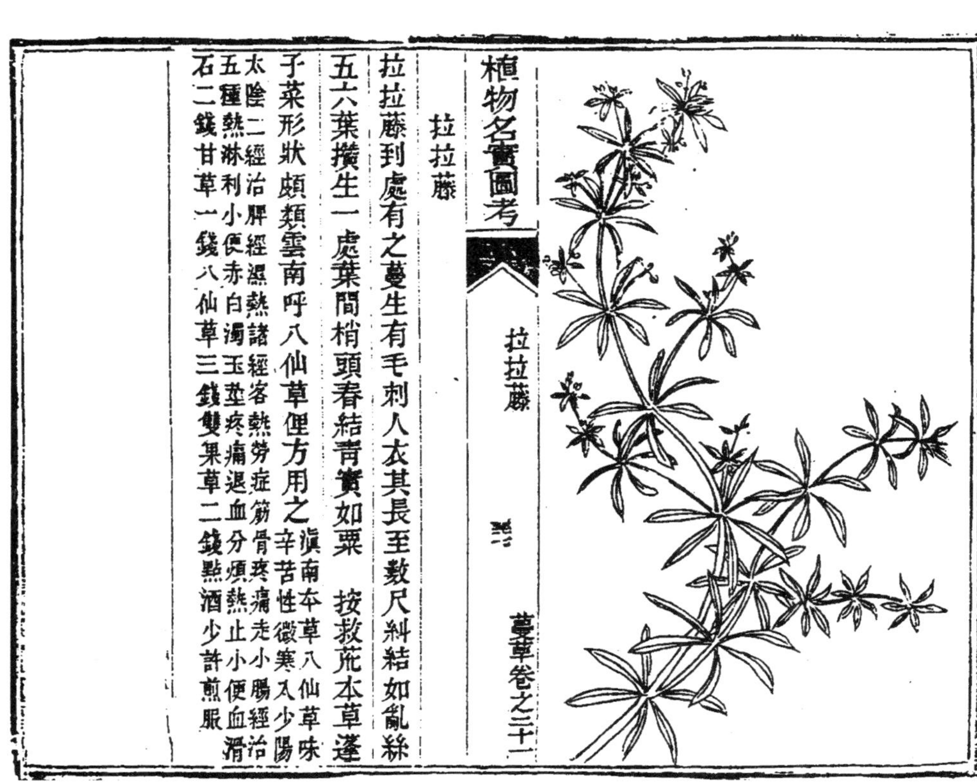

拉拉藤

拉拉藤到處有之蔓生有毛刺人衣其長至數尺糾結如亂絲五六葉攢生一處葉間梢頭春結青實如粟　按救荒本草蓬子菜形狀頗類雲南呼八仙草俚方用之滇南本草八仙草味辛苦性微寒入少陽太陰二經治脾經濕熱諸經客熱勞症筋骨疼痛走小腸經治五種熱淋利小便赤白濁玉莖疼痛退血分煩熱止小便血滑石二錢甘草一錢八仙草三錢雙果草二錢點酒少許煎服

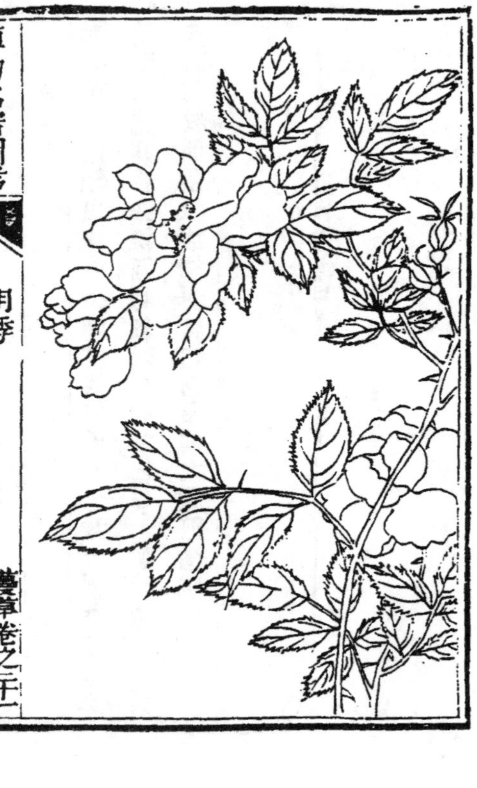

月季

益部方物記花亘四時月一披秀寒暑不改似固常守右月季花此花即東方所謂四季花者翠蔓紅葩蜀少霜雪此花得終歲十二月輒一開　按南越筆記月貴花似荼蘼月月開故名月貴一名記有深淺紅二色據此則月季乃月貴月記之訛宋子京原本當是月貴也本草綱目李時珍曰月季花處處人家多栽插之亦薔薇類也青莖長蔓硬刺葉小於薔薇而花深紅千葉厚瓣逐月開放不結子也氣味甘溫無毒主治活血消腫傅毒瘰癧未破用月季花頭二錢沉香五錢芫花炒三錢碎剉入大鯽魚腹中就以魚腸封固酒水各一盞煮熟食之即愈魚須安糞水內游死者方效此是家傳方活人多矣出談埜翁試驗方

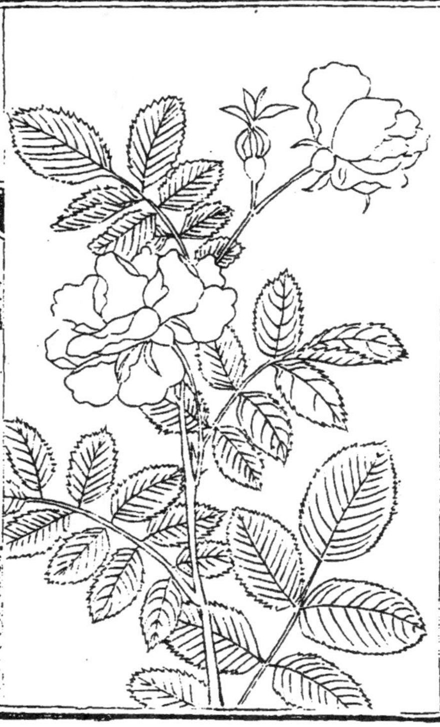

玫瑰

敬齋古今黈張祜詠薔薇花云曉風抹盡燕支顆夜雨催成蜀錦機當晝開時正明媚故鄉疑是買臣歸薔薇花正黃而此詩專言紅薔此花故有紅黃二種今則以黃者爲薔薇紅紫者爲玫瑰云

羣芳譜玫瑰一名徘徊灌生細葉多刺類薔薇莖短花亦類薔薇色淡紫青鄂黃蘂瓣末白點中有黃者稍小於紫嵩山深處有碧色者　花史曰宋時宮中採花雜腦麝作香囊氣甚清香

花鏡玫瑰香賦馥郁愈乾愈烈每抽新條則老本易枯須速將根旁嫩條移植別所則老本仍茂故俗呼離娘草此花之用最廣因其香美或作扇墜香囊或以糖霜同烏梅搗爛名玫瑰糖收於甆瓶內曝過經年色香不變　按李時珍謂玫瑰不入藥今人有謂性熱動火氣香平肝亦非無徵

酴醾

格物總論曰酴醾花藤身青莖多刺每一穎著三葉葉面光綠背翠多鈌刻

羣芳譜曰一名獨步春一名百宜枝一名琼綬帶一名雪纓絡一名沉香蜜友大朵千瓣香微而清本名荼蘼一種色黃似酒故加酉字唐時寒食宴宰相用酴醾酒

佛見笑

佛見笑荼蘼別種也大朵千瓣青跗紅萼及大放則純白

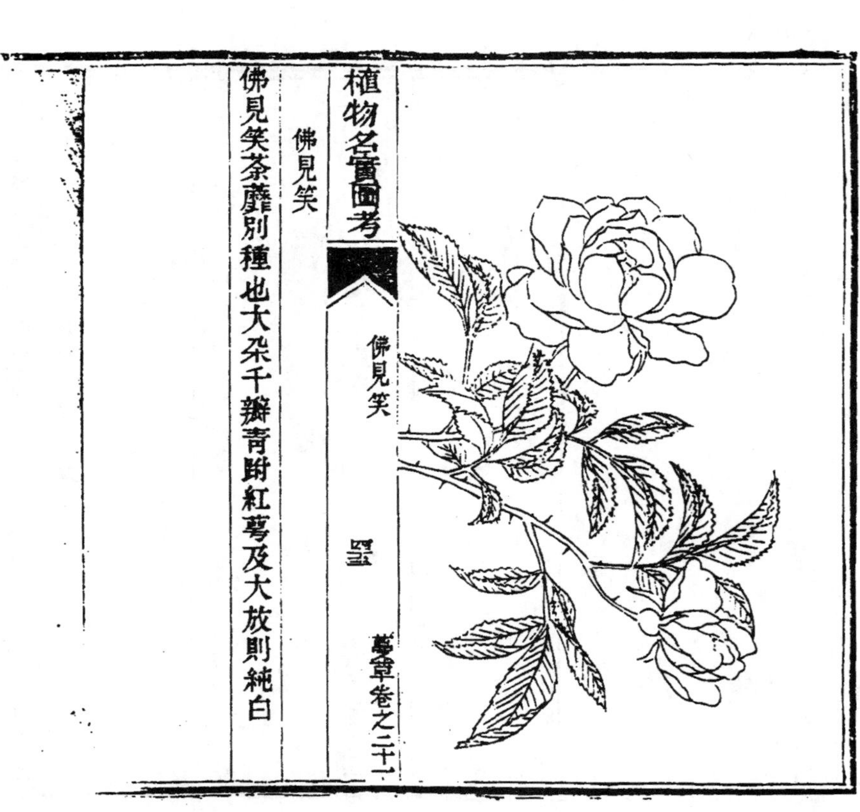

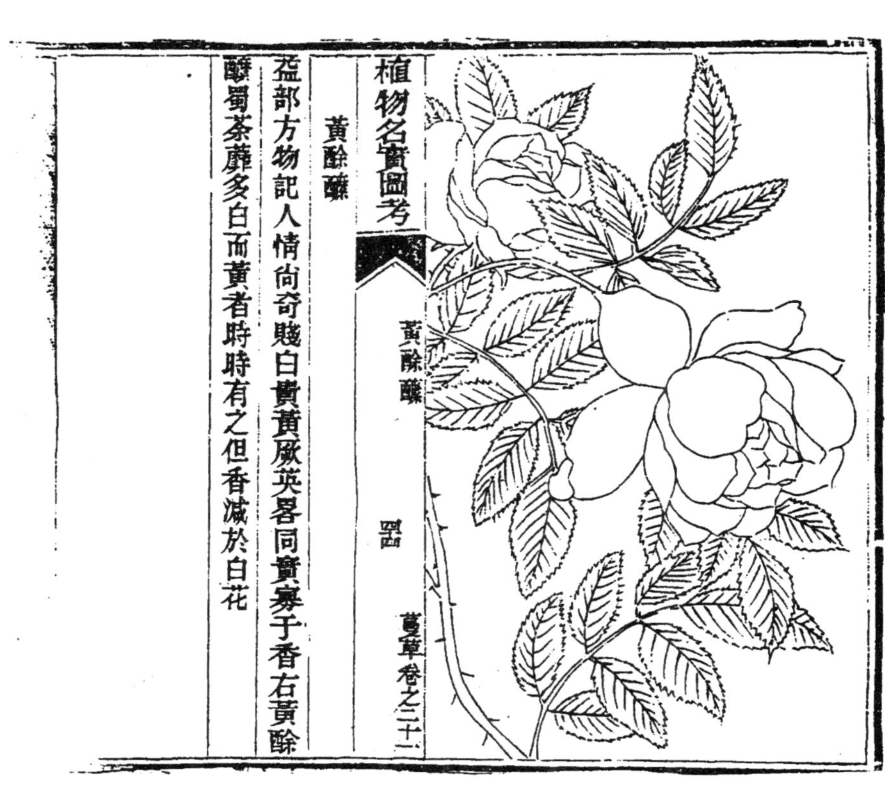

黄酴醾

益部方物記人情尚奇賤白貴黄黄㕐英畧同實寡于香右黄酴醾蜀荼蘼多白而黄者時時有之但香減於白花

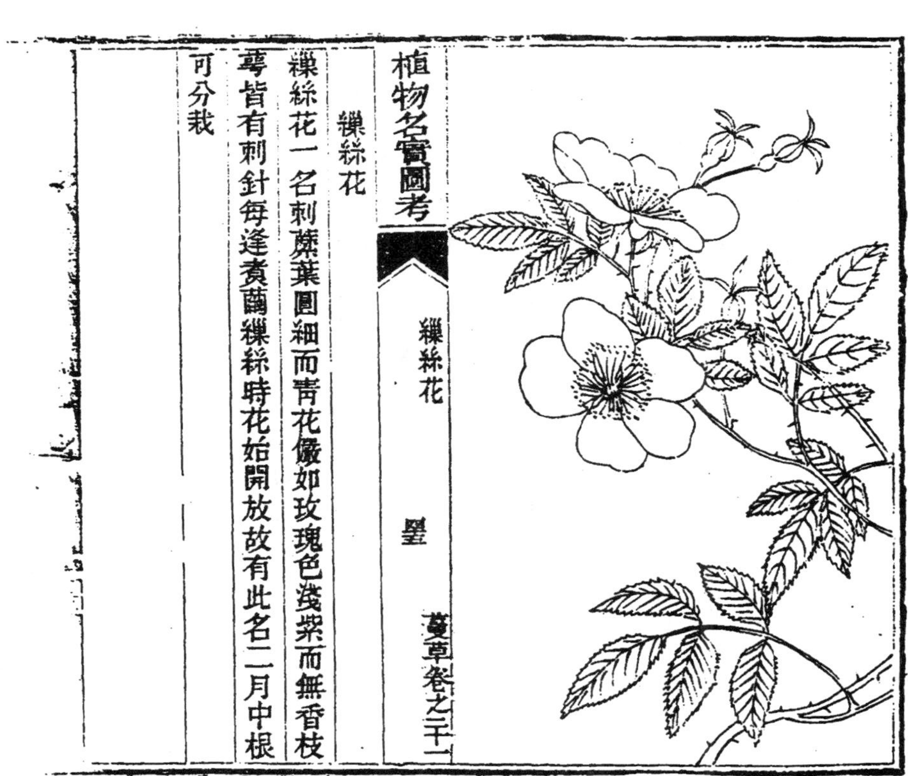

䌇絲花

䌇絲花一名刺蘪葉圓細而靑花儼如玫瑰色淺紫而無香枝萼皆有刺針每逢賁繭䌇絲時花始開放故有此名二月中根可分栽

十姊妹

花鏡十姊妹又名七姊妹花似薔薇而小千葉磬口一蓓十花或七花故有此二名色有紅白紫淡四樣正月移栽或八九月扦插未有不活者

木香

花鏡木香一名錦棚兒藤蔓附木葉比薔薇更細小而繁四月初開花每穎三蕊極其香甜可愛者是紫心小白花若黃花則不香即青心大白花者香味亦不及至若高架萬條望如香雪亦不下於薔薇翦條扦種亦可但不易活惟攀條入土壅泥壓護待其根長自本生枝外翦斷移栽即活臘中糞之二年大盛

爾消舊聞木香有二種俗說檀心者號酴醾不知何所據也京師初無此花始禁中有數架花時民間或得之相贈遺號禁花今則盛矣

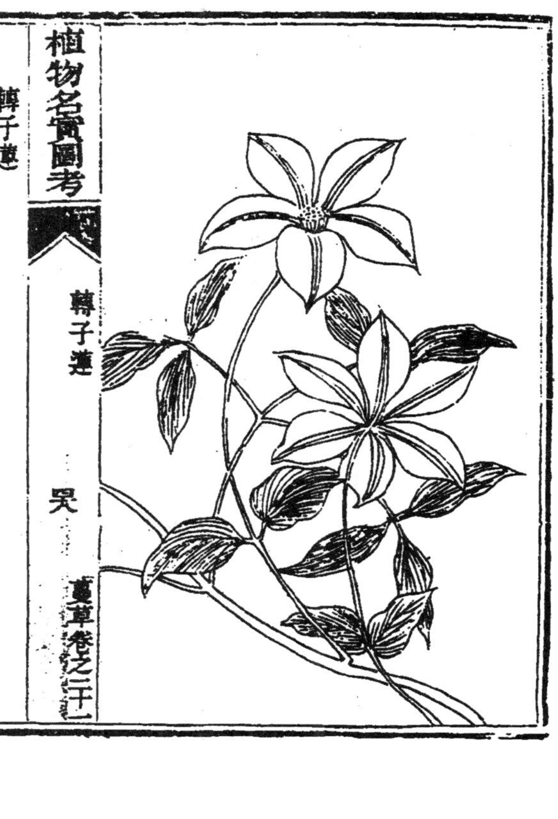

轉子蓮

轉子蓮饒州水濱有之蔓生拖引長可盈丈柔莖對節附節生葉或發小枝一枝三葉似金櫻子葉而光無齒面綠背淡僅有直紋枝頭開五瓣白花似海梔而大背淡紫色瓣外內皆有直縷一道兩邊線隆起或云有毒不可服食

植物名實圖考卷之二十三

固始吳其濬著
蒙自陸應穀校刊

蔓草

菟絲子

菟絲本經上品北地至多尤喜生園圃菜豆被其糾纏輒卷曲就瘁浮波羃歷萬縷金衣旣無根可尋亦寸斷復蘇初開白花作包細瓣反卷如石榴狀旋卽結子梂聚纍纍人亦取其嫩蔓油鹽調食詩云采唐或卽以此江以南罕復見之

雩婁農曰唐蒙女蘿女蘿菟絲又蒙玉女一物而五名本草菟絲草上品松蘿木中品又云一名女蘿廣雅女蘿松蘿菟絲菟邱雖分二物而松蘿復冒女蘿之名陸璣詩疏菟絲蔓連草上生色黃赤如金非松蘿松蘿正青與菟絲異辨別甚晰詩蔦與

女蘿傳云女蘿菟絲松蘿則菟絲又可稱松蘿不止五名矣詩釋文則云在木曰松蘿在草曰菟絲直以爲一物而二種考本草雖載松蘿性味而圖經以爲近世不復入藥亦無採者則卽陸氏所云色正青者亦不知其爲何物今人以施於松上緑蔓赤花俗名蔦蘿松者爲松蘿未敢定爲本經之松蘿也廣雅疏證據呂氏春秋淮南子茯苓菟絲之說謂菟絲亦生於松上據漢書豊草葽女蘿施女蘿亦生於草上今生菟絲之處不盡有松而產茯苓之深山僻藪尤無從稔其有菟絲與否古書傳疑莫能確定大抵草木同名無妨兼通而形狀不具則從蓋闕若古詩菟絲附女蘿則但言無根之物依附難久以意逆志無取刻舟若謂菟絲又復寄生松蘿則直糾纏無了時矣

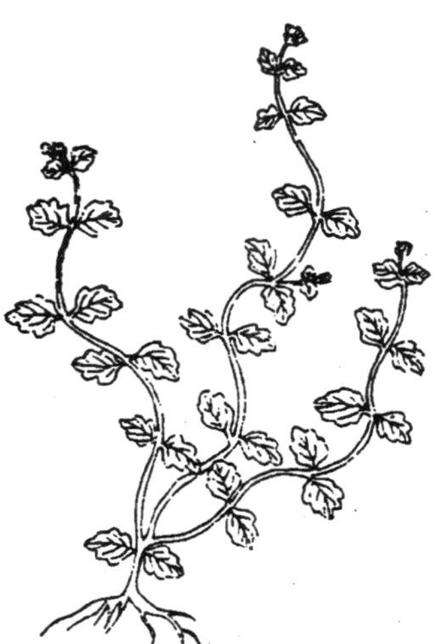

菟絲子

菟絲子本經上品爾雅唐蒙女蘿女蘿菟絲今北地荒野中多有之藥肆以其子爲餅製法具本草綱目

雩婁農曰爾雅唐蒙女蘿女蘿菟絲又曰蒙玉女釋者以爲五名一物陸元恪謂女蘿非松蘿松蘿自蔓延松上枝正青與菟絲異詩有唐蒙女蘿無菟絲故爾雅以菟絲釋之其義明顯矣菟絲入藥人皆知之蔓細如絲而色黃松蘿蔓松上必不能如菟絲之細而色正青二物自異本草以松蘿入木已有區別特經傳無松蘿之名而醫方亦不甚用故知之者少楚詞被薜荔

今帶女蘿本草松蘿一名女蘿草木同名相沿至多古詩菟絲附女蘿此女蘿自是松蘿非菟絲之一名女蘿也蔦與女蘿毛傳以菟絲松蘿爲一所見與陸疏異陸云非松蘿正駮毛義耳古詩菟絲花女蘿樹而云同一根者蓋皆寄生浮蔓一附於草一附于木同爲無根而所附異耳詩人之言未可膠滯若謂女蘿有寄生菟絲上者故爾雅以爲一物此則糾纆無了時矣

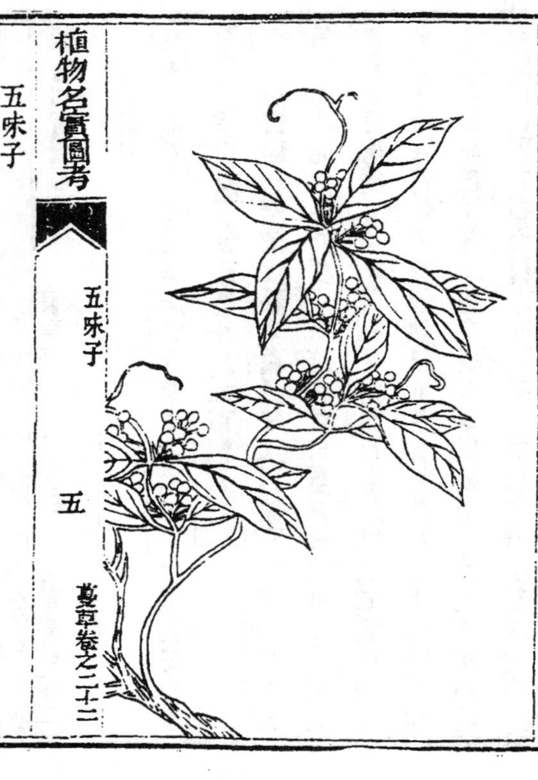

五味子

五味子本經上品爾雅味荎藸注五味也唐本草注以皮肉核五味具故名以北產者良

雩婁農曰五味子具五味爾雅名之曰荎藸蓋農皇之所錫矣草木兩釋殆重之歟然味雖具五而性專於斂猶人具五行之秀而毗於剛柔陰陽此亦各有真性情也夫草木非大毒不僅一味人非大惡不盡僻性嘗藥者品其味而知所專既施之於散斂補瀉而因其所兼之味以爲緩急輕重則其功且可旁及故一藥治一病而不僅治一病用人者別其性而知其所毗既試

之寬猛文武而必悉其所全之性以備任使輔翼則其功且可兼綜故一人治一事而不僅治一事也三代後知人者無如漢高王陵戇陳平智而皆屬以爲相周勃少文知其安劉以爲太尉其人不同而付托者一蓋知其材力所及而又知其眞性情矣自古人主將相能用人者無不灼知其人之性情故雖博取宏攬而逆料其成敗得失如燭照數計而龜卜而藻鑑人倫若郭林宗輩則又如良醫品藥雖分兩錙銖皆不少差此固有得之於心而有不能以言傳者若用盧杞呂惠卿而不知其奸邪是誠不知其眞性情而如褚彥回馮道等則直無眞性情者也

世之草木投之而即生嚙之而無味者多矣造物意所不屬而力所不及雖農皇亦不能定其上下之品乃有庸醫欲用之以試人之生死則不知用者之罪抑爲所用者之罪矣

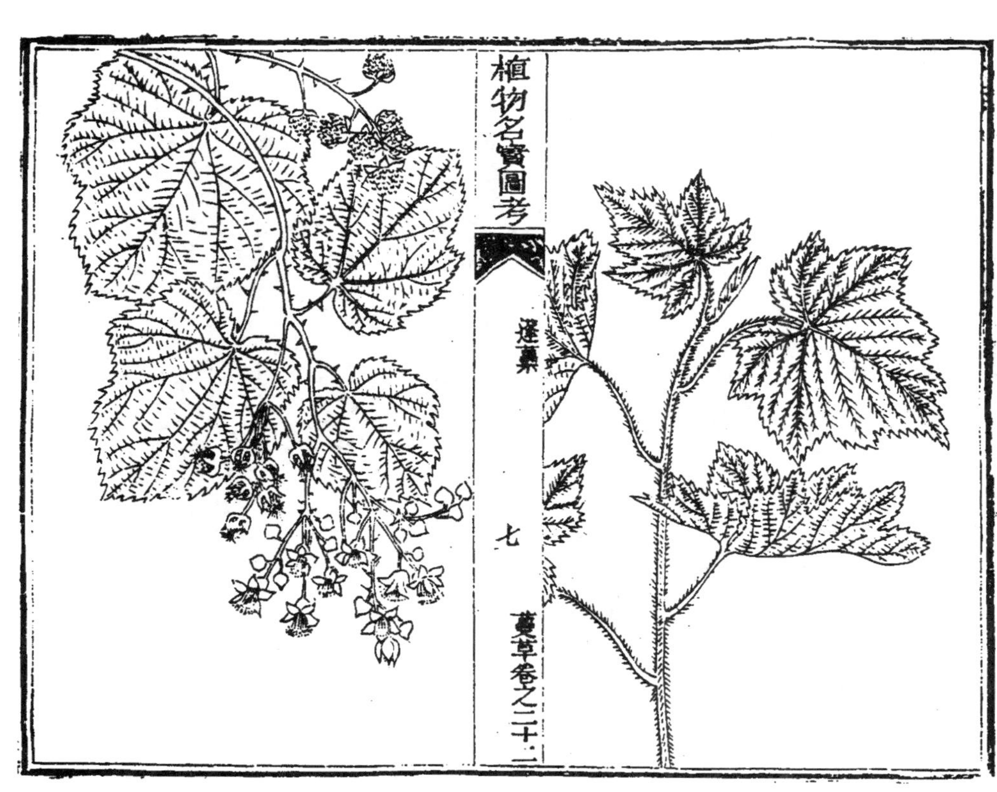

蓬蘽

蓬蘽本經上品今廢圃籬落間極繁秋結實如桑椹湖廣通呼烏泡果泡即藨之訛爾雅藨麃注麃即莓也今江東呼爲藨莓子似覆盆而大赤酢甜可啖即此類也湖南俚醫端午日取其葉陰乾六月六日研爲末以治刀傷名曰具龍丹李時珍以苗葉功用似覆盆未的

雩婁農曰史記述老子之言曰得時則駕不得時則蓬累而行釋者皆不甚詳禮曰環堵之室蓬戶甕牖飛蓬不可爲戶余常湖湘澧下豫章崎嶇行萬山中每見谷口繚複蓬藟塞徑未嘗不念此中或有異人顧巖阿中累石藉樹藤蔓交垂居人出入披長條而攀叢密無異排闥而數闔也入我室者唯有清風履我閾者唯有明月蕭條踽涼至此極矣然則蓬累而行蓋巖棲之士唯恐入林不深而蓬戶者亦貧家攀蘿補屋之賢況耳宋之隱士如种放者至煩朝廷圖其別墅營園林而勤封殖烏能甘寂寞長貧賤哉

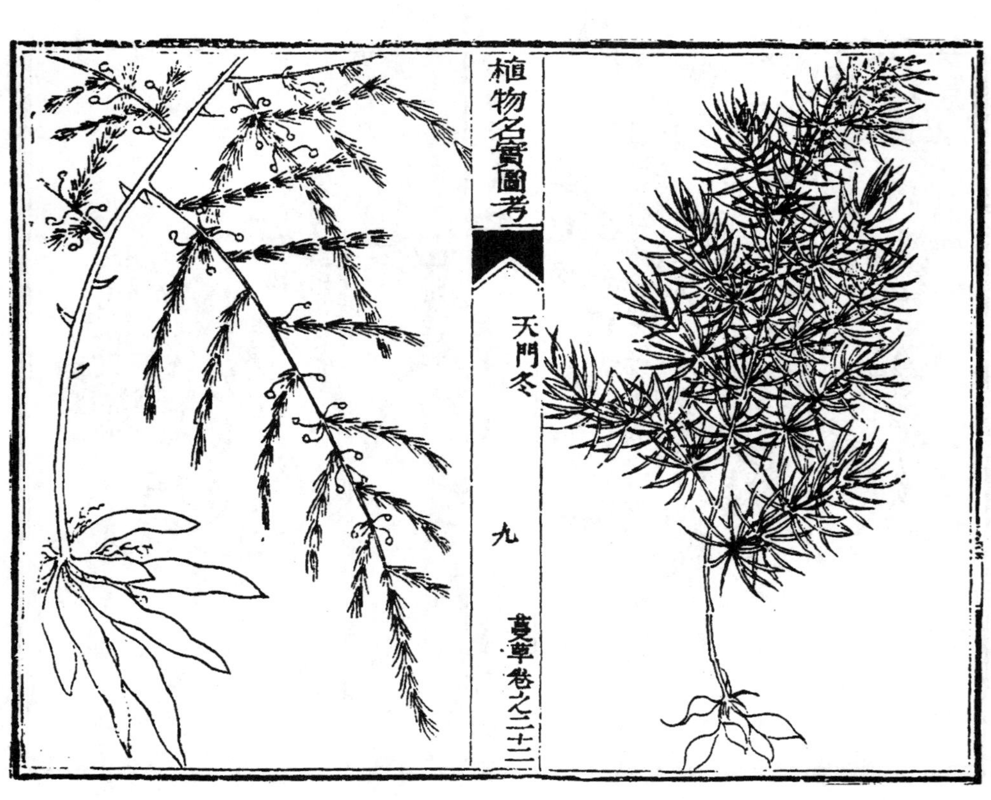

天門冬〻

天門冬本經上品爾雅蘠蘼虋冬〻注一名滿冬〻本草云今本草無滿冬〻之名有大小二種曰顚棘曰浣草皆一類也救荒本草根可煮食今多入蜜煎湖南俚醫用以拔疔毒隱其名曰白羅杉醫方所不載

雩婁農曰杜拾遺詩天棘蔓青絲天棘卽顚棘目曰青絲體物之瀏亮也古人堦前多種藥故曰藥欄非唯養生有資亦多識之一助注詩者糾纏葬駁固由讀書未半袁豹亦緣未知善藥不可離手也

植物名實圖考　天門冬　十　蔓草卷之二十二

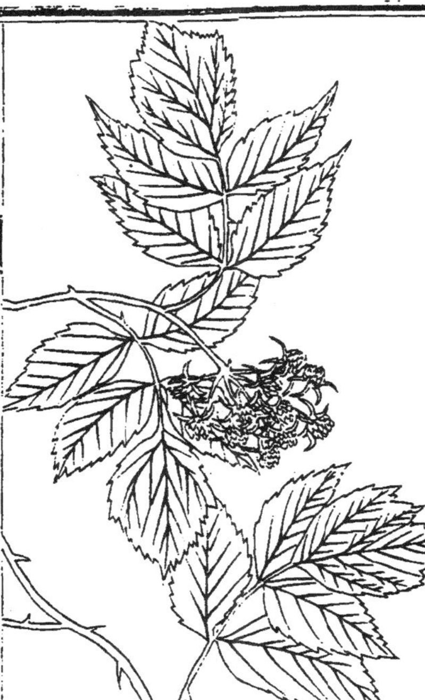

覆盆子

覆盆子別錄上品爾雅茥缺盆注覆盆也疏據本草注以蓬蘽爲覆盆之苗覆盆爲蓬蘽之子誤合爲一物四月實熟色赤本草綱目謂之插田藨覆盆蓬蘽本草綱目分別甚晰考東坡尺牘覆盆子土人謂之插秧莓三四月花五六月熟市人賣者乃是花鴉莓九月熟則蓬蘽卽花鴉莓矣然此謂中原節候耳江湘間覆盆三四月卽熟蓬蘽七月巳熟自長沙以西南山中莓子旣多又大同小異滇南有黑瑣梅黃瑣梅紅瑣梅白瑣梅皆三四月熟兒童摘食以爲果梅卽莓瑣者其子細瑣也志書多

植物名實圖考　覆盆子　十一　蔓草卷之二十二

以黑瑣梅爲覆盆按形與李說亦不甚符滇本草以黃瑣梅根爲鑽地風用治風頗廣又别出覆盆也

植物名實圖考 覆盆子 十二 蔓草卷之二十二

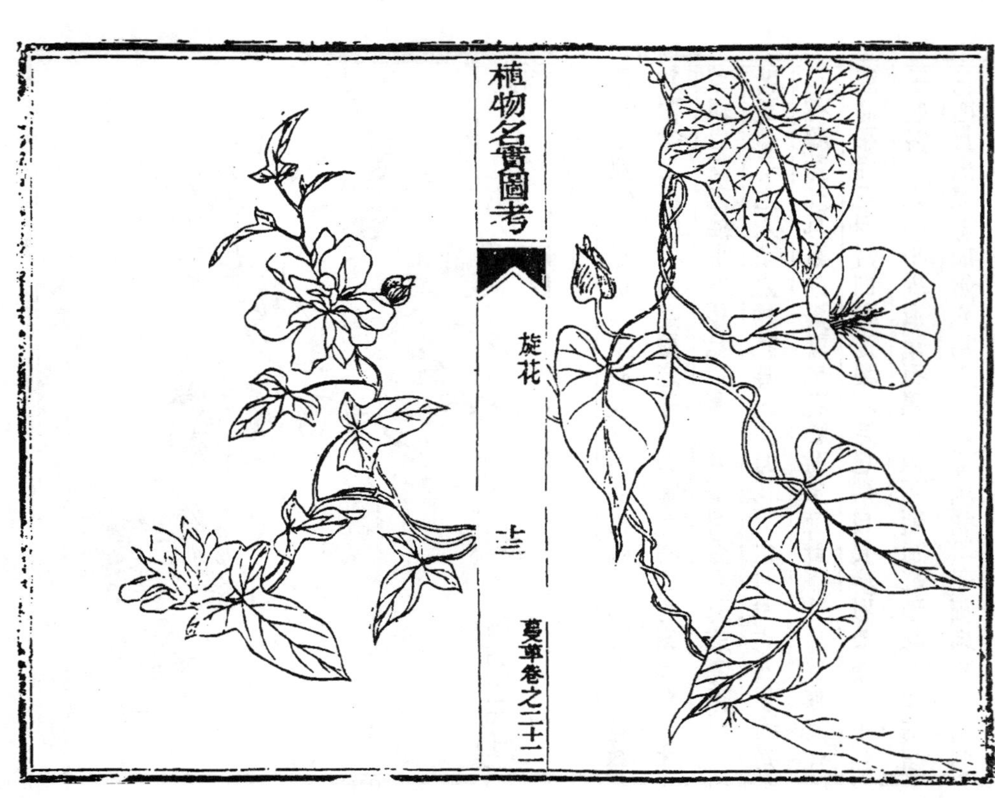

旋花

旋花本經上品爾雅葍藚陸璣詩疏幽州人謂之燕葍今北地俗語猶爾救荒本草謂之葍子根根可煮食有赤白二種赤者以飼豬亦曰鼓子花千葉者曰纏枝牡丹今南方蕹菜花葉與此無小異唯根短耳

雩婁農曰古者農生九穀而園圃毓草木凡漆林梧檟染草果蓏資生之物皆相土宜而種之不僅蒔蔬供食也豳風築場圃曰食瓜曰斷壺曰煮葵曰祭韭蓋古時園人所種之蔬如是而已荼苜卷耳蘋蘩荇藻之屬無不采於水陸葍爲惡菜流離者

采之然祭祀之籩豆朝事之饋食若菭若芹若昌本若茆皆非出於種植者何也蓋野蔌得自然之氣無糞穢之培既昭其潔以交神明而朝會燕饗不廢婦稚之所拮据則民間疾苦君相無時而不與共又況五行五氣應候而萌以和膳食之宜助紓斂而消沴戾其益大矣後世園官菜把務爲新美一切溫養之物皆爇緼火以迫其生金薤玉菜最足動宿痾而引時癘至如豆粥韭蓱以後相尚方丈朶頤都非正味又烏知民間有掘鼠果而覓鳧茈者耶東坡詩云我與何曾同一飽吾以爲日食萬錢猶云無下箸處彼蓋未嘗飽也北地春遲少蟲豸之毒筠籃挑菜壚釜生香清虛之氣臟神安焉南方地沮濕多蚳蝝候早而生速然野菜之箋非江南士大夫所膾炙而詠嘆者哉其序曰病骨癯骸非此無以養其沖和擊鮮嚼肥非此無以解其腥羶誠有味乎言之矣又曾見跋齊民要術書者曰此傖父所食而賞其多奇字噫彼縱能識字其與不能辨菽麥何不食肉糜者相去間一寸哉

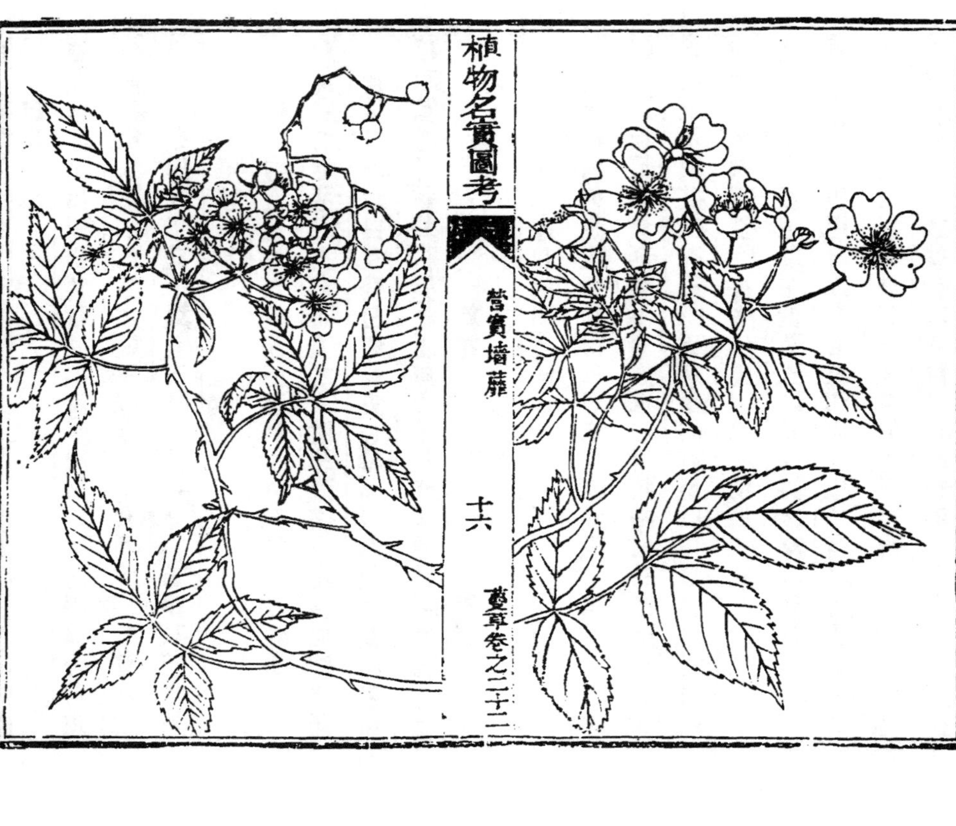

營實牆蘼

營實牆蘼本經上品蜀本草云即薔薇也有赤白二種白者入藥良湖南通呼為刺花俗語謂刺為勒音之轉也救荒本草採嫩芽葉煠熟食之產外國者製為露香能耐久今吳中摘花蒸之亦清香能祛熱

雩婁農曰薔薇露始於海舶盡帷簿中物也宋時重之蔡絛竄謫中猶津津言之不置殆其父子昆弟平日阿諛容悅比之婦寺孜孜以奇異纖瑣之物引其君於花石玩好以為希榮固寵之計其家人目見耳濡以不能實遠物辨真偽為恥以恤民艱圖國事為迂闊而相姍笑黃雀螳螂自謂無患而不知挾彈黏竊者隨其後而捕逐也然其錮蔽已深雖至家國蕩析不知怨艾而計較其昔時所寶貴者猶怡然自詡其賞玩之不謬以為彼談民依勵清節者皆田舍翁窮措大耳烏足以知此嗚呼玩物之喪人至此哉或謂海外薔薇得霜雪則益香故為露逾於中華不知彼地燠熱花之有臭者經寒乃清洌而耐久南中橘柚至燕薊亦芬馥逾於所產物理之常亦烏足異彼斤斤於耳目嗜好者誠哉夏蟲不可語冰而醯雞甕天安知宇宙之大也

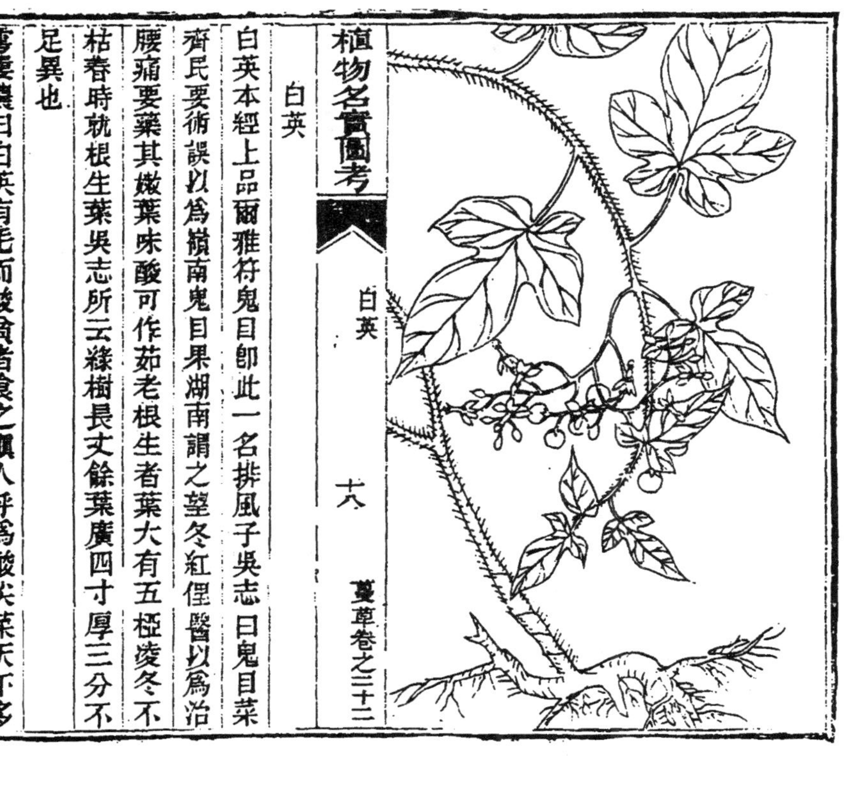

白英

白英本經上品爾雅苻鬼目郎此一名排風子吳志曰鬼目菜齊民要術誤以爲嶺南鬼目果湖南謂之望冬紅俚醫以爲治腰痛要藥其嫩葉味酸可作茹老根生者葉大有五椏凌冬不枯春時就根生葉吳志所云緣樹長丈餘葉廣四寸厚三分不足異也

雩婁農曰白英有毛而酸貧者食之滇人呼爲酸尖菜天下多貧人故雖廣谷大川民生異宜而貧者必知貧者之食亦漸濡使然也古之賢者皆曰富而能貧夫能者非獨能甘淡薄也蓋必設身處地洞悉艱難故當其境則曰素富貴素貧賤不當其境則曰可富可貴可貧可賤唐有世閥子弟罹兵而飢餒者或憐而予之食不能咽曰此烟火氣烏可食又傖父見食筍者問諸其人人曰此郎竹也歸而煮其床脚不熟若此人者處貧而不知貧者之食不將俟其轉乎溝壑哉

茜草

茜草本經上品爾雅茹藘茅蒐注今之蒨也俗呼爲血見愁亦曰風車草說文以爲人血所化救荒本草土茜苗葉可煠食子紅熟可食湖南謂之鋸子草又一種葉圓稍大謂之金線草南安謂之紅絲線二種通用今甘肅用以染象牙色極鮮謂之茜牙陶隱居謂東方有而少不如西方多蓋謂此

雩婁農曰地官掌染草以春秋斂染草之物以權量受之以待時而頒之注染草茅蒐橐蘆豕首紫茢之屬此以見古聖人於一草一木無不經營擘畫以盡其材而別服色明等威禁奇衺於五色所尚尤斷斷不使間之奪正焉述異記云洛陽有支茜園漢官儀染園出支茜供染御服是其處漢制去古未遠至貨殖傳千畝支茜其人與千戶侯等則世風漸侈服制無等而民有擅其利者矣近世色尚華而染物亦屢變范子計然云蒨根出北地赤色者善陸元恪云齊人謂之茜徐州人謂之牛蔓今河南北皆不種茜多以紅藍爲業惟陝甘以染牙物著稱李時珍遂據陶隱居東間諸處乃有而少不如西多之語謂茜字從西以此此亦王氏之字說矣茜之色不如紅藍故朱色至紅藍而極爾雅翼云今人染蒨者乃假蘇方木非古所用近嶺南者皆仰番舶蘇方木以供染然一入再入即以紅藍染之色乃殷紅若蘇方木紫黯無華不能敵茜色也又西域記康巴拉撒之南春結一帶產蒇菜茜菜則茜盛於西方且以作茹不僅供染而已

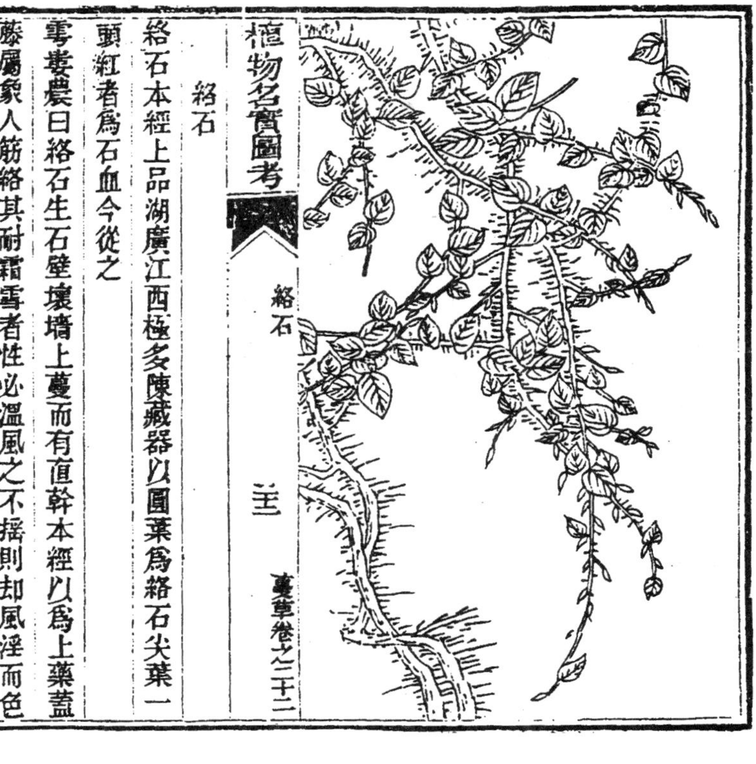

絡石

絡石本經上品湖廣江西極多陳藏器以圓葉爲絡石尖葉一頭紅者爲石血今從之

雩婁農曰絡石生石壁壞墻上蔓而有直幹本經以爲上藥葢藤屬象人筋絡其耐霜雪者性必溫風之不搖則却風淫而色如血者卽入血人肖天地百物肖人以物治人卽以人治人人食味别聲被色而生聖人亦以食聲色之相類者生之無他道也故曰行所無事

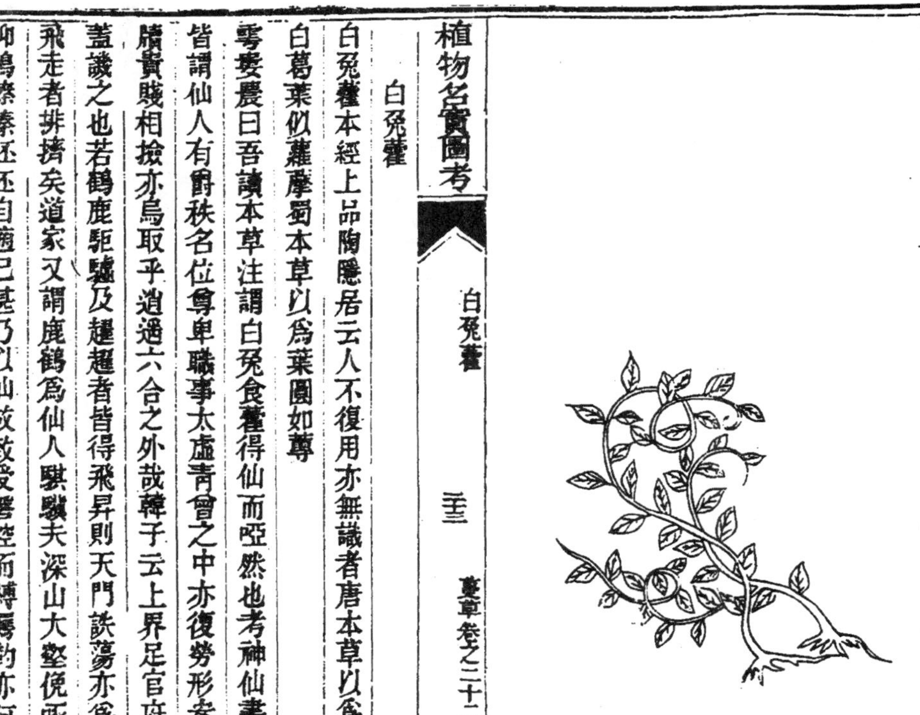

白兎藿

白兎藿本經上品陶隱居云人不復用亦無識者唐本草以爲白葛葉似蘿摩蜀本草以爲葉圓如蓴

雩婁農曰吾讀本草注謂白兎食藿得仙而啞然也考神仙書皆謂仙人有爵秩名位尊卑職事太虛青曾之中亦復勞形案牘貴賤相撿亦烏取乎逍遥六合之外哉韓子云上界足官府葢譏之也若鶴鹿駏驉及趯趯者皆得飛昇則天門詄蕩亦爲飛走者并擠矣道家又謂鹿鶴爲仙人騏騶夭深山大壑俛啄仰鳴獉獉狉狉自適已甚乃以仙故致受羈控而縛羈靮亦何

樂乎其爲仙耶

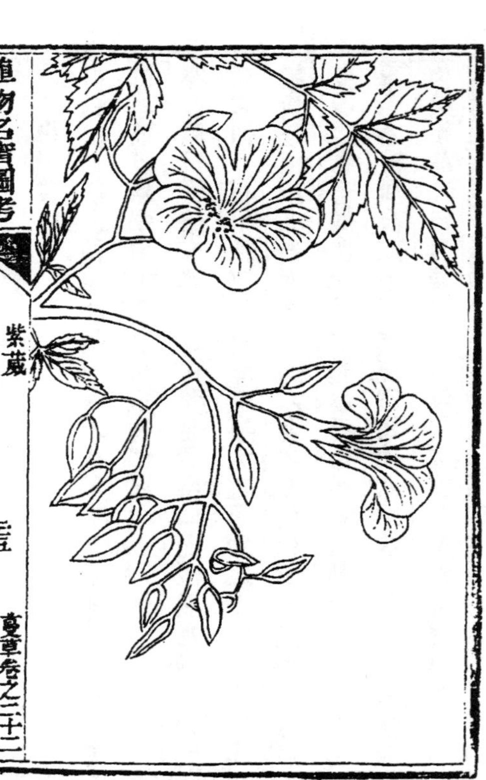

紫葳

紫葳卽陵霄花本經中品唐本草注引爾雅苕陵苕郭注又名陵霄今本無之相傳其花有毒露滴眼中令人失明根能行血湖南俚醫亦用之

雩婁農曰余至滇聞有墮胎花俗云飛鳥過之其卵卽隕亟尋視之則紫葳耳青松勁挺凌霄屈盤秋時旖旎雲錦鳥雀翔集豈見有胎殰卵殈者耶俗傳吉祥草素心蘭皆能催生取其佳名以靜人氣而已夫鼻不聞其臭口不嘗其味而藥性達於腹中無是理也否則簪花滿髻折枝供瓶皆爲萇若下乳之毒草

其能不坼不鏰無災無害者鮮矣然滇之張其詞以求利者果何爲耶吾烏知其故耶

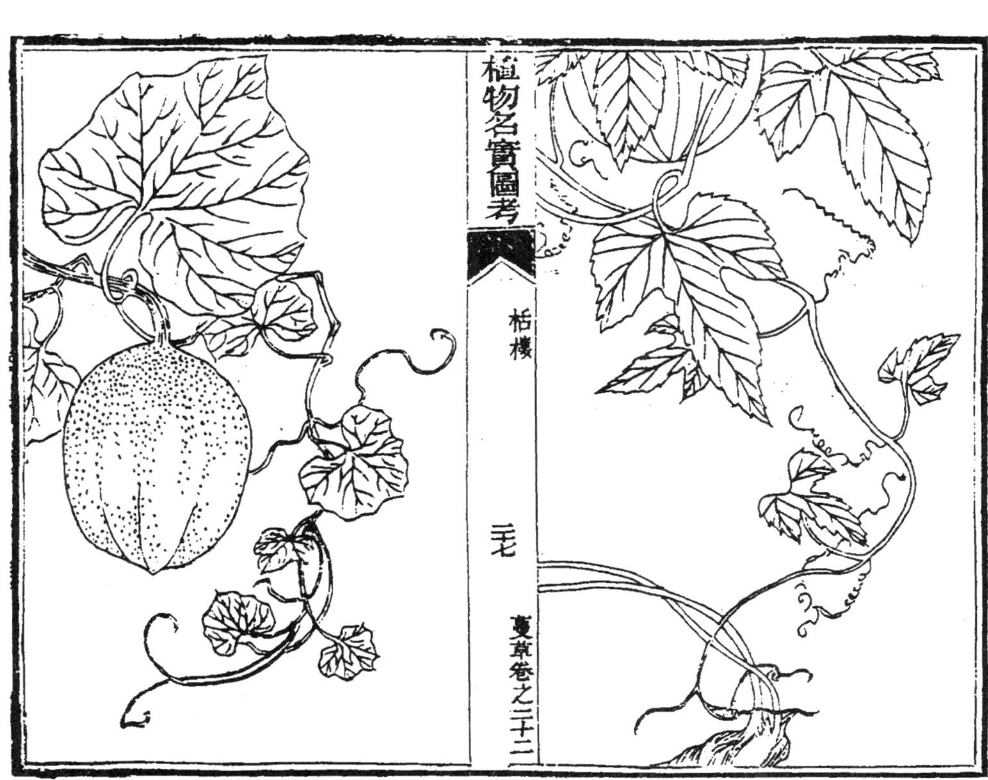

栝樓

栝樓本經中品爾雅果蠃之實栝樓今有苦甜二種葉亦小異炮炙論以圓者爲栝長者爲樓說近新鑿其根即天花粉救荒本草根研粉可爲餅𪎊可爲粥子可爲油

雩婁農曰果蠃之實亦施于宇釋詩者以爲人不在室則有之余行役時屢館曠宅老藤蓋瓦細蔓侵牕蕭條景物未嘗不憶東山之詩如披圖繪也夫聖人裒衣繡裳雍容致治而於窮檐離索之情長言詠歎悱惻纏綿有目覩身歷而不能言之親切如此者豈臨時有所觸而能然哉蓋其平日於民間綢繆拮据

之事無不默爲經營即一草木一昆蟲其蕃息於衡宇樊墻間者無不歷歷然在於心目思其翕聚則烹葵獻羔念其離析則敦瓜蜎蠋蓋非破斧缺斨必不忍使吾民有婦歎灑掃之悲其萬不得已之衷有不待直言而自見者人第頌其感人之深而不知其憫從征之將士若自咎其不能弭患於未然故鴟鴞之詩託辭於天之未陰雨也雨雪楊柳師不言勞而勞師者代言之深情淪浹亦猶行周公之道也草黄人將棧車周道並有置其家室而不敢念者讀無思遠人勞心忉忉之詩而知周之衰矣古詩十五從軍六十來歸備述其雞鳴犬吠之荒凉而終以白楊蕭蕭高冢纍纍愁慘之音如聞悲咽杜拾遺從軍行曰禾生隴畝無東西男子荷殳婦姑曳鋤較之鹿場鸛鳴益爲心惻而哭聲干霄則窮兵黷武之時固不能不出之以慷慨悲歎小雅怨悱勢使然也然其源皆出於東山之詩

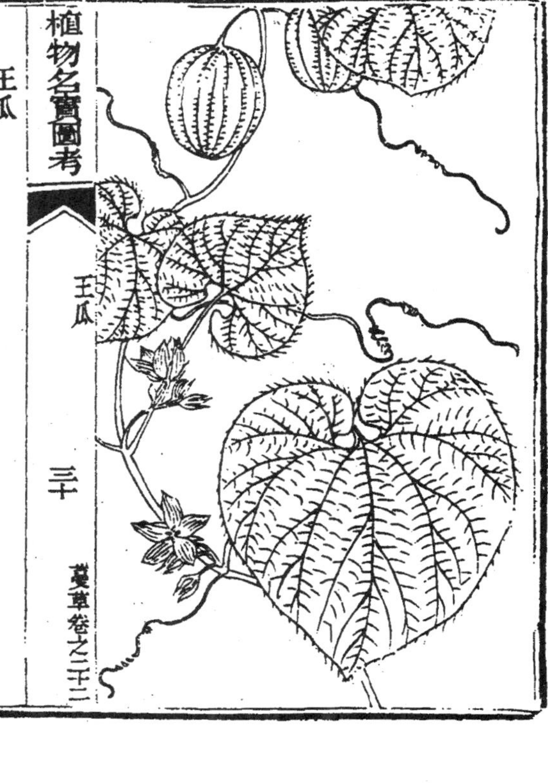

王瓜

王瓜本經中品爾雅鉤藈姑注一名王瓜今北地通呼爲赤雹本草衍義謂之赤雹子是也自淮而南皆曰馬瓟湖廣謂之公公鬚本草綱目江西人名土瓜栽之沃土根味如山藥今江西呼番薯爲土瓜又寧都山中別有一種土瓜味甚劣未知其卽王瓜否也陶隱居釋王瓜與郭注所謂實如瓝瓜正赤味苦形狀脗合則鉤藈姑之名王瓜相沿至晉梁未改古人姑瓜音近相通而王瓜之爲赤雹以色形証之殆無疑義馬雹見救荒本草至土瓜之名則經傳已非一物菟瓜菲芴蘇頌已謂同名異類今俗間所謂土瓜南北各別不可悉數故以土瓜釋王瓜而不具述形狀則昧昔不知何物矣鄭注以爲菝葜必有所承王萯王萯字異物同秀葽之說以四月孟夏時令相符强爲牽合不知葽繞爾雅具載乃是遠志草木蟲魚疏以爲括樓括樓爾雅已前見郭景純何故以王瓜釋鉤藈姑而不以釋括樓且謂括樓形狀藤葉與土瓜相類不知所云土瓜又何物也唐本草注王瓜葉如括樓而無叉缺有毛刺無叉缺則亦不甚相肖蔓生之葉非以花叉齒缺分別則相同者多矣明人說部乃以黃瓜爲王瓜踳駁之羊形諸簡牘不經實甚小臣侍直曾蒙

天語詢及王瓜何物因以所聞見具對

上復問黃瓜始於何時具以始於前漢改名原委對

上曰諸瓜多始於後世古人無此多品俗人乃以王瓜爲黃瓜失之不考

九重宵旰於一草一木無不洞燭根原仰見　雨露鴻鈞不私一物亦不遺一物彼訓詁考訂家何能上測　高深

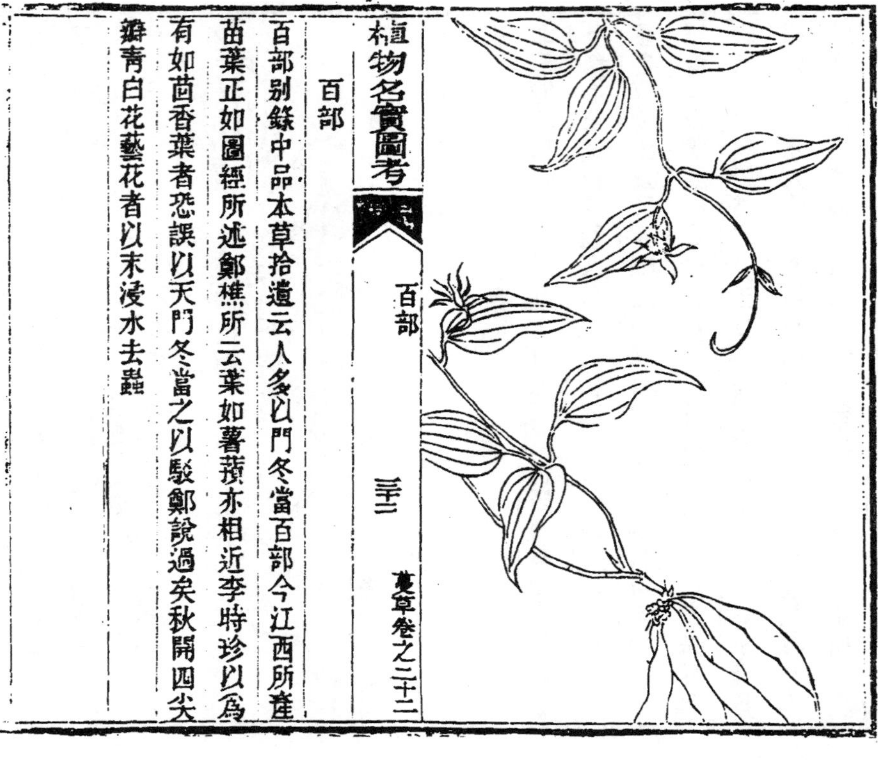

植物名實圖考　百部　三二　蔓草卷之二十二

百部

百部別錄中品本草拾遺云人多以門冬當百部今江西所產苗葉正如圖經所述鄭樵所云葉如薯蕷亦相近李時珍以爲有如茴香葉者恐誤以天門冬當之以駁鄭說過矣秋開四尖瓣青白花藝花者以末浸水去蝨

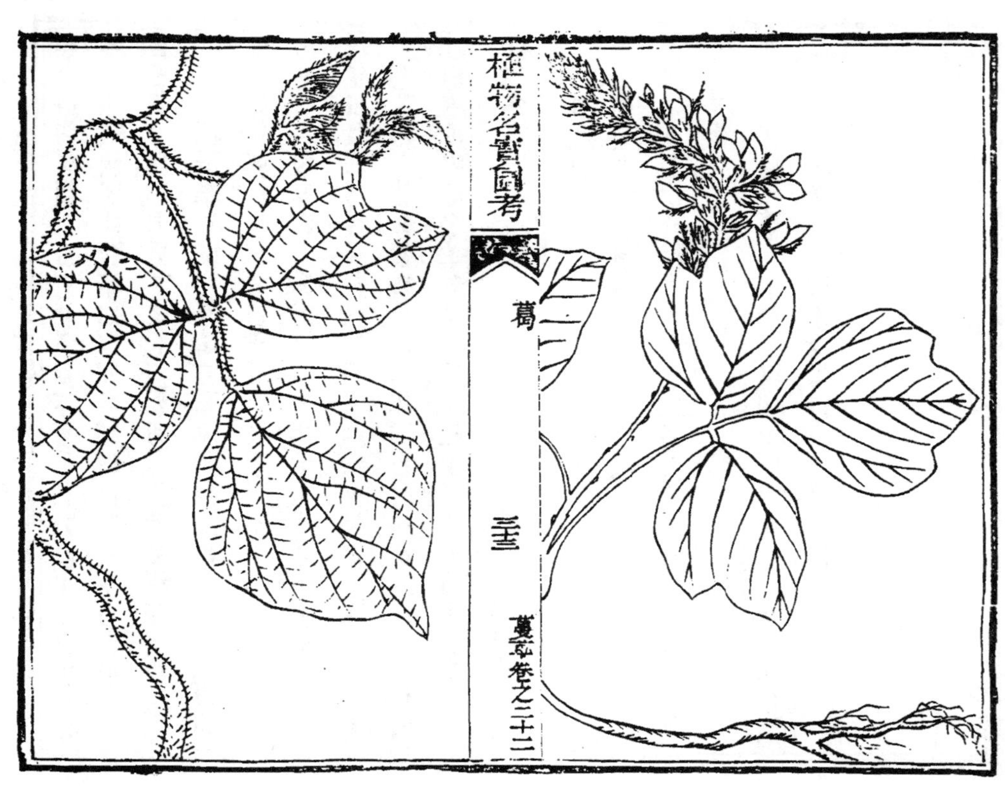

植物名實圖考　葛　三三　蔓草卷之二十二

葛

葛本經中品今之織絺綌者有種生野生二種救荒本草花可煠食根可爲粉其蔓爲葛花菜贛南以根爲果曰葛瓜宴客必設之爾雅翼以爲食葛名雞齊非爲絺綌者蓋園圃所種非野生有毛者耳周詩詠葛蕈周官列掌葛今則嶺南重之吳越亦尠無論燕豫江西湖廣皆產葛凡採葛夏月葛成嫩而短者留之一丈上下者連根取謂之頭葛如太長看近根有白點者不堪用無白點者可截七八尺謂之二葛凡練葛採後卽挽成綑緊火煮爛熟指甲剝看麻白不粘青卽剝下就流水搥洗淨風

乾露一宿尤白安陰處忌日色紡以織凡洗葛衣清水揉梅葉洗猘夏不脃或用梅樹擣碎泡湯入瓷盆內洗之忌用木器則黑然嶺北女工多事苧南昌惟西山葛著稱贛州則信豐會昌安遠諸處皆治葛有家園種植者亦有野生者而葛布多雜蕉絲乍看鮮亮悅目入水變色質亦脃薄用純葛絲則韌而耐久沾汗不汚會昌之精者緝績更艱葛一斤擇絲十兩績之半年始成一端會昌安遠有以湖絲配入者謂之絲葛湖南舊時潭州永州皆貢葛今惟永州有上供葛葛生祁陽之白鶴觀太白嶺諸高峰芒種時採煮以灰而濯之而暴之白而劈爲絲紡以

爲布如方目紗製爲衫不可浣汚則澀以水垢逐水溜無痕也興寧縣亦蒔之里老云葛有二種遍體皆細毛者可績布曰毛葛遍體無毛者曰青葛不可績惟以爲束縛則叉毛葛所不逮叉毛葛亦有二種蔓延於草上者多枝節而易斷成布不耐久惟緣地而生者有葉無枝成布較勝於苧廣西葛以賓州貴縣者佳鬱林葛尤珍明內監教之織爲龍鳳文也粵之葛以增城女葛爲上然不鬻於市彼中女子終歲乃成一疋以衣其夫而已其重三四兩者未字少女乃能織已字則不能故名女兒葛所謂北有姑絨南有女葛也其葛產竹絲溪百花林二處者良

采必以女一女之力日采祇得數兩絲縷以鍼不以手細入毫芒視若無有卷其一端可以出入筆管以銀條紗襯之霏微蕩漾有如蜩蟬之翼然日曬則縶水浸則蹙縮其微弱不可恒服惟雷葛之精者細滑而堅色若象牙名錦囊葛栽以爲袍直裰稱大雅矣故今雷葛盛行天下雷人善織葛其葛產高涼碙洲而織於雷爲絺爲綌者分村而居地出葛種不同故女手良與楛功異焉其出博羅者曰善政葛出潮陽者曰鳳葛以絲爲緯亦名黃絲布出瓊山澄邁臨高樂會輕而細名美人葛出陽春者曰春葛然皆不及廣之龍江葛堅而有肉耐風日也詩正義

云葛者婦人之所有事雷州以之增城亦然其治葛無分精粗女子皆以鍼縷之乾撚成縷不以水績恐其有痕迹也織工皆東莞人與尋常織苧蔴者不同織葛者名爲細工織成弱如蟬翅重僅數銖皆純葛無絲其以蠶絲緯之者浣之則葛自葛絲自絲兩者不相聯屬純葛則否葛產綏福都山中采者日得斸城中人買而績之分上中下三等爲布陽春亦然其細葛不減增城亦以紡緝精而葛真云

雩婁農曰葛者上古之衣也質重不易輕吳蠶盛而重者賤矣質韌不易柔木棉興而韌者賤矣質黃不易白苧蔴繁而黃者賤矣乃治葛者與絲爭輕與棉爭軟與苧爭潔一疋之功十倍於絲與棉與苧其直則倍於絲而五倍棉與苧於是治葛者能事畢而技盡矣而受治者力亦盡矣褐之壽以世帛之壽以歲麻之壽以月今是葛也日之焦風之脆浣之擗藏之折其壽幾何聖人盡物之性而不盡物之力因其重與韌與黃而葛之壽於是次於褐均於帛適於麻

通草 今木通

通草本經中品舊說皆云燕覆子藤中空一枝五葉子如小木瓜食之甘美今江湘所用皆非結實者滇本草以爲野葡萄藤此藥習用而異物非一種蓋以藤蔓中空皆主通利關竅故有效也

防已

防已本經中品李當之云莖如葛根外白內黃如桔梗今藥肆所用殊不類

雩婁農曰李杲以防已險而健能爲亂階聞其臭則可惡下咽則令人身心煩亂飲食減少至於去十二經濕熱壅塞非此藥不可其與大黃匹敵可矣甄權亦云有小毒李時珍以入蔓草而本經無毒中品豈古人精神强固不畏洩利而後人柔弱不能勝其苦寒而乃以爲毒耶夫藥力平者不能去病而猛者性必有所偏元氣已虧根本漸撥勝病之藥既不支而苟且塞責之品何裨毫末兩漢循吏多在承平至於繡衣持斧殺馬埋輪其時紀綱未紊民氣恬熙故武健者得行其志而一時亦收火烈之效至其季也雖有截平盜賊之績不旋而復熾火燎於原一杯曷濟故治病治民不先審其根本而恃藥力之拔頭有蝨而剿之蝨則盡矣雩婁於何有

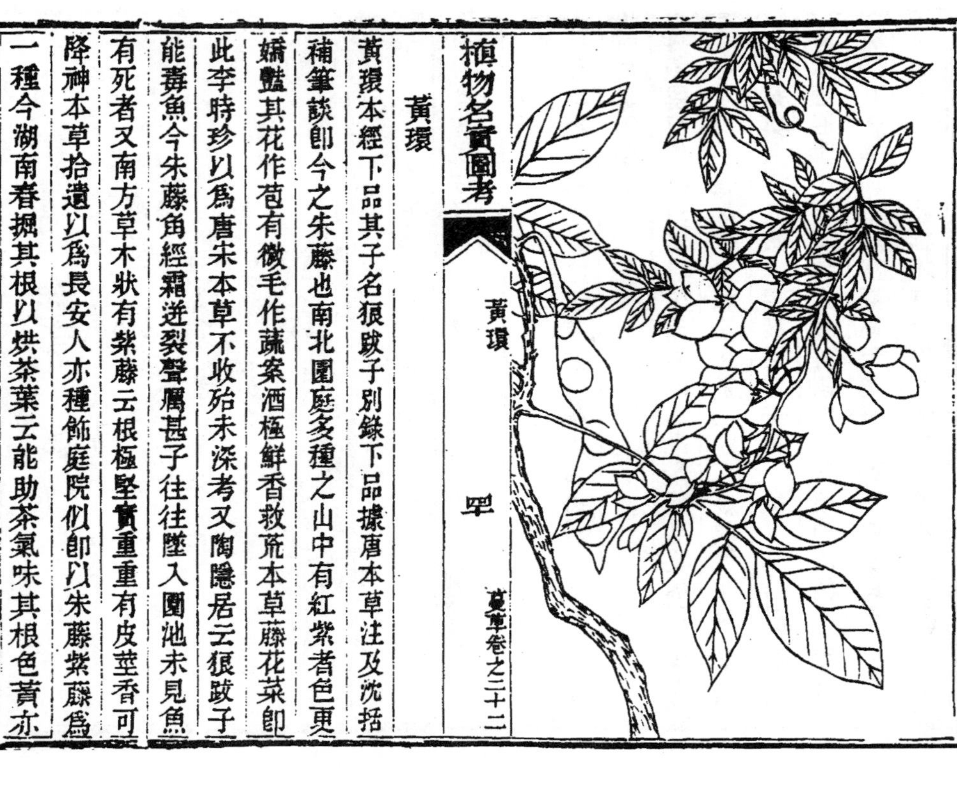

黃環

黃環本經下品其子名狼跋子別錄下品據唐本草注及沈括補筆談卽今之朱藤也南北園庭多種之山中有紅紫者色更嬌豔其花作苞有微毛作蔬案酒極鮮香救荒本草藤花菜卽此李時珍以爲唐宋本草不收殆未深考又陶隱居云狼跋子能毒魚今朱藤角經霜迸裂聲厲甚子往往墜入園池未見魚有死者又南方草木狀有紫藤云根極堅實重重有皮莖香可降神本草拾遺以爲長安人亦種飾庭院似卽以朱藤紫藤爲一種今湖南春掘其根以烘茶葉云能助茶氣味其根色黃亦呼小黃藤云

植物名實圖考

羊桃

四三

蔓草卷之二十二

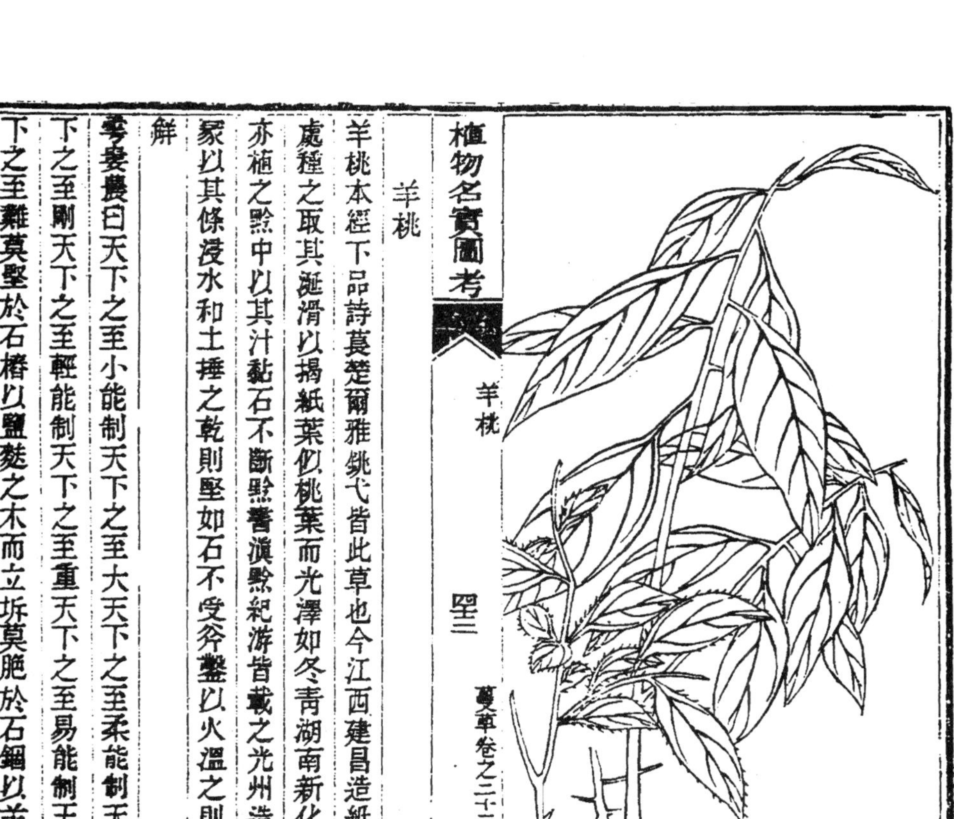

植物名實圖考

羊桃

四三

蔓草卷之二十二

羊桃

羊桃本經下品詩萇楚爾雅銚弋皆此草也今江西建昌造紙處種之取其涎滑以揭紙葉似桃葉而光澤如冬青湖南新化亦植之黔中以其汁黏石不斷黔書滇黔紀游皆載之光州造冢以其條浸水和土捶之乾則堅如石不受斧鑿以火溫之則解

雩婁農曰天下之至小能制天下之至大天下之至柔能制天下之至剛天下之至輕能制天下之至重天下之至易能制天下之至難莫堅於石椿以鹽麩之木而立圻莫脆於石錮以羊

桃之汁而無隙彼人氣之碎犀翡翠之屑金羚角之破金剛衣袽之固漏舫牖之辟塵膠之止渴木賊之軟牙戎鹽之累卵物性之相感而相制殆有不可窮詰者吾以爲人主操尺寸之柄以制天下亦猶是矣干羽非征苗之兵而蠢兹格關雎非翦商之謀而王業基聖人操其至小至柔至輕至易者謹之於廟堂而賞不恃爵祿而勸罰不恃斧鉞而懲神禹之平成孟子曰行所無事周家之艱難周公曰能知小人之依天下固有自然相通相及之理而無事竭智而逞力者彼衡石稱書豈天下之書遂盡此乎鹽鐵榷利豈天下之利遂盡此乎申韓煩刑豈天下

之獄訟皆刑所及而無能遁者乎孫吳治兵豈天下之强梗皆兵所威而無能抗者乎以大制大以剛制剛以重制重以難制難竭其智而智有所不能周逞其力而力有所不能敵故用智者必歸於愚而用力者必至於弱秦皇漢武不能終於富强而況其他乎抑又有一說焉人主驅遣大將如使嬰兒而往往制於寺宦宫妾如秦之苻堅唐之元宗後唐之莊宗則歐陽子所謂禍患生於所忽智勇困於所溺譬如千金之隄潰於蟻穴合抱之木斃于桂屑雉之介誇於媒熊之勇斃於夾物固不可以小大剛柔輕重難易之相形而毅然可以自恃聖人之道亦惟於至小至柔至輕至易者慎之而已若其所以相制則亦無所用心也

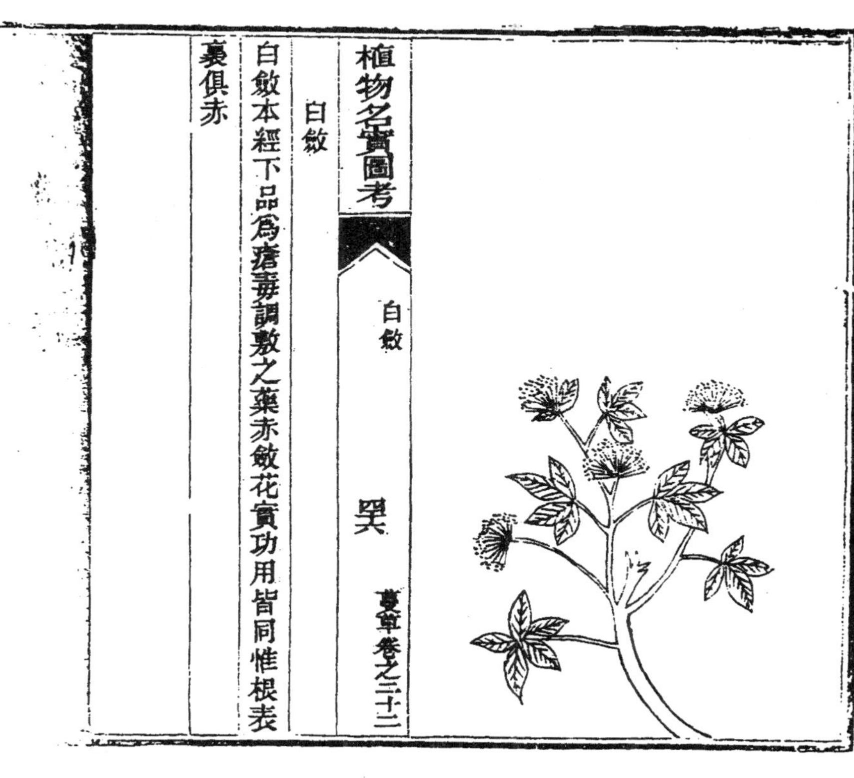

植物名實圖考　白斂　四六　蔓草卷之二十二

白斂

白斂本經下品爲瘡毒調敷之藥赤斂花實功用皆同惟根表裏俱赤

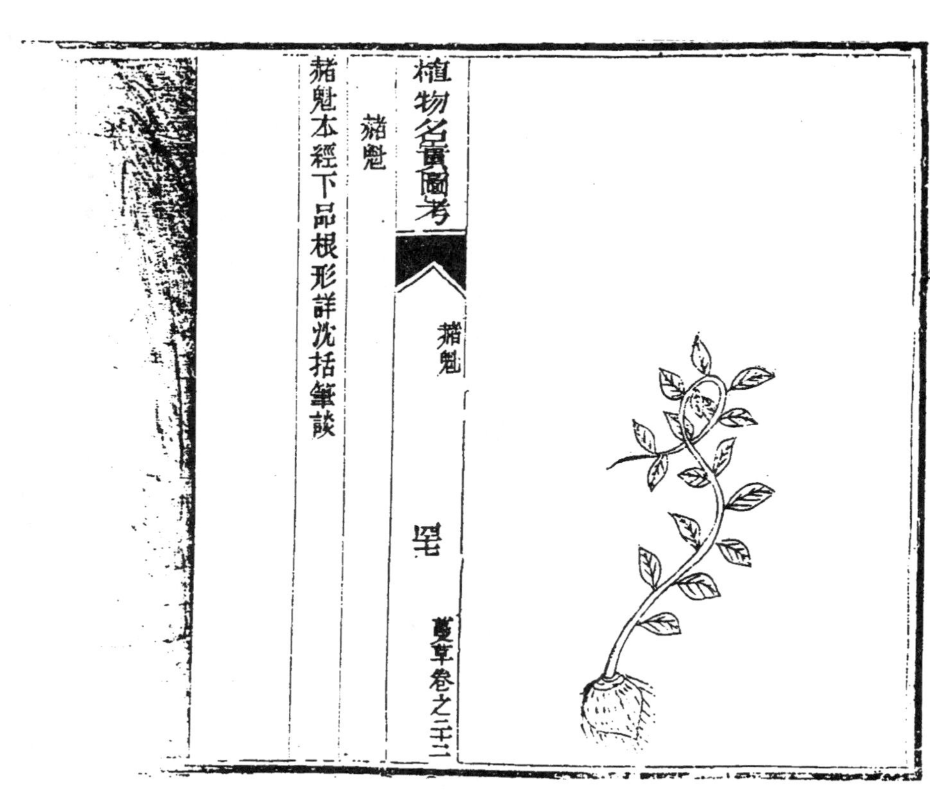

植物名實圖考　豬魁　四七　蔓草卷之二十二

豬魁

豬魁本經下品根形詳沈括筆談

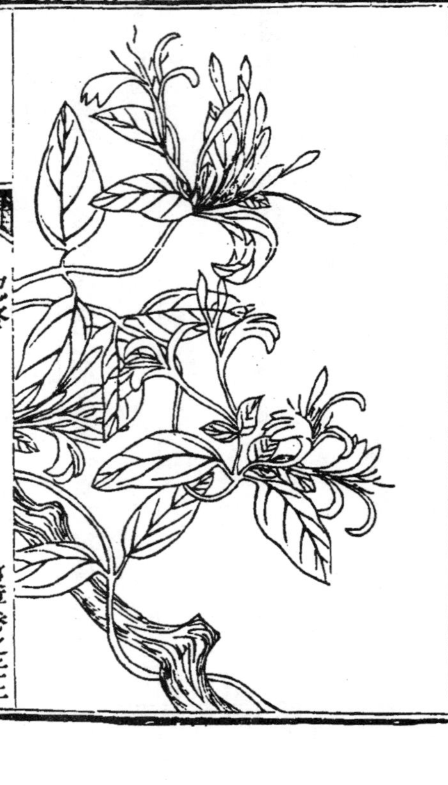

忍冬

忍冬別錄上品俗呼金銀花亦曰鷺鷥花又名左纏藤陶隱居云忍冬酒補虛療風世人不肯爲之更求難得者近時爲解毒治痢要藥吾　太夫人曾患痢甚亟禱於神得方以忍冬五錢煎濃汁呷之不及半日即安其效神速如此吳中暑月以花入茶飲之茶肆以新販到金銀花爲貴皆中州產也

雩婁農曰忍冬古方罕用至宋而大顯金段克己詩云作詩與題評使異凡草木蓋未知近時吳中盛以爲飲沁蕚吸露歲糜萬餘緡也夫物盛衰固自有時而醫者云誰知至賤之中乃有殊常之效噫何所見之陋也凡物之利益於人孰非賤者穀蔬之於珍錯也金錫之於珠玉也陶匏之於髹刻也布綿之於錦繡也茅茨闔廬之於衣綈錦被朱紫也若者易若者難若者爲民利若者爲民病不待智者而知也且畎畝版築漁鹽販鬻人之賤者而聖賢出焉漢之盛也販繒吹簫位兼將相而編蒲牧豕者亦以經術驟得時則駕不得時則蓬藟而行人亦何賤之有且賤者貴之基貴者賤之伏彼害人家國事者亦豈限貴賤哉漢之江充息夫躬孔僅桑宏羊非高門也王鳳王莽梁冀袁紹非下僚也司馬氏之東遷也以王謝爲晉鄭而傾王室者豈

少烏衣子弟哉蘇峻平而懲折翼之夢封坩之小吏也盧循滅而符射蛇之讖伐荻之擔夫也唐重世閥以門第高下相夸亦以相軋至牛李黨一貴一賤終唐之亡而不解北宋之弱始以新法者疎遠之囚首垢面繼以紹聖者渺茫之方丈仙人而終以花石綱之市井無賴亡南宋者則又貴介椒戚之韓賈也嗚呼參朮至貴能生人亦能殺人戟陸至賤能殺人亦能生人莊子之言曰藥也其實堇也桔梗也雞壅也豕零也是時爲帝者也郭曰物當其所須則無賤非其時則無貴故曰禮時爲大然聖人不能爲時

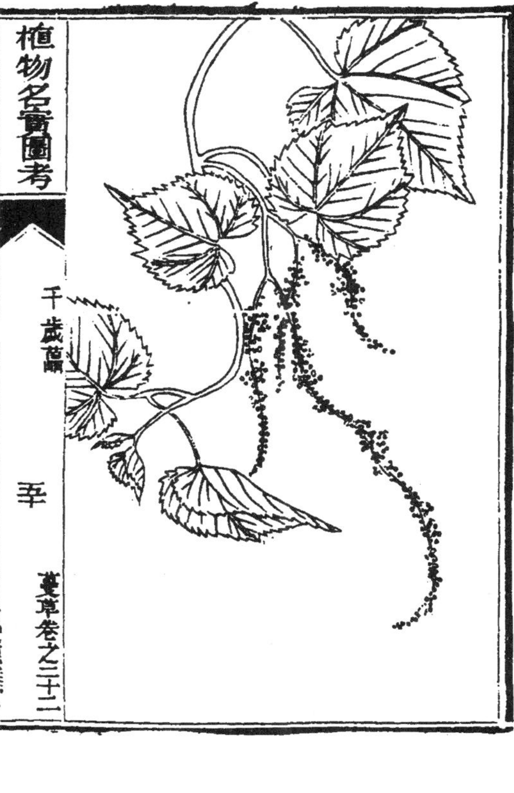

千歲虆

千歲虆别錄上品陳藏器以爲即葛藟本草衍義引甘守誠以爲即萋撫所進長春藤飲其酒多暴死今俚醫以爲治跌損要藥其力極猛不得過劑吉安人有患跌折者誤以數劑併服遂暴卒鞫獄者取其莖研入肉以試犬犬食之頃刻間腹膨脝矣

雩婁農曰甚矣不學無術而惑邪說者之害之鉅也詩之詠葛藟者多矣無言采采者傳曰葛藟能庇其本根今山林中貫木絡石條蔓蔚密材不可薪不任縛實不中啖而爲鳥雀啅啄者雖婦稚皆識之乃萋撫一妄男子詭爲仙藥舉朝信之或以致斃惟一衛士甘守誠破其狂誕豈彼時朝右皆伏獵弄麞之庸豎而無一通知經術者哉蓋誦其名眛其物撫摭風月虛幻之詞而不究其所用蔡謨讀爾雅不熟幾爲勸學死良可哂矣夫良工度木非徒爲大小曲直也必審其剛柔燥濕之性而後爲室則正爲器則固其編蒲織柳漚麻擣楮無有不識物性而能成一藝者况醫者以藥投人腹中而不知其有毒與否而受者乃貿貿然而試之是輕千金之軀於鴻毛矣夫驅使草木而不知其性情尚不能得其利而無害然則人主用人將舉家國人民而聽之乃不能灼知其賢不肖其利害不亦大哉漢之言占

候者欲以日辰之善惡決所見之邪正舉進退黜陟之權寄之於孤虛旺相其與術士以舉世不用之藥而詭言長生者皆不求之於可知而求之於所不可知禮曰百工之事皆聖人所作又曰夫婦之愚可以與知彼聖人所不言愚夫愚婦所不知皆妄而已矣

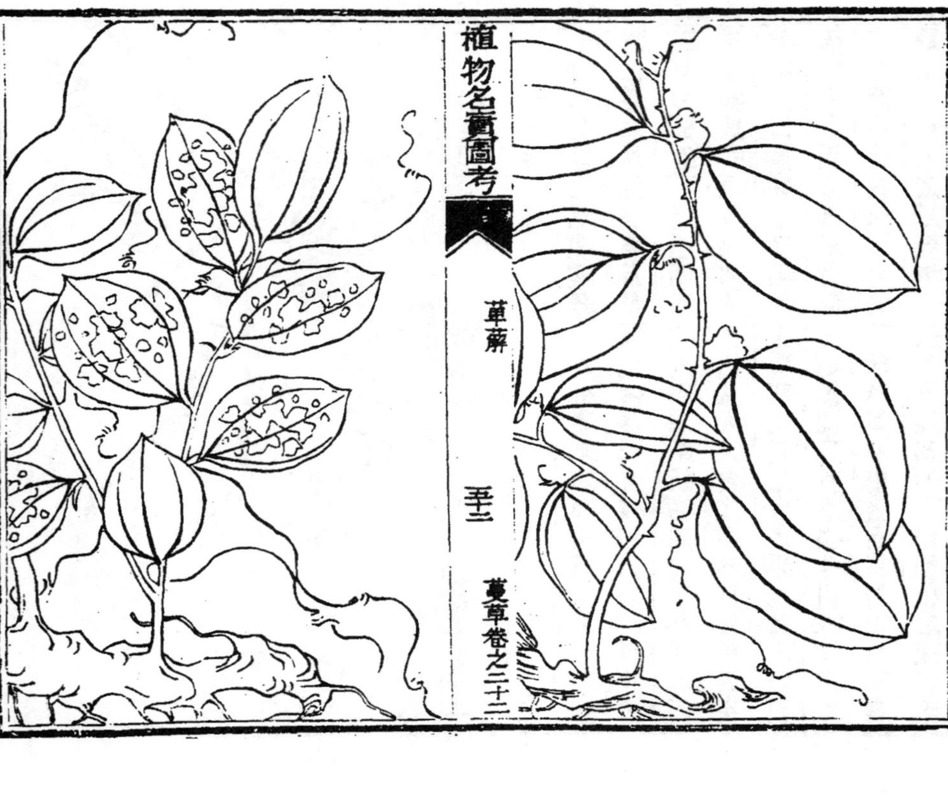

草薢

草薢別錄中品宋圖經列數種李時珍云葉大如盌今人皆以土茯苓爲草薢誤矣其實今人乃以草薢爲土茯苓耳南安謂之硬飯團屑粉食之兹從李說而別存原圖

雩婁農曰余按試贛聞山中人有掘硬飯團爲糧者令人採視之則卽藥肆所收以代土茯苓而李時珍以爲草薢者堅强如木石山人之言曰贛山瘠田少苦耕穀不蕃雖中人產不能終歲粒食則仰給於薯蕷不足則糜草木之根荄而粉餈之若葛若蕨及此物皆貧民果腹是賴余觀范文正公使江淮取民所

食烏昧草以進乞宣示六宮戚里以抑奢靡前賢欲朝廷知民間艱難如此然此猶値儉歲耳若贛之民雖豐歲亦與上古食草木之實同而不獲奏庶艱食比之幽地苦寒穫稻烹葵其苦樂爲何如耶世有抱痌瘝者取瘠土之民之生計講求訪咨繪爲圖說使爲民上者知風雨時節而無告窮黎尚有藜藿不糝茹草噉木而甘如黍稷者一遇亢暵螟螣稭葉皆盡顚連離散計惟有塡溝壑而入盜賊得不蹙蹙然預計綢繆爲鳩形鵠面者蓄升斗之儲而一切偷安縱欲坐待流民之圖於心忍乎求牧與芻而不得立而視其死距心亦知罪矣善將者士先食而

後食豈守令而不然哉

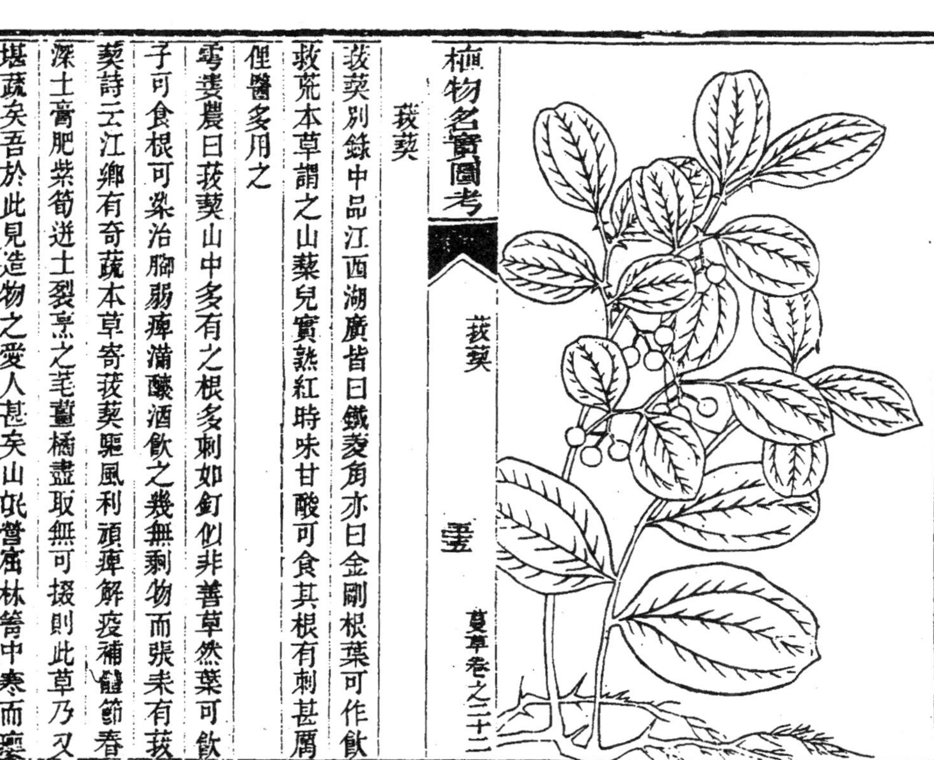

菝葜

菝葜别録中品江西湖廣皆曰鐵菱角亦曰金剛根葉可作飲救荒本草謂之山棃兒實熟紅時味甘酸可食其根有刺甚厲俚醫多用之

雩婁農曰菝葜山中多有之根多刺如釘似非善草然葉可飲子可食根可染治脚弱痺滿釀酒飲之幾無剩物而張耒有菝葜詩云江鄉有奇蔬本草寄菝葜驅風利頑痺解疫補體節春深土膏肥紫筍迸土裂烹之芼薑橘盡取無可掇則此草乃又堪蔬矣吾於此見造物之愛人甚矣山氓營窟林箐中寒而爨

濕而痹炙而暑刺而風惡蟲怪鳥洩其毒而爲瘴癘瘍癰人非木石何以堪此乃使之日飲毁於良藥嘉草之中潛消其疹戾而不之覺不識不知順帝之則聖人之於民也亦猶是矣養生送死救災弭患其事必極於纖微瑣屑其功乃盡於裁成輔相周官於絲枲荼葛果蓏漆林之類無不臚舉而庶氏蝈氏所以攻鳥獸毒蠱者其官亦皆備焉後世輒曰大臣不親庶事夫不親者委任庶官而已然其於民之一飲食一疾痛無不黙黙爲之籌畫憂勞康誥曰如保赤子方其保抱攜持無所不至彼赤子烏知之而感之漢之摧鹽鐵也以賈人富而重租稅以困之宋之行新法也比之新寒暑雨怨咨而不顧夫君之於民猶父之於子豈有以子富而困使貧且使之怨咨無聊而以爲快哉水旱疾疫厄運所極造物已早爲生聚百物以待人主之措施彼以陽九委之於天者蓋眞視天夢夢也天不虛生一物聖人不虛靡一物樹木不以時伐曾子謂之不孝天德王道何事不該疏節闊目其學曰粗

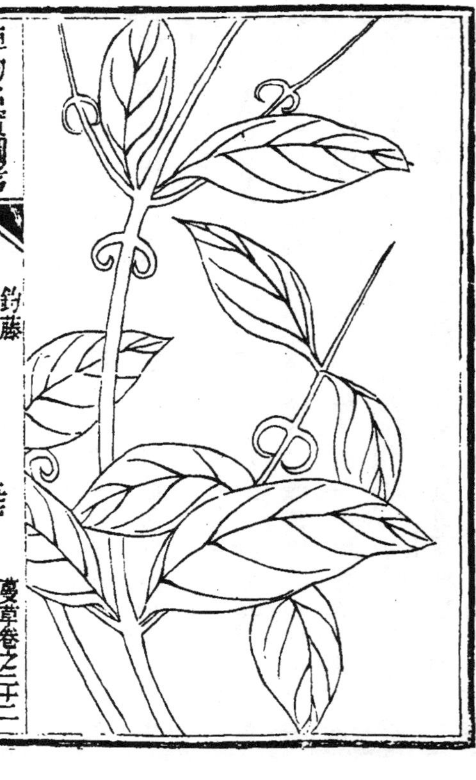

鈎藤

鈎藤別錄下品江西湖南山中多有之插莖即生莖葉俱綠本草綱目云藤有鈎紫色乃枯藤也

雩婁農曰鈎藤或作釣藤以其鈎曲如釣針也滇志咂酒出鎮雄州陸次雲峒谿纖志咂酒一名鈎藤酒以米雜草子爲之以火釀成不篘不酢以藤吸取多有以鼻飲者謂由鼻入喉更有異趣鎮雄直滇東北千里而遥鼻飲之風今無聞焉考鎮雄爲芒部地舊隸烏蒙雍正八年改昭通府以鎮雄爲州其屬有威信牛街毋亨彝良皆設吏分治其夷則有苗沙二種蓋地曠嶺

奥蠻俗猶有存焉然其植物昔有五加方竹龍眼荔支諸物今志不載龍眼荔支而謂採筍蹂躪方竹殆盡五加已絶種又謂有海竹空中爲咂酒竿則咂酒亦不盡用鈎藤今昔殊風大都皆然而舊諺所謂烏蒙與天通者今已爲運銅孔道䭾負侁侁流人占籍宜其濡染華風非復嶠谿故狀抑夷性慳而土地磽确一草一木輒惜之或以易食物而畏官之需索尤甚志蓋因其俗而杜誅求云爾然以方竹爲守土累者實有之矣務奇詭而不恤艱難烏可以長民哉

蛇莓

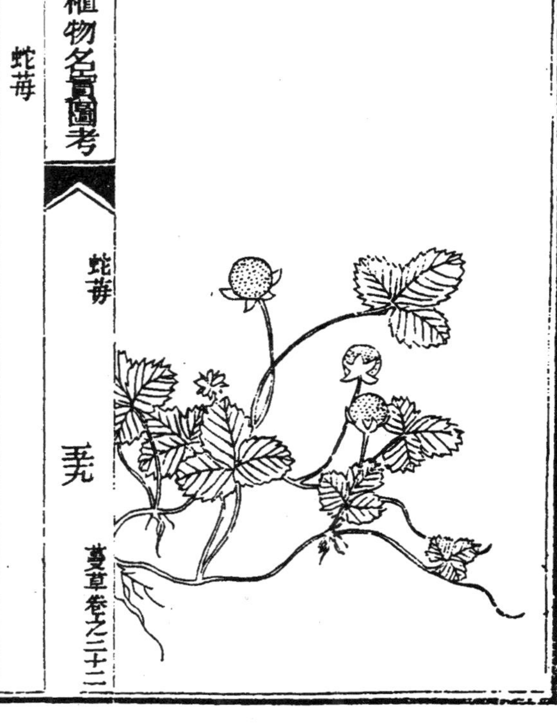

蛇莓別錄下品多生園野中南安人以莖葉擣敷疔瘡隱其名爲疔瘡藥試之神效自淮而南謂之蛇蛋果江漢間或謂之地錦

雩婁農曰蛇莓多生階砌下結紅實色至鮮故名以錦雖爲莓然第供鳥雀蠖蠓耳顧其塗敷疔毒效甚捷而力至猛寸草有心烏可忽乎哉夫德無小翳桑一飯而倒戟執殳一漿而救危飲食之施適得國士咫尺階前乃有大藥否則門左千人門右千人碌碌者黍不爲黍稷不爲稷求其非荆棘之刺足矣尚能

獲其報乎

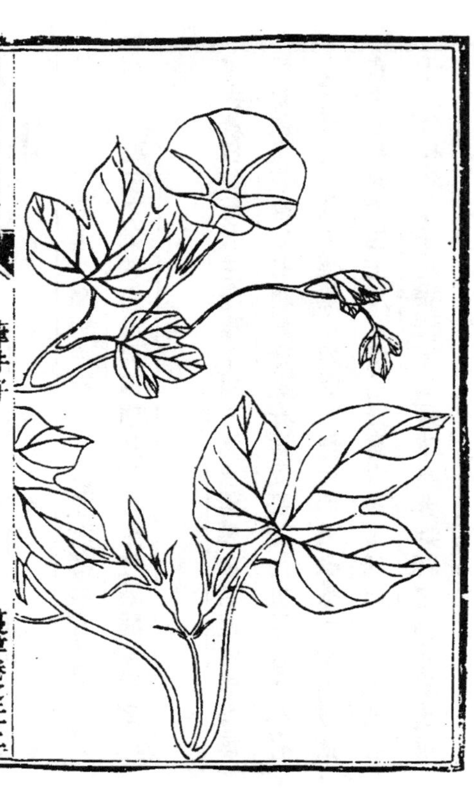

牽牛子

牽牛子別錄下品今園圃中植之酉陽雜俎謂之盆甑草自河以北謂之黑丑白丑又謂之勤娘子其花色藍以漬薑色如丹南方以作紅薑故又名薑花又一種子可蜜煎俗謂之天茄救荒本草謂之丁香茄李時珍以爲即牽牛子之白者花葉固無異也另入果類

雩婁農曰俗以牽牛花同薑作蜜餞紅鮮可愛而理不可曉梅聖俞詩持置梅窗間染薑牽盤饎爛如珊瑚枝憫翁牙齒柔文與可詩只解冰盤染紫薑此法自宋始矣邵子詩雕零在槿先

言其日出卽收也司馬溫公獨樂園有花庵以牽牛瓜豆爲之東坡以此非佳花而前賢多賞之觀邵子所謂長是廢朝眠者卽此亦見賢者斷無三宴起時也黃稜被裹放衙終身不見此花矣俗呼此花爲勤娘子亦有味

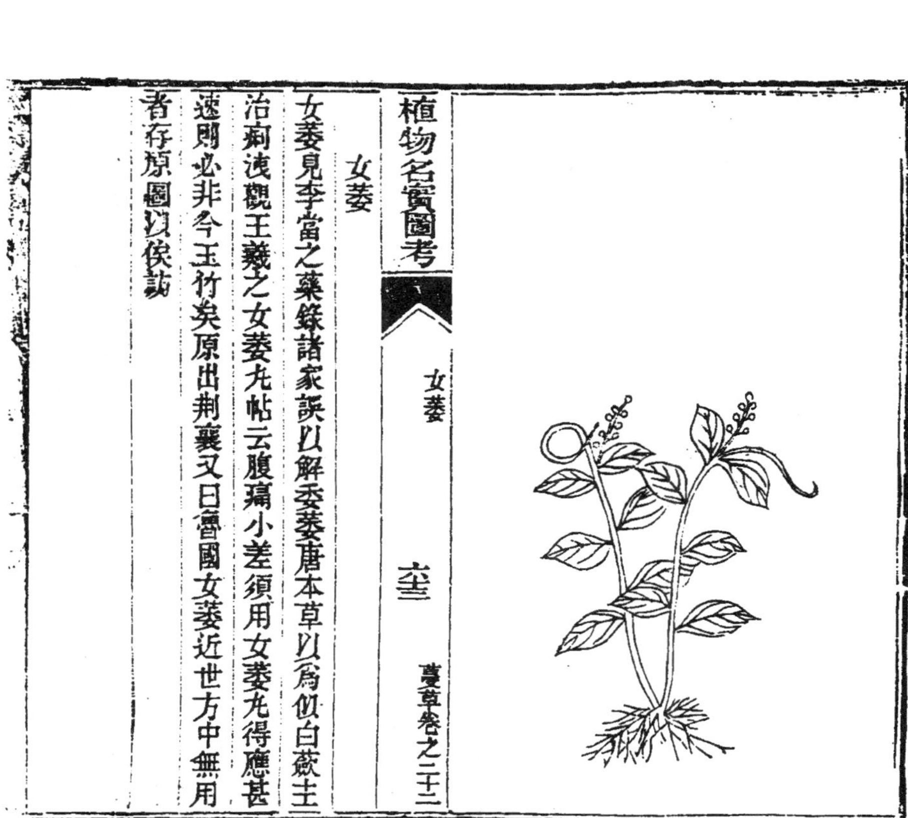

女萎

女萎見李當之藥錄諸家誤以解委萎唐本草以爲似白薇主治痢洩觀王羲之女萎丸帖云腹痛小差須用女萎丸得應甚速則必非今玉竹矣原出荆襄又曰魯國女萎近世方中無用者存原圖以俟訪

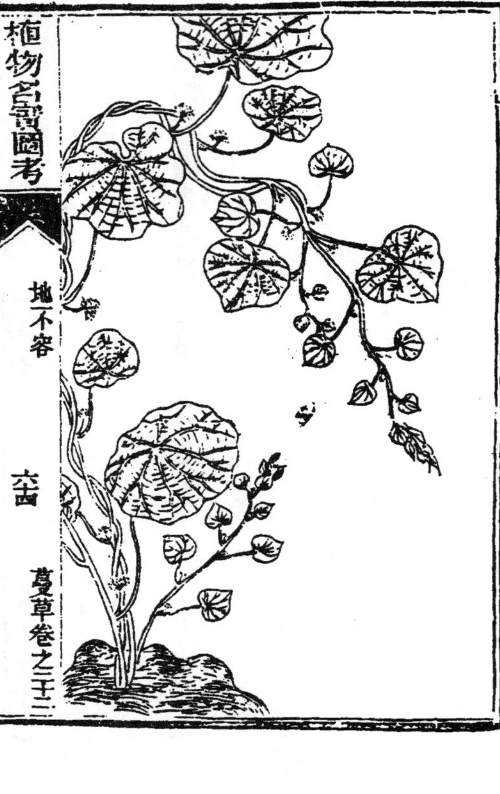

地不容

地不容一名解毒子唐本草始著錄南嶽攬勝集軫宿峯北多生地不容草取汁同雄黃末調服之大解蛇毒以其滓敷傷處雖蝮虵五步至毒亦不加害其效至速

雩婁農曰余在湘中按志求所謂地不容者不可得及來滇有以何首烏售者或云滇人多以地不容僞爲何首烏宜辨之余嘗得地不容甚於何首烏也遂博訪而獲焉其根苗大致似交藤而根扁而瘠葉厚而圓開小紫花詢諸土人則曰其葉易衍其根易碩殆無隙地能容也故名或以其葉圓似荷錢而易爲地芙榮失其意矣考圖經生戎州今爲安順府與滇接宋版輿不及滇故不以爲滇產滇本草曰味苦性溫有毒治一切癰吐倒食氣吐痰甚於常山虛者忌之常山有轉達之功地不容無轉達之功故禁用其說與圖經異而詳滇黔之藥多出於夷峒夷之衣服飲食不與華同以治夷者治民幾何不草菅而獼薙之耶然世之好奇者不求之烏滸狼䏶則求之番舶鬼市輒曰藥之來者遠則其爲效也捷嗚呼病非夷之病而藥夷之藥則必衣夷之衣而後知其藥之舒斂食夷之食而後知其藥之補伐身體心腹無不變而爲夷而後藥之入其肺腑而達於毛髮者乃無一不相淪浹瞑眩焉而後知夷醫爲和緩夷藥爲參苓矣否則不乃之蘖古刺之酒且有疕於喉刺於鼻而不能一咽者況此苦辛劇毒之品而謂五行無偏勝之臟腑可以相容莫逆如石投水哉滇地今益闢夷之負藥入市者惟薰洗瘡痍瘍醫實取資焉駸駸乎胥百夷而冠帶之酸鹹之且將以治民者治夷矣如滇本草誠不以㝵民試夷法滇亦多賢人哉

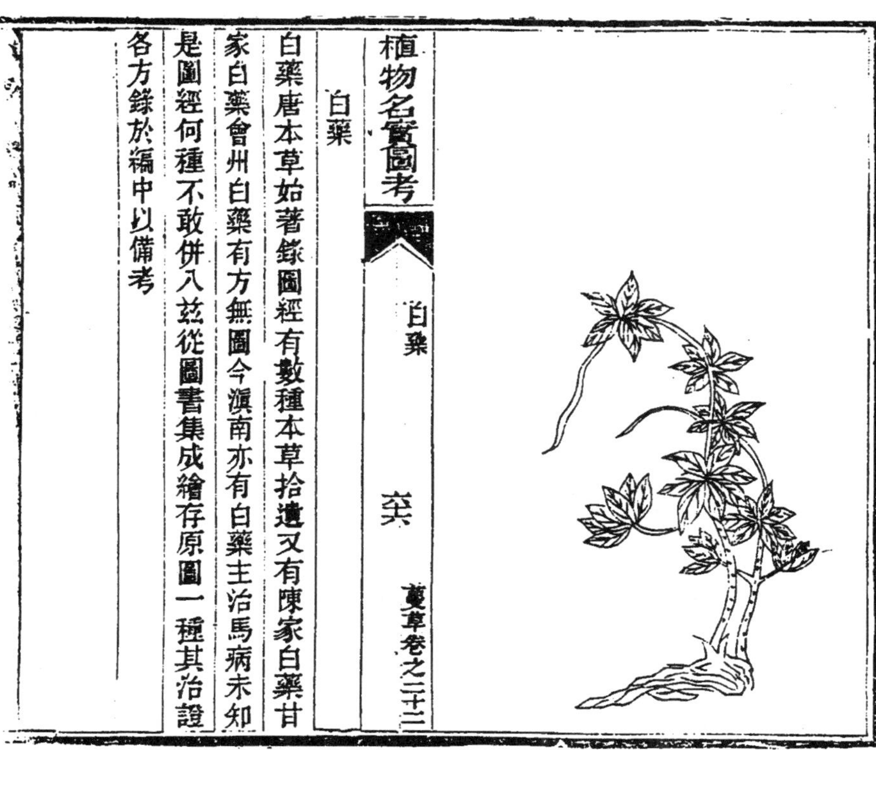

植物名實圖考 白藥 蔓草卷之二十二

白藥

白藥唐本草始著錄圖經有數種本草拾遺又有陳家白藥甘家白藥會州白藥有方無圖今滇南亦有白藥主治馬病未知是圖經何種不敢併入茲從圖書集成繪存原圖一種其治證各方錄於稿中以備考

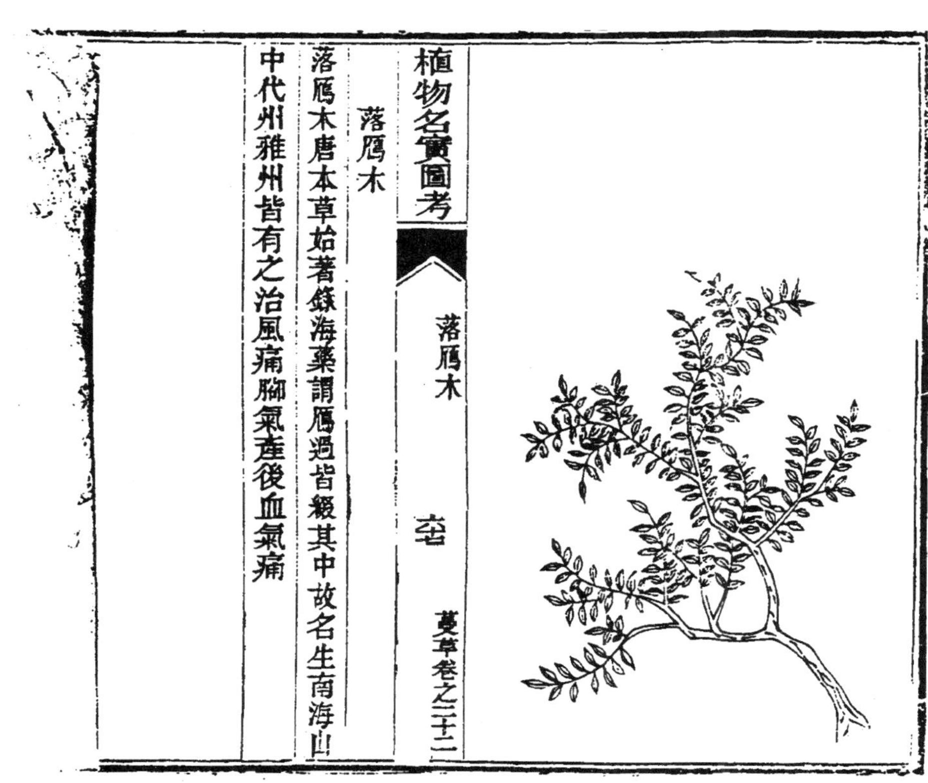

植物名實圖考 落鴈木 蔓草卷之二十二

落鴈木

落鴈木唐本草始著錄海藥謂鴈過皆綴其中故名生南海山中代州雅州皆有之治風痛腳氣產後血氣痛

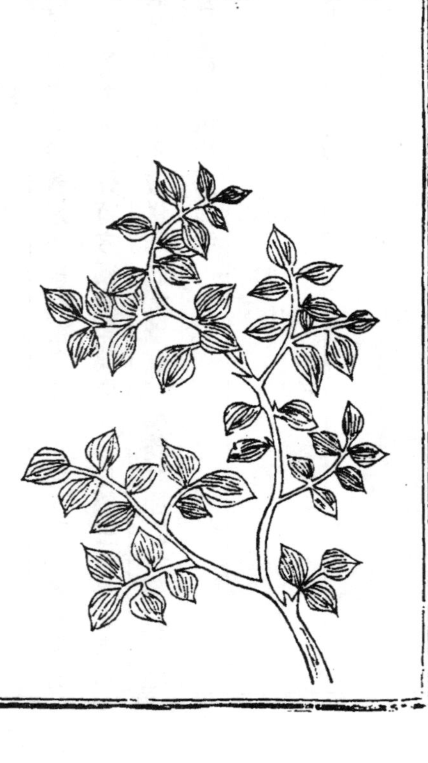

解毒子

解毒子唐本草以爲生川西卽地不容圖經所云生戎州者與滇南地不容雖相類而云無花實李時珍以四川志苦藥子卽解毒子又或謂卽黃藥子皆出懸揣今以滇南地不容別爲一圖而存解毒子原圖以備考世之用地不容者當依滇本草爲確其舊說解蠱毒消痰降火雖是藥性而不可輕試若川中苦藥子亦恐非唐本之解毒子也

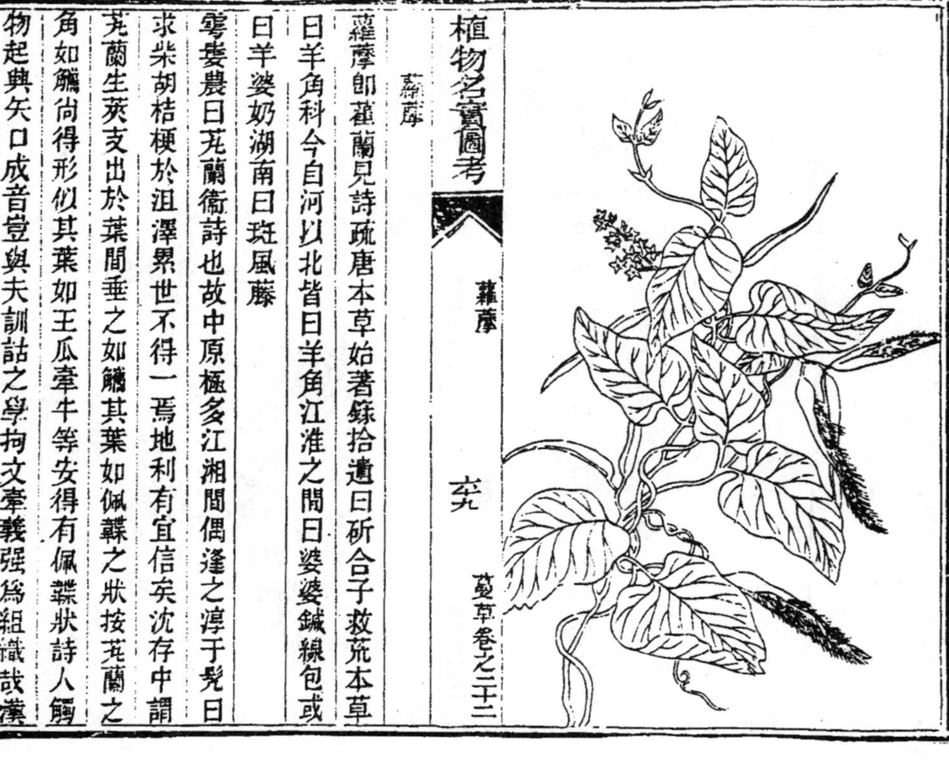

蘿藦

蘿藦卽雚蘭見詩疏唐本草始著錄拾遺曰斫合子救荒本草曰羊角科今自河以北皆曰羊角江淮之間曰婆婆鍼線包或曰羊婆奶湖南曰斑風藤

雩婁農曰芄蘭衞詩也故中原極多江湘間偶逢之淳于髡曰求柴胡桔梗於沮澤累世不得一焉地利有宜信矣沈存中謂芄蘭生莢支出於葉間垂之如觿其葉如佩韘之狀按芄蘭之角如觿尚得形似其葉如王瓜牽牛等安得有佩韘狀詩人觸物起興矢口成音豈與夫訓詁之學拘文牽義强爲組織哉漢

儒格物非得之目覩卽師承有緒非妄造無稽之談以爲標新領異始作俑者王安石之新學而陸佃爲之推波助瀾也陳瑩中云王氏之學廢絕史學而咀嚼虛無之言其事與晉無異其彈蔡京疏云絕滅史學一似王衍斥新經者以此爲臯蘇折獄矣夫憑虛臆說何所不至極其量雖伏獵弄麞無難曲解旁證以伸其說今王氏之學澌滅殆盡而埤雅以草木鳥獸而存毛晉以陸佃釋采苻采蘩采蘋藻爲后妃諸侯夫人大夫妻之次第王安石釋苻接余謂可以妾餘草爲可笑而近於戲嗚呼王氏之學天變不足畏祖宗不足法人言不足恤倘何有於經而不敢侮覩其制置條例乃以蓍生宗社爲戲經營祖述卒傾宋京由今而觀豈堪一噱哉沈存中博物者而不免汩新學之餘波甚矣邪說之害同於洪水猛獸也

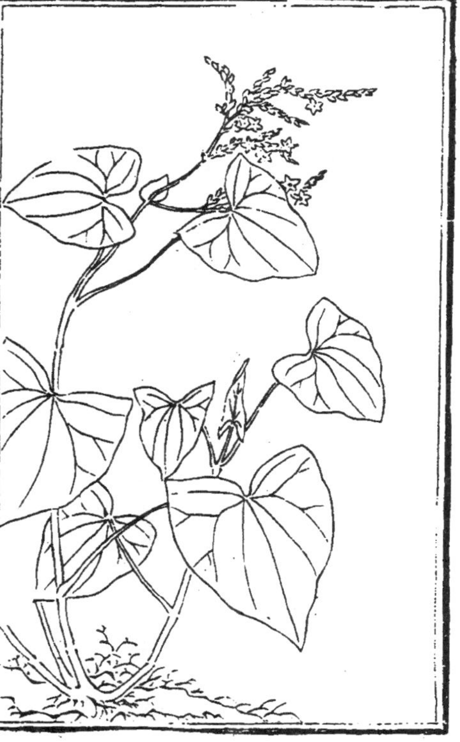

赤地利

赤地利唐本草始著錄李時珍以爲卽本草拾遺之五毒草江西湖南通呼爲天蕎麥亦曰金喬麥莖柔披靡不纏繞莖赤葉青花葉俱如蕎麥長根赭硬與唐本草說符爲治跌打要藥竊賊多蓄之故俚醫呼賊骨頭

零婁農曰天之生斯草也以矜折損也乃宵小恃之以扞敲抨而逃法網豈天之助兇人歟易曰惡不積不足以滅身傳曰淫人富謂之殃夫盜賊穿窬胠篋得而縶之法止鞭扑及荷校耳乃祕此方藥絕者續腐者新頑而無忌屢觸法而益狠戾其究

不至殺越人于貨不止則斷剄之戮及之矣昔有囚將伏法語獄卒曰某爲賊冒法多矣每受責必餌白及故無苦死後可取肺視之必有異獄卒如言審其肺已潰敗皆白及所補綴云然則盜賊得祕藥而無所苦者乃俾之愍不畏死而終服上刑也則天之生此草將以積其惡而殲之殃之也然盜賊終恃此而不悟也

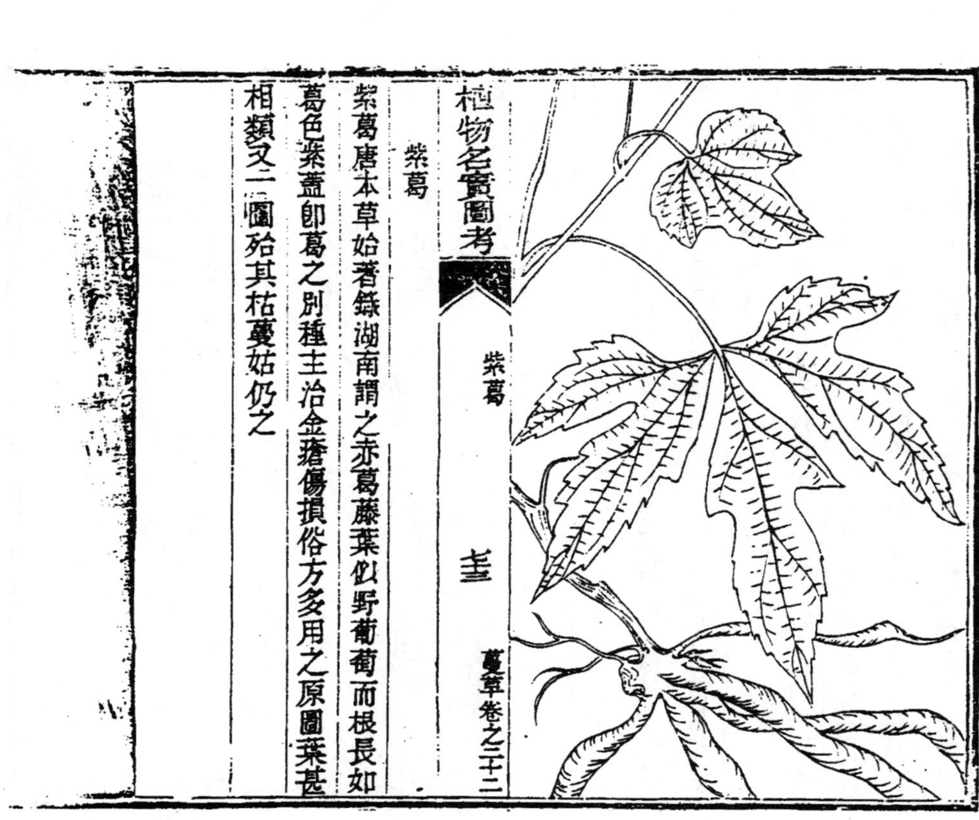

紫葛

紫葛唐本草始著錄湖南謂之赤葛藤葉似野葡萄而根長如葛色紫蓋卽葛之别種主治金瘡傷損俗方多用之原圖葉甚相類又二圖殆其栝蔞姑仍之

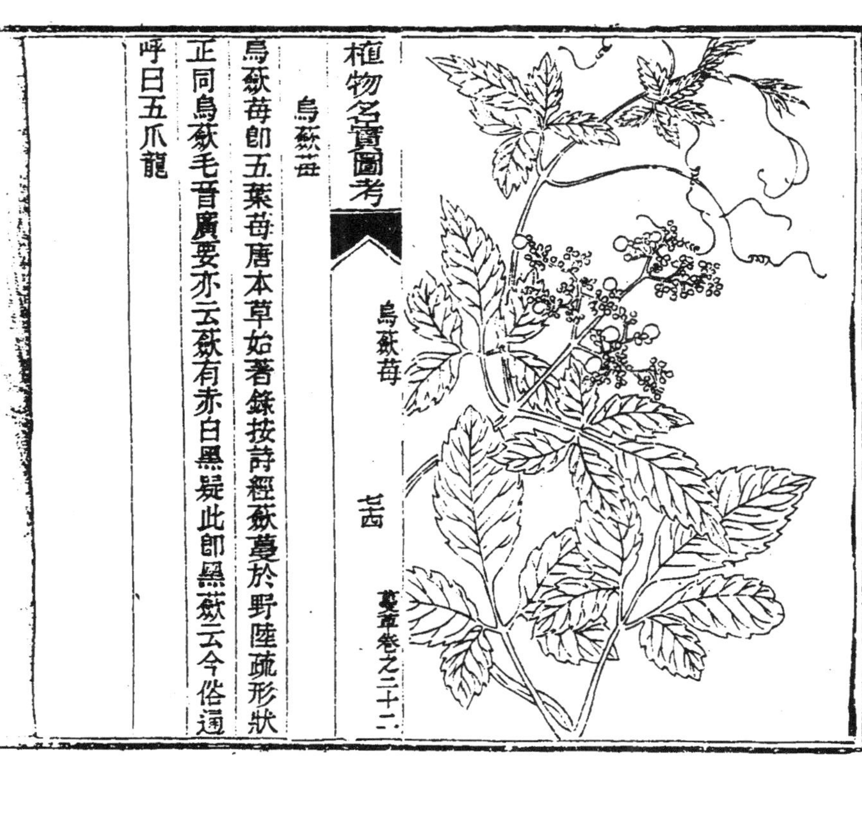

烏蘞苺

烏蘞苺即五葉苺唐本草始著錄按詩經蘞蔓於野陸疏形狀正同烏蘞毛晉廣要亦云蘞有赤白黑疑此即黑蘞云今俗通呼曰五爪龍

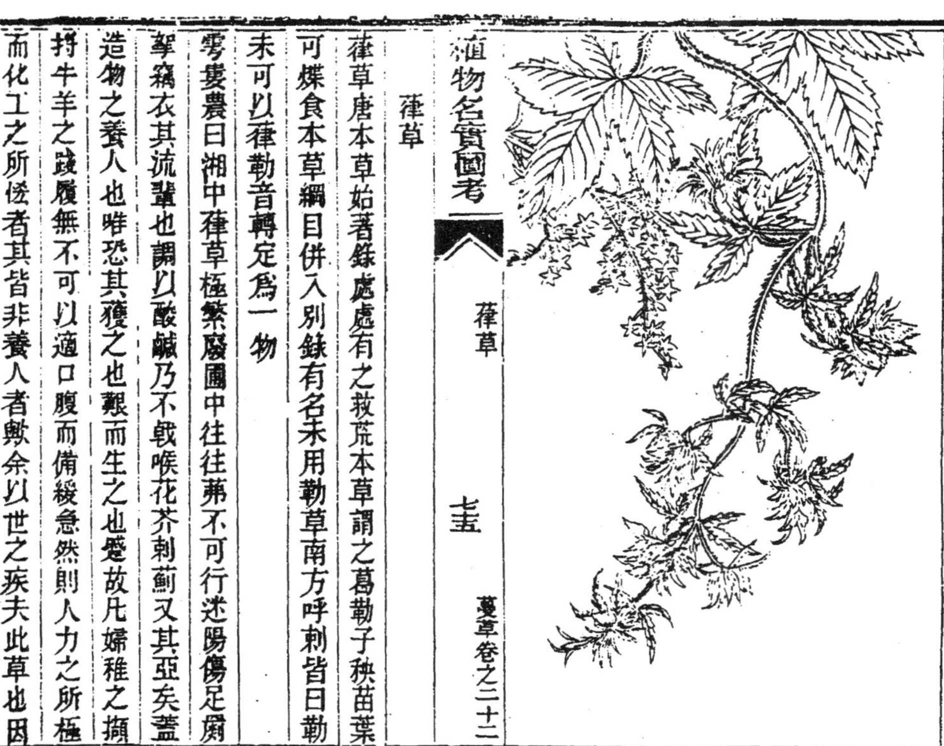

葎草

葎草唐本草始著錄處處有之救荒本草謂之葛勒子秧苗葉可煠食本草綱目併入別錄有名未用勒草南方呼刺皆曰勒未可以葎勒音轉定爲一物

雩婁農曰湘中葎草極繁廢圃中往往茀不可行迷陽傷足罥挐竊衣其流輩也調以酸鹹乃不戟喉花芥刺薊又其亞矣蓋造物之養人也唯恐其獲之也艱而生之也屢故凡婦稚之摘捋牛羊之踐履無不可以適口腹而備緩急然則人力之所極而化工之所憐者其皆非養人者歟余以世之疾夫此草也因

歌以誡之其詞曰相彼滋蔓浸淫堂隅鋤而去之乃益繁蕪孰
遴不懀孰忤不詠勿懀勿詠代匱庶乎嗚呼饉歲恃此而餔饘
斯粥斯不鳌乃暎何惜咫尺廣畝此徒吾言曷徵曰救荒書

植物名實圖考卷之二十三

固始吳其濬著
蒙自陸應穀校刊

蔓草

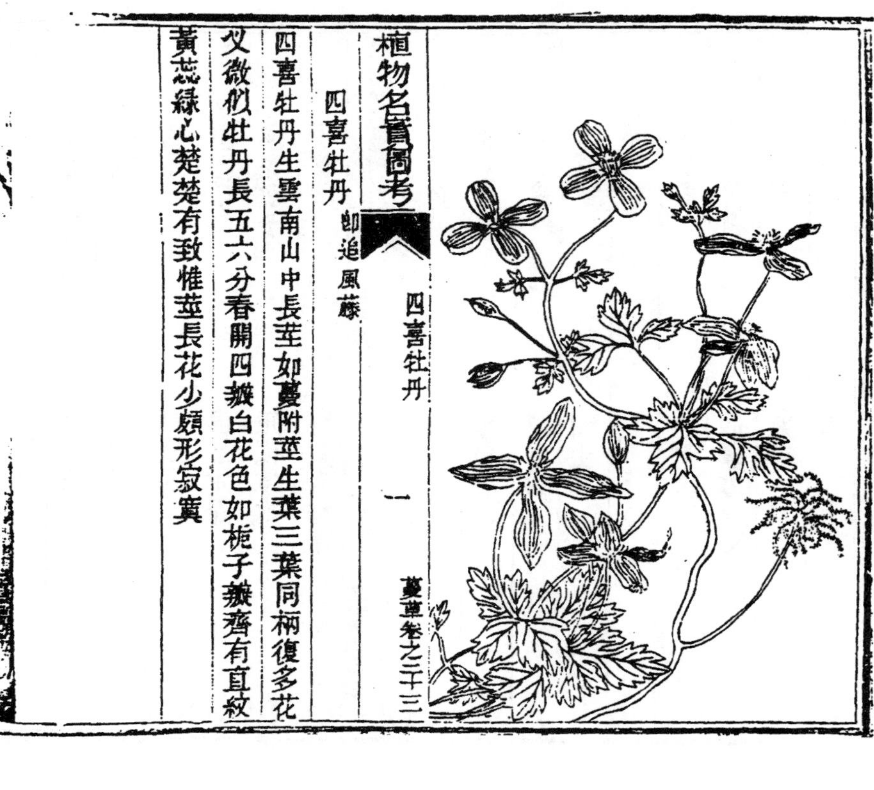

四喜牡丹 即追風藤

四喜牡丹生雲南山中長莖如蔓附莖生葉三葉同柄復多花叉微似牡丹長五六分春開四瓣白花色如梔子瓣齊有直紋黃蕊綠心楚楚有致惟莖長花少頗形寂寞

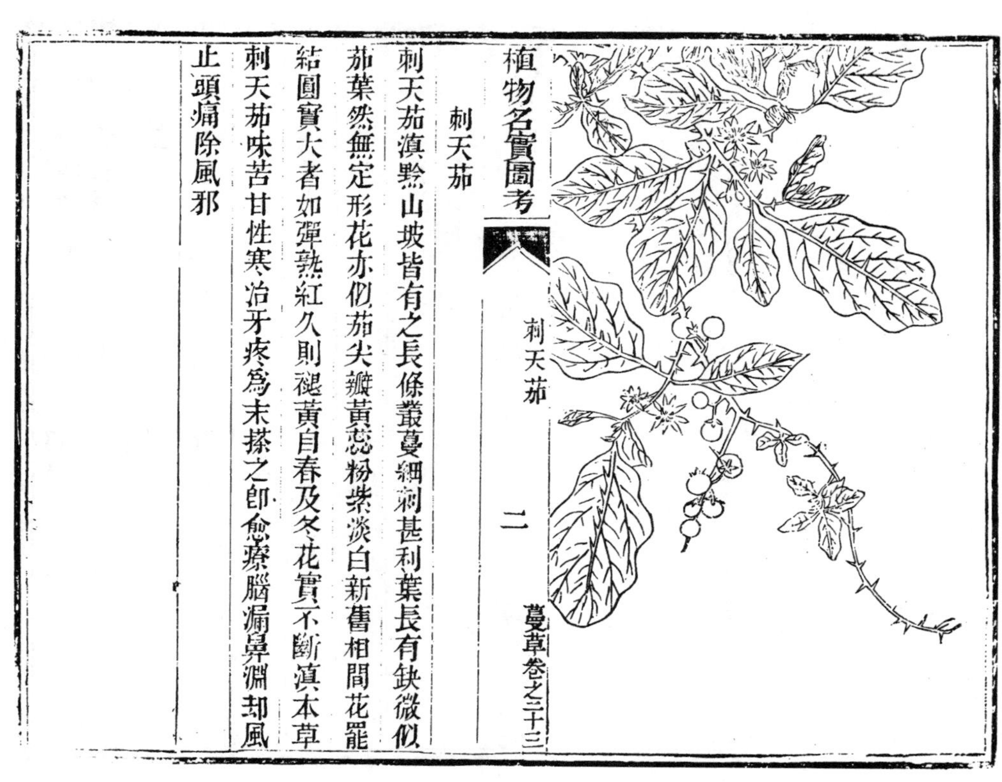

刺天茄

刺天茄滇黔山坡皆有之長條叢蔓細刺甚利葉長有缺微似茄葉然無定形花亦似茄尖瓣黃蕊粉紫淡白新舊相間花罷結圓實大者如彈熟紅久則褪黃自春及冬花實不斷滇本草刺天茄味苦甘性寒治牙疼為末搽之即愈療腦漏鼻淵却風止頭痛除風邪

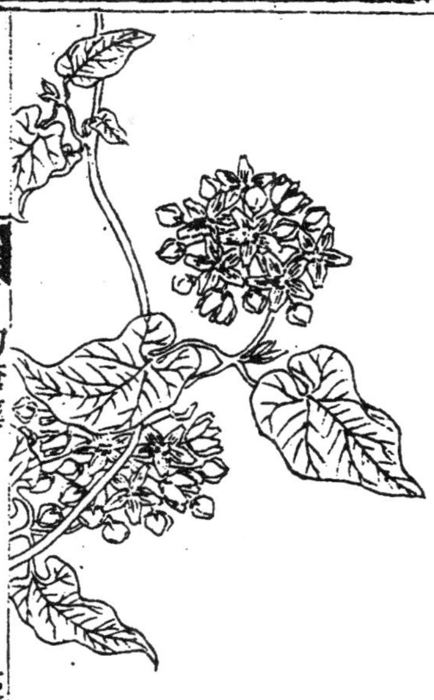

刀瘡藥

刀瘡藥生雲南蔓本蔓生赭綠莖葉似何首烏色淺微寬無白脈葉間開花五瓣外白內紫紋如荆葵數十朵簇聚爲毬又名貫筋藤殆能入筋絡之品

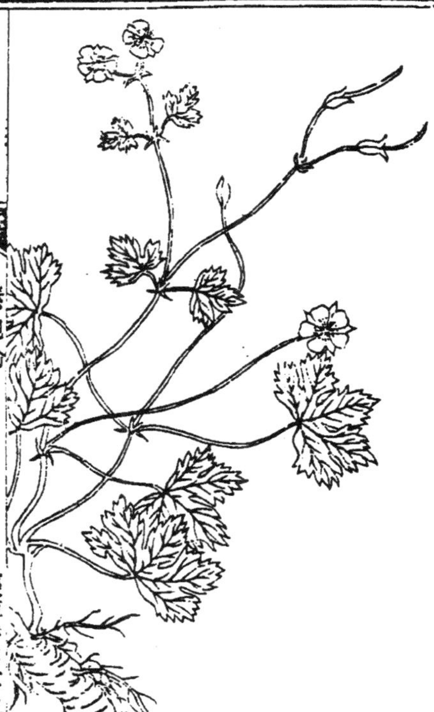

紫地榆

紫地榆生雲南山中非地榆類也圓根橫紋赭褐色細蔓綠莖一莖一葉葉如五葉草而杈歧不勻多鋸齒蔓梢開五瓣粉白花微紅本尖末齊綠萼五出長於花瓣托襯瓣隙結角長寸許甚細而彎如牛角考滇本草有赤地榆與本草治症同又有白地榆味苦澁性溫與地榆頗異此又一種按名而求則懸牛首市馬肉不相應者多矣

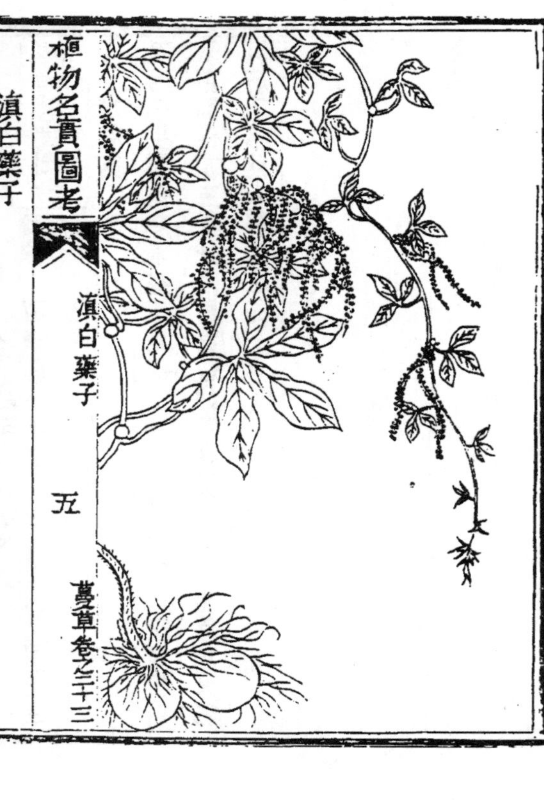

滇白藥子

滇白藥子蔓生根如卵多鬚一枝五葉似木通而微小梢端三葉夏開花作穗如白花何首烏結實如珠考白藥有數種而說皆不晰滇本草謂只可醫馬不可吃而又載與陽道諸方其說兩歧殆不可信

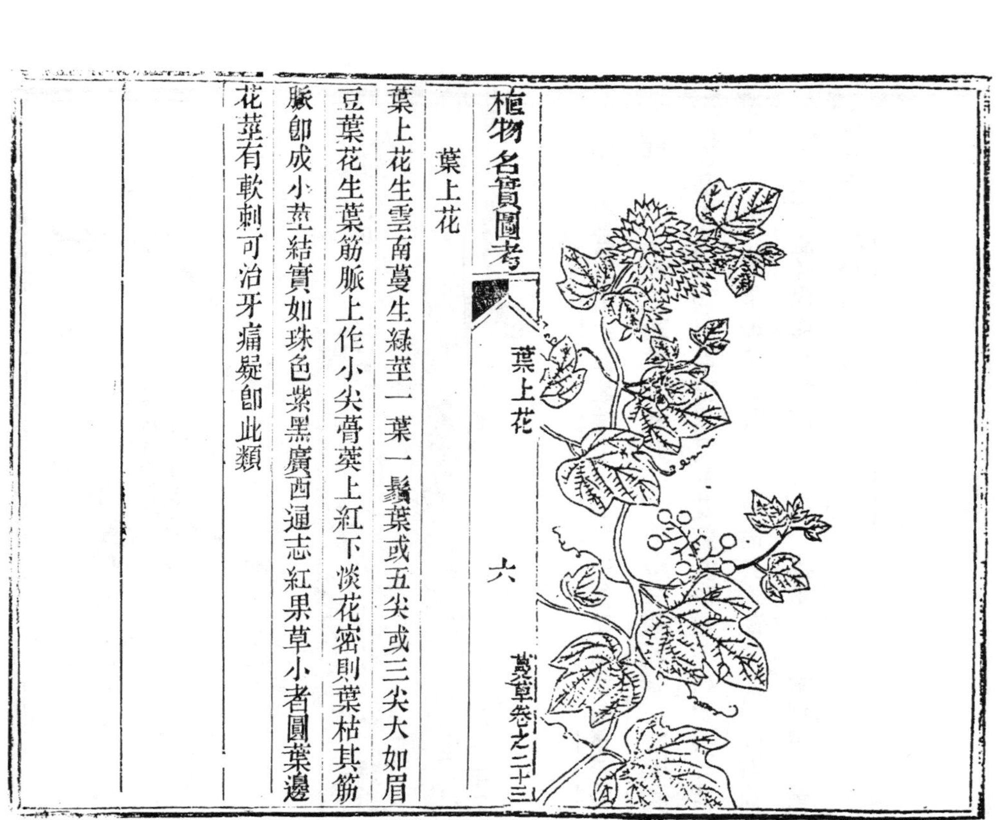

葉上花

葉上花生雲南蔓生綠莖一葉一鬚葉或五尖或三尖大如眉豆葉花生葉筋脈上作小尖青蕚上紅下淡花密則葉枯其筋脈卽成小莖結實如珠色紫黑廣西通志紅果草小者圓葉邊花葉有軟刺可治牙痛疑卽此類

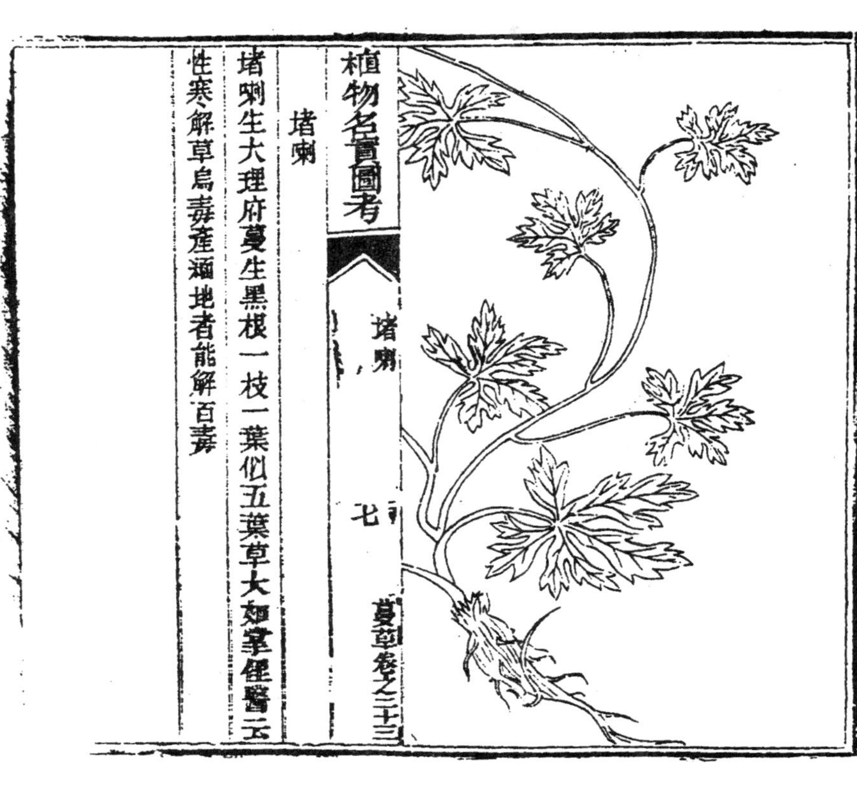

堵喇

堵喇生大理府蔓生黑根一枝一葉似五葉草大如掌俚醫云性寒解草烏毒產滇地者能解百毒

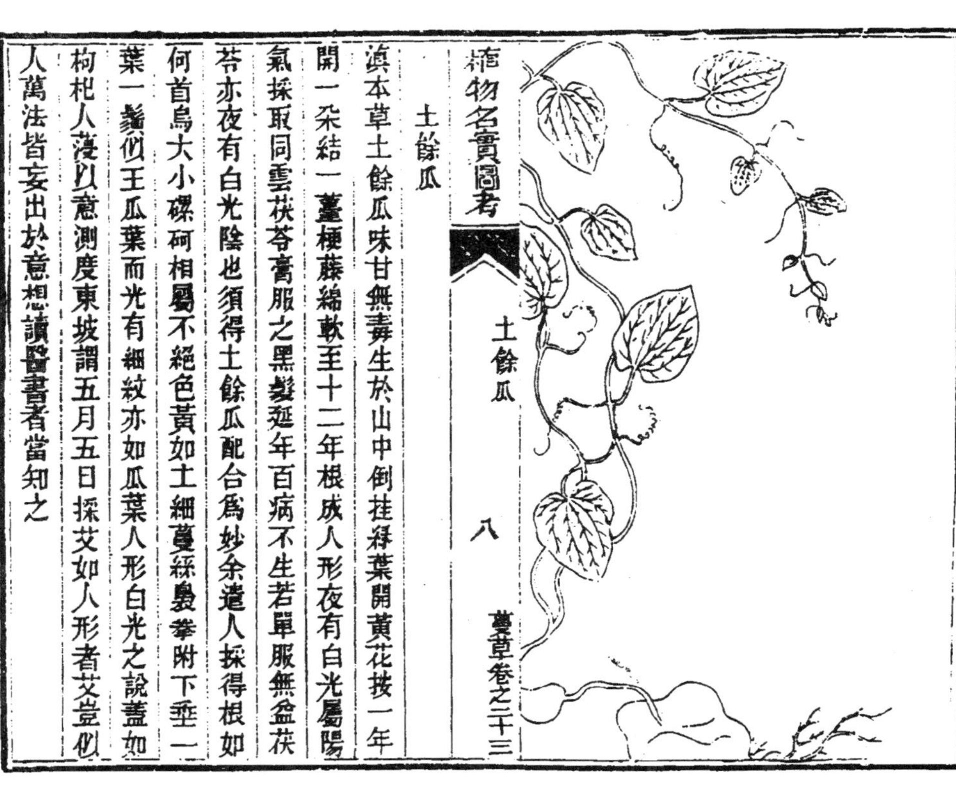

土餘瓜

滇本草土餘瓜味甘無毒生於山中倒挂藤葉開黃花披一年開一朵結一薹梗藤綿軟至十二年根成人形夜有白光屬陽氣採取同雲茯苓膏服之黑髮延年百病不生若單服無益茯苓亦夜有白光陰也須得土餘瓜配合爲妙余遣人採得根如何首烏大小磥砢相屬不絕色黃如土細蔓絲裊挛附下垂一葉一鬚似王瓜葉而光有細紋亦如瓜葉人形白光之說蓋如枸杞人蔘以意測度東坡謂五月五日採艾如人形者艾豈似人萬法皆妄出於意想讀醫書者當知之

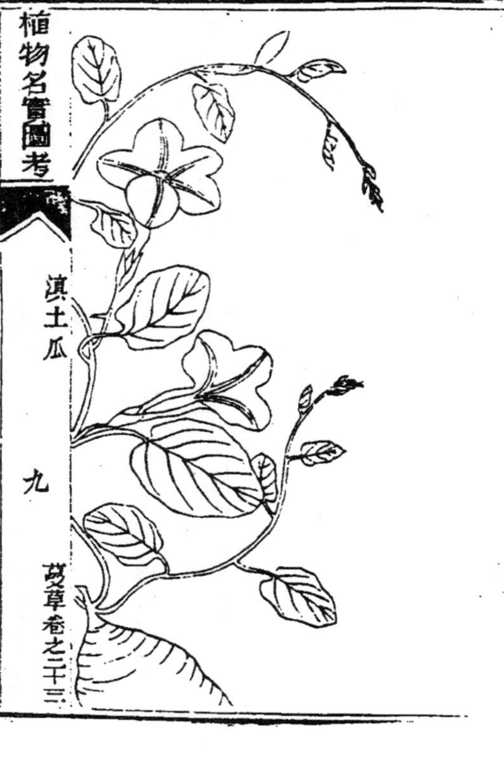

滇土瓜

土瓜生滇黔山中細蔓長葉微團秋開如鼓子花色淡黃根以爲果食桂馥札樸土瓜形似萊菔之扁者色正白食之脆美案卽爾雅黃菟瓜誤爲土瓜滇本草味甘平一本數枝葉似胡蘆根下結瓜紅白二色紅者治紅白帶下通經解熱白者治婦人陰陽不分子宮虛冷男子精寒生臾有止嘔療饑之妙遵義府志俗呼土蛋歲可助糧按此草有花一開卽斂滇本草以爲無花殆未細審

按黔西山坂中極多北人見者皆以爲燕菁其花初黃後白

按爾雅菲芴郭注土瓜也孫炎曰葍類也此草形旣如葍名同土瓜或是一物但本草所述土瓜卽是王瓜而說經者皆不詳土瓜花實引證極博究無的解北地亦未見有此草不敢遽謂葑菲之菲卽此矣若李時珍謂江西土瓜粉卽王瓜根恐贛南之土瓜亦卽此物唯彼人云味麤惡此根味甘有藥氣不至粹喉或以地氣而異若王瓜根則未聞可粉也

昆明雞血藤

昆明雞血藤大致即朱藤而花如刀豆花嬌紫密簇豔於朱藤即紫藤耶褐蔓瘦勁與順寧雞血藤異浸酒亦主和血絡

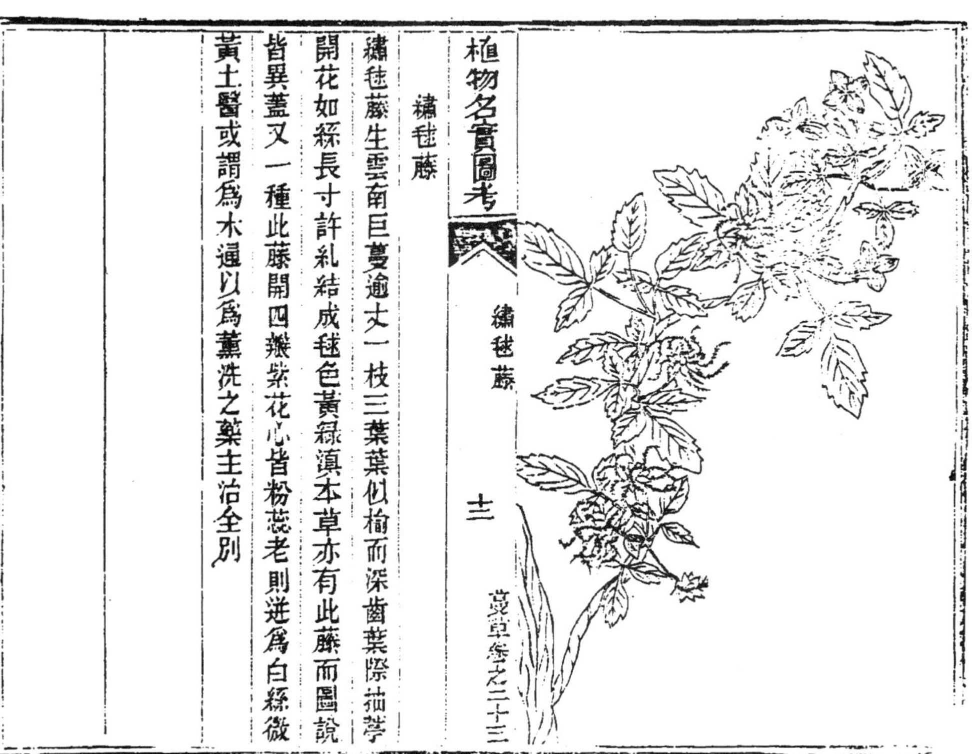

繡毬藤

繡毬藤生雲南巨蔓逾丈一枝三葉葉似榆而深齒葉際抽莖開花如絲長寸許糺結成毬色黃綠滇本草亦有此藤而圖說皆異蓋又一種此藤開四瓣紫花心皆粉蕊老則迸爲白絲微黃土醫或謂爲木通以爲薰洗之藥主治全別

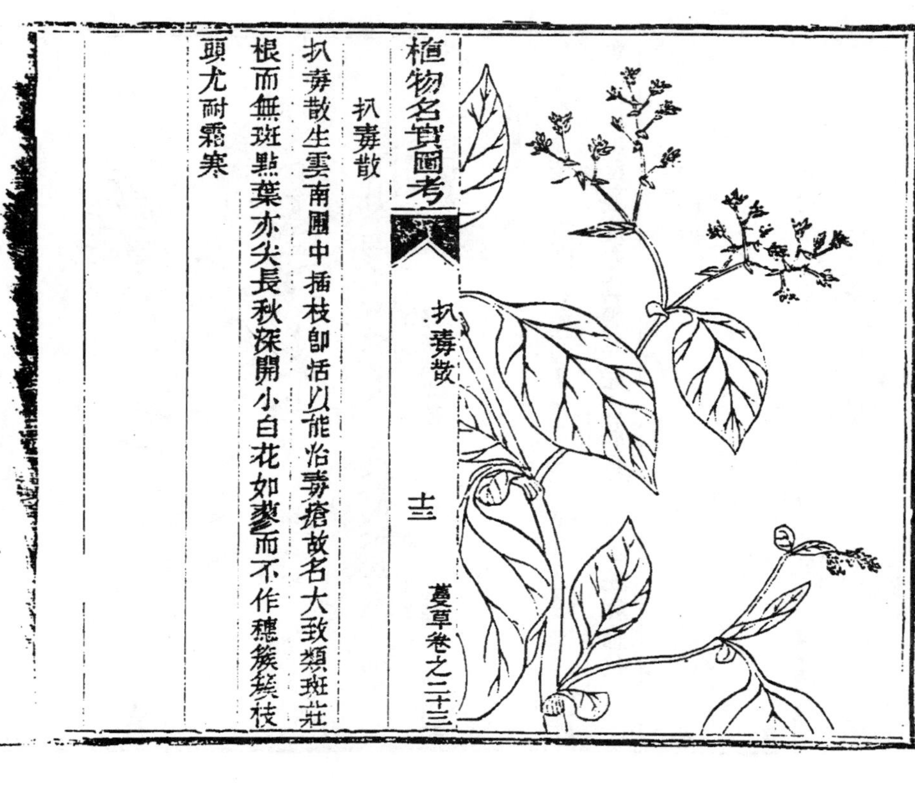

扒毒散

扒毒散生雲南圃中插枝即活以能治毒瘡故名大致類斑莊根而無斑點葉亦尖長秋深開小白花如蓼而不作穗簇簇枝頭尤耐霜寒

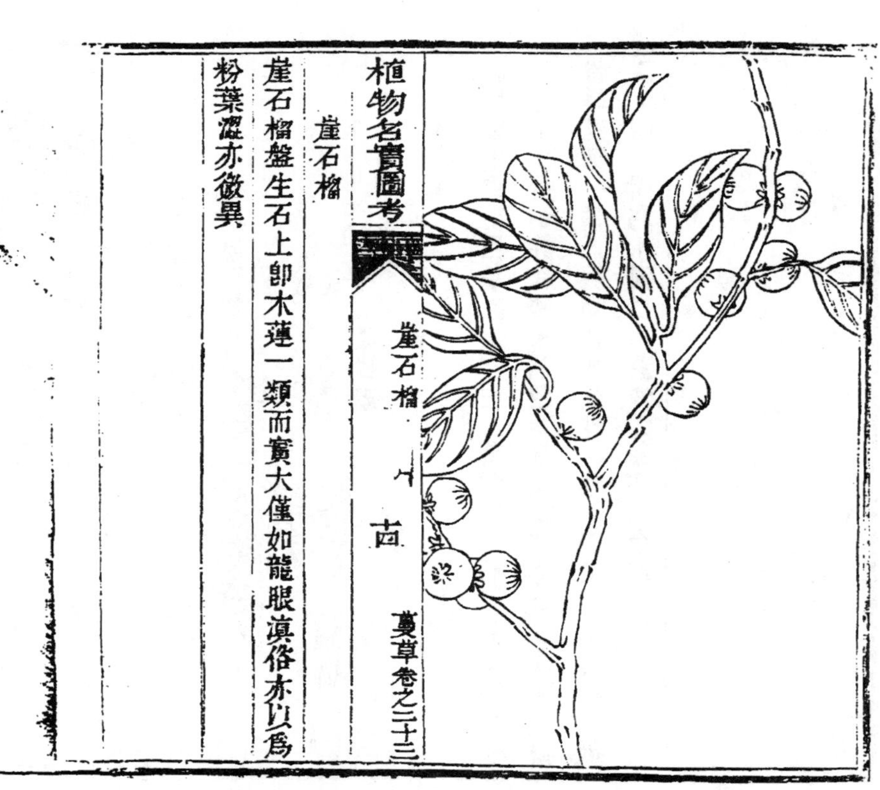

崖石榴

崖石榴盤生石上即木蓮一類而實大僅如龍眼滇俗亦以爲粉葉澀亦微異

金線壺盧

金線弔壺盧生滇南山中蔓生細莖葉似何首烏而瘦根相連綴大者如拳小者如雀卵皮黄肉白以煮雞肉味甘而清美於山蕷滇中秋時粥於市不知者或以爲芋俗云性能滋補故嗜之

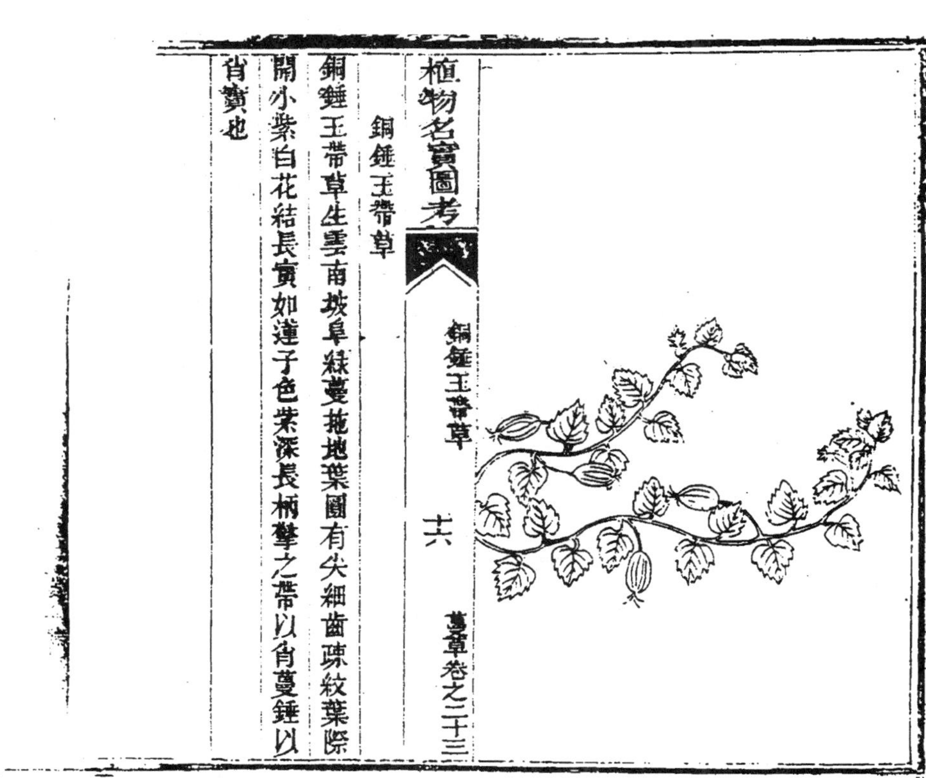

銅錘玉帶草

銅錘玉帶草生雲南坡阜綠蔓拖地葉圓有尖細齒疏紋葉際開小紫白花結長實如蓮子色紫深長柄擎之帶以肖蔓錘以肖實也

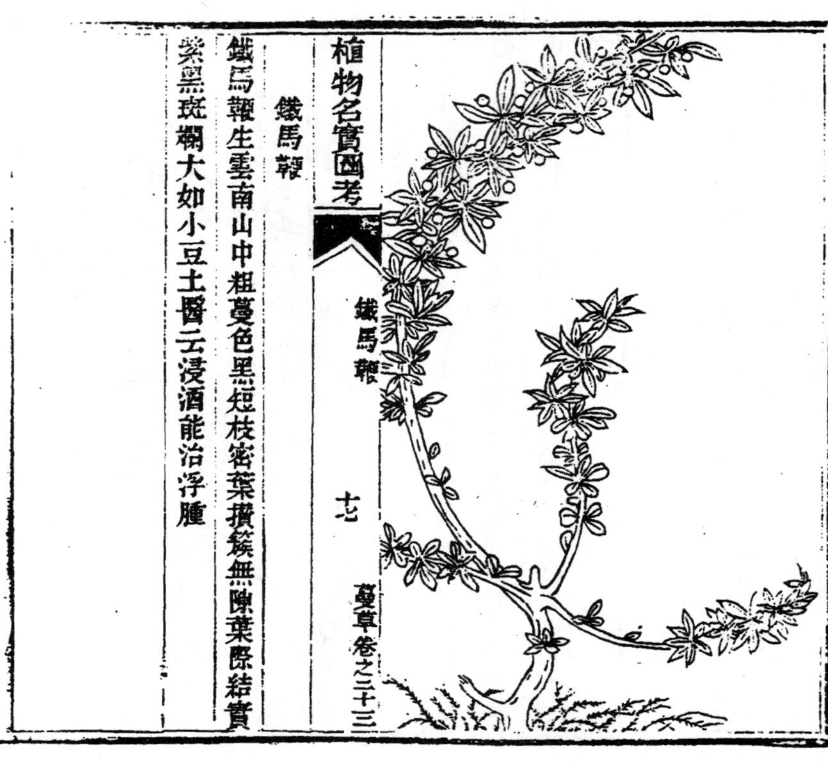

鐵馬鞭

鐵馬鞭生雲南山中粗蔓色黑短枝密葉攢簇無隙葉際結實紫黑斑斕大如小豆土醫云浸酒能治浮腫

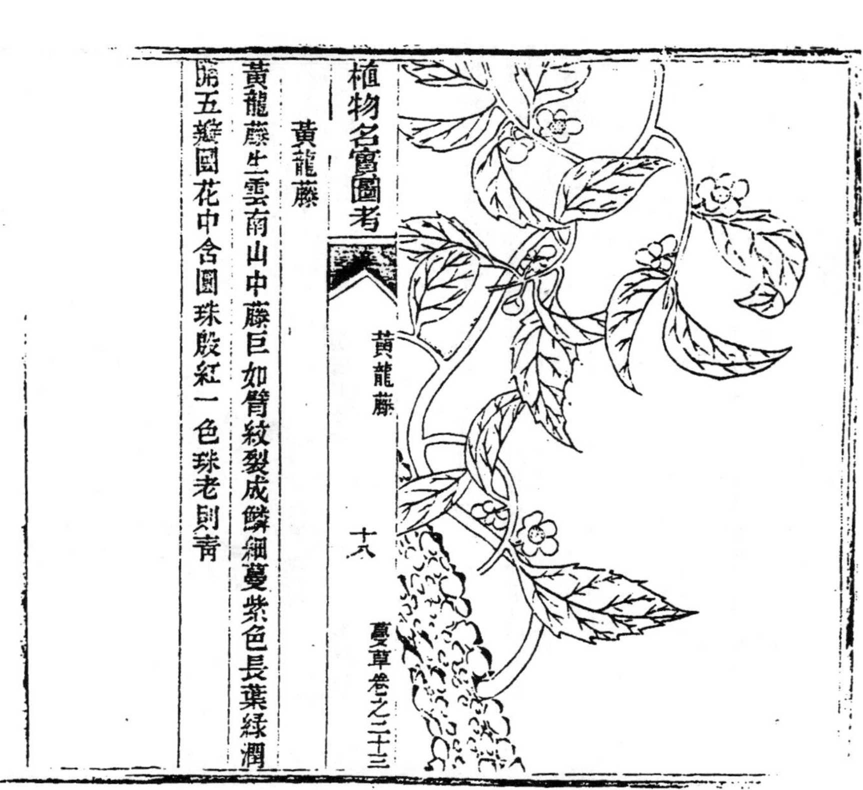

黃龍藤

黃龍藤生雲南山中藤巨如臂紋裂成鱗細蔓紫色長葉綠潤開五瓣圓花中含圓珠殷紅一色珠老則青

白龍藤

白龍藤生雲南山中粗藤如樹巨齒森森細枝小葉亦絡石之類土醫云能舒筋骨

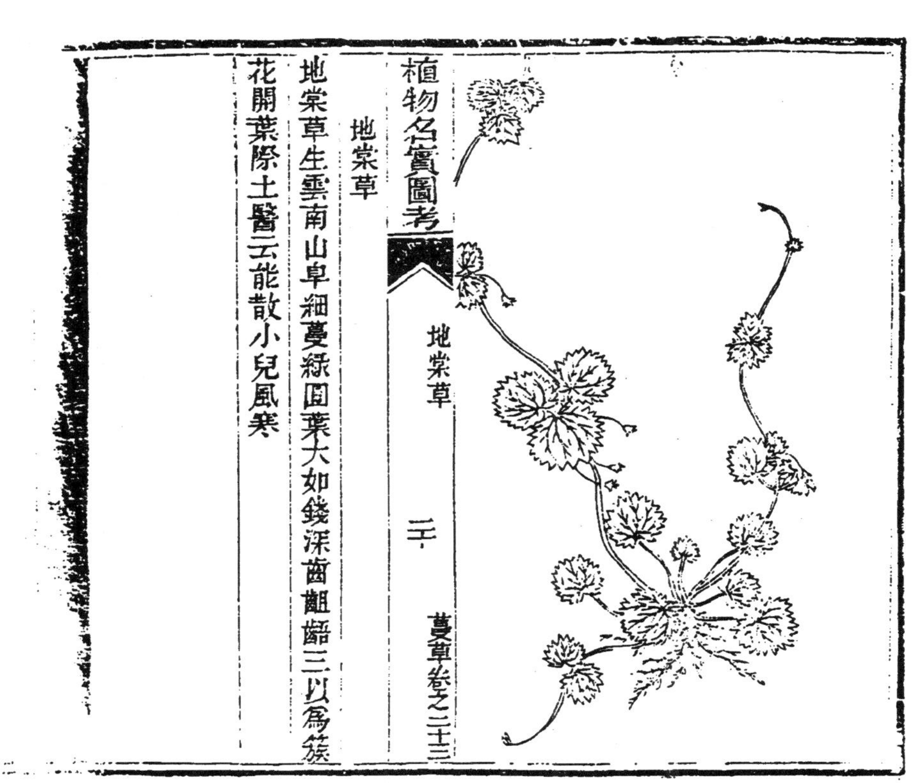

地棠草

地棠草生雲南山阜細蔓綠圓葉大如錢深齒齟齬三以爲簇花開葉際土醫云能散小兒風寒

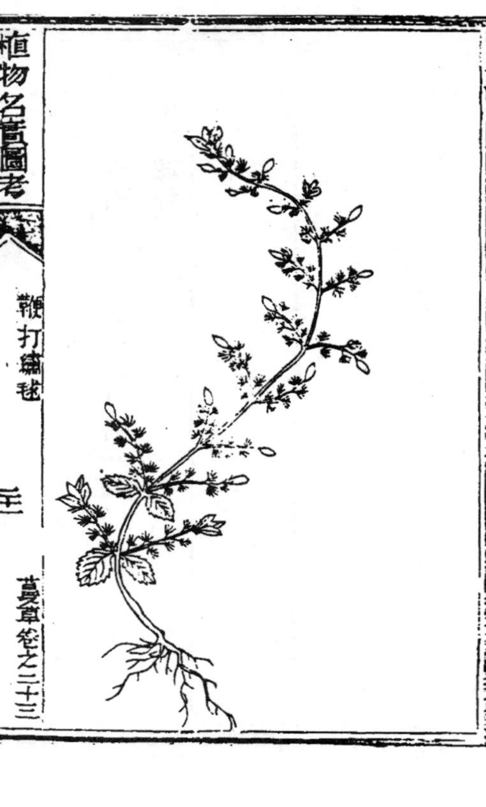

鞭打繡毬

鞭打繡毬生大理府細葉莖如水藻近根處有葉大如指梢端開淡紫花尖圓如小毬俚醫用之云性溫味微甘治一切齒痛煎湯含口吐之

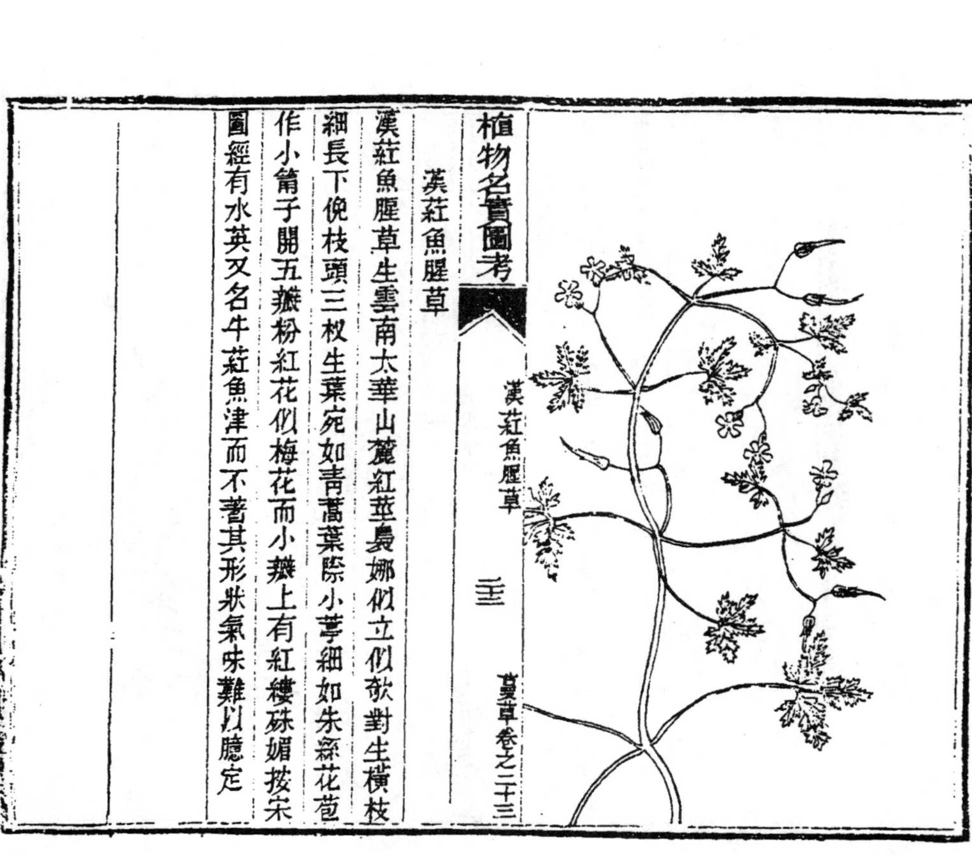

漢荭魚腥草

漢荭魚腥草生雲南太華山麓紅莖長挪似立似欹對生橫枝細長下俛枝頭三杈生葉宛如青蒿葉際小莖細如朱絲花苞作小筩子開五瓣粉紅花似梅花而小瓣上有紅縷硃媚按宋圖經有水英又名牛荭魚津而不著其形狀氣味難以臆定

大發汗藤

大發汗藤生雲南山中蔓生勁挺莖色淡緑每節結一緑片圓長寸許片端發兩枝横亘下垂長莖中穿宛如十字附枝生葉葉如苦瓜葉而少花叉有鋸齒土人以其藤發汗故名

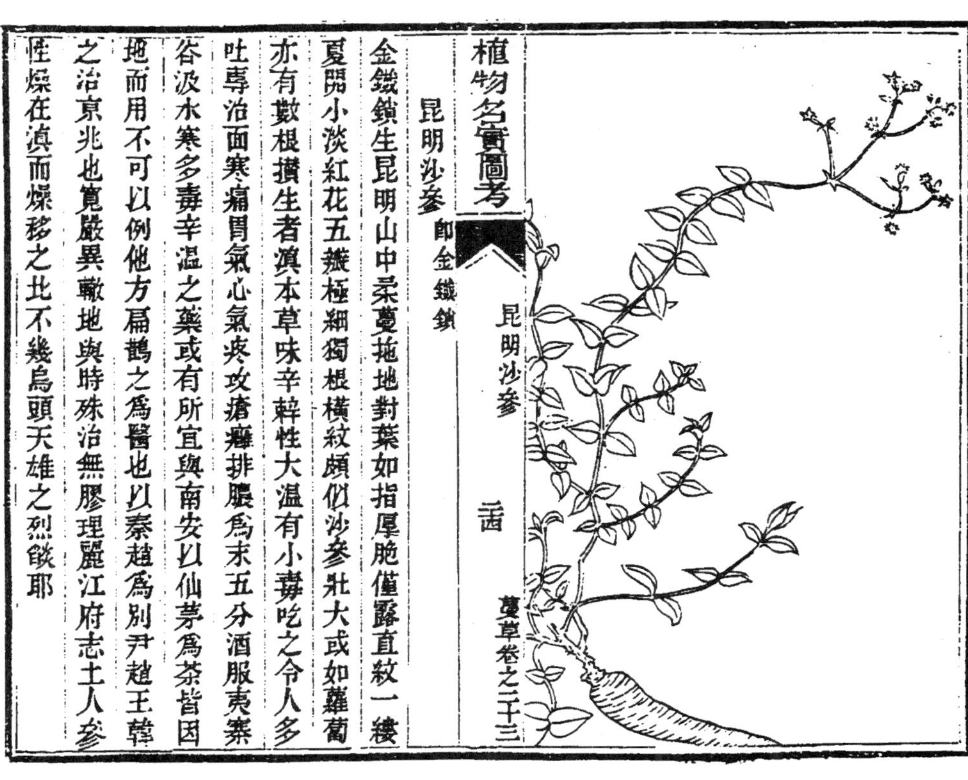

昆明沙參　即金鐵鎖

金鐵鎖生昆明山中柔蔓拖地對葉如指厚脆僅露直紋一縷夏開小淡紅花五瓣極細獨根横紋頗似沙參壯大或如蘿蔔亦有數根攢生者滇本草味辛辣性大温有小毒吃之令人多吐專治面寒痛胃氣心氣疼攻瘡癰排膿爲末五分酒服夷寨谷汲水寨多毒辛温之藥或有所宜與南安以仙茅爲茶皆因地而用不可以例他方扁鵲之爲醫也以秦趙爲别尹趙王韓之治京兆也寬嚴異轍地與時殊治無膠理麗江府志土人參性燥在滇而燥移之北不幾烏頭天雄之烈餞耶

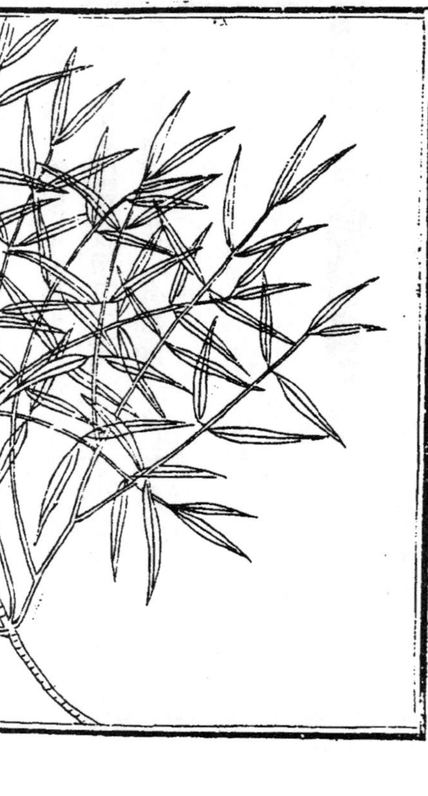

飛仙藤

飛仙藤生雲南石巖上柔蔓細枝長葉如柳而瘦勁下垂叢雜蒙茸遠視不見柯條移植輒不得生滇本草味甘無毒緑葉白花採服益壽延年若花更妙此草鹿多食之鹿交多輒斃牝鹿銜以食之即活又名還陽草按此草亦活鹿草之類劉懵殪鹿得草而起用以爲藥僅同狶薟牛之性猶人之性與鼠食巴豆羊食斷腸草移之於人烏乎

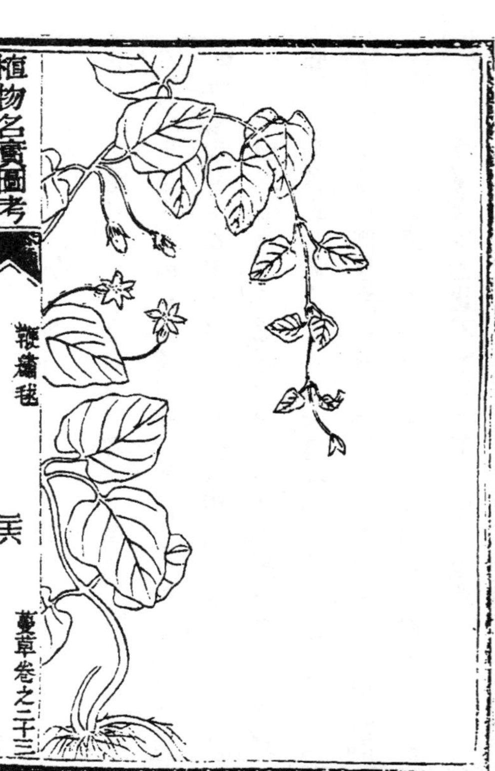

鞭繡毬

鞭繡毬生昆明山中蔓生細根黑鬚緑莖對葉葉似薯蕷而末圓踈紋圓齒夏開五瓣黃花頗似迎春花

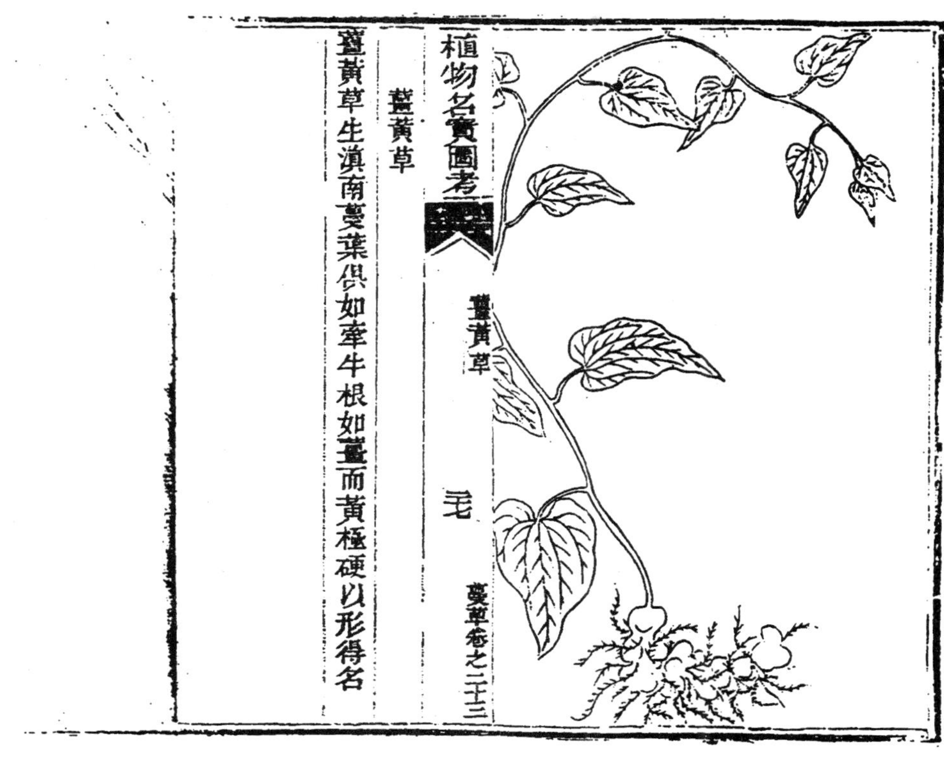

薑黃草

薑黃草生滇南蔓葉俱如牽牛根如薑而黃極硬以形得名

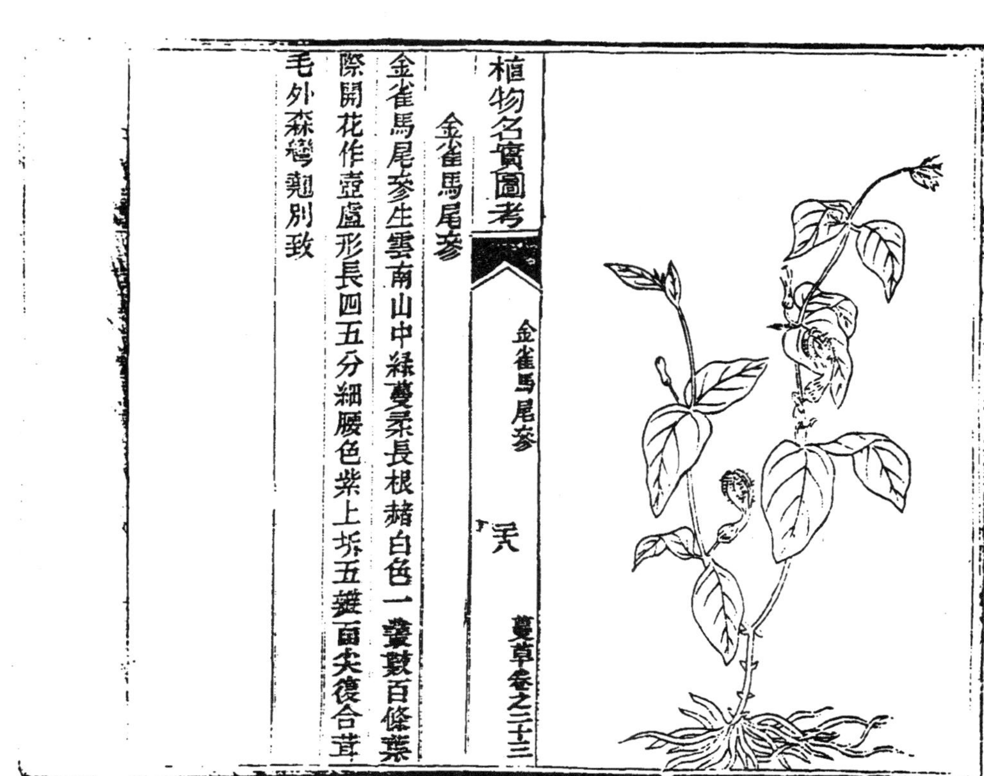

金雀馬尾參

金雀馬尾參生雲南山中綠蔓柔長根赭白色一叢數百條葉際開花作壺盧形長四五分細瓣色紫上坼五瓣面尖復合茸毛外森彎翹別致

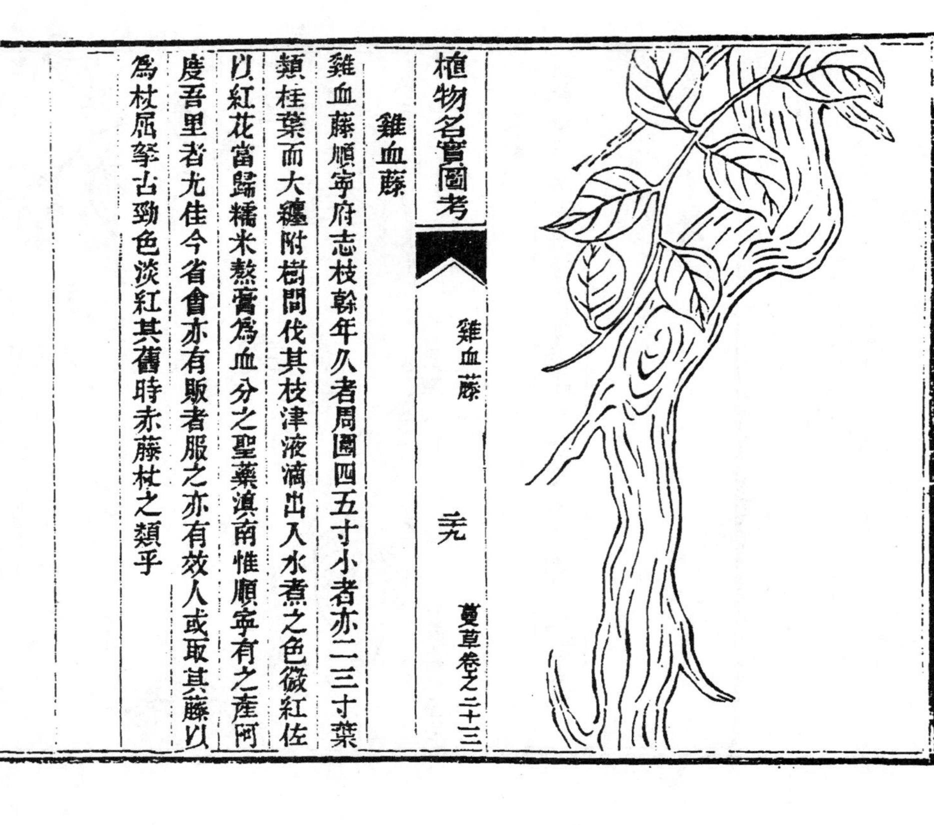

雞血藤

雞血藤順寧府志枝幹年久者周圍四五寸小者亦二三寸葉類桂葉而大纏附樹間伐其枝津液滴出入水煮之色微紅佐以紅花當歸糯米熬膏爲血分之聖藥滇南惟順寧有之產阿度吾里者尤佳今省會亦有販者服之亦有效人或取其藤以爲杖屈拏古勁色淡紅其舊時赤藤杖之類乎

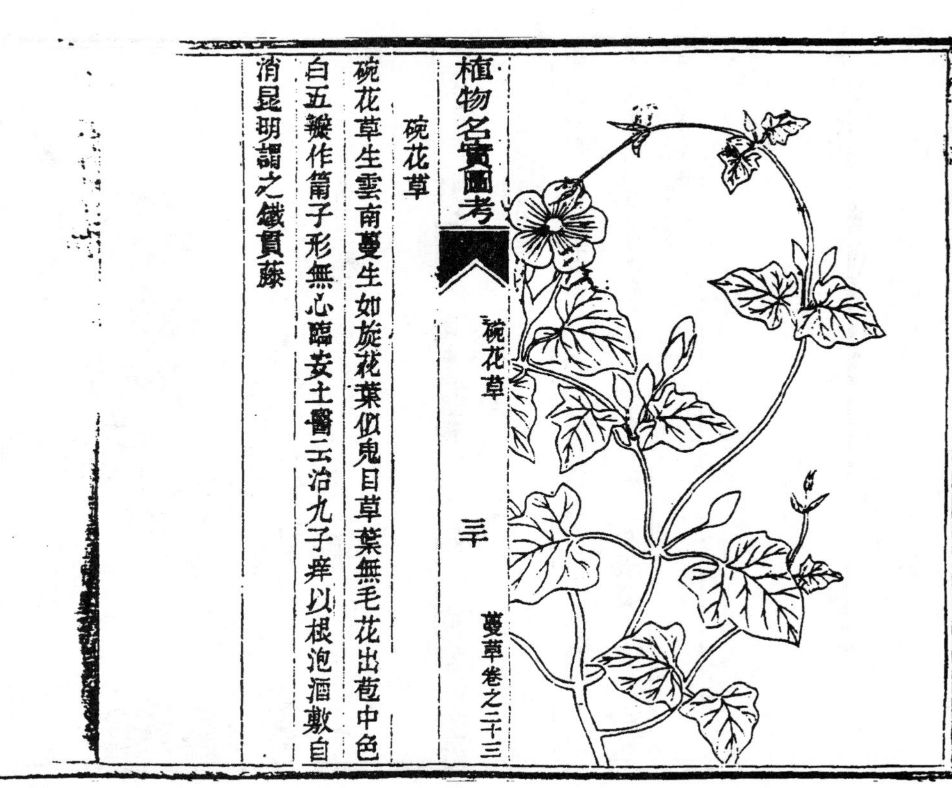

碗花草

碗花草生雲南蔓生如旋花葉似鬼目草葉無毛花出苞中色白五瓣作筩子形無心臨安土醫云治九子瘡以根泡酒敷自消昆明謂之鐵貫藤

植物名實圖考

紫參

滇紫參即茜草之小者四葉攢生而無柄殆此種異

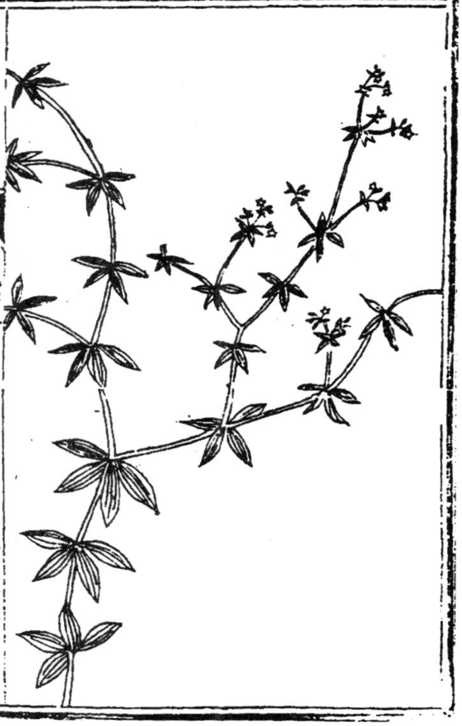

植物名實圖考

青羊參

青羊參生雲南山中似何首烏根開五瓣小白花成攢摘之有白汁

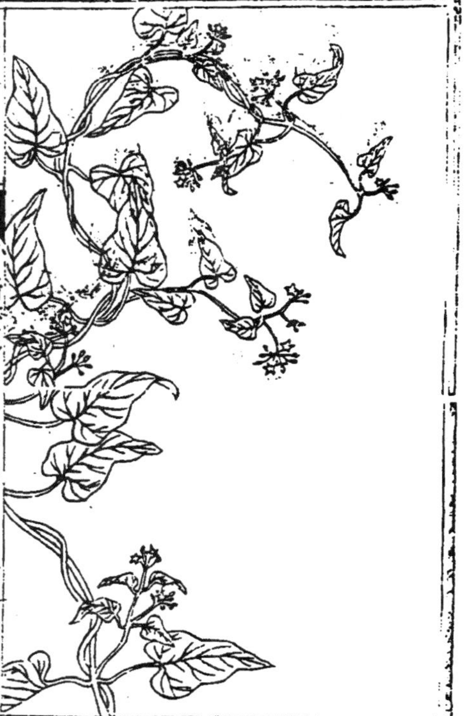

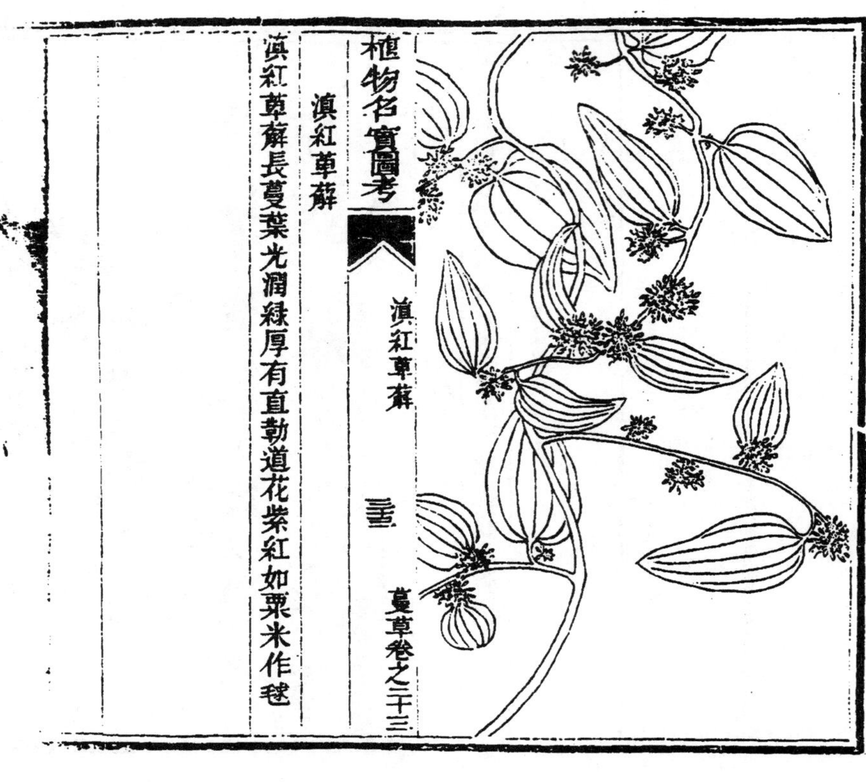

滇紅萆薢

滇紅萆薢長蔓葉光潤綠厚有直勒道花紫紅如粟米作毬

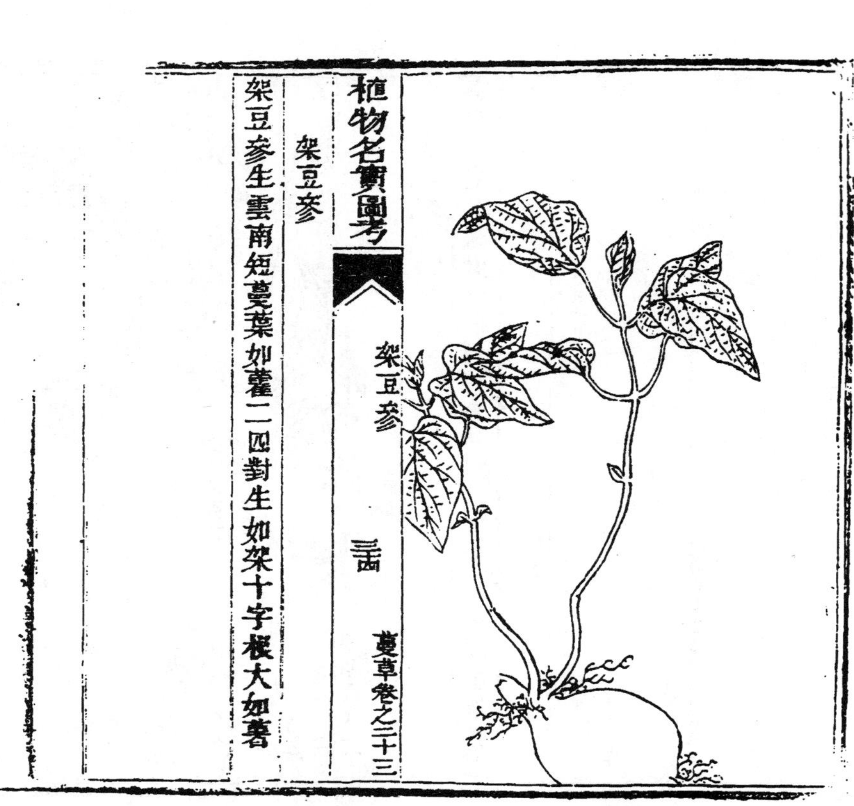

架豆參

架豆參生雲南短蔓葉如藿二四對生如架十字根大如薯

山苦瓜

山苦瓜生雲南蔓長拖地莖葉俱澀或二葉三葉四葉爲一枝長葉多鬚

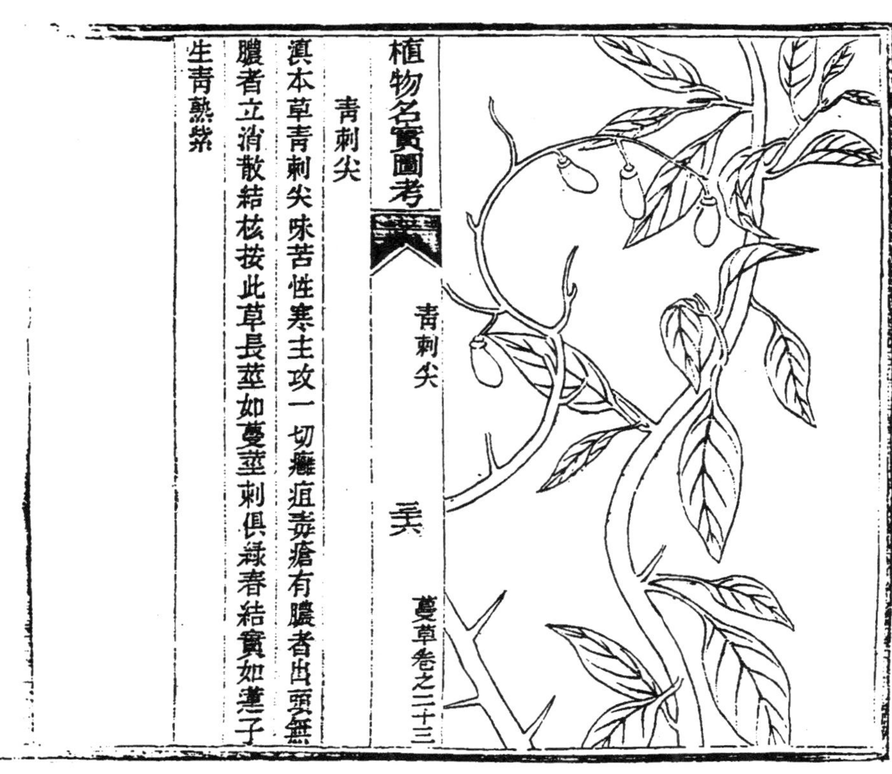

青刺尖

滇本草青刺尖味苦性寒主攻一切癰疽毒瘡有膿者出頭無膿者立消散結核按此草長莖如蔓莖刺俱綠春結實如蓮子生青熟紫

染銅皮

染銅皮生雲南蔓生無枝三葉攢生一處有白績結實如粟

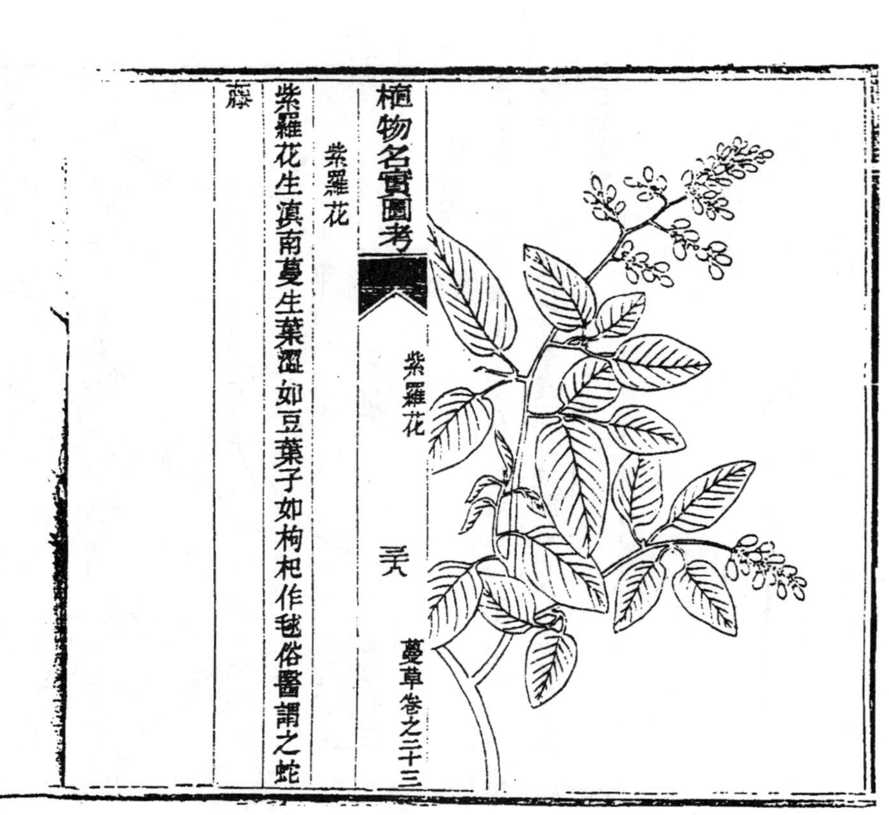

紫羅花

紫羅花生滇南蔓生葉澀如豆葉子如枸杞作毬俗醫謂之蛇藤

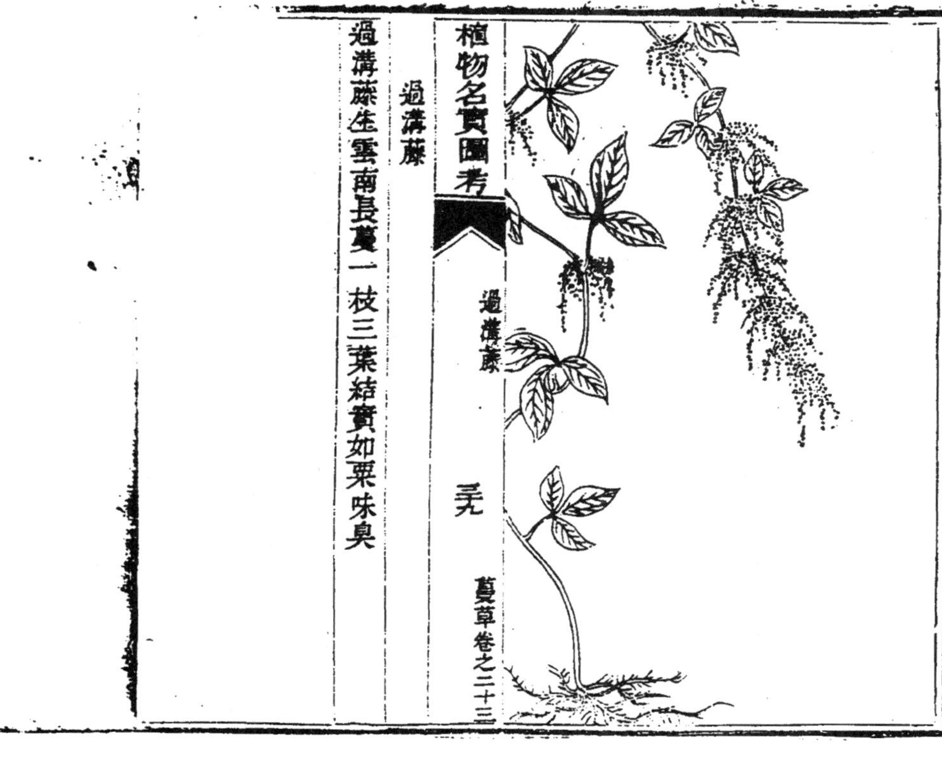

過溝藤

過溝藤生雲南長蔓一枝三葉結實如栗味臭

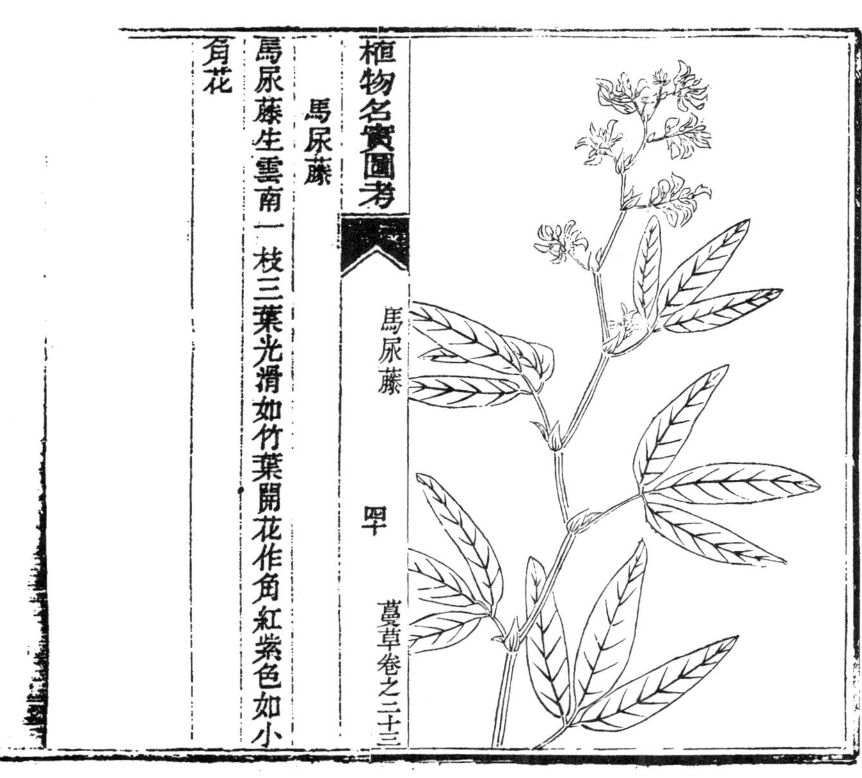

馬尿藤

馬尿藤生雲南一枝三葉光滑如竹葉開花作角紅紫色如小豆花

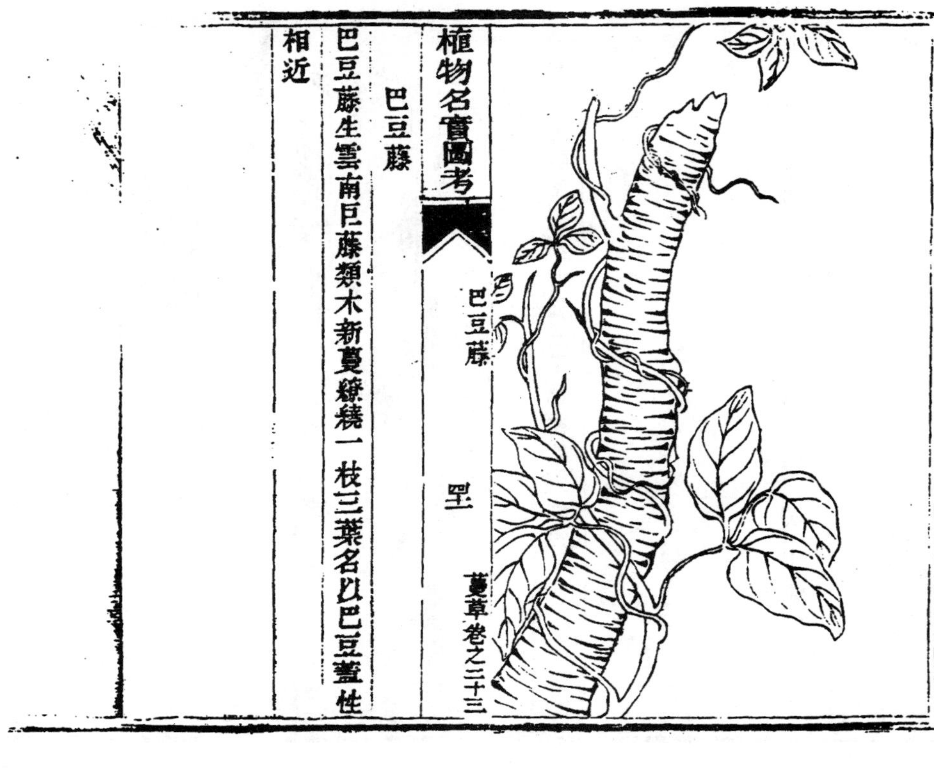

巴豆藤

巴豆藤生雲南巨藤類木新蔓繚繞一枝三葉名以巴豆蓋性相近

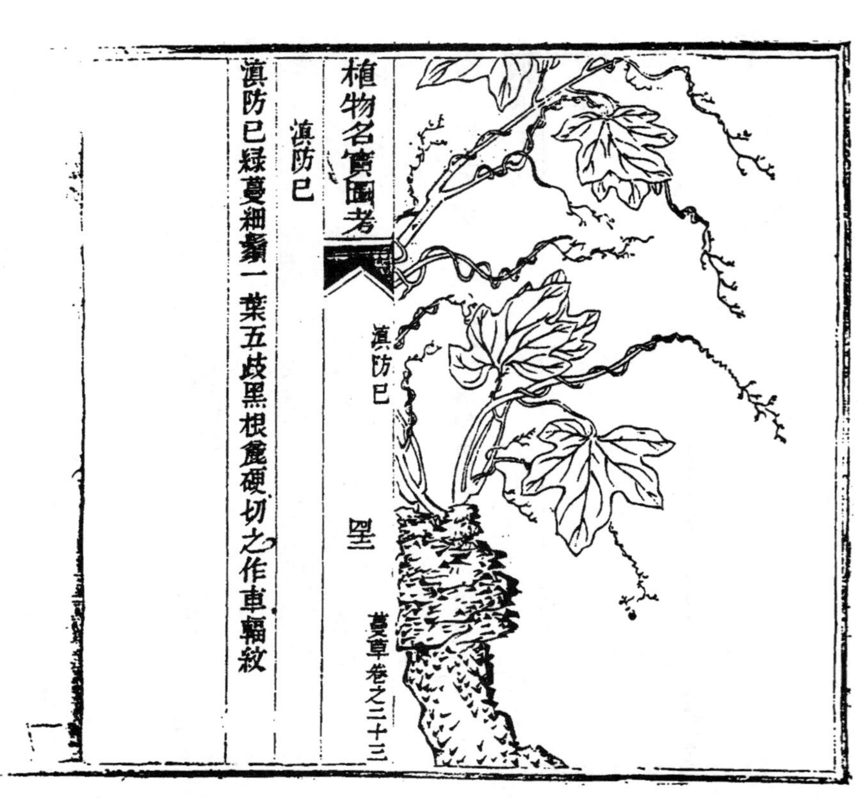

滇防已

滇防已緑蔓細鬚一葉五岐黑根麄硬切之作車輻紋

滇淮木通　圖　

滇淮木通

滇淮木通毛藤如葛一枝三葉或五葉粗澀綯紋亦有毛莖中空通氣

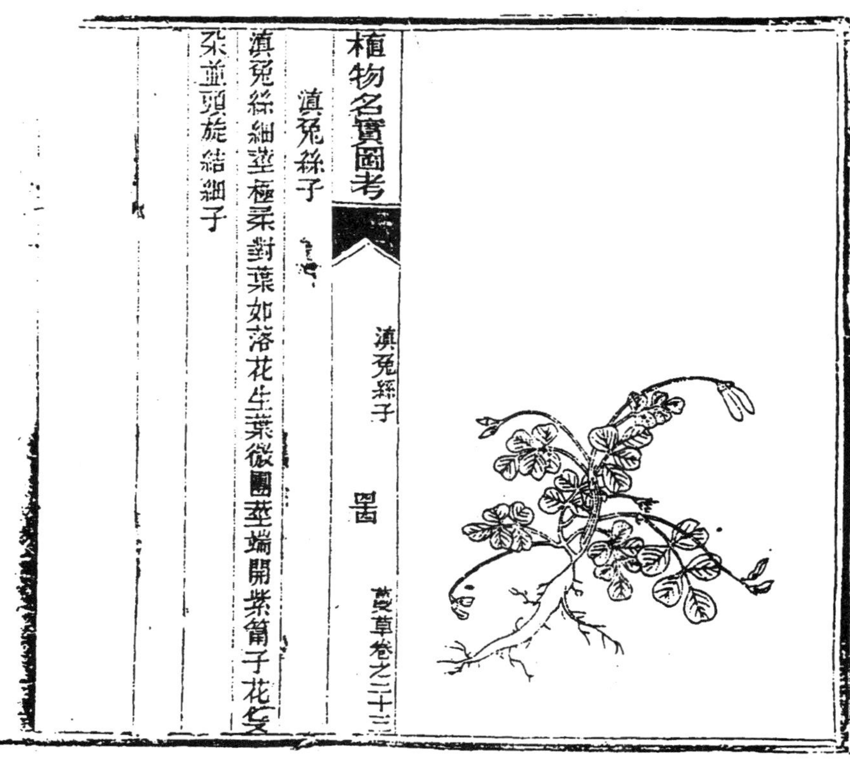

滇兔絲子　圖　

滇兔絲子

滇兔絲細莖極柔對葉如落花生葉微圓莖端開紫筩子花朵並頭旋結細子

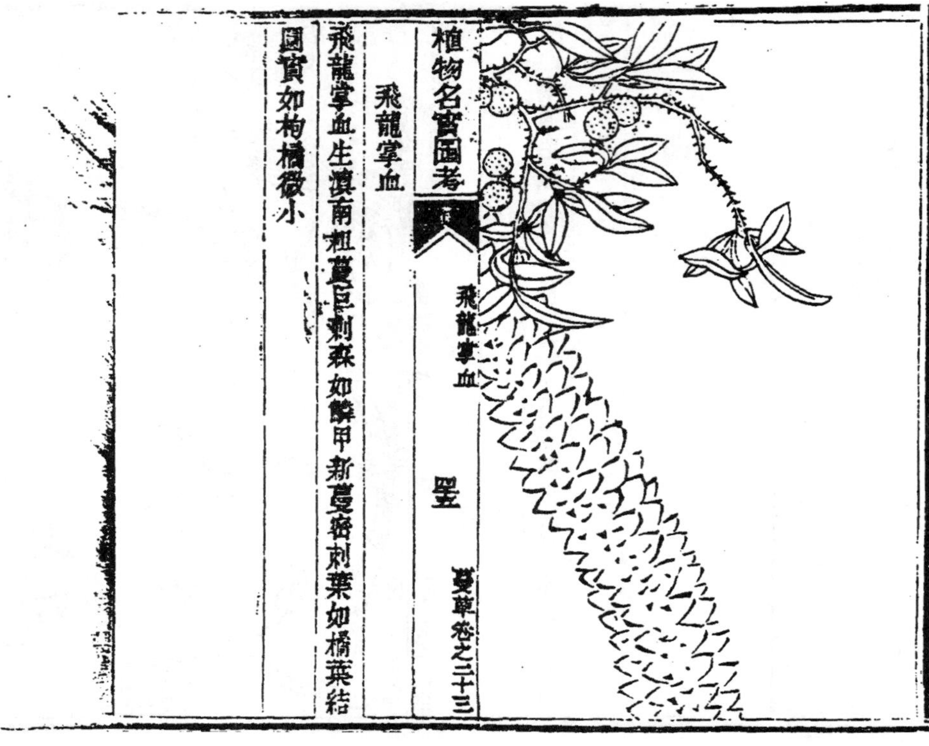

飛龍掌血

飛龍掌血生滇南粗蔓巨刺森如鱗甲新蔓密刺葉如橘葉結圓實如枸橘微小

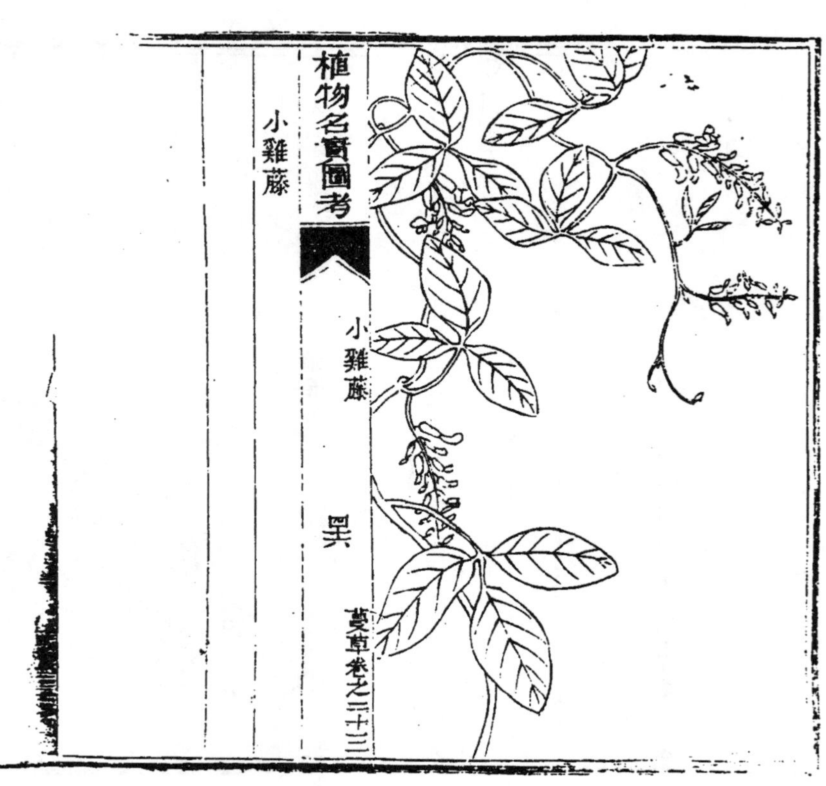

小雞藤

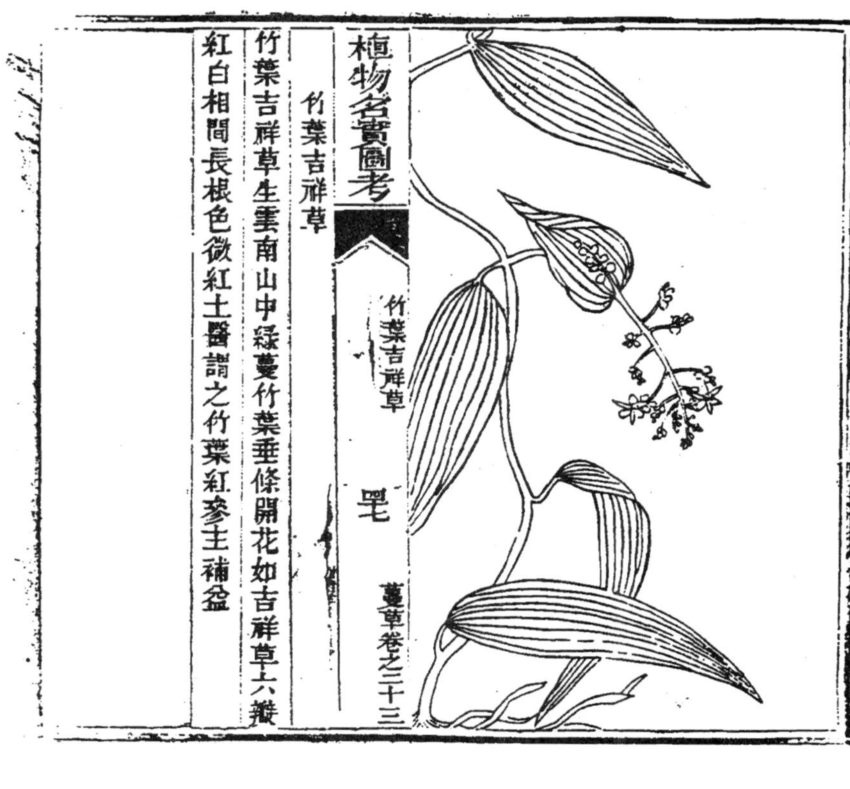

植物名實圖考　竹葉吉祥草　四七　蔓草卷之二十三

竹葉吉祥草

竹葉吉祥草生雲南山中綠蔓竹葉垂條開花如吉祥草六瓣紅白相間長根色微紅土醫謂之竹葉紅參主補益

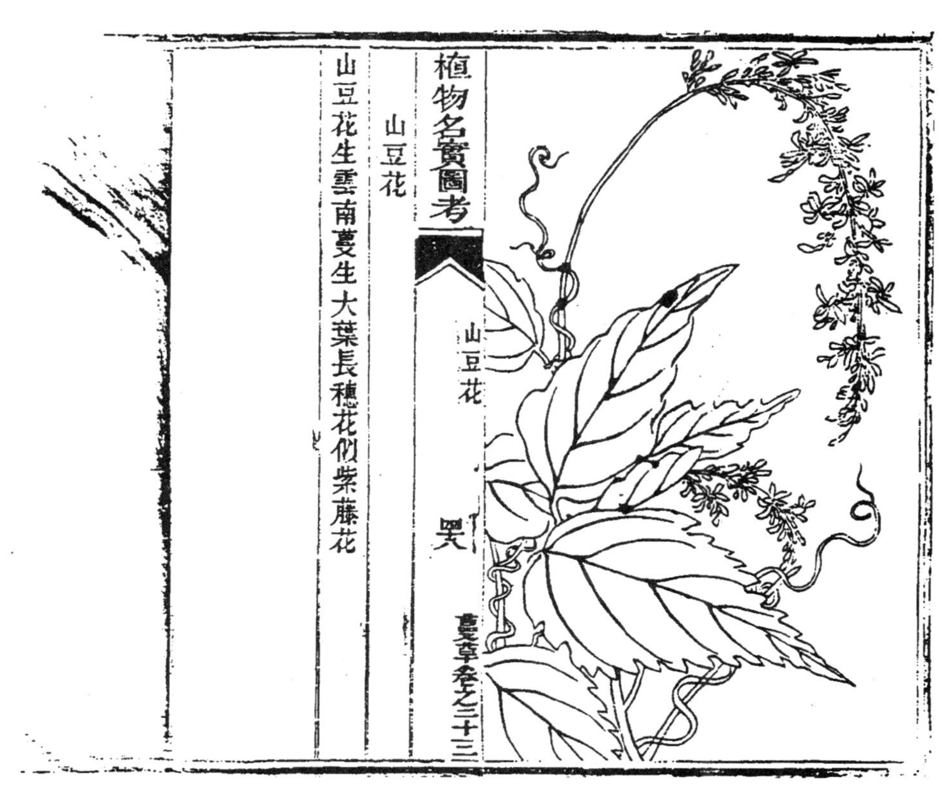

植物名實圖考　山豆花　四八　蔓草卷之二十三

山豆花

山豆花生雲南蔓生大葉長穗花似紫藤花

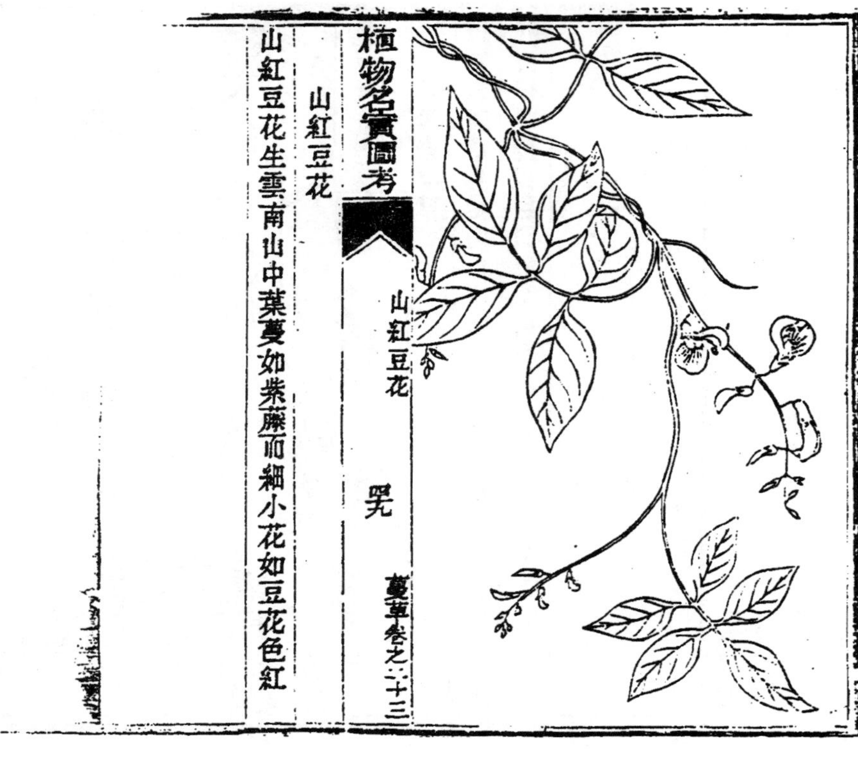

山紅豆花

山紅豆花生雲南山中葉蔓如紫藤而細小花如豆花色紅

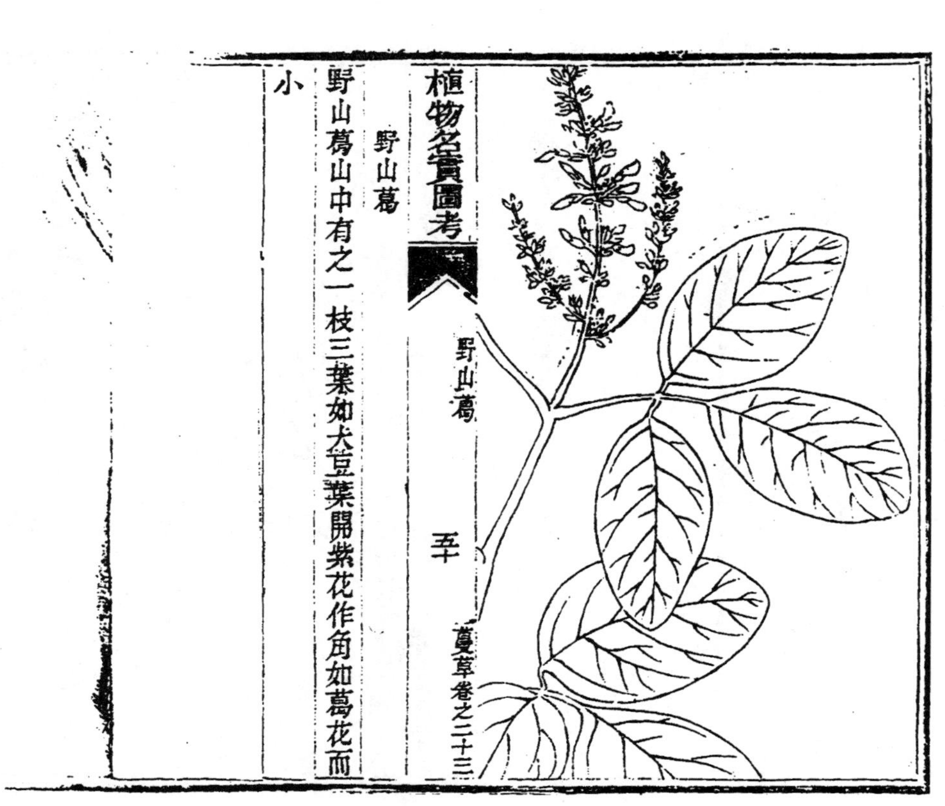

野山葛

野山葛山中有之一枝三葉如犬豆葉開紫花作角如葛花而小

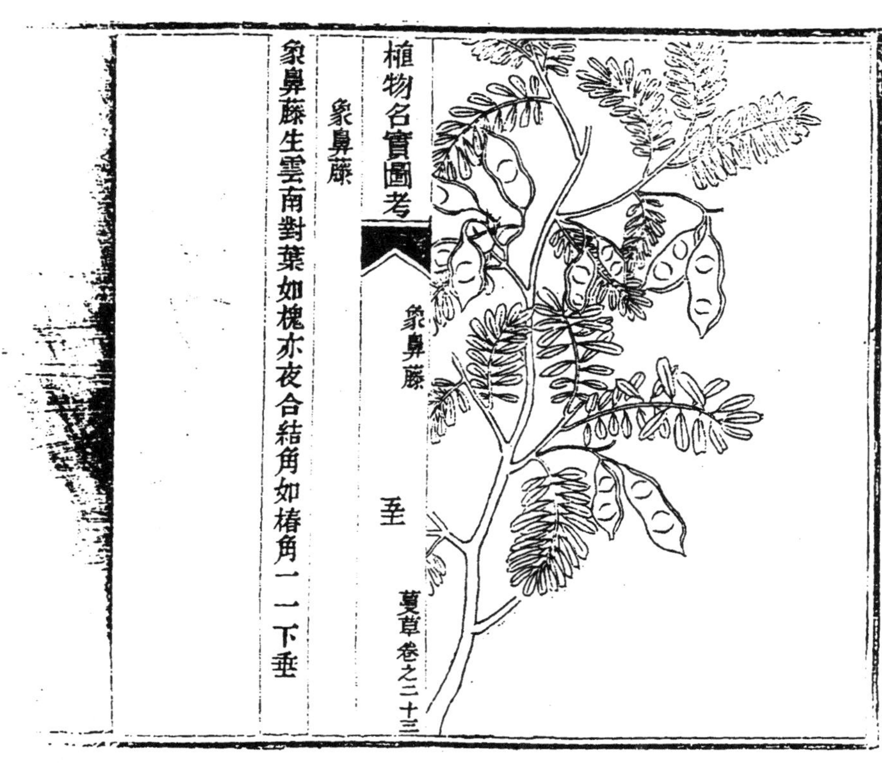

植物名實圖考　象鼻藤　垂　蔓草卷之二十三

象鼻藤

象鼻藤生雲南對葉如槐亦夜合結角如椿角一一下垂

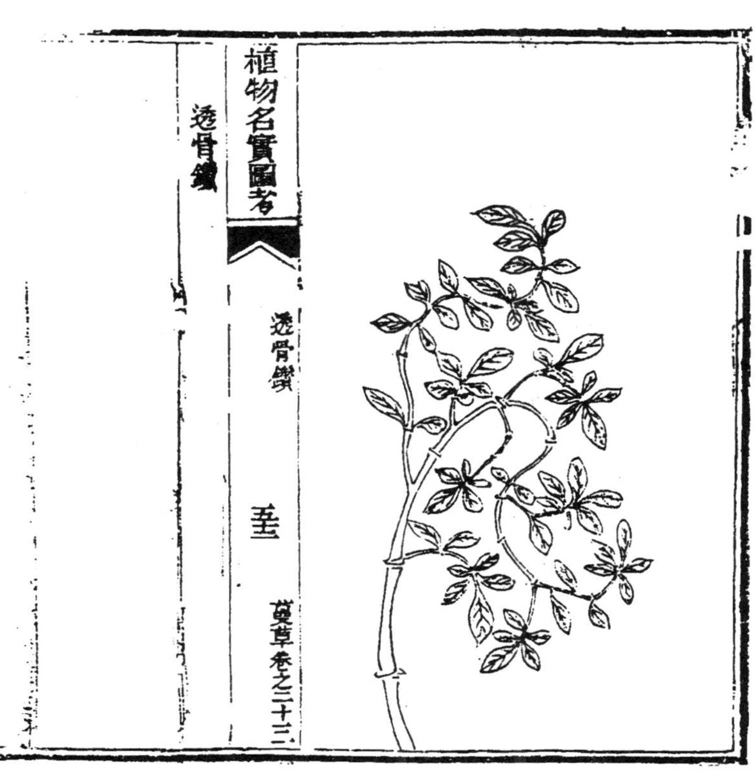

植物名實圖考　透骨鐵　垂　蔓草卷之二十三

透骨鐵

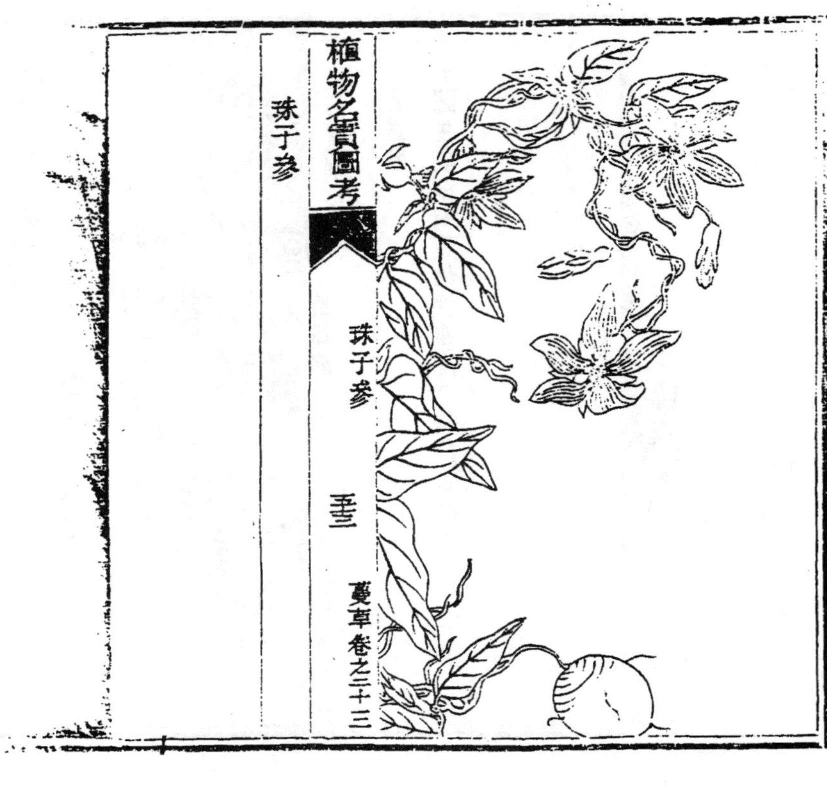

植物名實圖考　珠子參　五十三　蔓草卷之二十三

珠子參

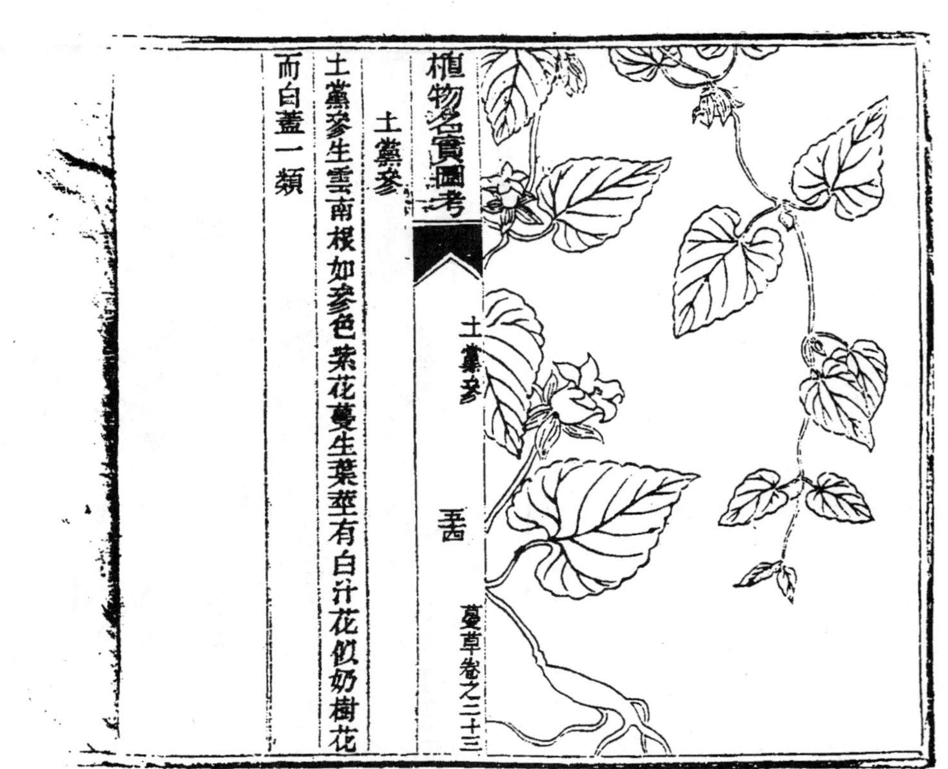

植物名實圖考　土黨參　五十四　蔓草卷之二十三

土黨參

土黨參生雲南根如參色紫花蔓生葉莖有白汁花似奶樹花而白蓋一類

山土瓜

山土瓜蔓生一枝三葉花紫角細如豆根味如鷄腿者根土人食之

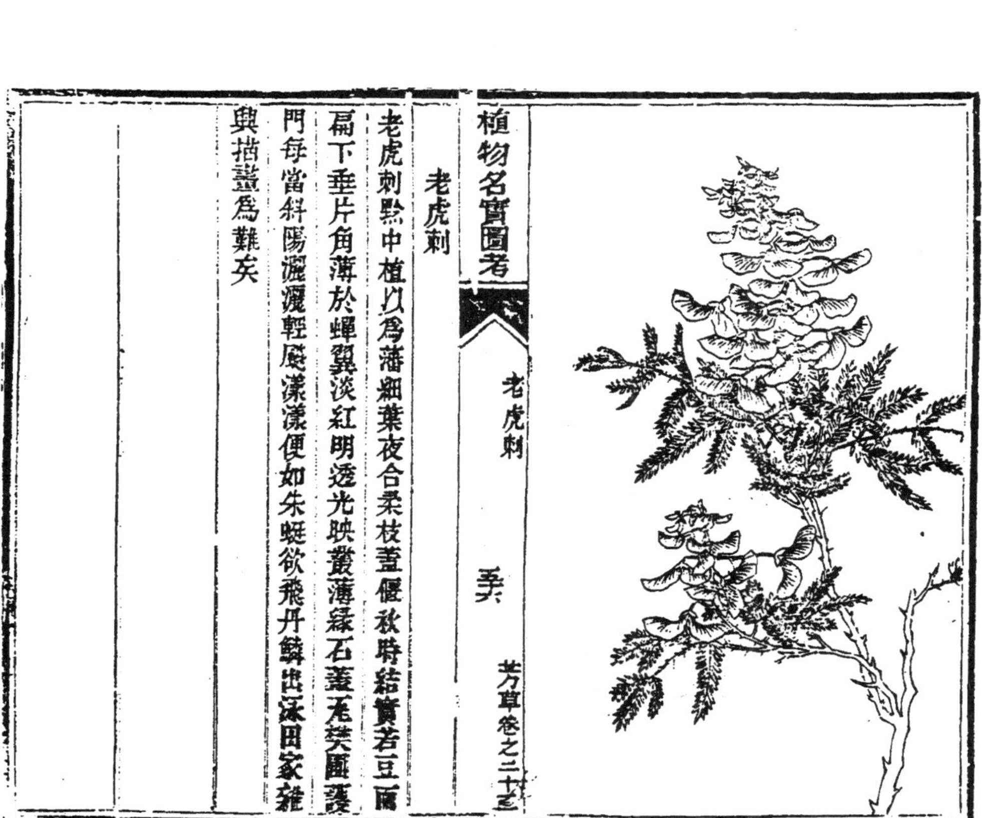

老虎刺

老虎刺黔中植以爲藩細葉夜合柔枝蓋偃秋時結實若豆而扁下垂片角薄於蟬翼淡紅明透光映叢薄綠石叢花葵圍護門每當斜陽灑灑輕颸漾漾便如朱蜓欲飛丹鱗出泳田家雜與措蓋爲難矣

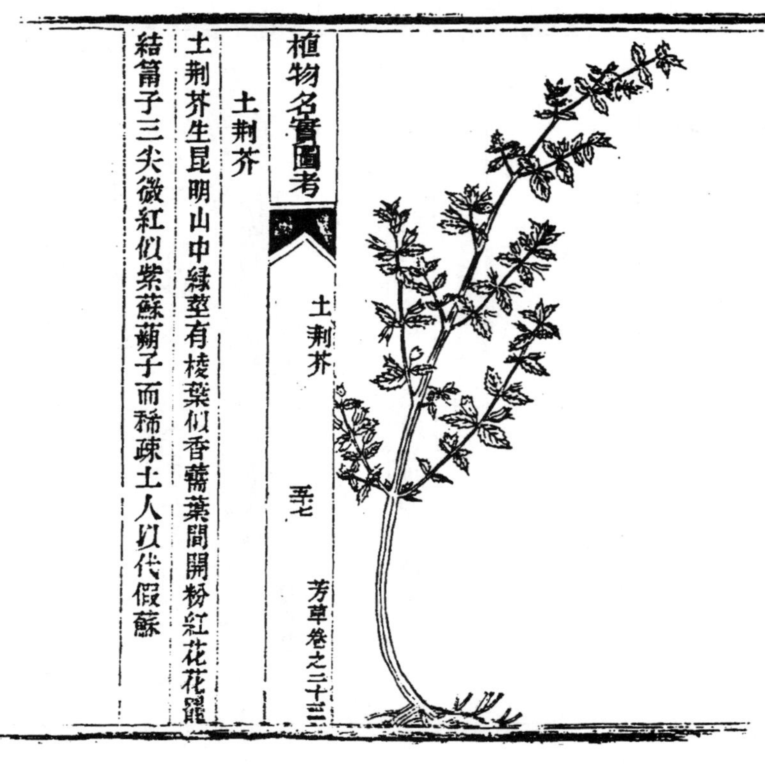

土荊芥

土荊芥生昆明山中綠莖有棱葉似香薷葉間開粉紅花花罷結篛子三尖微紅似紫蘇蒴子而稀疎土人以代假蘇

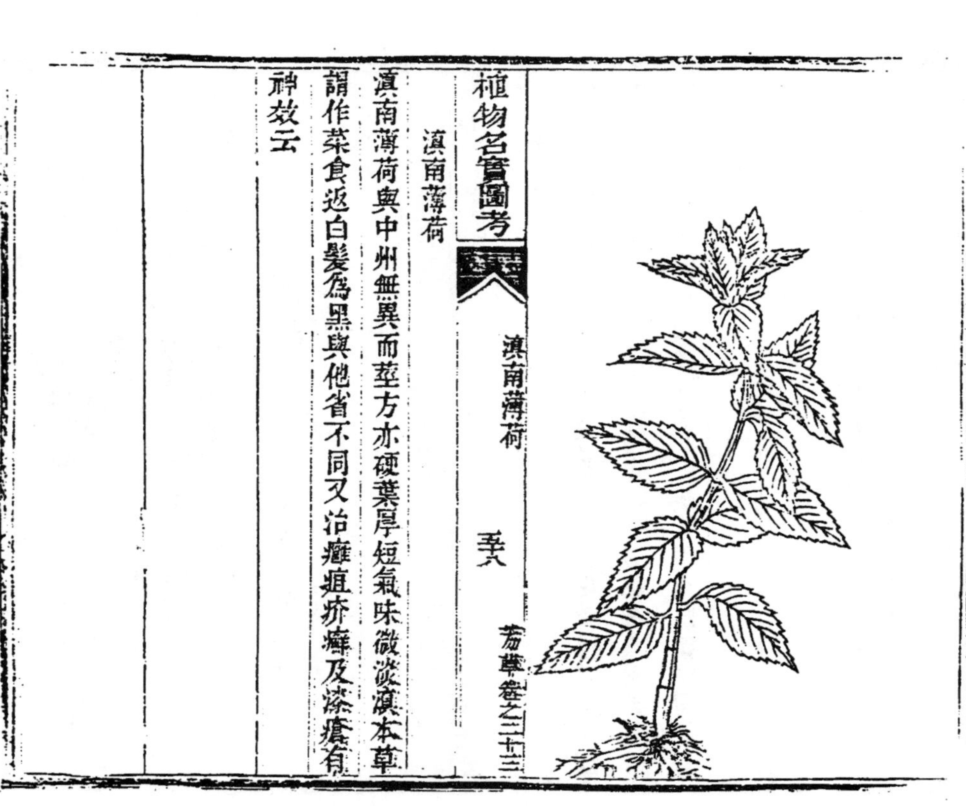

滇南薄荷

滇南薄荷與中州無異而莖方亦硬葉厚短氣味微淡滇本草謂作菜食返白髮爲黑與他省不同又治癰疽疥癬及漆瘡有神效云

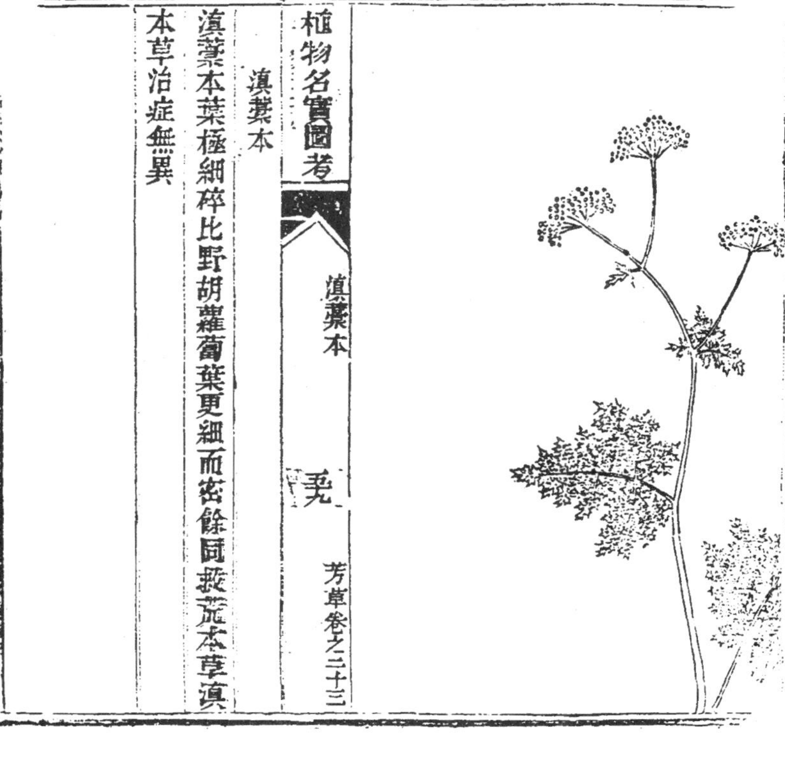

滇藁本

滇藁本葉極細碎，比野胡蘿蔔葉更細而密，餘同。救荒本草、滇本草治症無異。

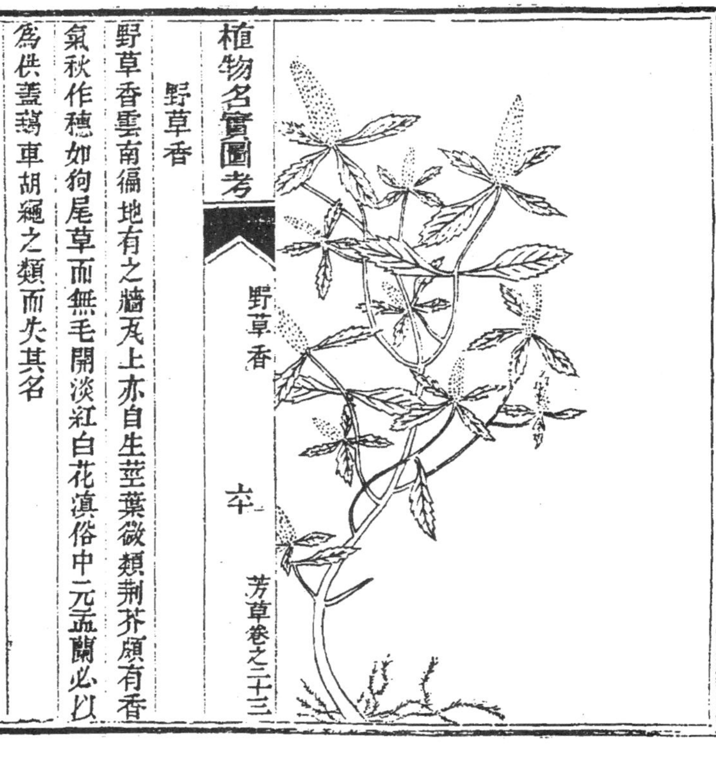

野草香

野草香雲南徧地有之，牆瓦上亦自生。莖葉微類荊芥，頗有香氣。秋作穗如狗尾草而無毛，開淡紅白花。滇俗中元盂蘭必以為供，蓋藒車、胡繩之類而失其名。

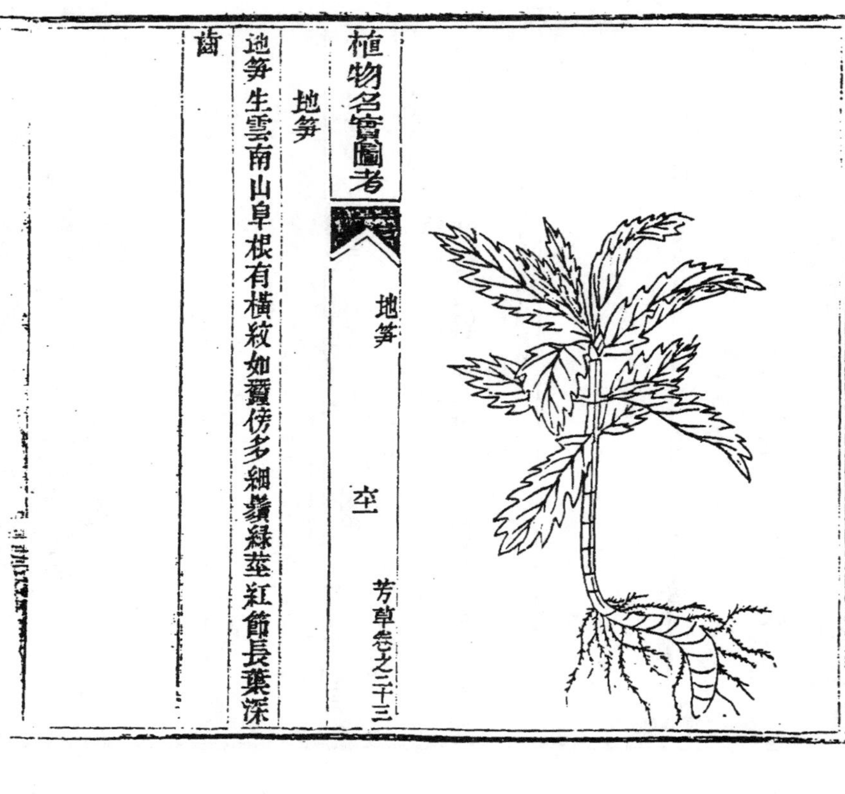

地笋

地笋生雲南山阜根有橫紋如蠶傍多細鬚綠莖紅節長葉深齒

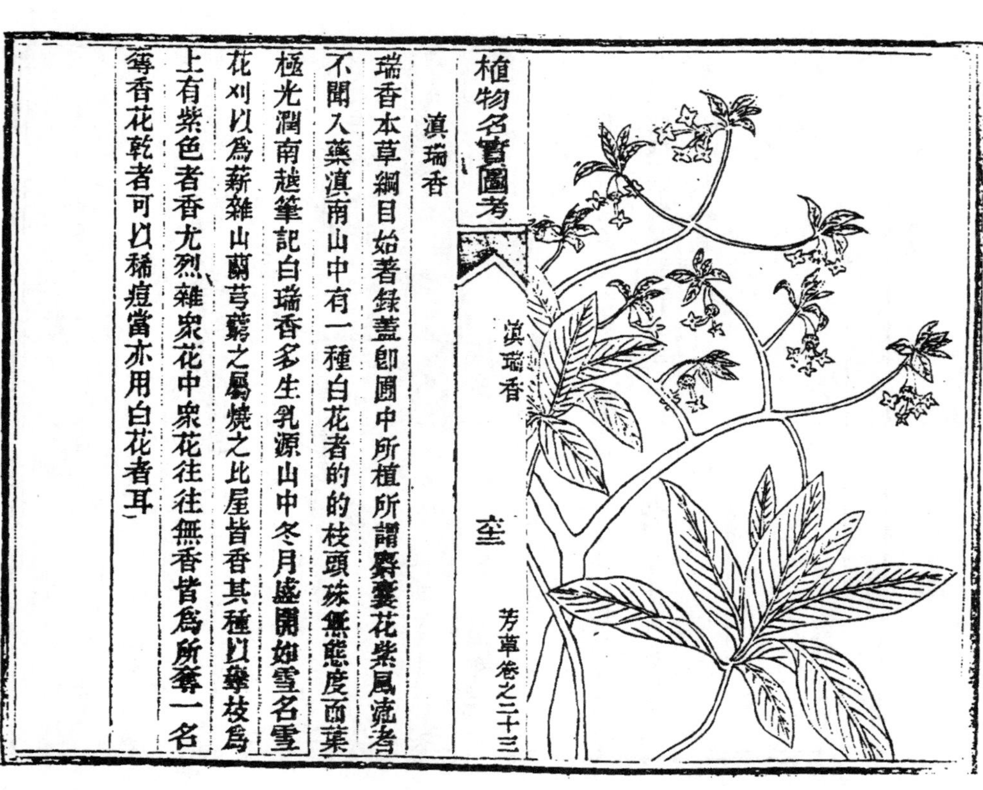

滇瑞香

瑞香本草綱目始著録蓋即園中所植所謂麝囊花紫風流者不聞入藥滇南山中有一種白花者的的枝頭殊無態度而葉極光潤南越筆記白瑞香多生乳源山中冬月盛開如雪名雪花刈以為薪雜山蘭芎藭之屬燒之比屋皆香其種以蟠枝為上有紫色者香尤烈雜衆花中衆花往往無香皆為所奪一名奪香花乾者可以稀痘當亦用白花者耳

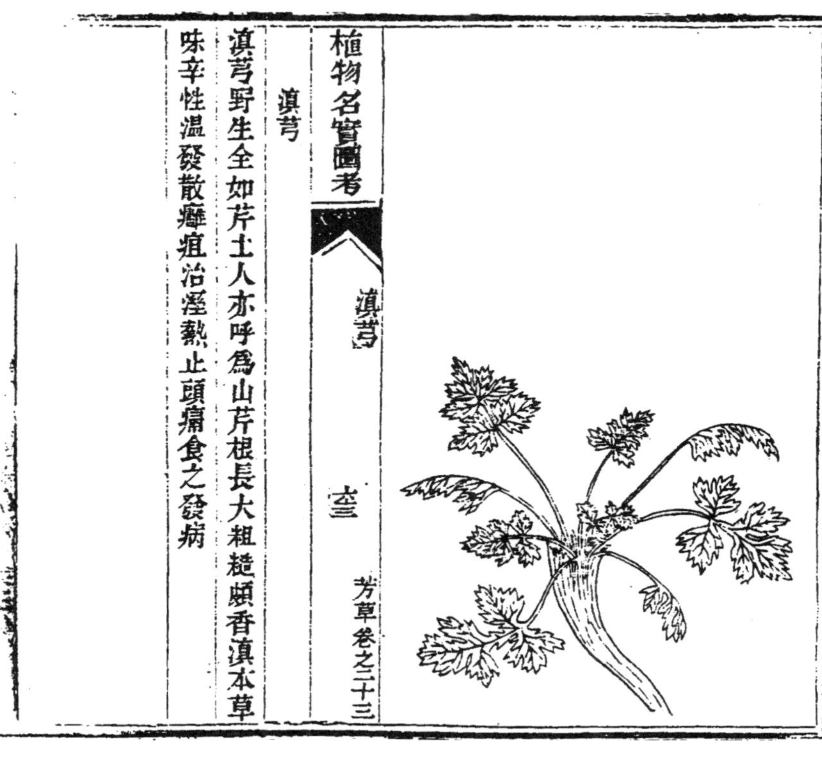

滇芎

滇芎野生全如芹土人亦呼爲山芹根長大粗糙頗香滇本草味辛性温發散癧疽治溼熱止頭痛食之發病

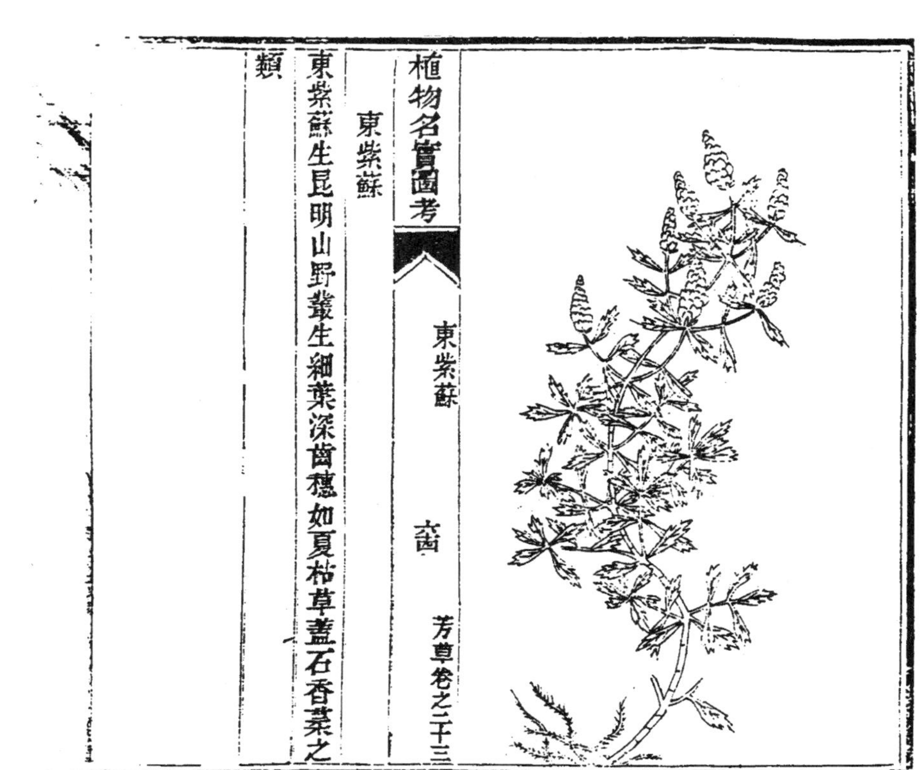

東紫蘇

東紫蘇生昆明山野叢生細葉深齒穗如夏枯草蓋石香菜之類

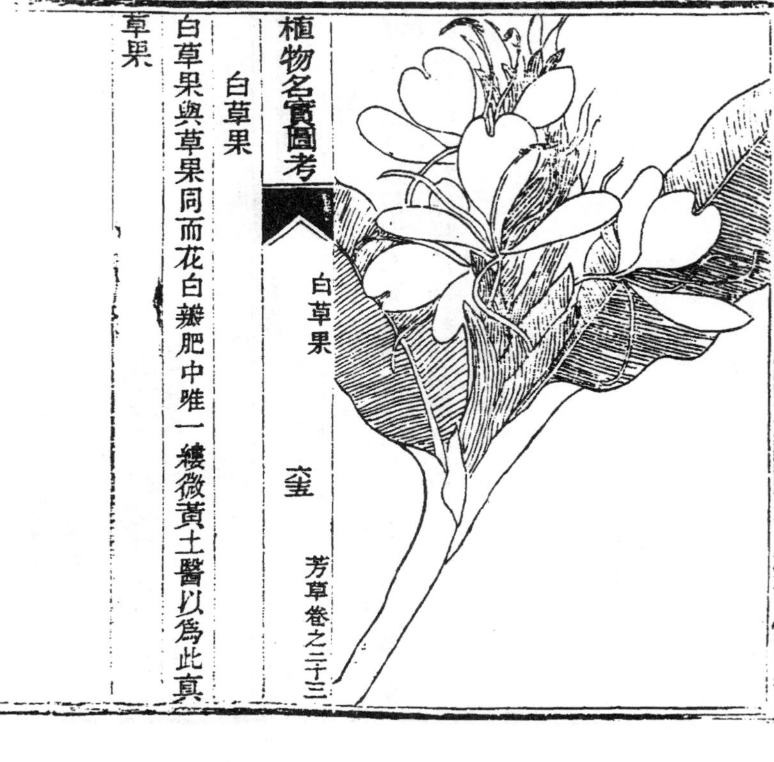

白草果

白草果與草果同而花白瓣肥中雌一縷微黃土醫以爲此真草果

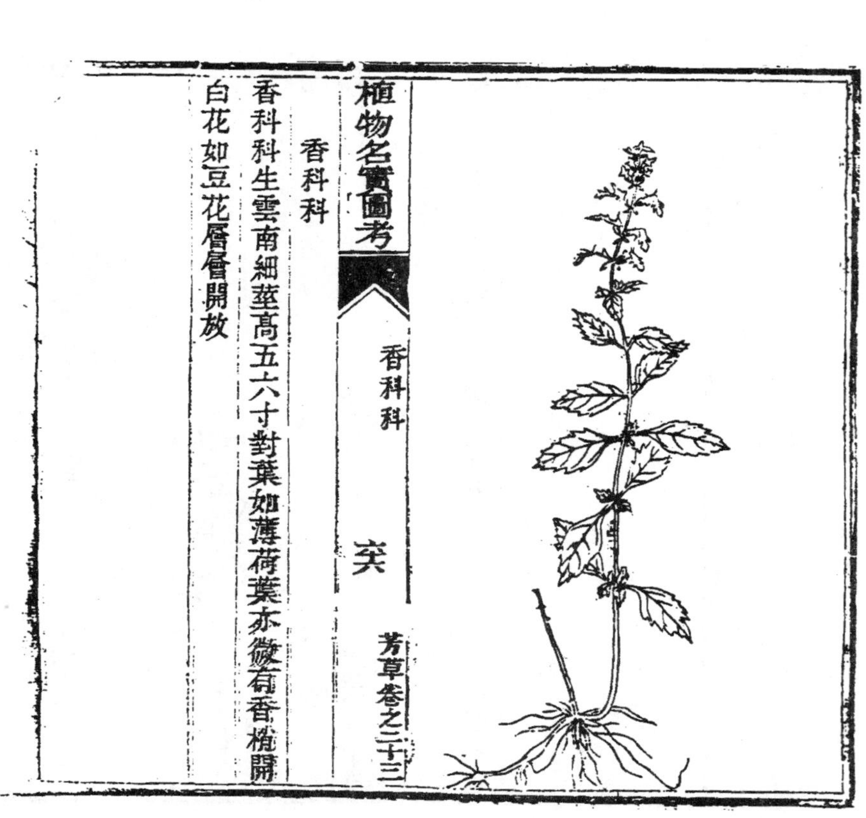

香科科

香科科生雲南細莖高五六寸對葉如薄荷葉亦微有香梢開白花如豆花層層開放

小黑牛

小黑牛生大理府莖葉俱同草烏頭根黑麤微異俚醫云味苦寒有大毒治跌打損傷擦敷用殆即烏頭一類

野棉花

野棉花滇本草味苦性寒有毒下氣殺蟲小兒寸白蟲蚘蟲犯胃用良此草初生一莖一葉葉大如掌多尖叉面深綠背白如積粉有毛莖亦白毛茸茸夏抽葶頗似罌粟開五圓瓣白花綠心黄蕊楚楚獨立花罷蕊擎如毬老則飛絮隨風瀰漫故有棉之名

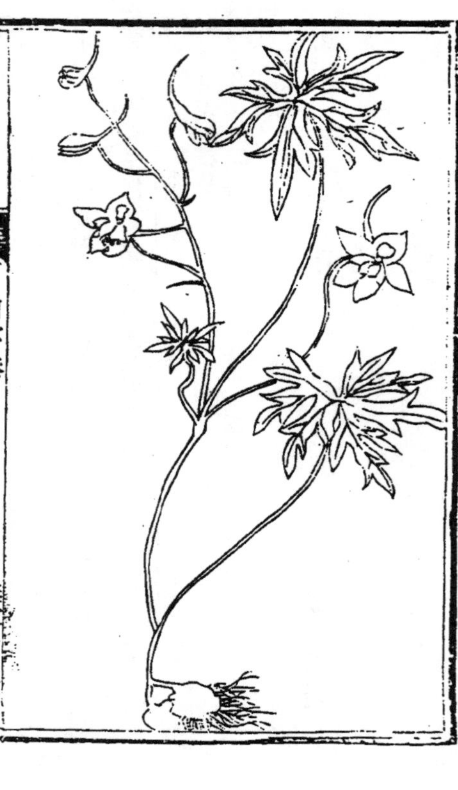

月下参

月下参生雲南山中細莖柔緑葉花叉似蓬蒿葉葉又似益母草而小發細葶擎萼莢宛如飛鳥昂首翹尾登枝欲鳴翻五瓣藍花上三勻排下二尖並内又有五茄紫瓣藏於花腹上一下四微吐黄蕊一柄翻翹色亦藍紫蓋即菊譜雙鸞菊烏頭一類滇人以根圓白多細鬚爲月下參滇本草味苦平性温熱治九種胃寒氣痛健脾消食治噎寬中痞滿肝積左右肋痛吐酸其性亦與烏頭相近

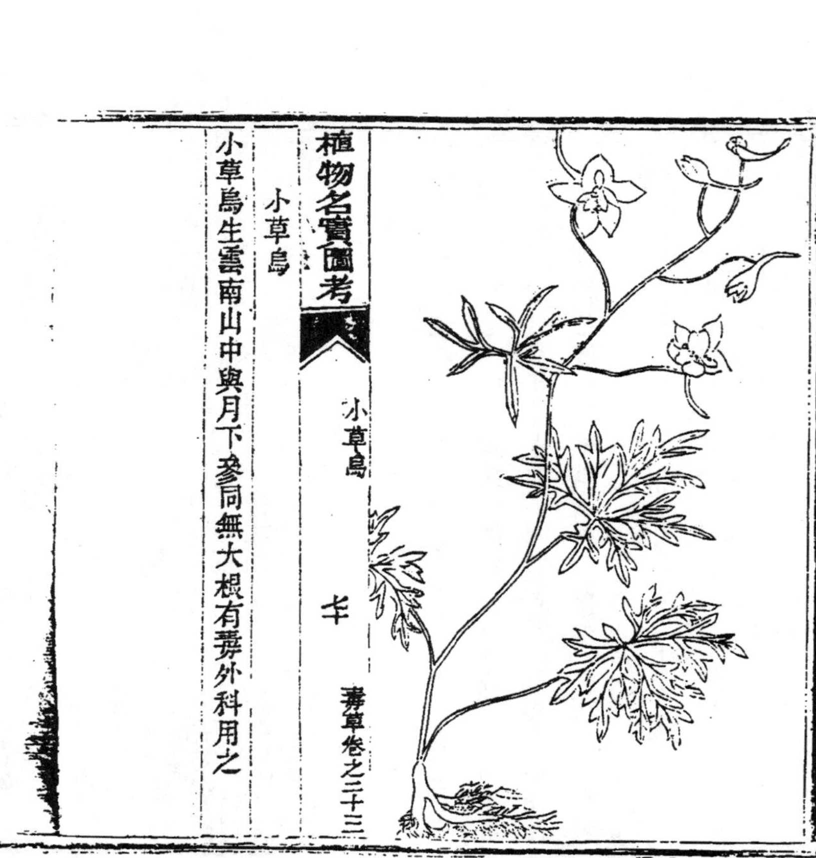

小草烏

小草烏生雲南山中與月下参同無大根有毒外科用之

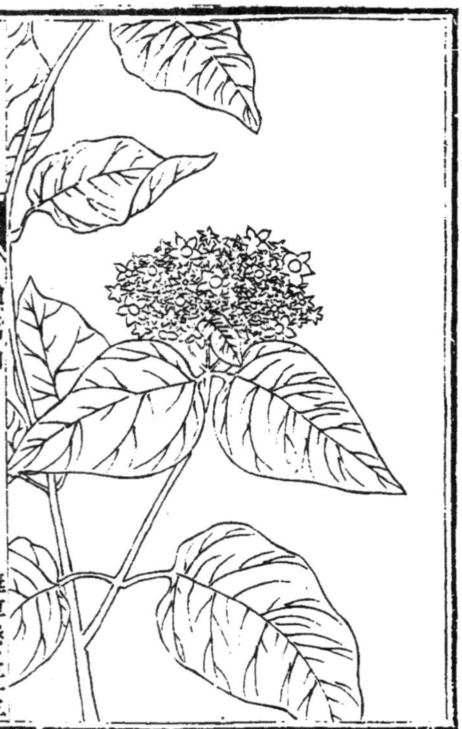

滇常山

滇常山生雲南府山中叢生高三四尺葉莖俱如木本葉厚韌面深綠背淡青茸茸如毛夏秋間莖端開花三蕚並擢一毬數千朵花如杯而有五尖瓣翻卷內向中擎圓珠生青熟碧蓋花實並綴也花厚勁色紫紅微似單瓣紅山茶花但小如大拇指不易落宋圖經海州常山八月花紅白色子碧色似山楝子而小微相彷彿

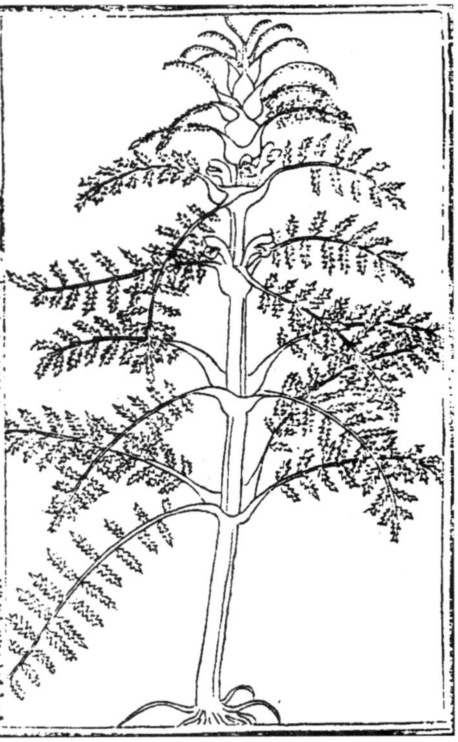

羊肝狼頭草

羊肝狼頭草生雲南太華山細根獨莖如拇指粗淡黃色有直筋每節四枝節如牛膝而大有深窩枝生膝上四杈平分莖如穿心而出就枝生葉如蒿而細平勻如齒花生窩中左右各一如豆花黃色上矗草中具奇詭者本草狼毒以性如狼故名滇中毒草亦多與以狼名觀其名與形知非佳草矣

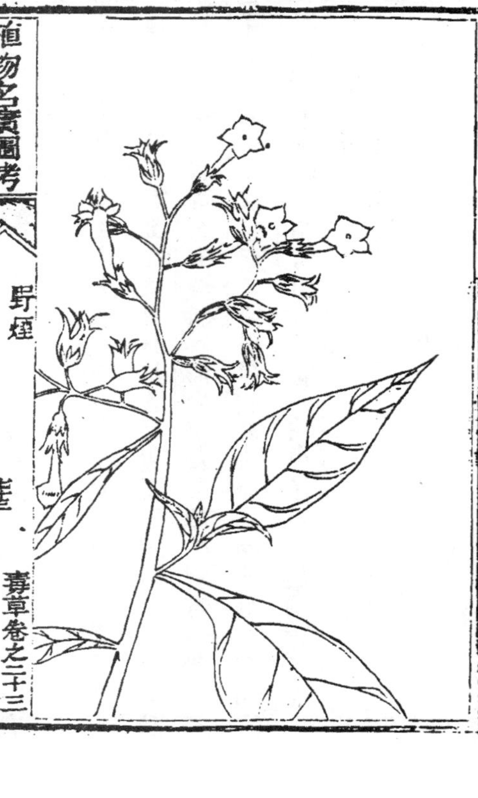

野煙

野煙卽菸處處皆種爲業滇南多野生者圃園中亦自生葉黏人衣辛氣射鼻滇本草味辛麻性温有大毒治疔瘡癰疽發背已見死症煎服或酒合爲丸名青龍丸又名氣死名醫草服之令人煩不知人事發暈走動一二時辰後出汗發背未出頭者卽出頭此藥之惡烈也昔時謂吸多煙者或吐黃水而死殆皆野生録此以志其原

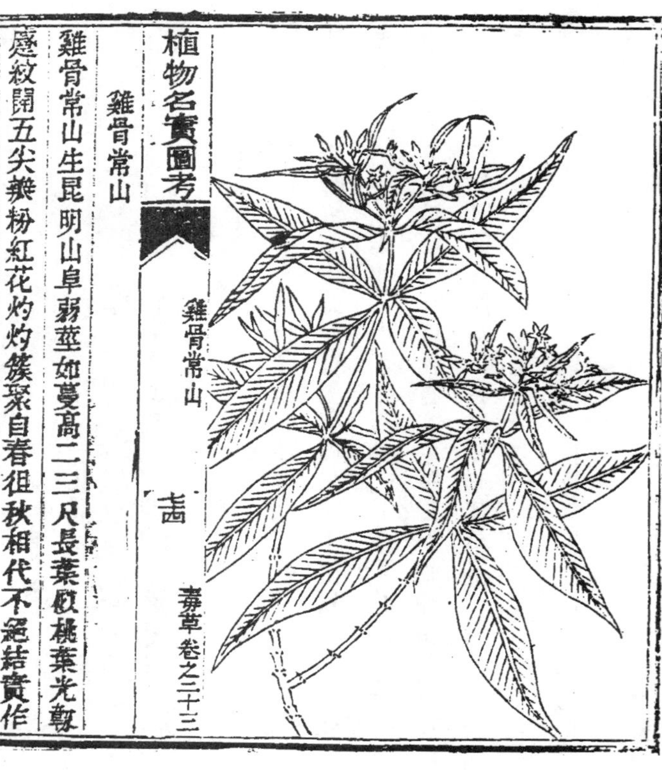

雞骨常山

雞骨常山生昆明山阜弱莖如蔓高二三尺長葉似桃葉光軟歷紋開五尖瓣粉紅花灼灼簇聚自春徂秋相代不絶結實作角翹聚梢頭圃中亦植以爲玩

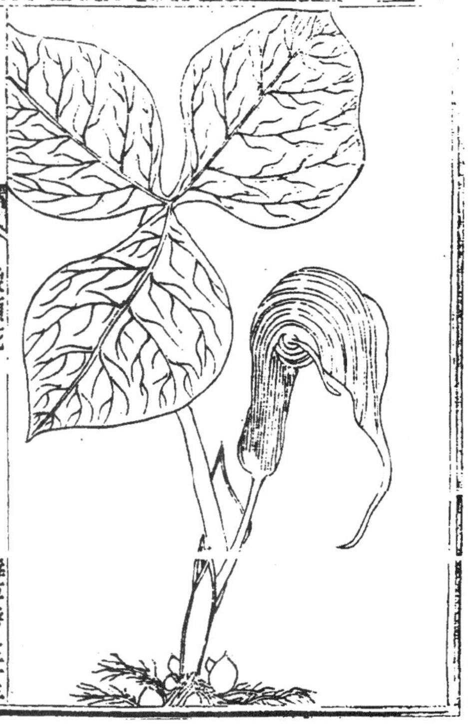

象頭花

象頭花生雲南紫根長鬚根傍生枝一枝三葉如半夏而大厚而澀一枝一花花似南星其包下垂長尖幾二寸餘宛如屈腕又似象垂頭伸鼻其色紫黑白筋凸起條縷明勻極似夷錦南星蒟蒻花狀已奇此殆其族而尤詭異土人以爲畜之主治同于南星即由跋之别種亦有緑花者結實亦如南星而色殷紅

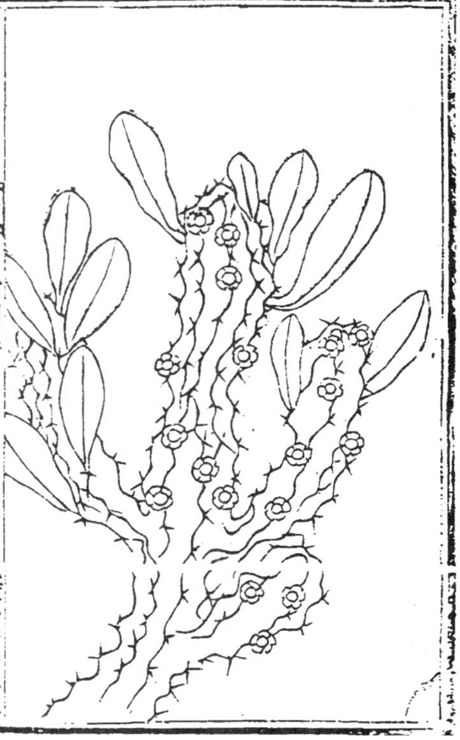

金剛纂

金剛纂雲南通志花黃而細土人植以爲籬又一種形類雞冠談叢滇中有草名金剛纂其幹如珊瑚多刺色深碧小民多樹之門屏間此草性甚毒犯之或至殺人余問滇人植此何爲曰以辟邪耳唐綿夢餘録金剛纂狀如椶櫚枝榦屈曲無葉對以漬水暴牛羊渴甚而飲之食其肉必死滇本草金剛杵味苦性寒有毒色青質脆如仙人掌而似杵形故名治一切丹毒腹脹水氣血腫之症燒灰爲末用冷水下一服卽消不可多服若生用性烈於大黃芒硝欲止其毒以手浸冷水中卽解夷人呼爲

冷水金丹滇記金剛纂碧幹而蝟刺孔雀食之其漿殺人臨安府志狀如刺桐最毒土人種作籬人不敢觸　按此草强直如木有花有葉而無枝條葉厚綠無紋形如勺花生幹上五瓣色紫扁闊內翕中露圓心黃綠點點遥望如苔蘚嶺南附海舶致京師植以爲玩不知其毒呼曰霸王鞭

紫背天葵

紫背天葵滇本草味辛有毒形似蒲公英綠葉紫背爲末敷大惡瘡神效人悞服汗出不止速飲菉豆甘草卽解　按此草昆明寺院亦間植之橫根叢莖長葉深齒正似鳳仙花葉面綠背紫與初生蒲公英微肖耳夏開黃花細如金線與土三七花同蓋一類也

植物名實圖考卷之二十四

固始吳其濬著
蒙自陸應穀校刊

毒草

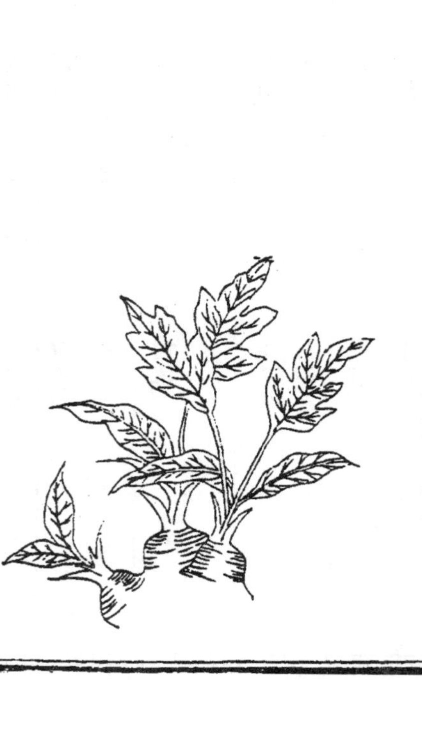

大黃

大黃本經下品別錄謂之將軍今以產四川者爲良西南西北諸國皆恃此爲盪滌要藥市販甚廣北地亦多有之春時佩之以辟時疫

雩婁農曰燕薊地苦寒人湊理密而內實冬冽輒吸燒酒圍煖爐與風雪鬥勝春氣萌動亢燥不雨陽伏而不能出陰遏而不能疹於是乎有昏狂鬱塞之病醫者以法解之强者病不損弱者或以亡陽有手以攻滌者內熱下而神明生或起生死於頃刻其處方者不知其所以然凡爲痁爲癘爲鬱爲伏熱爲飲食之毒爲浮游之火一切以大黃爲秘妙丹藥病者不卽登鬼錄十失一十失二三四方詡詡然自命爲良其不知醫者亦爭以時醫奉之卒之技窮術竭刺人而殺人不咎其醫之無本咸以爲時命之不可假易也故諺曰趁我十年運有病早來醫昔錢景諶與王安石論新法不合遂相絕有答人書云安石穿鑿不經牽合臆說作爲字解謂之時學文以荒唐怪誕非昔是今無所統紀謂之時文傾險趍利殘民無恥謂之時官驅天下之人務時學以時文邀時官然則時醫者其時學時官之類乎嗚呼時乎泰而君子進時乎否而小人與時之爲義大矣哉朝時而

市時也日中而市時也夕時而市亦時也不名自來不麾自去市盈而盈市虛而虛孰令令之孰禁禁之盈而不盈虛而不虛知進退存亡而不失其正者其誰乎吾願世之有疾病者忍痛藏垢以待良醫探囊一試黃昏湯而不汲汲焉捐其軀以聽時醫生之死之於攻伐之劑而卒不悟其所以然其可謂知時而不隨時者歟

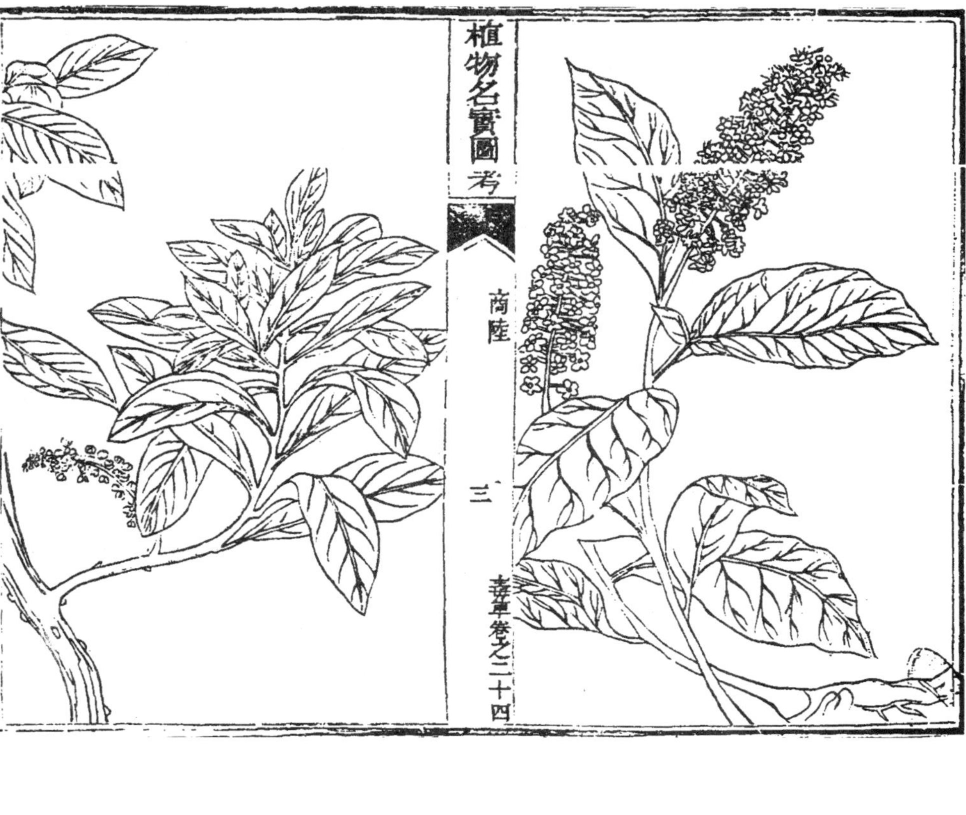

商陸

商陸本經下品爾雅遂薚馬尾注廣雅曰馬尾蔏陸或曰易蓫陸也今處處有之有紅花白花兩種結實大如豆而扁有棱生紅熟黑江南卑濕易患水腫俚醫多種之以爲療水貼腫要藥其數十年者根圍尺餘長三四尺堅如木習邪術者刻爲人形以驅鬼小說家多載之救荒本草謂之章柳子根苗莖並可蒸食云　按商陸初生莖肥嫩葉攢密秋開花結實粒小宿根莖硬葉稀春花夏實秋時已枯江西上高謂之香母豆云婦人食之宜子蓋難憑信

雩婁農曰此草非難識者通志乃並葍及蔏藋蓫芽而爲一物葍卽旋花蔏藋蔾類蓫芽葍華之赤者以意併合乃至雜糅毛晉以遂薚之名謂卽詩言采其蓫前人亦無及之者遂爲羊蹄圖經述之如繪毛謂不甚合何也子夏易傳木根草莖體物盡致而或者又以千歲穀當之則但見其葉相似耳本經置之下品其仙人作脯之說可謂杳冥誰則見之救荒本草雖云可食亦爲本草所拘鄉人皆知其有毒土醫以治水蠱有隨手見效者其峻利可知方書中久爲禁藥其子老則色黑如豆婦人服之宜子此與芣苢宜子之說相類南方卑濕俚婦力作水田中其

受濕深矣去濕則脾健故能宜子若以爲祈子靈丹則悖甚古

讚曰其味酸辛其形類人療水貼腫其效如神按夜呼之名殆假托鬼神之隱語毛晉據荆楚歲時記三月三日杜鵑初鳴晝夜口赤上天乞恩王章陸子熟乃止以爲章陸子未熟以前爲杜鵑鳴之候故稱夜呼亦務爲博奥

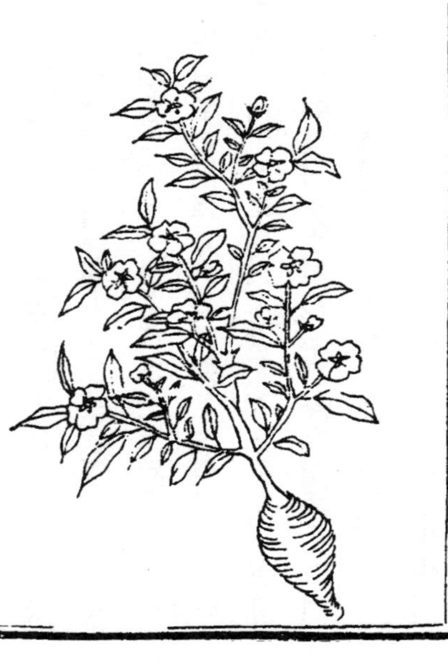

狼毒

狼毒本經下品形狀詳宋圖經今俗以桑莖南星根充之抱朴子狼毒合野葛納耳中治聾王羲之有求狼毒帖豈亦取其能治耳聾如天鼠膏耶

雩婁農曰本草書於狼毒皆不甚晰方家亦憚用之滇南有土瓜狼毒以其根大如土瓜故名按形與圖經頗肖又有雞腸狼毒性同滇本草亦云猛勇之性與虎狼也兵法曰猛如虎很如羊貪如狼强不可使者皆勿遣不然病弱而劑强是以狼牧羊也又不然則秦虎狼之國也楚懷王入關不返矣將若何

狼牙

狼牙本經下品詳吳普本草及蜀本草

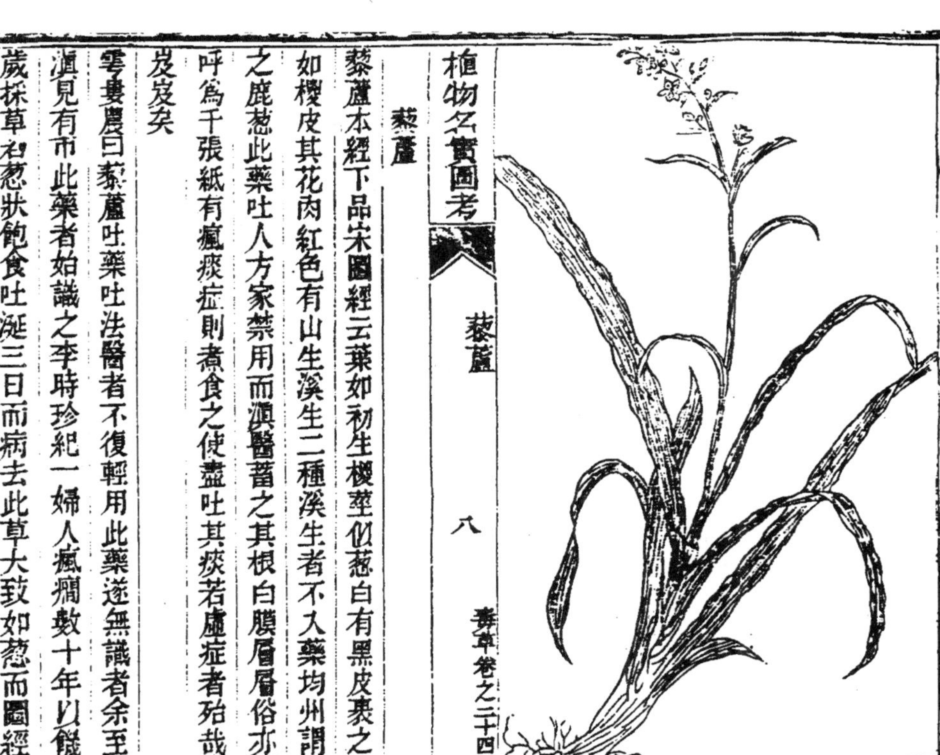

藜蘆

藜蘆本經下品宋圖經云葉如初生椶莖似葱白有黑皮裹之如椶皮其花肉紅色有山生溪生二種溪生者不入藥均州謂之鹿葱此藥吐人方家禁用而滇醫蓄之其根白膜層層俗亦呼爲千張紙有瘋痰症則煮食之使盡吐其痰若虛症者殆哉岌岌矣

雩婁農曰藜蘆吐藥吐法醫者不復輕用此藥遂無識者余至滇見有市此藥者始識之李時珍紀一婦人瘋癎數十年以饑歲採草若葱狀飽食吐涎三日而病去此草大致如葱而圖經

乃云又似車前按圖而索不大誤耶世之患痰癇者多矣姑息而予以清解之劑甚或謂補其不足則體健而痰自消卒之胷滿氣塞奄奄無知以没又或狂發殺人豈其病終不可醫抑醫者之養之以貽患耶古昔盜賊之發有識者絕其奔竄窮其巢穴搶渠矜脅無俾遺種此卽藜蘆傾吐之法故病一去而無傷若不量賊强弱防賊奔突輕奇單兵姑與嘗試一遇挫衂賊勢益熾藥不勝病杯水車薪之喻矣宋襄公曰君子不重傷不禽二毛子魚謂之不知戰遵養時賊姑息者役將噬臍耳其有臨敵而誦孝經者不猶治瘋而用滋劑乎至楊武陵以招撫之策縱已禽之寇發狂殺人非醫者之罪而誰罪不知病而醫曰暫知病而不知藥曰庸知病知藥不卽力除輒曰吾縱之吾能收之則曰狂以狂醫治狂疾則狂與治狂者皆殺人而已

常山

常山本經下品苗曰蜀漆宋圖經有茗葉楸葉二種皆爲治瘧之要藥今俚醫所用乃有數種俱以治瘧殊未敢信以入草藥

雩婁農曰常山以治瘧著鄉曲作勞寒暑饑飽之不時或侮以邪與祟於是有寒熱往來之疾而賣藥逐利之徒乃爭言截瘧方矣醫者之言曰瘧生於痰常山能刼痰然必察其受病之源而引以入經之佐使乃有效今土常山以十數既非本經眞品卽眞矣而第恃此以圖勝譬如飛將行沙漠中迷惑失道果能與敵遇乎夫搏牛之䖟不可以破蟣蝨富厚之家非鬼非食或

以喪志陰陽失和寒熱迭王若誤診爲痁投以悍藥是以空虛柔脆之府臨以披甲執銳之兵牛雖瘠僨於豚上其畏不死故常山僞者宜慎眞者尤宜愼古之用君子者必辨眞僞若小人則唯防微杜漸勿輕試而已

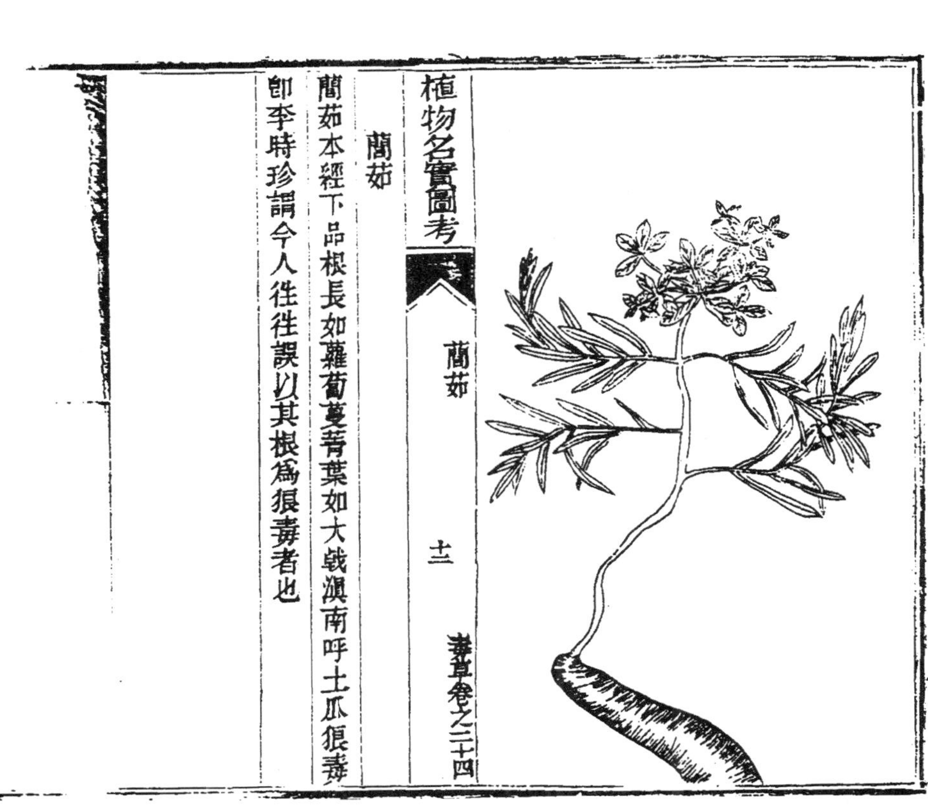

藺茹

藺茹本經下品根長如蘿蔔蔓菁葉如大戟滇南呼土瓜狼毒卽李時珍謂今人往往誤以其根爲狼毒者也

大戟

大戟本經下品爾雅蕎邛鉅注今藥草大戟也救荒本草承舊說以澤漆爲大戟苗葉可煠熟亦可曬乾爲茶其味苦回甘

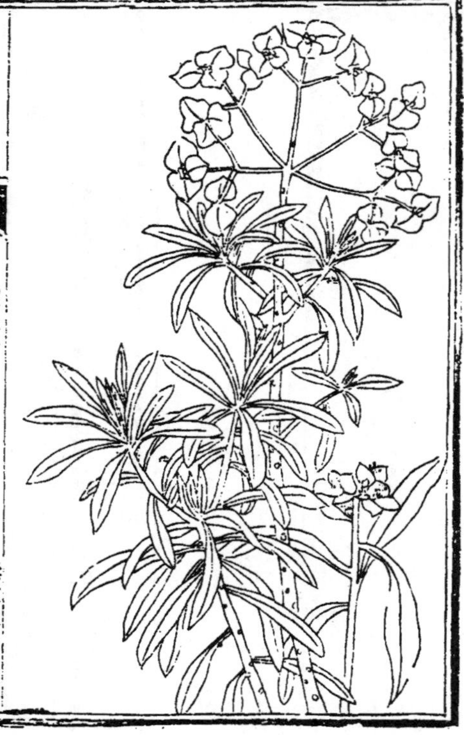

乳漿草附

乳漿草江湘山坡間多有之以莖有白汁故名土醫以治乳癰

按大戟有紫綿數種此其類也

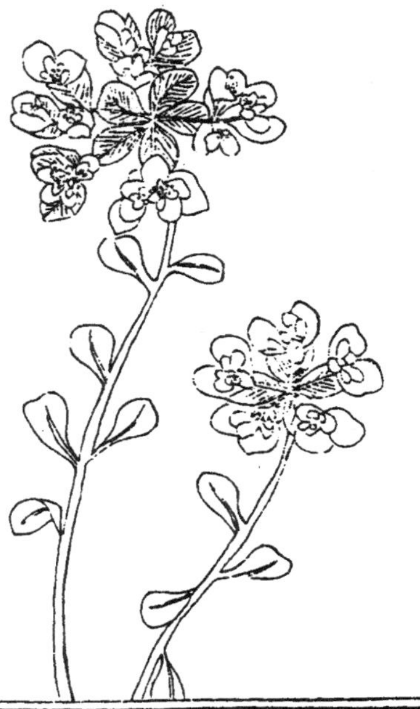

澤漆

澤漆本經下品相承以爲大戟苗李時珍訂以爲卽貓兒眼睛草今處處有之北地謂之打碗科只取一種煎熬爲膏傅無名腫毒極效

雩婁農曰澤漆大戟漢以來皆以爲一物李時珍據土宿本草以爲卽貓兒眼睛草此草於端午熬膏敷百疾皆效非碌碌無短長者諺曰誤食貓眼活不能晚殊不然然亦無入飲劑者觀其花葉俱綠不處汚穢生先衆草收共來辛雖賦性非純而飾貌殊雅夫伯趙以知時而司至桑扈以驅雀而正農非美鳥也迎貓爲其食田鼠迎虎爲其食田豕非仁獸也有益於民則祀之耳聖人論人之功無貶詞論人之過無恕詞於其所不知蓋闕如也

壯士烏能絕決哉

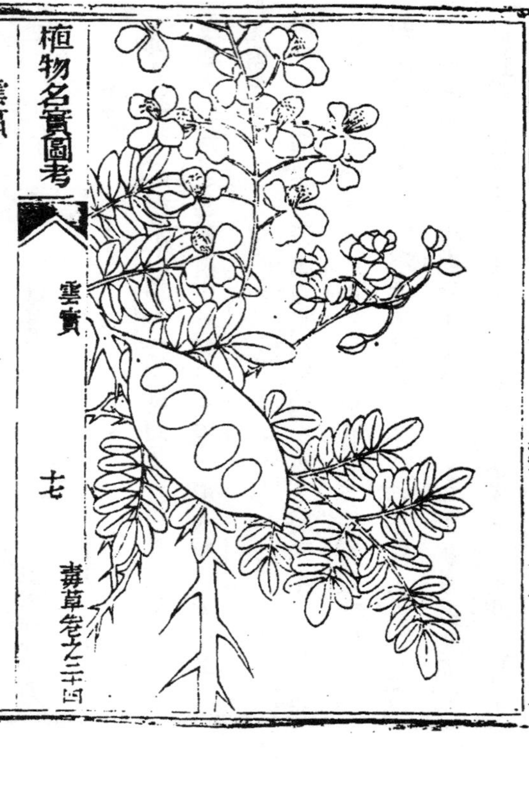

雲實

雲實本經下品江西湖南山坡極多俗呼水皁角本草綱目所述形狀甚晰陶隱居云子細如葶藶子而小黑不知是何草

雩婁農曰雲實甚惡而花艷如金氣近烈猓玀以爲香草摘而售之滇閩雲茶插鬢滿頭明新學顏撫莽草而狎之知其毒委諸壑以不厚誅爲悔如滇之同車者可謂玩虺蜴而昵蜂蠆矣戶服艾以盈要資萊葹以盈室流俗無知誠無足怪夫紫宮雙飛無色何以爲悅迷樓諸客無才何以取容臭味相投情志斯感美先盡矣蠱卽生之毒在手而脫腕痏在身而炷膚自非

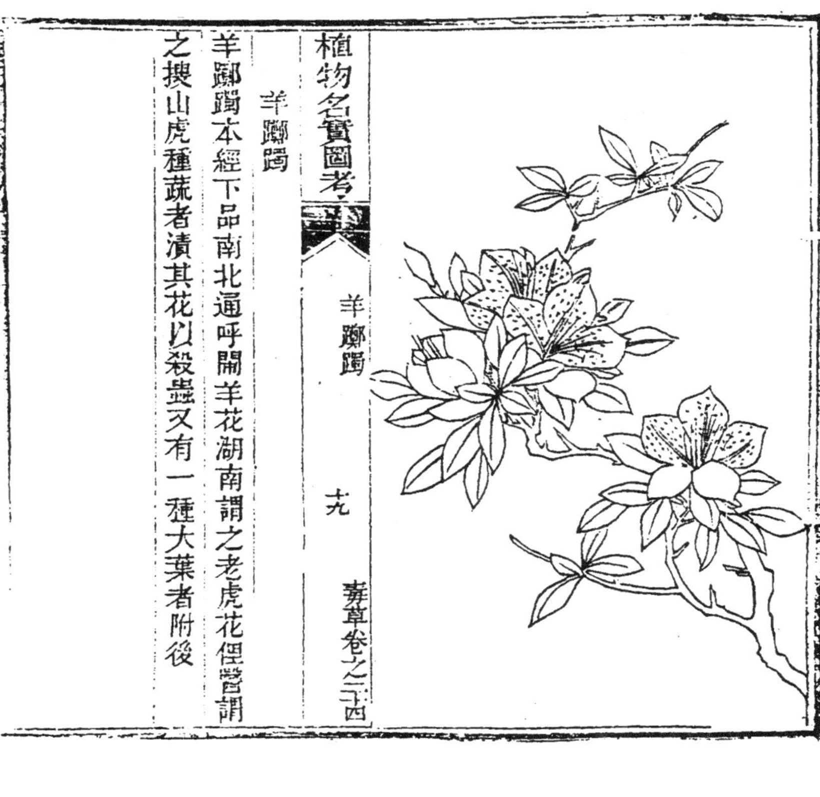

羊躑躅

羊躑躅本經下品南北通呼鬧羊花湖南謂之老虎花俚醫謂之搜山虎種蔬者漬其花以殺蟲又有一種大葉者附後

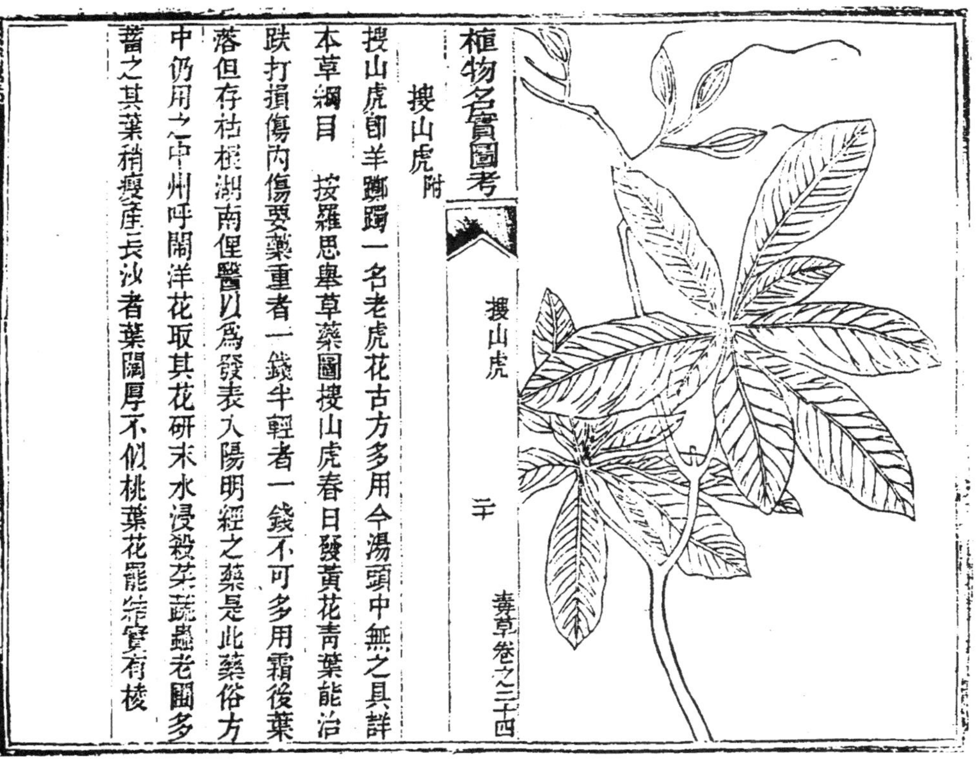

搜山虎附

搜山虎卽羊躑躅一名老虎花古方多用今湯頭中無之具詳本草綱目　按羅思舉草藥圖搜山虎春日發黃花青葉能治跌打損傷內傷要藥重者一錢半輕者一錢不可多用霜後葉落但存枯枝湖南俚醫以爲發表入陽明經之藥是此藥俗方中仍用之中州呼鬧洋花取其花研末水浸殺菜蔬蟲老圃多蓄之其葉稍瘦產長沙者葉闊厚不似桃葉花罷結實有棱

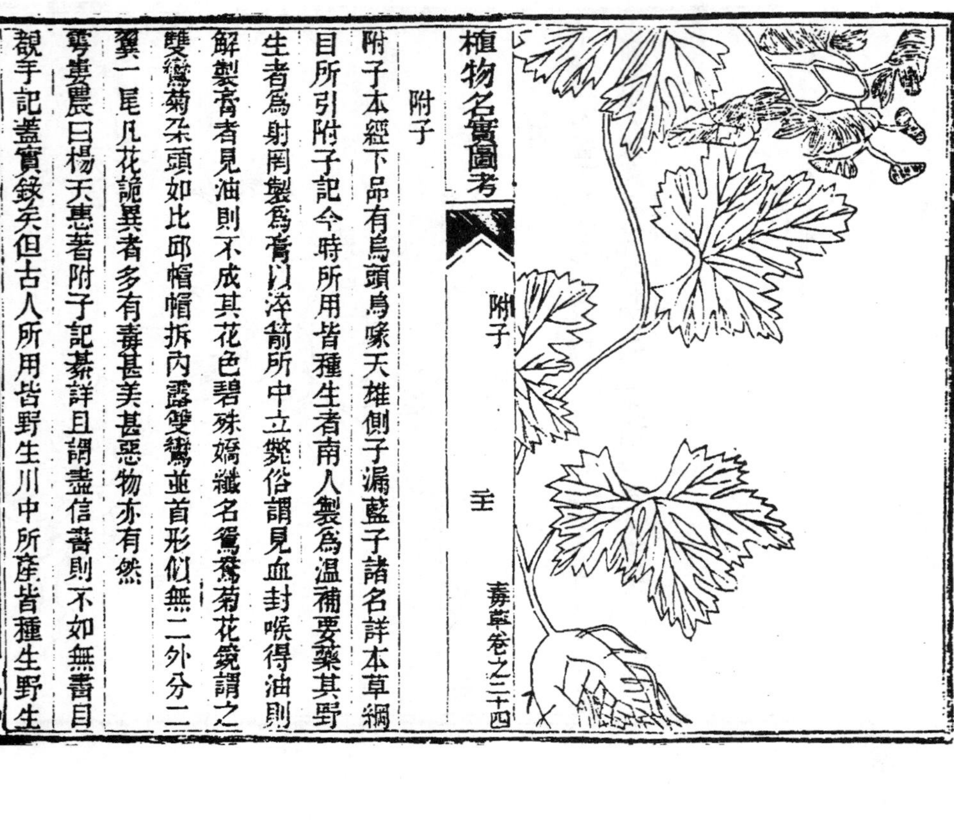

附子

附子本經下品有烏頭烏喙天雄側子漏藍子諸名詳本草綱目所引附子記今時所用皆種生者南人製爲温補要藥其野生者爲射罔製爲膏以淬箭所中立斃俗謂見血封喉得油則解製膏者見油則不成其花色碧殊嬌纖名鴛鴦菊花鏡謂之雙鸞菊朶頭如比邱帽帽拆內露雙鸞並首形似無二外分二翼一尾凡花詭異者多有毒甚美甚惡物亦有然

雩婁農曰楊天惠著附子記綦詳且謂盡信書則不如無書目覩手記蓋實錄矣但古人所用皆野生川中所產皆種生野生者得天全種生者假人力栽培滋灌久之與果蔬同性移而形亦變矣泮林桑黮鴞鳥革音秃髮之後爲劉拓跋之後爲元唐之蕃將多賜姓李謂重瞳之苗裔皆重瞳豈有是哉土沃者花重地塉者根瘦東人不信西方有容狐之瓜北人不信南粵有扛輿之蒿然謂天下之瓜皆可容狐天下之蒿皆可扛輿則著述者實誣汝矣近時山居泉寒餌附子以兩計其毒箭以射禽者則取野生射罔用之大者無毒而小者毒烈是豈物之本性哉黃山谷嘗畫大壺盧人問之則曰有背大壺盧者賣其子種之仍小壺盧不知種大壺盧自有法非別種也附子一物而有

天雄烏頭側子漏藍諸形則肥磽雨露人事不同所致歟彼一歲二歲三歲之說其亦未可盡廢也

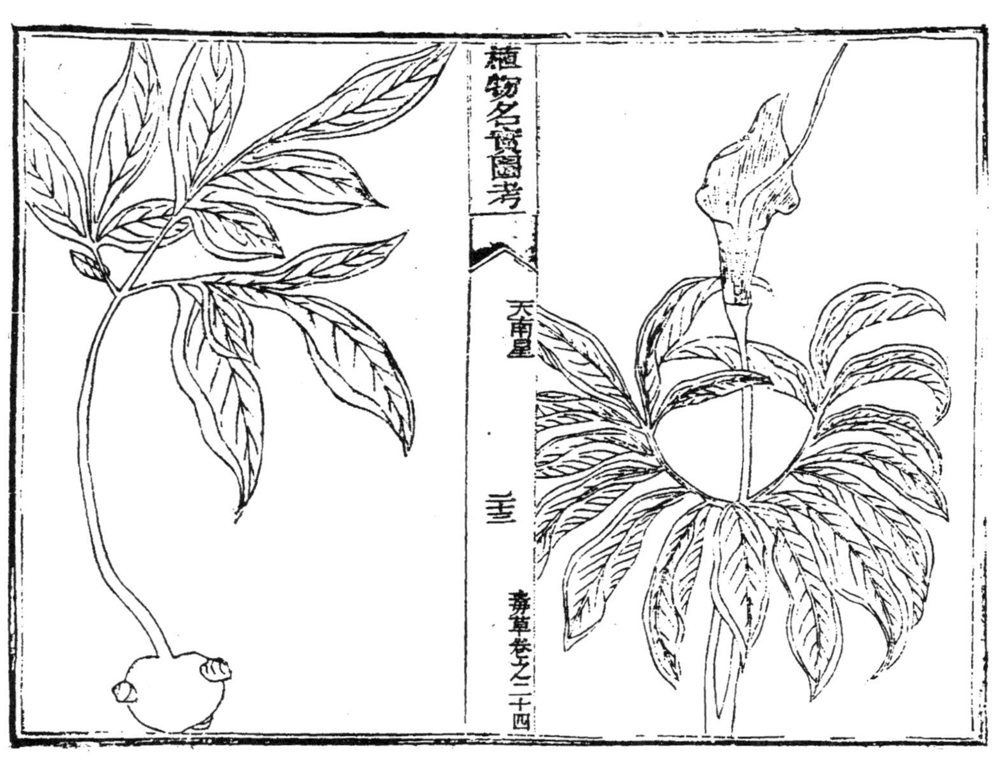
植物名實圖考
天南星
毒草卷之二十四

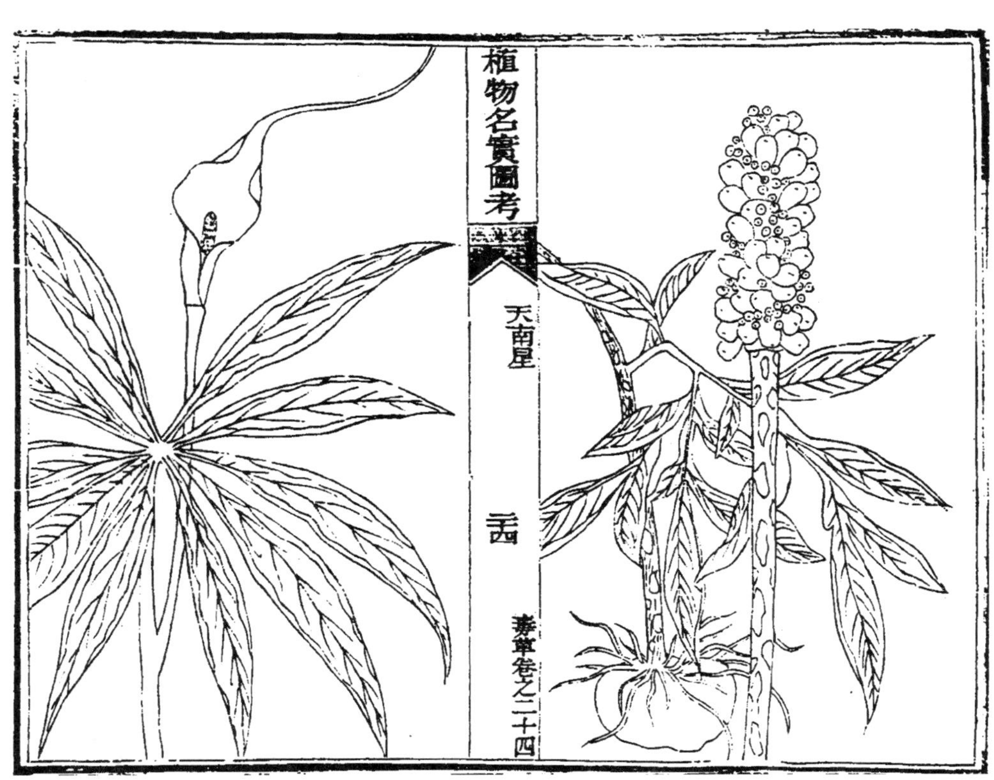
植物名實圖考
天南星
毒草卷之二十四

天南星

天南星本經下品昔人皆以南星蒻頭往往誤采不可不辨江西荒阜廢圃率多南星湖南長沙產南星俗呼蛇芋衡山產蒻頭俗呼磨芋亦曰鬼芋滇南圃中蒻頭林立南星絕少藥肆所用皆由跋也由跋自是一種唐本草謂南星是由跋宿根所生驗之亦殊不然而南星與蒻頭根雖類莖葉花實絕不相同半夏由跋花似南星而皆三葉由跋又有六七葉者俗皆呼小南星但南星生葉亦有兩種一種葉抱如環一種周圍生葉長如芍藥開花有如海芋者卽圖經所云花似蛇頭黃色一種開花

有長梢寸餘結實作紅藍色大如石榴子又似玉蜀黍形而梢微齊明王佐詩君看天南星處處入本草夫何生海南而能濟饑飽蓋誤以蒻頭爲南星也

天南星 卽虎掌

天南星本經下品江西湖廣山坡廢圃多有之俗呼蛇芋與蒻蒻相類惟葉初生相抱如環開花頂上有長梢寸餘爲異不僅以莖之有斑無斑可辨

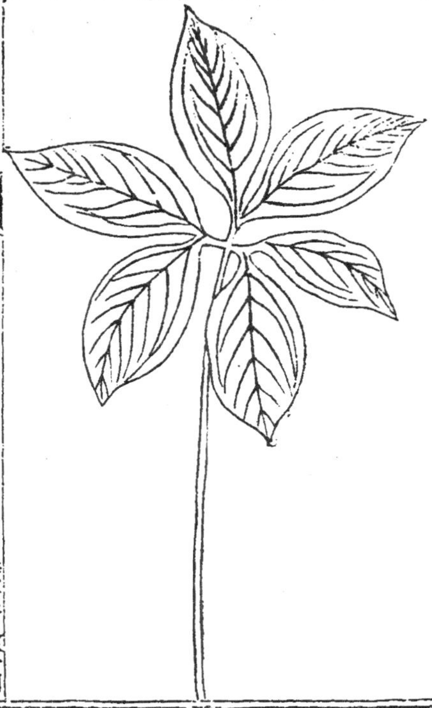

由跋

由跋本經下品蜀本草一莖八九葉最晰俗皆呼小南星別是一種非南星之新根也陳藏器所述不誤

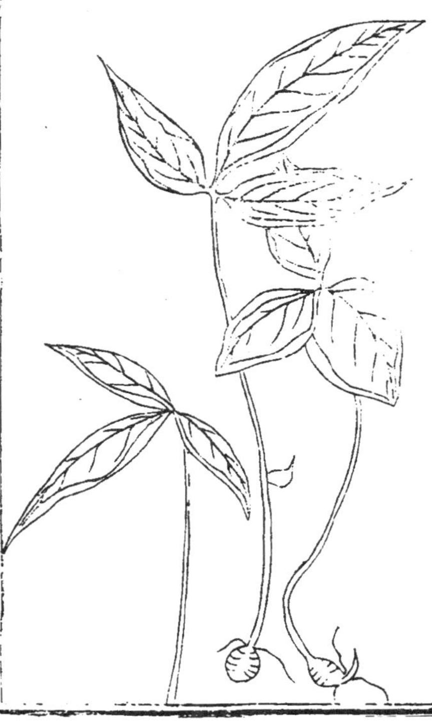

半夏

半夏本經下品所在皆有有長葉圓葉二種同生一處夏亦開花如南星而小其梢上翹似蝎尾固始呼爲蝎子草凡蝎螫以根傅之能止痛錢相公篋中方亦載之諸家本草俱未及此本草會編謂俗以半夏性燥多以貝母代之不知痰火上攻昏憒口噤自非半夏南星曷可治乎半夏一莖三葉諸書無異詞而原圖一莖一葉前尖後歧乃似茨菇葉余曾遣人繪川貝母圖正與此合豈互相舛誤耶抑俗方只此一物而兩用耶二者皆與圖說不相應非書不備則別一物

雩婁農曰半夏處處有之乃以鵲山爲佳余讀孔平仲詩而啞然也藥物雖已法製非棗栗之兒可比何至據攫代擿辛螫啼哭耶其末云老兄好服食似此亦可防急難我輩事感惕成此章始知婉言以諷非眞實耳昔人好食竹雞尚能中毒況服半夏過度豈不爲害

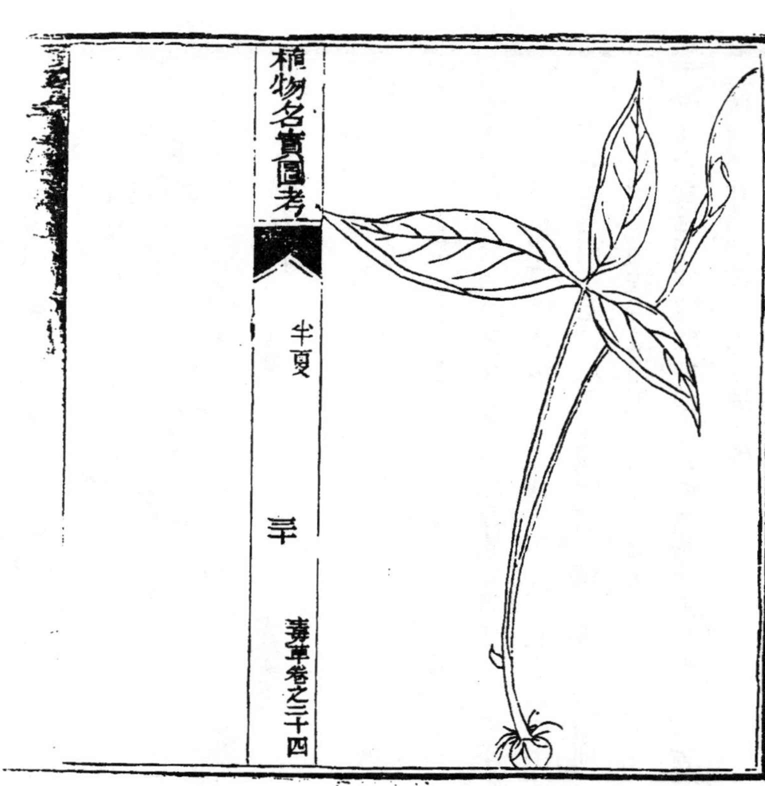

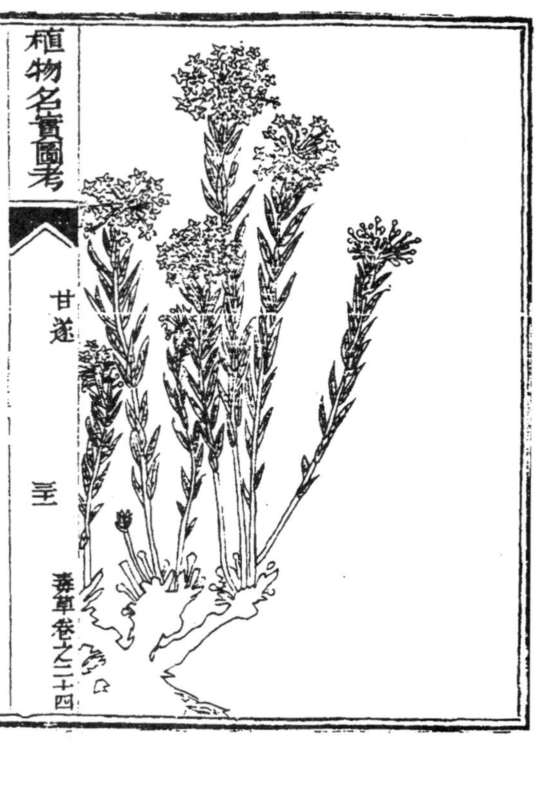

甘遂

甘遂本經下品宋圖經云苗似大戟莖短小而有汁根皮赤肉白作連珠又一種草甘遂卽蚤休也俗多呼爲莞花山西交城產者黃紅花根甚細

雩婁農曰方以類聚物以羣分君子小人不並立固矣然唐虞命百工而投四凶以禦魑魅神農嘗百草而收毒藥以除痼疾凡物之生有粹有駁荀子云粹而王駁而霸天不能有粹而無駁世不能有王而無霸醫者用毒草也曰以毒攻毒聖人之用惡人也亦曰以惡攻惡而已惡人者能生災患者也而古之禦災捍患者亦多出於惡人惡人竭其力以去惡惡去而惡人之狠傲強固之氣亦潛消於無形而後賢人君子得以從容敷治而無所難稷契皋夔處於廟堂而四裔之獸蹄鳥跡雖窮奇渾敦亦有勞焉參苓朮草用以滋培而無名之癰疽毒癧雖烏頭鉤吻亦著效焉顧惡人得其用而世治惡人不能得其用則大亂生公孫述不遇新室漢之良吏也曹瞞不丁炎季漢之能臣也石勒自謂逢漢高祖當北面臣之吾嘗謂聖賢能用惡人必不肯輕言去惡人若欲去惡人則必假惡人之手而後可石守道作聖德詩范公拊股謂韓公曰爲此怪鬼輩壞了韓公曰天下事不可如此如此必壞韓范皆能用惡人者也惡人希其用

則將自奮其所長石守道但知去惡人者也惡人畏其去則將大肆其所短黨錮東林亦石守道之禍見耳醫者以甘遂甘草並用以去留飲腳氣腫毒皆有奇效釋之者云二物相反而立成功夫既相反矣何成功之有共工驩兜與岳牧同官堯舜能治天下乎良醫之用甘遂也逐其病也其用甘草也化其病也故甘遂蔽於外而甘草服於內此黥彭斬搴於邊陲而蕭張燮和於廷陛也黥彭蕭張各用其長豈云相反哉嗚呼以善人而去惡人其力常不能敵唯以惡去惡而以善人繼其後此世之所以治也以惡去惡而仍以惡人繼其後此世之所以亂也隗

囂更始皆有除莽賊之功而建武中興遂致承平董卓郭傕亦有去漢賊之力而當塗接踵卒覆劉祚觀於兩漢之興亡非前轍哉世之醫者專於攻擊與專於調和者孰觀古今亦可徵會矣善乎王彥霖之言曰君子在內小人在外爲泰小人在內君子在外爲否君子小人競進則危亂之機也明乎此則傾險忠良無調停參用之說溫補寒瀉無和同並進之理

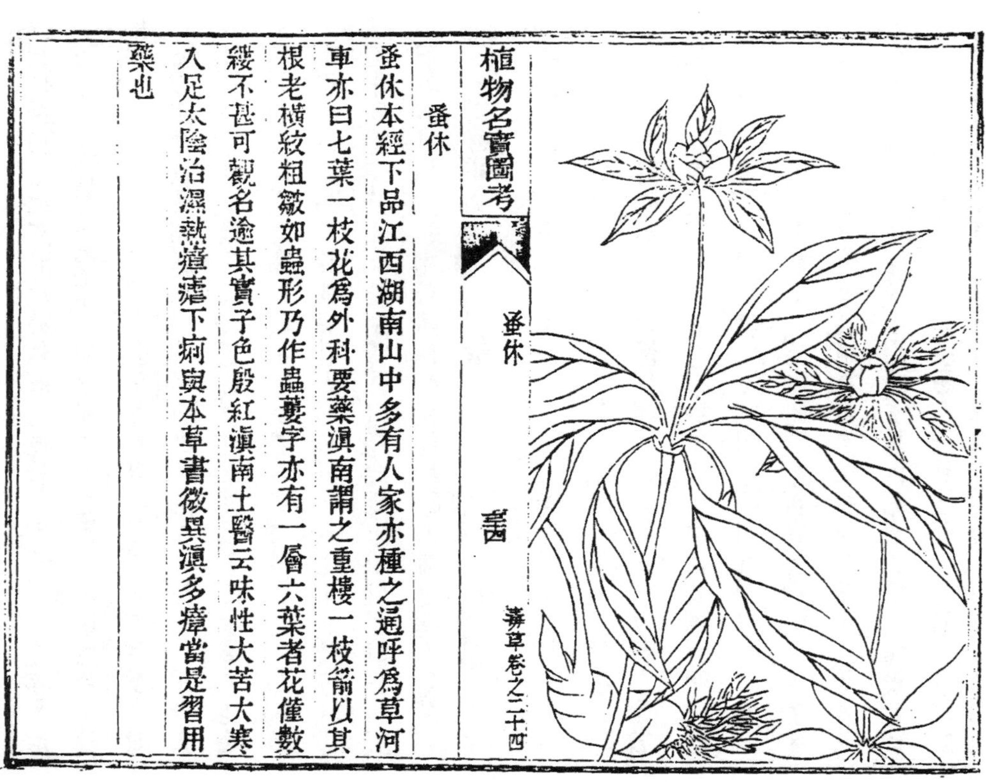

蚤休

蚤休本經下品江西湖南山中多有人家亦種之通呼爲草河車亦曰七葉一枝花爲外科要藥滇南謂之重樓一枝箭以其根老橫紋粗皺如蟲形乃作蟲蔞字亦有一層六葉者花僅數縷不甚可觀名逾其實子色殷紅滇南土醫云味性大苦大寒入足太陰治濕熱瘴瘧下痢與本草書微異滇多瘴當是習用藥也

鬼臼

鬼臼本經下品江西湖南山中多有人家亦種之通呼爲獨脚蓮其葉有角不圓或曰八角蓮高至四五尺就莖開花紅紫嬌嫩下垂成簇外科蓄之鄭漁仲謂葉如荷葉形如烏掌年長一莖莖枯則爲一臼亦名八角盤其形容極確原圖仍爲鬼燈檠宜山谷詩注之斥排也但此物辟穀未見他說子瞻以詩記璚田芝山谷亦有璚芝仙詩云但言渠是唐婆鏡與本經有毒別錄不入湯者異矣下死胎治射工中人其力猛峻可知此草生深山中北人見者甚少江西雖植之圃中爲玩大者不易得余於途中適遇山民擔以入市花葉高大遂亟圖之此草一莖一葉李時珍云一莖七葉或別一種余未之見

射干

射干本經下品蜀本草花黄實黑者是陳藏器謂秋生紅花赤點拔此草北地謂之馬螂花江南亦多六月開花形狀如蜀本草拾遺以其點赤誤認爲紅花耳其根如竹而扁俗亦呼扁竹雩婁農曰荀子云西方有木焉名曰射干莖長四寸生於高山之上而臨百仞之淵其莖非能長也所立者然也嗚呼以彼徑寸莖蔭此百尺條此之謂矣不材之木托根得地斧斤瘠瘓之不及陰陽雨露之所偏而琪花玉樹或蕪沒於蠻莽而無人知吾烏知其所以然哉乃長言以辞之曰擒青曾之淑朗兮謂誕育其必公何昜材屯於顛笈兮陰敷苯蓴而蒙茸樑連蜷以依社兮五柞何爲而冠乎離宮門驕驕其忽有莠兮星沉沉而蔓乎瓦松茗華施柏而旖旎兮葛藟纍繆以隆崇晉老楮其不可宥兮蕭斧乃獨赦夫樝榕鶉既據夫泮之沃若兮鼠又宝乎堂之美樅掩菌桂而究蕭艾兮吾烏知鳩媒之所從追虞舜於大麓兮別風淮雨而不家神刋隨而底績兮祂榦栝栢惟喬乎雲中曇懼甡莠於有夏兮景山𠑽𠑽斵度而奏功柞棫佩於昆夷兮槛化梓而姬隆嬴無道而兀蜀山兮靈訶怒而揖五大夫之封武圍四海於上林兮柏梁灾而更營車蓋雄夫白水兮氣佳哉而鬱葱葱杉葉御飈而抵洛陽兮閲萬里而排九重檜恥綢而淪汩波兮義不辱夫勔黼之闇曹偉貞木其若有知兮趁舍時而莫同萬牛迴首於嶮巇兮豈大材之難庸也歲峥嵘其將宴兮氷霰𩦺𩦺而蔽空百卉腓而誰控兮艱哉巍巍萬盤之孤峯翳薈蔚而蟄虎豹兮抗扶疏而拏蛟龍彼茗發而穎豎兮噫乎何以禦風

植物名實圖考　白花射干　卅九　毒草卷之二十四

白花射干

白花射干江西湖廣多有之二月開花白色有黃點似蝴蝶花而小葉光滑紛披頗似知母亦有誤爲知母者結子亦小與蝴蝶花共生一處花罷蝴蝶花方開俚醫謂之冷水丹以爲行血通關節之藥宋圖經謂紅黃花有赤點者爲射干白花者亦其類陶隱居云花白莖長卽阮公詩射干臨層城不入藥用皆此草也惟此花二月開黃花者六月開莖葉花實都不甚類俗方主治亦殊似非一種

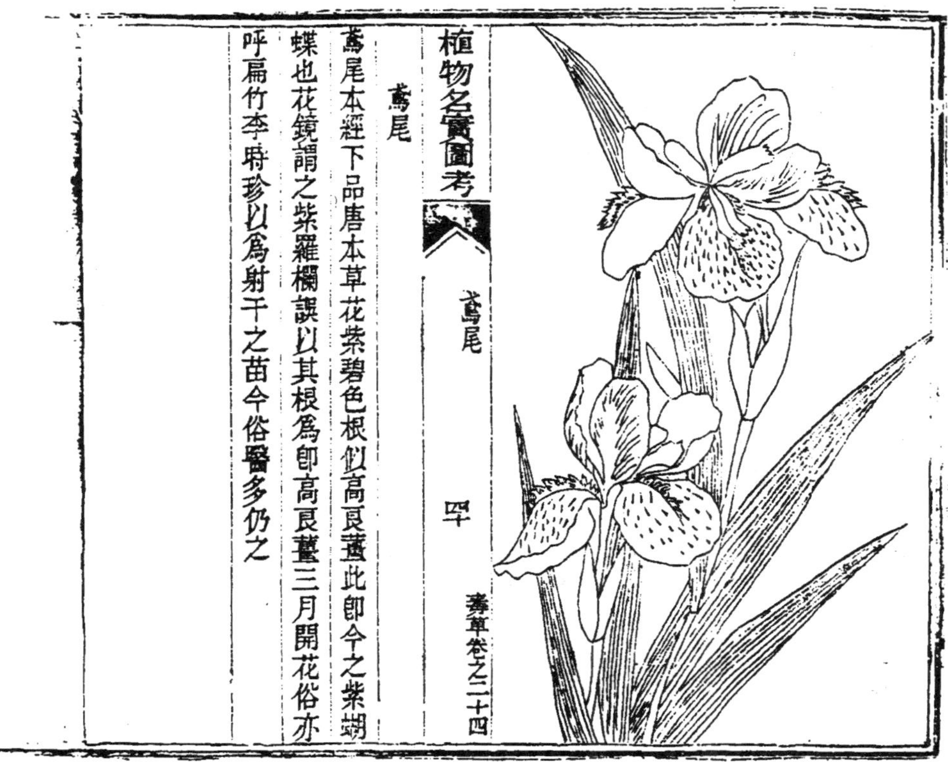

植物名實圖考　鳶尾　四十　毒草卷之二十四

鳶尾

鳶尾本經下品唐本草花紫碧色根似高良薑此卽今之紫蝴蝶也花鏡謂之紫羅欄誤以其根爲卽高良薑三月開花俗亦呼扁竹李時珍以爲射干之苗今俗醫多仍之

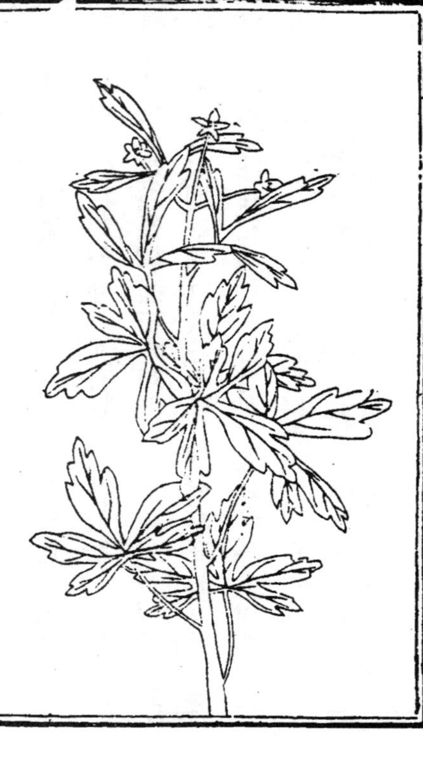

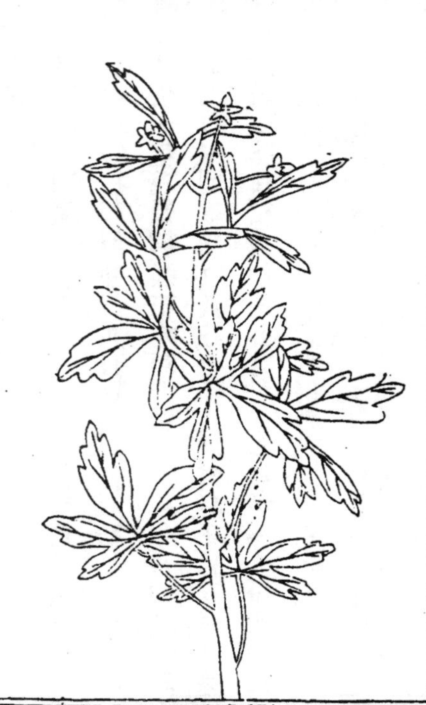

石龍芮

石龍芮本經中品今處處有之形狀正如水堇生水邊者肥大平原者瘦小其實亦能灸瘡固始呼爲鬼見愁

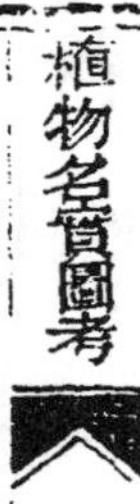

茵芋

茵芋本經下品陶隱居云方用甚稀圖經備載其形狀功用李時珍云近世罕知蓋俚醫用藥多爲異名或實用之而不識其本名也

雩婁農曰茵芋有毒李時珍以爲古方有茵蕷丸治瘋癇又有酒與膏爲治風妙品近世罕知爲醫家疏缺蓋深惜之吾謂今之俚醫治風之藥不可殫述安知無茵蕷者特其名因地而異古今之不同耳史傳中惟功業道德婦孺知名者謂之不朽其他或一事而兩載或兩傳而一人所聞異詞如烏昺於天越人

以爲鬼楚人以爲息各因所疑而爲之名孰知其是耶非耶楊雄持三尺縨素訪絕域方言其草木諸物異名多矣又烏料其一人之身爲漢郎中又爲莽大夫耶黑頭尚書白頭白書何異昔日之芳草今直爲此蕭艾也嗚呼在山爲小草出山爲遠志以出處而異名賢者愧之矣彼上車不落則著作體中何如則秘書用之則榮舍則已爲束芻以爲狗棄狗豈有惜其芻者菵蕷之用適承其乏有勝於菵蕷者而菵蕷爲狗之芻矣故曰䑋背之蠡盆一把不加多損一把不加少始則碌碌而因人繼則汲汲以没世吾欲求其名而紀之吾又烏能勝紀之

芫花

芫花本經下品淮南北極多通呼爲頭痛花以嗅其氣頭即涔涔作痛故名又曰老鼠花以其花作穗如鼠尾也此是草本本草綱目引芫木藏果卵者考爾雅杬魚毒注杬大木子似栗生南方皮厚汁赤中藏果卵絕不相類

雩婁農曰余初歸里時淸明上壠見有臥地作花如穗色紫豔者詢之土人曰此老鼠花也其形如鼠拖尾嗅之頭痛蓋色臭俱惡及閱本草知爲芫花淳于意用以治蟯瘕雖惡是其可云乎匡廬間花葉俱發且有實味甘然食之頭亦痛烏之南從音

未變也洪容齋謂小人爭鬥不勝取葉挼膚輒作赤腫以誣人請張爲幻乃有此助之厲耶山人採藥皆以口授自賊賊人桀黠至積宋時以斷腸草之害著令燒薙但盡敵而返敵可盡乎良有司各訪其地之所產根株性味著之志乘民不能欺其亦可矣

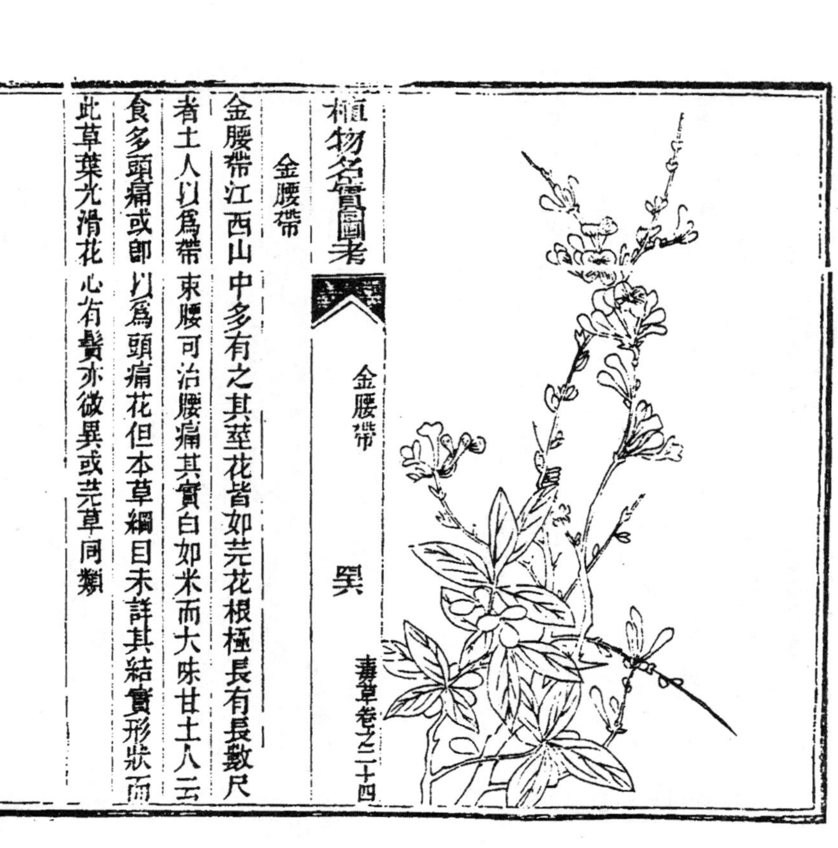

金腰帶

金腰帶江西山中多有之其莖花皆如芫花根極長有長數尺者土人以爲帶束腰可治腰痛其實白如米而大味甘土人云食多頭痛或即以爲頭痛花但本草綱目未詳其結實形狀而此草葉光滑花心有鬚亦微異或芫草同類

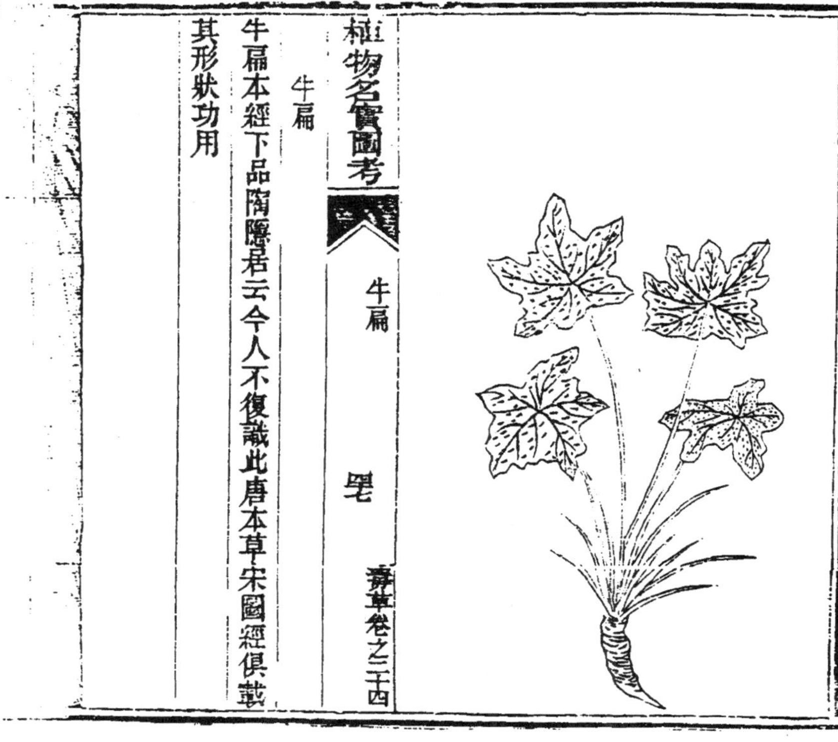

牛扁

牛扁本經下品陶隱居云今人不復識此唐本草宋圖經俱載其形狀功用

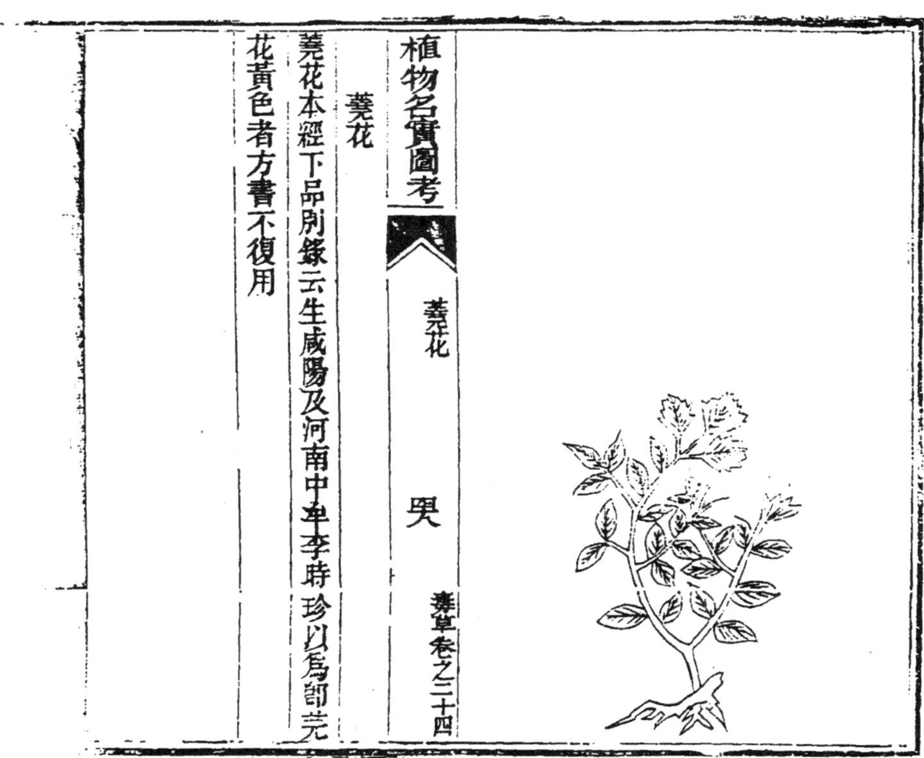

蕘花

蕘花本經下品别錄云生咸陽及河南中牟李時珍以爲卽芫花黄色者方書不復用

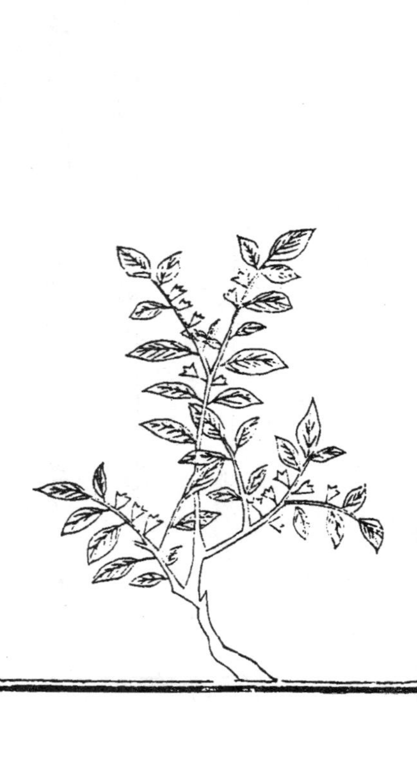

莨菪

莨菪本經下品一名天仙子圖經著其形狀功用且引史記淳于意以莨菪酒飲王夫人事別說謂功未見如所說而其毒有甚蓋見鬼拾針性近邪魔而古方以治癲狂豈不癲狂者服之而狂癲狂者服之而止亦從治之義耶舊時白蓮教以藥飲所掠民使之殺人爲快與李時珍所紀妖僧迷人事相類疑卽雜用此藥

雩婁農曰史記太倉公傳菑川王美人懷子而不乳召意意飲以莨菪藥一撮以酒飲之旋乳本草莨菪無催生之說其爲一物否未可知也炮炙論以莨菪爲有大毒金匱要畧言水莨菪葉圓有光誤食令人狂亂狀如中風觀淳于意以莨蕩藥令人乳則斷非發狂之藥無疑李時珍明著安祿山飲奚契丹莨菪酒醉而坑之又紀妖僧迷藥事以爲是莨菪之流則一杯入吻狂惑見鬼尚可留著腸胃中耶乃所錄小品必效諸方或丸或煎豈有病雖大毒亦能受耶然吾不敢信也君子小人辨之必明既辨矣則放流迸逐不可使其乘隙而復起若已榜其罪於朝廷而復記其小忠小信曲留一綫之機則子尾所謂髮短而心長其或寢處我矣盧杞不似奸邪惠卿亦似美才彼毒藥之攻癰疽誠有速效然豈可引之根本之地而望其調和陰陽不傷元氣乎故吾以爲凡藥之有毒者必著其外治之功伐性之害凡一切服餌之方皆删削務盡勿使後人迷於去留舉軀而試其狂惑其亦春秋之律也乎

山西通志莨菪子始生海濱川谷及雍州今寧武多有之莖高二三尺葉似地黃王不留行紅藍等花紫色莖有白毛結實如小石榴最有毒服之令人狂浪故名莨菪按太原山中亦多產其莖挺勁對葉密排花生葉隙重疊直上如地黃花色紫白多赭縷花罷卽結實其子味甜小兒誤食輒瘋俗亦

不甚怪經一兩月藥性解則瘋已如平人云

莽草

莽草本經下品江西湖南極多通呼爲水莽子根尤毒長至尺餘俗曰水莽兜亦曰黃藤浸水如雄黃色氣極臭園圃中漬以殺蟲用之頗亟其葉亦毒南贛呼爲大茶葉與斷腸草無異夢溪筆談所述甚詳宋經云無花實未之深考

雩婁農曰余所至章貢衡灃山中皆多莽草而按其形狀與筆談花如杏花可玩李德裕所謂紅桂靳學顏所謂丹萼素蕾者都不全肖蓋沈存中所云種類最多者耶江右產者其葉如茶故俗云大茶葉湘中用其根以毒鼠根長數尺故謂之黃藤而

水莽則通呼也豈與鼠莽有異同耶詩人多用莔蕗陶隱居以爲莽本作莔按山中多以黃茅之類爲莔子草郭璞注弭春草一名芒草孫炎注俗呼莔草莔草刺人衣而彌阬塡谷故以爲晨行之詩亦夙夜厭浥之意莽草雖多殊非荆榛之比或謂弭爲白薇以弭薇音近春草同名難爲確詁邪疏以本草莽草郭引作芒草爲所見本異然則本草經傳寫訛誤多烏可不慎而圖經云煎湯熱含少頃治牙齒風蟲喉痺甚效此豈可輕試耶

按周禮翦氏除蠹物以莽草熏之方言𦽸莽草也東越揚州之間曰𦽸南楚曰莽說文𦽸草總名則非毒草之莽矣今人以草燒煙熏蟲亦不需用毒莽又說文犬善逐兎草中爲莽孟子草莽之臣趙岐注莽亦草也莽𦽸艸茻同義楚詞攬中洲之宿莽注謂草冬冬生不死此亦但詁宿字耳唯山海經朝歌之山有莽草可以毒魚此或是水莽類而爾雅莽數節郭注云竹類則竹亦有名莽者本草之莽草或爲芒或爲竹類之莽皆未可定若以毒魚爲毒草則近世有以莪麥制魚者矣豈得謂莪麥爲毒草耶余恐人誤以莽草爲可服故詳辨之

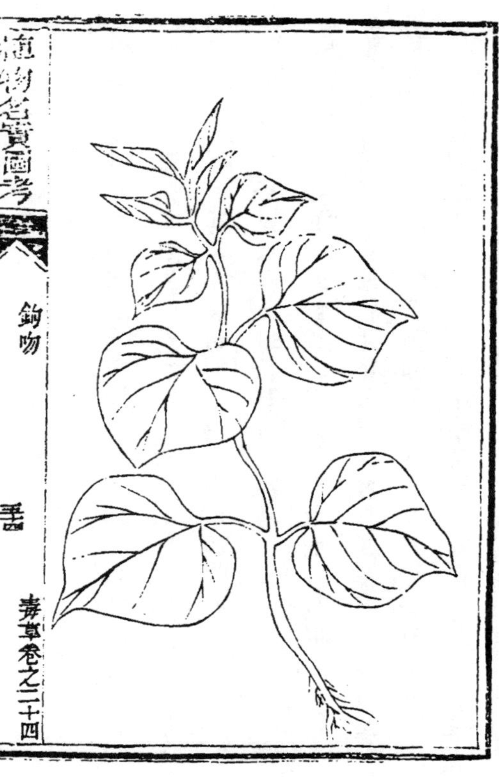

鈎吻

鈎吻本經下品相承以爲卽冶葛今之斷腸草也詢之閩廣人云有大小二種大者如夜來香葉蔓生植立近人輒動擣爛置猪腸中上下奔竄必破腸而出小葉者如馬蘭性尤烈李時珍所謂黃藤乃莽草根也又云滇人謂之火把花蓋卽黔書所云花赤如桑椹者同爲惡草非止一種今以蜀產圖之

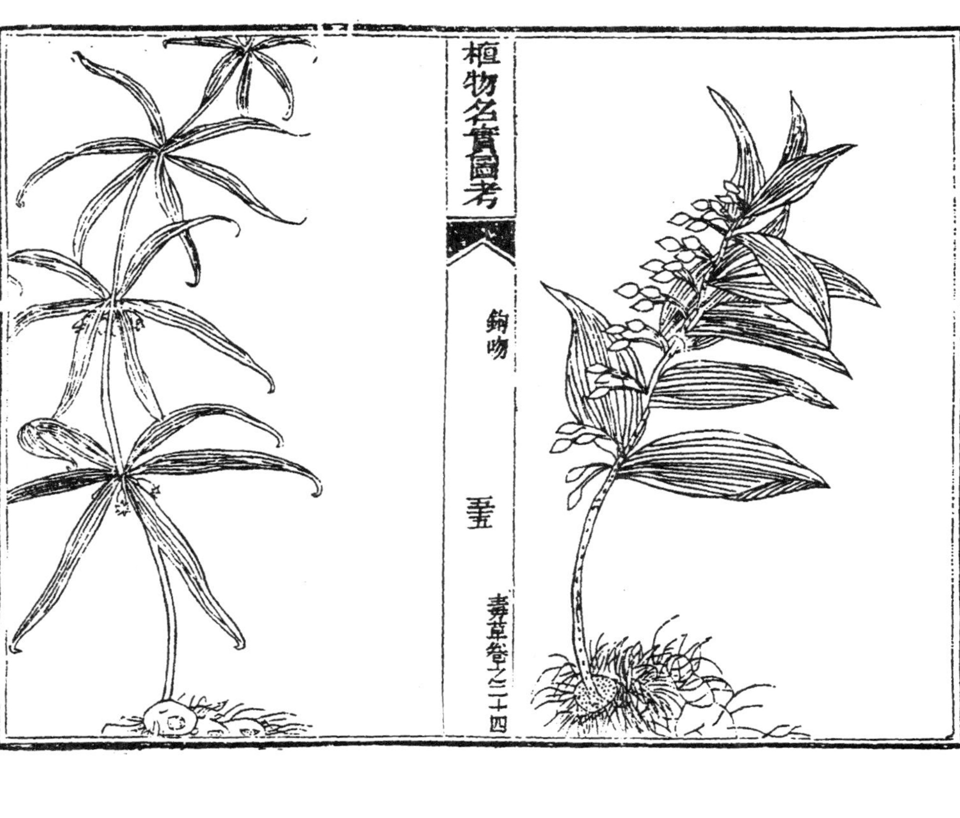

滇鉤吻

太陽之草曰黃精太陰之草曰鉤吻博物志云鉤吻盧氏曰陰地黃精不相連根苗獨生者是也陶隱居云葉似黃精而莖紫當心抽花黃色初生極類黃精雷斅曰使黃精勿用鉤吻眞相似只是葉有毛鈎子二個黃精葉如竹葉蘇頌曰江南說黃精莖苗稍類鉤吻自古言鉤吻黃精相似瞭然如此無有指爲斷腸草者本經一名冶葛冶葛後人以爲斷腸草毒草斷腸品非一種南方草木狀冶葛一名胡蔓草不言卽鉤吻自蘇恭始以苗爲鉤吻根爲野葛深斥陶說之非謂其葉如柿如梟葵則卽今嶺南之大葉斷腸草矣其云黃精葉似柳及龍膽草乃玉竹也古人於黃精玉竹不甚分別雷說葉如竹則今黃精也沈存中藥議亦以鉤吻爲卽斷腸草然又云斷腸草人間至毒之物不入藥用恐本草所出別是一物非此鉤吻則存中未敢以鉤吻黃精相似之說確然斷爲誤也本草綱目臚引斷腸草以實鉤吻大抵皆集衆說非惟未見鉤吻蓋亦未見斷腸憑臆訂訛遂以草之至毒者惟嶺南胡蔓一物矣考吳普本草鉤吻或出益州碧雞金馬開元後已淪南詔蘇恭諸人不識益州之鉤吻固宜醫家於毒草不曾試用展轉致舛亦無足怪惟鉤吻旣似

黃精采鉤吻而得黃精不能為害誠妙采黃精而誤得鉤吻所關豈淺鮮哉余至滇遣人入山採藥得似黃精玉竹者二草其標識則曰鉤吻鉤吻葉如竹與黃精同而矮小葉生一面花實生一面蘂瓣皆活殆即雷斆所謂地精俗云偏精其偏者不止葉不相當而已漢鉤吻似玉竹葉如柳如龍膽草而葉端皆反鉤四面層層舒葉開花花有黃白者亦有紅者蓋陶說所謂當心開花而雷說所謂毛鉤也滇之山岷蚩蚩者豈能杜撰此名蓋相承指呼久矣余審是再三而知太陽太陰之說傳於上古不可妄訾後人少見反肆雌黃而未及料其貽害無窮

也禮失求野其言猶信乃名士醫而詢之云黃精鉤吻山中皆產採者須辨別之其葉鉤者有大毒然則鉤之得名非以其葉如鉤耶偏精有毒稍輕形偏則性亦偏矣考南嶽記謂黃精多山薑偽製桂馥札璞謂滇多毒草然則服黃精者宜如本草採嵩山生者庶不至以豨苓引年而棄昌陽乎夫天地乖戾之氣所鍾非一鉤吻胡蔓無妨並馳譬如四凶列於禹鼎非止渾敦一形五鬼登於唐廷未必盧杞同貌山有陰陽則氣兼舒慘處至陰之地而具至陽之性則為毒尤甚宦寺婦人陰陽異用而大亂生矣抑又聞之虎賁甚似中郎桓魋乃肖至聖甚惡甚美眞賢眞奸此亦造物之樞鈐而待人以決擇余檢自偃之牘湘中則黃藤豫章則水莽博落迴粵閩則大小葉斷腸草滇則草烏火把花又有蟲如草長寸許亦名斷腸草牛馬食之立斃黔書又有一種斷腸惡直醜正實繁有徒豈得謂共兜去而無餘凶廉來除而並及異獸乎余以舊說入鉤吻下別錄斷腸草數種而特著滇鉤吻二物或可正李時珍之正誤本草鉤吻有主治滇醫亦用以洗惡毒瘡以盜捕盜或亦收效而斷腸草則未聞有用者巧令孔壬遇之立敗耳唐以前言治葛者或即是此草草木狀冶葛既不云鉤吻當是同名異物相如无咎不疑萬

年其為賢不肖也多矣

鉤吻滇人以蝕毒瘡惡刺字犯雜他藥以爛滅刺字俗所謂爛藥也

植物名實圖考卷之二十五

固始吳其濬著

蒙自陸應穀校刊

芳草

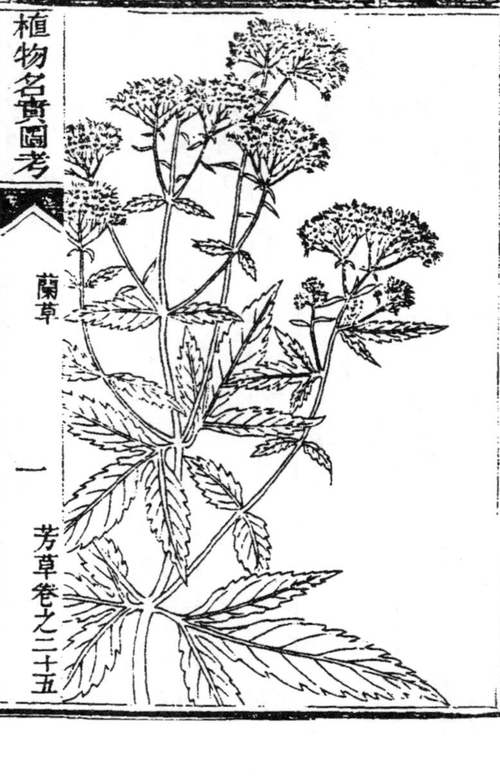

蘭草

蘭草本經上品詩經方秉蕑兮陸疏卽蘭香草也古人謂蘭多曰澤蘭李時珍集諸家之説以爲一類二種極確今依其説以有歧者爲蘭無歧者爲澤蘭宋人踵梁時以似茅之燕草爲蕙聚訟紛紛不知草木同名甚多總以見采於人爲貴此草竟體芬芳與澤蘭同功並用湖南俚人有受風病寒者摘葉煎服卽愈香能去穢辛可散鬱較之甌蘭諸品爲益孰多彼一莖一花數花者露珠一乾清香頓歇茅葉肉根都無氣味歸之羣芳以悅目鼻

雩婁農曰夫暴得大名不祥人固有之物亦宜然蘭於農經不爲靈藥溱洧秉蕑士女贈謔之野卉耳燕姞錫夢寵以國香聖人猗蘭之操忠臣畹蘭之託厥後文人賦之詠之比以君子儷以美人赫赫之名衆芳莫能景其光羣榮不能企其影矣夫盛名之下實多冒竊孩兒菊曰馬蘭以其花紫葉歧而竊之天名精曰蟾蜍蘭以其葉長幹疎而竊之形骸彷彿臭味參差易位者非同華泉之取飲正座者不如床前之捉刀其竊之也庸何傷不知何時有山閒牛咬之草（俗謂草蘭爲牛咬花以牛食其葉也）甌東魚魫之花徒以異馥兼此香名涪翁倡爲一花爲蘭數花爲蕙之説後

人領其新異競爲標題蝴蝶翼沸唯澤蘭一種尚容於養性採藥之客而眞蘭之名假而不歸夫非蘭之名著而蘭之實遂湮沒而不彰哉謂之不祥蘭亦何辭朱子詩注兩蘭睽列楚辭辨証曲爲疏剔一賢之論不敵舉世之紛良可悼矣當爲王者香乃與衆草伍蘭不逢時與人何異余嘗取唐以前之述蘭者而紀之嵇侍中詩麗藻濃繁陳子昂詩朱蕤冒紫莖蘭之花繁蕊密如此今之蘭有之乎謝康樂詩清露灑蘭藻許渾詩露曉紅蘭重今蘭葉如薤涓滴難留若謂花附之露則何灑何重蘇頲詩御杯蘭薦葉今之蘭葉豈堪薦酒又詩人多言蘭池今之蘭

乃畏濕本草亦載蘭湯今之蘭豈能浴紫蘭紅蘭蘭之色也今蘭紅紫乃非常品蘭橘蘭椒蘭之味也今蘭咀嚼殊無微馨抑與蘭爭名者唯桂耳絕域徭峝價重如金中華之金粟丹黃者豈眞桂耶嗚呼造物最忌者名草猶如此人何以任昔呂大防作辨蘭亭記云蜀有草如蘐紫莖黃葉謂之石蟬而楚人皆以爲蘭蘭蟬聲近之誤宋景文益部方物畧記石蟬葀長二三尺葉如菖蒲紫萼五出與蟬甚類宋公博物不以爲蘭然則今之蘭其蜀之石蟬耶冒他名而自失其名石蟬有知豈肯呼牛牛應呼馬馬應耶呂公乃著辨以爲識眞蘭昔有不狂之人入狂國者爭以不狂爲狂今以眞蘭入盜蘭之叢固當以不眞爲眞

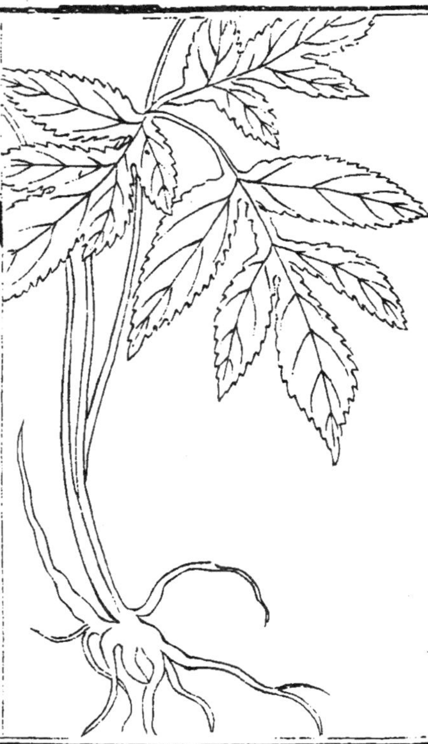

芎藭

芎藭本經上品左氏傳山鞠窮卽此益部方物記謂葉落時可用作羹救荒本草葉可調食煮飲今江西種之爲蔬曰藭菜廣西謂之坎菜其葉謂之江蘺亦曰蘼蕪李時珍謂大葉者爲江離細葉者爲蘼蕪說亦辨

雩婁農曰申叔展曰有山鞠藭乎注謂所以禦溼疏云賈逵有此言則相傳爲此說但不知若爲用之考本草芎藭主中風寒痺筋攣緩急蓋風溼相爲表裏去風卽以去溼也苗曰蘼蕪爾雅翼辨證甚核然古昔草木之名軼者多矣楚詞香草注者亦

唯以本草爾雅爲據其習用如江蘺白芷杜衡留夷輩譜本草者皆知之而杜若已無的識若揭車胡繩則本草不載無有訂爲何物者矣太史公曰巖穴之士趍舍有時若此類堙滅而不稱悲夫夫以在山小草爲忠臣志士寄慨流連其志潔故其稱物芳謂非無知者之至幸乃或傳或不傳如此然則士不能與日月爭光而但托大賢之門冀附驥尾而致千里則漢之黨錮宋之黨人載其名而不信其人者有之矣載其名幸也不信其人豈不幸歟

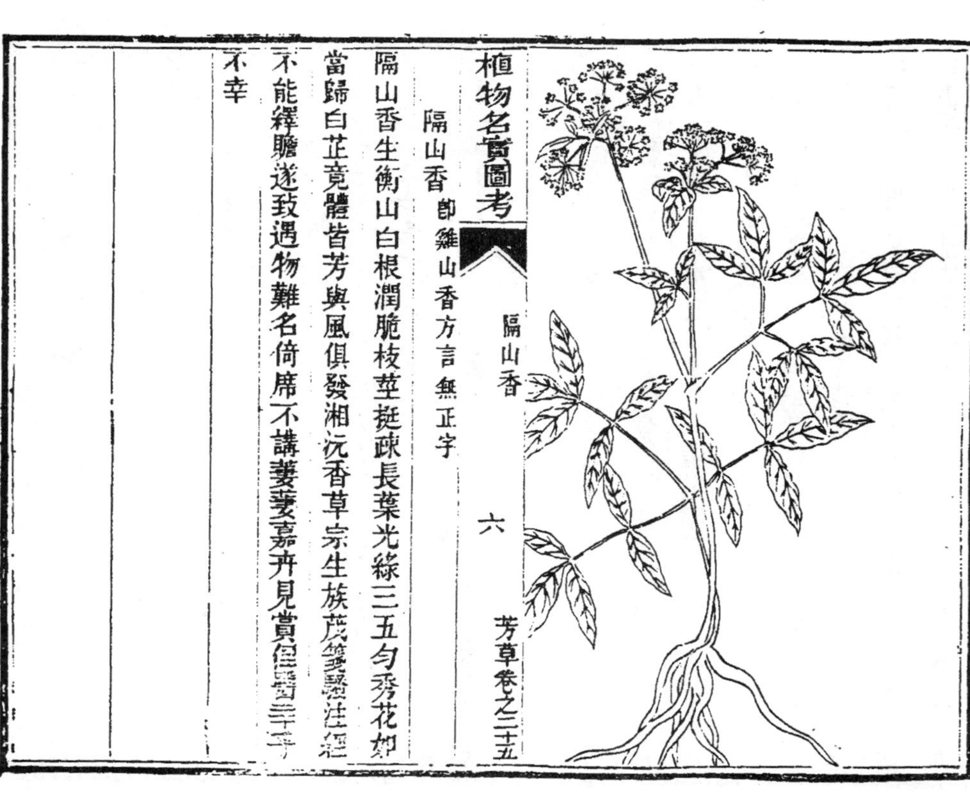

隔山香 即雞山香方言無正字

隔山香生衡山白根潤脆枝莖挺疎長葉光綠三五勻秀花如當歸白芷竟體皆芳與風俱發湘沅香草宗生族茂箋騷注經不能釋贍遂致遇物難名倚席不講萋萋嘉卉見賞僅同三手不幸

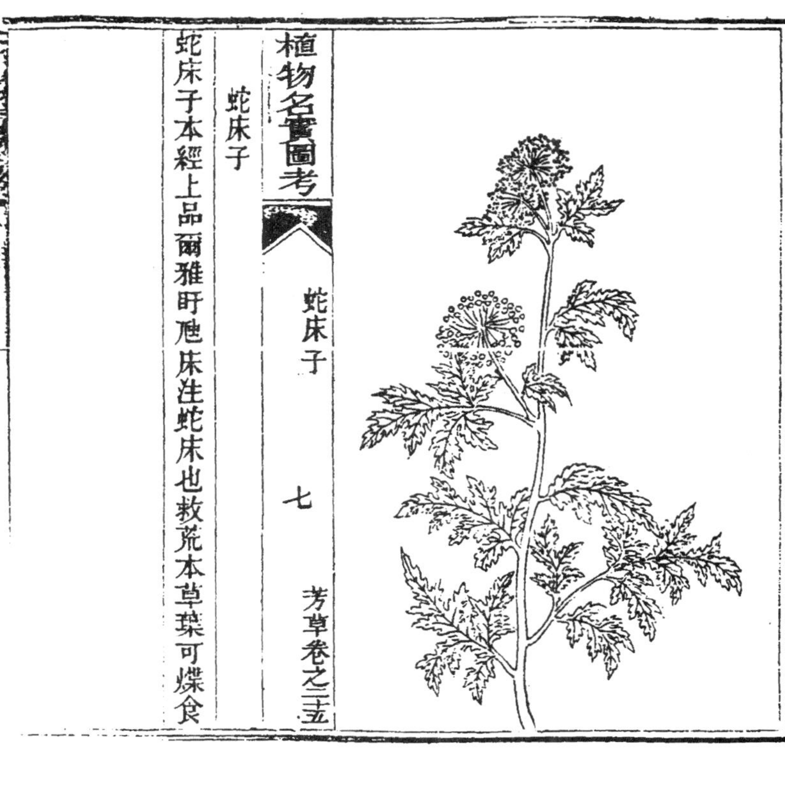

蛇床子

蛇床子本經上品爾雅盱虺床注蛇床也救荒本草葉可煠食

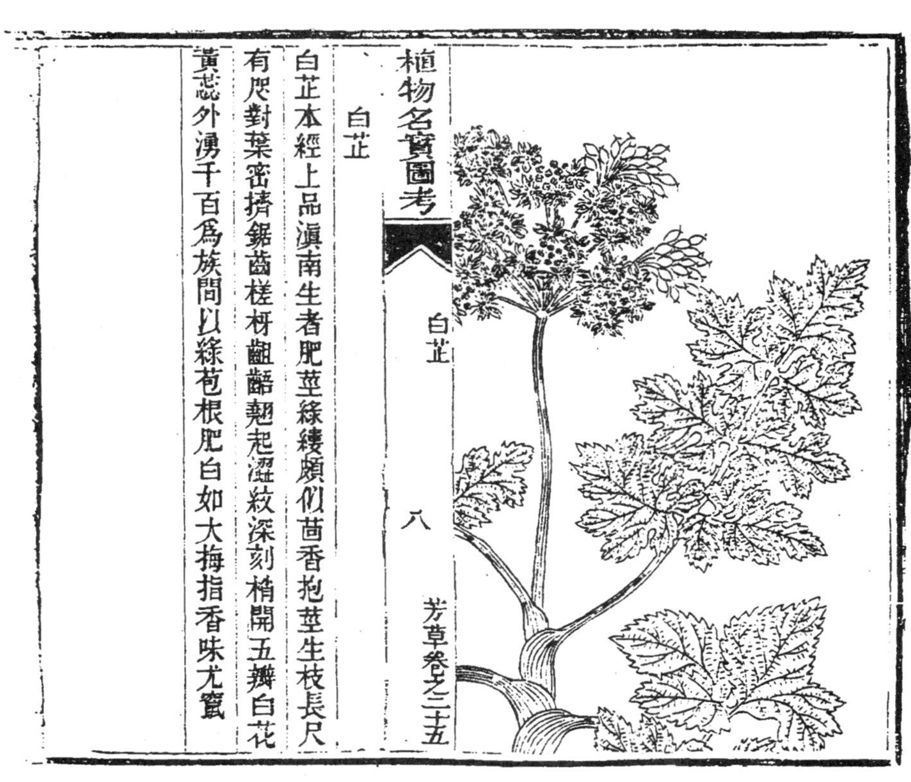

白芷

白芷本經上品滇南生者肥莖綠縷頗似茴香抱莖生枝長尺有咫對葉密擠鋸齒槎枒齟齬翹起澀紋深刻梢開五瓣白花黃蕊外湧千百爲族間以綠苞根肥白如大拇指香味尤竄

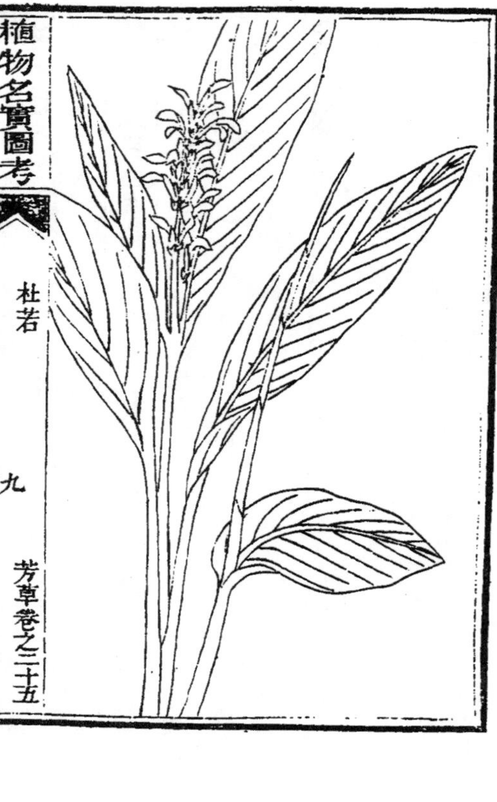

杜若

杜若本經上品按芳洲杜若九歌壘詠而醫書以爲少有識者考郭璞有贊謝朓有賦江淹有頌沈約有詩豈皆未覩其物而空託采擷耶韓保昇云苗似山薑花黄子赤大如棘子中似豆蔻細審其說乃卽滇中豆蔻耳蘇恭以爲似高良薑全少辛味陶云似旋葍根者卽眞杜若李時珍以爲楚山中時有之山人亦呼爲良薑甄權所云獠子薑圖經所云山薑皆是物也沈存中以爲卽高良薑以生高良而名余於廣信山中採得之俗名連環薑以其根瘦細有節故名有土醫云卽良薑也根少味不入藥用其花出籜中纍纍下垂色紅嬌可愛與前人所謂豆蔻花同與良薑花微異殆卽圖經所云山薑也余取以入杜若以符大者爲良薑小者爲杜若之說但深山中似此者尚不知幾許姑以備考云爾若劉圻父采杜若詩素英綠葉紛可喜又云餐花嚼蕊有眞樂則亦韓保昇所云花黄一種草豆蔻花帶紅白二色非同良薑花紅紫灼灼也至秇花之書有以雞冠當之者可謂刻畫無鹽唐突西施

雩婁農曰昔人戲爲杜仲作杜處士傳若杜若者顯於古而晦於今其今之逸民歟膏以明自煎蘭以香自爇杜若非所謂遺其身而身存者耶

木香圖

木香

木香本經上品宋圖經著其形狀云出永昌山谷今惟舶上來者他無所出　按本經所載無外番所產或古今異物近時用木香治氣極效蓋諸蕃志所謂如絲瓜者凡番產皆不繪茲從本草衍義圖之然皆類馬兜鈴蔓生者恐非西南徼所產

雩婁農曰木香舊出雲南蠻書云永昌山在府南三日程多青木香雲南志阜里土司出或謂即古產里又西木香出老撾皆不著形狀大抵深塹絕巖老木多香種種殊名亦難盡憑夷儸貢販多集大理粵人裒載輒云海藥惟皆枯槎難辨其柯條花

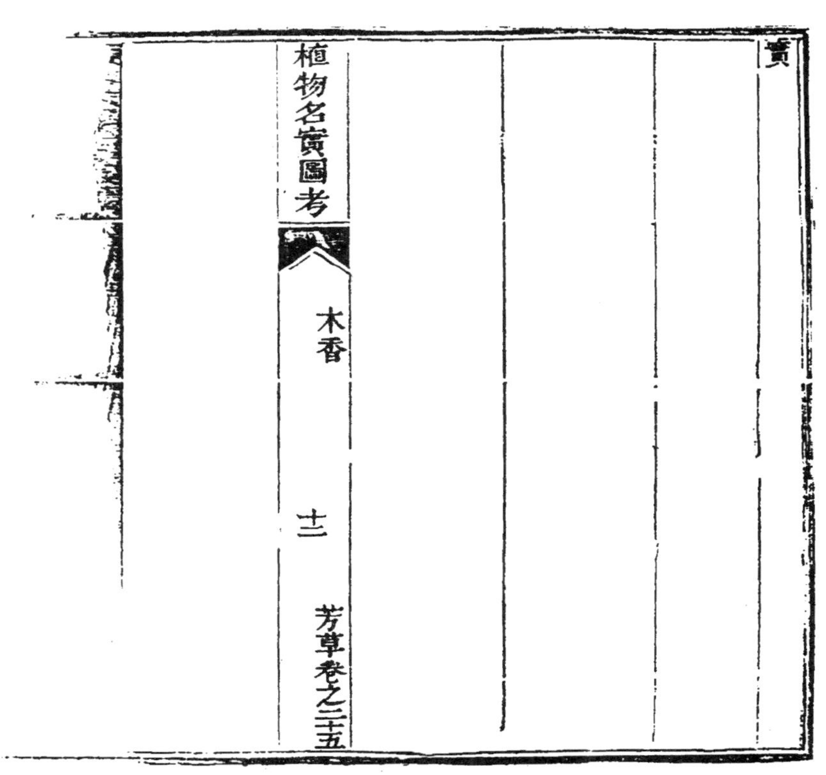

實

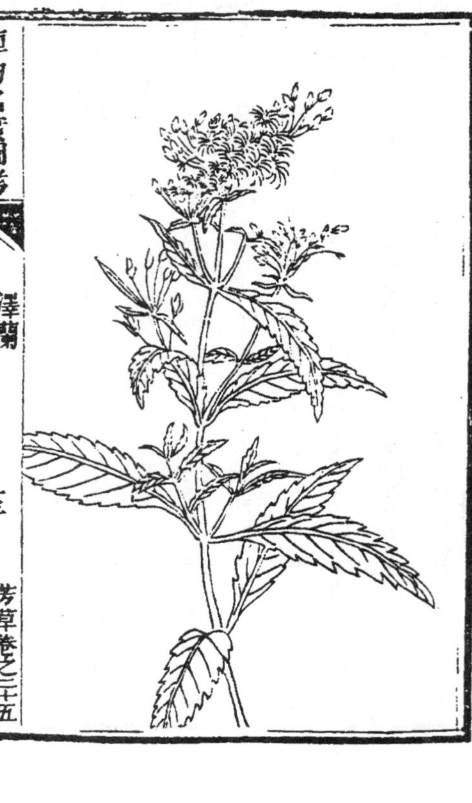

澤蘭

澤蘭本經中品爲婦科要藥根名地筍亦爲金瘡腫毒良劑安徽志都梁山產澤蘭故名都梁香云

雩婁農曰淮南子云男子樹蘭而不芳藥錄亦專供帶下醫豈賜蘭徵夢遂承爲女子之祥乎士女秉蕑祓除不祥殆無異芣苢宜子耶余過溱洧秋蘭被坂紫莖雜遝如棠緑雪固知詩人紀實不類賦客子虛而鄰鄰周道塵漲三尺清露灑芬西風度馥不以穢濁滅其臭味其斯爲幽芳歟

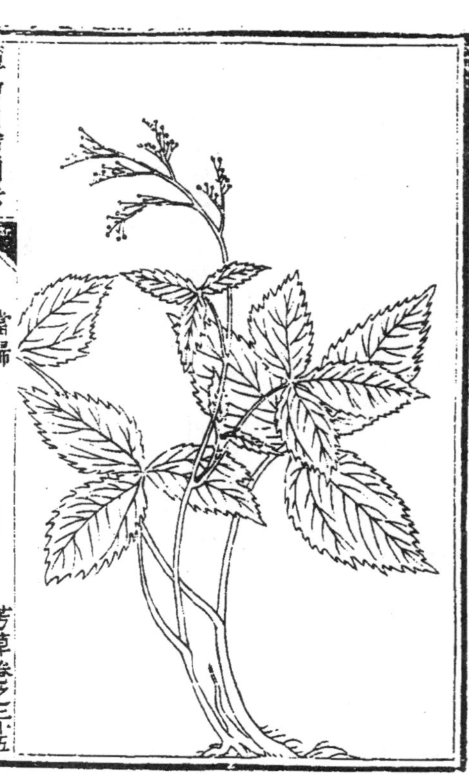

當歸

當歸本經中品唐本草注有大葉細葉二種宋圖經云開花似蒔蘿淺紫色李時珍謂花似蛇床今時所用者皆白花其紫花者葉大俗呼土當歸考爾雅薜山蘄又薜白蘄是當歸本有紫白二種今以土當歸附於後大約藥肆皆通用也

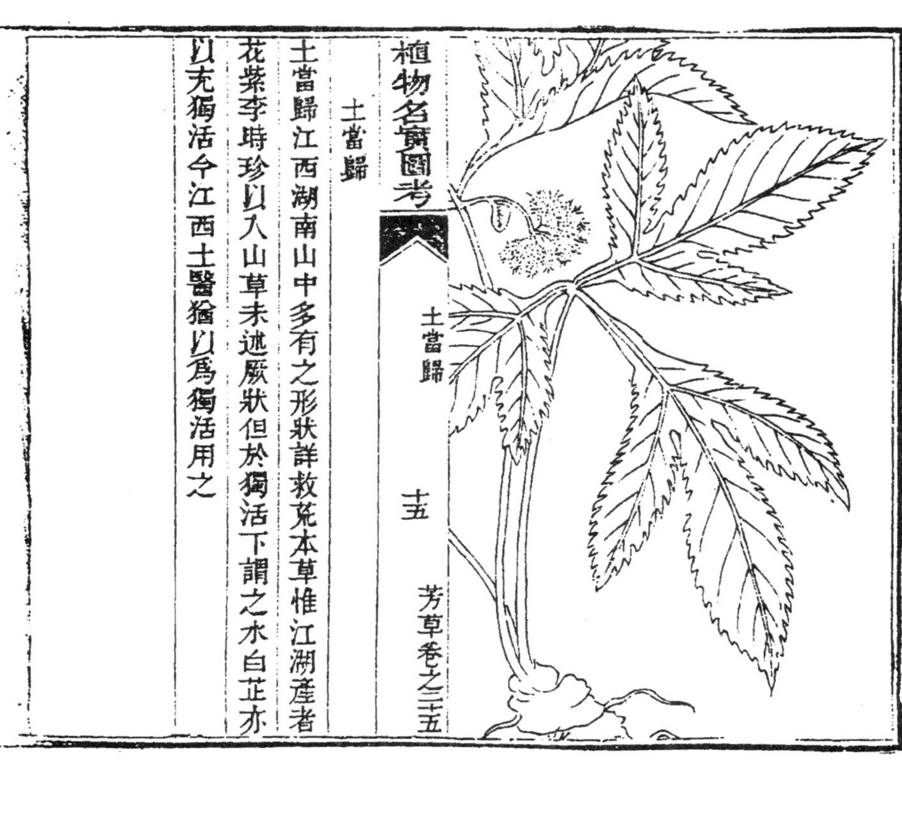

植物名實圖考 卷二十五 土當歸 十五 芳草卷之二十五

土當歸

土當歸江西湖南山中多有之形狀詳救荒本草惟江湖產者花紫李時珍以入山草未述厥狀但於獨活下謂之水白芷亦以充獨活今江西土醫猶以爲獨活用之

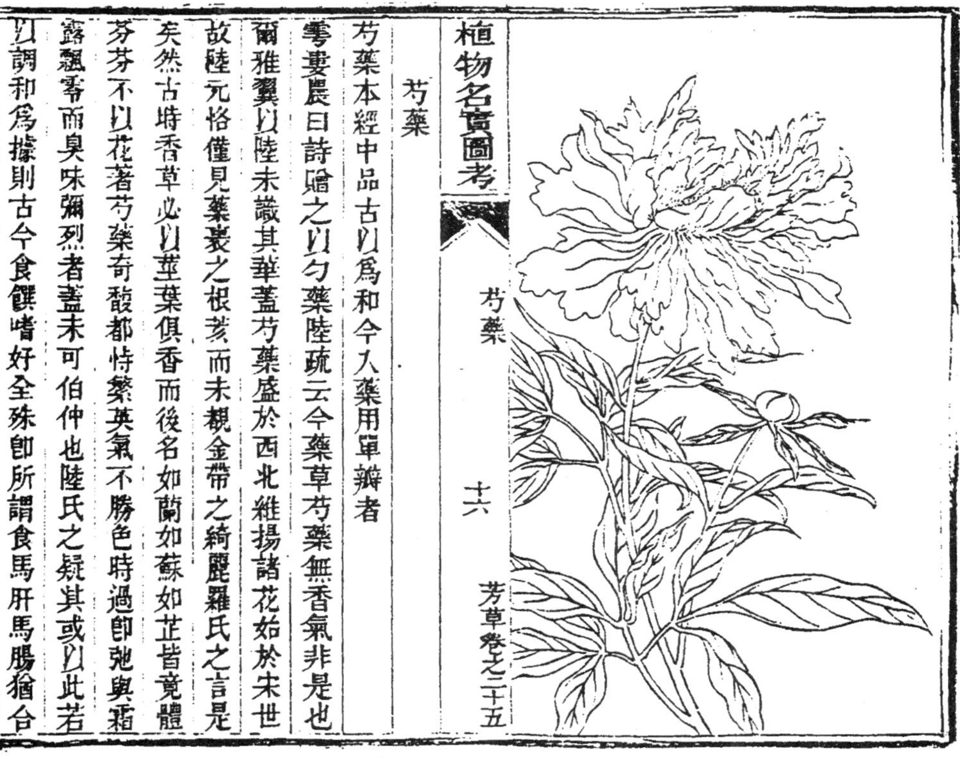

植物名實圖考 卷二十五 芍藥 十六 芳草卷之二十五

芍藥

芍藥本經中品古以爲和今入藥用單瓣者

雩婁農曰詩贈之以勺藥陸疏云今藥草芍藥無香氣非是也爾雅翼以陸未識其華蓋芍藥盛於西北維揚諸花始於宋世故陸元恪僅見藥裏之根荄而未覩金帶之綺麗羅氏之言是矣然古時香草必以莖葉俱香而後名如蘭如蘇如芷皆竟體芬芳不以花著芍藥奇馥都恃縈英氣不勝色時過卽弛與霜露飄零而臭味彌烈者蓋未可伯仲也陸氏之疑其或以此若以調和爲據則古今食饌嗜好全殊卽所謂食馬肝馬腸猶合

芍藥而譏之者士大夫久無此憲章安得尋裂缺髮而沃苦酒者一問之耶

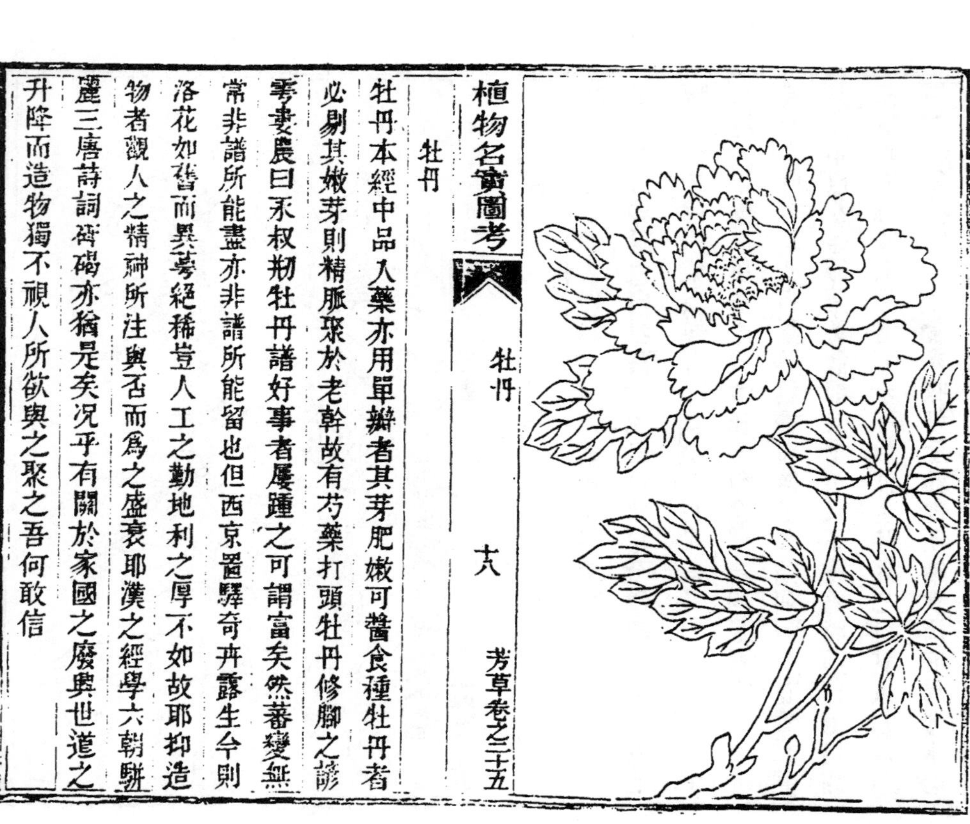

牡丹

牡丹本經中品入藥亦用單瓣者其芽肥嫩可瀹食種牡丹者必剔其嫩芽則精脈聚於老幹故有芍藥打頭牡丹修腳之諺

雩婁農曰永叔翔牡丹譜好事者屢踵之可謂富矣然蕃變無常非譜所能盡亦非譜所能留也但西京置驛奇卉露生今則洛花如昔而異萼絕稀豈人工之勤地利之厚不如故耶抑造物者覷人之精神所注與否而爲之盛衰耶漢之經學六朝駢麗三唐詩詞碑碣亦猶是矣況乎有關於家國之廢興世道之升降而造物獨不視人所欲與之聚之吾何敢信

藁本

本經中品宋圖經似芎藭而葉細救荒本草謂之山園荽苗可煠食

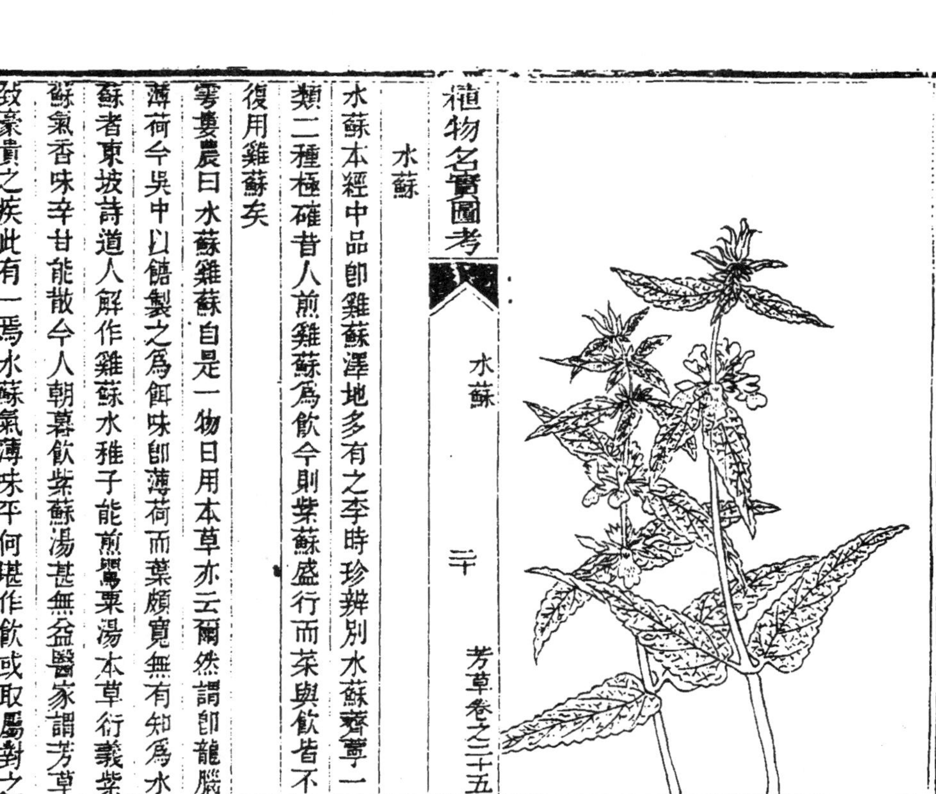

水蘇

水蘇本經中品卽雞蘇澤地多有之李時珍辨別水蘇薺薴一類二種極確昔人煎雞蘇爲飲今則紫蘇盛行而茶與飲皆不復用雞蘇矣

雩婁農曰水蘇雞蘇自是一物日用本草亦云爾然謂卽龍腦薄荷今吳中以餹製之爲餌味卽薄荷而葉頗寬無有知爲水蘇者東坡詩道人解作雞蘇水稚子能煎鶯粟湯本草衍義紫蘇氣香味辛甘能散今人朝暮飲紫蘇湯甚無益醫家謂芳草致豪貴之疾此有一焉水蘇氣薄味平何堪作飲或取屬對之

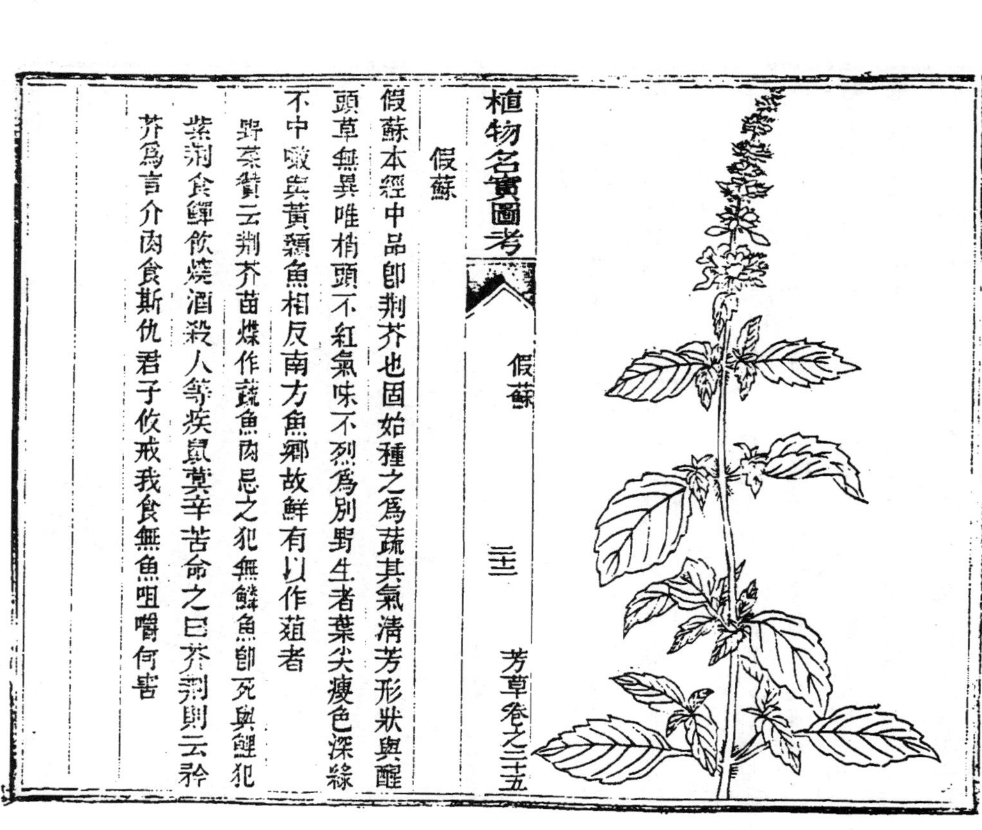

假蘇

假蘇本經中品卽荆芥也固始種之爲蔬其氣淸芳形狀與醒頭草無異唯梢頭不紅氣味不烈爲別野生者葉尖瘦色深綠不中啖與黃顙魚相反南方魚鄉故鮮有以作葅者

野菜贊云荆芥苗煠作蔬魚肉忌之犯無鱗魚卽死與鱣犯荎剃食鱓飮燒酒殺人等疾鼠莫辛苦命之曰芥剃則云矜芥爲言介肉食斯仇君子攸戒我食無魚咀嚼何害

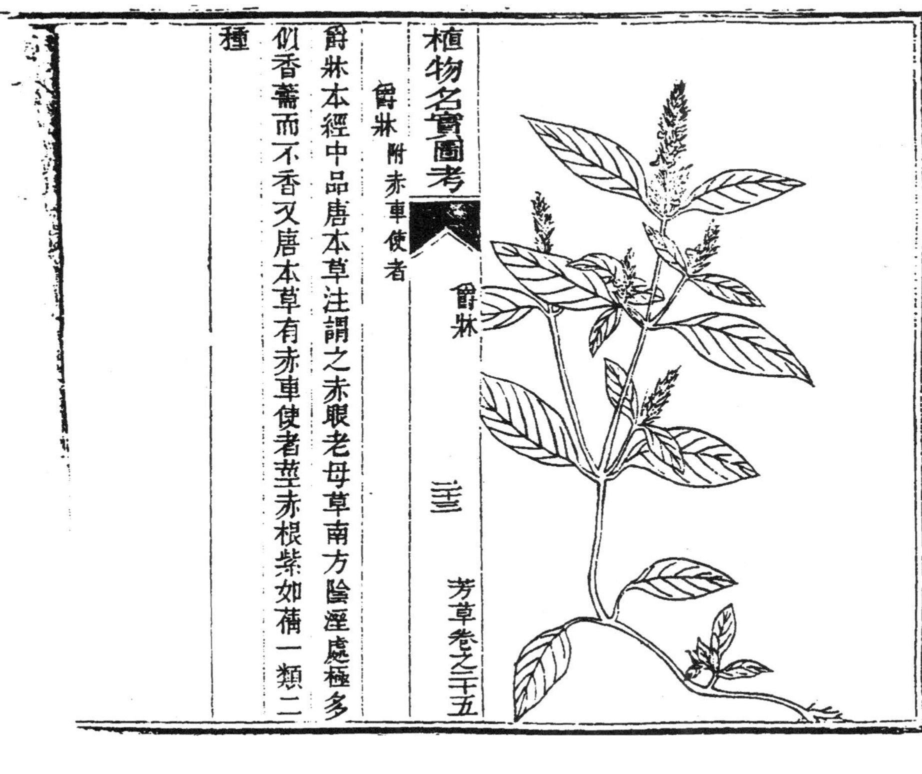

爵牀 附赤車使者

爵牀本經中品唐本草注謂之赤眼老母草南方陰溼處極多似香薷而不香又唐本草有赤車使者莖赤根紫如藕一類二種

積雪草

積雪草本經中品唐本草注以爲卽地錢草今江西湖南陰濕地極多圖如五銖錢引蔓鋪地與本草衍義庚辛玉冊所述極肖或謂以數枚煎水清晨服之能祛百病者此蓋陽强氣壯藉此清寒之品以除浮熱故有功效虛寒者恐不宜爾又一種相似而有鋸齒名破銅錢辛烈如胡荽不可服

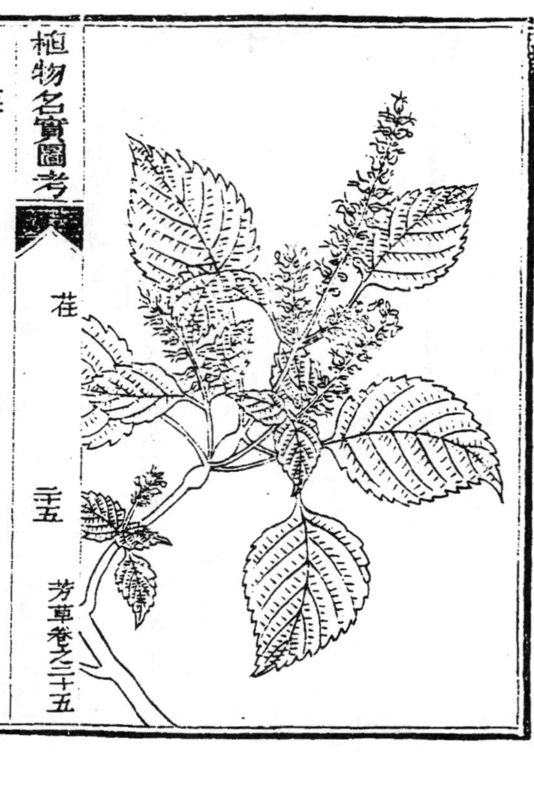

荏

荏別錄中品白蘇也南方野生北地多種之謂之家蘇子可作糜作油齊民要術謂雀嗜食之益部方物記畧有荏雀謂荏熟而雀肥也李時珍合蘇荏爲一但紫者入藥作飲白者充飢供用性雖同而用異

雩婁農曰荏之利溥矣種於塍防牛馬之踐五穀子爲油牕壁皆煤則織紙之績以足於夜也魏書乙弗勿國與吐谷渾同不識五穀惟食魚及蘇子狀若中國枸杞粢沈約有謝賜北蘇啟則蘇重於北地久矣湘中茀路芰荑之勿使滋蔓物固有用有不用

紫蘇

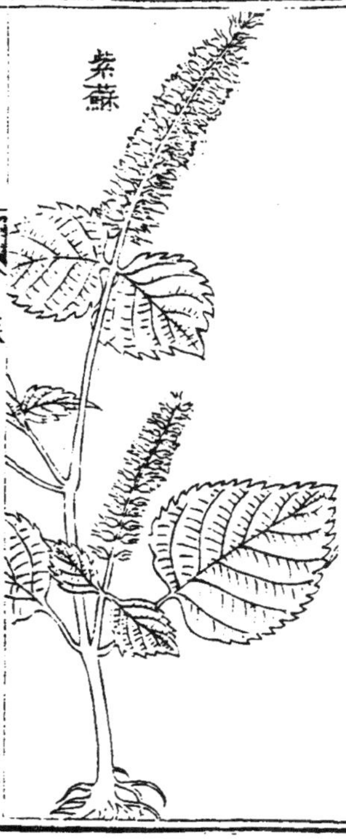

蘇

蘇別錄中品爾雅蘇桂荏注蘇荏類圖經紫蘇也今處處有之有面背俱紫面紫背青二種湖南以爲常茹謂之紫菜以烹魚尤美有戲謂蘇字從魚以此者亦水骨水皮之謔耳又以薑梅同餹製之暑月解湯行旅尤宜

雩婁農曰劉原父採紫蘇詩云只以營一飲形骸如此劬宋時重飲子以紫蘇熟水爲第一甚矣昔人之好服食也蘇性辛竄能損眞氣製爲蔬果稍就平和飲子則風淫者宜之無病而爲吳越吟是不可以已乎或謂客來奉湯是飲人以藥人之面不如吾之面其賦貧不爾殊耶草茶不知盛於何時近則華夷同沃之無有以藥物爲敬者草木廢興亦復難測

野菜贊云紫蘇本草曰荏紫者入藥白者湯中薄煮之煠食荆芥則宜生食荏曰紫蘇本入䒾品蕩鬱散寒性溫且緊湯液得之薑桂可屏起懦之功令人猛省

回回蘇

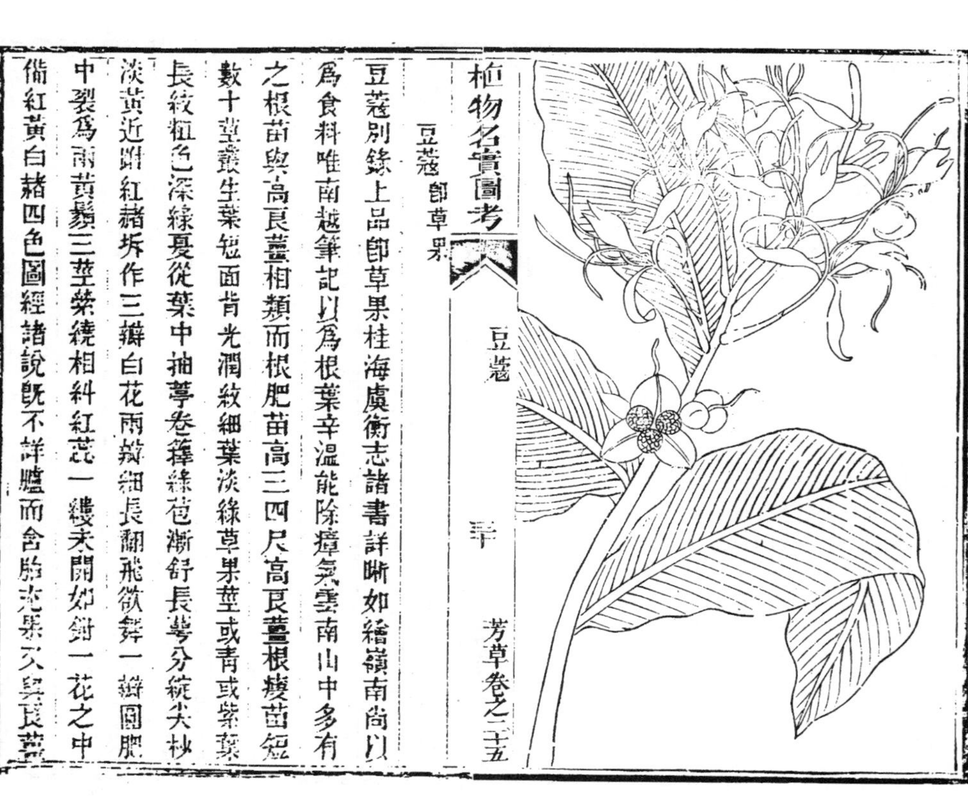

豆蔻 即草果

豆蔻別錄上品即草果桂海虞衡志諸書詳晰如緍嶺南尚以為食料唯南越筆記以為根葉辛溫能除瘴氣雲南山中多有之根苗與高良薑相類而根肥苗高三四尺高良薑根瘦苗短數十莖叢生葉短面背光潤紋細葉淡綠草果莖或青或紫葉長紋粗色深綠夏從葉中抽葶卷籜綠苞漸舒長葶分綻尖杪淡黃近附紅赭坼作三瓣白花兩瓣細長翻飛欲舞一瓣圓肥中裂為兩黃鬚三莖縈繞相糾紅蕊一縷未開如鉤一花之中備紅黃白赭四色圖經諸說既不詳臚而含胎之果又與良薑

之紅豆蔻縹子蠹之顛紅麥粒互相膠轕若以三種並列則花實幾無一肖余試滇人所指名而名之不識嶺外所產與此同異滇南本草性溫味辛無毒生山野中或蔬圃地葉似蘆開白花結果內含瓤藏子如豆蔻而粒大能消食積解冷宿結滯之鬱開通胃脾快利中鬲令人多進飲食今人多用為香料調劑飲食甚良又能祛除蠱毒辟夷人藥毒佩之能遠患也

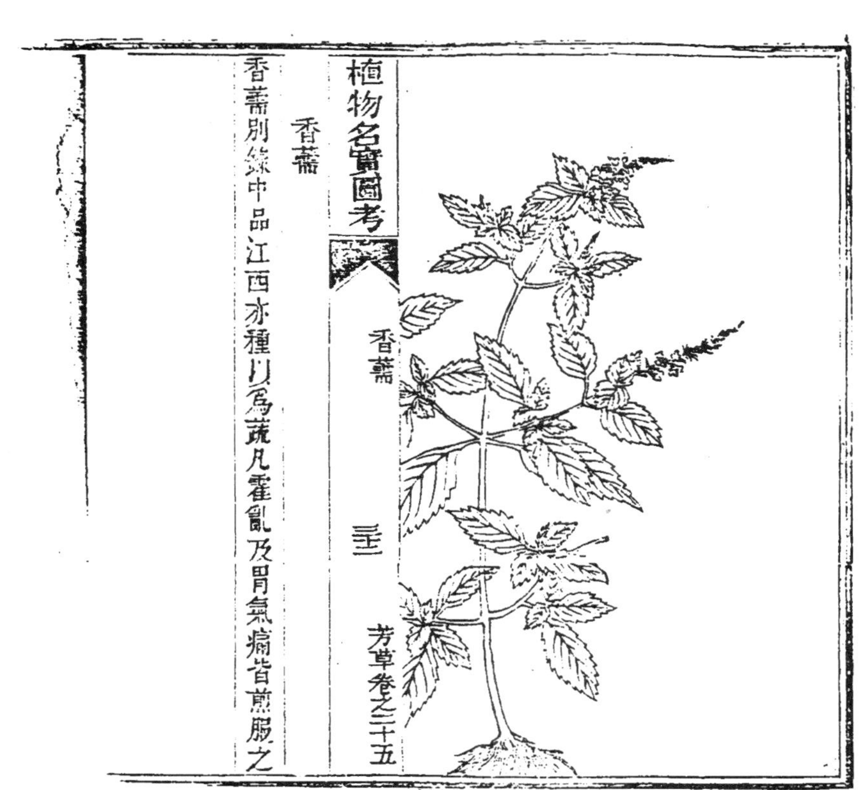

香薷

香薷別錄中品江西亦種以為蔬凡霍亂及胃氣痛皆煎服之

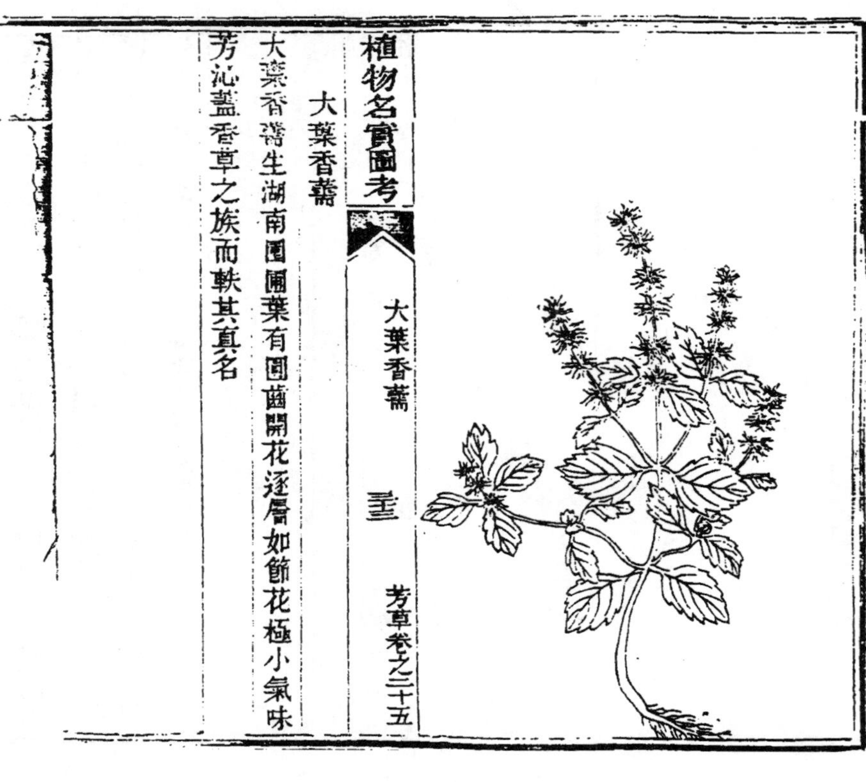

大葉香薷

大葉香薷生湖南園圃葉有圓齒開花逐層如節花極小氣味芳沁蓋香草之族而軼其真名

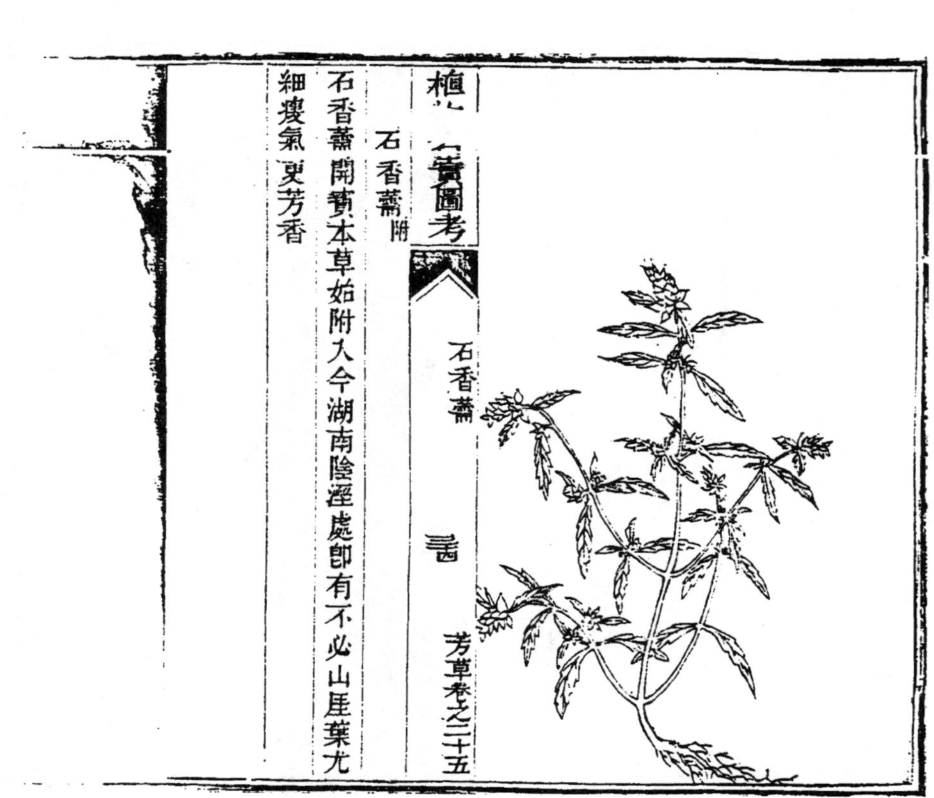

石香薷 附

石香薷開寶本草始附入今湖南陰溼處即有不必山厓葉尤細瘦氣更芳香

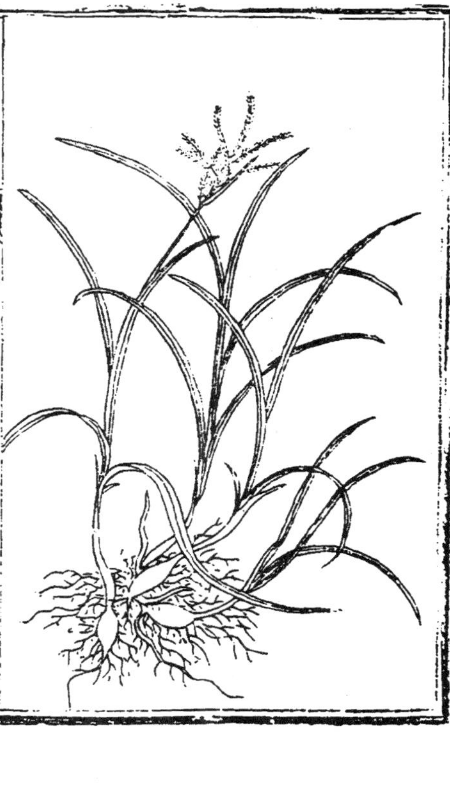

莎草

莎草別錄上品爾雅薃侯莎其實媞卽香附子也唐本草始著其形狀功用今爲要藥與三棱極相類唯淮南北產者子小而堅俗謂之香附米者佳

雩婁農曰香附莎根也陶隱居以爲無識者唐本草始明著之近時乃爲要藥考宋史莎衣道人傳道人衣敝以莎緝之有瘵者求醫命持一草去旬日而愈衆翕然傳莎草可以愈疾莎根之用其盛於此乎圯上老人取履授書其事甚怪然無疑其僞者蓋抱道德明術數之士遯世無悶偶露端倪以救世而濟衆固非鬼神幻化比也雖然古人主之用人也有得於夢與卜者矣世人之遇藥也亦有得於神與禱者矣精誠之極肸蠁潛通豈徒徵於鬼以譬俗聽哉且天之生物皆以爲人然天不能以筆舌示人則生聖人制作以前民用聖人亦不能徧觀而盡識也時時見於鬼神寤寐而流傳焉劉涓子鬼遺方其最多者其餘悉數之不能終夫非盡假托也且不獨鬼神矣含生負氣之倫有知覺則有疾苦有疾苦則有拯濟鹿得草而蹶起蛇擣藥而傳瘡黃鼠以豆葉愈虺毒蜘蛛以芋根塗蜂螫凡此皆天之所爲非物之能自爲也是以聖人觀蛛蝥而結網見飛蓬而製車其於萬物也乃師造物也故曰天時有生地利有宜人官有能物曲有利

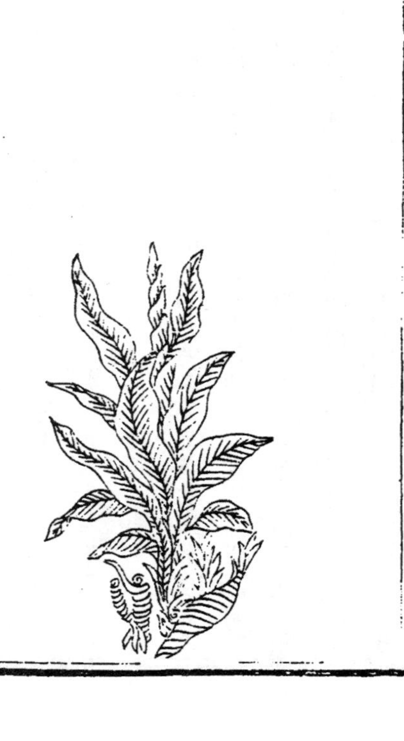

鬱金

鬱金唐本草始著錄今廣西羅城縣出其生蜀地者爲川鬱金以根如螳螂肚者爲眞其用以染黃者則薑黃也考古鬱鬯用鬱釀酒盞取其氣芳而色黃故曰黃流在中若如嘉祐本草所引魏畧生秦國及異物志生罽賓唐書生伽毘則皆上古不賓之地何由貢以供祭爾雅翼考據甚博李時珍分根花爲二條亦騁辯耳外裔所產皆是夷言鬱金之名自是當時譯者夸飾假附以之釋經豈爲典要今皆附錄以資考辨

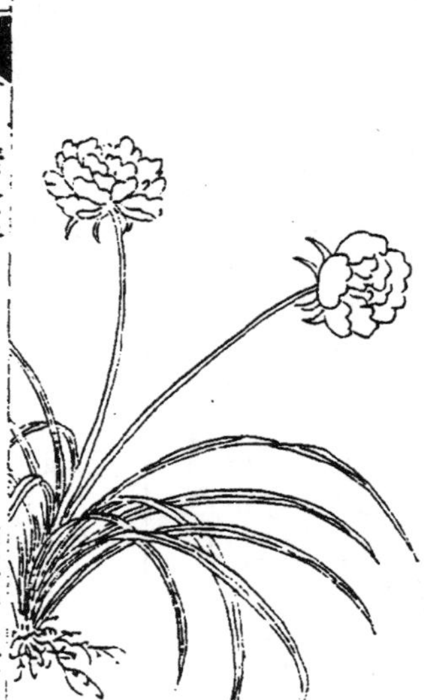

鬱金香

鬱金香此嶺南所繪殆李時珍所謂鬱金花耶

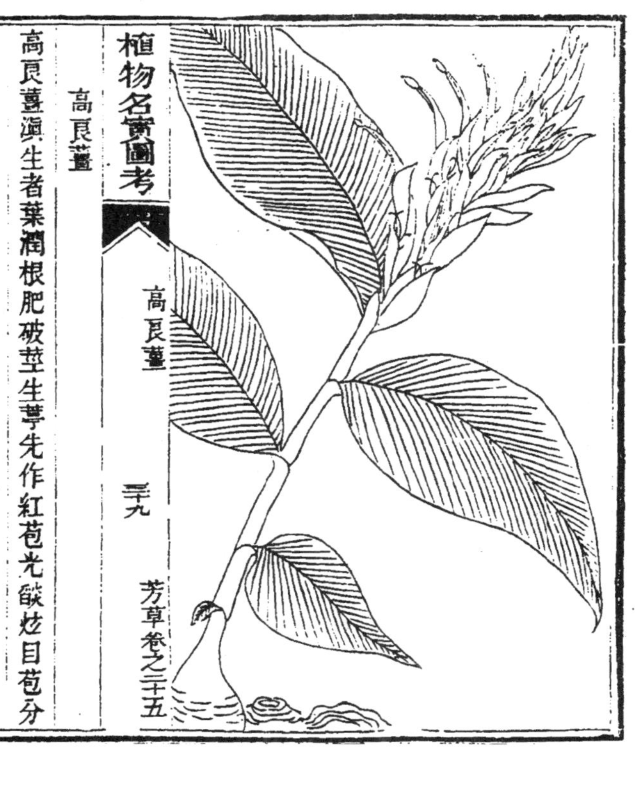

高良薑

高良薑滇生者葉濶根肥破莖生葶先作紅苞光燄炫目苞分兩層中吐黃花亦兩長瓣相抱復突出尖黃心長半寸許有黑紋一綫上綴金黃蕊如半米另有長鬚一縷尖擎小綠珠俗以上元摘爲玉蘭供養故圖中多植之按良薑山薑杜若草果葉皆相類方書所載多相台併嶺南諸紀述形則是稱名亦無確詁蓋方言侏儷難爲譯也唯南越筆記目覩手訂又復博雅有稽余使粵僅賓山一過未能貯籠頃以滇南之卉與南越筆記相比附大率可識其云高良薑出於高涼故名根爲薑子爲紅豆蔻子未坼曰含胎鹽糟經冬味辛香入饌又云凡物盛多謂之蔻是子如紅豆而叢生故名紅豆蔻今驗此花深紅灼灼與圖經花紅紫色相脗合花罷結實大如白果有棱嫩時色紅綠子細似榴瓤無慮數百香清微辛殆所謂含胎也老則色紅滇之婦稚皆識爲良薑花李雨村所述雖剌取嶺表錄異中語然彼以爲山薑且云花吐穗如麥粒嫩紅色則是廣饒所產與桂海虞衡志紅豆蔻同志云此花無實則所云爲膾者乃是花非子也余則以滇人所呼爲定而折中以李說范云紅豆蔻蓋卽草木狀之山薑而楚詞之杜若也

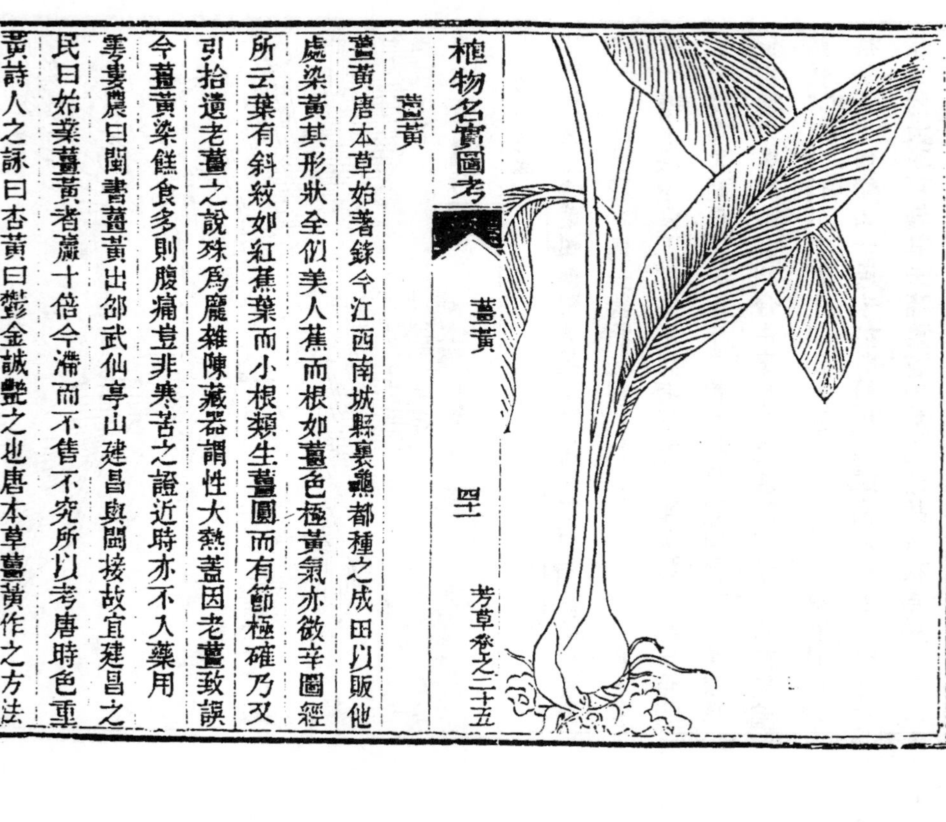

薑黃唐本草始著錄今江西南城縣裏龜都種之成田以販他處染黃其形狀全似美人蕉而根如薑色極黃氣亦微辛圖經所云葉有斜紋如紅蕉葉而小根類生薑圓而有節極確乃又引拾遺老薑之說殊爲龐雜陳藏器謂性大熱蓋因老薑致誤今薑黃染饎食多則腹痛豈非寒苦之證近時亦不入藥用

雩婁農曰閩書薑黃出邵武仙亭山建昌與閩接故宜建昌之民曰始業薑黃者贏十倍今滯而不售不究所以考唐時色重黃詩人之詠曰杏黃曰鬱金誠艷之也唐本草薑黃作之方法與鬱金同則以鬱金薑黃染者其勝於支與槐也遠矣夫尚黃者非唯正色亦與金爲近耳昔時泥金鏤金唯掖庭用之宋嚴銷金之禁罰至重元以降金箔金絲頗貴無等凡繪畫撚織之屬無物不具其始以來自蕃舶不之禁也日新月異其耗中國之金也有紀極乎然則中央之色不爲世俗所褻非金飾之褻之也而何

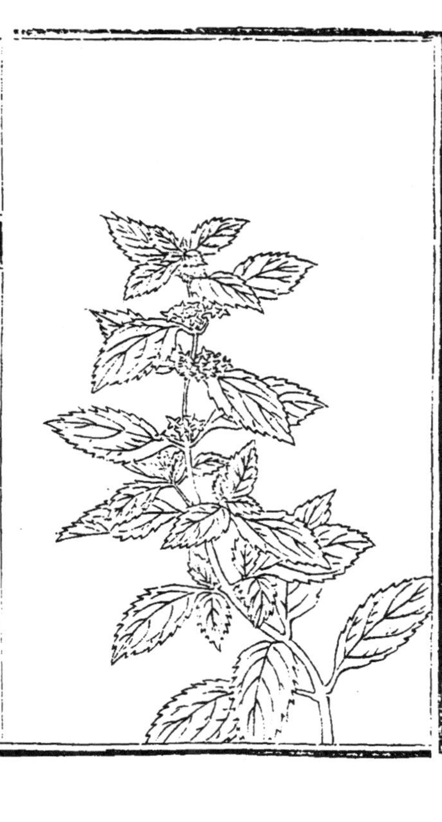

薄荷

薄荷唐本草始著錄或謂卽菝蔄茇葀之訛中州亦蒔以爲蔬有二種形狀同而氣味異俗亦謂之臭薄荷蓋野生者氣烈近臭移蒔則氣味薄而清可噉亦可入藥也吳中種之謂之龍腦薄荷因地得名非有異也肆中以糖煎之爲飴又薄荷醉猫猫咬以汁塗之

大葉薄荷

薄荷葉背皆青江西有一種葉背甚白呼爲大葉薄荷亦有呼爲茵陳者燒以去瘟氣辛烈蓋卽江南所謂茵陳者詳茵陳下

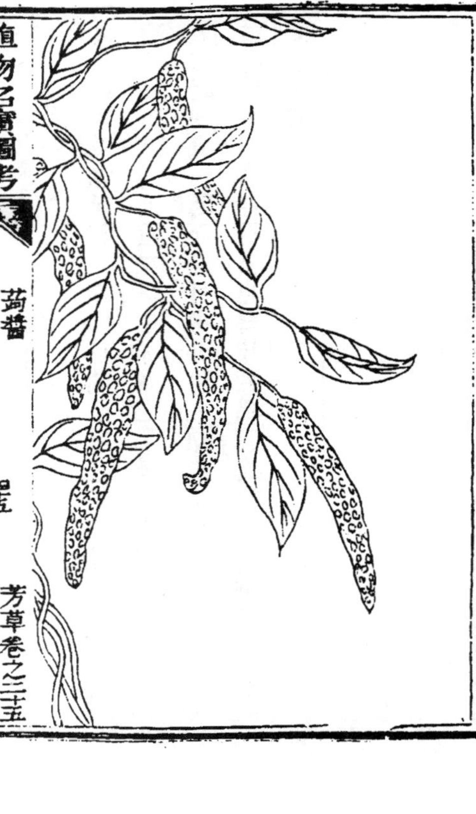

蒟醬

蒟醬唐本草始著錄按漢書西南夷傳南粤食唐蒙蜀枸醬蒙歸問蜀賈人獨蜀出枸醬顔師古注子形如桑椹緣木而生味尤辛今石渠則有之此蜀枸醬見傳紀之始南方草木狀則以生番國爲蓽茇生番禺者謂之蒟交趾九眞人家多種蔓生此交滇之蒟見於紀載者也齊民要術引廣志劉淵林蜀都賦注皆與師古說同而鄭樵通志乃云狀似蓽撥故有土蓽撥之號今嶺南人但取其葉食之謂之蔞而不用其實此則以蒟子及蔞葉爲一物矣考齊民要術扶留所引吳錄蜀記交州記皆無即蒟之語唯廣州記云扶留藤緣樹生其花實即蒟也可以爲醬始以扶留爲蒟但交州記扶留有三種一名南扶留葉青味辛應即今之蔞葉其二種曰穫扶留根香美曰扶留藤味亦辛廣州記所謂花實即蒟者不知其葉青味辛者耶抑藤根香辛者耶是蒟子即可名扶留而與蔞葉一物與否未可知也諸家所述蒟子形味極詳而究未言蒟葉之狀宋景文益部方物畧記蒟贊云葉如王瓜厚而澤又云或言即南方扶留藤取葉合檳榔食之玩贊詞並未及葉而或謂云云蓋闕疑也唐蘇恭說與鄭漁仲同蘇頌則以淵林之說爲蜀産蘇恭之說爲海南産

李時珍則直斷蒟蔞一物無疑矣夫枸獨出蜀一語已斷定所産流味番禺乃自蜀而粤故云流味非粤中所有明矣余使嶺南及江右其賁灰蔞葉檳榔三物旣合食之矣撫湖南則長沙不能得生蔞以乾者爽食之求所謂蘆子者烏有也及來滇則省垣茶肆之累累如桑椹者殆欲卻車而載而蔞葉又烏有也考雲南舊志元江産蘆子山谷中蔓延叢生夏花秋實土人採之日乾收貨蔞葉元江家園遍植葉大如掌纍藤於樹無花無實冬夏長青採葉合檳榔食之味香美一則云夏花秋實一則云無花無實二物判然以土人而紀所産固應无妄余遣人至

彼生致蔞葉數叢葉比嶺南稍瘦辛味無別時方五月無花附也得蘆子數握土人云四五月放花即似蘆子形七月漸成實蓋蔞葉園種可栽以餉而蘆子產深山老林中蔓長故但摘其實景東廳志蘆子葉青花綠長數十丈每節輒結子條長四五寸與蔞葉長僅數尺者異矣徧考他府州志產蘆子者如緬寧思茅等處頗多而蔞葉則唯元江及永昌有之故滇南蘆多而蔞少獨怪滇之紀載皆狃於鄭漁仲諸說信耳而不信目爲可異也滇海虞衡志謂滇俗重檳榔茶無蔞葉則剪蔞子合灰食之此吳人之食法夫吳人所食乃桂子非蘆子也又以元江分

而二之爲蒟有兩種一結子以爲醬一發葉以食檳榔夫物一類而分雌雄多矣其調停今古之說亦是考據家調人媒氏然又謂海濱有葉滇黔無葉以子代之不知冬夏長青者又何物耶蓋元江地熱物不蛀則枯葉行數百里肉瘠而香味淡矣蘆子苞苴能致遠乾則逾辣滇多瘴取其便而味重者餌之萁植蔞者則食蔞耳嶺南之蔞走千里而近至贛州色味如新利在而爭逐亦無足異蘆子爲醬亦芥醬類耳近俗多以番椒木橿子爲和此製便少亦今古之變食也本草綱目引嵇氏之言本草以蒟爲蔞子非矣其說確甚後人輒易之故詳著其別焉蒟與蓽茇爲類不與蔞爲類朱子詠扶留詩根節含露辛苕穎扶援綠蟄中靈草多夏永清陰足形容如繪曰根節曰苕穎曰清陰獨不及其花實亦可爲雲南志之一証赤雅蒟醬以蓽茇爲之雜以香草蓽茇蛤蔞也蛤蔞何物也豈以蔞同賓灰合食故名耶抑別一種耶滇黔紀遊蒟醬乃蔞蒻所造蔞蒻則非子矣蔞故不妨爲醬又李時珍引南方草木狀云本草以蒟爲蔞子非矣蔞子一名扶留草形全不同今本並無此數語唐本草始著蒟醬嵇氏所謂本草當在晉以前抑時珍誤引他人語耶染皁者以蘆子爲上色本草亦所未及

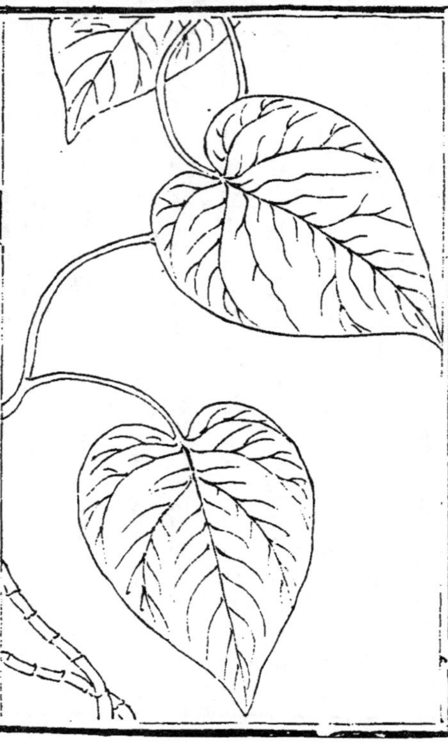

蔞葉

蔞葉生蜀粵及滇之元江諸熱地蔓生有節葉圓長光厚味辛香翦以包檳榔食之南越筆記謂遇霜雪則萎故昆明以東不植古有扶留藤扶留急呼則爲蔞蔞蒟一物也醫書及傳紀皆以爲卽蒟說見彼滇之蔞種於園與粵同重蘆而不重蔞故志蔞不及粵之詳莖味同葉故交州記云藤味皆美

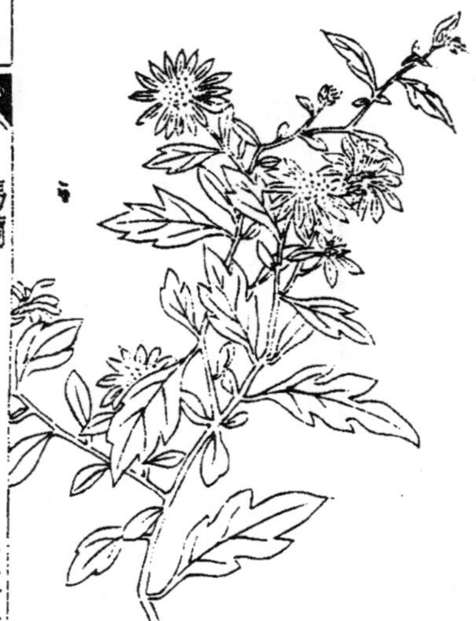

馬蘭

馬蘭日華子始著錄今皆以爲野蔬葉與花似野菊陳藏器謂葉如澤蘭而臭頗涉附會此草處處有之並無別名究不得其名馬蘭之義李時珍備列諸方竊恐有馬蘭之訛蓋北人呼馬練如馬蘭也

野菜贊云馬蘭丹多溼生葉如菊而尖長左右齒名五花亦如菊而單瓣青色鹽湯汋過乾藏蒸食又可作餕餡生擣治蛇咬馬蘭不馨名列香草蛇菌或中利用生擣大哉帝德鼓腹告飽虺毒不逢行吟用老

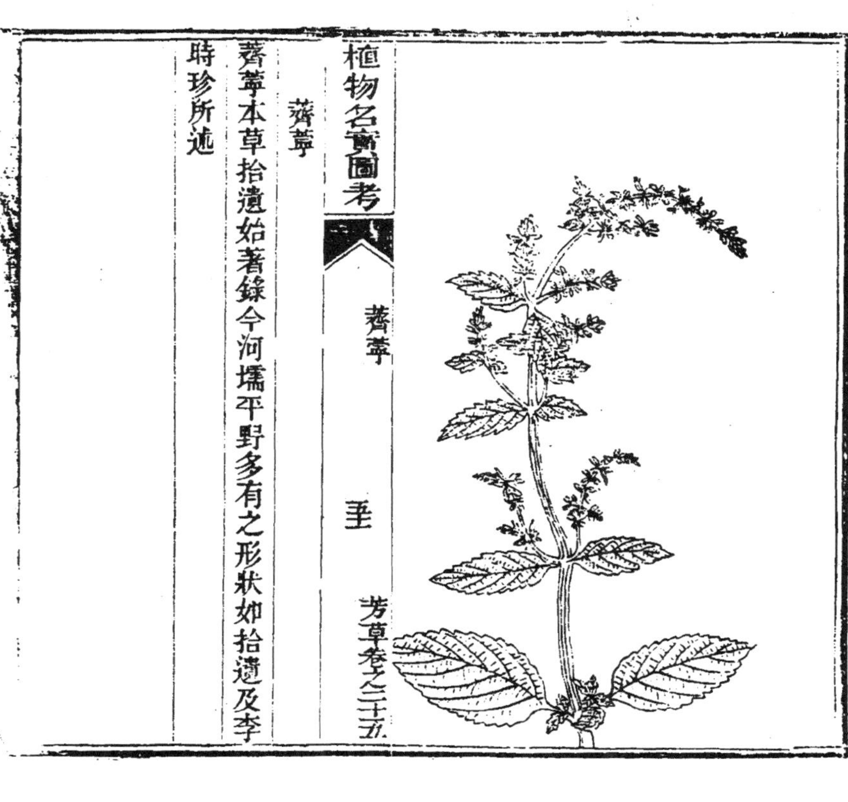

植物名實圖考　薺薴　圭　芳草卷之二十五

薺薴

薺薴本草拾遺始著錄今河壖平野多有之形狀如拾遺及李時珍所述

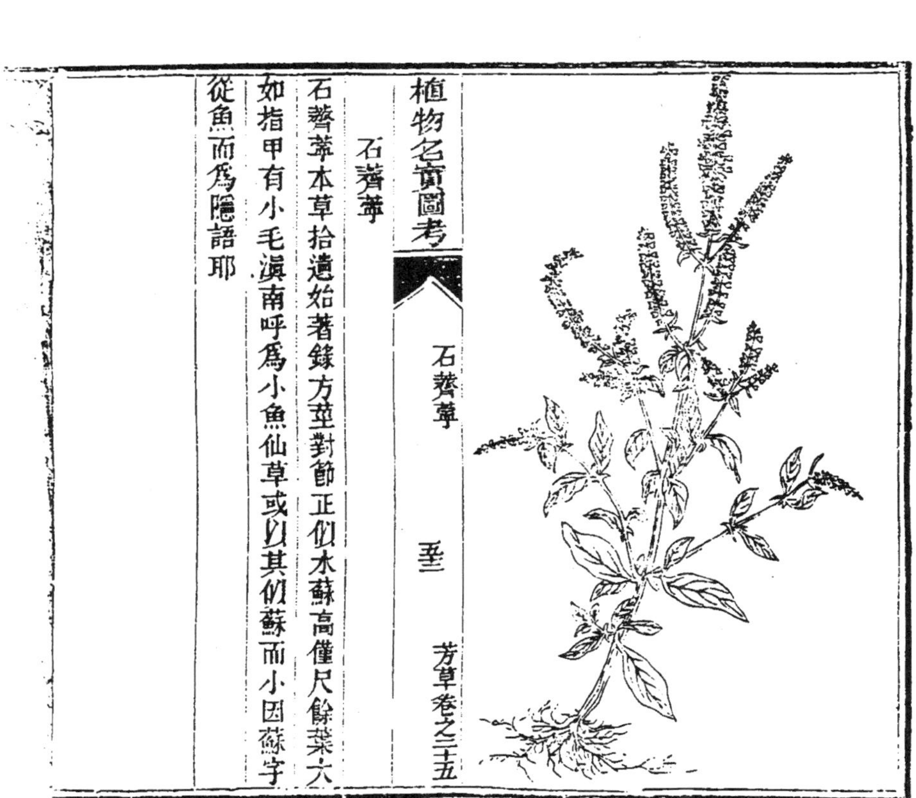

植物名實圖考　石薺薴　垂　芳草卷之二十五

石薺薴

石薺薴本草拾遺始著錄方莖對節正似水蘇高僅尺餘葉大如指甲有小毛滇南呼爲小魚仙草或以其似蘇而小因蘇字從魚而爲隱語耶

山薑

山薑本草拾遺始著錄江西湖南山中多有之與陽藿芘薑無別惟根如嫩薑而味不甚辛頗似黃精衡山所售黃精多以此僞爲之宋圖經山薑乃是高良薑李時珍謂子似草豆蔻氣猛烈良是而謂花赤色則未確乃子赤色耳

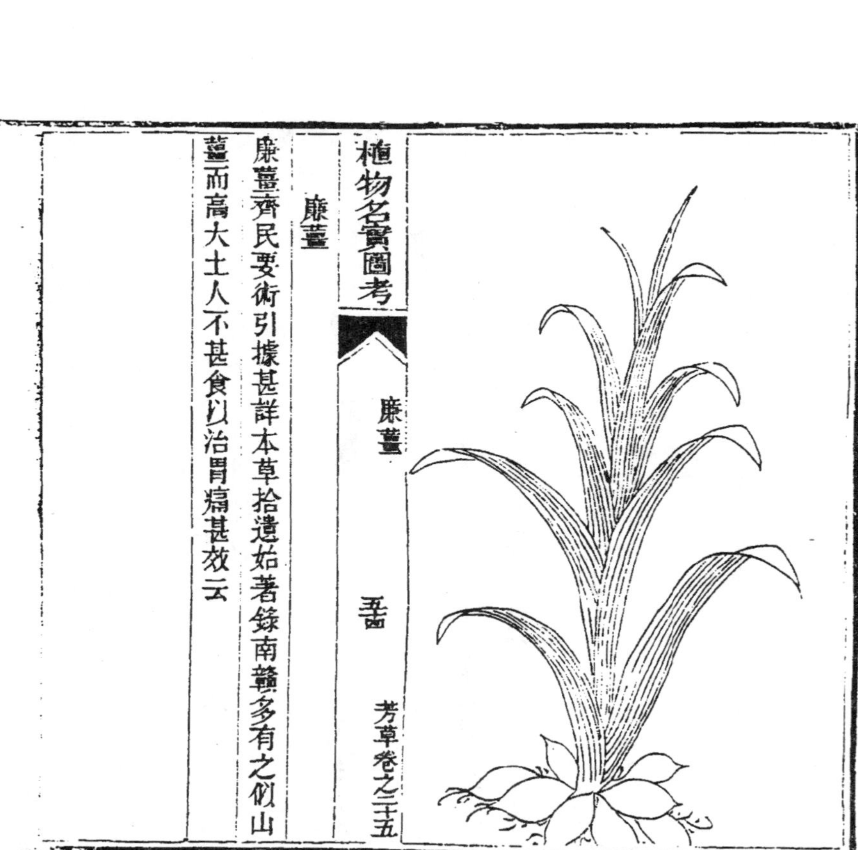

康薑

康薑齊民要術引據甚詳本草拾遺始著錄南贛多有之似山薑而高大土人不甚食以治胃痛甚效云

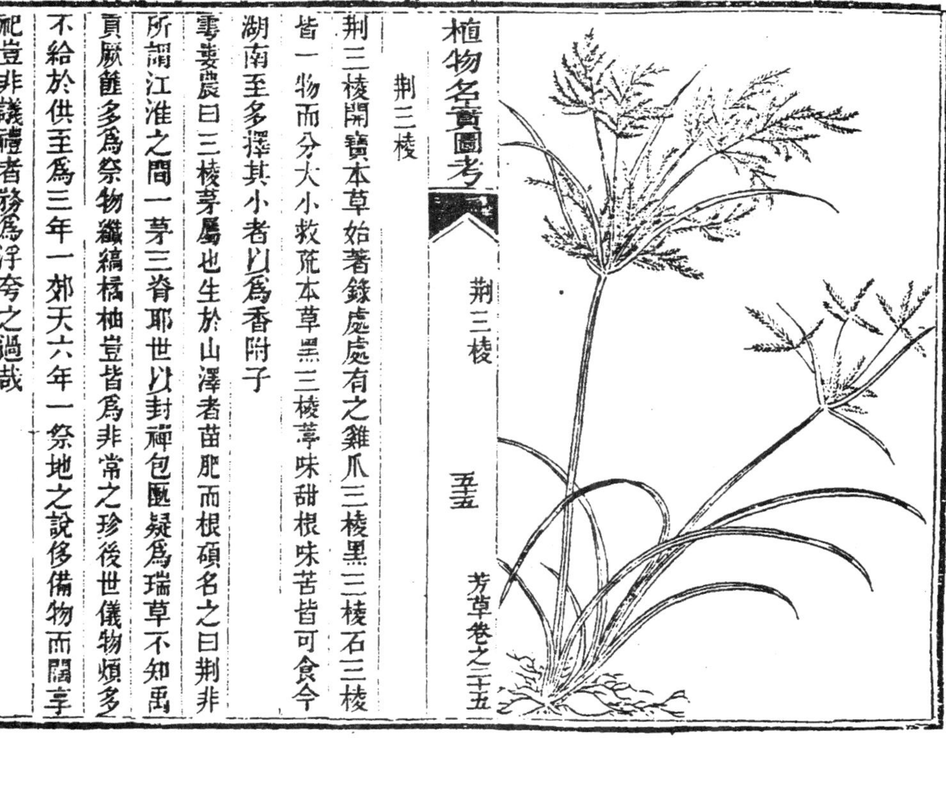
植物名實圖考　荊三稜　五五　芳草卷之二十五

荊三稜

荊三稜開寶本草始著錄處處有之雞爪三稜黑三稜石三稜皆一物而分大小救荒本草黑三稜葶味甜根味苦皆可食今湖南至多擇其小者以爲香附子

雩婁農曰三稜莎屬也生於山澤者苗肥而根碩名之曰荊非所謂江淮之間一茅三脊耶世以封禪包匭疑爲瑞草不知禹貢厥篚多爲祭物纖縞橘柚豈皆爲非常之珍後世儀物煩多不給於供至爲三年一郊天六年一祭地之說侈備物而闕享祀豈非譏禮者務爲浮夸之過哉

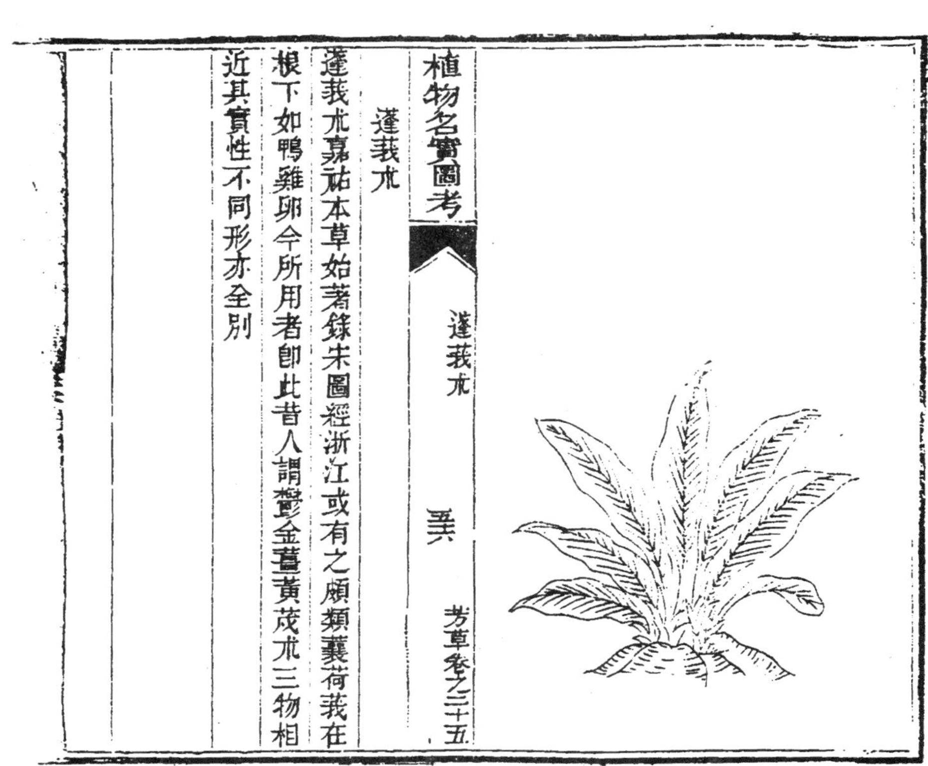
植物名實圖考　蓬莪朮　五六　芳草卷之二十五

蓬莪朮

蓬莪朮嘉祐本草始著錄宋圖經浙江或有之頗類蘘荷莪在根下如鴨雞卵今所用者卽此昔人謂鬱金薑黃莪朮三物相近其實性不同形亦全別

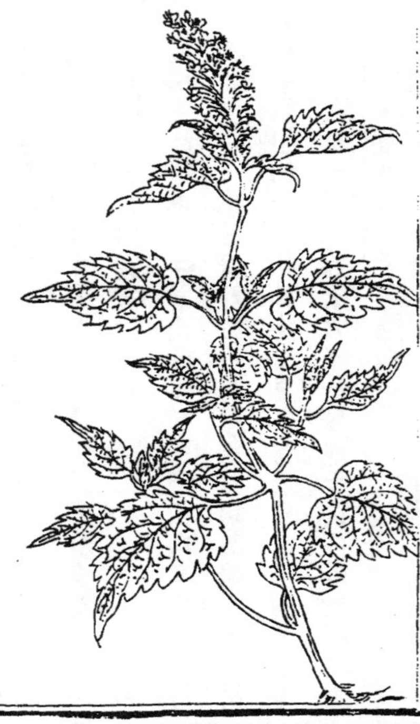

藿香

藿香南方草木狀有之嘉祐本草始著錄今江西湖南人家多種之爲辟暑良藥蓋以其能治脾胃吐逆故霍亂必用之別錄有藿香不著形狀圖經云舊附五香条疑其以爲扶南之香木也

雩婁農曰山海經謂薰草其葉如麻今觀此草非類麻者歟別錄藿香舊載木類宋圖經據草木狀諸說以爲草本其卽別錄之藿香與否未可知也薰藿一聲之轉海上之藥都出後世余疑藿香卽古薰草若零陵香則葉圓小殊不類麻以藿爲薰雖屬揣說然其功用氣味實爲蘭匹不猶愈於以一枝數花之葉如茅者强名曰蕙而不可服食者乎

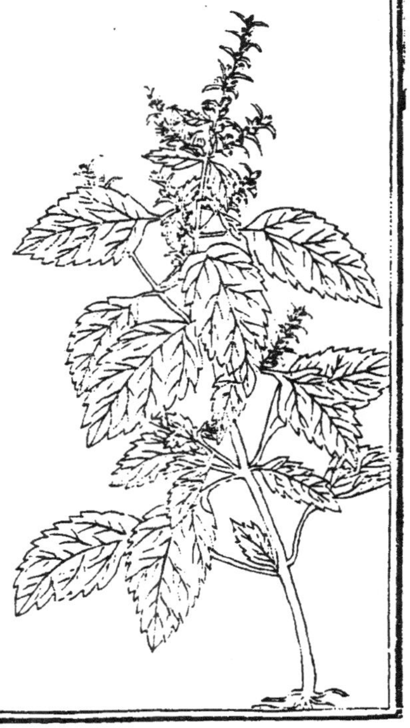

野藿香

野藿香南安山中多有之形如藿香葉色深綠花色微紫氣味極香疑卽古所謂薰草葉如麻者葢自蘭草今古殊名而蕙亦無確物矣

無專屬也

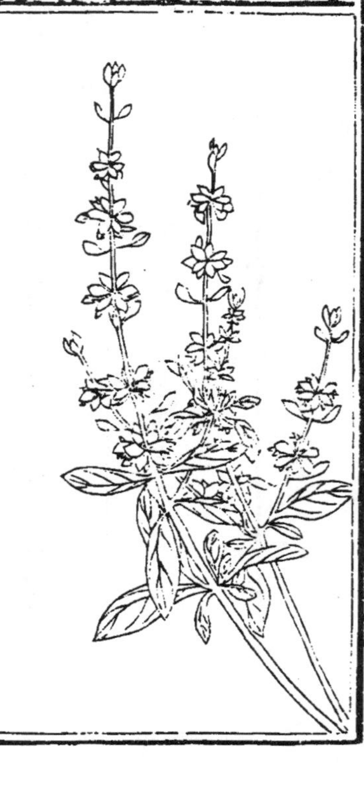

零陵香

零陵香嘉祐本草始著錄即別錄之薰草也宋圖經零陵湖嶺諸州皆有之余至湖南遍訪無知有零陵香者以狀求之則即醒頭香京師呼爲矮䅿亦名香草摘其尖梢置髮中者也補筆談買零陵香擇有鈴子者乃其花也此草葉莖無香其尖乃花所聚今之以尖爲貴即擇有鈴子之意嶺外代答謂可爲褥薦未知即此否贛南十月中山坡尚有開花者高至四五尺宋圖經謂十月中旬開花當即指此實則秋開至冬未枯李時珍以醒頭香爲蘭草不知南方凡可以置髮中辟穢氣皆呼爲醒頭

白茅香

白茅香本草拾遺始著錄但云如茅根是未見其莖葉也今湖南有一種小茅香俚醫用之根亦如茅疑即其類附以俟考

植物名實圖考

肉豆蔻　四十三　芳草卷之二十五

肉豆蔻

肉豆蔻開寶本草始著録今爲治洩泄要藥李時珍云花實如豆蔻而無核故名

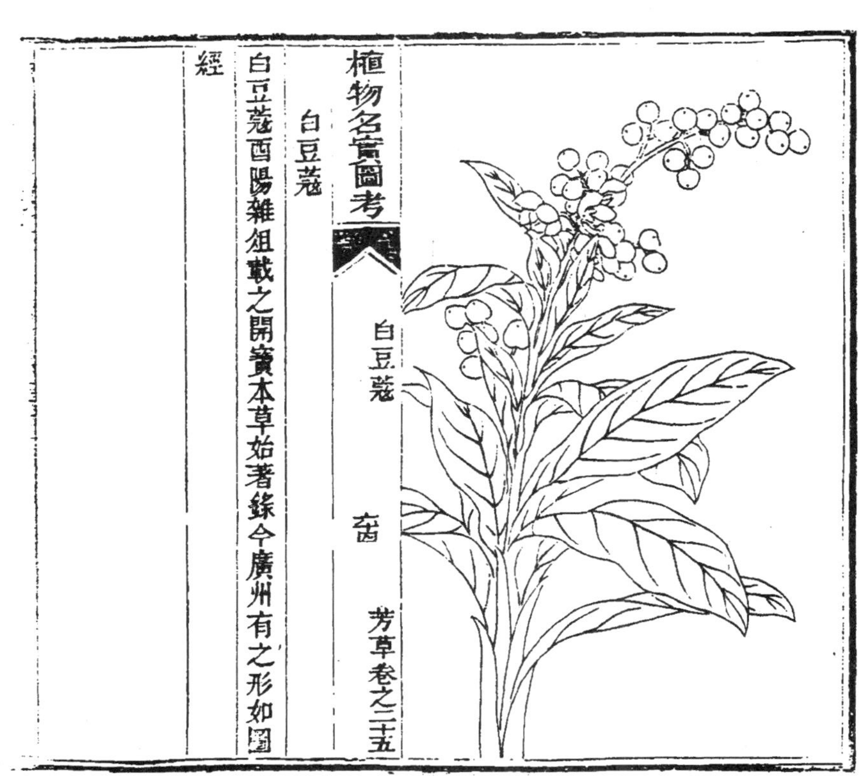

植物名實圖考

白豆蔻　四十四　芳草卷之二十五

白豆蔻

白豆蔻酉陽雜俎載之開寶本草始著録今廣州有之形如圖經

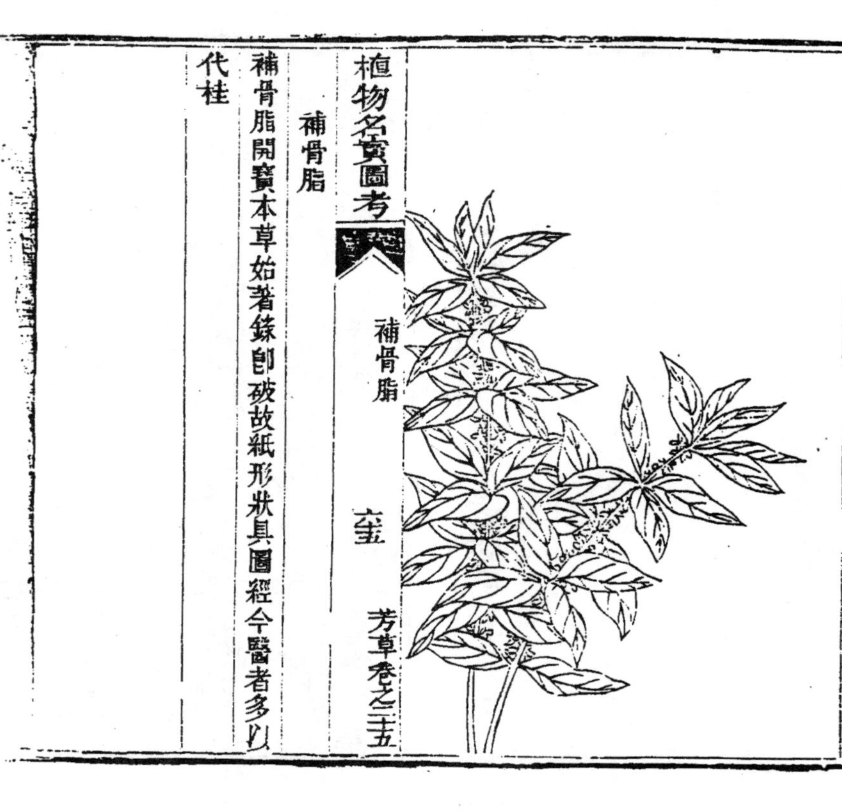

補骨脂

補骨脂開寶本草始著錄卽破故紙形狀具圖經今醫者多以代桂

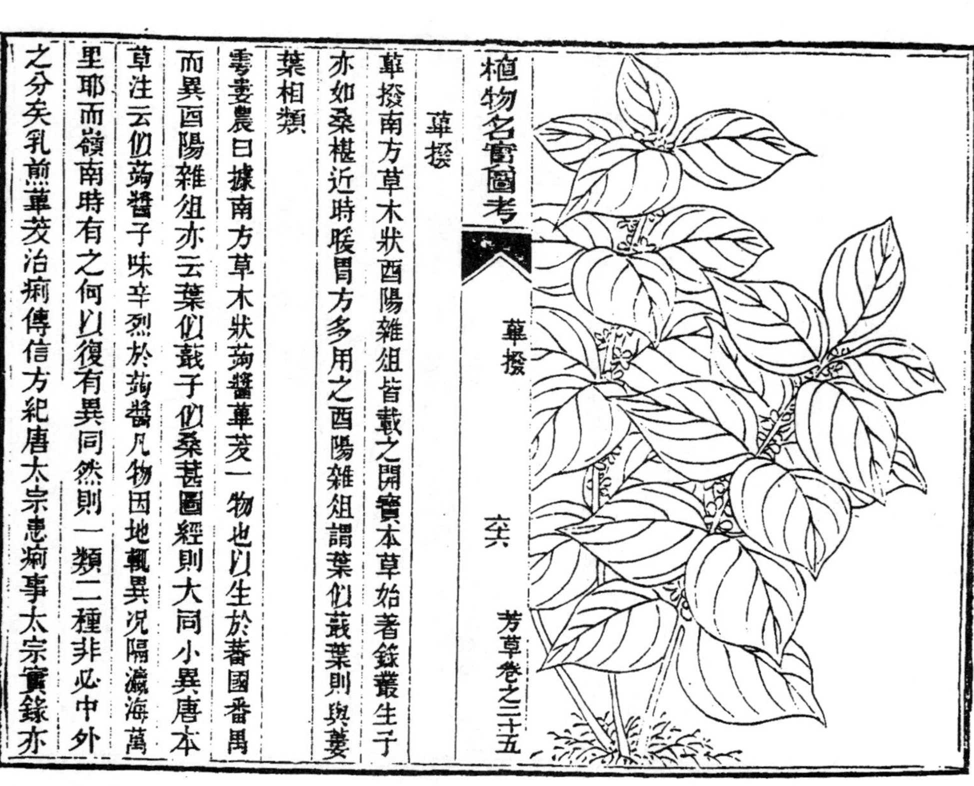

蓽撥

蓽撥南方草木狀酉陽雜俎皆載之開寶本草始著錄叢生子亦如桑椹近時暖胃方多用之酉陽雜俎謂葉似蕺葉則與蔞葉相類

雩婁農曰據南方草木狀蒟醬蓽茇一物也以生於蕃國番禺而異酉陽雜俎亦云葉似蕺子似桑葚圖經則大同小異唐本草注云似蒟醬子味辛烈於蒟醬凡物因地輒異況隔瀛海萬里耶而嶺南時有之何以復有異同然則一類二種非必中外之分矣乳煎蓽茇治痢傳信方紀唐太宗患痢事太宗實錄亦

云有衛士進黃牛乳煎蓽茇方御用有效而獨異志神其說謂金吾長史張寶藏遇異僧謂六十日當登三品尋以方進授鴻臚卿太宗英主即以重賞旌其治痢之功獨不可以尚藥等官授之而乃使爲臚句傳以率蠻夷長耶憲宗以術人柳泌爲台州刺史敬宗以道士劉從政爲光祿少卿至文宗以鄭注進藥方漸至預政甘露之變實爲戎首若貞觀中即有尋三品文職故事則元和以後之政爲憲章祖述而太宗乃作法於涼矣李藩對憲宗曰文皇帝服胡僧長生藥遂致暴疾不救誠可鑒矣嗚呼人主當疾痛難堪之時得一良醫驟起沉疴其所以酬之者烏得不厚然爵人衆共既未可豈於所私而天命所在必有鬼神呵護而陰導之者彼扁鵲太倉公亦安能生必死之人哉且以方愈疾私喜而賞之優必以方不讐私怨而罰之重文成五利寵以將軍通侯而卒不免於誅侯生盧生相謀亡去遂致坑儒然則挾術與用挾術者可不儆懼乎

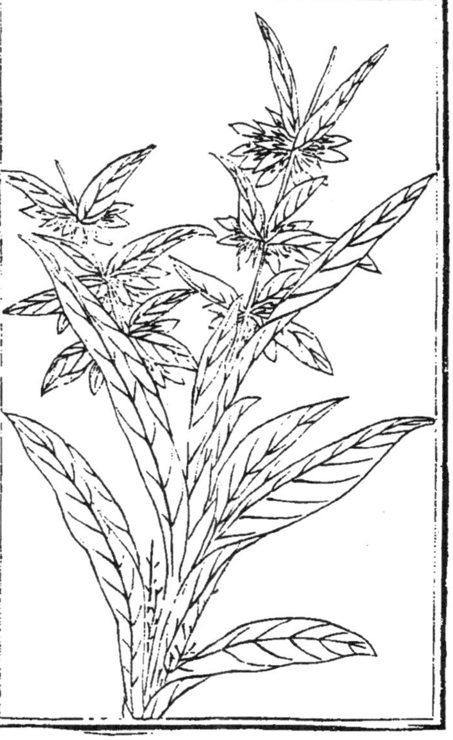

益智子

益智子詳南方草木狀開寶本草始著錄今廬山亦有之盧循遺劉裕益智粽粽即醬類非角黍也段玉裁辨之極精核可以訂訛

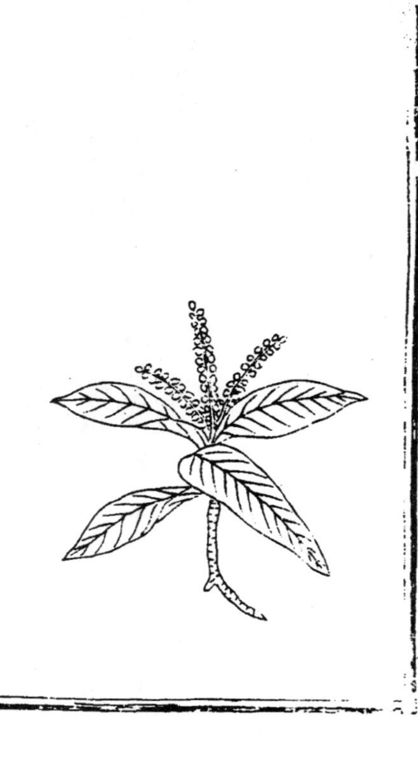

畢澄茄

畢澄茄開寶本草始著錄圖經云廣東亦有之葉青滑子似梧桐子海藥以爲即胡椒之嫩者廣西志有山胡椒或謂即畢澄茄也

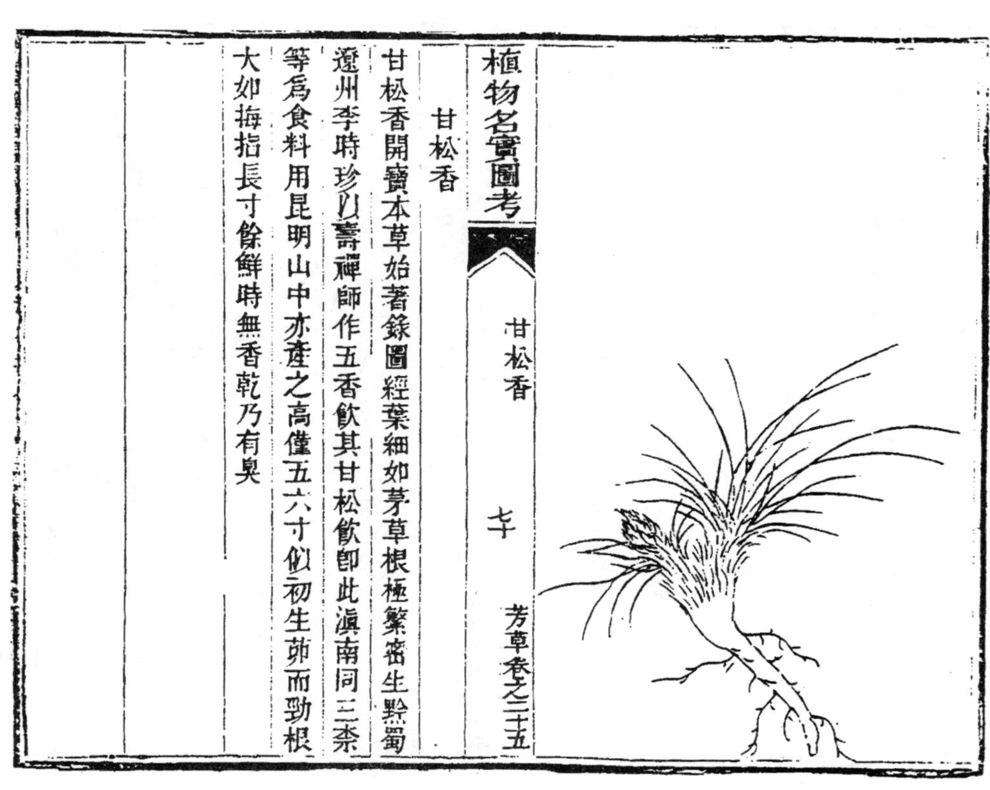

甘松香

甘松香開寶本草始著錄圖經葉細如茅草根極繁密生黔蜀遼州李時珍以壽禪師作五香飲其甘松飲即此滇南同三柰等爲食料用昆明山中亦產之高僅五六寸似初生茆而勁根大如拇指長寸餘鮮時無香乾乃有臭

滁州香茅

丹州香茅

岢嵐軍香茅

茅香花

茅香花嘉祐本草始著錄宋圖經苗似大麥五月開白花亦有黃花生劍南海藥本草云生廣南山谷

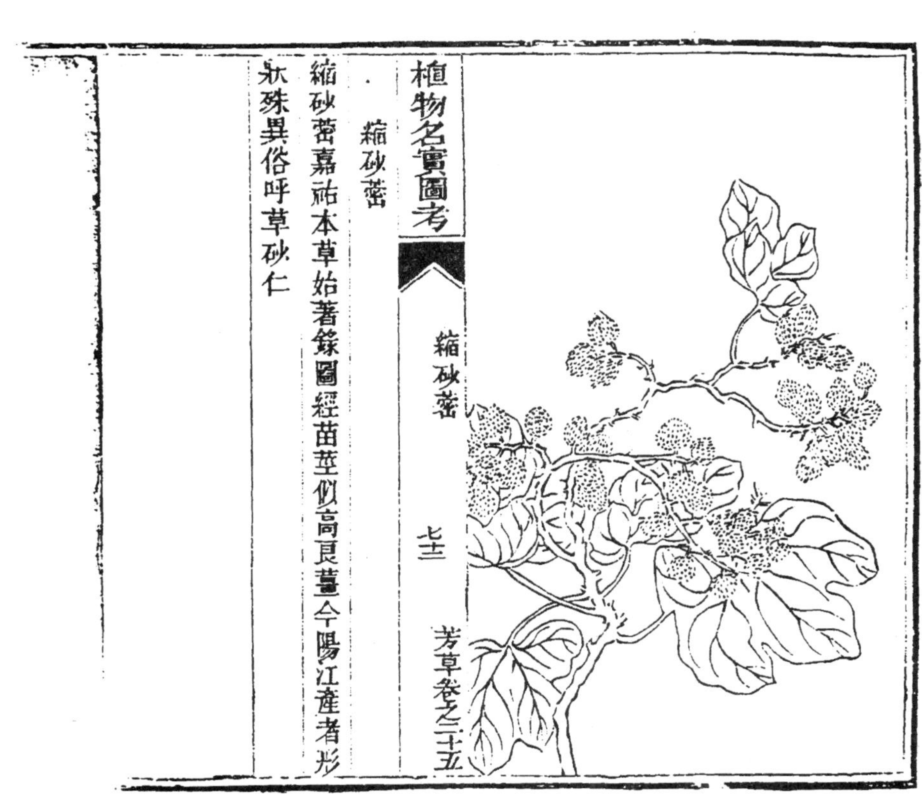

縮砂蔤

縮砂蔤嘉祐本草始著錄圖經苗莖似高良薑今陽江產者形狀殊異俗呼草砂仁

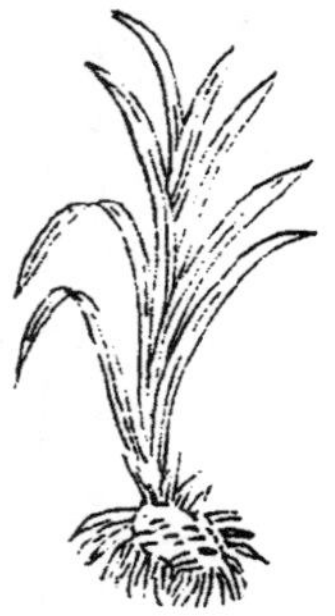

福州香麻

宋圖經香麻生福州四季常有苗葉而無花不拘時月採之彼土人以煎作浴湯去風甚佳

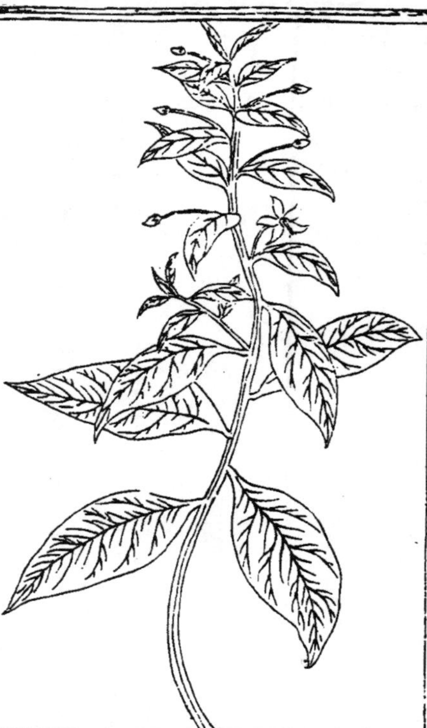

排草

排草生湖南永昌府獨莖長葉長根葉參差生淡綠與莖同色偏反下垂微似鳳仙花葉光澤無鋸齒夏時開細柄黃花五瓣尖長有淡黃蕊一簇花罷結細角長二寸許枯時束以為把售之婦女浸油刷鬢根莖香味與元寶草相類考本草拾遺白茅香生嶺南如茅根道家用以作浴湯李時珍以為今排香之類此草乾時花葉脫盡宛如茅根殆即此歟諸家皆未究其花實故無確訓廣西志排草屢載所出亦無形狀南越筆記以為莖穿葉心則似元寶草也

元寶草

元寶草江西湖南山原園圃皆有之獨莖細綠長葉上翹莖穿葉心分杈復生小葉春開小黃花五瓣花罷結實根香清馥土醫以葉異狀故有相思燈臺雙合合諸名或云患乳癰取懸置胷間左乳懸右右乳懸左卽愈簡易草藥有茅草香子治痰症極效按其形狀亦卽此

三柰

三柰本草綱目始錄入芳草　按救荒本草草三柰葉似蓑草而狹長開小淡紅花根香味甘微辛可煮食葉亦可煠食核其形狀與今廣中所產無小異蓋香草多以嶺南爲地道其實各處亦間有之採求不及耳

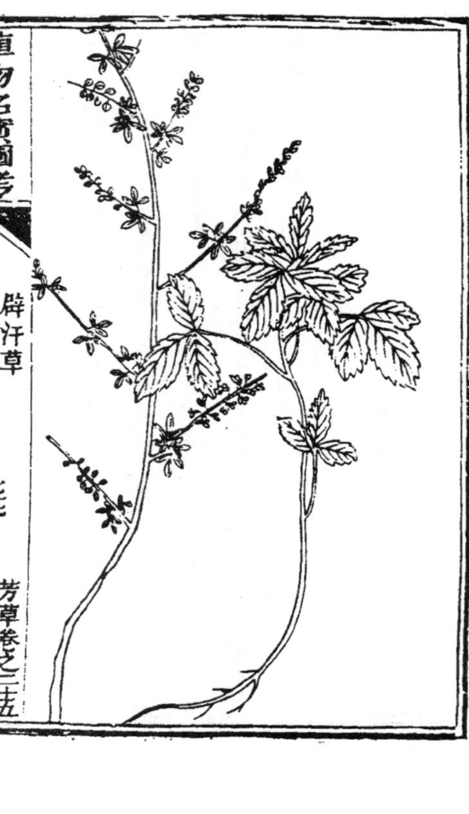

辟汗草

辟汗草處處有之叢生高尺餘一枝三葉如小豆葉夏開小黃花如水桂花人多摘置髮中辟汗氣　按夢溪筆談芸香葉類豌豆秋間葉上微白如粉污說文芸似苜蓿或謂即此草形狀極肖可備一說

小葉薄荷

小葉薄荷生建昌細莖小葉葉如枸杞葉而圓數葉攢生一處梢開小黃花如粟俚醫用以散寒發表勝於薄荷

蘭香草

蘭香草湖南南贛皆有之叢生高四五尺細莖對葉葉長寸餘本寬末尖深齒濃紋梢葉小圓逐節開花如丹參紫菀而作小筩子尖瓣外出中吐細鬚淡紫嬌媚秋深始開莖葉俱有香氣南安呼爲婆絨花以其瓣尖柔細如剪絨故云或云以煼肉可治嗽衡山俚醫亦用之

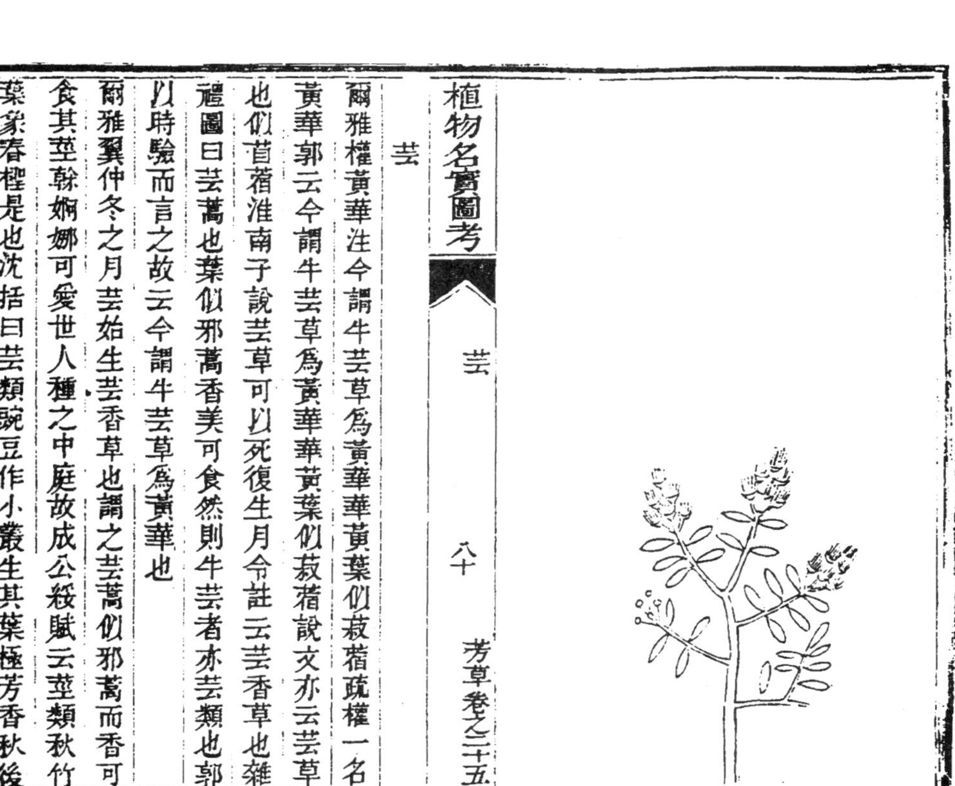

芸

爾雅權黃華注今謂牛芸草爲黃華華黃葉似荍蓿疏權一名黃華郭云今謂牛芸草爲黃華華黃葉似荍蓿說文亦云芸草也似苜蓿淮南子說芸草可以死復生月令註云芸香草也雜禮圖曰芸蒿也葉似邪蒿香美可食然則牛芸者亦芸類也郭以時驗而言之故云今謂牛芸草爲黃華也

爾雅翼仲冬之月芸始生芸香草也謂之芸蒿似邪蒿而香可食其莖榦婀娜可愛世人種之中庭故成公綏賦云莖類秋竹葉象春檉是也沈括曰芸類豌豆作小叢生其葉極芳香秋後

葉間微白如粉汙南人採寘席下能去蚤虱今謂之七里香老子曰夫物芸芸各歸其根芸當一陽初起復卦之時於是而生叉淮南說芸可以死而復生此則歸根復命取之於芸雖卷施拔心不死蓋不足貴也洛陽宮殿簿曰顯陽徽音含章殿前各芸香一二株而已而晉宮閣名曰太極殿前芸香四畦式乾殿前芸香八畦乃知離騷所謂蘭九畹蕙百畮畦留夷與揭車蓋有之也采茹爲生菜甚香古者祕閣載書置芸以辟蠹故號芸閣

夏小正正月采芸二月榮芸

宋梅堯臣書局一本詩有芸如苜蓿生在蓬藋中草盛芸不長

發烈隨微風我來偶見之乃雜彼蓊蒙上當百雉城南接文昌宮借問此何地刪修多鉅公天喜書將成不欲有蠹蟲是產茲弱本蒨爾發荒叢黃花三四穗結實植無窮豈料鳳閣人偏憐葵藥紅

洛陽宮殿簿顯陽殿前芸香一株徽音殿前芸香二株含英殿前芸香二株

晉宮閣名太極殿前芸香四畦式乾殿前芸香八畦徽音殿前芸香雜花十二畦明光殿前芸香雜花八畦顯陽殿前芸香二畦

墨莊漫錄文潞公爲相日赴祕書省曝書宴令堂吏視閣下芸草乃公往守蜀日以此草寄植館中也因問蠹出何書一座默然蘇子容對以魚豢典畧公喜甚即借以歸

王氏談錄芸香草也舊說謂可食今人皆不識文丞相自秦亭得其種分遺公歲種之公家庭砌下有草如苜蓿摘之尤香公曰此乃牛芸爾雅所謂權黃華者枝之香烈於芸食與否皆未試也

夢溪筆談古人藏書辟蠹用芸芸香草也今人謂之七里香者是也葉類豌豆作小叢生其葉極芬香秋後葉間微白如粉汙

辟蠹殊驗南人採置席下能去蚤蝨予判昭文館時曾得數株於潞公家移植祕閣後今不復有存者香草之類大率多異名所謂蘭蓀蓀即今菖蒲是也蕙今零陵香是也茝今白芷是也

聞見後錄芸草古人用以藏書曰芸香是也置書帙中即無蠹置席下即去蚤蝨葉類豌豆作小叢遇秋則葉上微白如粉汙南人謂之七里香大率香草花過即無香縱葉有香亦須采掇嗅之方覺此草遠在數十步外已聞香自春至冬不歇絕可翫也

說文解字注芸草也佀目宿夏小正正月采芸爲廟采也二月

槩芸月令仲冬芸始生注芸香草高注淮南呂覽皆曰芸芸蒿菜名也呂覽曰菜之美者陽華之芸注芸芳菜也賈思勰引倉頡解詁曰芸蒿似斜蒿可食沈括曰今謂之七里香者是也葉類豌豆其葉極芬香古人用以藏書辟蠹採置席下能去蚤蝨從草云聲王分切十三部淮南王說芸草可以死復生淮南王劉安也可以死復生謂可以使死者復生蓋出萬畢術鴻寶等書今失其傳矣

植物名實圖考卷之二十六

固始吳其濬著

蒙自陸應穀校刊

羣芳

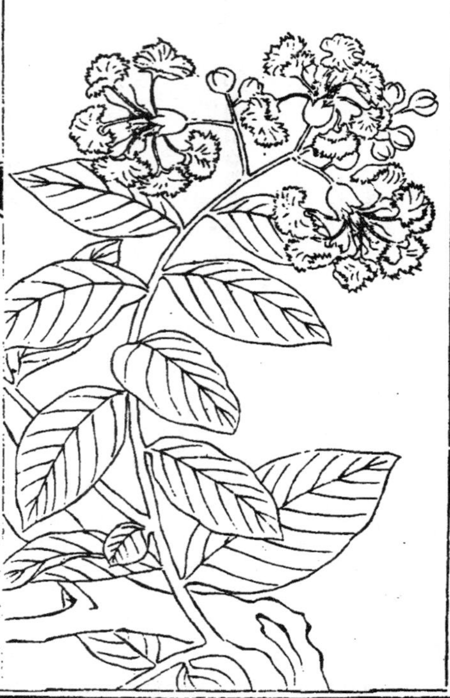

紫薇

曲洧舊聞紅薇花或曰便是不耐癢樹也其花夏開秋猶不落世呼百日紅

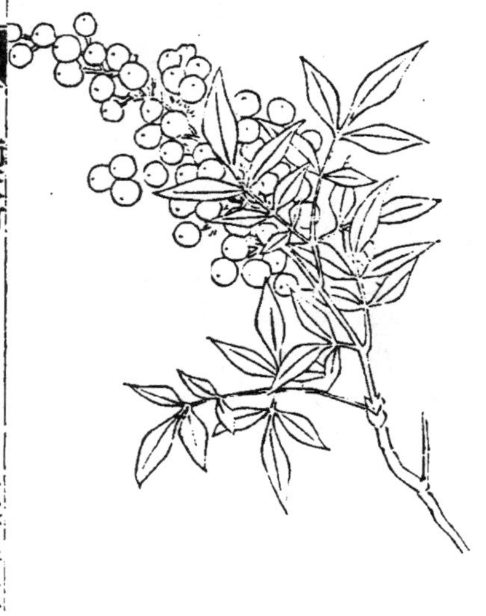

南天竹

夢溪筆談南燭草木記傳本草所說多端今少有識者爲其作青精飯色黑乃誤用烏臼爲之全非也此木類也又似草類故謂之南草木今人謂之南天竹是也南人多植於庭檻之間莖如朔藋有節高三四尺廬山有盈丈者葉微似楝而小至秋則實赤如丹南方至多 按所述乃天竹非南燭

字衍竹譜藍田竹在處有之人家喜栽花圃中木身上生小枝葉葉相對而顏類竹春花穗生色白微紅結子如豌豆正碧色至冬色漸變如紅豆顆圓正可愛經霜後始凋世傳以爲子碧如

玉取藍田種玉之義故名或云此本是南天竺國來自爲南天
竺人訛爲藍天竺人取此木置鳥籠中作架最宜禽鳥
甕牖閒評或云人家種南天竹則婦人多妒余聞之舊矣未知
其果然否向在江陰時有一曹檢法者其妻悍甚蓋非止妒也
曹嘗建一新第求所謂南天竺者將植於堂之東偏余是時偶
到彼姑以所聞告之曹僾然應曰其果然耶余家今無是倘不
能安帖況復植此感動之物乎余曰事未可知聊爲耳目之玩
亦自不惡也曹曰耳目未必得玩而先潰我心腹矣則不如其
已遂命撤去坐客無不笑之南天竹以其有節似竹故亦謂之

竹而沈存中筆談乃用此燭字不知何謂
梁程晉天竹賦序曰中大同二年秋河東柳惲爲秘書監晉以
散騎爲之貳讐校之暇情甚相狎監署西廡有異草數本綠莖
疎節葉青如蒻朱實離離炳如渥丹惲爲晉言西真書號此爲
東天竺其說曰軒轅帝鑄鼎南湖百神受職東海少君以是爲
獻且白帝云女媧用以鍊石補天試以拂水水爲中斷試以御
風風爲之息金石水火洞達無閡帝異焉命植於蓬壺之圃此
其遺狀也然不如向時之驗矣晉怪斯言誕而不經因竊歎曰
物故有弱而剛微而彰當其時也雷轟而騎翔非其時也穴蟠

而泥藏豈特斯草也感而作賦

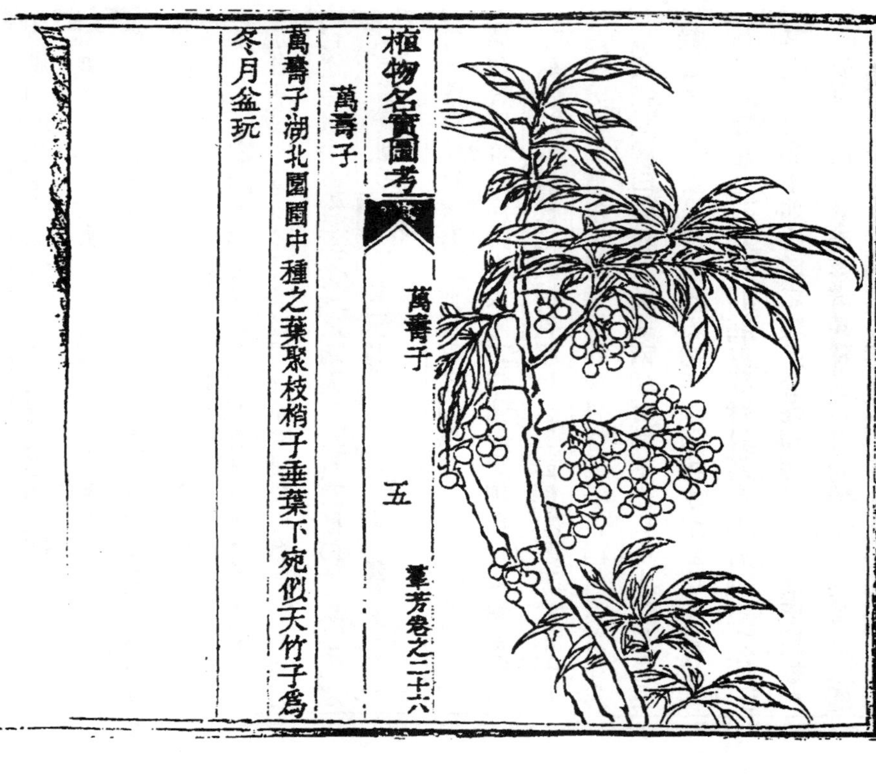

萬壽子

萬壽子湖北園圃中種之葉聚枝梢子垂葉下宛似天竹子爲冬月盆玩

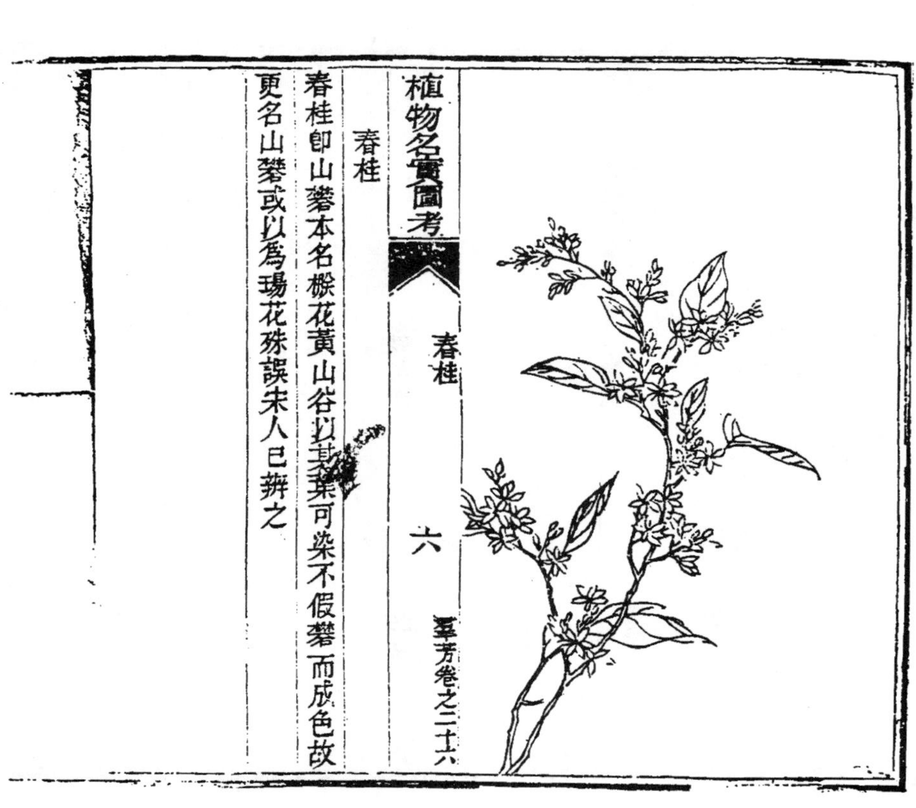

春桂

春桂卽山礬本名椗花黃山谷以其葉可染不假礬而成色故更名山礬或以爲瑒花殊誤宋人已辨之

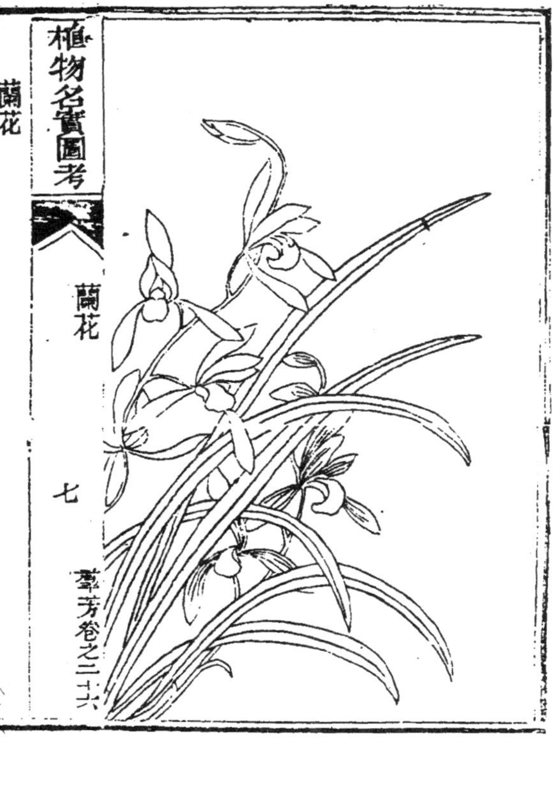

蘭花

蘭花即陶隱居所謂燕草李時珍以爲土續斷遯齋閑覽以爲幽蘭其種亦多山中春時一莖一花一莖數花者所在皆有閩產以素心爲貴俗以蜜漬其花入茶其根有毒食之悶絕茲圖不悉列

雩婁農曰離騷草木疏謂蘭可浴不可食聞蜀士云屢見人醉渴飲瓶中蘭華水吐利而卒者又峽中儲毒以藥人蘭華爲第一乃知甚美必有甚惡蘭爲國香人服媚之又嘗愛而知其惡也嗚呼蘭爲上藥豈毒草哉不識眞蘭徒爲謗書皆緣以葉似

麥門冬者爲蘭而終不自知其誤誰實倡此瞽言耶洪慶善云蘭草生水傍澤蘭生水澤中山蘭生山側似劉寄奴而葉無椏不對生花心微黃赤格物洵微矣在山則山在澤則澤易地皆然豈殊臭味無稽之說舍旃舍旃

紅蘭

郃陽縣志紅蘭生谷中每經野燒葉盡而花獨發俗稱火燒蘭花微赭蘚有紅絲心有紅點惟香淡而不能久　按紅蘭長沙山中皆有之葉厚勁而闊有光與春蘭異開花亦小都無香氣攷粵西偶記全州有赤蘭亭亭左右前後皆大松千章獨二松高大倍常松上生赤蘭如寄生葉似建蘭花開赤色香聞數里閩有上樹分其種者雷震而死其言近誕雖不知其色香何似然既有紅蘭一種則亦非曇花可比古木常爲菌據粵俗尚寓似此良多又南越筆記有朱蘭葉如百合開只一朶朶六出別

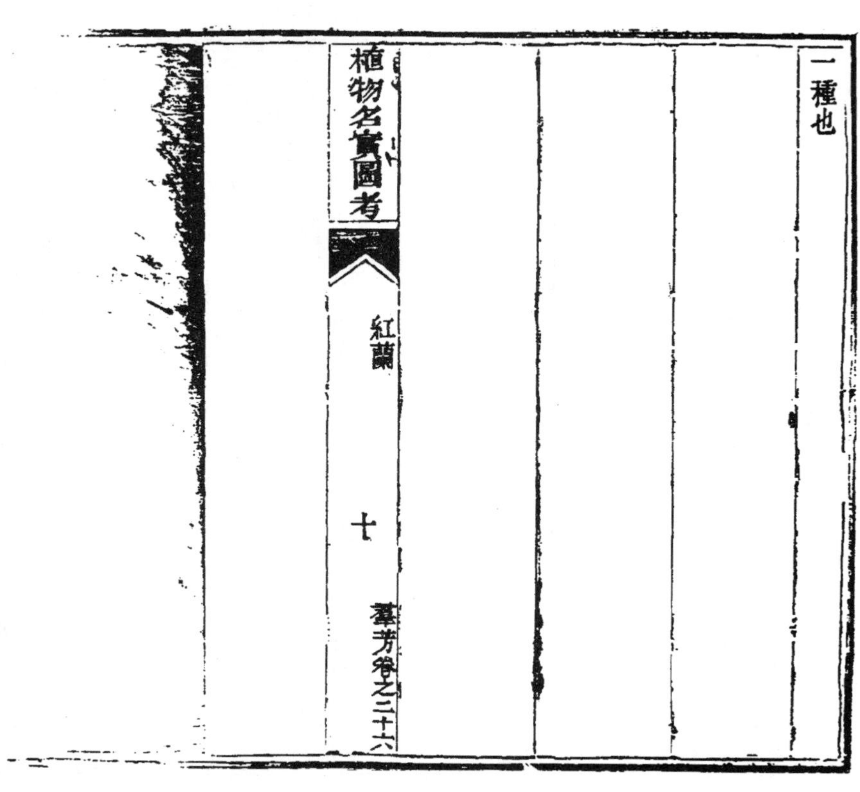

一種也

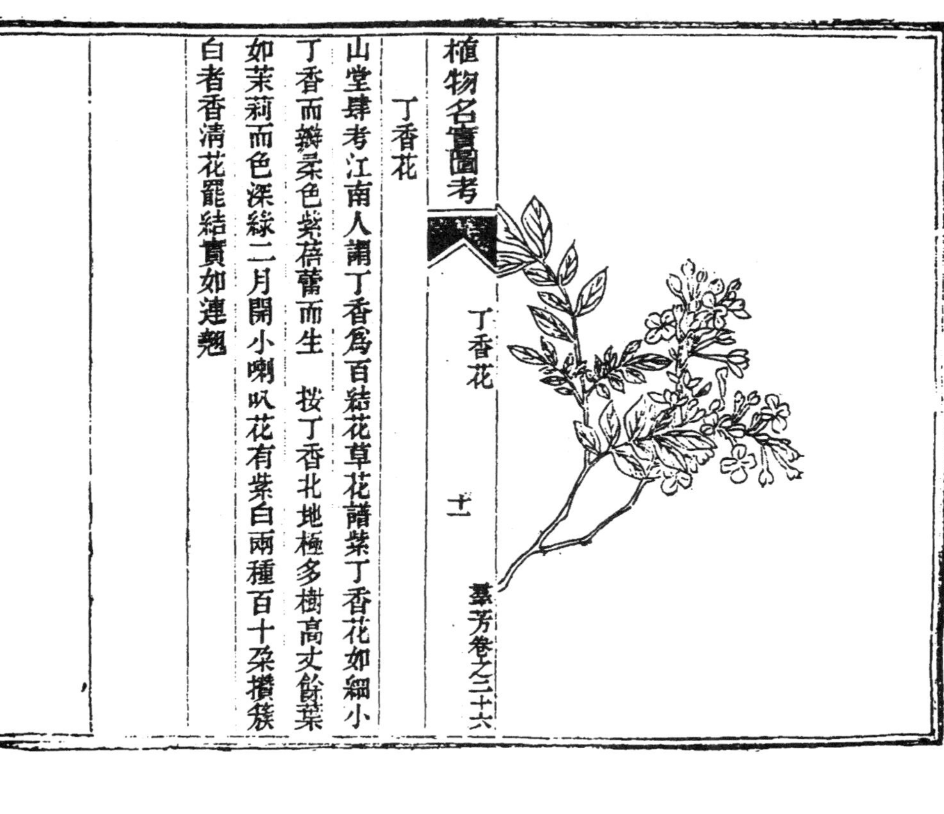

丁香花

山堂肆考江南人謂丁香爲百結花草花譜紫丁香花如細小丁香而瓣柔色紫蓓蕾而生　按丁香北地極多樹高丈餘葉如茉莉而色深綠二月開小喇叭花有紫白兩種百十朶攢簇白者香清花罷結實如連翹

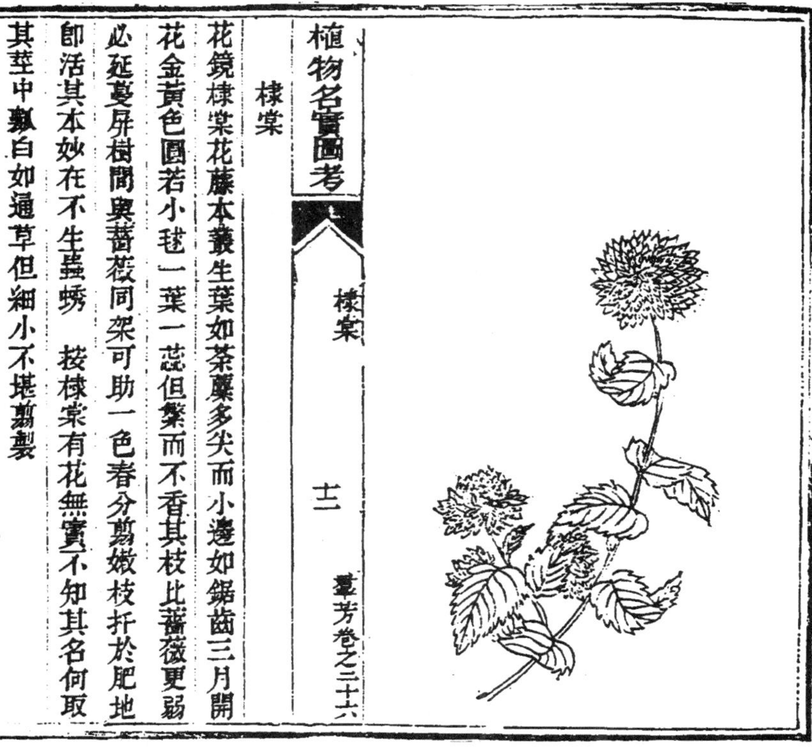

棣棠

花鏡棣棠花藤本叢生葉如荼蘼多尖而小邊如鋸齒三月開花金黃色圓若小毬一葉一蕊但繁而不香其枝比薔薇更弱必延蔓屏樹間與薔薇同架可助一色春分剪嫩枝扦於肥地卽活其本妙在不生蟲螃　按棣棠有花無實不知其名何取其莖中瓤白如通草但細小不堪翦製

植物名實圖考　白棣棠　十三　羣芳卷之二十六

白棣棠

白棣棠比黃棣棠花瓣寬肥葉少鋸齒又別一種

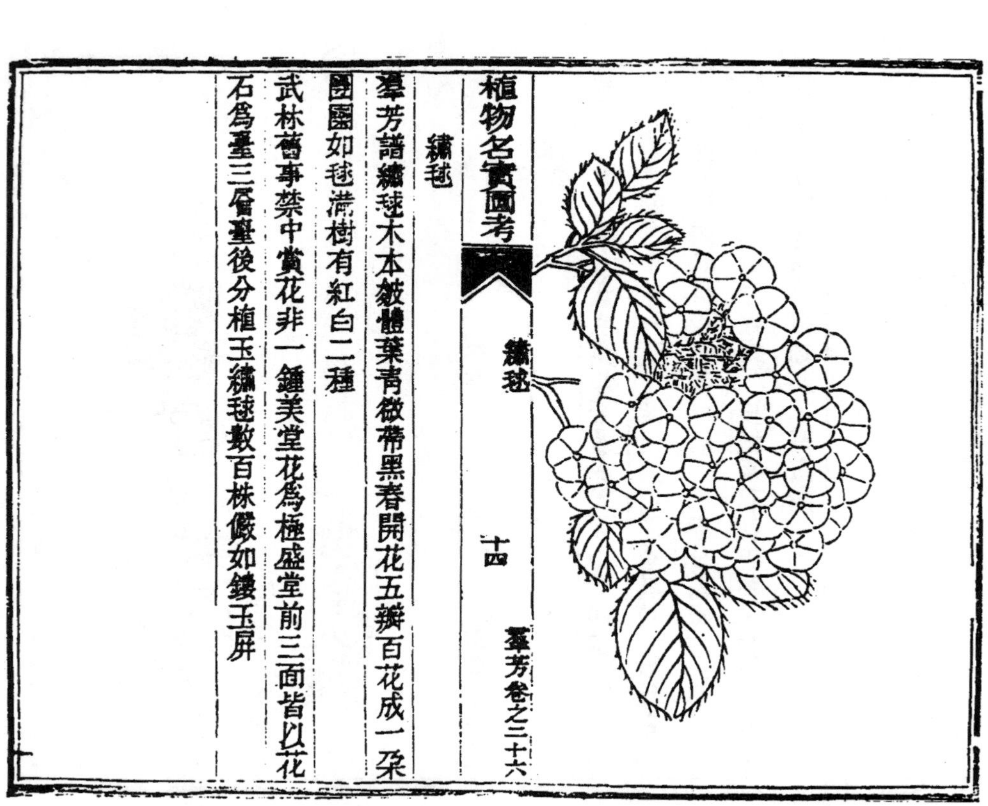

植物名實圖考　繡毬　十四　羣芳卷之二十六

繡毬

羣芳譜繡毬木本皺體葉青微帶黑春開花五瓣百花成一朵團圞如毬滿樹有紅白二種

武林舊事禁中賞花非一鍾美堂花爲極盛堂前三面皆以花石爲臺三層臺後分植玉繡毬數百株儼如鏤玉屏

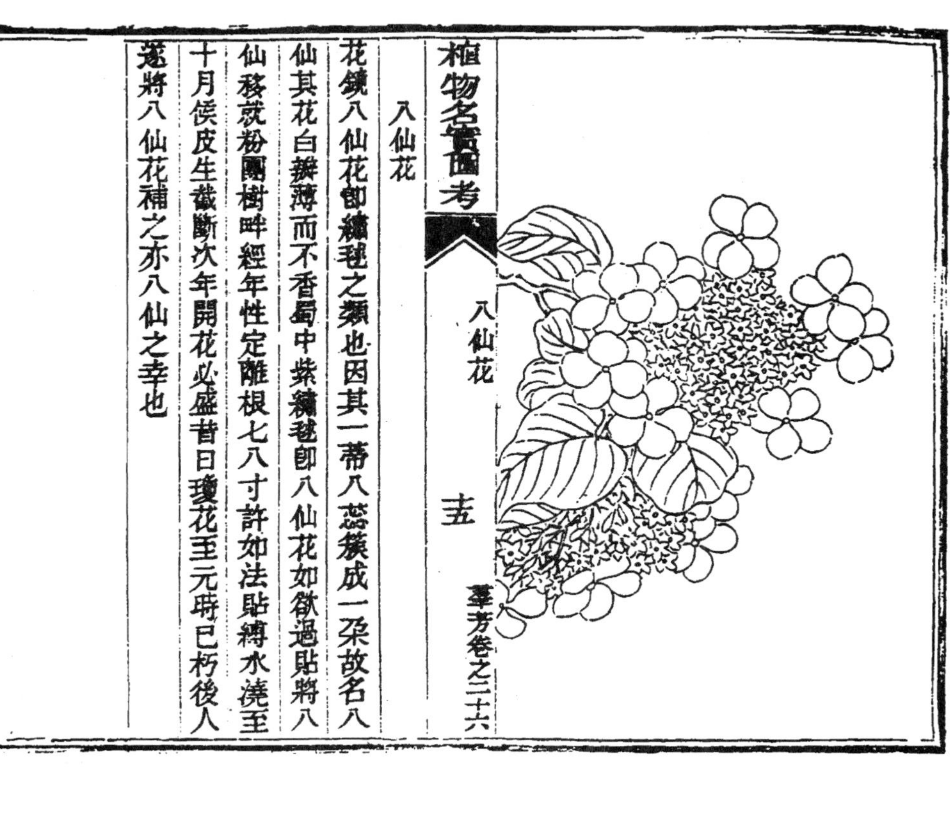

植物名實圖考　八仙花　十五　羣芳卷之二十六

八仙花

花鏡八仙花即繡毬之類也因其一蔕八蕊簇成一朶故名八仙其花白瓣薄而不香蜀中紫繡毬即八仙花如欲過貼將八仙移栽粉團樹畔經年性定離根七八寸許如法貼縛水澆至十月候皮生截斷次年開花必盛昔日瓊花至元時已朽後人遂將八仙花補之亦八仙之幸也

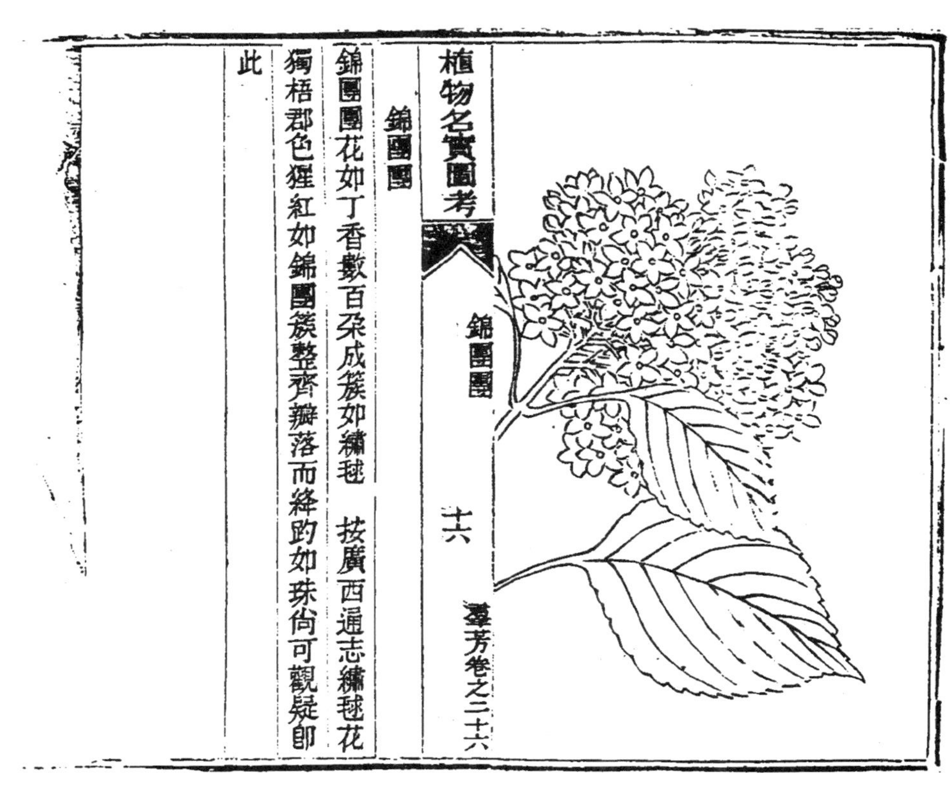

植物名實圖考　錦團團　十六　羣芳卷之二十六

錦團團

錦團團花如丁香數百朶成簇如繡毬　按廣西通志繡毬花獨梧郡色猩紅如錦團簇整齊瓣落而絳趵如珠尚可觀疑即此

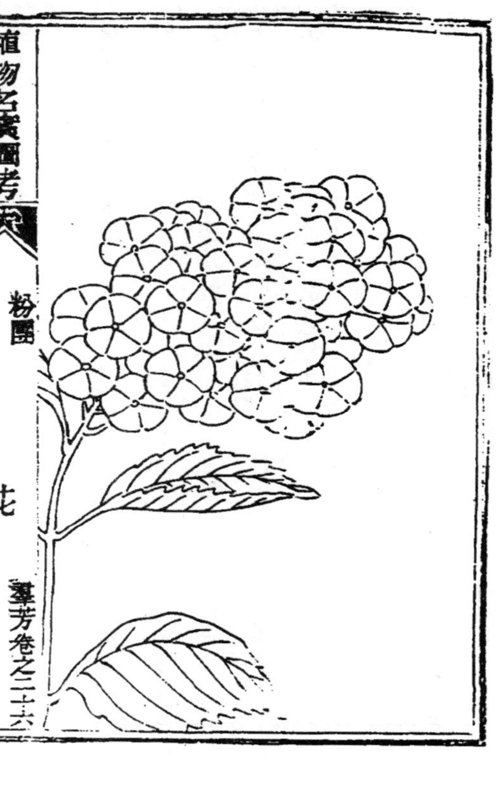

粉團

花鏡粉團一名繡毬樹皮體皴葉青而微黑有大小二種麻葉小花一蒂而衆花攢簇圓白如流蘇初青後白儼然一毬其花邊有紫暈者爲最俗以大者爲粉團小者爲繡毬閩中有一種紅繡毬但與粉團之名不相侔耳蔴毬海桐俱可接繡毬　按粉團出於閩故俗呼洋繡毬其花初青後粉紅又有變爲碧藍色者未復變青一花可經數月見日卽萎遇溼卽殞置陰溼穢溷則花大且久登之盆盎違其性矣

錦帶

益部方物記苒苒其條若不自持綠葉丹英蔓衍分垂右錦帶花蜀山中處處有之長蔓柔纖花葉間側如藻帶然因象作名花開者形似飛鳥里人亦號鬟邊嬌

澠水燕談錄朐山有花類海棠而枝長花尤密惜其不香無子既開繁麗嫋嫋如曳錦帶故淮南人以錦帶目之王元之以其名俚命之曰海仙

珍珠繡毬

珍珠繡毬黑莖瘦硬葉有歧似魚兒牡丹葉而小開五瓣小白花攢簇如毬

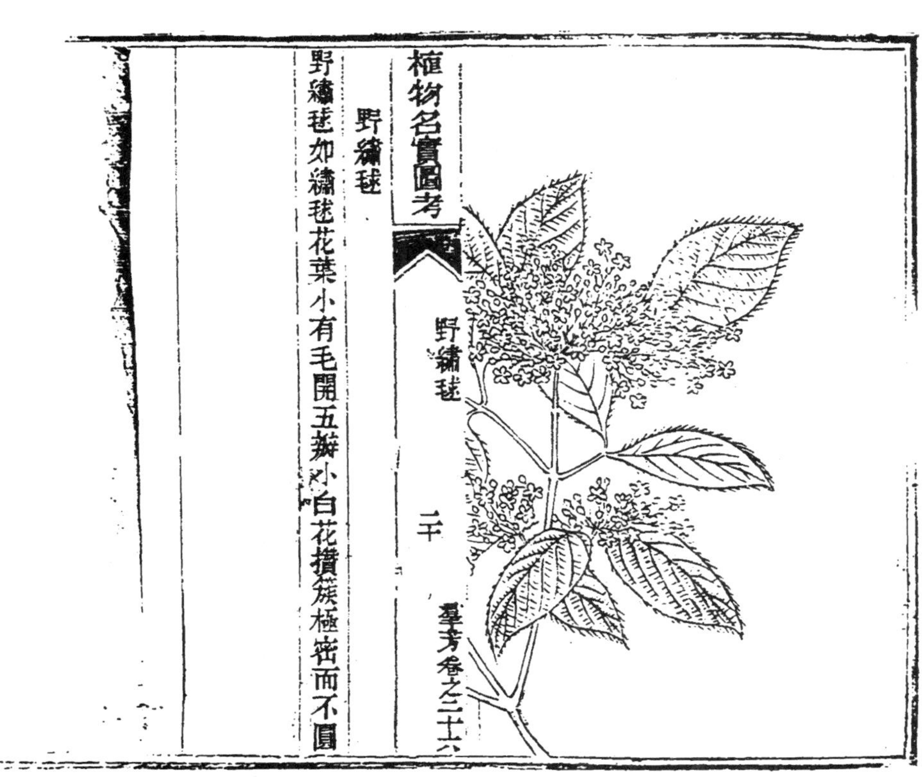

野繡毬

野繡毬如繡毬花葉小有毛開五瓣小白花攢簇極密而不圓

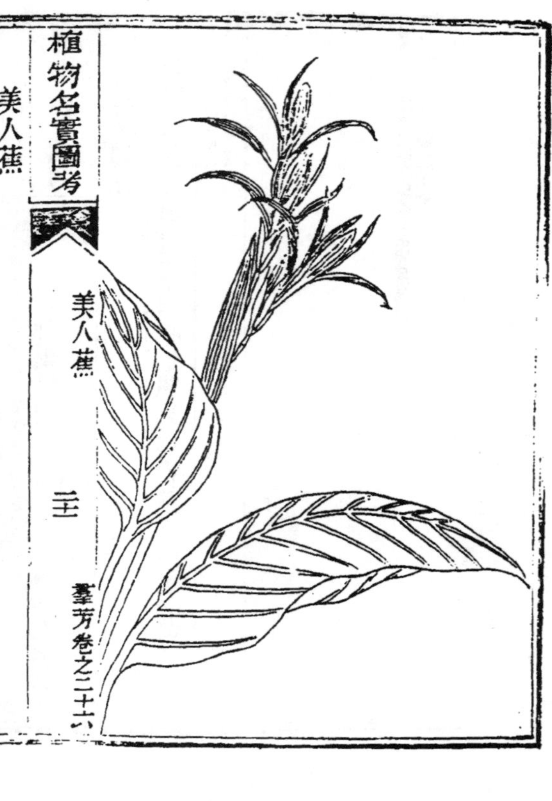

美人蕉

楓牕小牘廣中美人蕉大都不能過霜節惟鄭皇后宅中鮮茂倍常盆盎溢坐不獨過冬更能作花

羣芳譜美人蕉產福建福州府者其花四時皆開深紅照眼經月不謝中心一朶曉生甘露又有一種葉與他蕉同中出紅葉一片者一種葉瘦類蘆箬花正紅如榴花日坼一兩葉其端一點鮮綠可愛者俱亦有美人蕉之名　按閩廣紅蕉並非北地所生美人蕉但同名耳余在廣東見之北地生者結黑子如豆極堅種之卽生

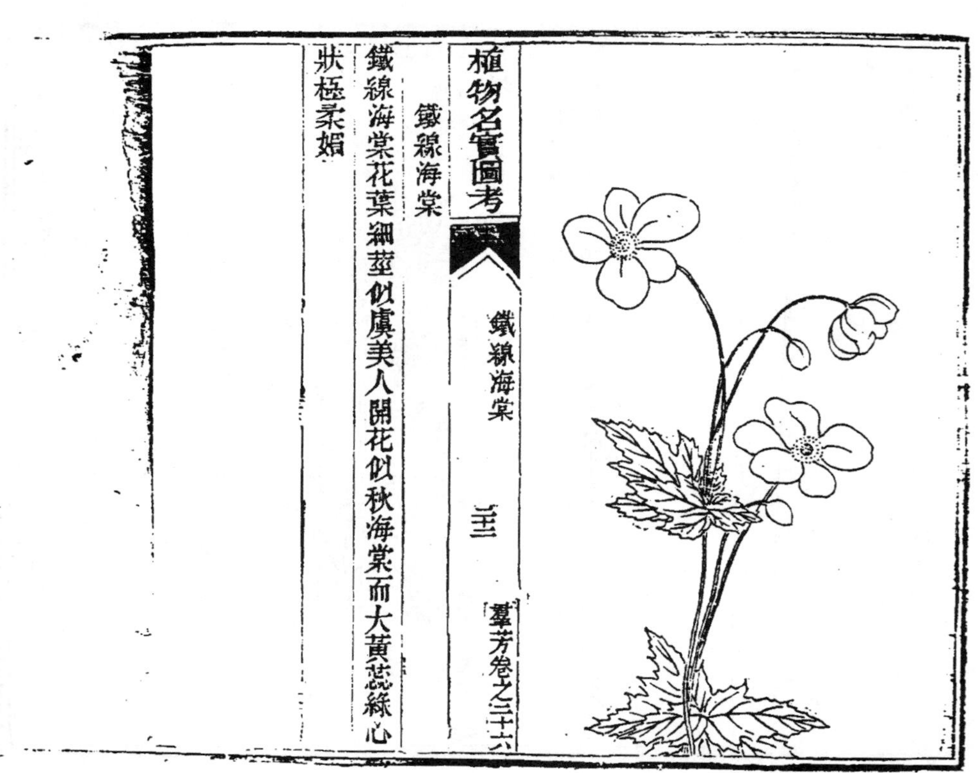

鐵線海棠

鐵線海棠花葉細莖似廣美人開花似秋海棠而大黃蕊綠心狀極柔媚

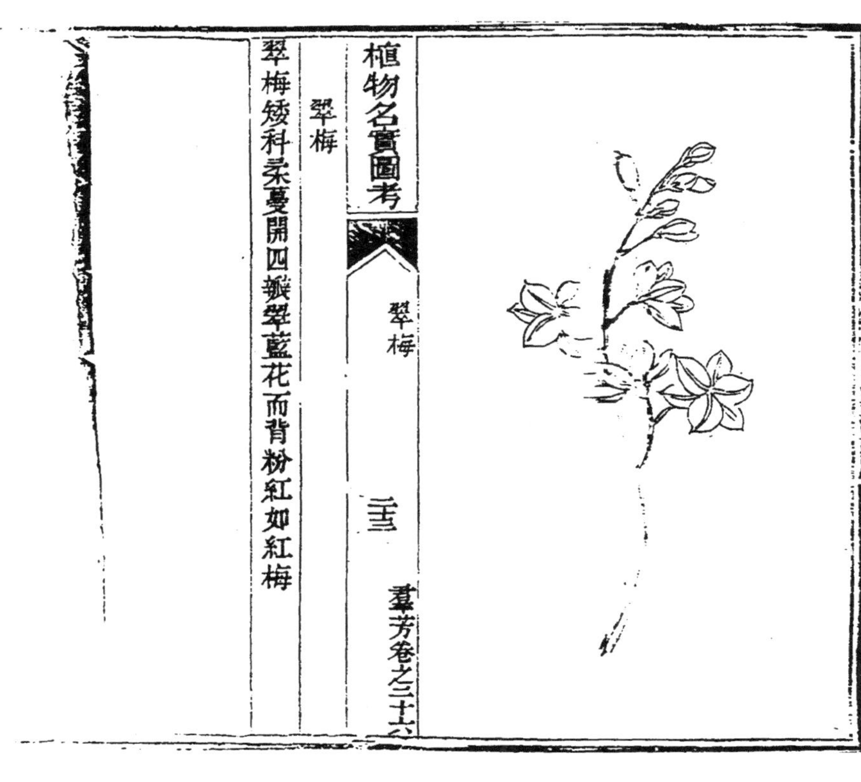

翠梅

翠梅矮科柔蔓開四瓣翠藍花而背粉紅如紅梅

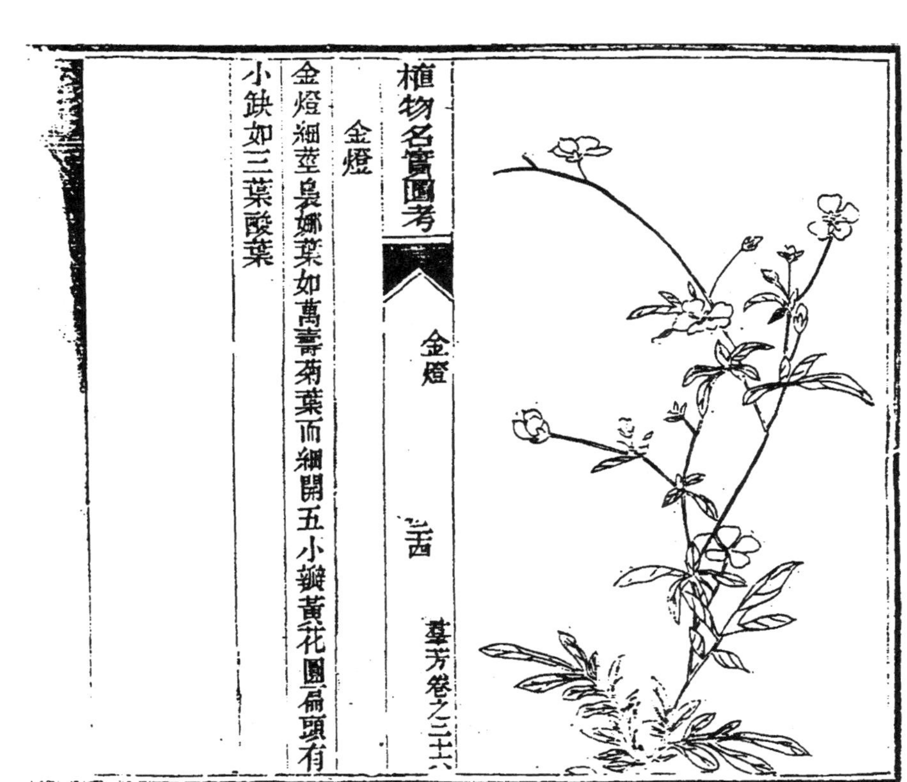

金燈

金燈細莖臭娜葉如萬壽菊葉而細開五小瓣黄花圓扁頭有小缺如三葉酸葉

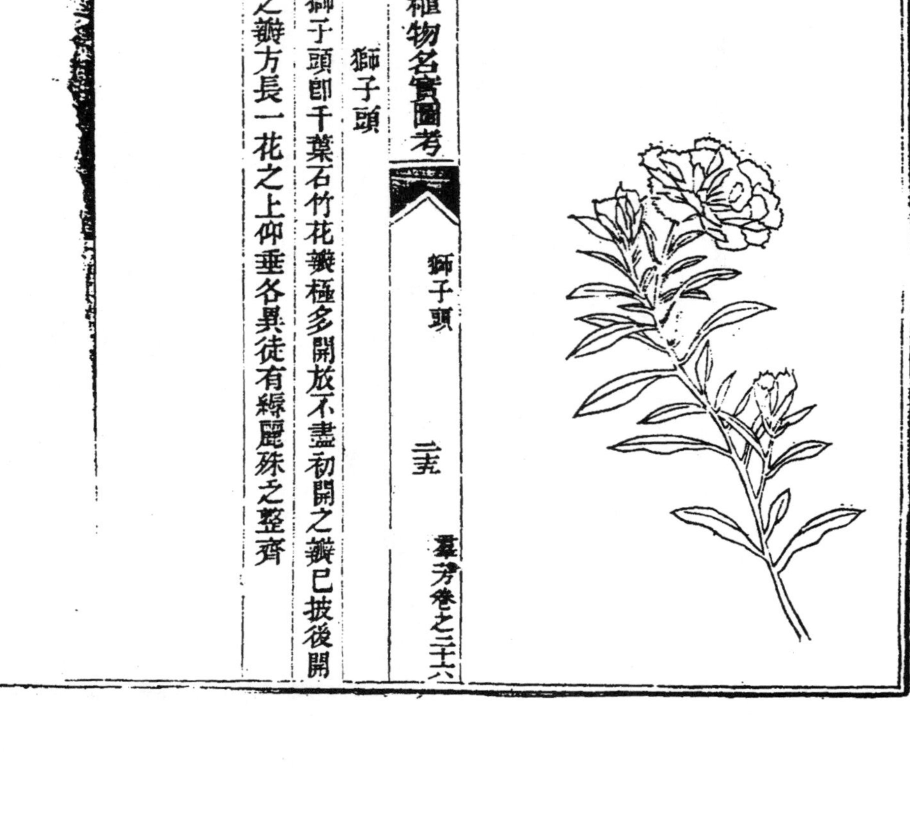

植物名實圖考　獅子頭　三五　羣芳卷之二十六

獅子頭

獅子頭即千葉石竹花瓣極多開放不盡初開之瓣已披後開之瓣方長一花之上仰垂各異徒有縟麗殊之整齊

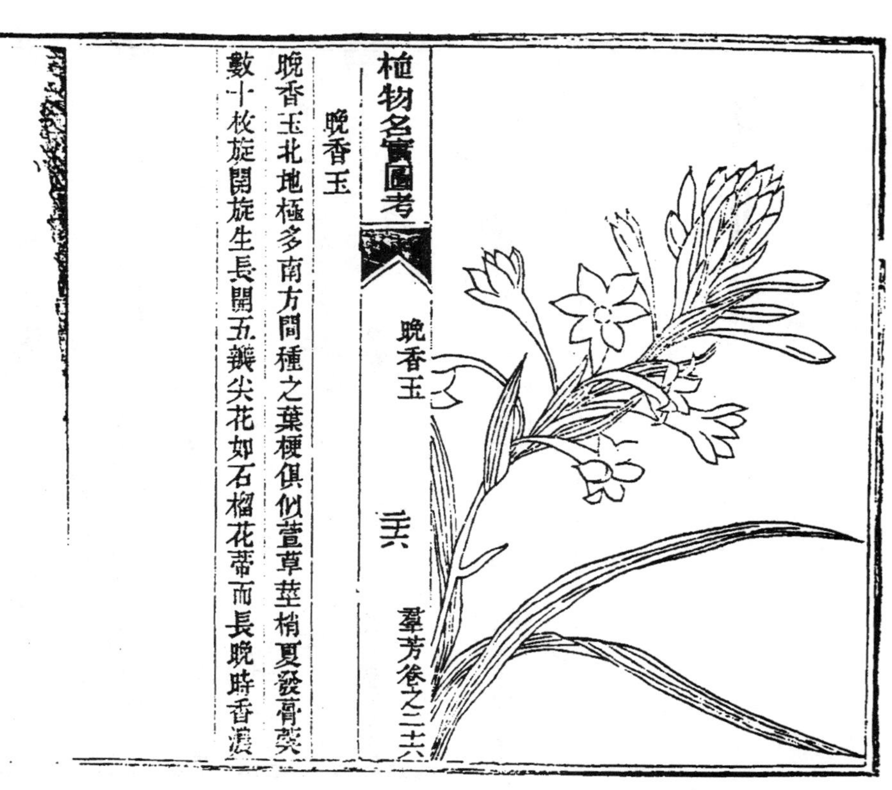

植物名實圖考　晚香玉　三六　羣芳卷之二十六

晚香玉

晚香玉北地極多南方間種之葉梗俱似萱草莖梢夏發青葖數十枚旋開旋生長開五瓣尖花如石榴花蒂而長晚時香濃

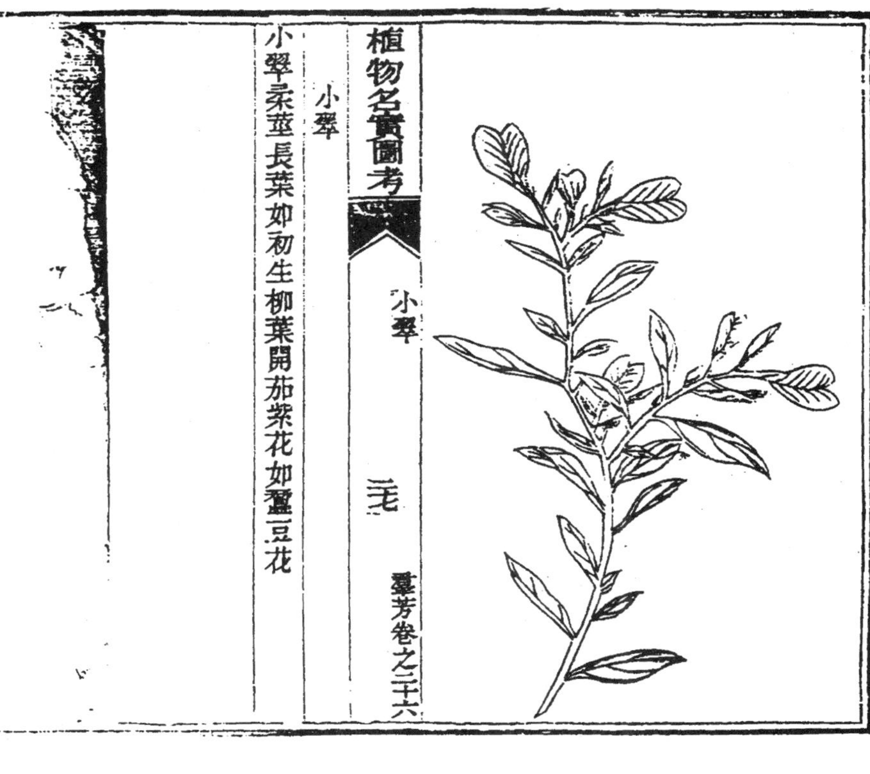

植物名實圖考 卷 小翠 三十七 羣芳卷之二十六

小翠

小翠柔莖長葉如初生柳葉開茄紫花如蠶豆花

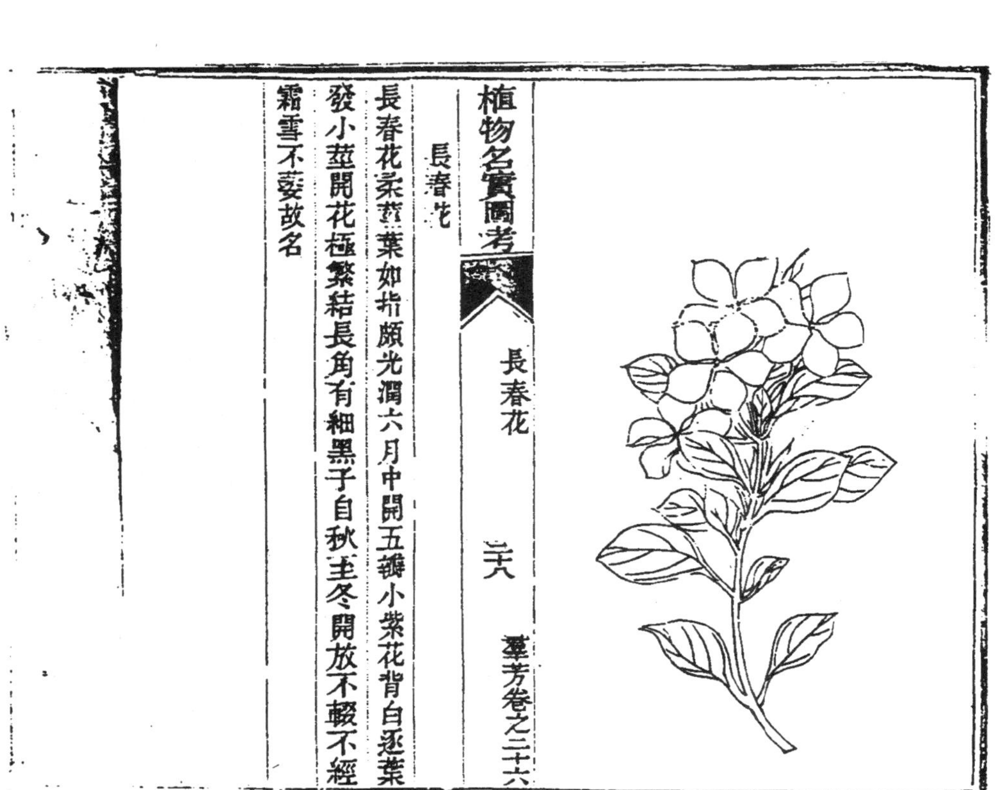

植物名實圖考 卷 長春花 三十八 羣芳卷之二十六

長春花

長春花柔莖葉如指頗光潤六月中開五瓣小紫花背白逐葉發小莖開花極繁結長角有細黑子自秋至冬開放不輟不經霜雪不萎故名

罌子粟

開寶本草罌子粟味甘平無毒主丹石發動不下食和竹瀝煮作粥食之極美一名象穀一名米囊一名御米花紅白色似髇箭頭中有米亦名囊子罌粟殼去穰蒂醋炒入痢藥用

圖經罌子粟舊不著所出州土今處處有之人家園庭多蒔以為飾花有紅白二種微腥氣其實作瓶子似髇箭頭中有米極細種之甚難圃人隔年糞地九月布子涉冬至春始生苗極繁茂矣不爾種之多不出出亦不茂俟其瓶焦黃則採之主行風氣驅逐邪熱治反胃胸中痰滯及丹石發動亦可合竹瀝作粥大佳然性寒利大小腸不宜多食食過度則動膀胱氣耳南唐食醫方療反胃不下飲食罌粟粥法白罌粟米二合人參末三大錢生山芋五寸長細切研三物以水一升二合煮取六合入生薑汁及鹽花少許攪勻分二服不計早晚食之亦不妨別服湯丸　按罌粟花唐以前不著錄開寶本草收入米穀下品宋時尚罌粟湯但其穀粟功用僅止濇斂為洩痢之藥明時一粒金丹多服為害近來阿芙蓉流毒天下與斷腸草無異然其罪不在花也列之羣芳

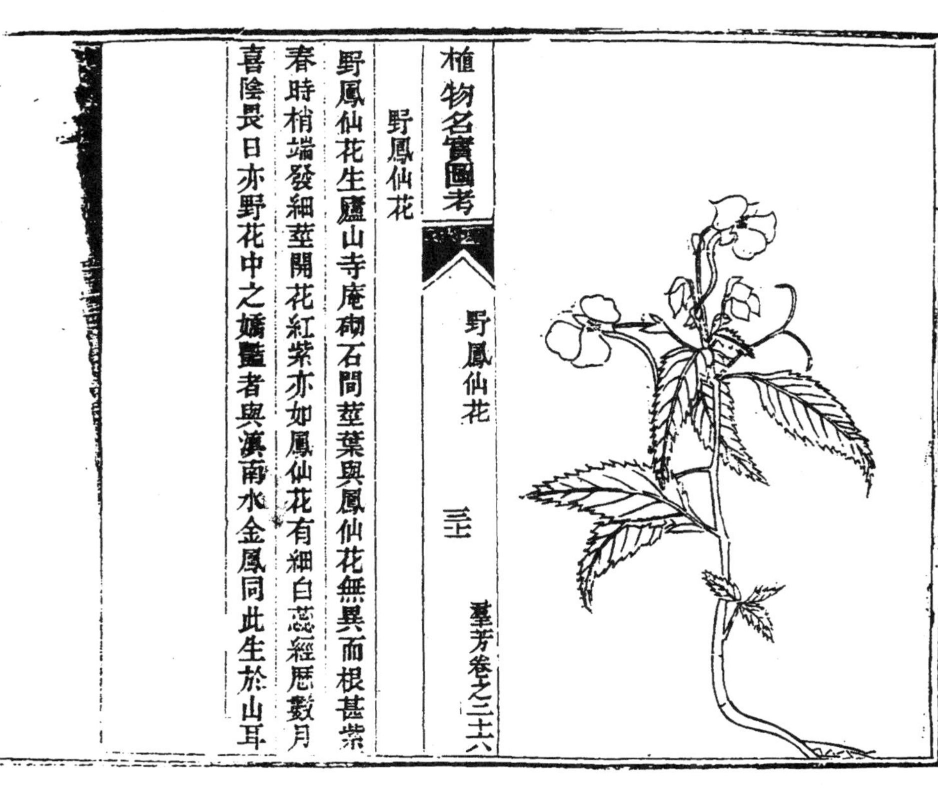

野鳳仙花

野鳳仙花生廬山寺庵砌石間，莖葉與鳳仙花無異，而根甚紫。春時梢端發細莖開花，紅紫亦如鳳仙花，有細白蕊，經歷數月。喜陰畏日，亦野花中之嬌豔者，與滇南水金鳳同，此生於山耳。

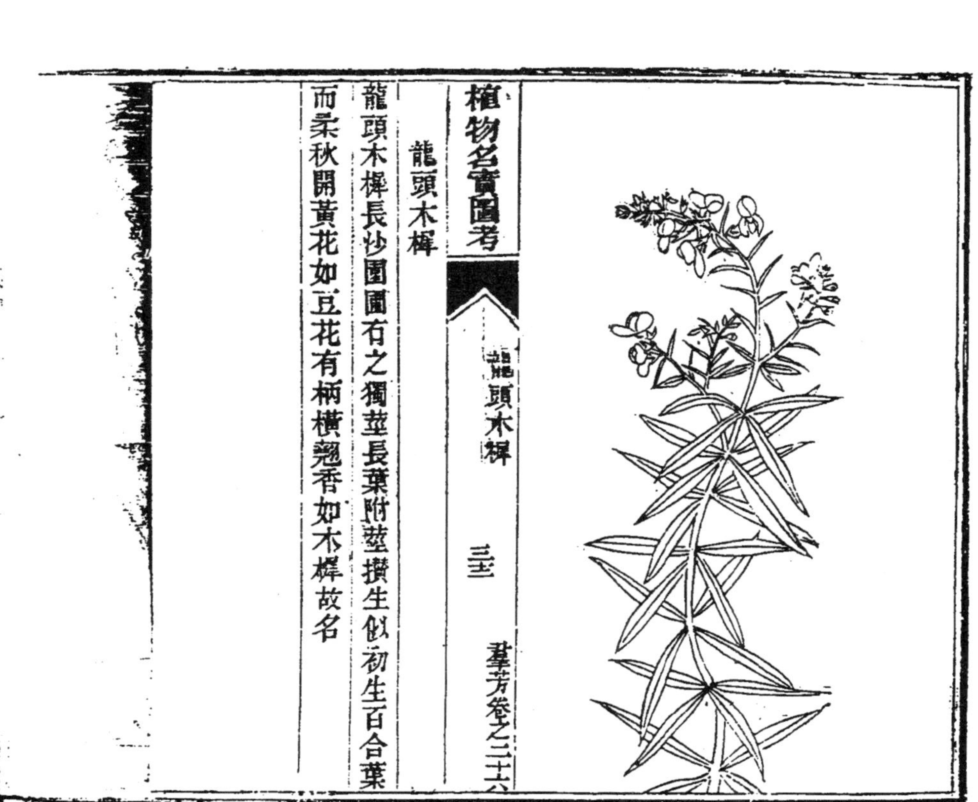

龍頭木樨

龍頭木樨，長沙園圃有之。獨莖長葉，附莖攢生，似初生百合葉而柔。秋開黃花如豆花，有柄橫翹，香如木樨，故名。

植物名實圖考卷之二十七

固始吳其濬著
蒙自陸應穀校刊

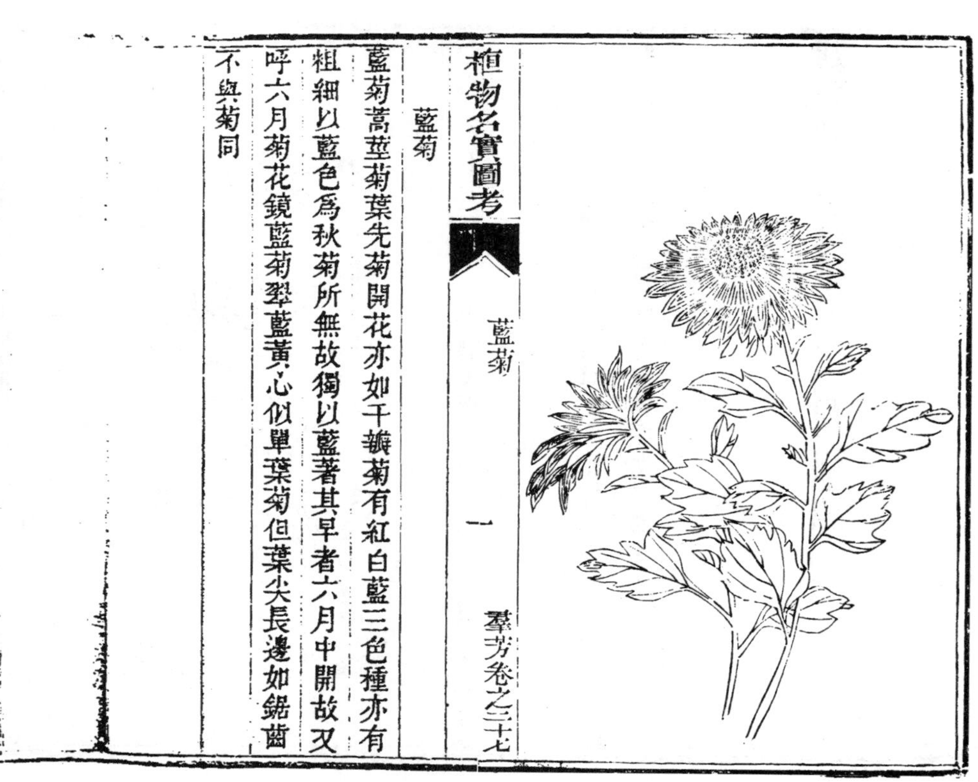

藍菊

藍菊蒿莖菊葉先菊開花亦如千瓣菊有紅白藍三色種亦有粗細以藍色爲秋菊所無故獨以藍著其早者六月中開故又呼六月菊花鏡藍菊翠藍黃心似單葉菊但葉尖長邊如鋸齒不與菊同

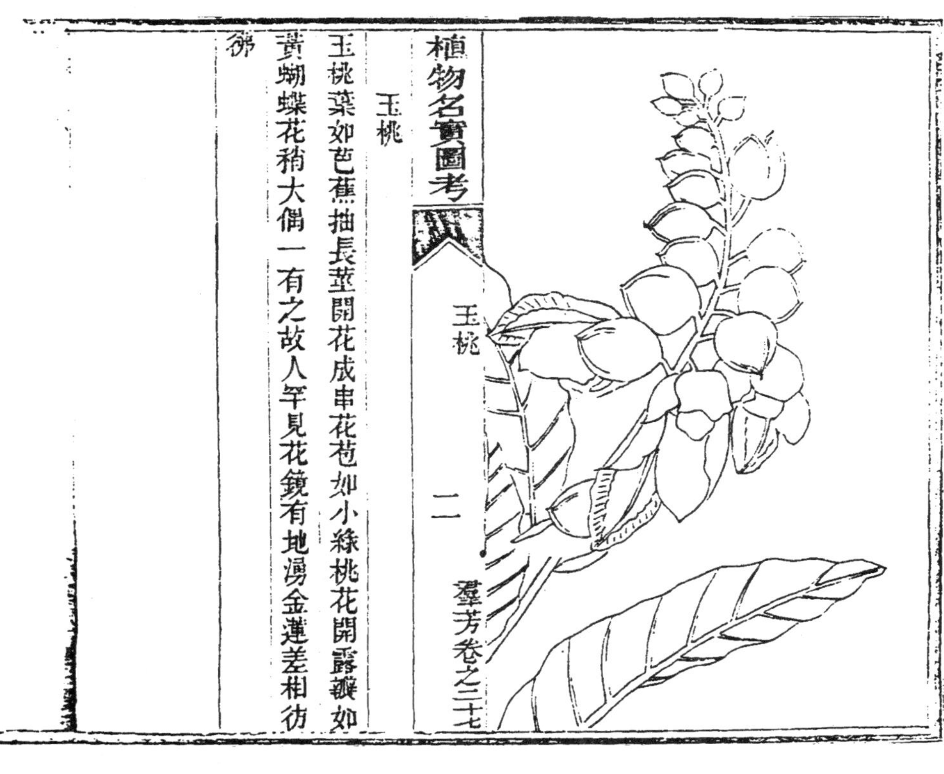

玉桃

玉桃葉如芭蕉抽長莖開花成串花苞如小綠桃花開露瓣如黃蝴蝶花稍大僅一有之故人罕見花鏡有地湧金蓮差相彷彿

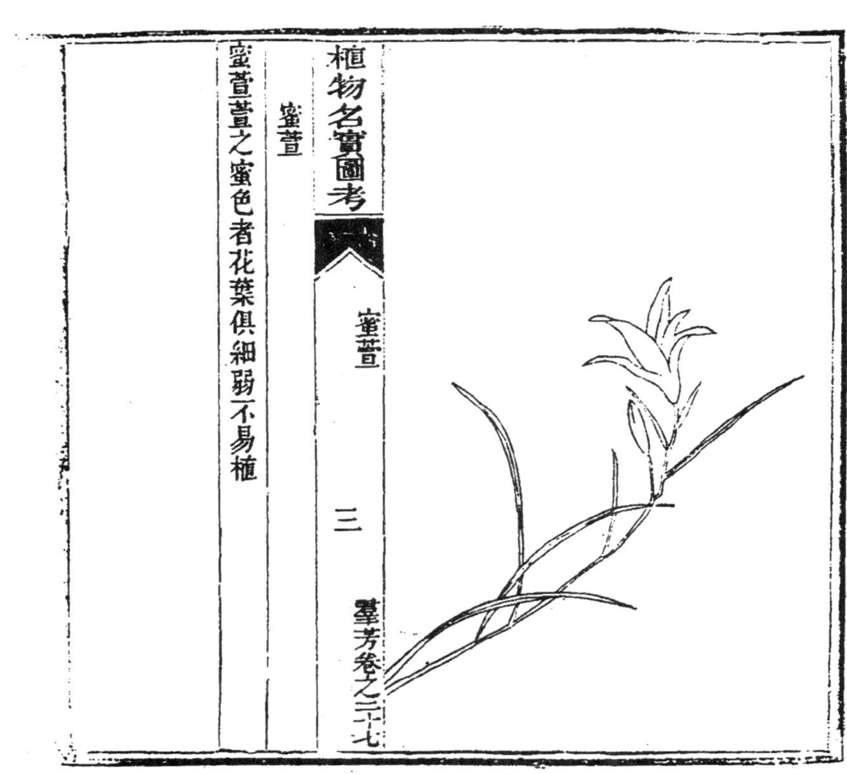

蜜萱

蜜萱萱之蜜色者花葉俱細弱不易植

滿天星

滿天星野菊中之別種密瓣無數大於野菊或謂黃菊不摘頭則瓣小花多然菊中自有一種千瓣小菊雖摘頭亦如此

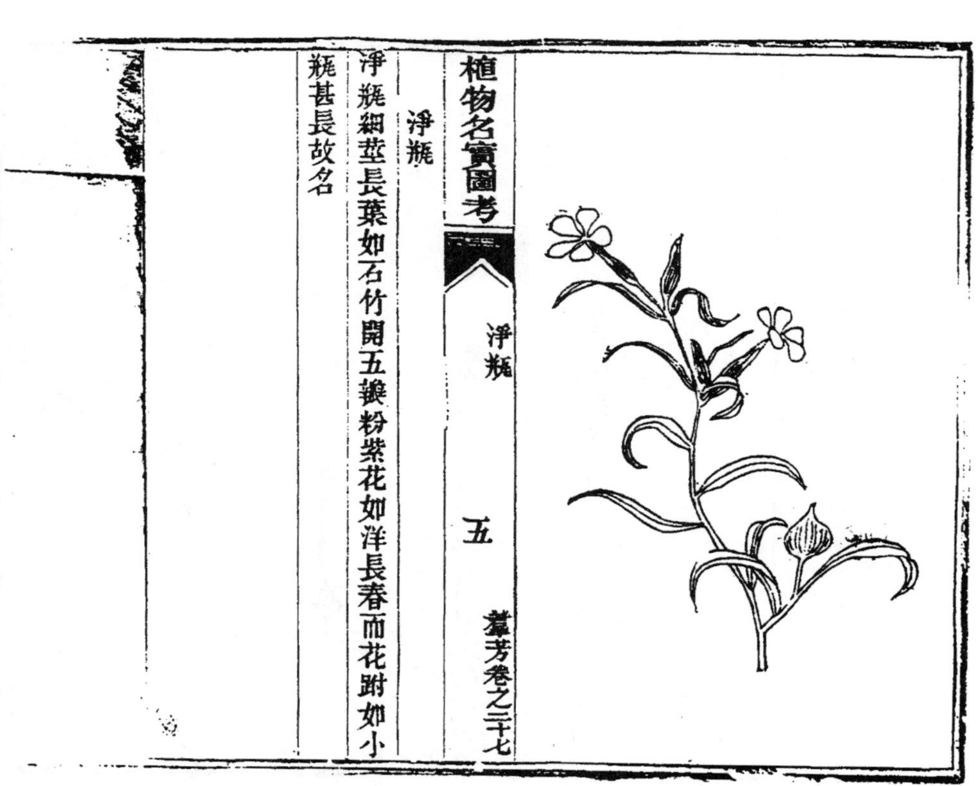

淨瓶

淨瓶細莖長葉如石竹開五瓣粉紫花如洋長春而花跗如小瓶甚長故名

蔦蘿松

蔦蘿松蔓生細葉如松鍼開小筩子花似丁香而瓣長色殷紅可愛結實如牽牛子而小

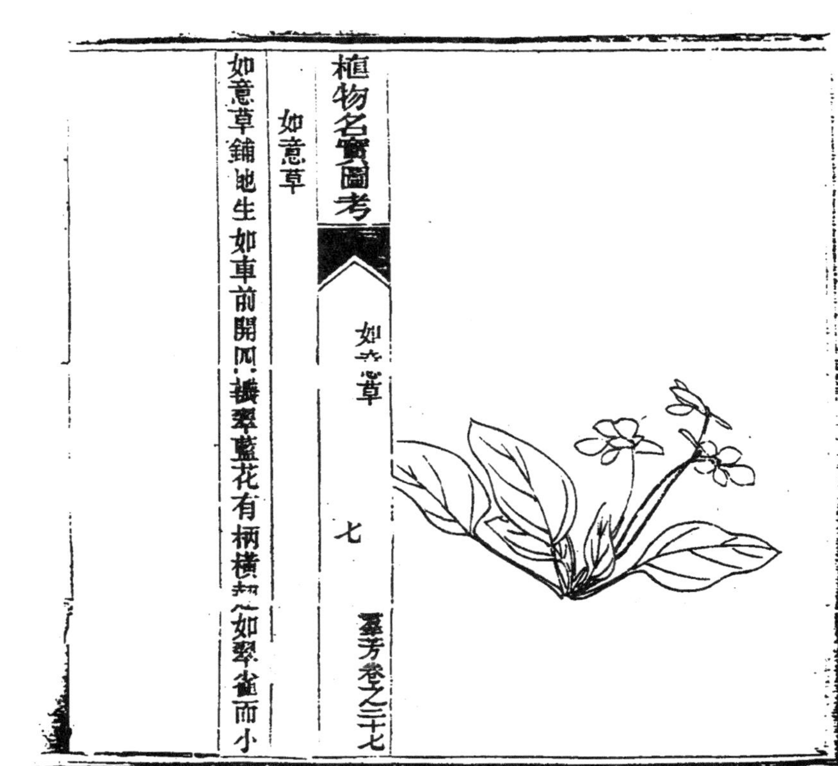

如意草

如意草鋪地生如車前開四瓣翠藍花有柄横起如翠雀而小

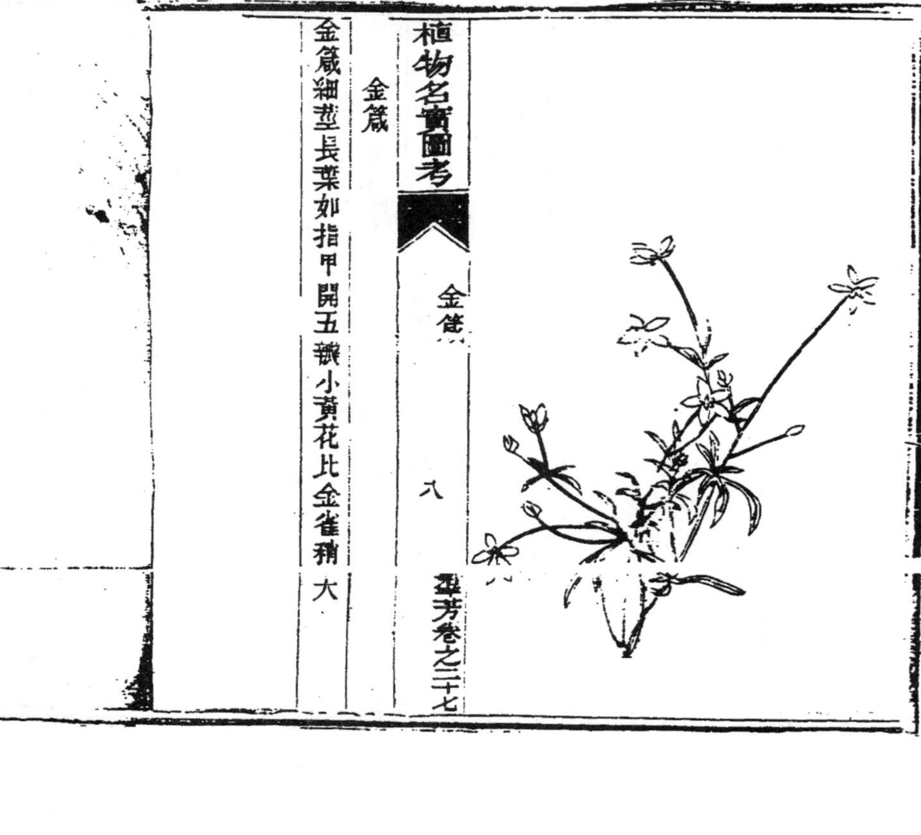

金箴

金箴細莖長葉如指甲開五瓣小黃花比金雀稍大

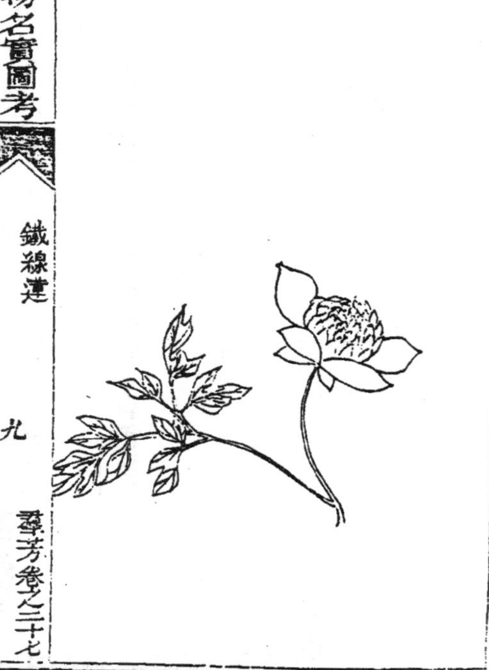

鐵線蓮

花鏡鐵線蓮一名番蓮或云即威靈仙以其本細似鐵線也苗出後即當用竹架扶持之使盤旋其上葉類木香每枝三葉對節生一朵千瓣先有包葉六瓣似蓮先開內花以漸而舒有似鵝毛菊性喜燥宜鵝鴨毛水澆其瓣最緊而多每開不能到心即謝亦一悶事春開壓土移栽

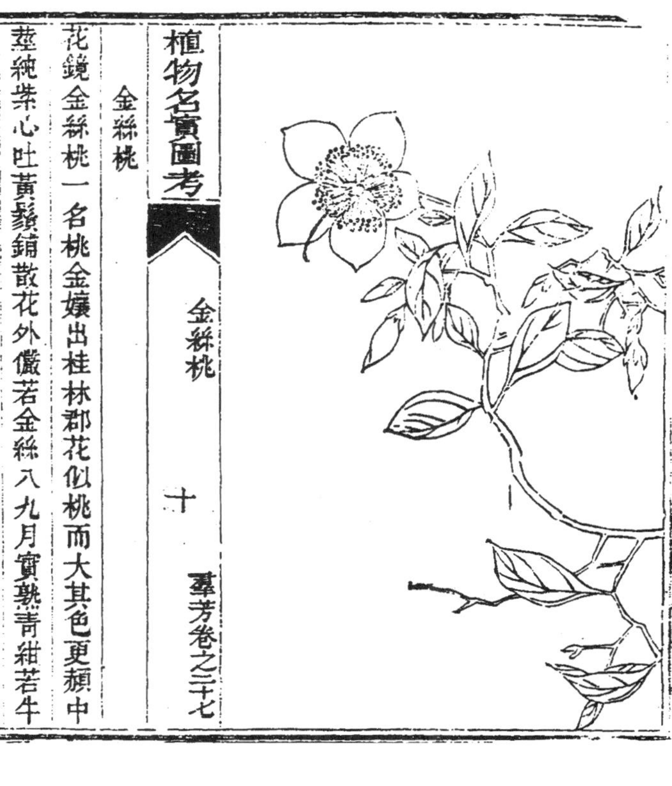

金絲桃

花鏡金絲桃一名桃金孃出桂林郡花似桃而大其色更頳中莖純紫心吐黃鬚鋪散花外儼若金絲八九月實熟青紺若牛乳狀其味甘可入藥用如分種當從根下劈開仍以土覆之至來年移植便活

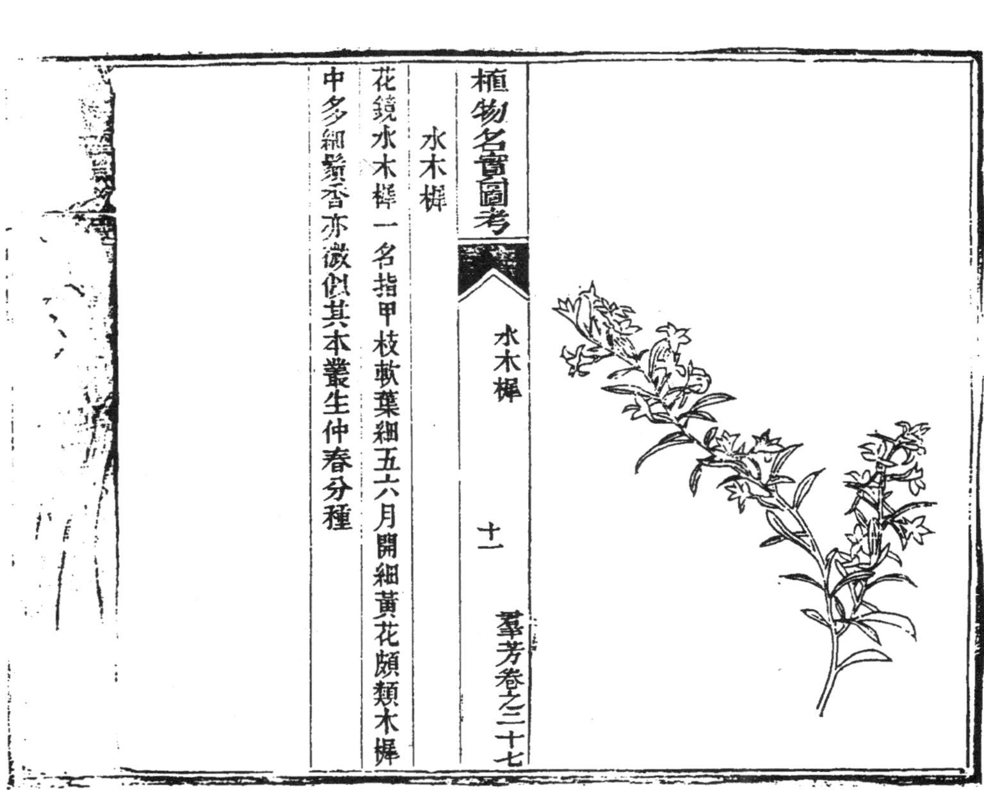

水木樨

花鏡水木樨一名指甲枝軟葉細五六月開細黃花頗類木樨中多細鬚香亦微似其本叢生仲春分種

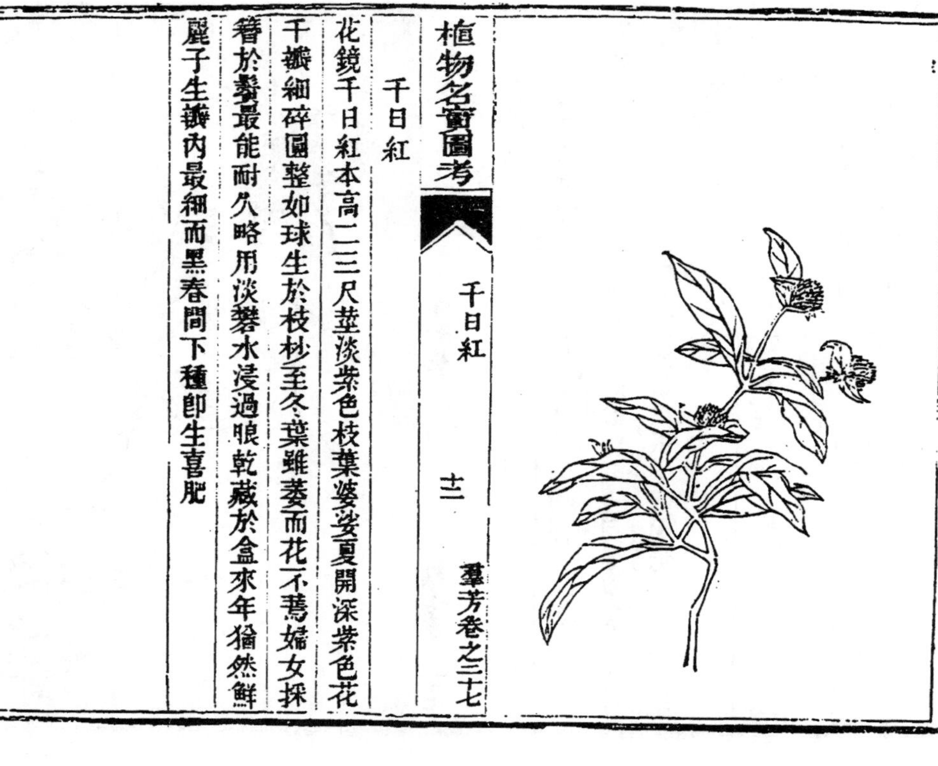

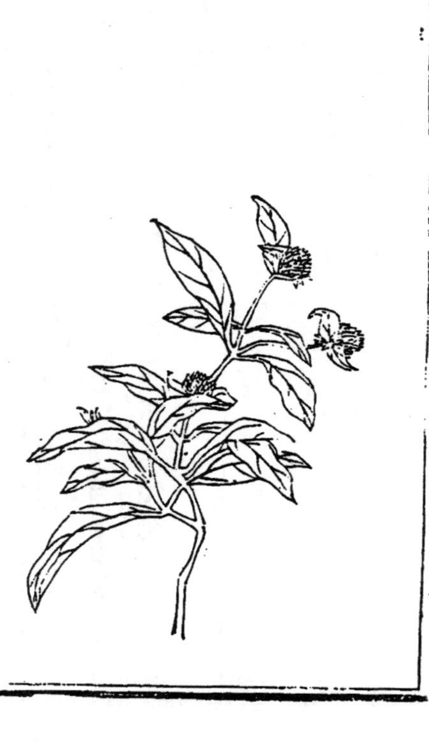

千日紅

花鏡千日紅本高二三尺莖淡紫色枝葉婆娑夏開深紫色花千瓣細碎圓整如球生於枝杪至冬葉雖萎而花不蔫婦女採簪於鬢最能耐久略用淡礬水浸過晾乾藏於盒來年猶然鮮麗子生瓣內最細而黑春間下種即生喜肥

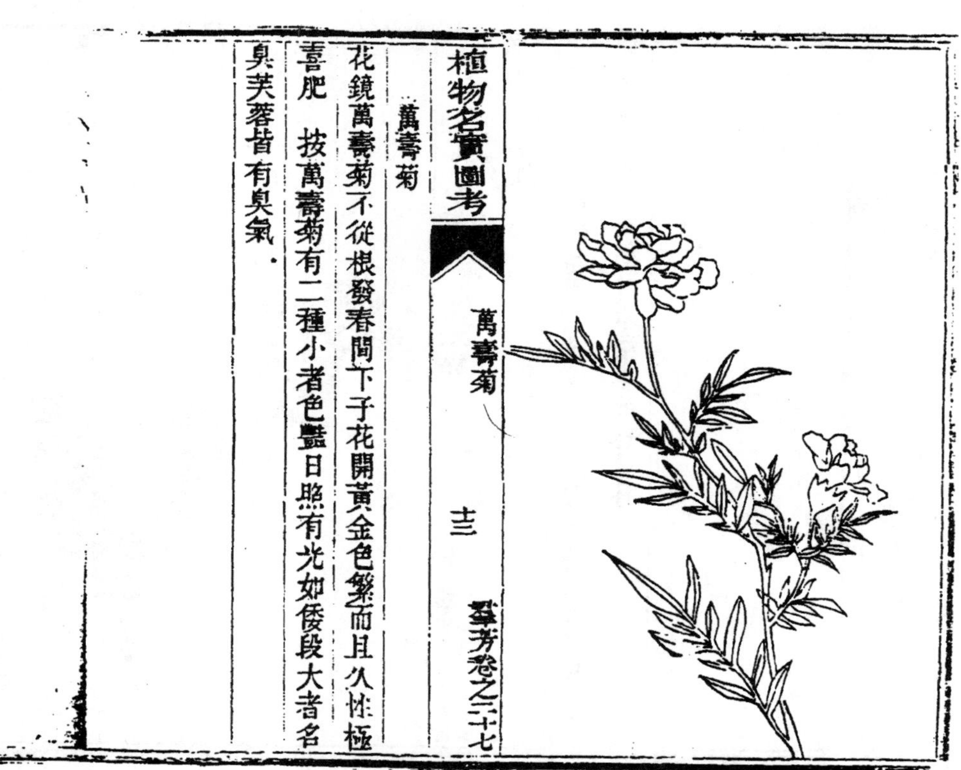

萬壽菊

花鏡萬壽菊不從根發春間下子花開黃金色繁而且久性極喜肥　按萬壽菊有二種小者色艷日照有光如倭段大者名臭芙蓉皆有臭氣

虎掌花

虎掌花產陽山中有之草本綠莖葉如牡丹葉紫花似千瓣萱花而瓣稍短中吐粗紫心一莖他處尠見

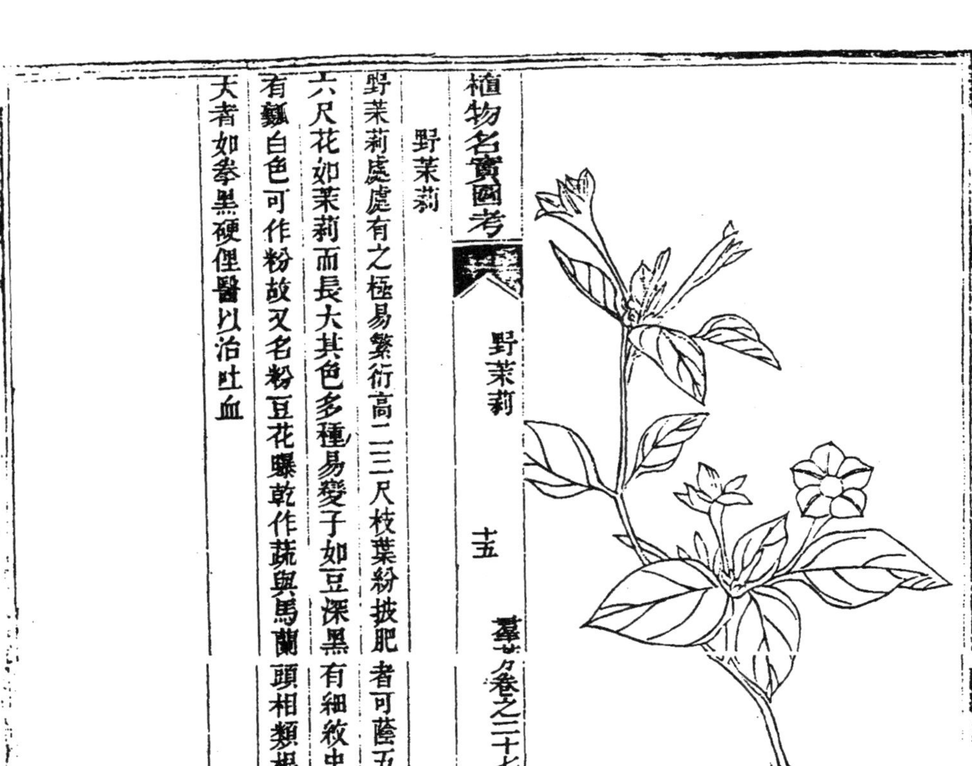

野茉莉

野茉莉處處有之極易繁衍高二三尺枝葉紛披肥者可蔭五六尺花如茉莉而長大其色多種易變子如豆深黑有細紋中有瓤白色可作粉故又名粉豆花曝乾作蔬與馬蘭頭相類根大者如拳黑硬俚醫以治吐血

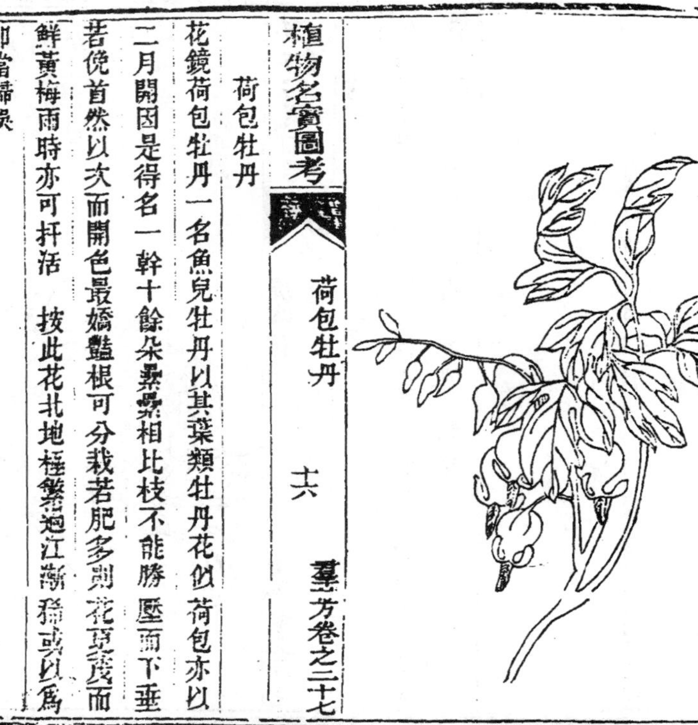

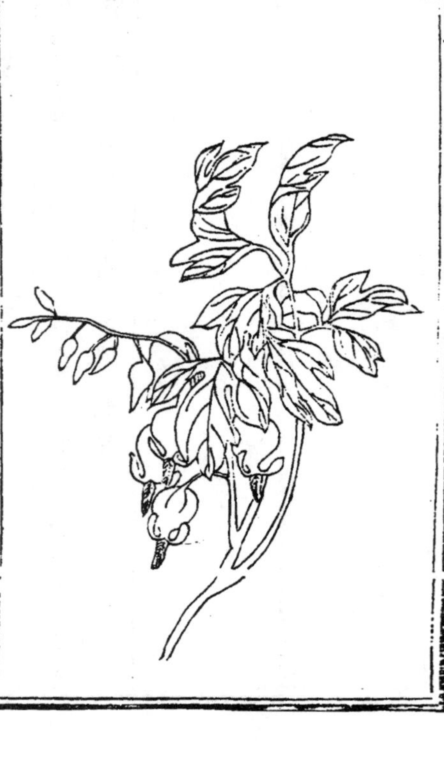

荷包牡丹

花鏡荷包牡丹一名魚兒牡丹以其葉類牡丹花似荷包亦以二月開因是得名一幹十餘朵纍纍相比枝不能勝壓而下垂若俛首然以次而開色最嬌豔根可分栽若肥多則花更茂而鮮黄梅雨時亦可扦活　按此花北地極繁湘江漸稀或以爲即當歸誤

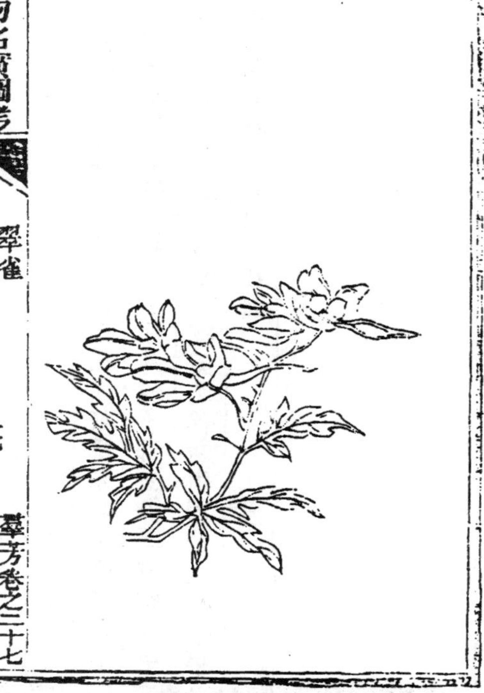

翠雀

翠雀京師圃中多有之叢生細綠莖高二三四尺葉多花叉如芹葉而細柔梢端開長柄翠藍花橫翹如雀登枝故名

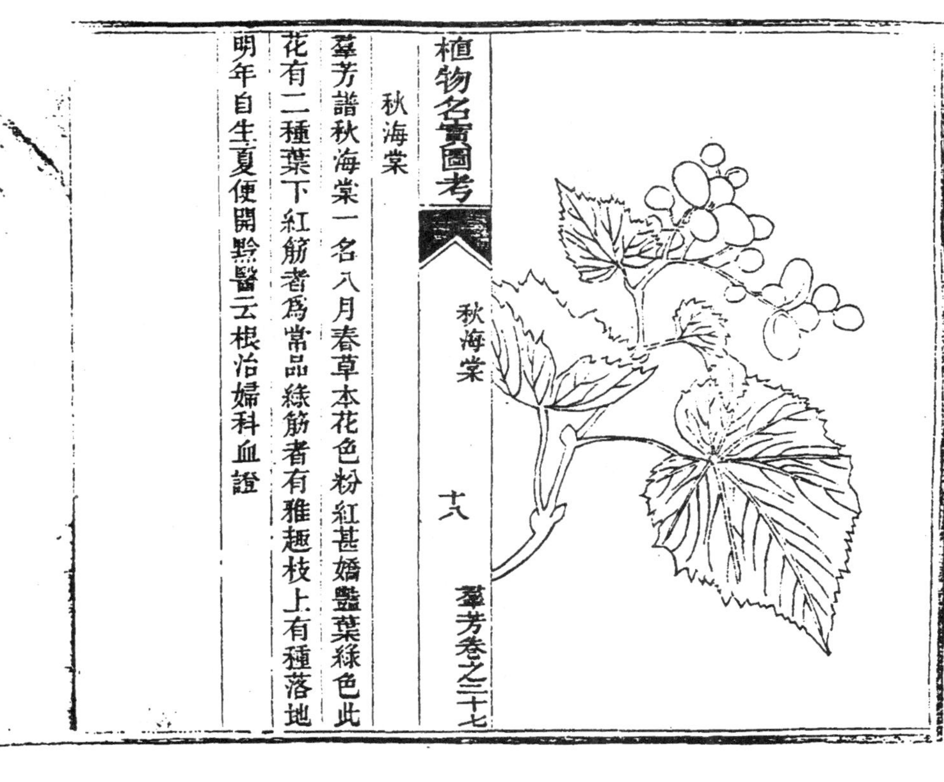

植物名實圖考 秋海棠 十八 羣芳卷之二十七

秋海棠

羣芳譜秋海棠一名八月春草本花色粉紅甚嬌豔葉綠色此花有二種葉下紅筋者爲常品綠筋者有雅趣枝上有種落地明年自生夏便開黔醫云根治婦科血證

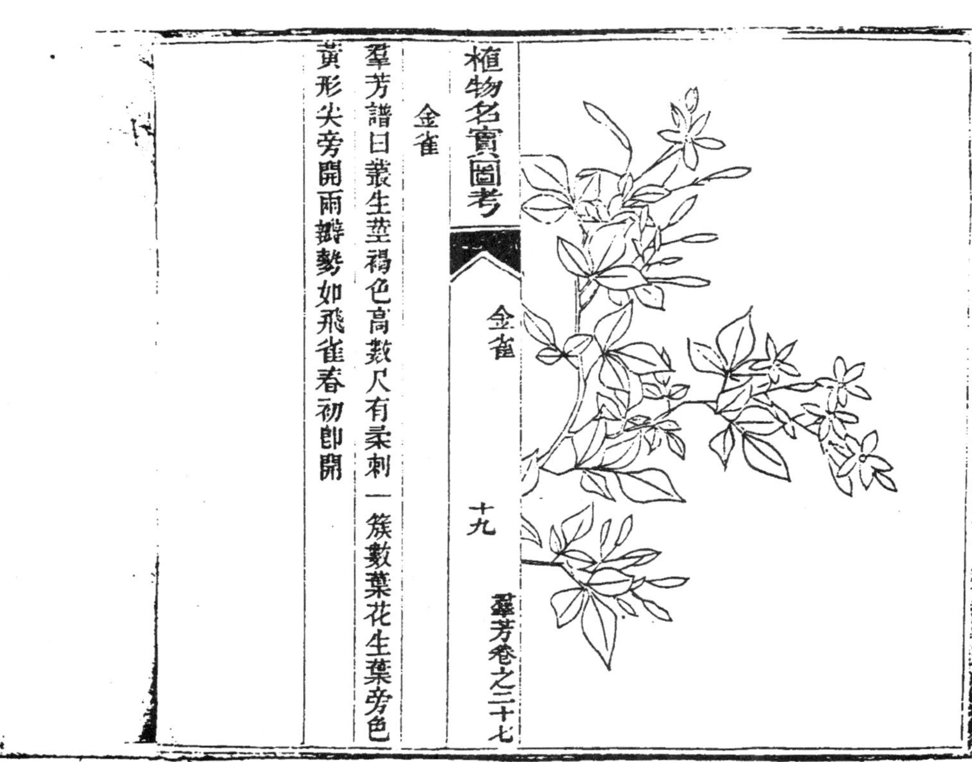

植物名實圖考 金雀 十九 羣芳卷之二十七

金雀

羣芳譜曰叢生莖褐色高數尺有柔刺一簇數葉花生葉旁色黃形尖旁開兩瓣勢如飛雀春初即開

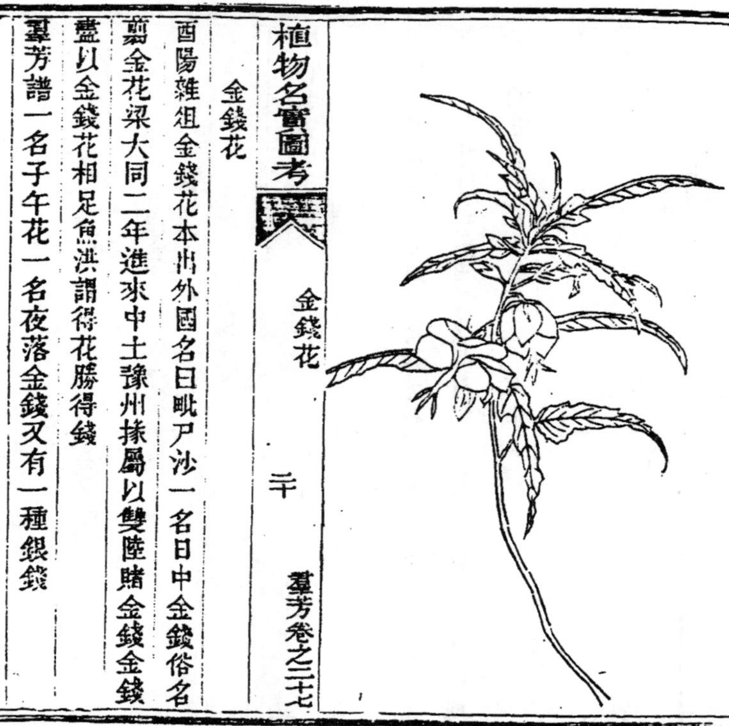

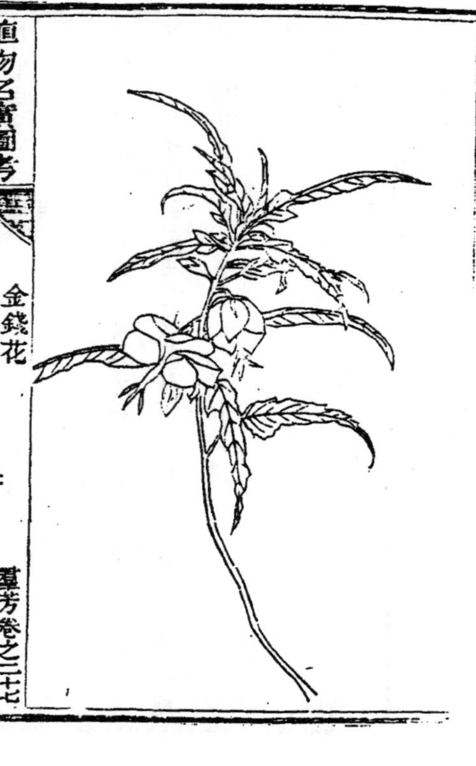

金錢花

酉陽雜俎金錢花本出外國名曰毗尸沙一名日中金錢俗名翦金花梁大同二年進來中土豫州掾屬以雙陸賭金錢金錢盡以金錢花相足魚洪謂得花勝得錢

羣芳譜一名子午花一名夜落金錢又有一種銀錢

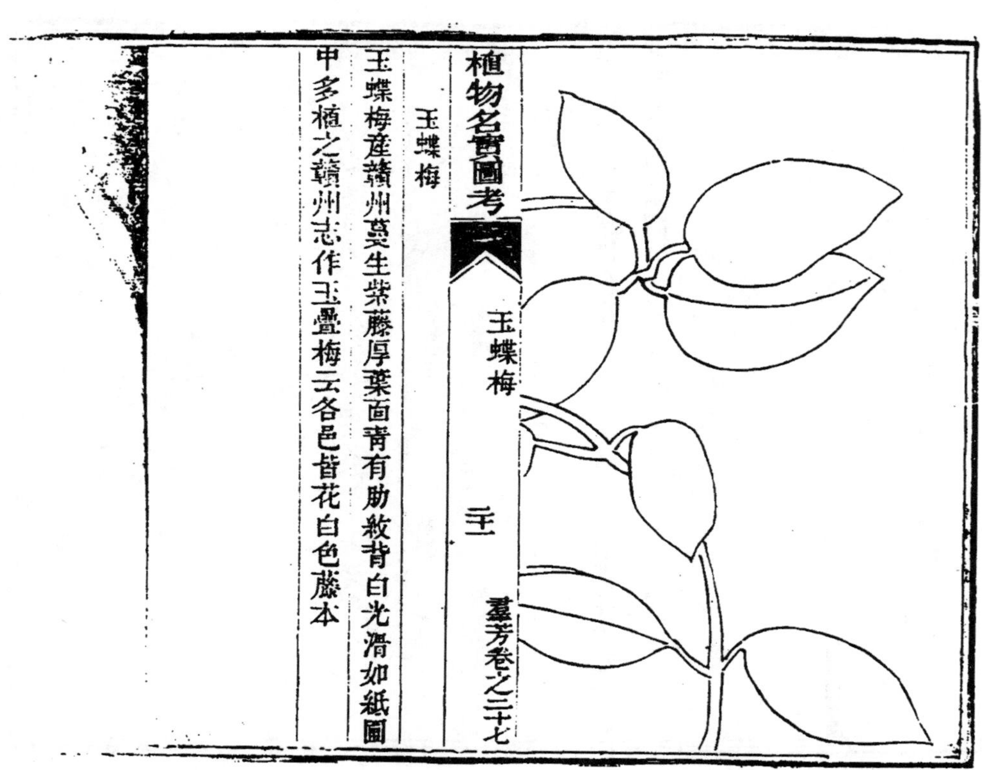

玉蝶梅

玉蝶梅產贛州蔓生紫藤厚葉面青有肋紋背白光滑如紙圖中多植之贛州志作玉疊梅云各邑皆花白色藤本

吉祥草

談薈吉祥草蒼翠如建蘭而無花不藉土而能活涉冬不枯遇大吉事則花開

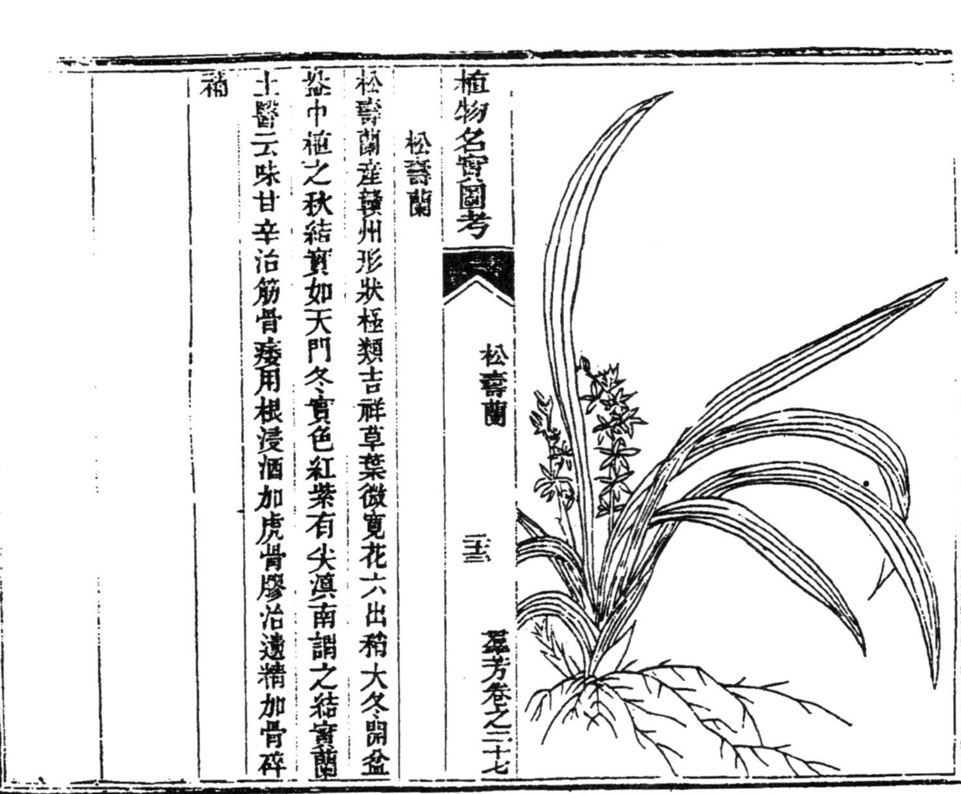

松壽蘭

松壽蘭產贛州形狀極類吉祥草葉微寬花六出稍大冬開盆盎中植之秋結實如天門冬實色紅紫有尖滇南謂之結實蘭土醫云味甘辛治筋骨痿用根浸酒加虎骨膠治遺精加骨碎補

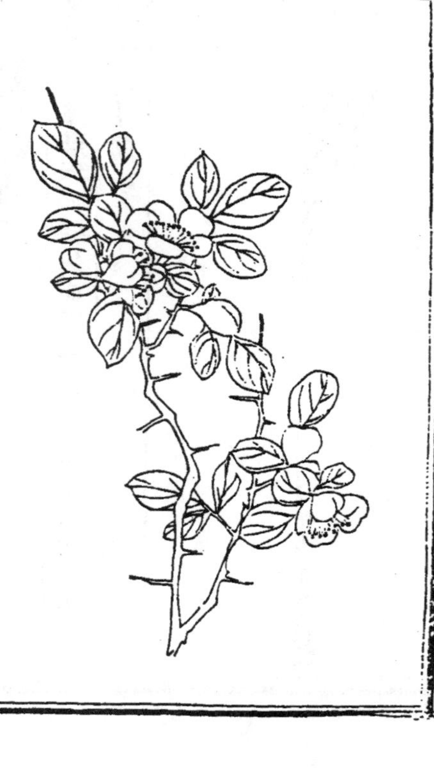

貼梗海棠

貼梗海棠叢生單葉綴枝作花磬口深紅無香新正卽開田塍間最宜種之花鏡云有四季花者滇南結實與木瓜同俗呼木瓜花其瓜入藥用春間漬以餹或鹽以充果實蓋取其酸濇以資收斂也

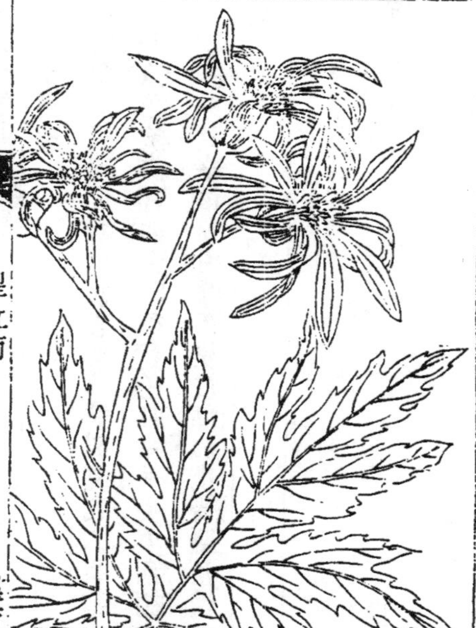

望江南

望江南生分宜山麓田塍叢生一莖一葉葉如苧麻而大多花叉深鋸齒糙綠有微毛抽葶發叉開黃花如長瓣細菊花絲蒂長半寸許如萬壽菊野花大朵此爲碩豔

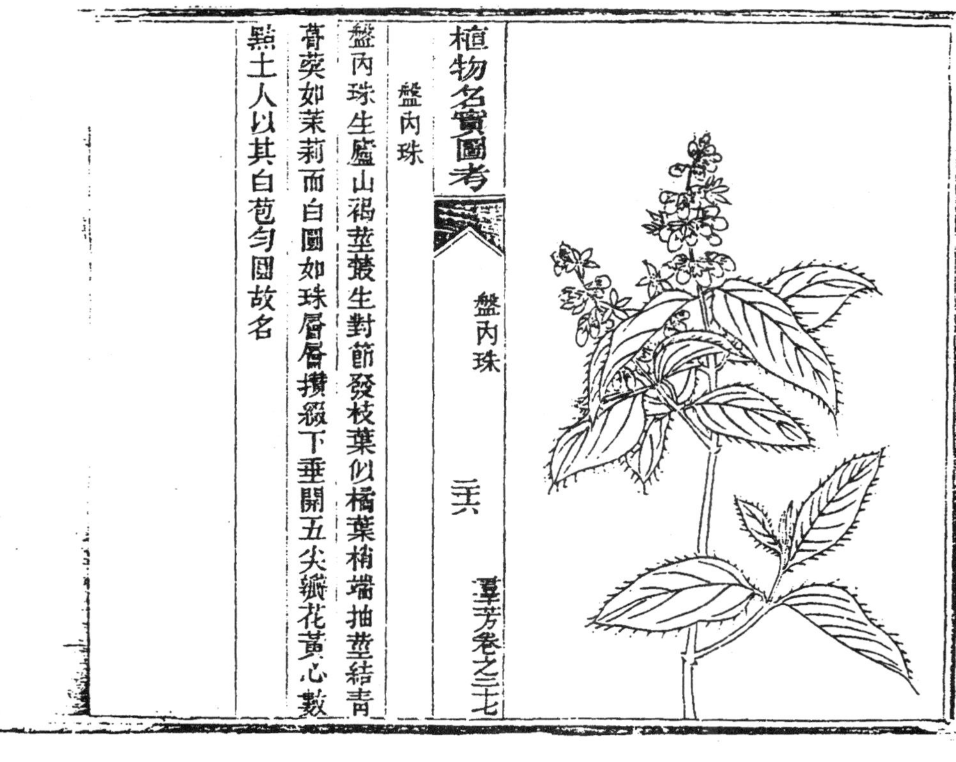
植物名實圖考　盤內珠　二十六　羣芳卷之二十七

盤內珠

盤內珠生廬山，褐莖叢生，對節發枝，葉似橘葉，梢端抽莖，結青蓇葖如茉莉而白，圓如珠，層層攢綴下垂，開五尖瓣花，黄心數點。土人以其白苞匀圓，故名。

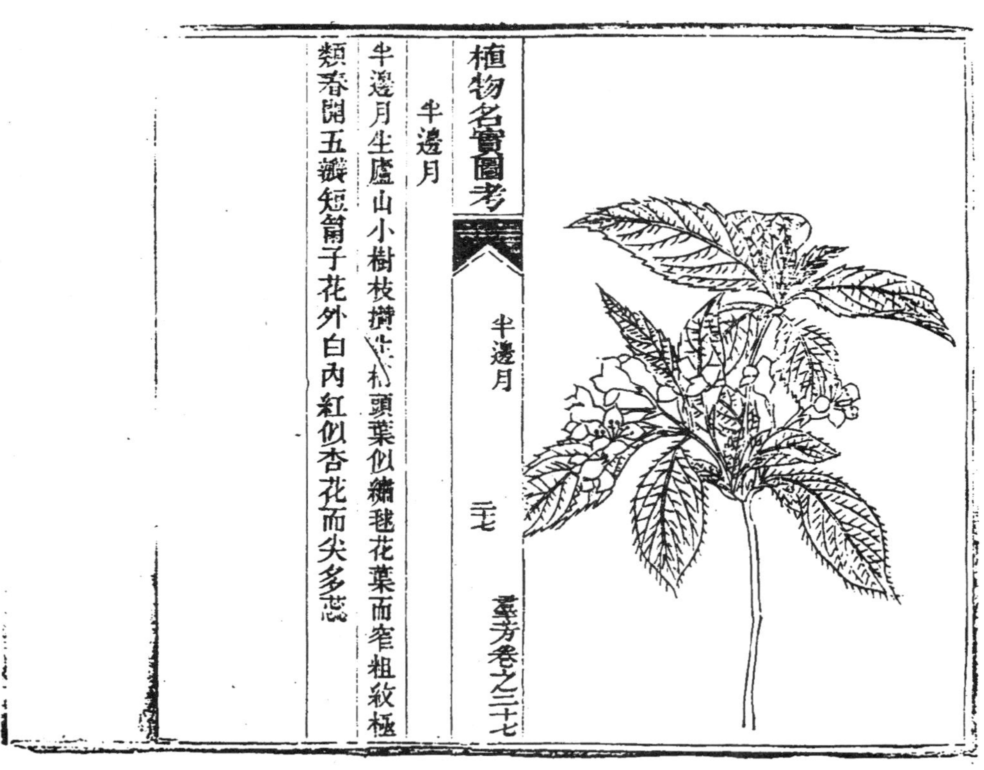
植物名實圖考　半邊月　二十七　羣芳卷之二十七

半邊月

半邊月生廬山，小樹，枝攢生杪頭，葉似繡毬花葉而窄，粗紋極類，春開五瓣短筩子花，外白內紅，似杏花而尖，多蕊。

植物名實圖考卷之二十八

固始吳其濬著

蒙自陸應穀校刊

羣芳

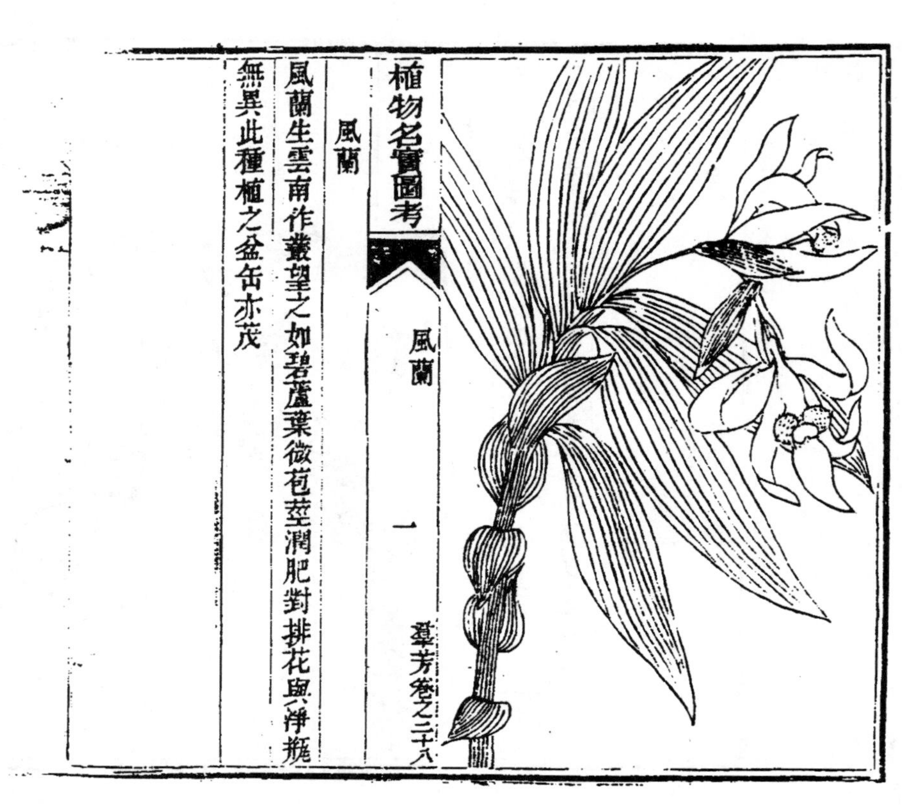

風蘭

風蘭生雲南作叢望之如碧蘆葉微苞莖潤肥對排花與淨瓶無異此種植之盆缶亦茂

風蘭 一名淨瓶

風蘭生雲南臨安橫根根上先生綠實大如甜瓜有棱形似田家礡磔實上生長柄二葉葉闊寸許光潤無瑕中抽莖開花先有黃籜籜坼落而花見色皓潔如雪蘭中二瓣窄細舌有黃粉邊茸茸如翦絨莖花欹弱翩反欲舞懸之風中不萎桂馥札璞五月開曰淨瓶似瓜生石上兩葉一大一小廣寸許花如雪蘭而小即此

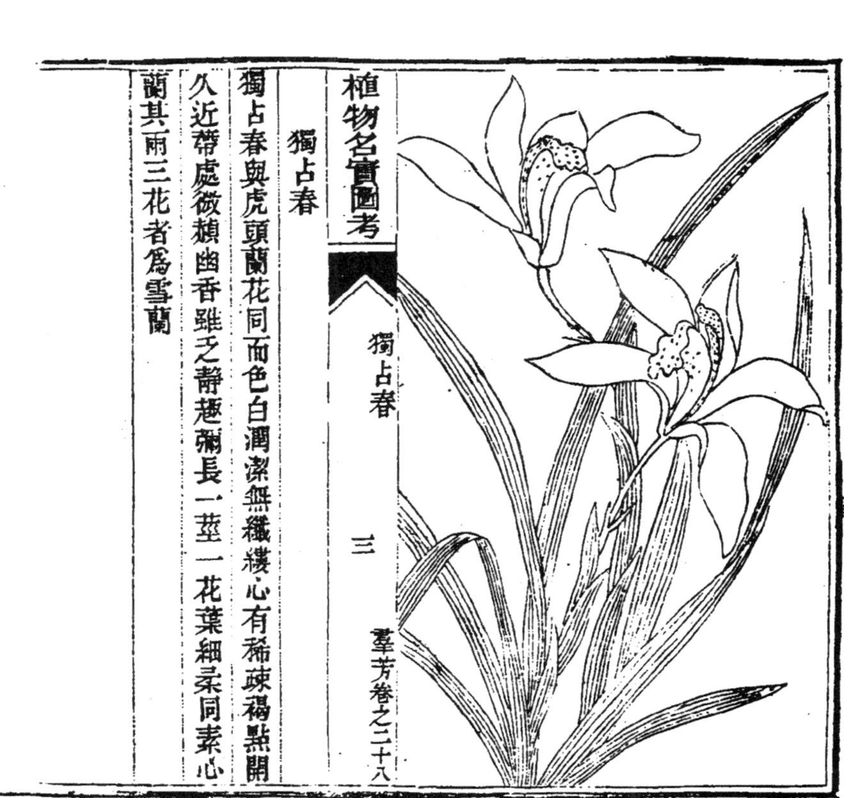

獨占春

獨占春與虎頭蘭花同而色白潤潔無纖纇心有稀疎褐點開久近蒂處微赬幽香雖乏靜趣彌長一莖一花葉細柔同素心蘭其兩三花者爲雪蘭

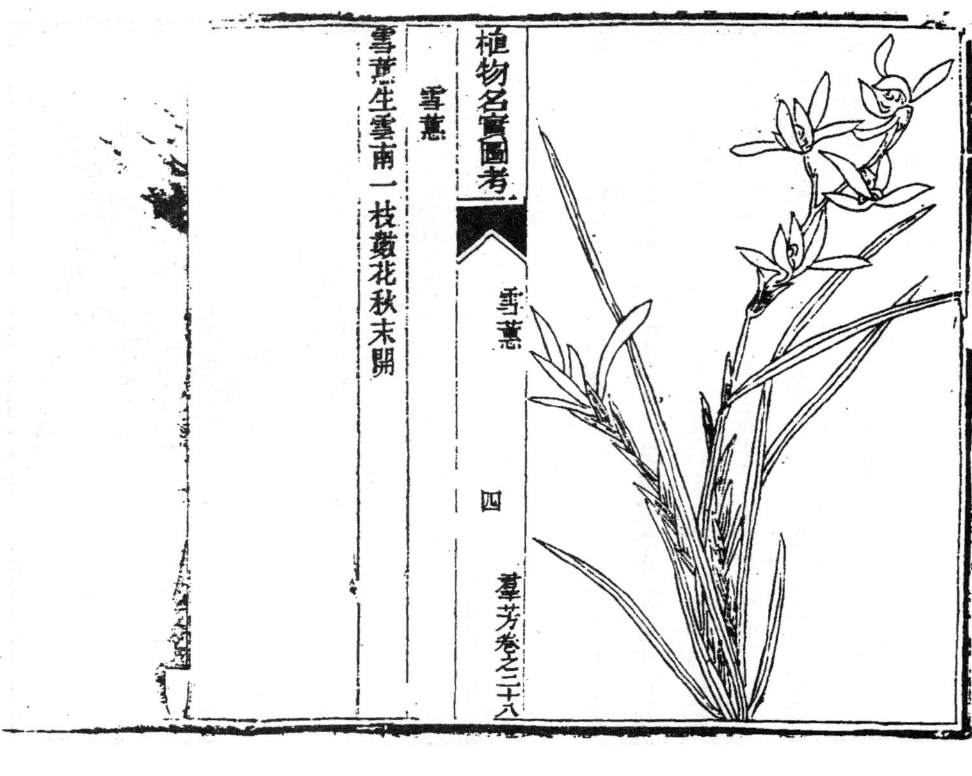

雪蕙

雪蕙生雲南一枝數花秋末開

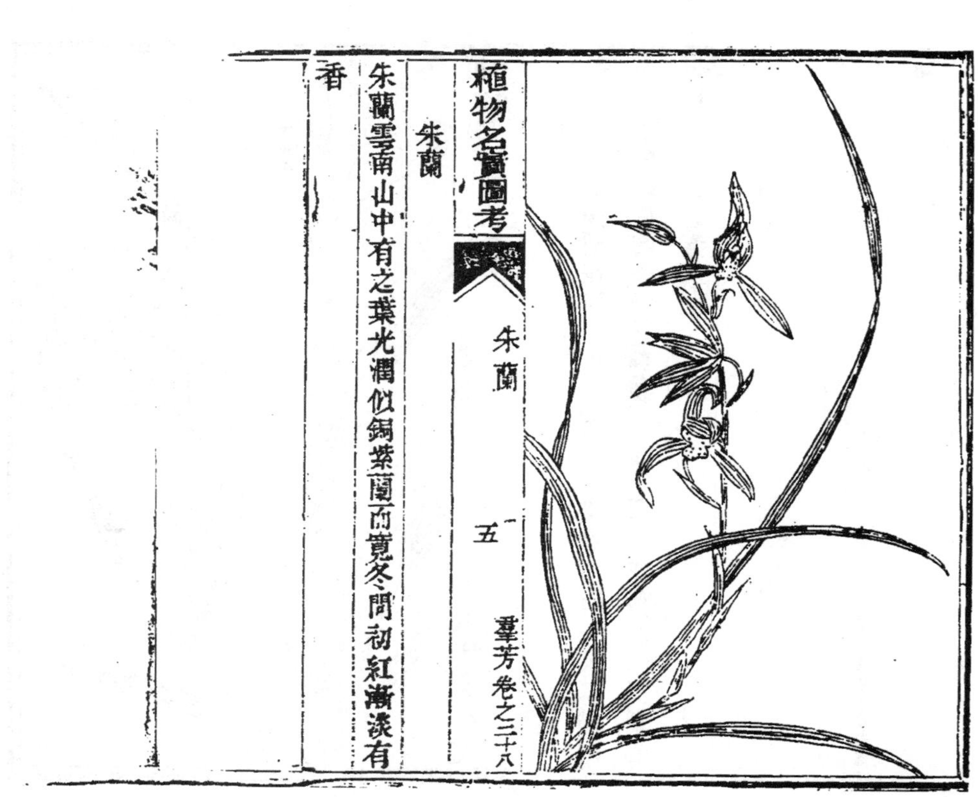

朱蘭

朱蘭雲南山中有之葉光潤似錫葉蘭而寬冬間初紅漸淡有香

植物名實圖考　春蘭　六　羣芳卷之二十八

春蘭

春蘭葉如建蘭直勁不欹一枝數花有淡紅淡綠者皆有紅縷瓣薄而肥異於他處亦具香味

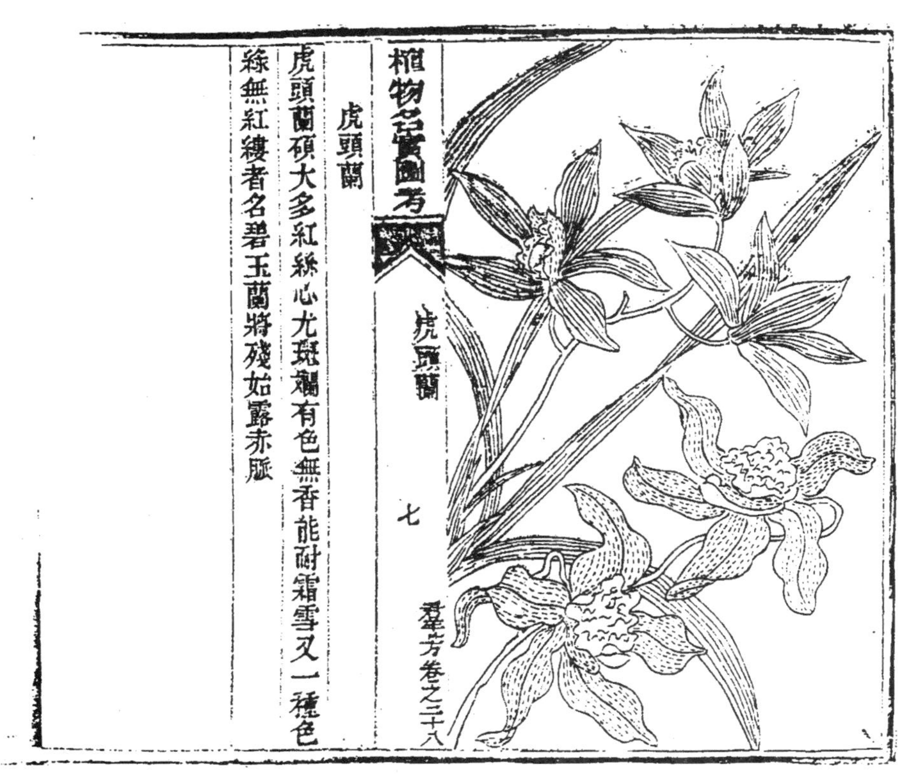

植物名實圖考　虎頭蘭　七　羣芳卷之二十八

虎頭蘭

虎頭蘭碩大多紅絲心尤斑斕有色無香能耐霜雪又一種色綠無紅縷者名碧玉蘭將殘始露赤脈

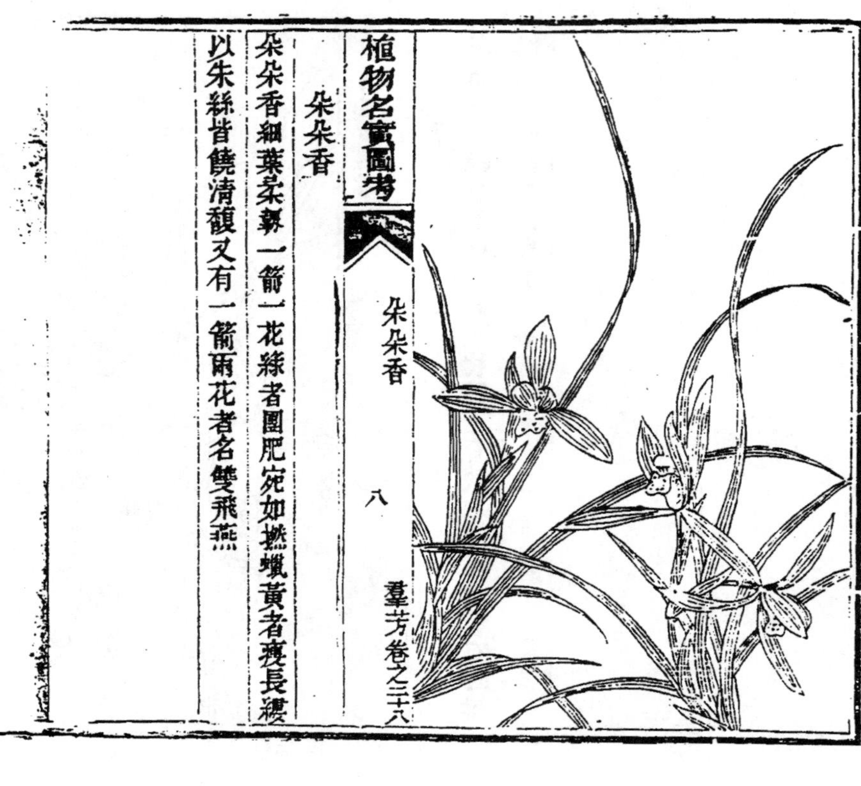

朵朵香

朵朵香細葉柔韌一箭一花綠者團肥宛如撚蠟黃者瘦長𥚃以朱絲皆饒清馥又有一箭兩花者名雙飛燕

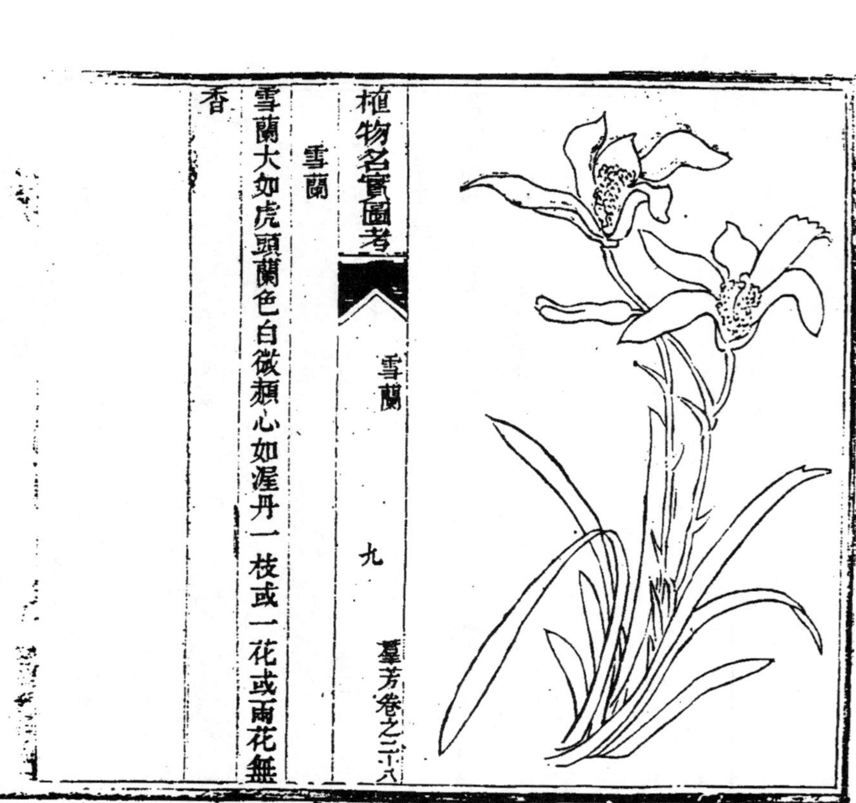

雪蘭

雪蘭大如虎頭蘭色白微赬心如渥丹一枝或一花或兩花無香

雪蘭

雪蘭此又一種細瓣綠穗中心似筩紅黃渲染亦乏香氣

夏蕙 大理書

夏蕙葉直如劍迎風不動一莖數花鶯黃色五六月開幽香不減素蘭

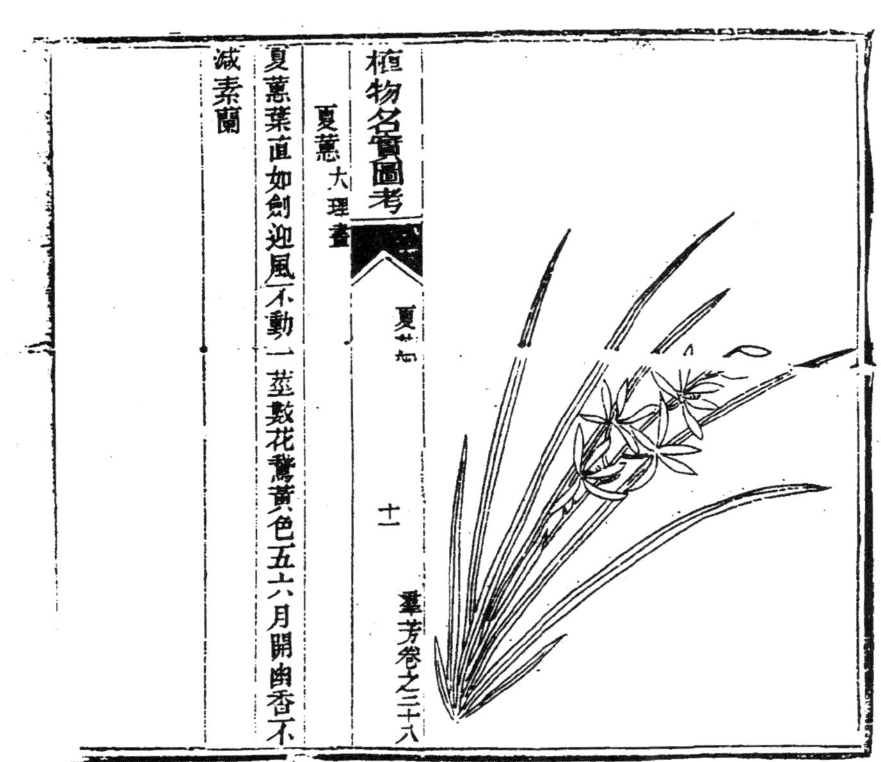

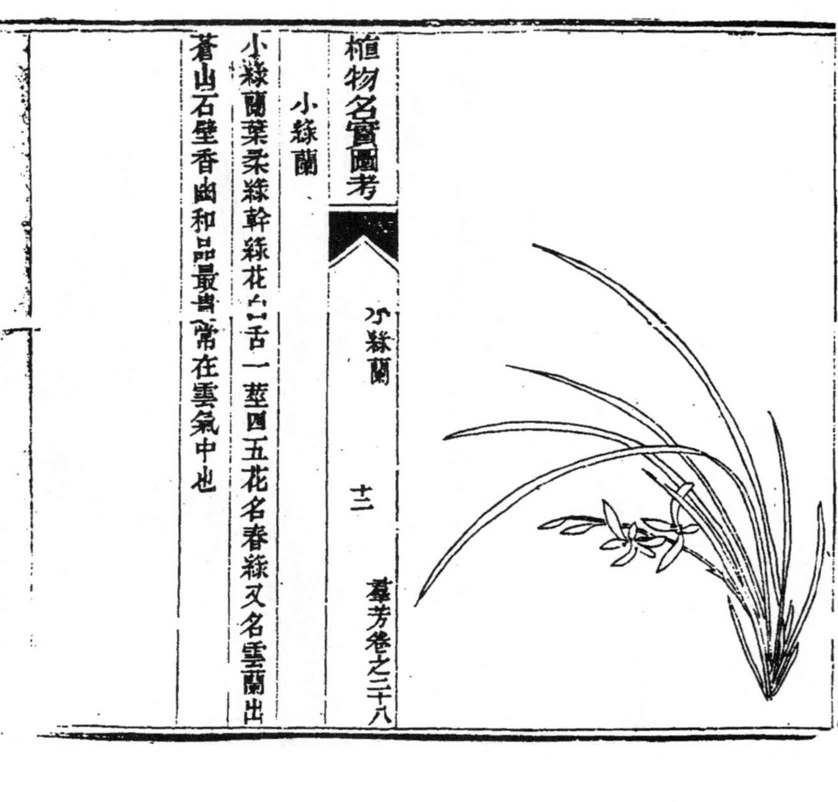

小綠蘭

小綠蘭葉柔綠幹綠花白舌一莖四五花名春綠又名雲蘭出蒼山石壁香幽和品最貴常在雲氣中也

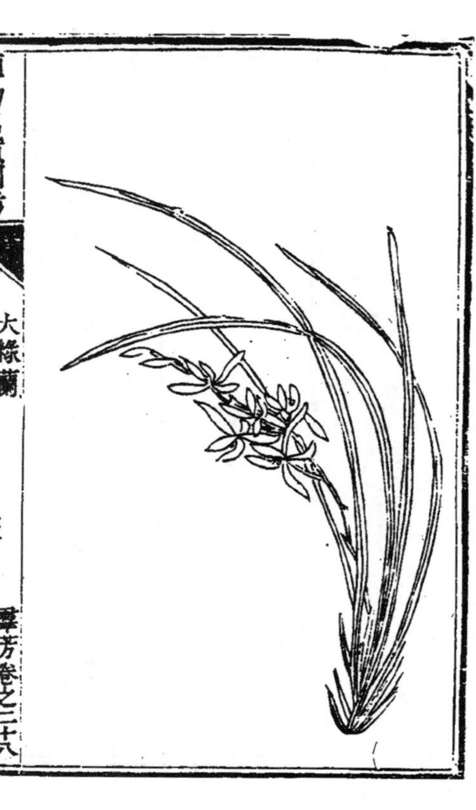

大綠蘭大理書

大綠蘭一本十餘葉一幹十餘花花綠舌紅高出葉外名冬綠

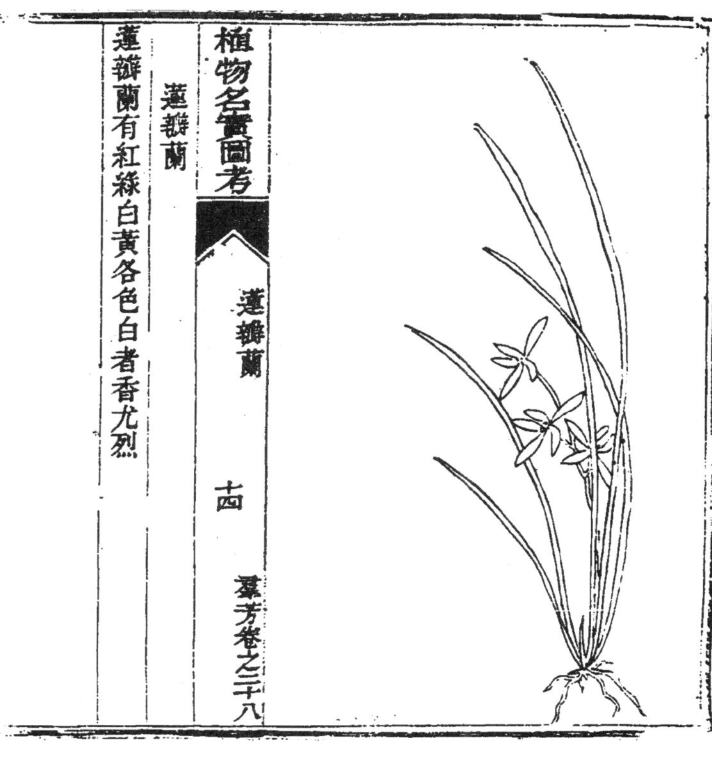

蓮瓣蘭

蓮瓣蘭有紅綠白黃各色白者香尤烈

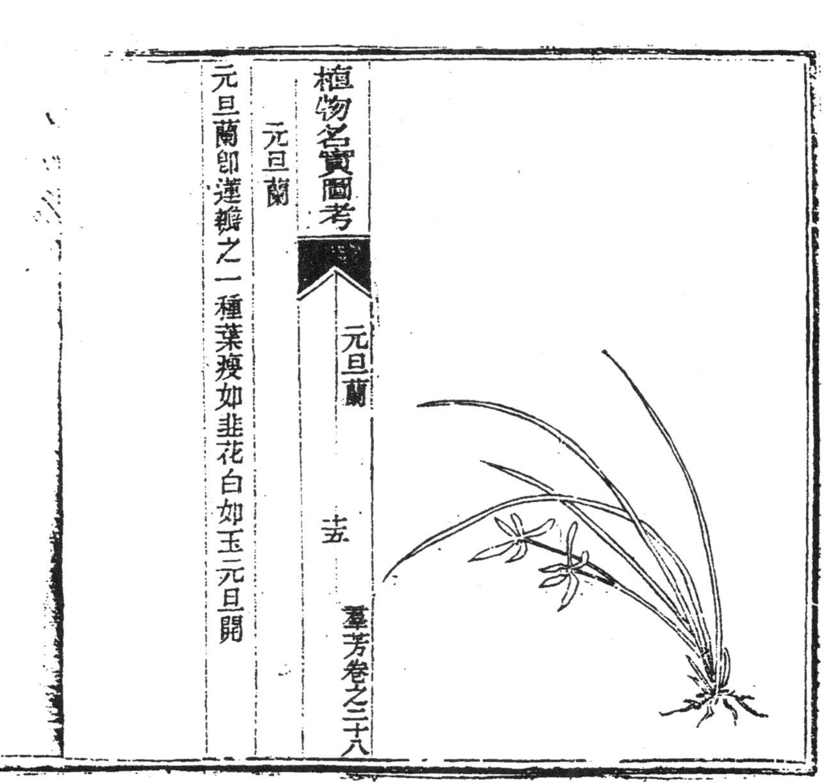

元旦蘭

元旦蘭卽蓮瓣之一種葉瘦如韭花白如玉元旦開

火燒蘭

火燒蘭滇山皆有之葉粗黃花背黑似火燒者花碧香烈春杪盛開

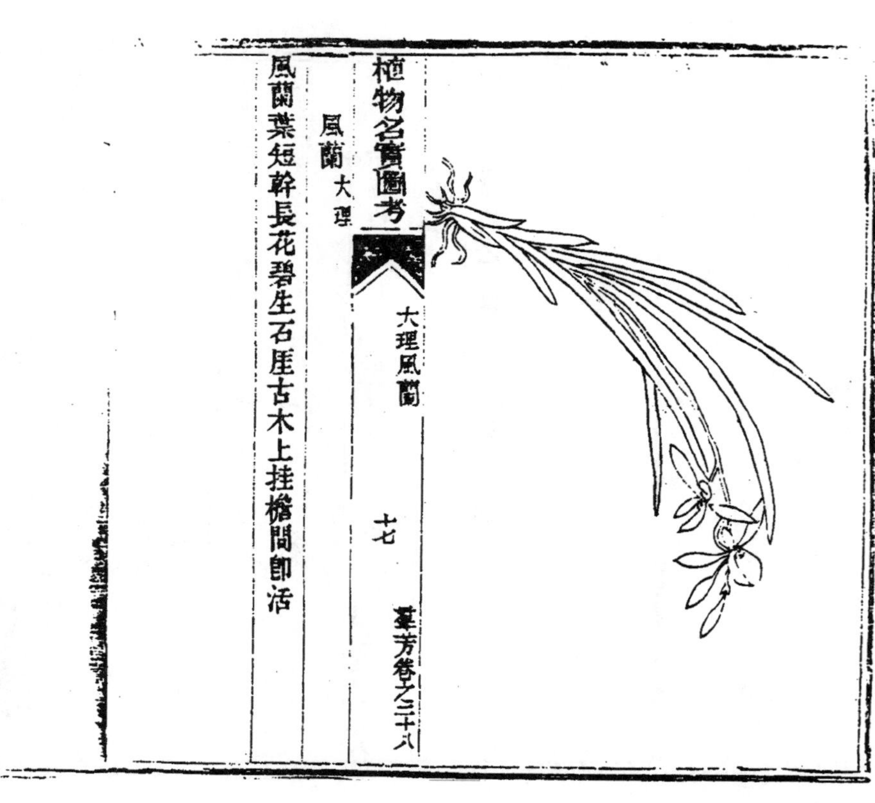

風蘭 大理

風蘭葉短幹長花碧生石厓古木上掛檐間即活

植物名實圖考　五色蘭　十八　羣芳卷之二十八

五色蘭 大理

五色蘭葉柔小一枝十餘花紅黃紫綠互相間雜滇南蘭之最異者士女珍佩之

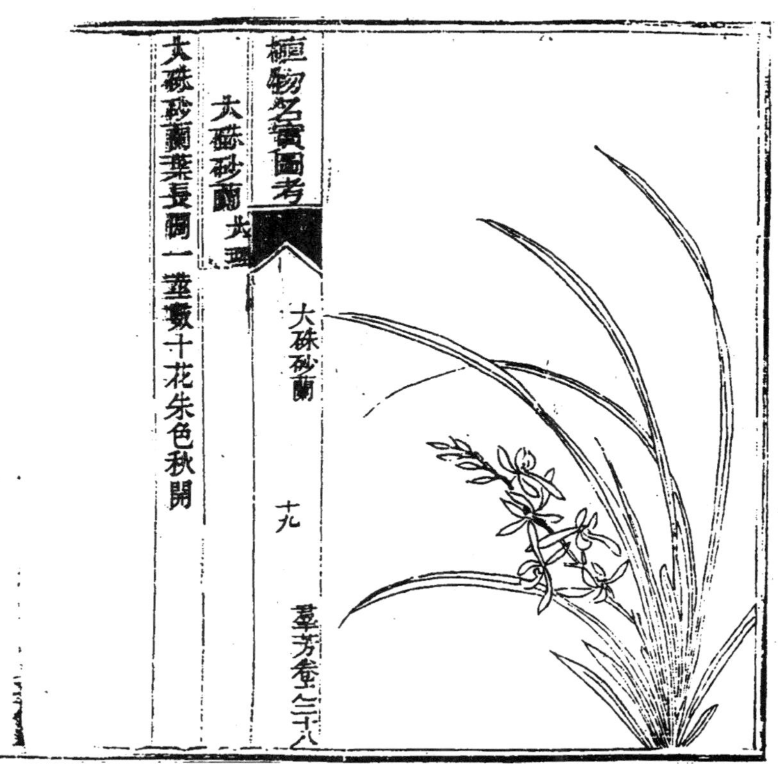

植物名實圖考　大硃砂蘭　十九　羣芳卷之二十八

大硃砂蘭 大理

大硃砂蘭葉長闊一莖數十花朱色秋開

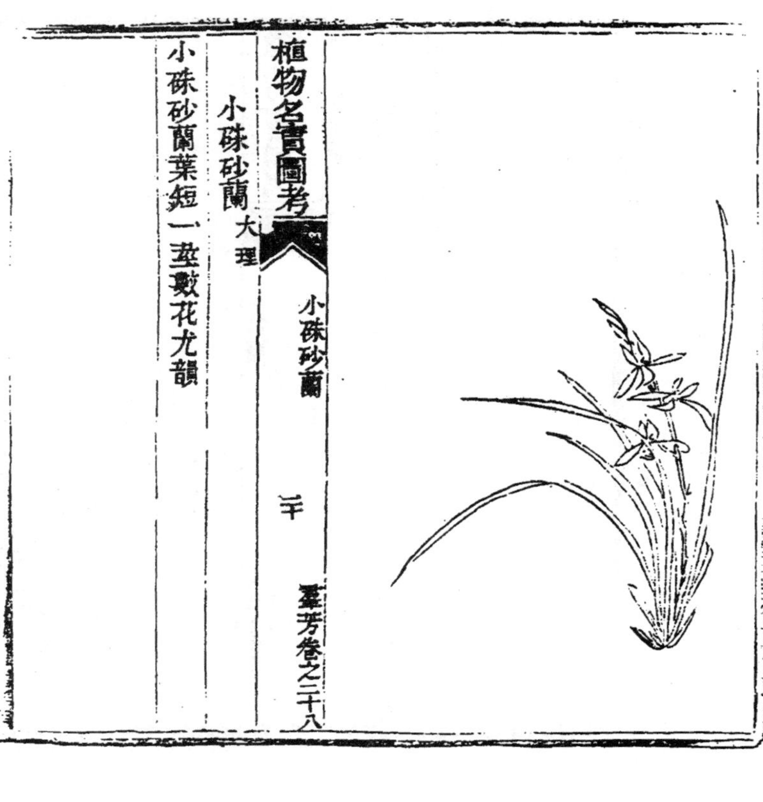

小硃砂蘭 大理

小硃砂蘭葉短一莖數花尤韻

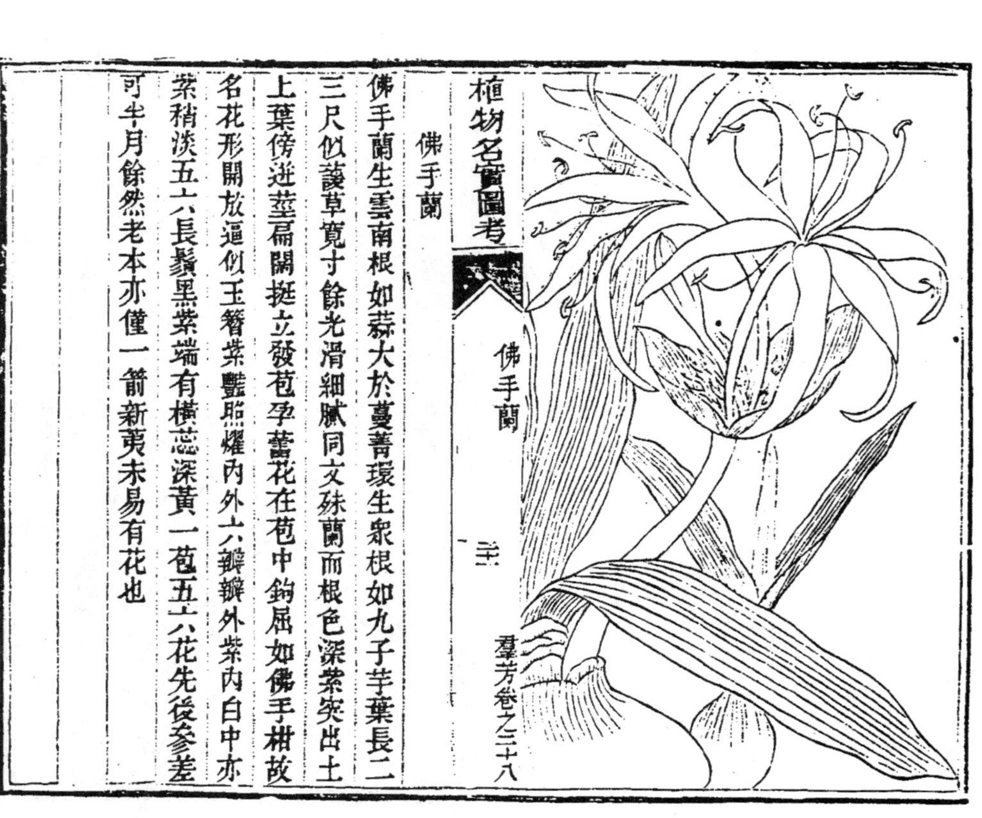

佛手蘭

佛手蘭生雲南根如蒜大於蔓菁環生衆根如丸子芋葉長二三尺似萱草寬寸餘光滑細膩同文殊蘭而根色深紫突出土上葉傍迸莖扁闊挺立發苞孕蕾花在苞中鈎屈如佛手柑故名花形開放逼似玉簪紫豔照燿內外六瓣瓣外紫內白中亦紫稍淡五六長鬚黑紫端有橫蕊深黃一苞五六花先後參差可半月餘然老本亦僅一箭新萌未易有花也

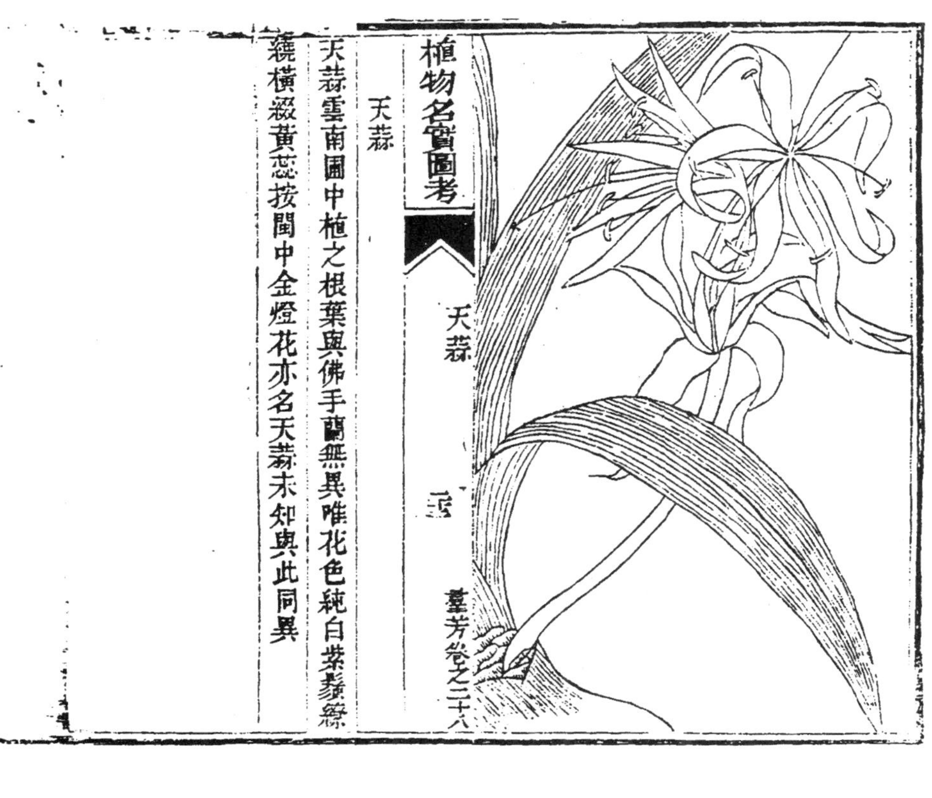

天蒜

天蒜雲南圃中植之根葉與佛手蘭無異唯花色純白紫鬚繚繞橫綴黃蕊按閩中金燈花亦名天蒜未知與此同異

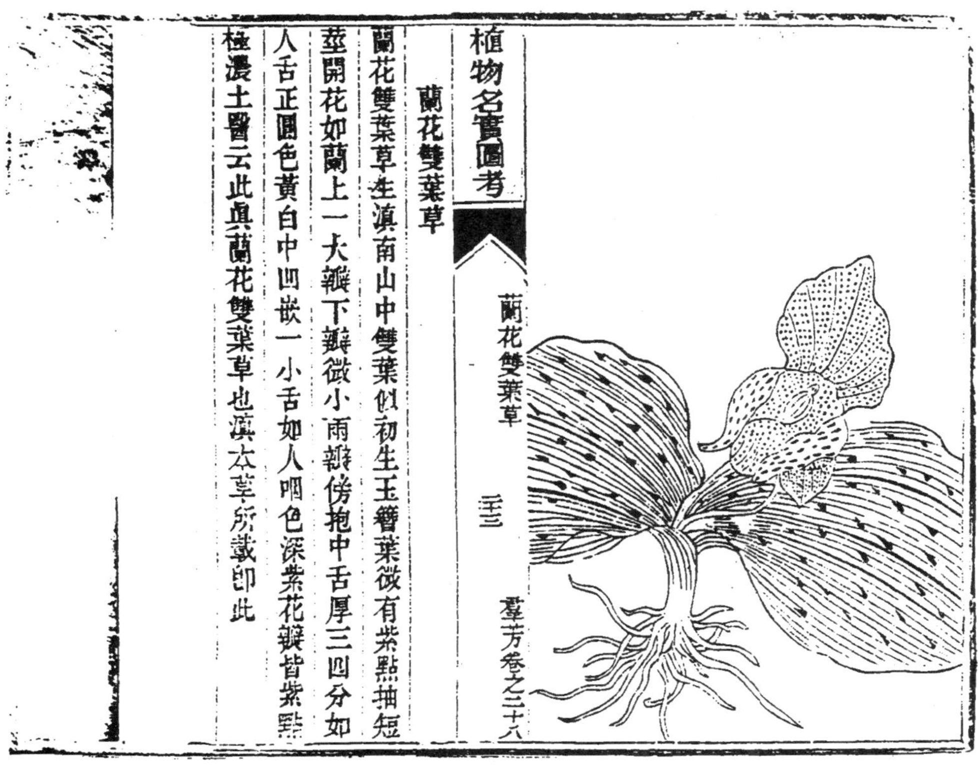

蘭花雙葉草

蘭花雙葉草生滇南山中雙葉似初生玉簪葉微有紫點抽短莖開花如蘭上一大瓣下瓣微小兩瓣傍抱中舌厚三四分如人舌正圓色黃白中凹嵌一小舌如人咽色深紫花瓣皆紫點極濃土醫云此與蘭花雙葉草也滇本草所載即此

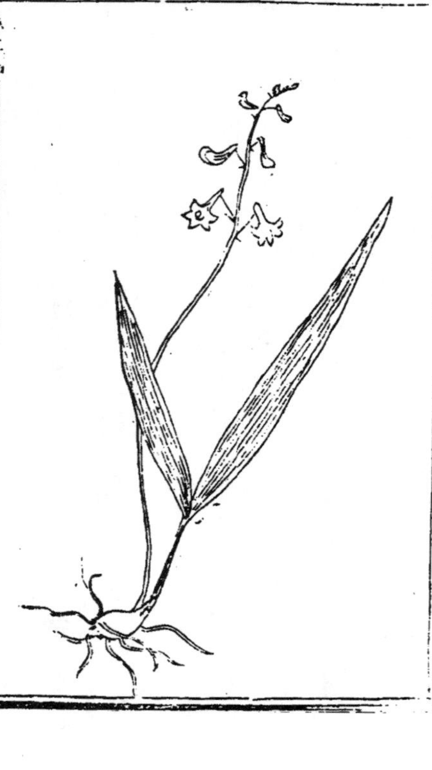

紅花小獨蒜

紅花小獨蒜根如小蒜大如指葉如初生茅草高五六寸傍發莖箭開小紫紅花五瓣微尖亦似蘭花而極小心尤嬌豔土人云與黃花者一類大小二種

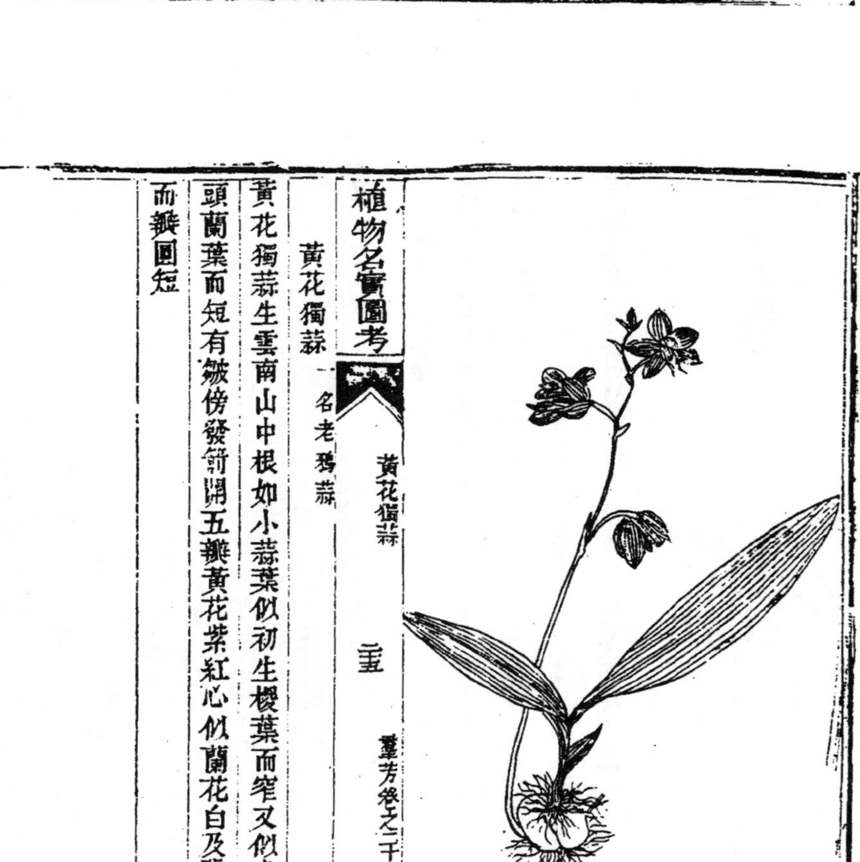

黃花獨蒜 一名老鴉蒜

黃花獨蒜生雲南山中根如小蒜葉似初生櫻葉而窄又似虎頭蘭葉而短有皺傍發箭開五瓣黃花紫紅心似蘭花白及輩而瓣圓短

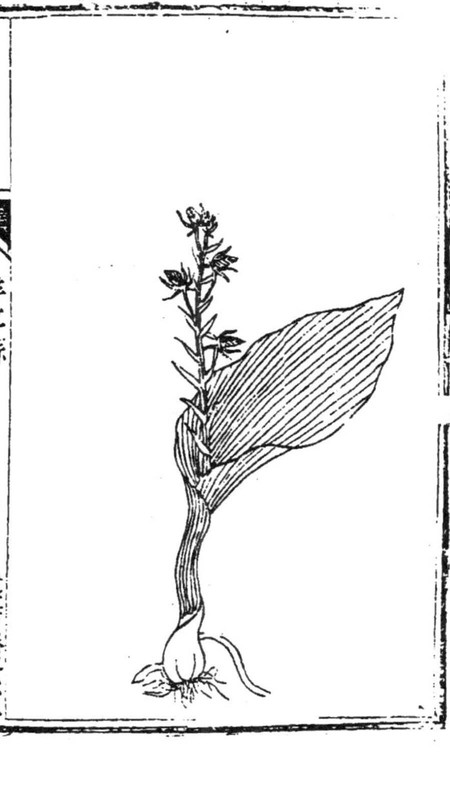

羊耳蒜

羊耳蒜生滇南山中獨根大如蒜赭色初生一葉如玉簪葉卽從葉中發葶開褐色花中一瓣大如小指甲夾以二尖瓣又有三尖鬚翹起蓋黃花小獨蒜之種族

鴨頭蘭花草

鴨頭蘭花草生雲南太華諸山黑根細短尖葉內翕抱莖齊生似玉簪抽葶葉而長又肥內綠外淡有直勒道莖梢發叉開白綠花微似蘭花有柄長幾及寸三瓣品列中瓣後復有一大瓣色淡花心有紫暈微凸心下近莖出雙尾白襪如翦燕尾分翅野卉中具纖巧之致

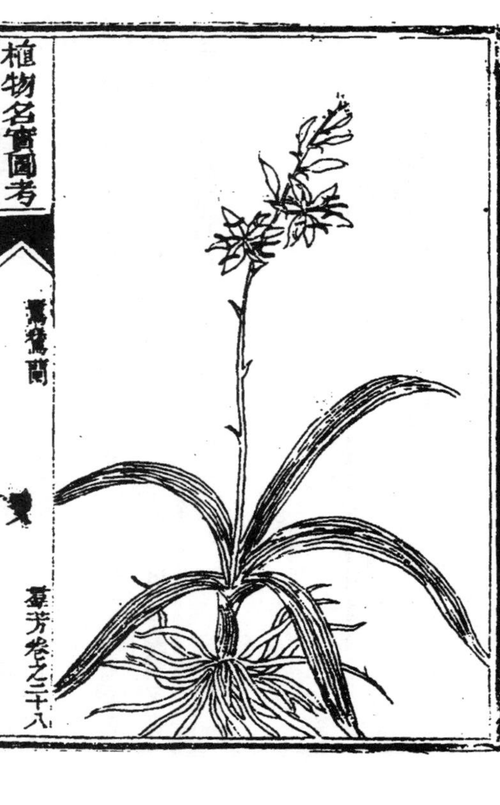

鷺鷥蘭

鷺鷥蘭雲南園中多有之葉如莎草密而皺夏抽葶開花六瓣六蕊瓣白蕊黃間以細鬚志謂之鷺鷥毛以其潔白纖細如執鷺羽舒苞襯葶沐露刷風佇立階墀靜態彌永桂馥札樸謂爲蘭之別派無香有韻覺虎頭碩大神意皆癡

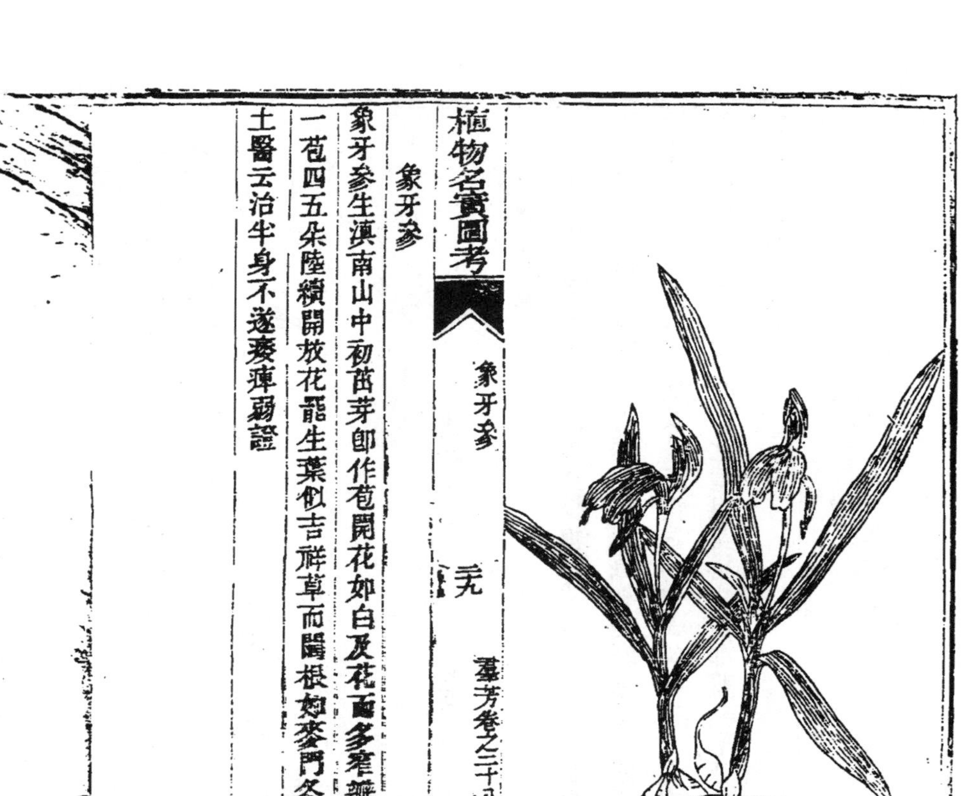

象牙參

象牙參生滇南山中初茁芽即作苞開花如白及花面多窄瓣一苞四五朵陸續開放花罷生葉似吉祥草而闊根如麥門冬土醫云治半身不遂痿痺弱證

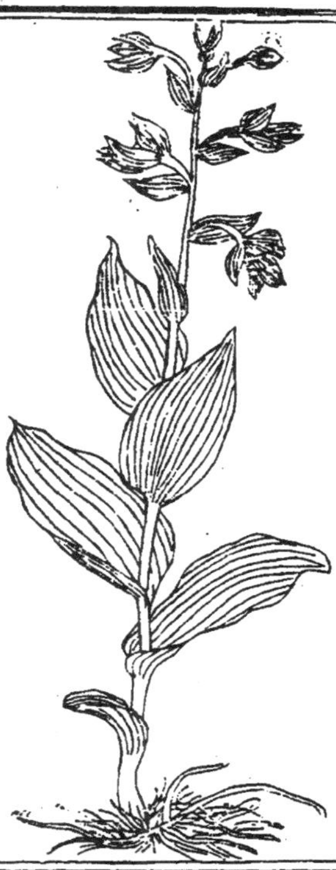

小紫含笑

小紫含笑生雲南山中紫莖抱葉梢垂紫苞開口如笑內露黃白瓣掩映參差難爲形擬一名青竹蘭

植物名實圖考卷之二十九

固始吳其濬著
蒙自陸應穀校刊

羣芳

佛桑

佛桑一名花上花雲南有之嶺南雜記佛桑與扶桑正相似中心起樓多一層花瓣南越筆記佛桑一名花上花花上複花重臺也即扶桑蓋一類二種又楊慎外集朱槿之紅鮮重臺者永昌名之曰花上花徐霞客遊記永昌花上花者葉與枝似木槿而花正紅閩中扶桑相類但扶桑六七朵並攢為一花此花一朵四瓣從心中又抽出疊其上殷紅而鬧久自春至秋猶開雖插地輒活如柳然然植庭左則活右則否亦甚奇也檀萃滇衡志謂佛桑不應改為扶桑殊欠考詢

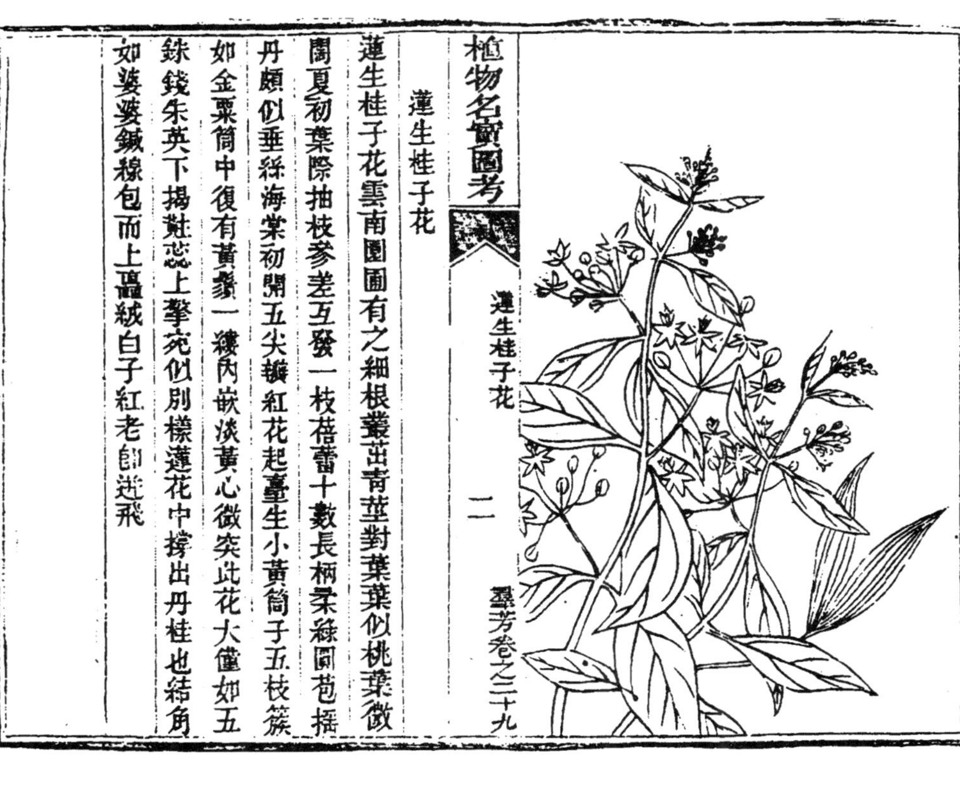

植物名實圖考　蓮生桂子花　二　羣芳卷之二十九

蓮生桂子花

蓮生桂子花雲南園圃有之細根叢茁青莖對葉葉似桃葉微闊夏初葉際抽枝參差互發一枝蓓蕾十數長柄柔綠圓苞搖丹頗似垂絲海棠初開五尖瓣紅花起臺生小黄筒子五枝簇如金粟筒中復有黄鬚一縷內嵌淡黄心微突此花大僅如五銖錢朱英下揭鬒蕊上擎宛似別樣蓮花中擠出丹桂也結角如婆婆鍼線包而上矗絨白子紅老卽迸飛

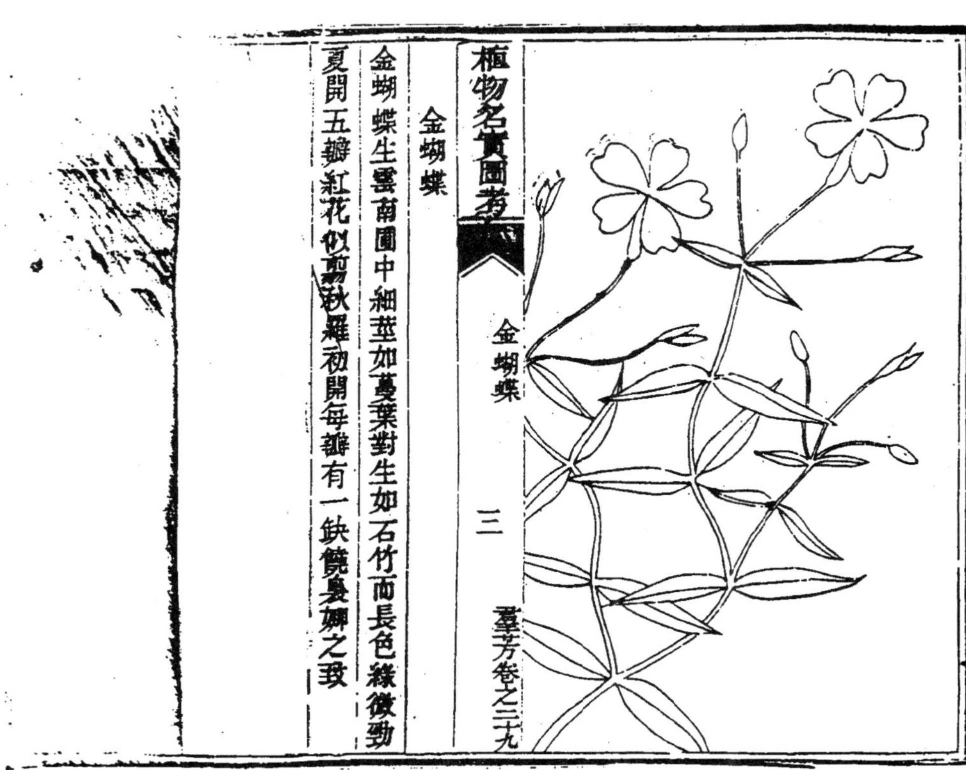

植物名實圖考　金蝴蝶　三　羣芳卷之二十九

金蝴蝶

金蝴蝶生雲南圃中細莖如蔓葉對生如石竹而長色綠微勁夏開五瓣紅花似翦秋羅初開每瓣有一缺饒裊娜之致

黃連花

黃連花獨莖亭亭對葉尖長四月中梢開五瓣黃花如迎春花繁密微馨昆明鄉人摭售於市因其色黃强爲之名

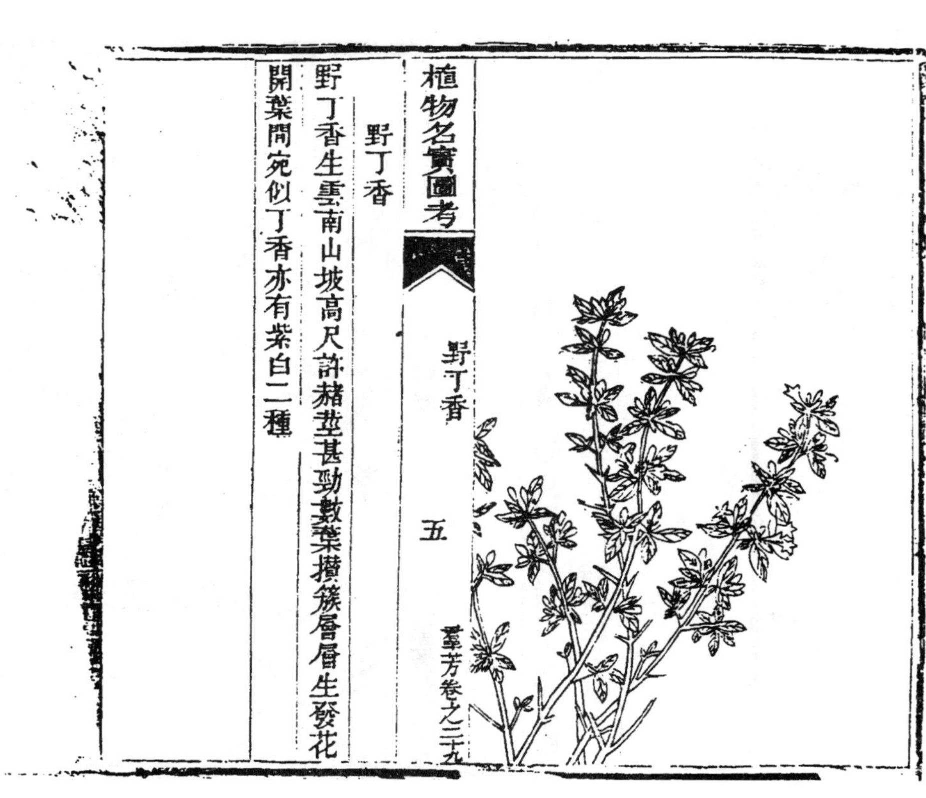

野丁香

野丁香生雲南山坡高尺許赭莖甚勁數葉攢簇層層生發花開葉間宛似丁香亦有紫白二種

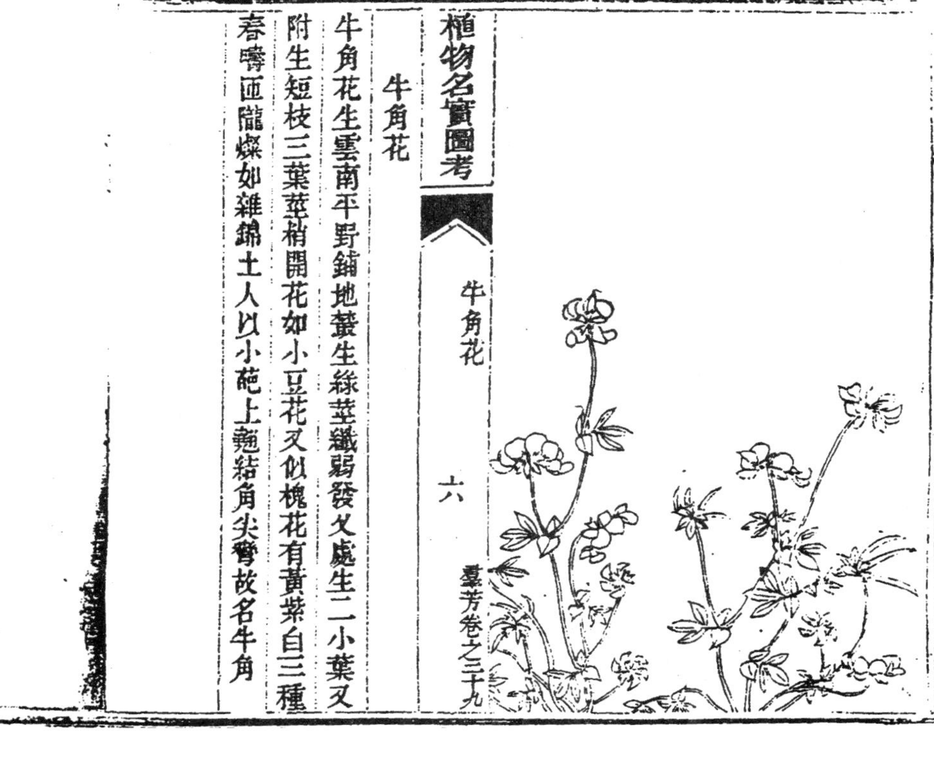

牛角花

牛角花生雲南平野鋪地叢生綠莖纖弱發叉處生二小葉叉附生短枝三葉莖梢開花如小豆花又似槐花有黃紫白三種春疇匝隴燦如雜錦土人以小葩上翹結角尖彎故名牛角

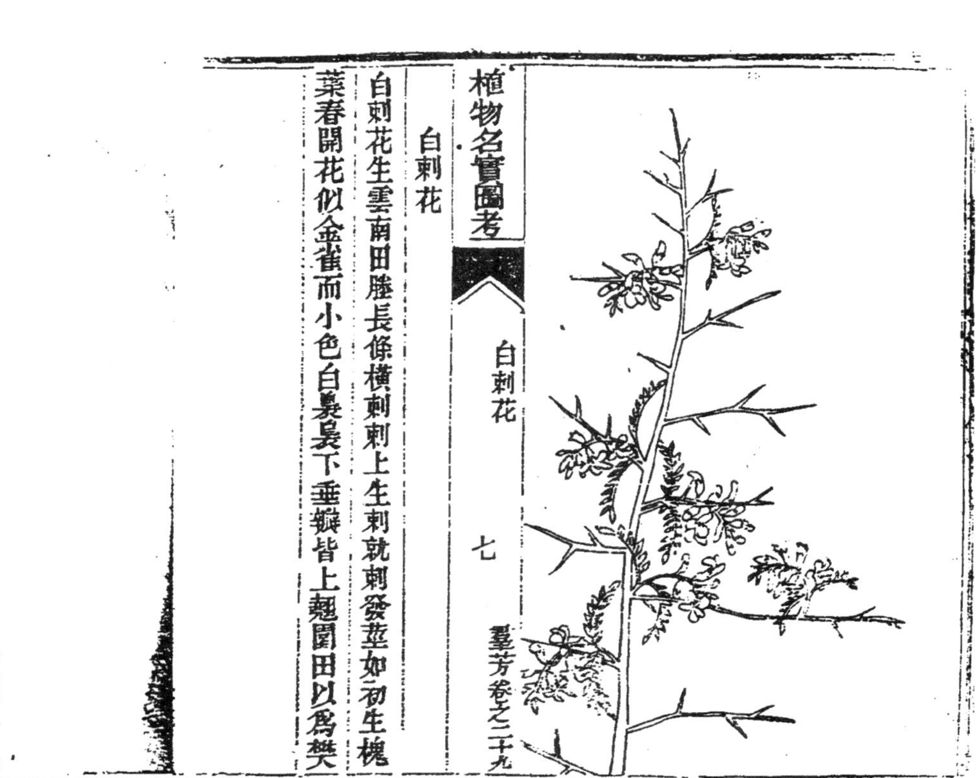

白刺花

白刺花生雲南田塍長條橫刺刺上生刺就刺發莖如初生槐葉春開花似金雀而小色白裊裊下垂瓣皆上翹圜田以爲樊

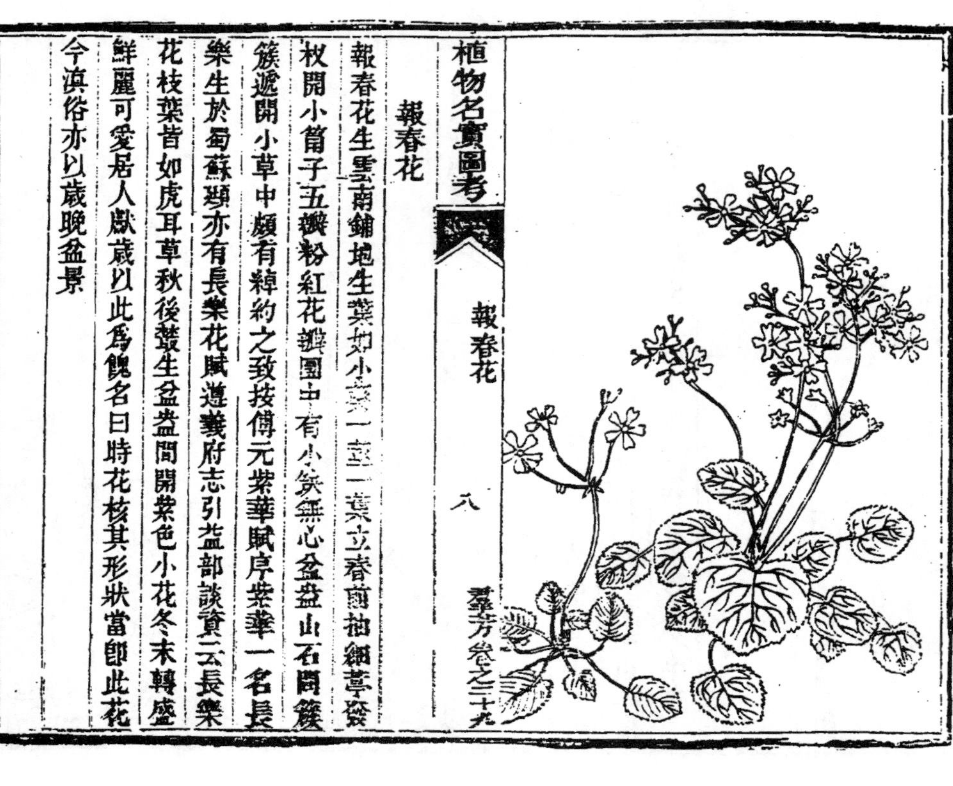

報春花

報春花生雲南鋪地生葉如小葵一莖一葉立春前抽細葶發杈開小筩子五瓣粉紅花瓣圓中有小缺無心盆盎山石間簇簇遞開小草中頗有綽約之致按傅元紫華賦序紫華一名長樂生於蜀蘇頲亦有長樂花賦遵義府志引益部談資云長樂花枝葉皆如虎耳草秋後叢生盆盎間開紫色小花冬末轉盛鮮麗可愛居人獻歲以此爲餽名曰時花核其形狀當即此花今滇俗亦以歲晚盆景

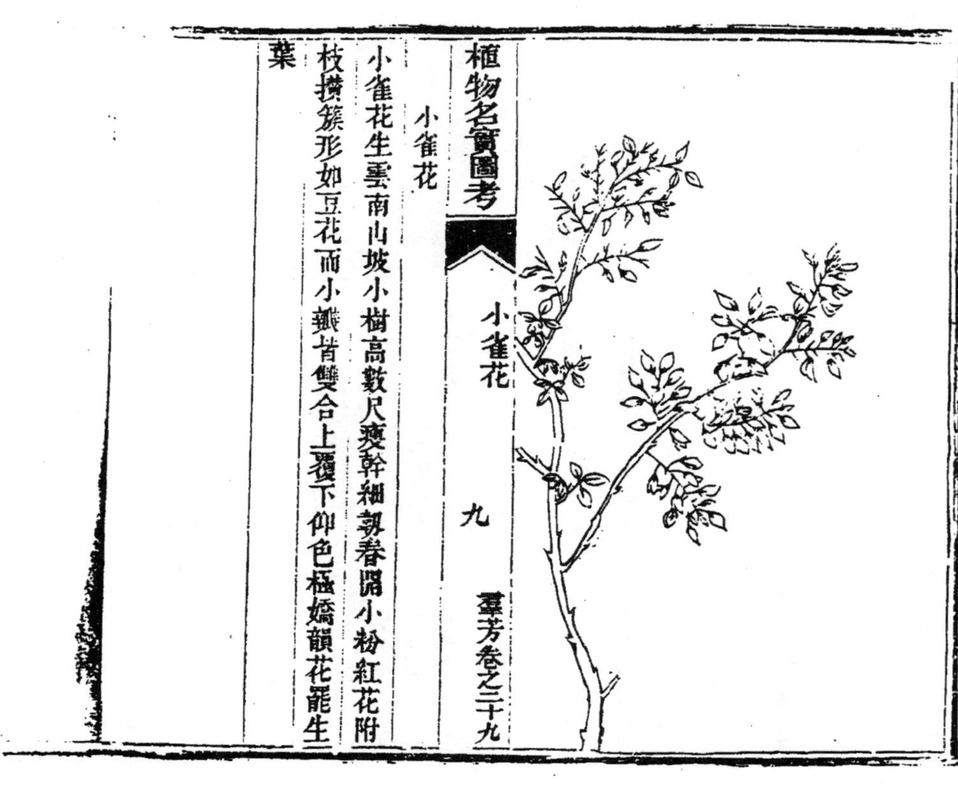

小雀花

小雀花生雲南山坡小樹高數尺叢幹細葉春開小粉紅花附枝攢簇形如豆花而小瓣皆雙合上覆下仰色極嬌韻花罷生葉

素興花

素興花生雲南蔓生藤葉俱如金銀花花亦相類初生細柄如絲長苞深紫裊裊滿架漸開五瓣圓長白花淡黃細蕊一縷外吐香濃近滇亦有四季開者滇略云南詔段素興好之故名志謂卽素馨殊與粤產不類蒙化廳有紅素興又有雞爪花相類而香遜檀萃滇海虞衡志以爲卽與茉莉爲儔同出番禺之素馨未免刻畫無鹽唐突西施

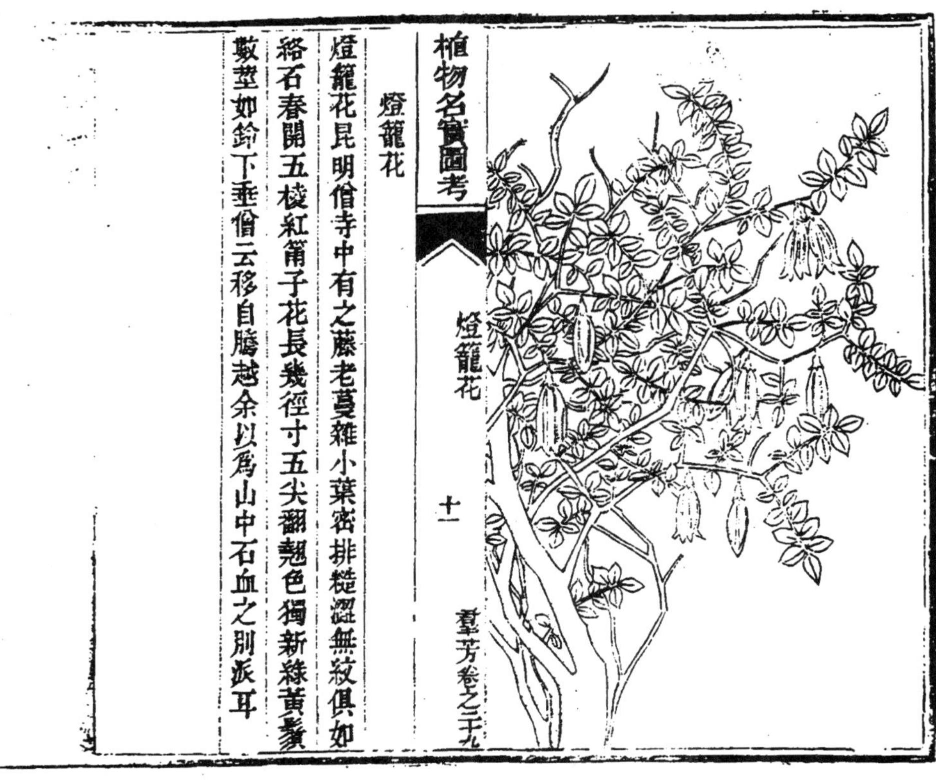

燈籠花

燈籠花昆明僧寺中有之藤老蔓雜小葉密排糙澀無紋俱如絡石春開五棱紅筩子花長幾徑寸五尖翻翹色獨新綠黃鬚皺蹙如鈴下垂僧云移自騰越余以爲山中石血之別派耳

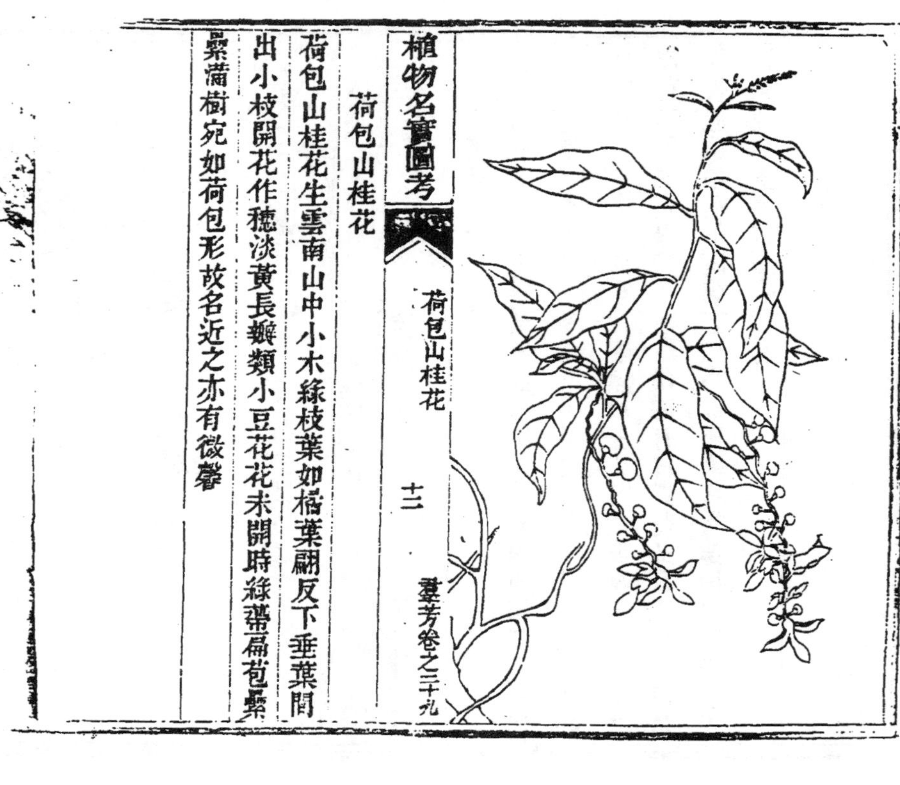

荷包山桂花

荷包山桂花生雲南山中小木綠枝葉如橘葉翻反下垂葉間出小枝開花作穗淡黃長瓣類小豆花花未開時綠蒂扁苞纍纍滿樹宛如荷包形故名近之亦有微馨

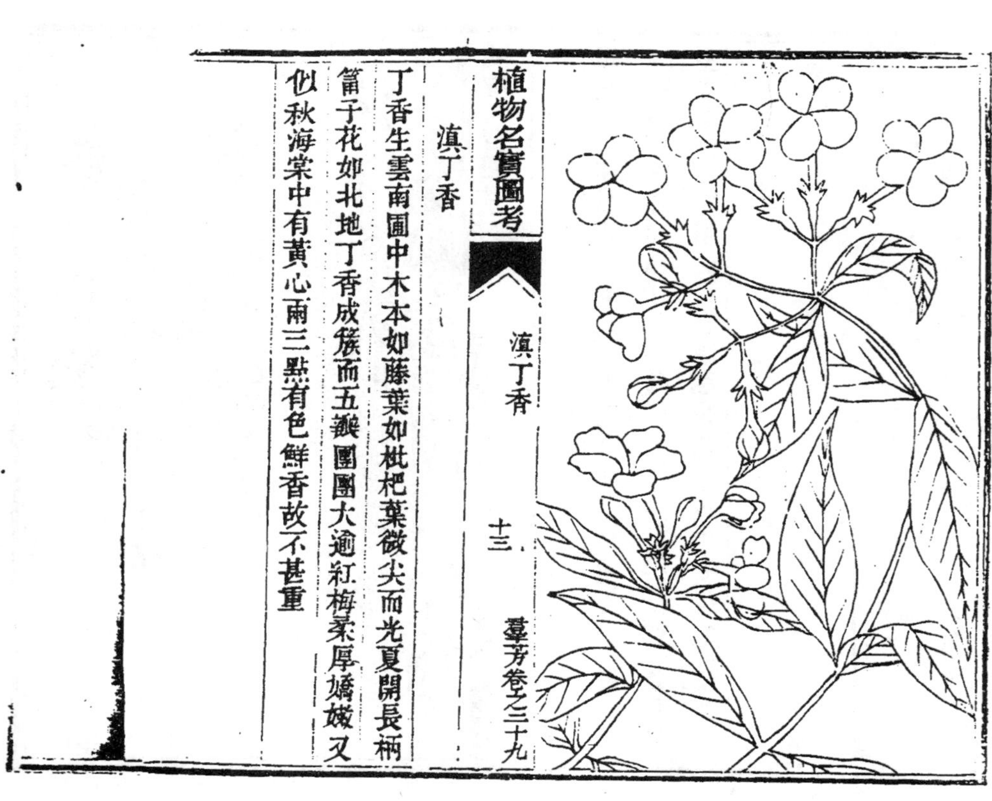

滇丁香

丁香生雲南圃中木本如藤葉如枇杷葉微尖而光夏開長柄筩子花如北地丁香成簇而五瓣圜團大逾紅梅柔厚嬌媆又似秋海棠中有黃心兩三點有色鮮香故不甚重

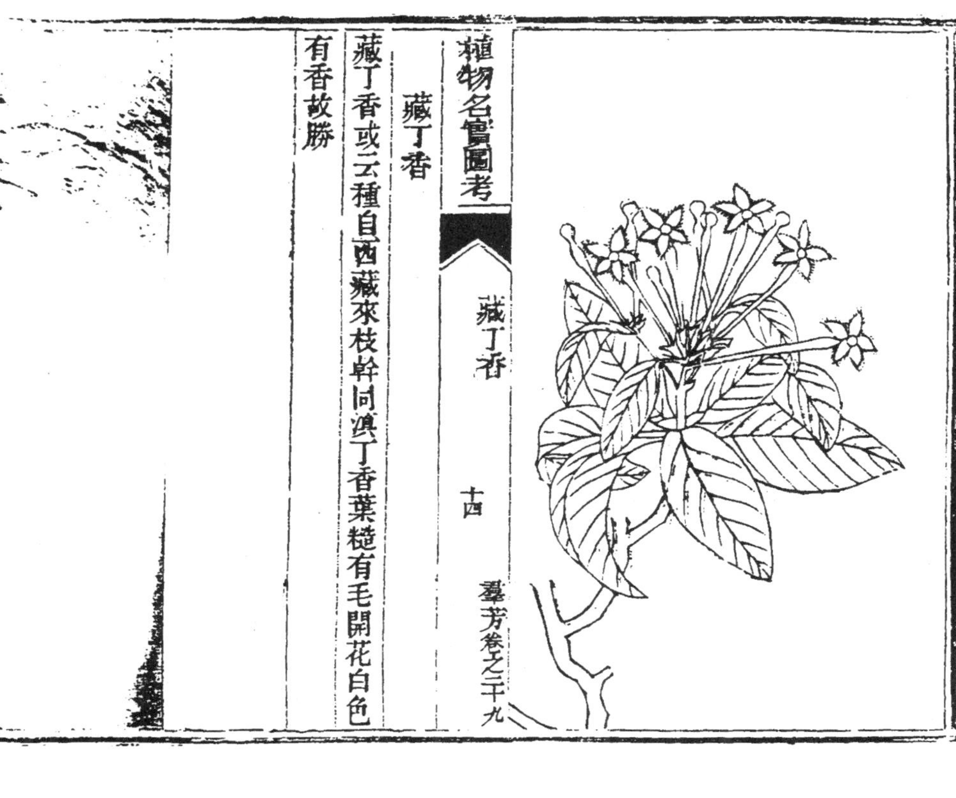

植物名實圖考　藏丁香　十四　羣芳卷之三十九

藏丁香

藏丁香或云種自西藏來枝幹同滇丁香葉糙有毛開花白色有香故勝

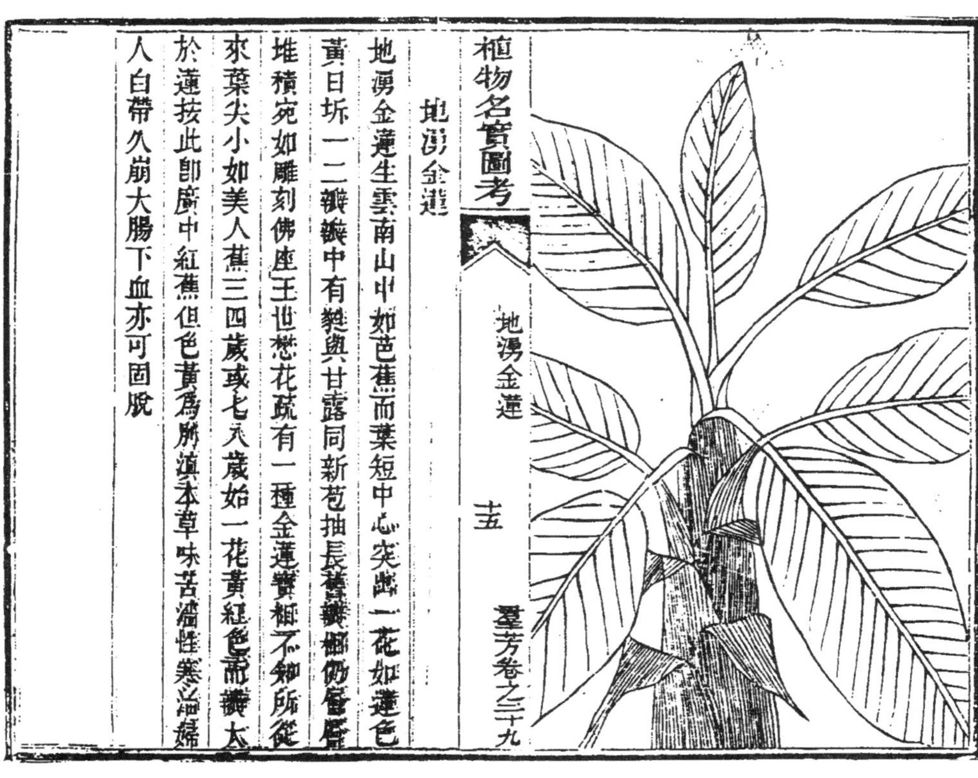

植物名實圖考　地湧金蓮　十五　羣芳卷之三十九

地湧金蓮

地湧金蓮生雲南山中如芭蕉而葉短中心突出一花如蓮色黃日坼一二瓣瓣中有蕊與甘露同新苞抽長舊瓣仍層層堆積宛如雕刻佛座王世懋花疏有一種金蓮寶相不知所從來葉尖小如美人蕉三四歲或七八歲始一花黃紅色而瓣大於蓮按此卽廣中紅蕉但色黃爲別滇本草味苦澀性寒治婦人白帶久崩大腸下血亦可固脫

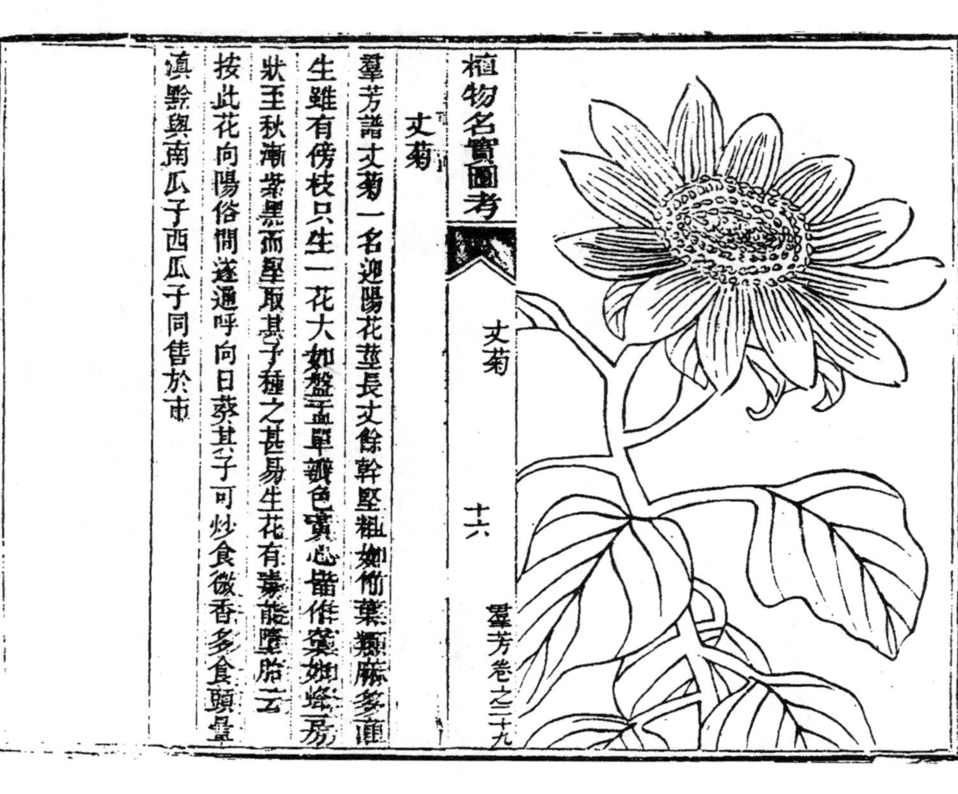

丈菊

羣芳譜丈菊一名迎陽花莖長丈餘幹堅粗如竹葉類麻多直生雖有傍枝只生一花大如盤盂單瓣色黃心皆作窠如蜂房狀至秋漸紫黑而堅取其子種之甚易生花有毒能墮胎云

按此花向陽俗間遂通呼向日葵其子可炒食微香多食頭暈滇黔與南瓜子西瓜子同售於市

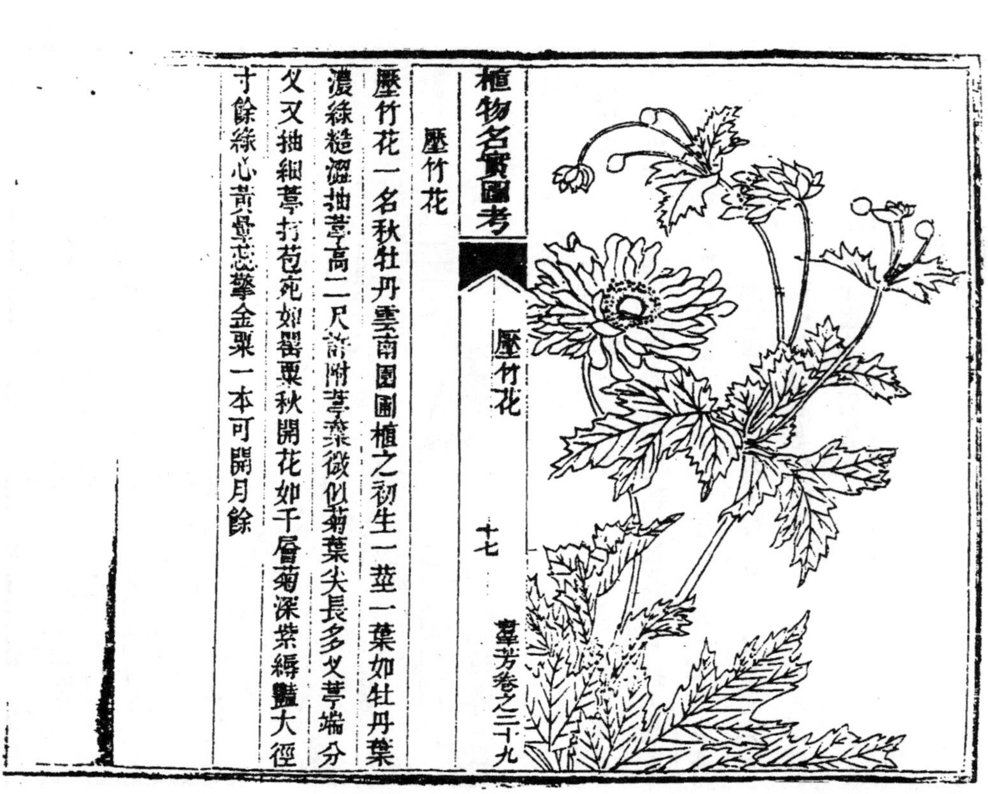

壓竹花

壓竹花一名秋牡丹雲南園圃植之初生一莖一葉如牡丹葉濃綠糙澀抽莖高二尺許附莖葉微似菊葉尖長多叉莖端分叉又抽細莖打苞苑如罌粟秋開花如千層菊深紫縟豔大徑寸餘綠心黃蕊攢金粟一本可開月餘

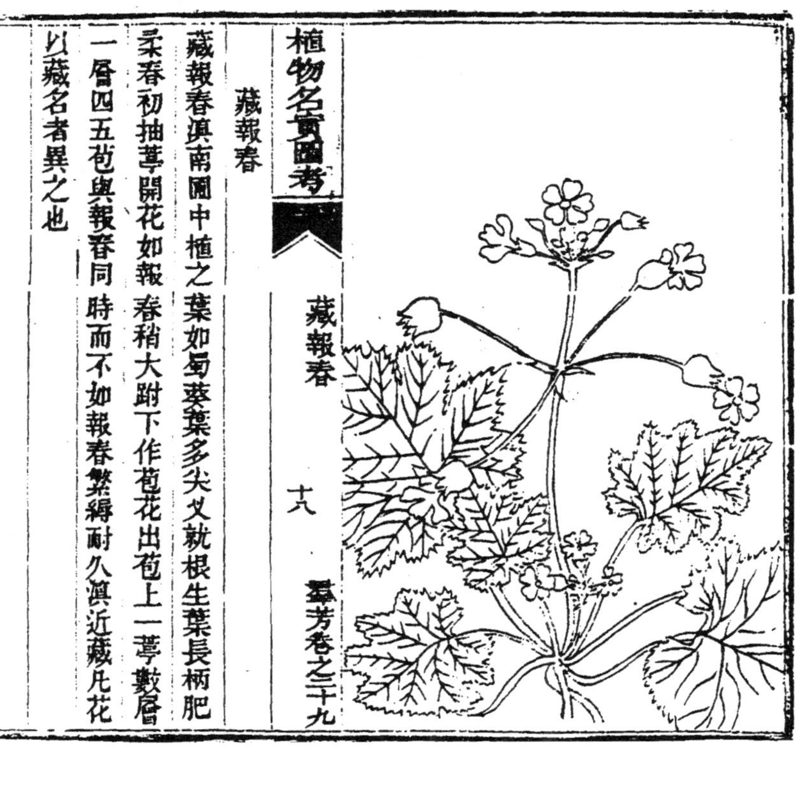

藏報春

藏報春滇南圃中植之葉如蜀葵葉多尖叉就根生葉長柄肥柔春初抽葶開花如報春稍大跗下作苞花出苞上一葶數層一層四五苞與報春同時而不如報春繁縟耐久滇近藏凡花以藏名者異之也

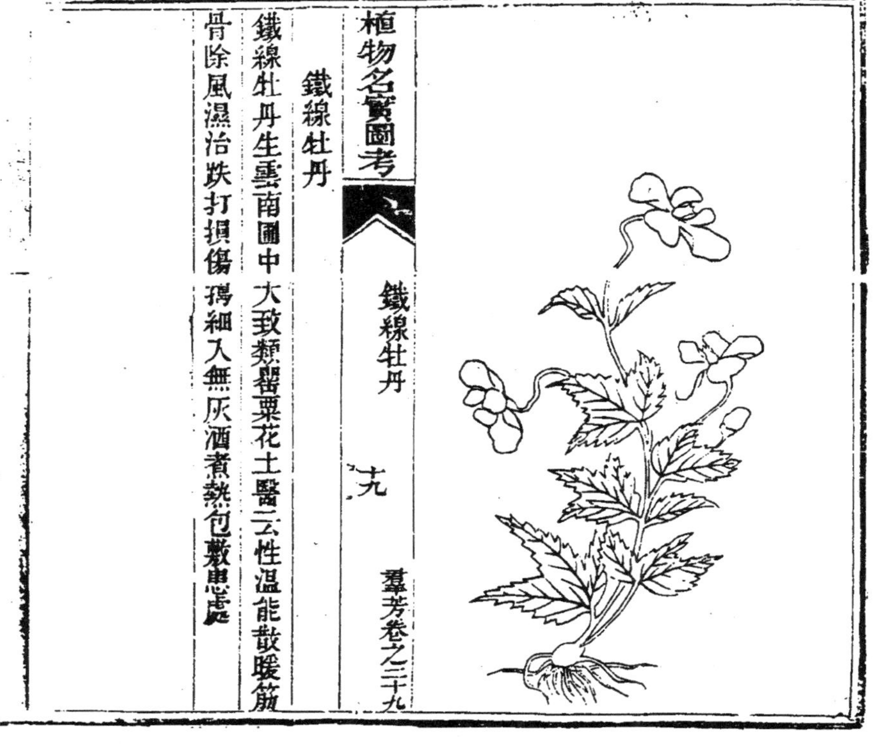

鐵線牡丹

鐵線牡丹生雲南圃中大致類罌粟花土醫云性温能散暖筋骨除風濕治跌打損傷搗細入無灰酒煮熱包敷患處

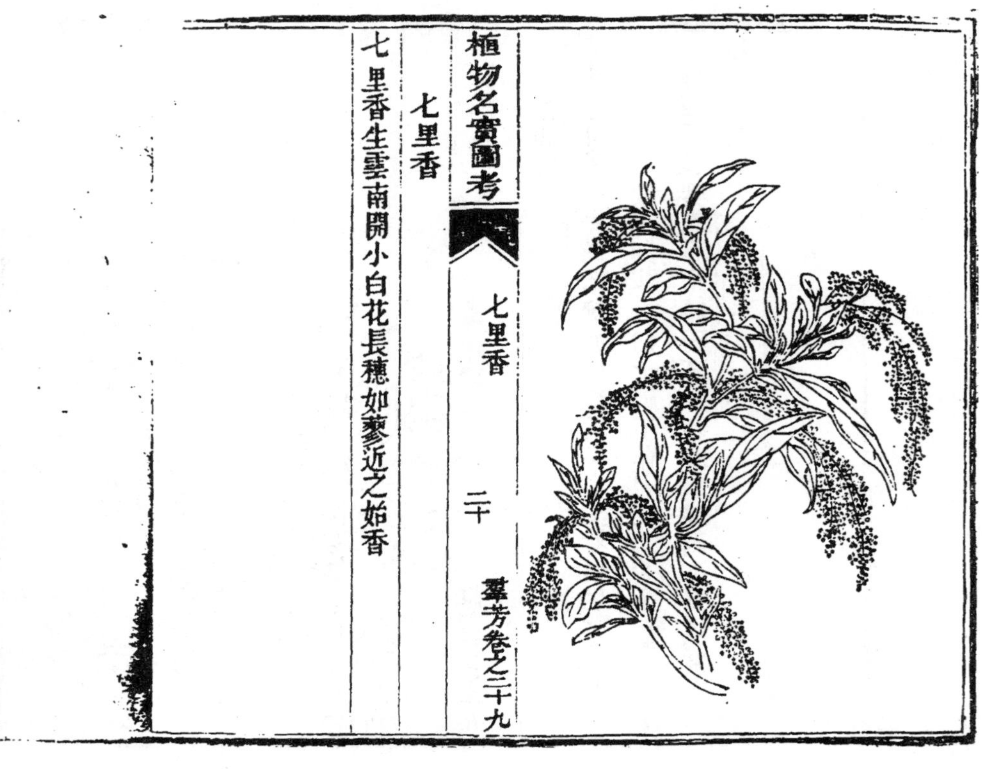

七里香

七里香生雲南開小白花長穗如蓼近之始香

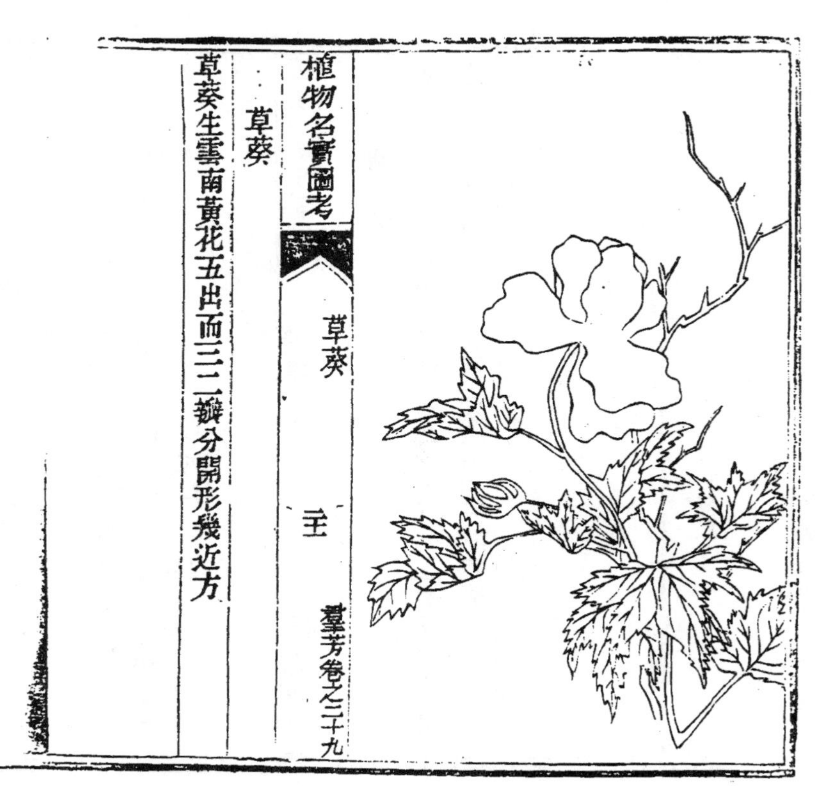

草葵

草葵生雲南黃花五出而三二瓣分開形幾近方

植物名實圖考　野梔子　三十五　羣芳卷之二十九

野梔子

野梔子生雲南秋開花如梔子

植物名實圖考　草玉梅　三十三　羣芳卷之二十九

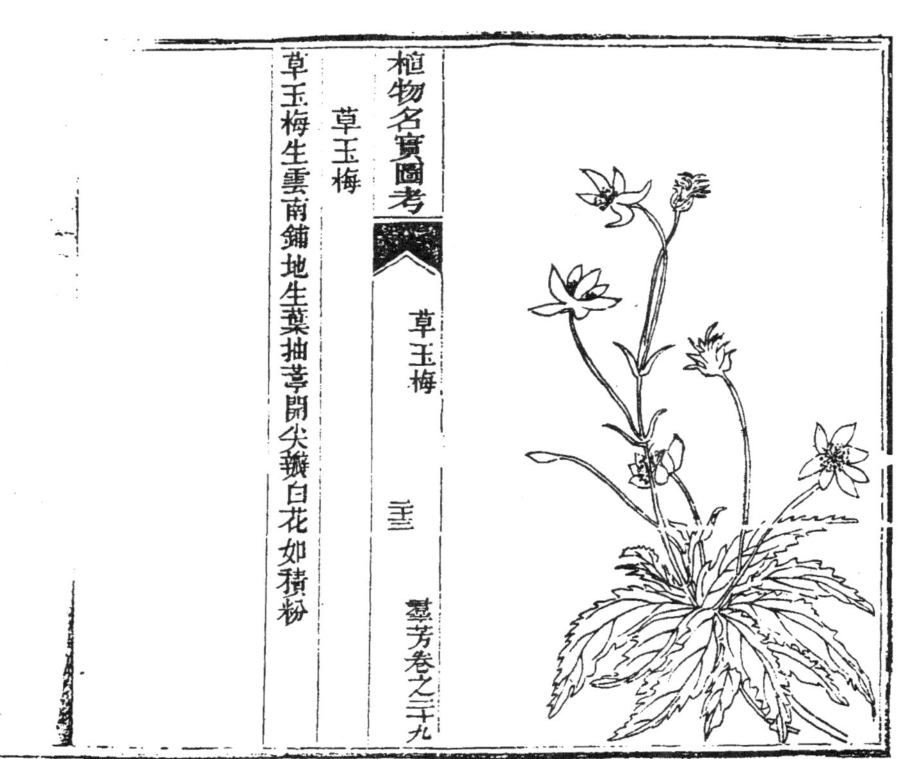

草玉梅

草玉梅生雲南鋪地生葉抽莛開尖瓣白花如積粉

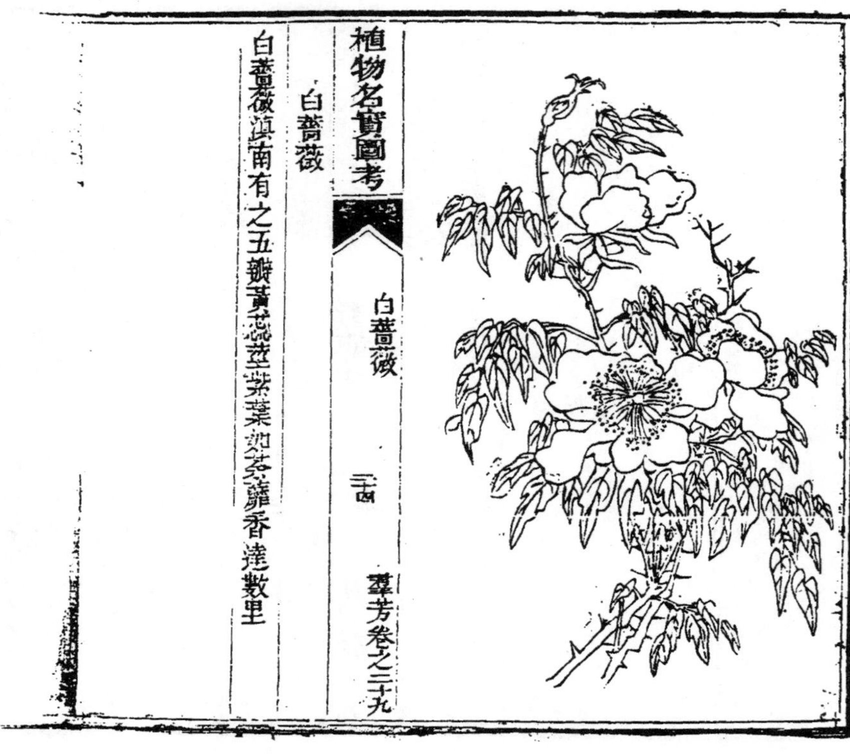

白薔薇

白薔薇滇南有之五瓣黄蕊莖紫葉如荼蘼香達數里

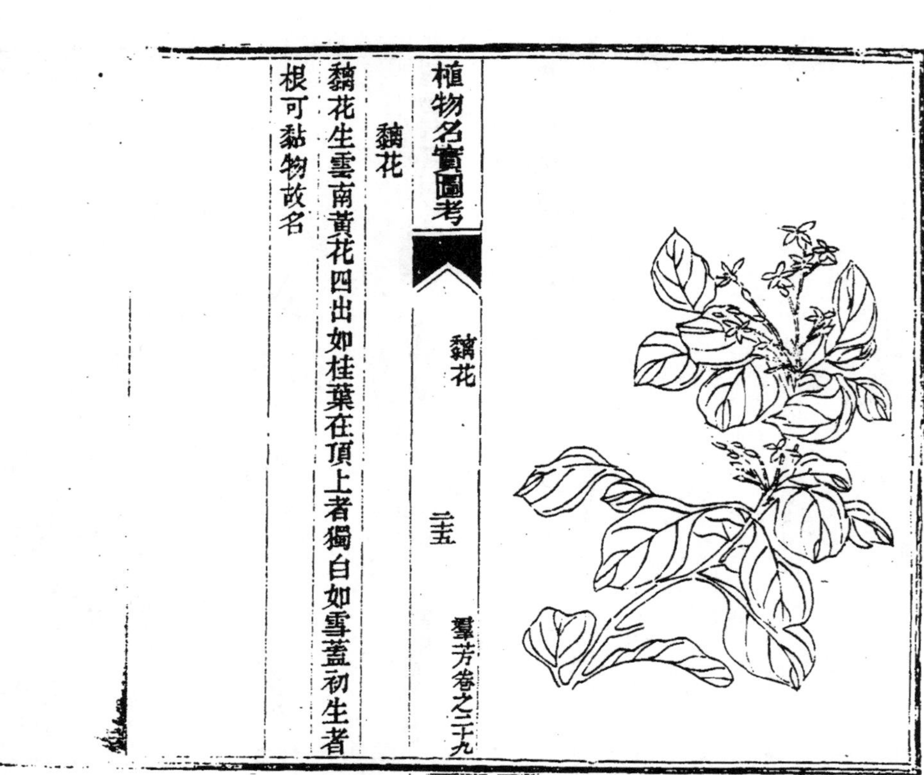

黐花

黐花生雲南黄花四出如桂葉在頂上者獨白如雪蓋初生者根可黏物故名

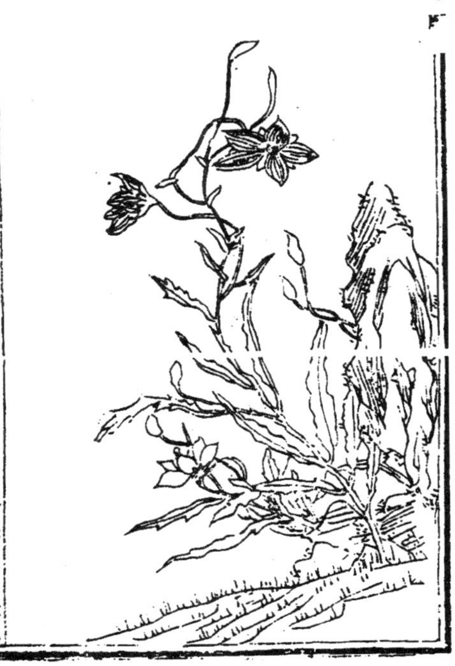

野蘿蔔花

野蘿蔔花生雲南細莖長葉秋開花五瓣色如靛

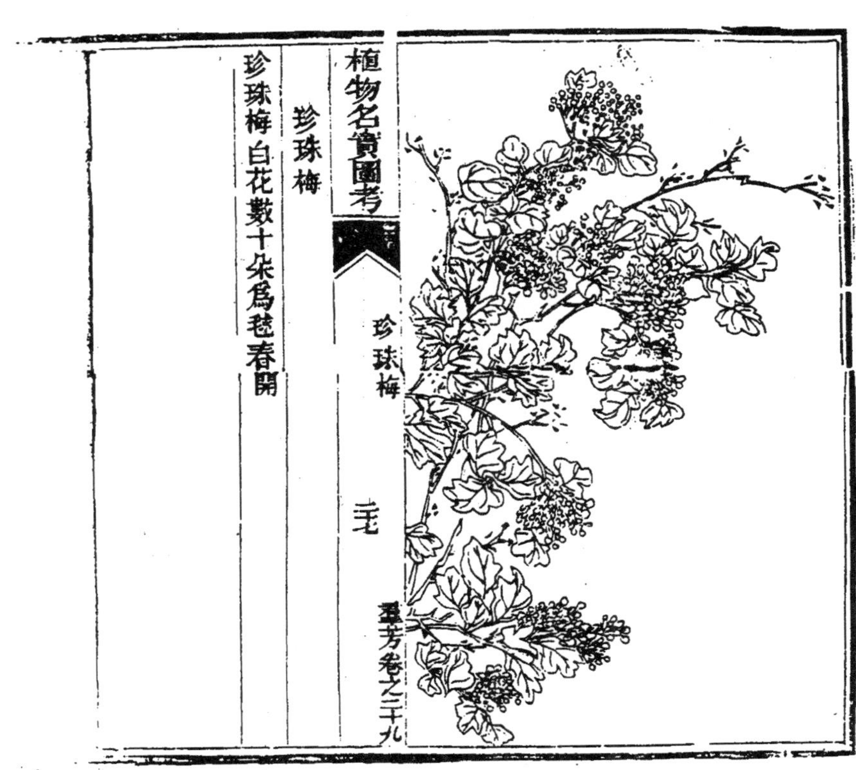

珍珠梅

珍珠梅白花數十朵爲毬春開

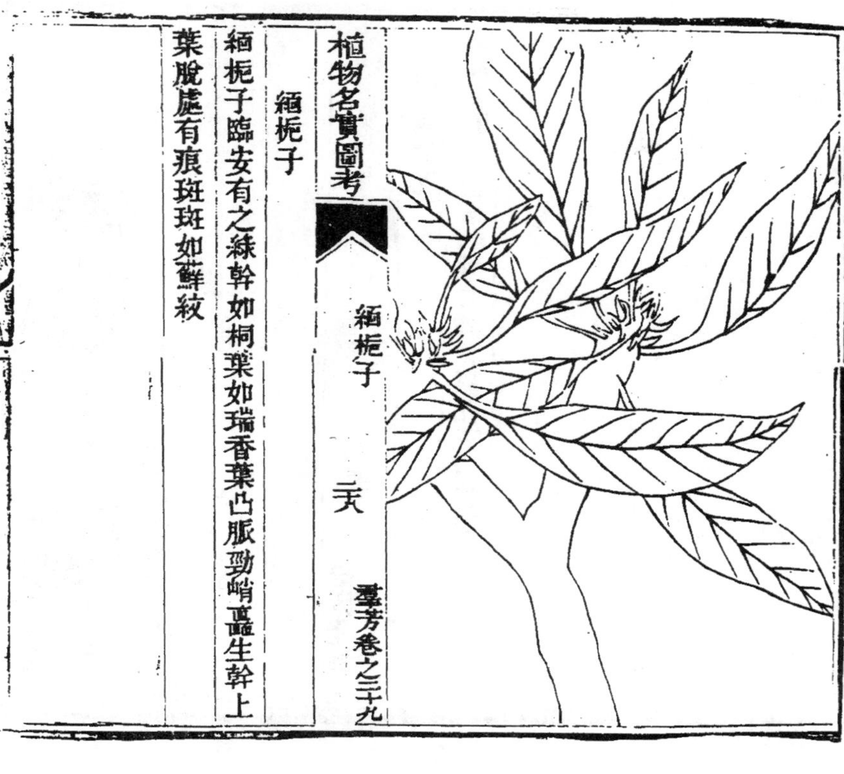

緬梔子

緬梔子臨安有之綠幹如桐葉如瑞香葉凸脈勁峭叢生幹上葉脫處有痕斑斑如蘚紋

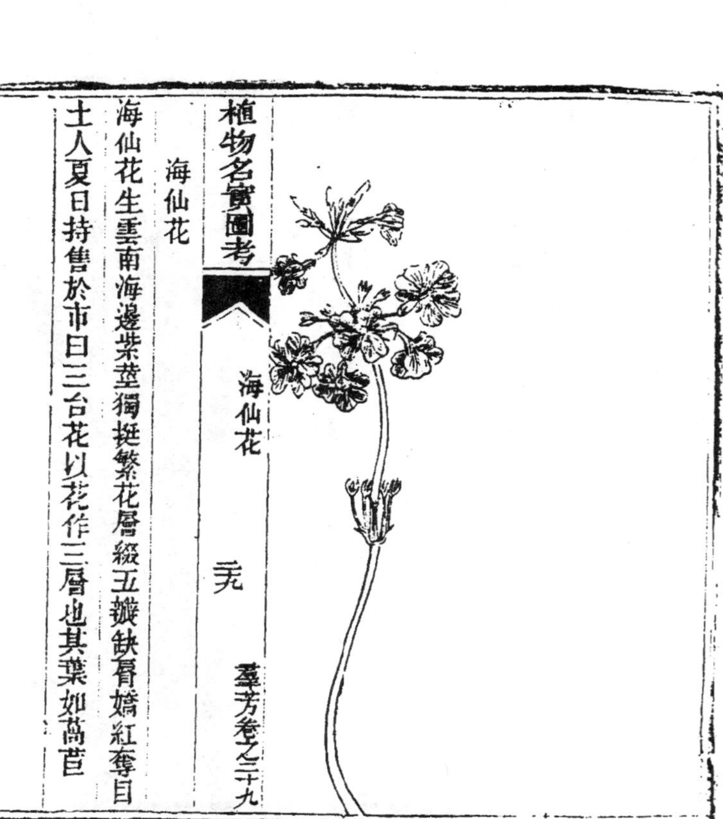

海仙花

海仙花生雲南海邊紫莖獨挺繁花層綴五瓣缺脣嬌紅奪目土人夏日持售於市曰三台花以花作三層也其葉如萵苣

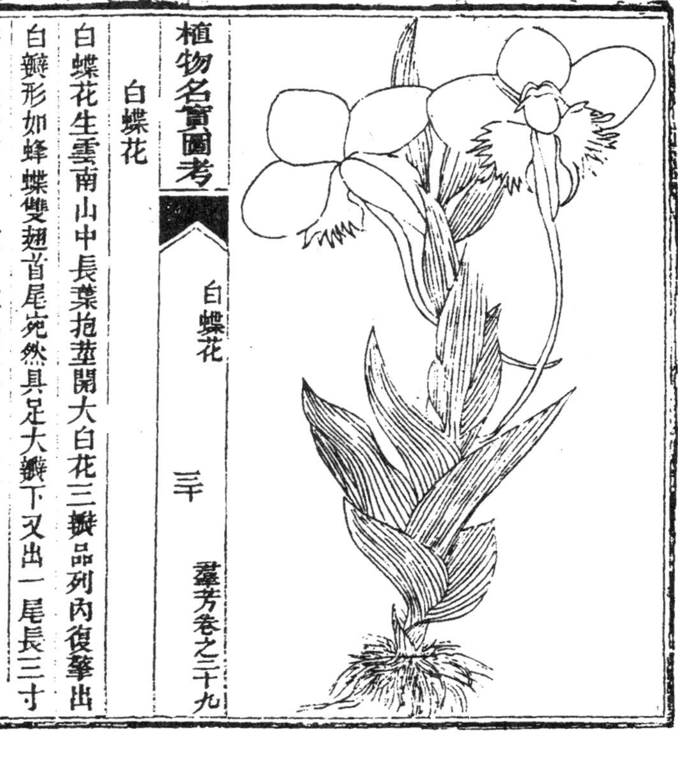

白蝶花

白蝶花生雲南山中長葉抱莖開大白花三瓣品列內復擎出白瓣形如蜂蝶雙翅首尾宛然具足大瓣下又出一尾長三寸許質既皓潔形復詭異秋風披拂栩栩欲活

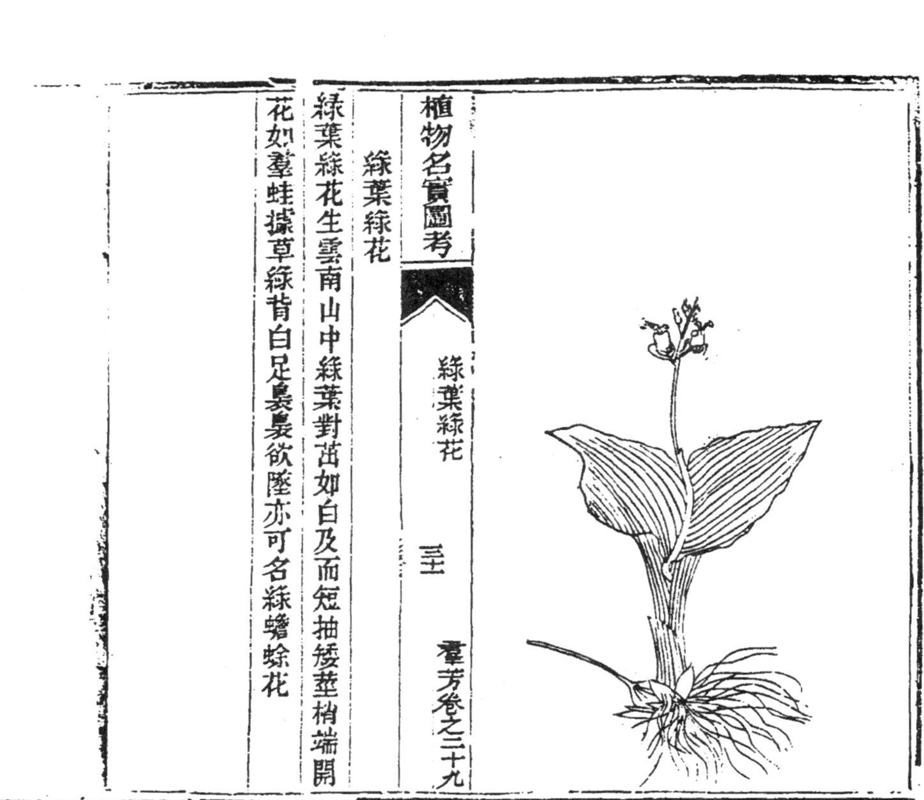

綠葉綠花

綠葉綠花生雲南山中綠葉對莖如白及而短抽矮莖梢端開花如羣蛙據草綠背白足裊裊欲墜亦可名綠蟾蜍花

植物名實圖考卷之三十

固始吴其濬著

蒙自陸應穀校刊

羣芳

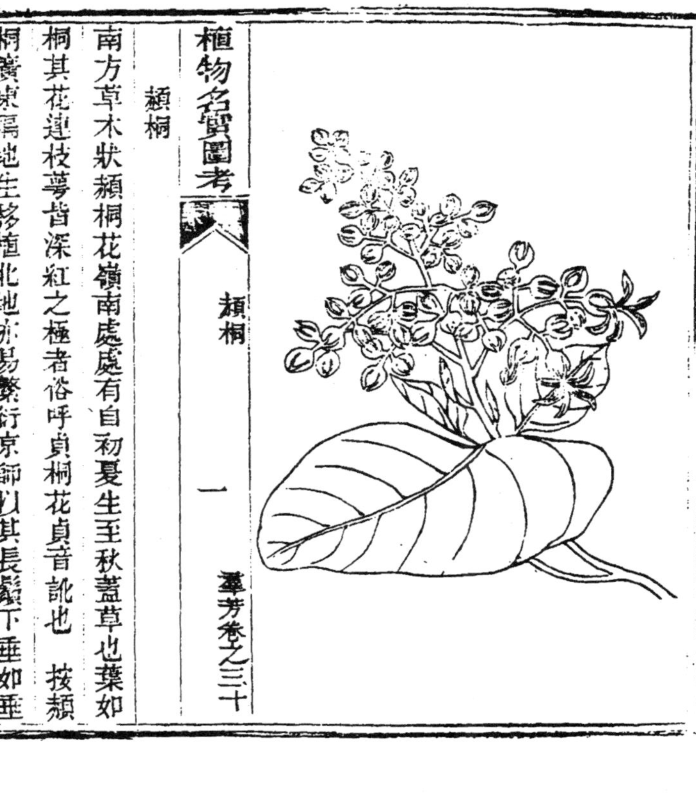

賴桐

南方草木狀賴桐花嶺南處處有自初夏生至秋蓋草也葉如桐其花連枝萼皆深紅之極者俗呼貞桐花貞音訛也　按賴桐廣東徧地生移植北地亦易繁衍京師以其長鬚下垂如垂絲海棠呼爲洋海棠其莖中空冬月密室藏之春深生葉搖枝亦活

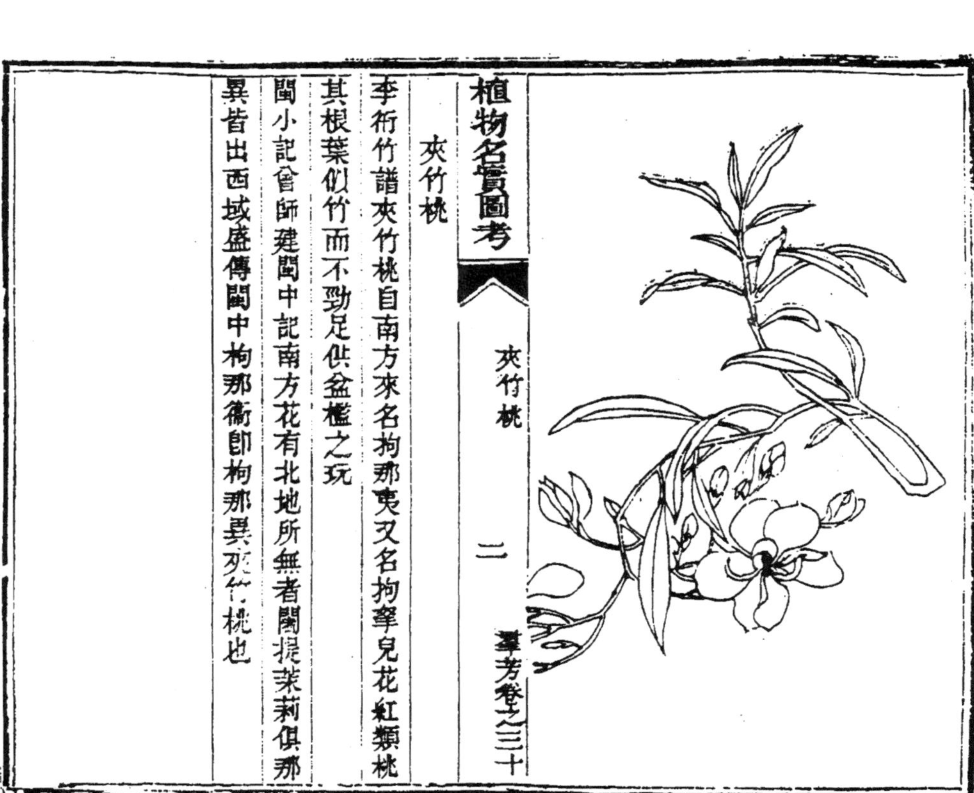

夾竹桃

李衎竹譜夾竹桃自南方來名拘那夷又名拘拏兒花紅類桃其根葉似竹而不勁足供盆檻之玩

閩小記會師建閩中記南方花有北地所無者闍提茉莉俱那異皆出西域盛傳閩中枸那衛即枸那異夾竹桃也

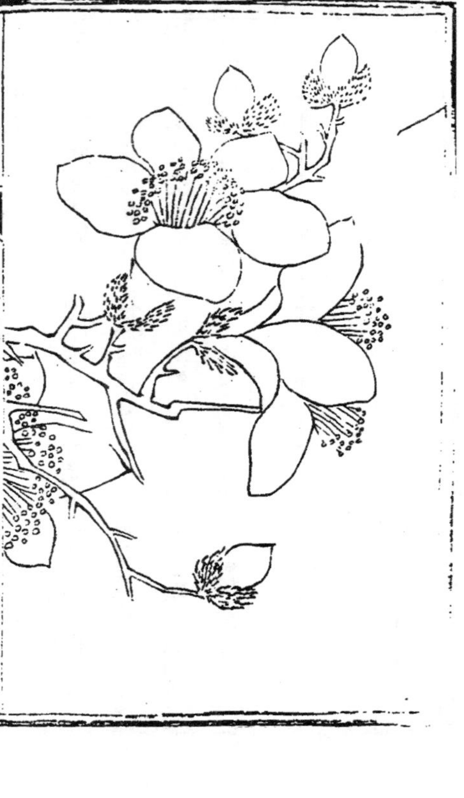

木棉

本草綱目李時珍曰交廣木棉樹大如抱其枝似桐其葉大如胡桃葉入秋開花紅如山茶花黃蕊花片極厚爲房甚繁短側相比結實大如拳實中有白棉棉中有子今人謂之斑枝花訛爲攀枝花李延壽南史所謂林邑諸國出古貝花中有鵝毳抽其緒紡爲布張勃吳錄所謂交州永昌木棉樹高過屋有十餘年不換者實大如盃花中棉輭白可爲緼絮及毛布者皆指似木之木棉也

嶺南雜記木棉樹大可合抱高者數丈葉如香樟瓣極厚一條五六葉正二月開大紅花如山茶而蕊黃色結子如酒盃老則拆裂有絮茸茸與蘆花相似花開時無葉花落後半月始有新綠葉其絮土人取以作裀褥海南蠻人識以爲巾上出細字花卉尤工乃名曰吉貝卽古所謂白疊布今詢之粤人亦無有織作者或別是一種耳廣州閱武廳前與南海廟各一株甚大開時赤光照耀坐其下如入朱明之洞也　按廣西通志木棉嶺西最易生或取以作衣被輒致不仁之疾以爲吉貝誤之甚矣

李時珍以木棉與棉花並入隰草亦攷之未審

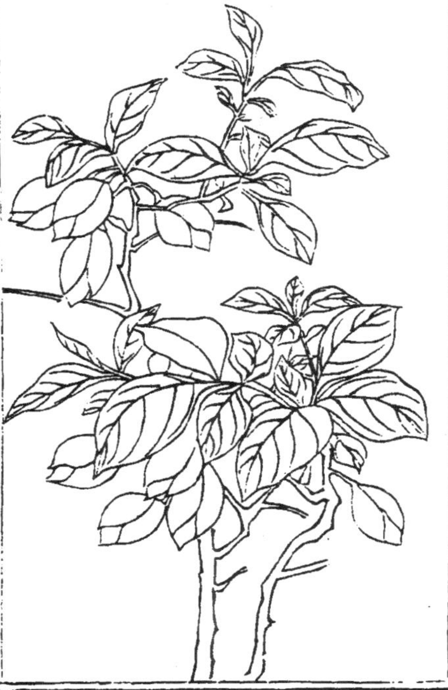

含笑

捫蝨新話含笑有大小小含笑香尤酷烈又有紫含笑予山居無事每晚涼坐山亭中忽聞香一陣滿室郁然知是含笑開矣

南越筆記含笑與夜合相類大含笑則大半開小含笑則小半開半開多於曉一名朝合小含笑白色開時蓓蕾微展若菡萏之未敷香尤酷烈古詩云大笑何如小笑香紫花那似白花粧又有紫含笑初開亦香是子瞻所稱涓涓泣露暗麝著人者是浮夜合含笑其大至合抱開時一谷皆香亦異事也

藝花譜含笑花産廣東花如蘭開時常不滿若含笑然隨即

落

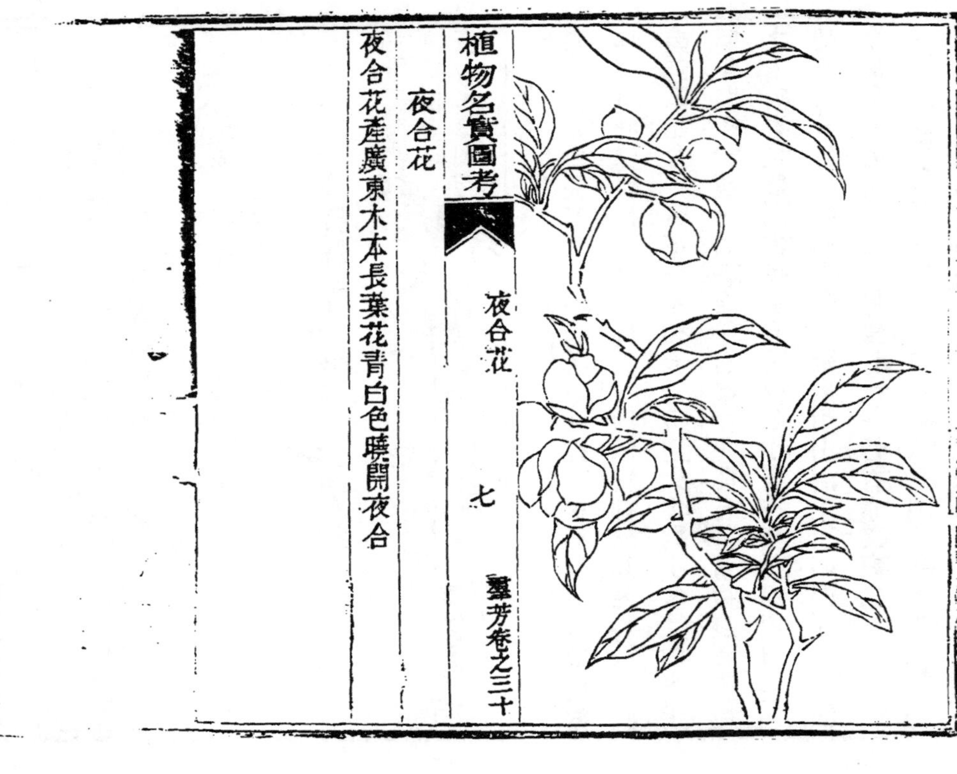

夜合花

夜合花產廣東木本長葉花青白色曉開夜合

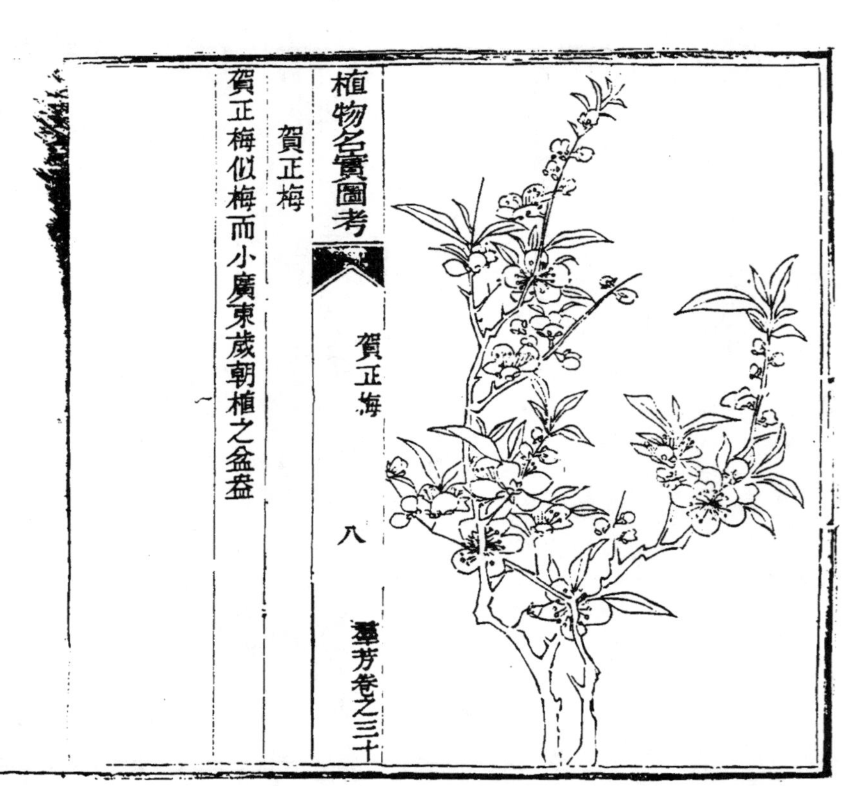

賀正梅

賀正梅似梅而小廣東歲朝植之盆盎

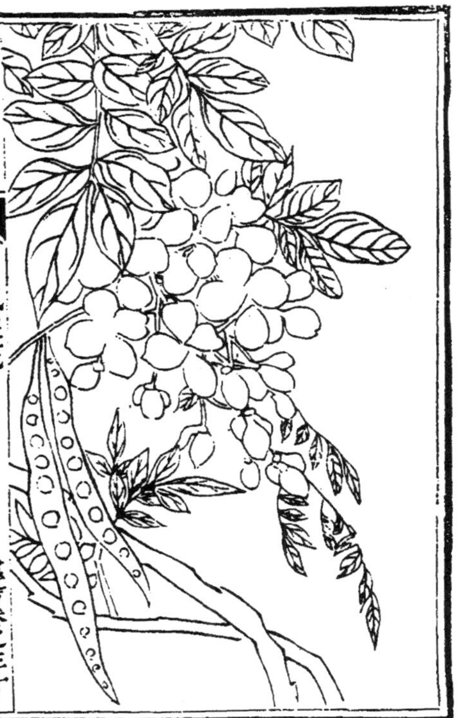

鳳皇花

鳳皇花樹葉似槐生於澳門之鳳皇山開黃花經年不歇與葉相埒深冬換葉時花少減結角子如豌豆今園林多植之或云洋種也　按嶺南雜記金鳳花色如鳳心吐黃絲葉類槐余在七星巖見之從僧乞歸其子種之不生

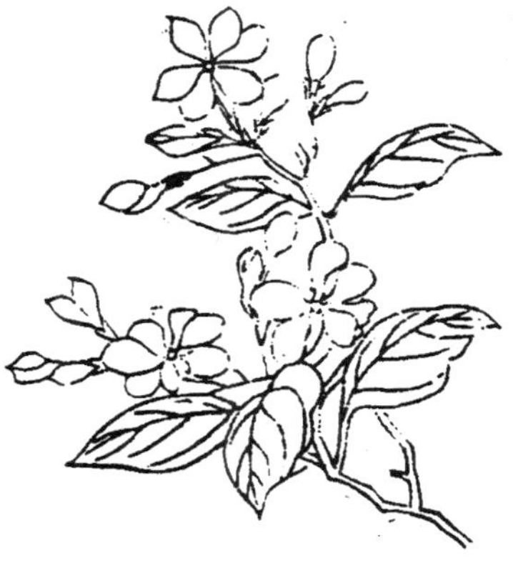

末利

末利見南方草木狀本草綱目列於芳草此草花雖芬馥而莖葉皆無氣味又其根磨汁可以迷人未可與芷蘭爲伍退入羣芳祗供簪髻

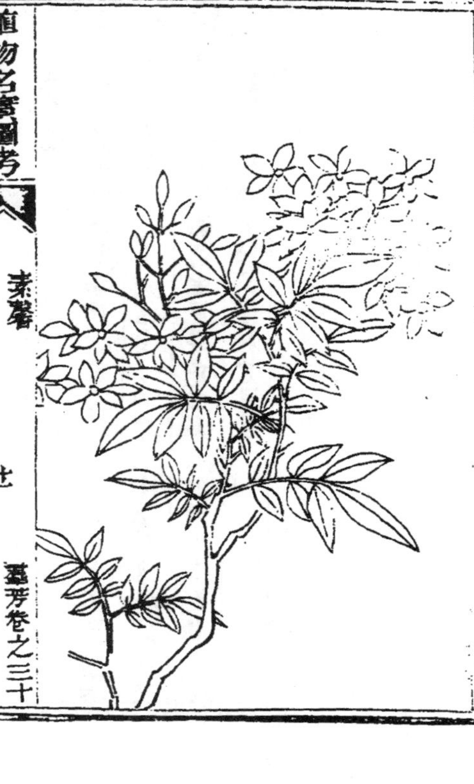

素馨

南方草木狀耶悉茗花末利花皆胡人自西國移植於南海南人愛其芳香競植之陸賈南越行紀曰南越之境五穀無味百花不香此二花特芳香者緣自別國移至不隨水土而變與夫橘北爲枳異矣彼之女子以綵線穿花心以爲首飾

桂海虞衡志素馨花比番禺所出爲少當有風土差宜故也

龜山志素馨舊名耶悉茗一名野悉密昔劉王有侍女名素馨其冢上生此花因名

嶺外代荅素馨花番禺甚多廣右絕少土人尤貴重開時旋掇花頭裝於他枝或以竹絲貫之賣於市一枝二文人競買戴

嶺南雜記素馨較茉莉更大香最芳烈廣城河南花田多種之每日貨於城中不下數百擔以穿花鐙綴紅藍佛桑其中婦女以綵線穿花繞髻而花田婦人則不簪一蕊也

南越筆記素馨本名耶悉茗珠江南岸有村曰莊頭周里許悉種素馨亦曰花田婦女率以昧爽往摘以天未明見花而不見葉其稍白者則是其日當開者也既摘覆以濕布毋使見日其已開者則置之花客涉江買以歸列於九門一時穿燈者作串與瓔珞者數百人城內外買者萬家富者以斗斛貧者以升其

量花若量珠然花宜夜乘夜乃開上人頭髻乃開見月而益光艷得人氣而益馥竟夕氤氳至曉猶有餘香懷之辟暑吸之清肺氣花又宜作燈雕玉鏤冰玲瓏四照遊冶者以導車馬楊用修稱粵中素香燈爲天下之絕艷信然兒女以花蒸油取液爲面脂頭澤謂能長髮潤肌或取蓓蕾雜佳茗貯之或帶露置於瓶中經信宿以其水點茗或作格懸繫甕口離酒一指許以紙封之旬日而酒香徹其爲龍涎香餅香串者治以素馨則韻味愈遠隆冬花少曰雪花摘經數日仍開夏月多花瓊英狼藉入夜滿城如雪觸處皆香信粵中之清麗物也

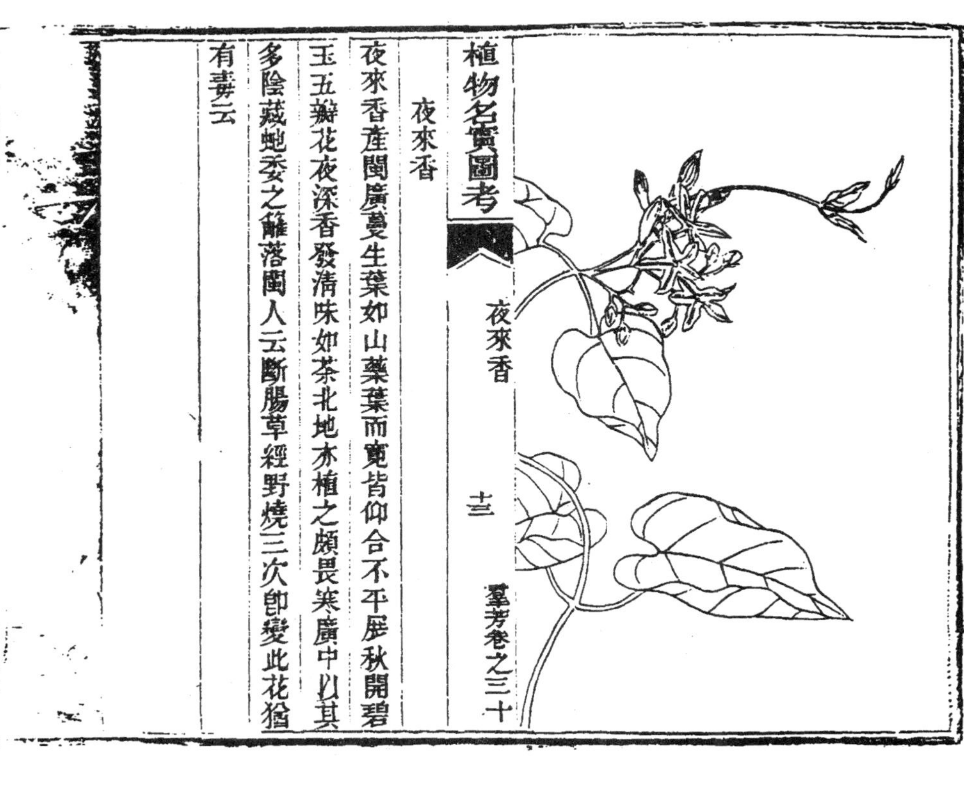

植物名實圖考　夜來香　十三　羣芳卷之三十

夜來香

夜來香產閩廣蔓生葉如山藥葉而寬皆仰合不平夏秋開碧玉五瓣花夜深香發清味如茶北地亦植之頗畏寒廣中以其多陰藏蛇委之籬落閩人云斷腸草經野燒三次即變此花猶有毒云

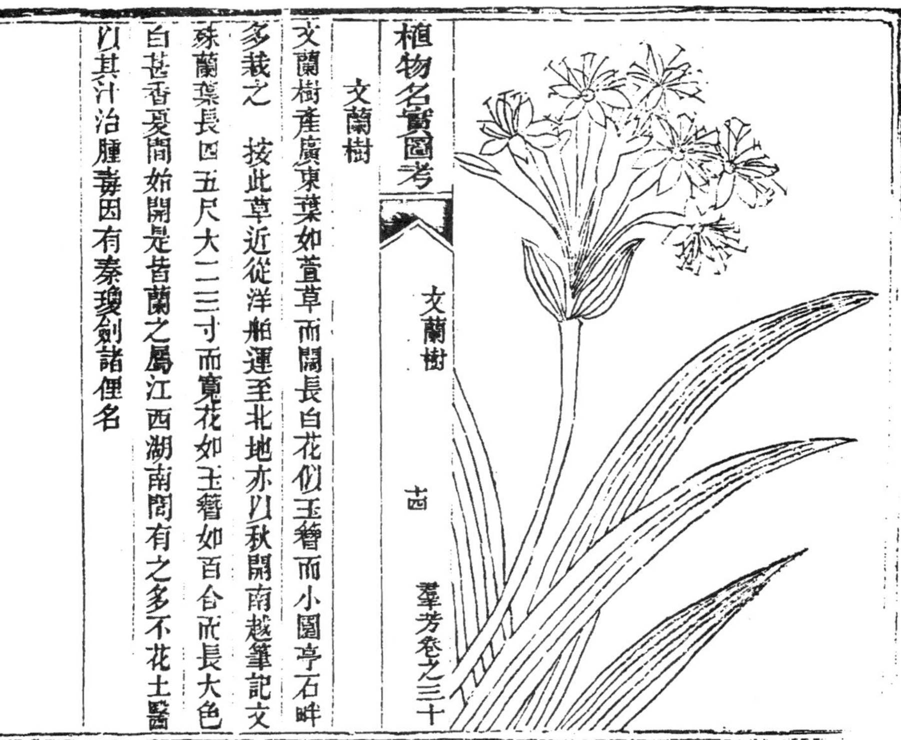

植物名實圖考　文蘭樹　十四　羣芳卷之三十

文蘭樹

文蘭樹產廣東葉如萱草而闊長白花似玉簪而小園亭石畔多栽之　按此草近從洋船運至北地亦以秋開南越筆記文殊蘭葉長四五尺大二三寸而寬花如玉簪如百合而長大色白甚香夏間始開是皆蘭之屬江西湖南間有之多不花土醫以其汁治腫毒因有秦瓊劍諸俚名

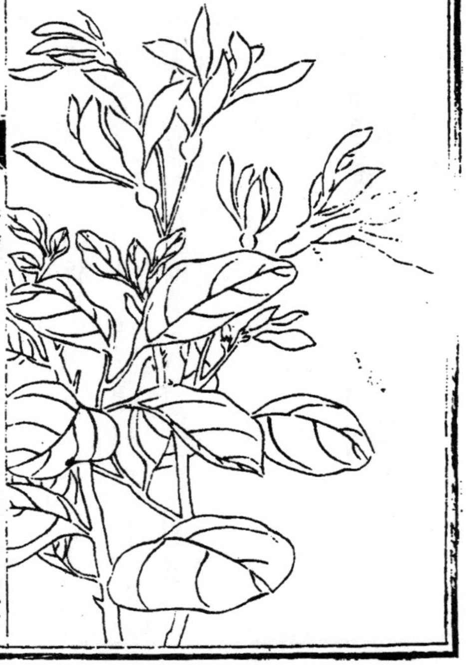

黃蘭

黃蘭產廣東或云洋種今徧有之叢生硬莖葉似茉莉花如蘭而黃極芳烈

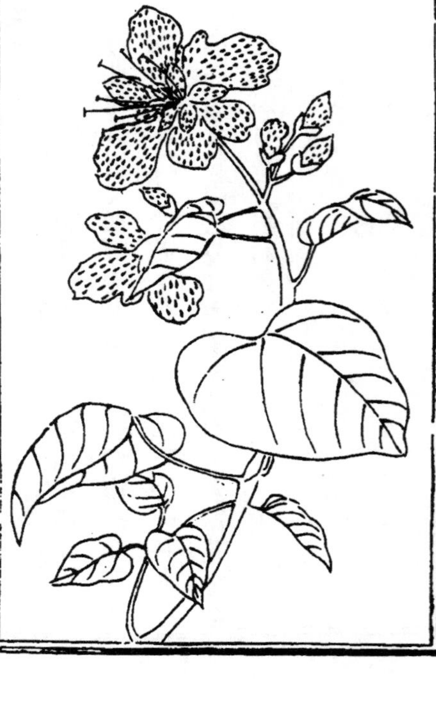

彩蝶

彩蝶產廣東莖葉如秋海棠花長蕊野生山間種不常見

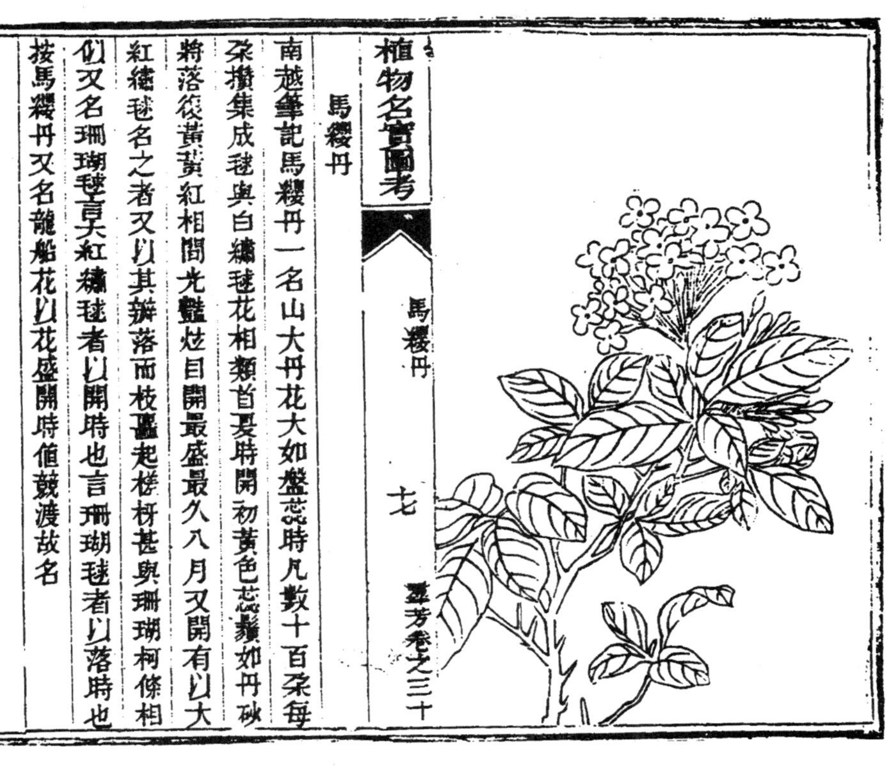

馬纓丹

南越筆記馬纓丹一名山大丹花大如盤蕊時凡數十百朵每朵攢集成毬與白繡毬花相類首夏時開初黄色蕊鬚如丹砂將落後黄黄紅相間光豔炫目開最盛最久八月又開有以大紅繡毬名之者又以其瓣落而枝矗起椏杈甚與珊瑚柯條相似又名珊瑚毬言大紅繡毬者以開時也言珊瑚毬者以落時也

按馬纓丹又名龍船花以花盛開時值競渡故名

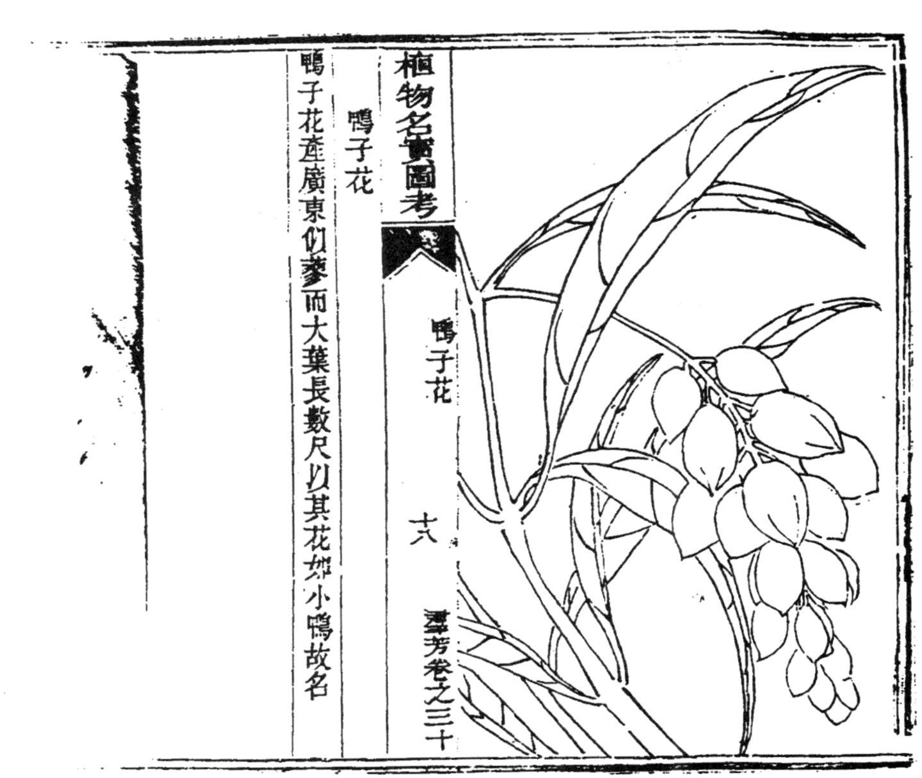

鴨子花

鴨子花產廣東似蓼而大葉長數尺以其花如小鴨故名

鶴頂

鶴頂產廣東又名呂宋玉簪葉如射干葉花六瓣深紅黃蕊似山丹而瓣圓大

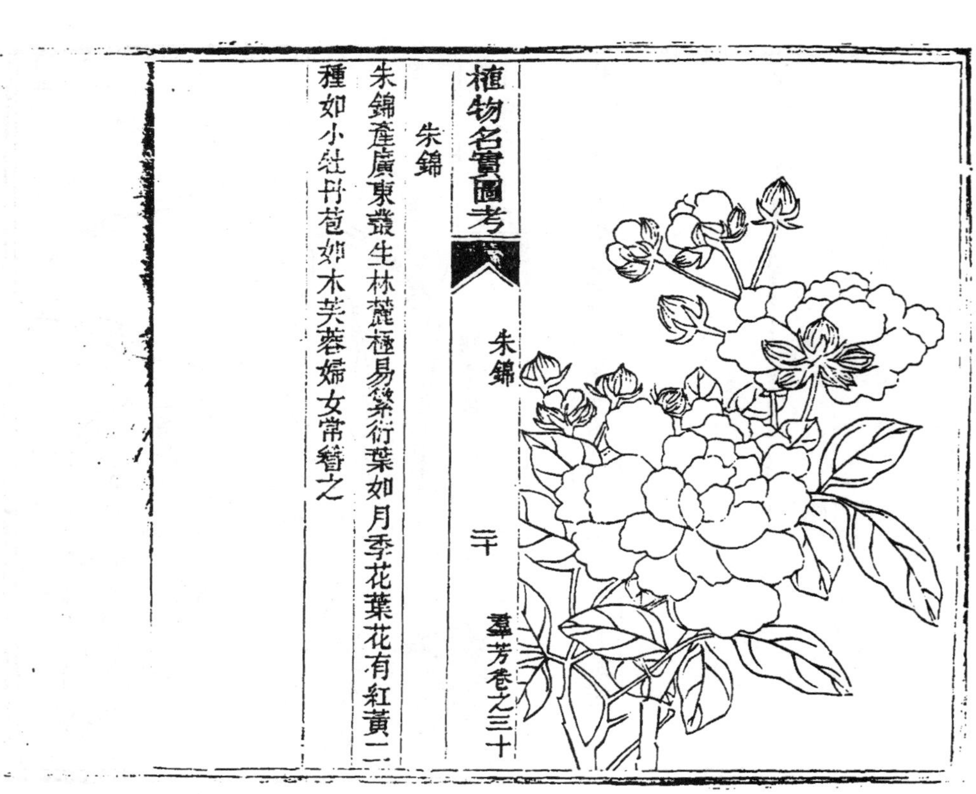

朱錦

朱錦產廣東叢生林麓極易繁衍葉如月季花葉花有紅黃二種如小牡丹苞如木芙蓉婦女常簪之

西番蓮 即轉心蓮

南越筆記西番蓮其種來自西洋蔓細如絲朱色繚繞籬間花初開如黃白蓮十餘出久之十餘出者皆落其蕊復變而爲鞠瓣爲蓮而蕊爲鞠以蓮始而以鞠終故又名西洋鞠

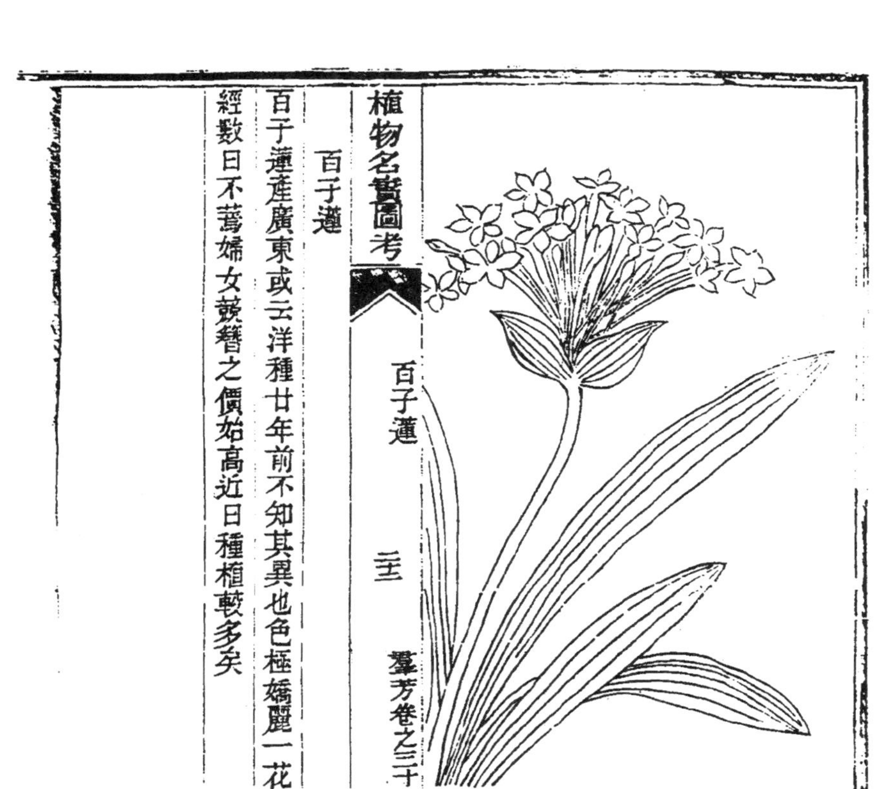

百子蓮

百子蓮産廣東或云洋種廿年前不知其異也色極嬌麗一花經數日不蔫婦女競簪之價始高近日種植較多矣

植物名實圖考

珊瑚枝

珊瑚枝産廣東或云番種不知其名花圃以形似名之　按南越筆記謂馬纓丹花落而生毬枝人呼爲珊瑚毬或誤以爲一種

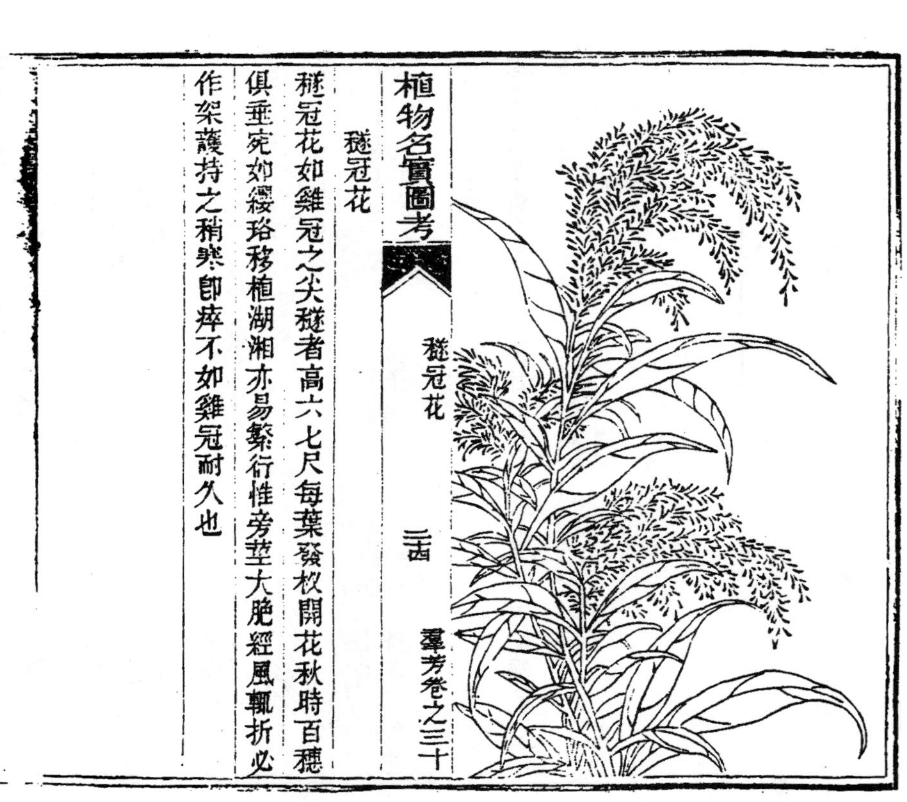

植物名實圖考

毬冠花

毬冠花如雞冠之尖毬者高六七尺每葉發枝開花秋時百穗俱垂宛如纓珞移植湖湘亦易繁衍性旁莖大脆經風輒折必作架護持之稍槃即瘁不如雞冠耐久也

換錦花

南越筆記脫紅換錦脫綠換錦此換錦之所以名也葉似水仙冬生至夏而落獨抽一莖二尺許作十餘花花比鹿葱而大或紅或綠葉落而花故曰脫紅脫綠花落而葉故曰換錦花與葉兩不相見也　按此即石蒜一類惟花肥多莖粗稍異

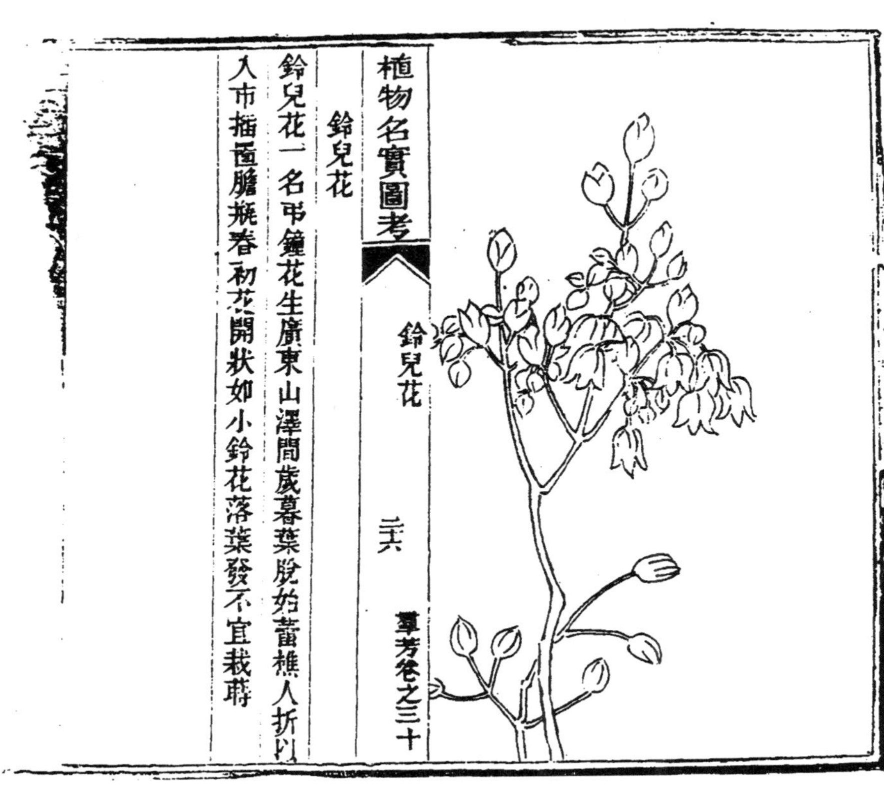

鈴兒花

鈴兒花一名吊鐘花生廣東山澤間歲暮葉脫始蕾樵人折以入市插置膽瓶春初花開狀如小鈴花落葉發不宜栽蒔

華蓋花

華蓋花產廣東或云番舶攜種種生者葉如秋葵花似木芙蓉未曉而開清晨即落頁夜秉燭始見其花皆戲呼爲曇花植者亦罕

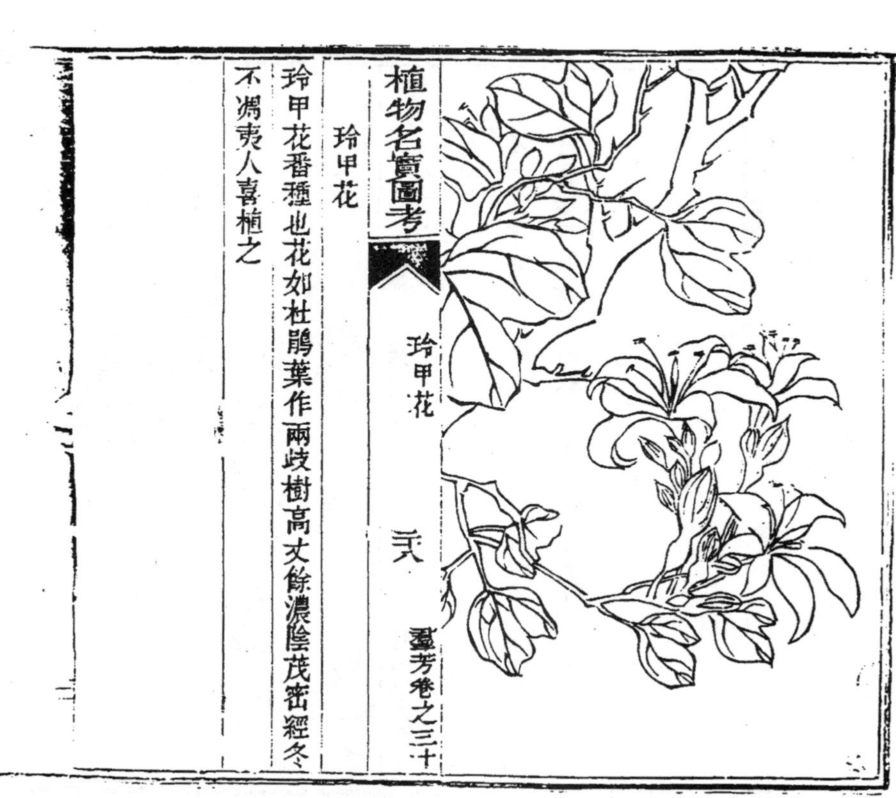

玲甲花

玲甲花番種也花如杜鵑葉作兩岐樹高丈餘濃陰茂密經冬不凋夷人喜植之

水蠟燭

南越筆記水蠟燭草本生野塘間秋杪結實宛與蠟燭相似

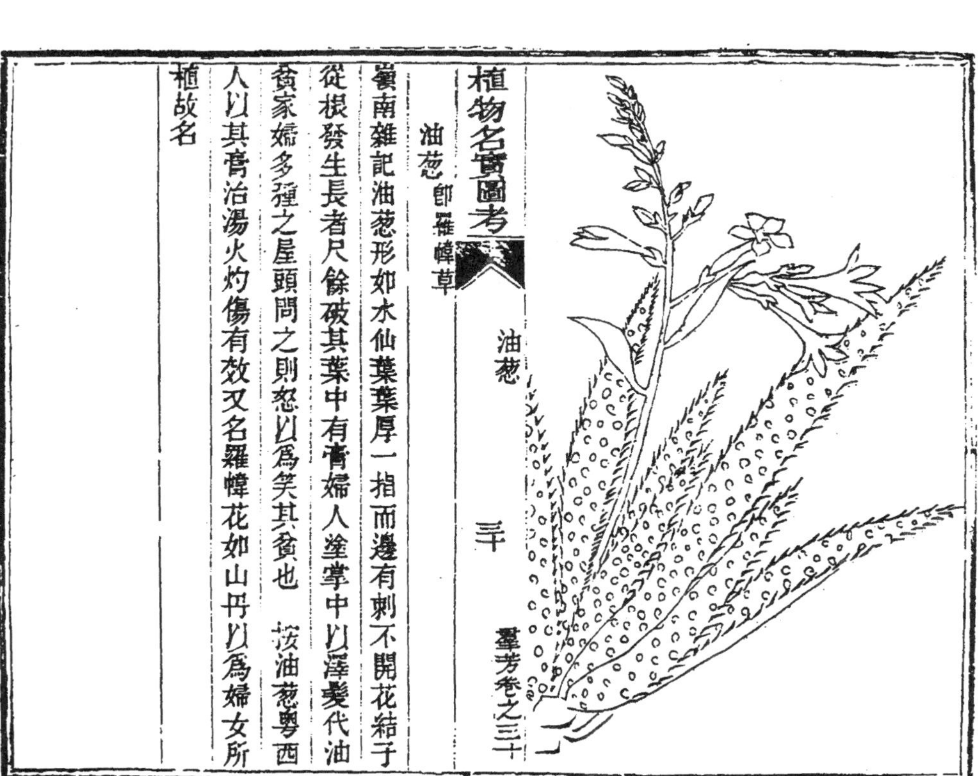

油葱 郎羅幃草

嶺南雜記油葱形如水仙葉葉厚一指而邊有刺不開花結子從根發生長者尺餘破其葉中有膏婦人塗掌中以澤髮代油貧家婦多種之屋頭問之則怒以為笑其貧也　按油葱粵西人以其膏治湯火灼傷有效又名羅幃花如山丹以為婦女所植故名

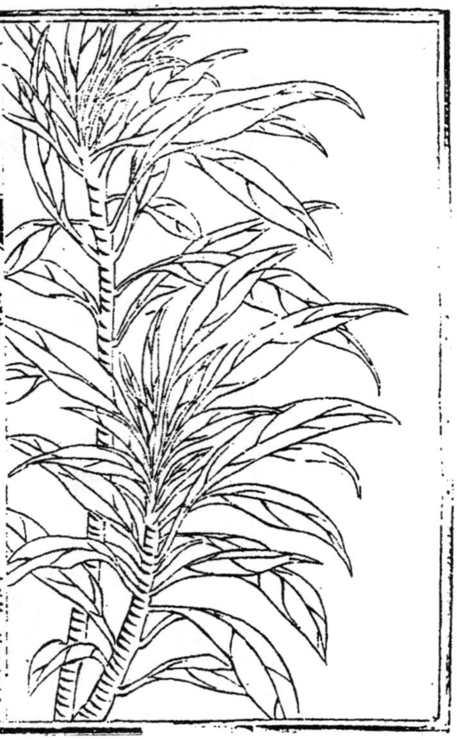

鐵樹

嶺南雜記鐵樹高數尺葉紫如老少年開花如桂而不香

南越筆記朱蕉葉芭蕉而幹椶竹亦名朱竹以枝柔不甚直挺故以爲蕉葉紺色生於幹上幹有節自根至杪一寸三四節或六七節甚密然多一幹獨出無傍枝者通體鐵色微朱以其難長故又名鐵樹　按鐵樹治痢證有神效廣西土醫用之

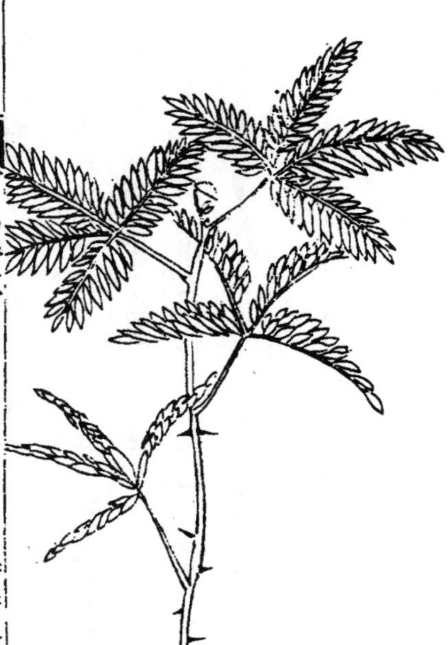

喝呼草

廣西通志喝呼草幹小而直上高可四五寸頂上生梢橫列如傘蓋葉細生梢兩旁有花盤上每逢人大聲喝之則旁葉下翕故曰喝呼草然隨翕隨開或以指點之亦翕前翕後開草木中之靈異者也俗名懼內草

南越筆記知羞草葉似豆瓣相向人以口吹之其葉自合名知羞草　按此草生於兩粵今好事者攜至中原種之皆生秋開花茸茸成團大如牽牛子粉紅嬌嫩宛似小兒帽上所飾絨毬結小角成簇大約與夜合花性形俱肖但草本細小高不數尺

手拂氣噓似皆知覺大聲呵喝即時俯伏草木無知覩此莫測
唐階指佞應非誑言蜀州舞草或與同彙彼占閏傾陽轉爲數
見

植物名實圖考卷之三十一

固始吳其濬著

蒙自陸應穀校刊

果類

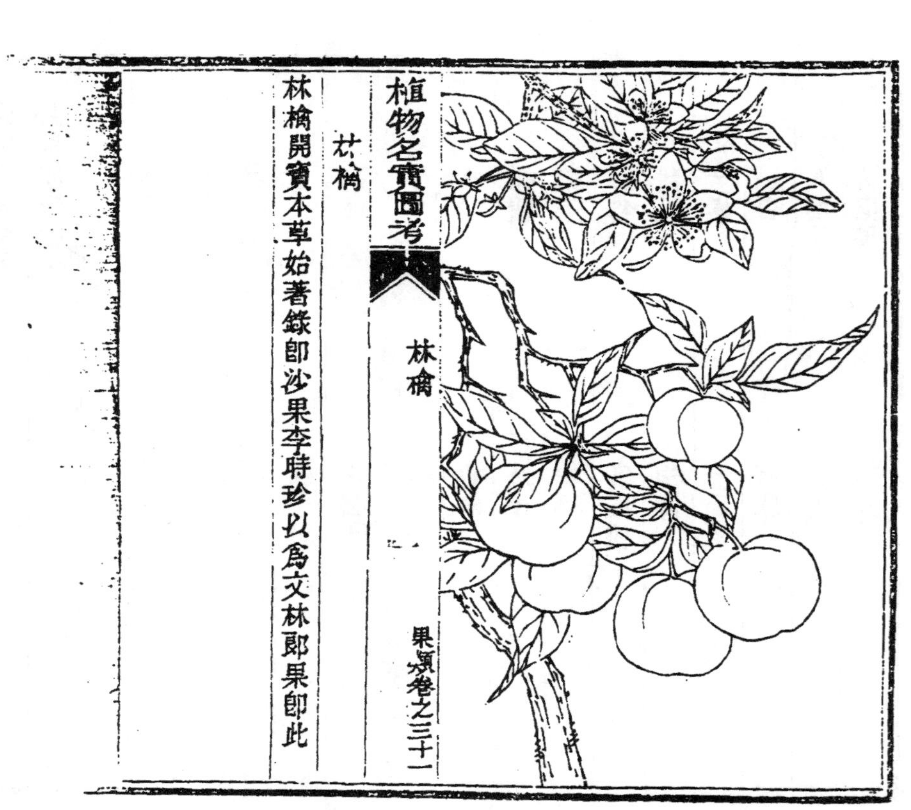

林檎

林檎開寶本草始著錄卽沙果李時珍以爲文林郎果卽此

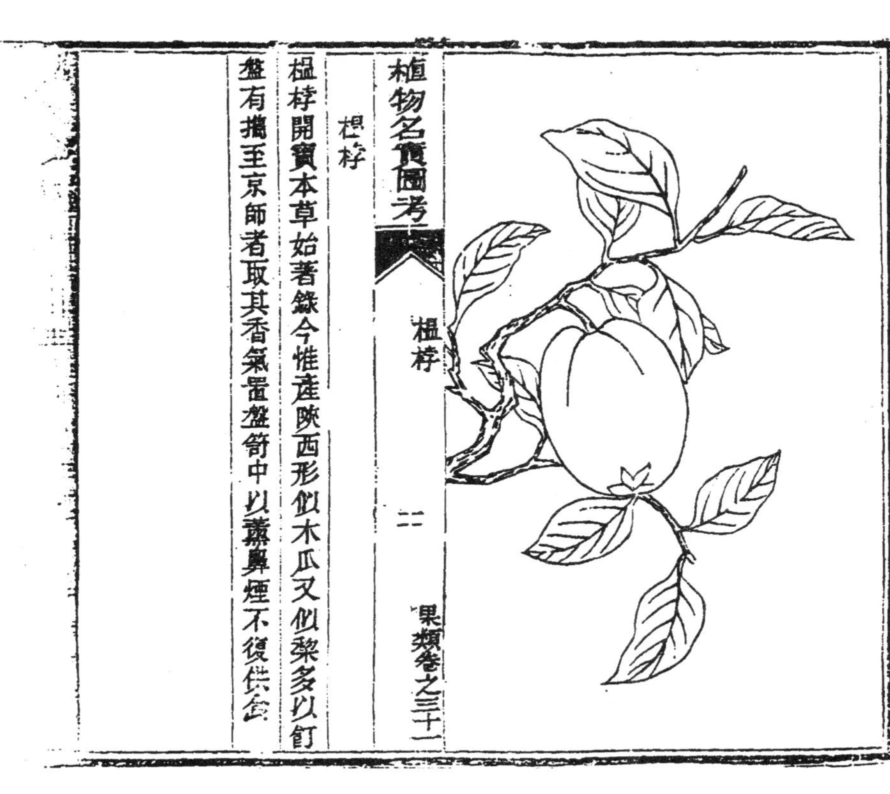

榅桲

榅桲開寶本草始著錄今惟產陝西形似木瓜又似棃多以飣盤有攜至京師者取其香氣置盤笥中以薰鼻煙不復供食

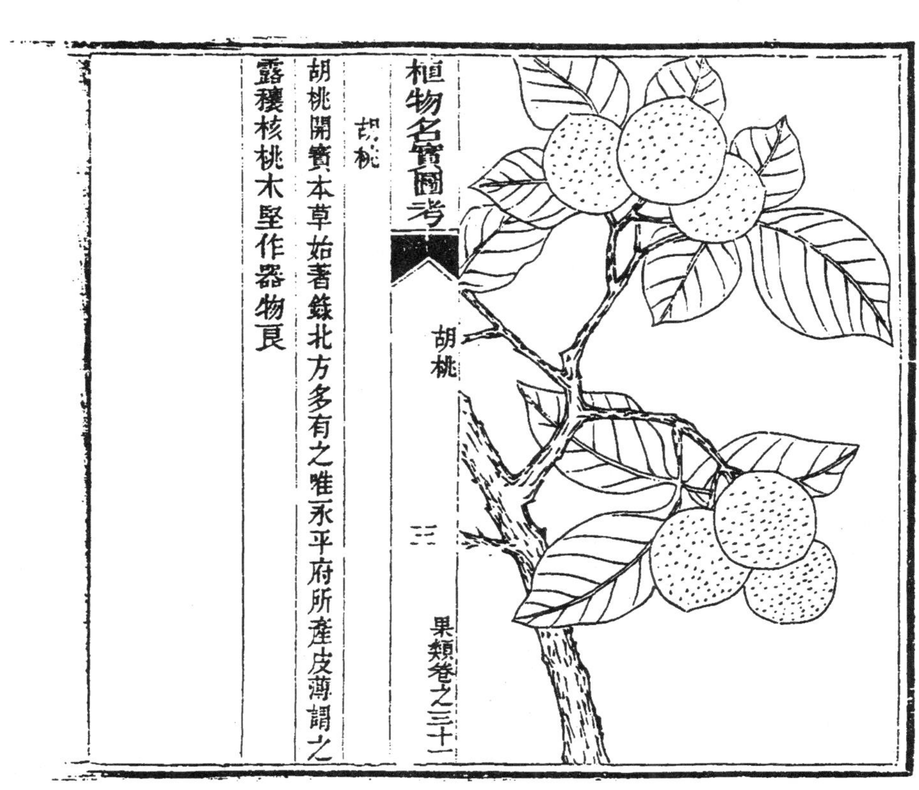

胡桃

胡桃開寶本草始著錄北方多有之惟永平府所產皮薄謂之露穰核桃木堅作器物良

榛

榛開寶本草始著錄禮記女贄榛栗說文作亲詩義疏謂有二種遼東上黨皆饒鄭注禮云關中鄜坊甚多今直隸東北所產極多販市天下山西志出長治壺關潞城而大同屬之廣靈與宣化界產尤美太原山阜間叢生樹高丈餘俱如李時珍所述其實周匝有圖葉似畫家作雲托日狀殼甚堅多不實十榛九空非虛語也爾雅翼以鄜坊多產遂謂其字從秦以此不知說文本作亲假借作榛而燕晉皆饒何獨秦也北人謂有鼠如鼯聚榛爲糧貯之穴中山氓多掘取之其即鼠果之類歟

菴羅果

菴羅果開寶本草始著錄蓋即今之沙果梨色黃如梨味如蘋果而酥爲果中佳品亦不能久留殆以沙果與梨樹相接而成

雩婁農曰菴羅果昔人皆謂產西洛而李時珍獨引梵語爲證夫西方當天地之過斂少雨多風故果碩而味雋漢都長安距玉門近多致異域種今則北達幽薊南抵宛洛數千里移植幾徧蓋江淮以北地脈同也橘不踰淮著於考工記禹貢獨以橘柚爲荊州厥包一果實之微前後聖人皆致意焉此豈以奉口腹哉蓋熟觀於天時地利明著其土物之不宜而杜後世侈心

之萌也天麻麥荏菽奏庶穀食瓜蓏之屬園圃所亟惟橘柚有不可遷之性而能致遠書曰厥包明乎非黍稷菽粟可以徙移種蓺而江南佳實橘柚外殆皆未可包致矣漢之上林晉之華林務求奇詭道君艮嶽乃僦南海荔支而花實之蔡絛誇載於叢談蓋深謂前人拙耳嗚呼一簞食一千乘雖愚者亦知其輕重獨奈何置安盂於不顧珍朵頤而營民力致使高臺廣陛蕪沒荆棘豈不大可喟哉昔人有射猿龕而投弓者謂違物性必有大咎草木無知亦稟自然彼陳唐之檜一碎於雷一汨於海豈有感於盛衰之機甘爲枯槎泛梗而不願與艮嶽之石相隨北去耶毋亦其違物性也亦甚矣

柑

柑開寶本草始著錄南方種類極多其獅頭柑則唯皮可啖皮核葉皆入藥

橙

橙開寶本草始著錄今以產廣東新會者爲天下冠湖南有數種味甘酸不同

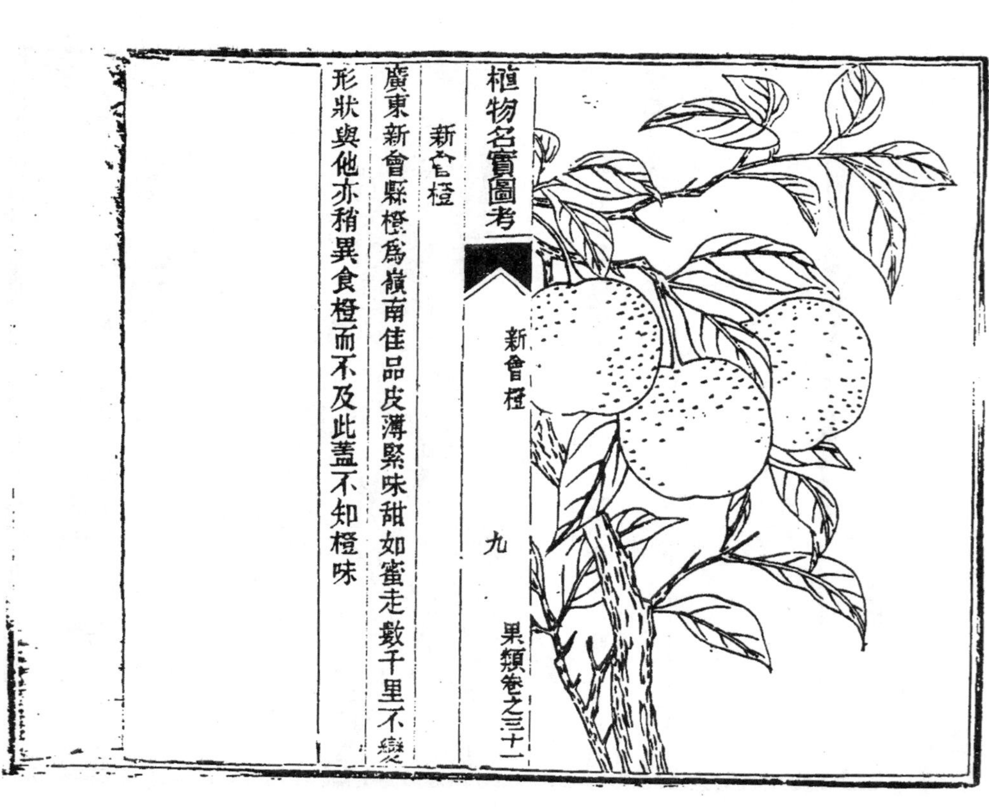

新會橙

廣東新會縣橙爲嶺南佳品皮薄緊味甜如蜜走數千里不變形狀與他亦稍異食橙而不及此蓋不知橙味

荔支

荔支開寶本草始著錄以閩產者佳江西贛州所屬定南等處與粵接界亦有之其核入藥

雩婁農曰吾至滇閱元江志有荔支適粵中門生權牧其地訪之則曰邑舊產此果以誅求爲吏民累芟其樹刈之今無矣余謂之曰粵人聞人言荔支輒津津作大嚼狀今元江物土旣宜足下何不致南海嘉種令民以法種之俟其實而嘗焉其日曝火烘者走黔湘以博利浸假而爲安邑棗武陵橘非勸民樹藝之一端乎則應曰元江地熱瘴甚牧以三年代卒不及期而請病其僕傔以熱往以櫬歸者相繼也亦何暇作十年計乎且漁亦大矣他郡皆無此郡獨有園成而賦什一民卽不病而筐篚之費馱負之費供億餽問無虛日不厲民將焉取之余恍然曰一騎紅塵詩人刺焉爲民上者乃以一味之甘致令草木不得遂其生乎噫

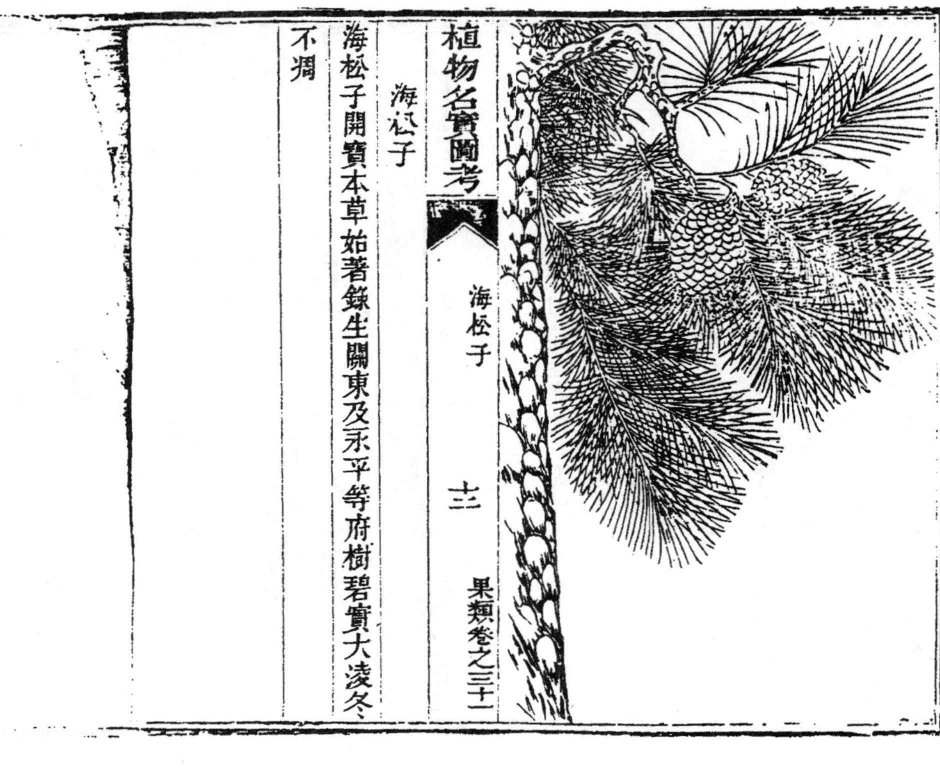

海松子

海松子開寶本草始著錄生關東及永平等府樹碧實大凌冬不凋

水松 附

水松產粵東下關種植水邊株多排種水浸易長葉碧花小如柏葉狀樹高數丈葉清甜可食子甚香美按南方草木狀水松葉如檜而細長出南海土產衆香而此木不大香故彼人無佩服者嶺北人極愛之然其香殊勝在南方時植物無情者也不香於彼而香於此者豈屈於不知己而伸於知己者歟物理之難窮如此蓋即此松又南越筆記水松者樅也喜生水旁其榦也得杉十之六其枝葉得松十之四故一名水杉言其枝葉則曰水松也東粵之松以山松爲牡水松爲牝水松性宜水蓋松

喜乾故生於山檜喜濕故生於水水松檜之屬也故宜水廣中凡平隄曲岸皆列植以爲觀美歲久蒼皮玉骨礧砢而多癭節高者𡺸䮾低者蓋浸其根漬水輒生鬚鬣㜷娜下垂葉清甜可食子甚香

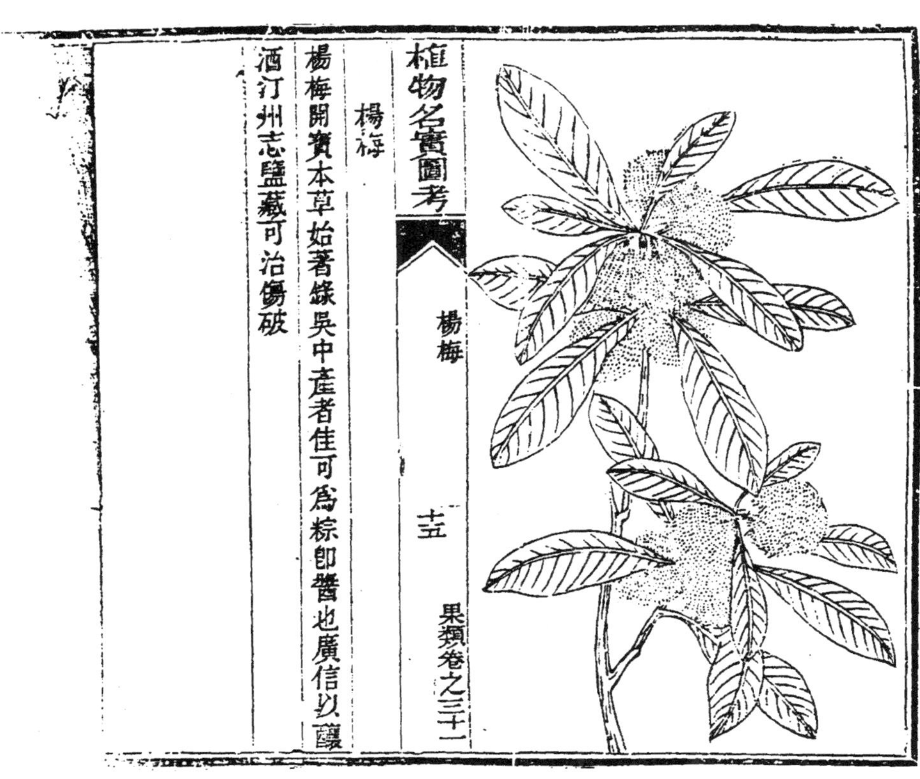

楊梅

楊梅開寶本草始著錄吳中產者佳可爲粽卽醬也廣信以釀酒汀州志鹽藏可治傷破

橄欖

橄欖開寶本草始著錄湖南及江西建昌府亦間有之有尖圓各種

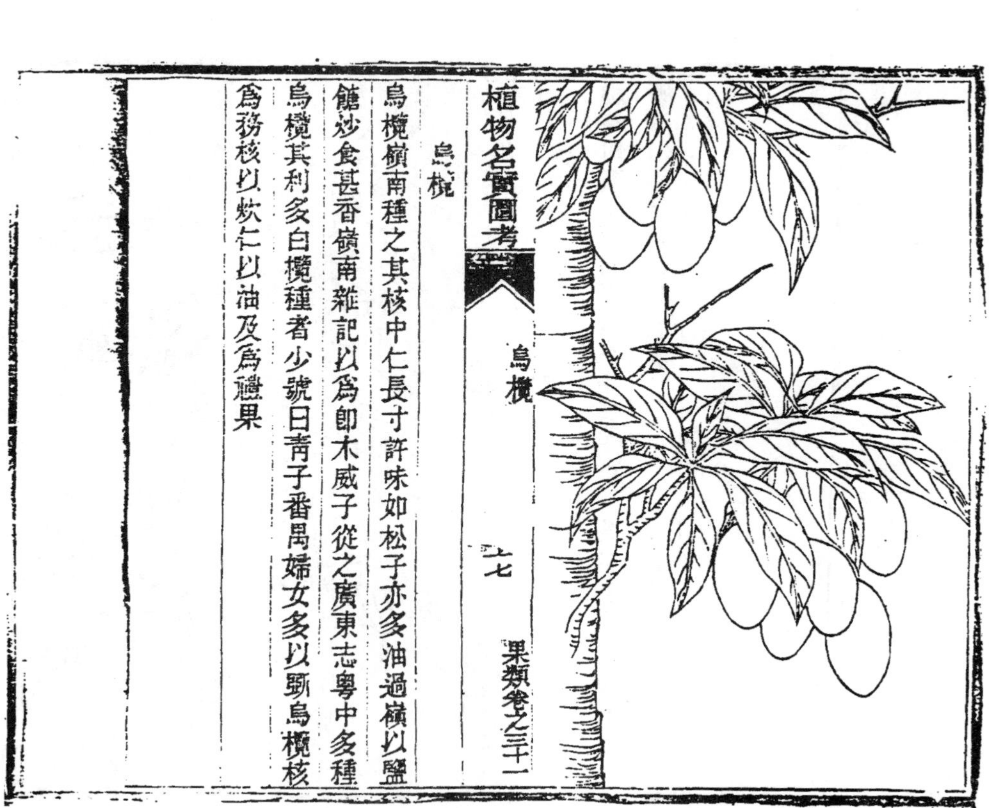

烏欖

烏欖嶺南種之其核中仁長寸許味如松子亦多油過嶺以鹽餹炒食甚香嶺南雜記以爲卽木威子從之廣東志粤中多種烏欖其利多白欖種者少號曰青子番禺婦女多以剄烏欖核爲務核以炊仁以油及爲饋果

植物名實圖考　椰子　六八　果類卷之三十一

椰子

椰子開寶本草始著錄瓊州有之羊城夏飲其汁云能解暑度嶺則汁漸乾味變矣

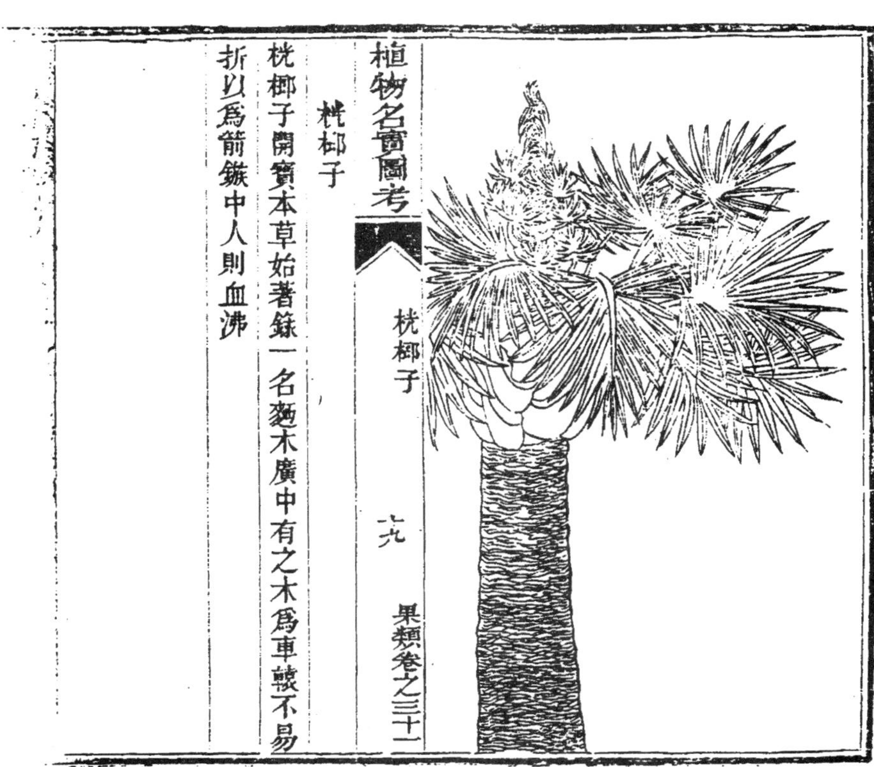

植物名實圖考　桄榔子　六九　果類卷之三十一

桄榔子

桄榔子開寶本草始著錄一名䴴木廣中有之木爲車轂不易折以爲箭鏃中人則血沸

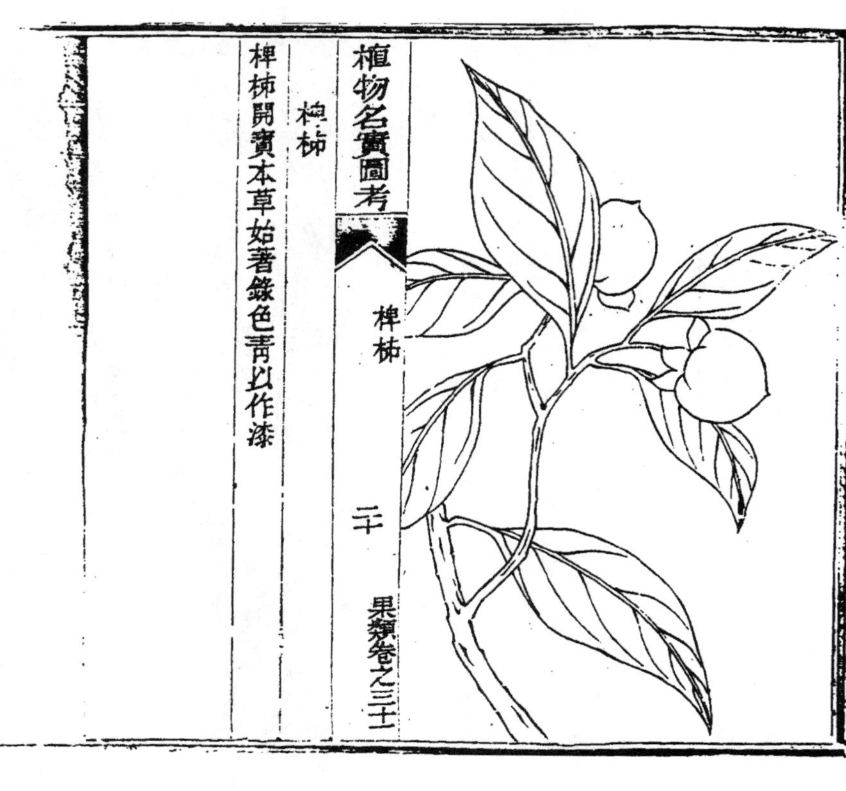

椑柹

椑柹開寶本草始著録色青以作漆

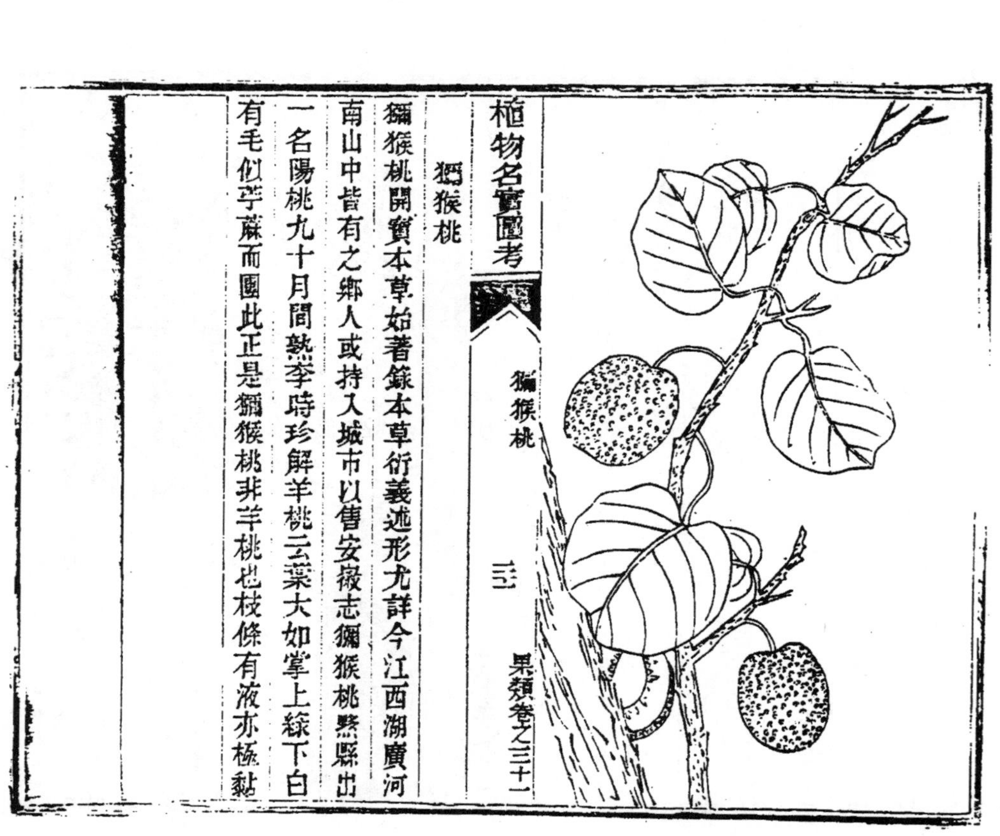

獼猴桃

獼猴桃開寶本草始著録本草衍義述形尤詳今江西湖廣河南山中皆有之鄉人或持入城市以售安徽志獼猴桃黟縣出一名陽桃九十月間熟李時珍解羊桃云葉大如掌上綠下白有毛似苧蔴而團此正是獼猴桃非羊桃也枝條有液亦極黏

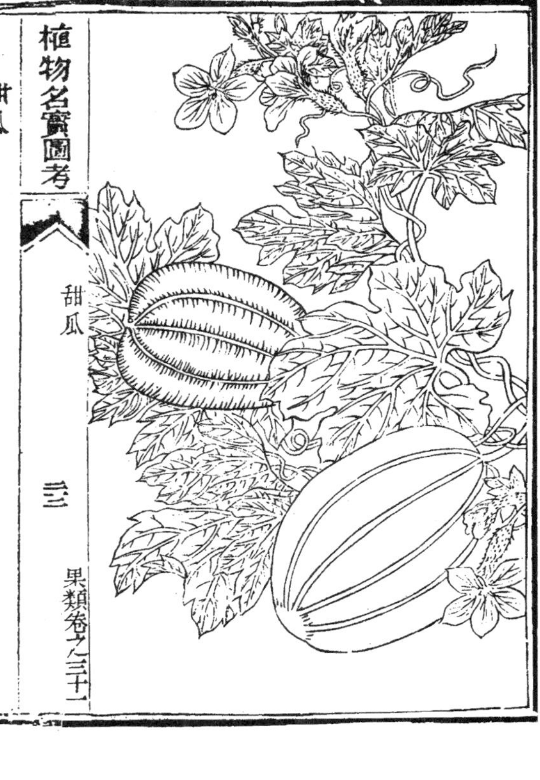

甜瓜

甜瓜嘉祐本草始著錄北方多種暑月食之瓜蒂本經上品圖經云瓜蒂即甜瓜蒂能吐人瓜子仁別錄爲腸胃脾內壅要藥

雩婁農曰余覩聞見前錄謂呂文穆公行伊水上見賣瓜者意欲得之無錢可買其人偶遺一枚於地悵然食之後臨水起亭以饋瓜爲名不忘貧賤之意喟然嘆曰無主之李志士不食文穆雖貧何至爲京郭之乞餘哉吾嘗過瓜疇矣河南北善種瓜瓜將熟結草以守中田有廬疆埸有瓜猶古制也瓜成集婦子一日并手摘之其晚實者瓜小味劣俗名拉秧瓜棄而不顧行者居者斷其蔓而得之無遏問者或旅人道暍不能度阡越陌有就而餽之者若種西瓜而取其子則陳於康衢以待食者而留子焉有茶社或並設瓜飲必伯夷之粟而後食賢者無取乎其矯文穆貧時不能得美瓜饐訓傷熱溼亦通噎或得病瓜及瓜之噎人者歟否則字當作饁野人之饋抑哀王孫而進食者歟吾慮後人以文穆不避瓜田納履之嫌者故辨之

枸櫞

枸櫞詳草木狀宋圖經始著錄卽佛手柑

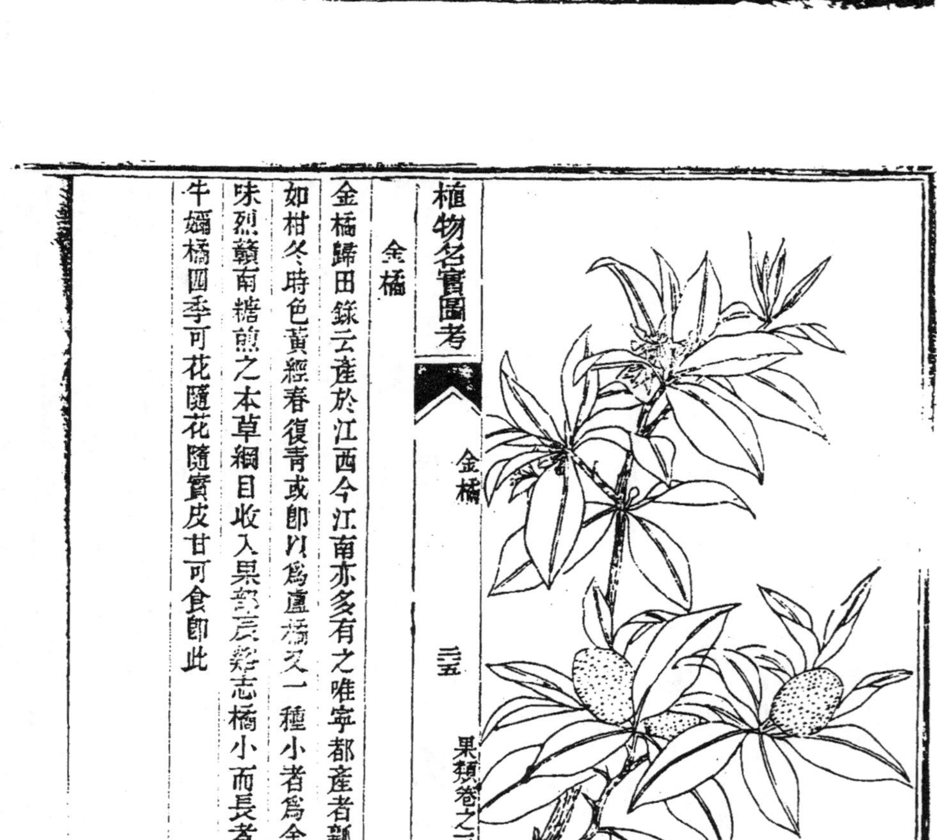

金橘

金橘歸田錄云產於江西今江南亦多有之唯寧都產者瓤甜如柑冬時色黃經春復青或卽以爲盧橘又一種小者爲金豆味烈贛南糖煎之本草綱目收入果部廣粵志橘小而長者爲牛嬭橘四季可花隨花隨實皮甘可食卽此

公孫桔

公孫桔產粵東樹高丈餘枝葉繁茂花果層次駢綴自下熟上由紅至青尖頂尚花下已紅熟香甜適口味帶微酸皮可化痰經冬不凋辰州諸屬橘類有公引孫卽此附金橘後以備一種

銀杏

銀杏日用本草始著錄卽白果一名鴨腳子或云卽平仲木理堅重製器不裂匠人重之

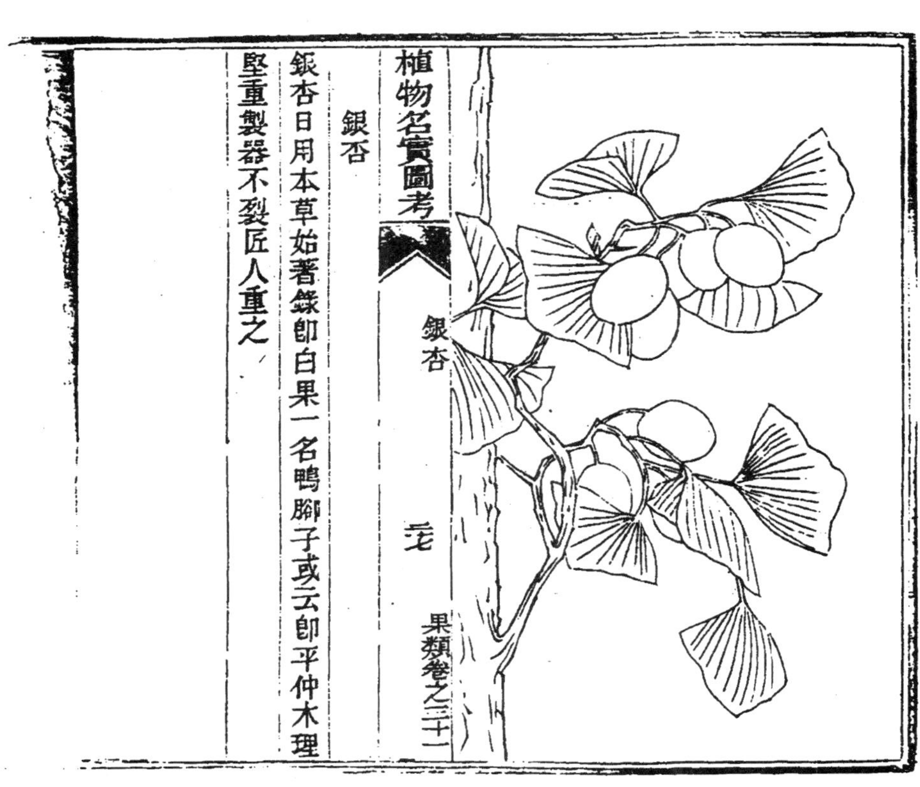

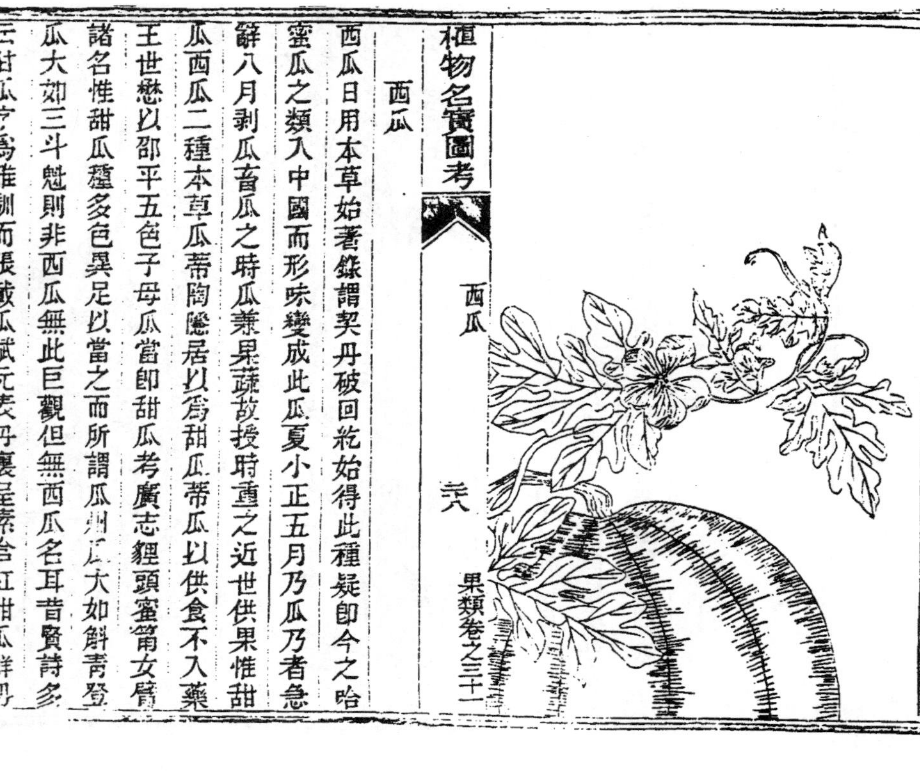

西瓜

西瓜日用本草始著錄謂契丹破回紇始得此種疑卽今之哈蜜瓜之類入中國而形味變成此瓜夏小正五月乃瓜乃者急辭八月剥瓜畜瓜之時瓜兼果蔬故授時重之近世供果惟甜瓜西瓜二種本草瓜蔕陶隱居以爲甜瓜蔕瓜以供食不入藥王世懋以邵平五色子母瓜當卽甜瓜考廣志貍頭蜜筩女臂諸名惟甜瓜蘊多色異足以當之而所謂瓜州瓜大如斛青登瓜大如三斗魁則非西瓜無此巨觀但無西瓜名耳昔賢詩多云甘瓜字爲雅馴而張載瓜賦元表丹裏呈素含紅甜瓜鮮丹紅瓤者故以爲仙品劉楨瓜賦厥初作苦終然允甘甜瓜未甚熟及近蔕時有苦者西瓜無是也楊誠齋詩風露盈籃至甘香隔壁聞綠團罌一捏白裂玉中分花蘂夫人宮詞玉人手裏剖銀瓜五代宋時西瓜已入中國所詠乃以白色爲上則仍是甜瓜也西瓜雖有白瓤而味佳者其種後出亦希有墨莊漫錄襄邑出一種瓜大者如拳破之色如黛甘如蜜餘瓜莫及此甜瓜之美者吾鄉名曰酥瓜握之輒碎一種黃者大而易種甘而不脆俗曰噎瓜言其速食則噎也又古之言瓜者皆云削瓜乃食其膚周王羆性儉率有客食瓜侵膚稍厚羆及瓜皮落地引手

就地取而食之食西瓜者反此昌平州志物產香瓜皮青子細瓤甘肉脆氣香味美絕勝甜瓜甜瓜類最繁有圓有長有尖有區大或徑尺小或一捻其棱或有或無其色或青或綠或黃斑糝斑或白路黃路其瓤或白或紅其子或黃或赤或白或黑要之味不出乎甘香而已瓜種蓋盡於此余嘗取種種於湘中味變爲越瓜南方志有謂甜瓜皮質堅老入醬爲葅者毋亦類是山西通志西瓜今出榆次中都東都西都三村一種黑皮黃瓤絳子一種綠皮紅瓤黑子子有文名刺麻瓜一種綠皮紅瓤紅子名蜜瓜味殊甘美今以入貢市廛售者有一種三白瓜皮瓤

子白味絕美但未熟則淡既熟易瓤（俗謂瓜漸腐曰瓤言如絲絡之鏤也）種者亦不蘩圃人云每一科得兩瓜卽稱稔歲也江以南業瓜者蓋尠余所至如湖廣之襄陽長沙皆有瓜嗜江西贛州瓜美而子赤豐城瀕江亦種之滇南武定州瓜以正月熟上元餽瓜鏤皮爲燈物既非時味亦迥別亦可覘物候之不齊矣

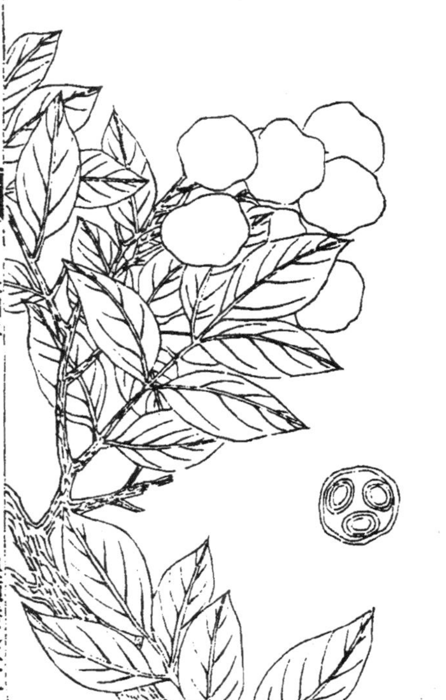

人面子

人面子見南方草木狀紀載亦多及之葉濃果出枝頭形如李大凸凹不正生青熟黃味酸一瓜五六枚七八枚不等核如人面故名內有仁三粒必經鹽醋浸過其仁方甘可食又其核生則白熟則色微黑點茶如梅花片光澤可愛此樹最宜沙土數歲卽婆娑偃地

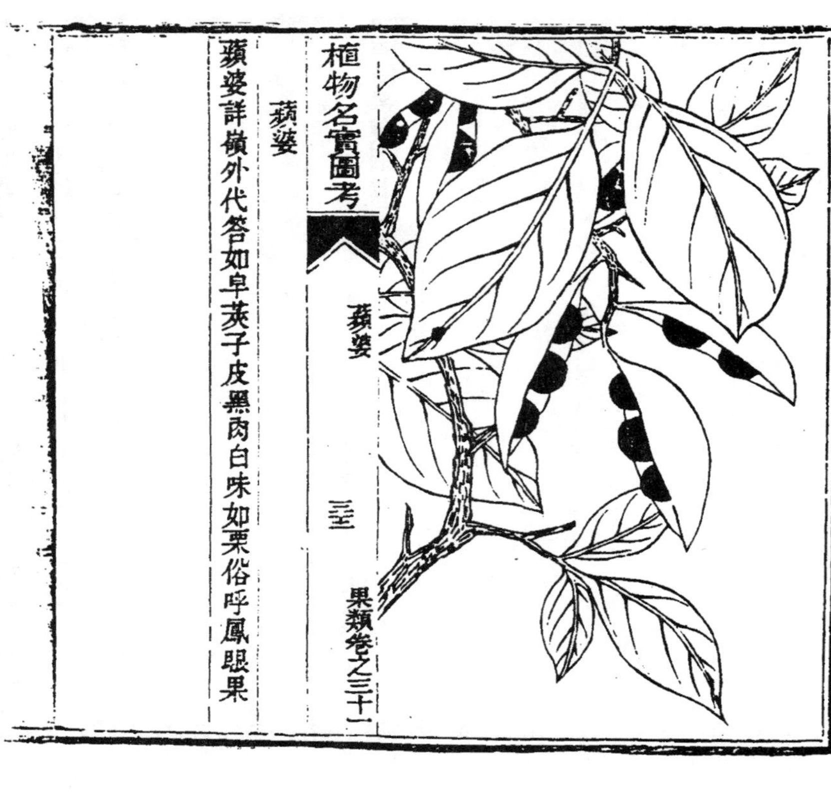
植物名實圖考　蘋婆　三二　果類卷之三十一

蘋婆

蘋婆詳嶺外代答如皁莢子皮黑肉白味如栗俗呼鳳眼果

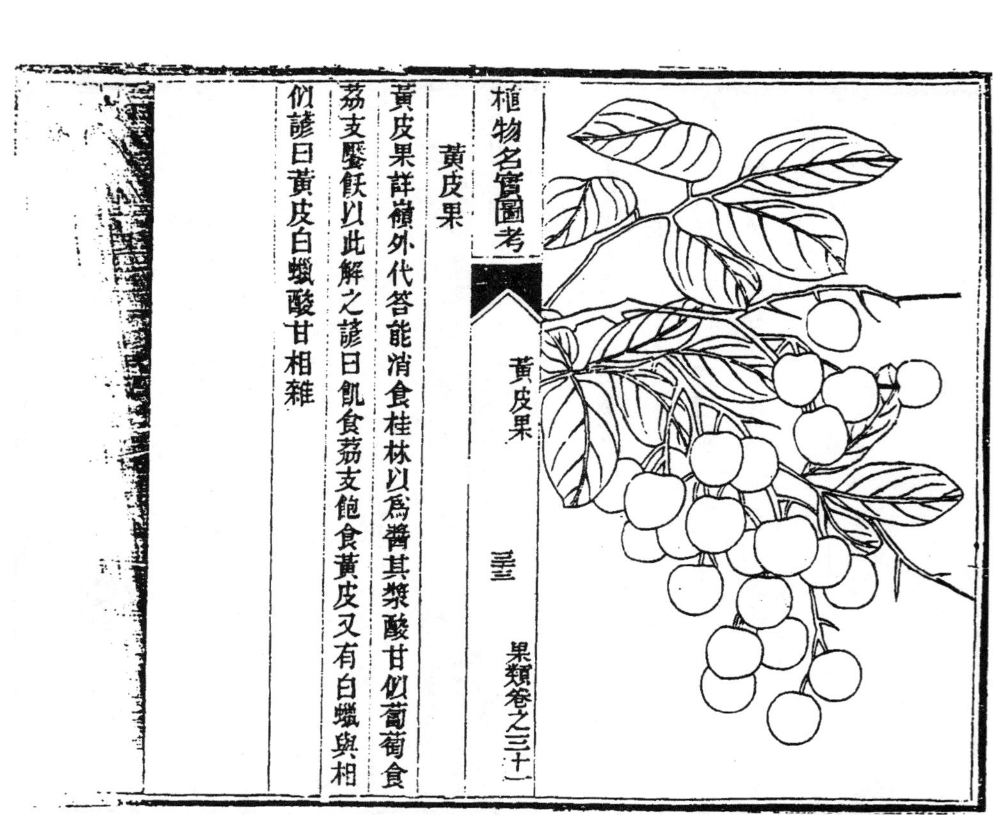
植物名實圖考　黃皮果　三三　果類卷之三十一

黃皮果

黃皮果詳嶺外代答能消食桂林以爲醬其漿酸甘似葡萄食荔支饜飫以此解之諺曰飢食荔支飽食黃皮又有白蠟與相似諺曰黃皮白蠟酸甘相雜

羊矢果

羊矢果生廣東山野間味微酸人鮮食之唯以飼羊故名　按桂海虞衡志羊矢子色狀全似羊矢味亦不佳形不甚肖或乾時黑如羊矢耶又南越筆記羊齒子一曰羊矢如石蓮而小色青味甘當即此

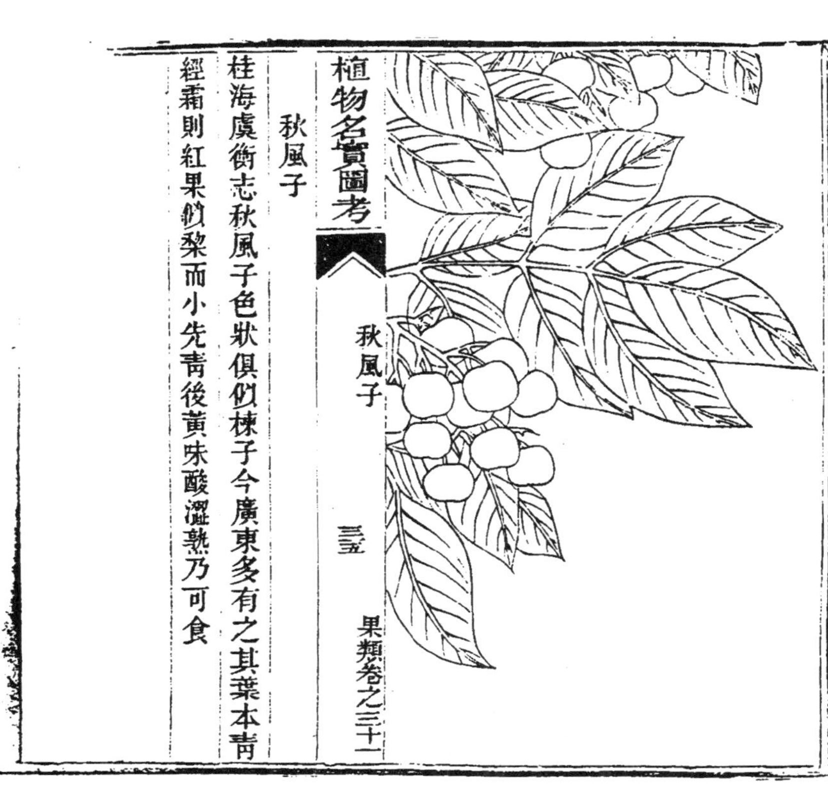

秋風子

桂海虞衡志秋風子色狀俱似楝子今廣東多有之其葉本青經霜則紅果似梨而小先青後黃味酸澀熟乃可食

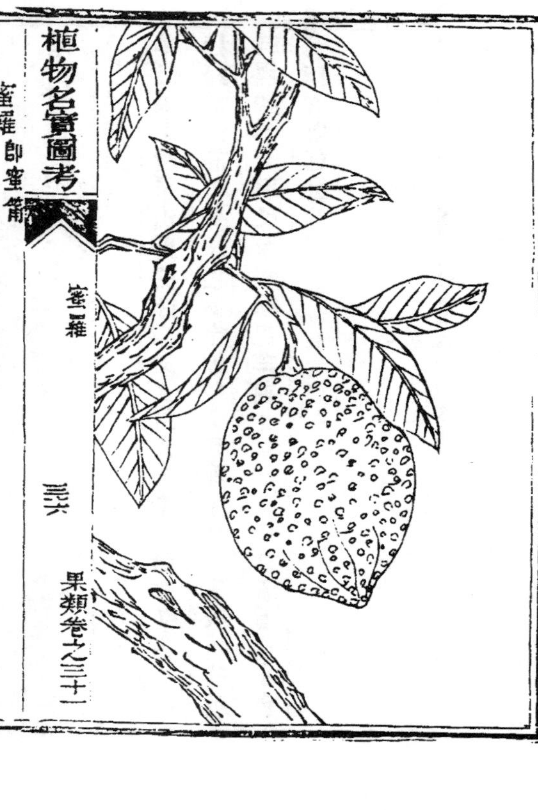

蜜羅即蜜筩

蜜羅生閩廣南安施南亦有之與佛手柑同類無指爪廣東又有梂果形差類

雩婁農曰吾少時侍　先大夫於楚北學使署中有幕客自施南回攜一果見啖如橘柚而形不正圓肉白柔厚如佛手柑以爲卽佛手柑不具指爪者越廿餘年偶值

南齋歲臘

賜果一筩題曰蜜羅詢閩中疆吏所進時大寒瓤作堅冰以溫水漬之剖置茶甌一室盡香亦內臣所授也尋使湖北按試施州鏟之核盤之供皆是物也竊以形味都非珍品而厥包作貢因爲賦詩有方朔老醜待詔金門之誚後使豫章至贛南於市中購一果形正同而瓤如橘味殊酢又以爲朱欒之異種及莅滇則園中植之樹與花皆佛手柑也土人名曰香橼始知有指爪者爲鉤橼無指爪者爲香橼又或一枝之上兩者俱擎古人有以香橼爲佛手柑者洵非耳食按黔書蜜筩柑或曰卽南海之紫羅橘蓄之樹以浹歲薦之槃以彌月滇曰蜜筩黔曰香橼誠一物矣而興義府志紫羅橘出安南俗名蜜筩香色似蜜羅而小皮薄有穰思南府志香櫞卽蜜羅柑氣芬肉厚黔茶釀酒俱宜然則蜜羅蜜筩爲二物而余在贛南所啖者乃蜜筩也黔書述之未晰貴州志有謂作藤生者亦誤矣夫一物不知以爲深恥余非仰叨

恩澤屢使南中亦僅嘗遠方之殊味考傳紀之異名烏能覩其根葉薰其花實而一一辨別之哉

植物名實圖考　㮕果　三八　果類卷之三十一

㮕果

㮕果生廣東與蜜羅同而皮有黑斑不光潤此果花多實少方言謂誑爲㮕言少實也猶北地謂瓜花之不結實者曰謊花耳核最大五月熟色黃味亦甜

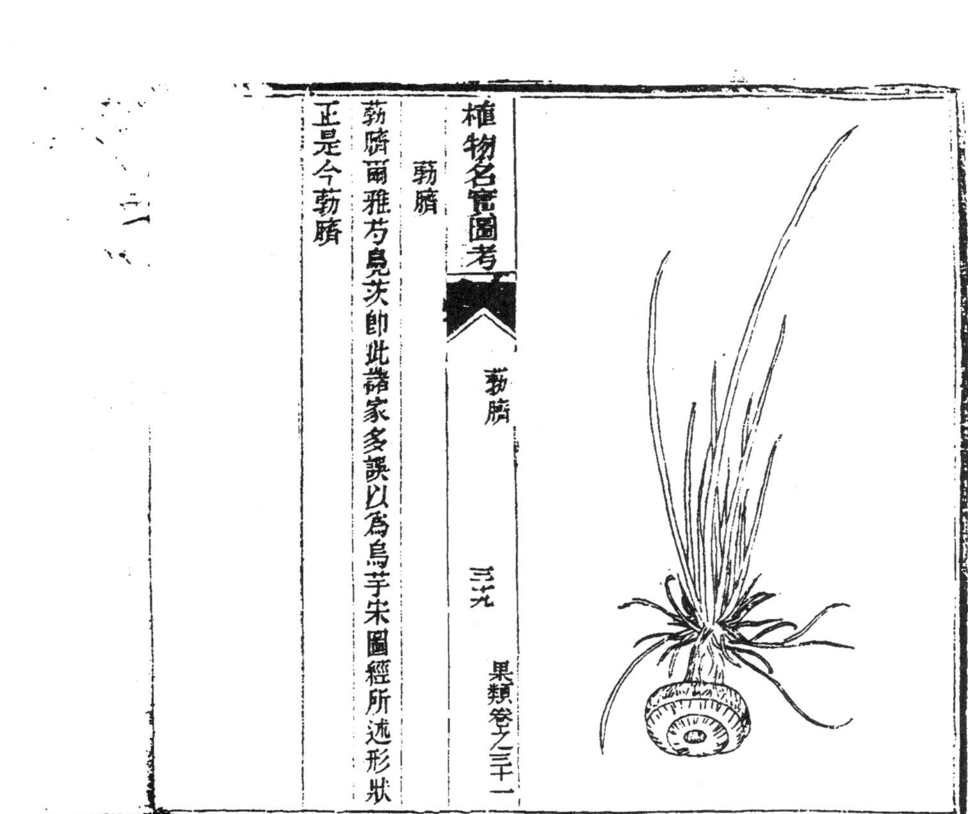

植物名實圖考　葧臍　三九　果類卷之三十一

葧臍

葧臍爾雅芍鳧茈卽此諸家多誤以爲烏芋宋圖經所述形狀正是今葧臍

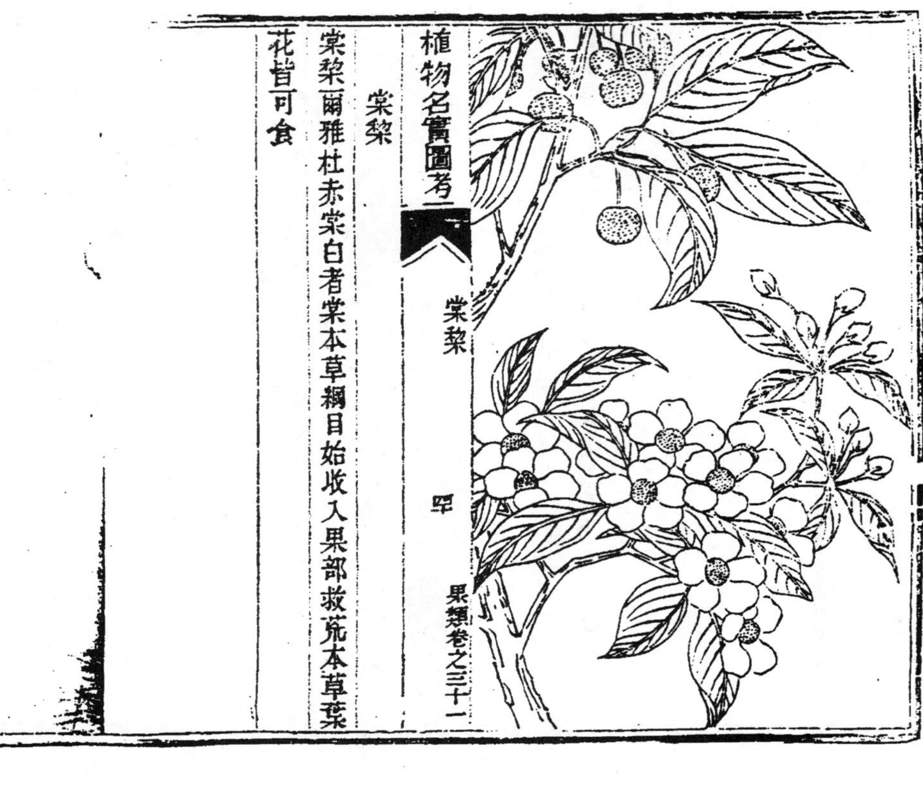

棠梨

棠梨爾雅杜赤棠白者棠本草綱目始收入果部救荒本草葉[illegible]花皆可食

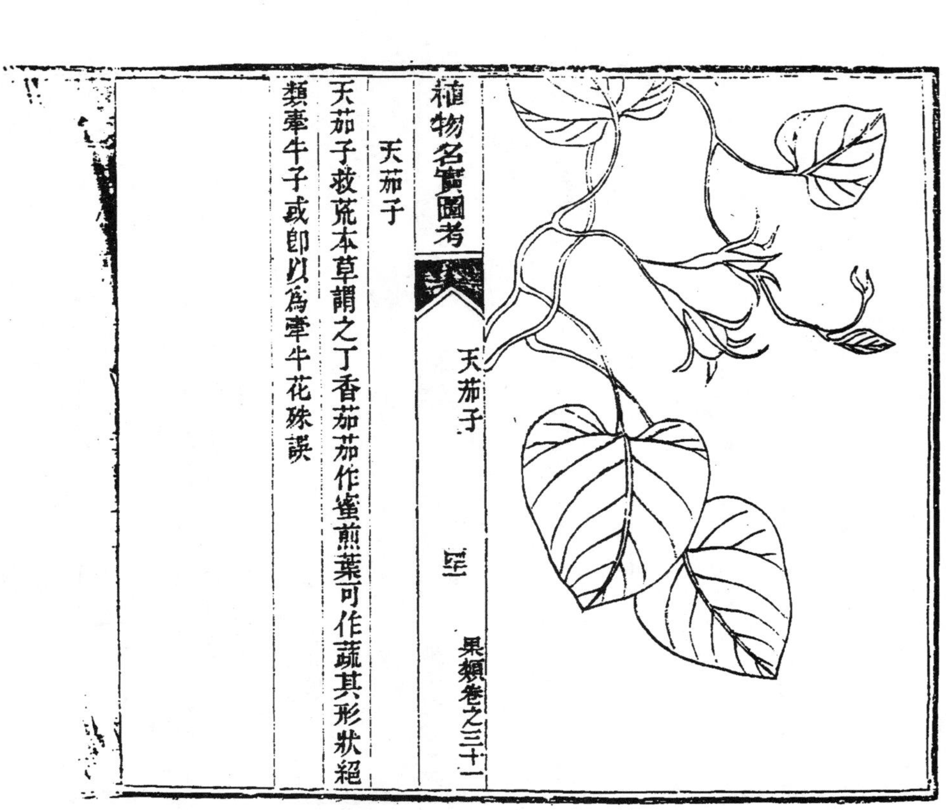

天茄子

天茄子救荒本草謂之丁香茄茄作蜜煎葉可作蔬其形狀絕類牽牛子或即以爲牽牛花殊誤

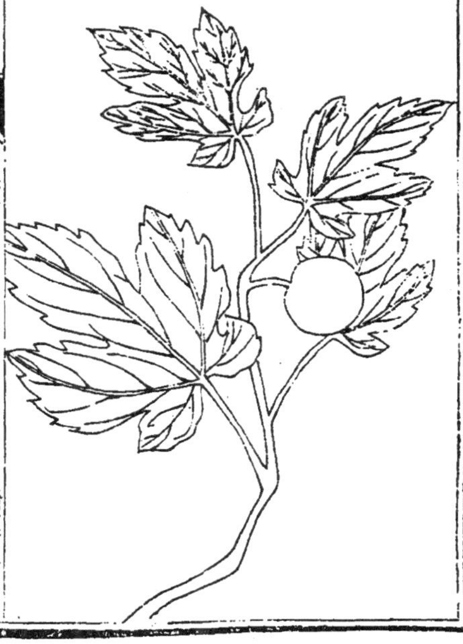

無花果

無花果救荒本草錄之本草綱目引據頗晰

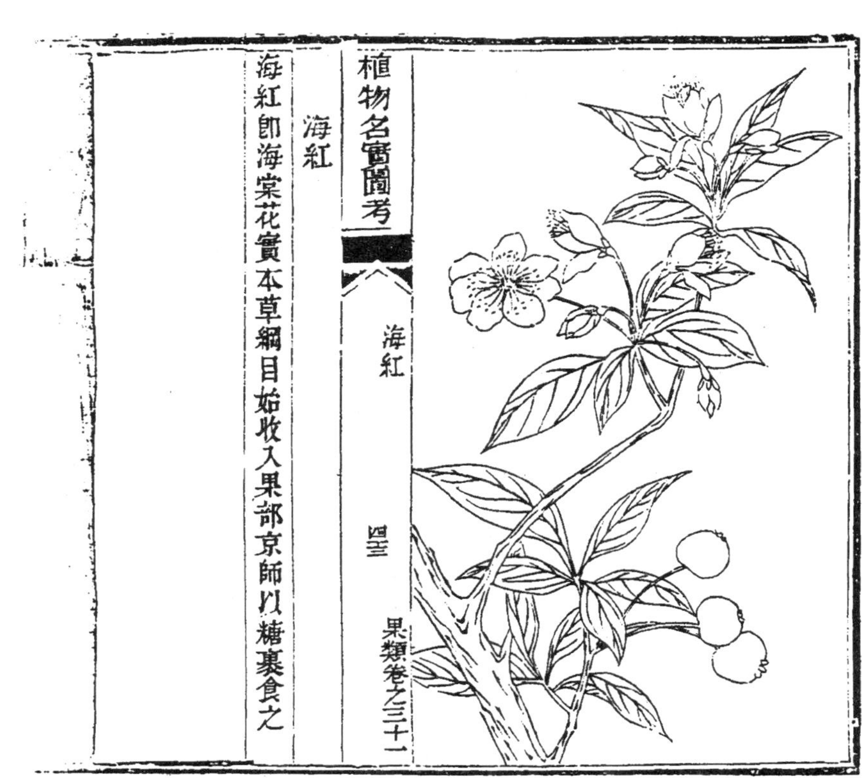

海紅

海紅卽海棠花實本草綱目始收入果部京師以糖裹食之

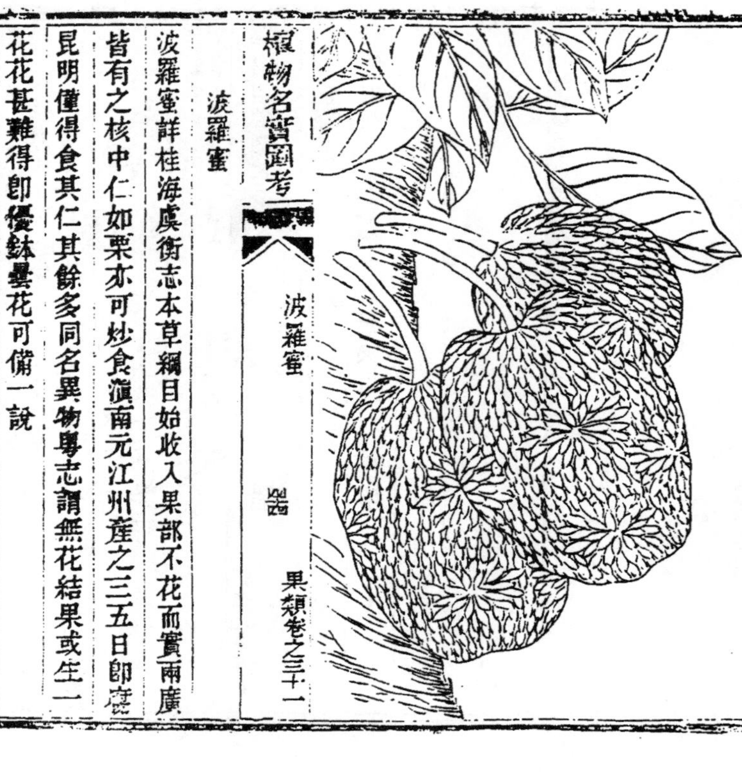

波羅蜜

波羅蜜詳桂海虞衡志本草綱目始收入果部不花而實兩廣皆有之核中仁如栗亦可炒食滇南元江州產之三五日即腐昆明僅得食其仁其餘多同名異物粤志謂無花結果或生一花花甚難得即優鉢曇花可備一說

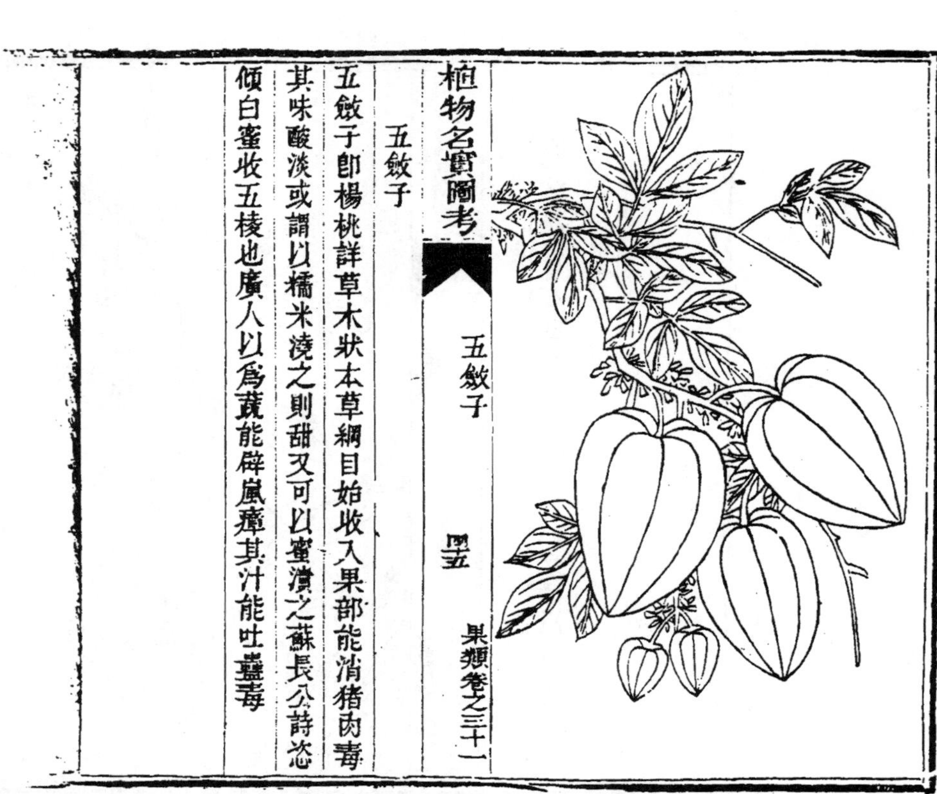

五斂子

五斂子即楊桃詳草木狀本草綱目始收入果部能消猪肉毒其味酸淡或謂以糯米澆之則甜又可以蜜漬之蘇長公詩恣傾白蜜收五棱也廣人以爲蔬能辟嵐瘴其汁能吐蠱毒

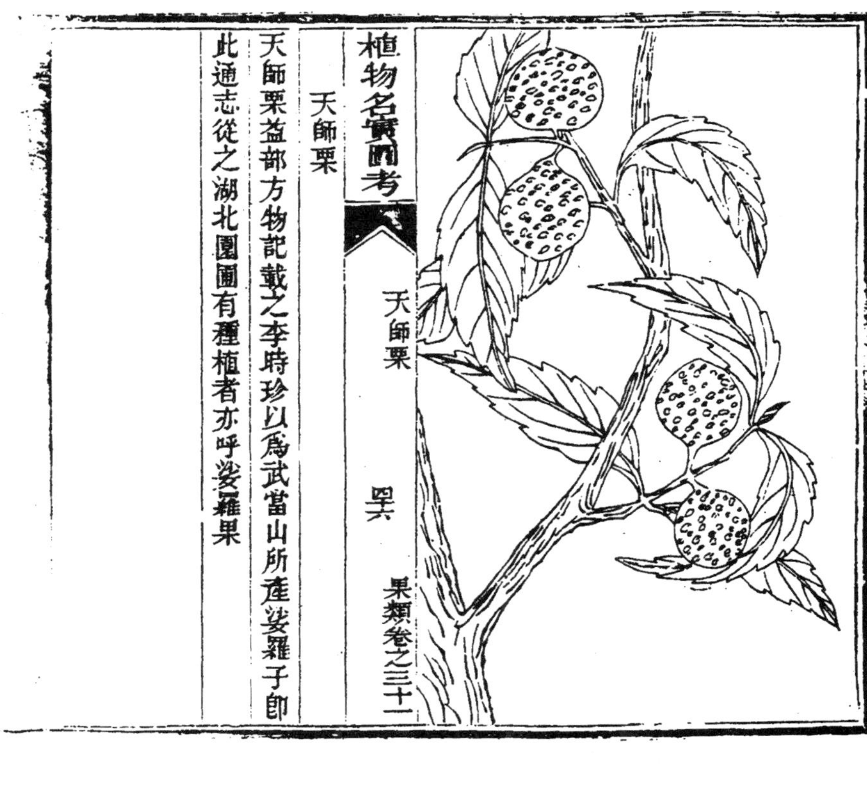

植物名實圖考　卷　天師栗　四六　果類卷之三十一

天師栗

天師栗益部方物記載之李時珍以爲武當山所產娑羅子即此通志從之湖北園圃有種植者亦呼娑羅果

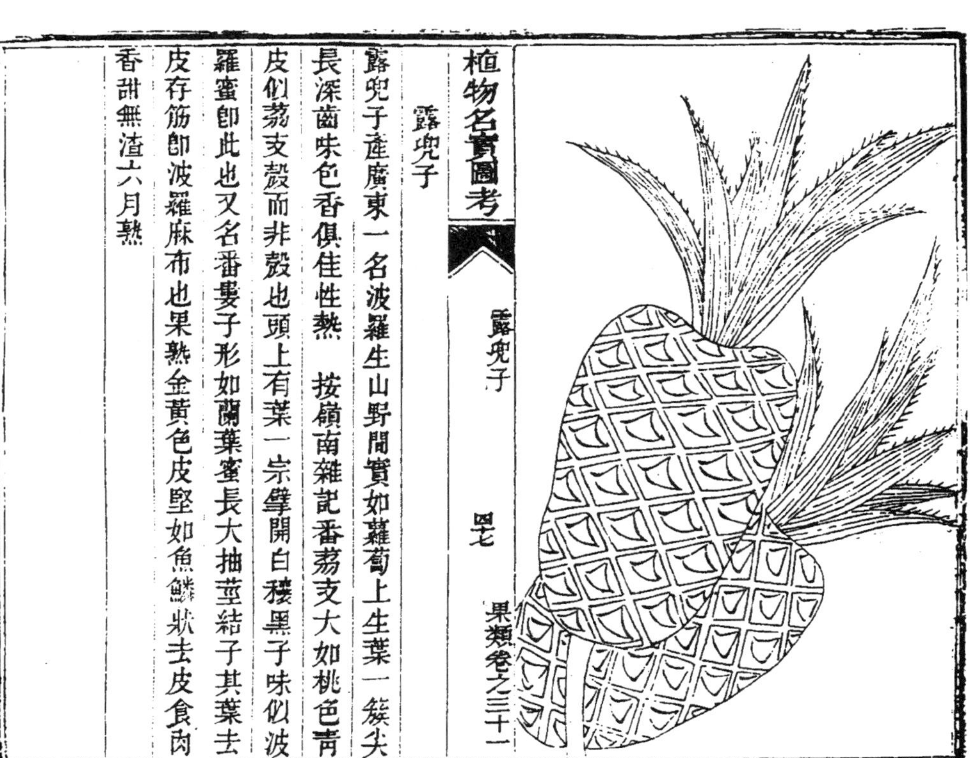

植物名實圖考　卷　露兜子　四七　果類卷之三十一

露兜子

露兜子產廣東一名波羅生山野間實如蘿蔔上生葉一簇尖長深齒味色香俱佳性熱　按嶺南雜記番荔支大如桃色青皮似荔支殼而非殼也頭上有葉一宗擘開白穰黑子味似波羅蜜即此也又名番婁子形如蘭葉蜜長大抽莖結子其葉去皮存筋即波羅麻布也果熟金黃色皮堅如魚鱗狀去皮食肉香甜無渣六月熟

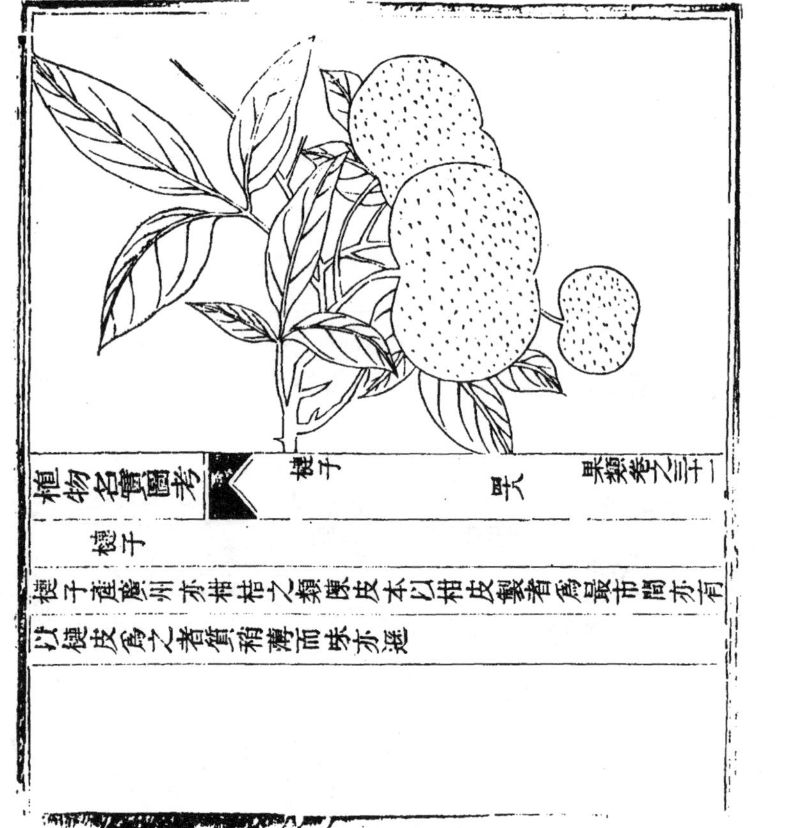

櫁子

櫁子產廣州亦柑桔之類陳皮本以柑皮製者爲最市間亦有以櫁皮爲之者質稍薄而味亦遜

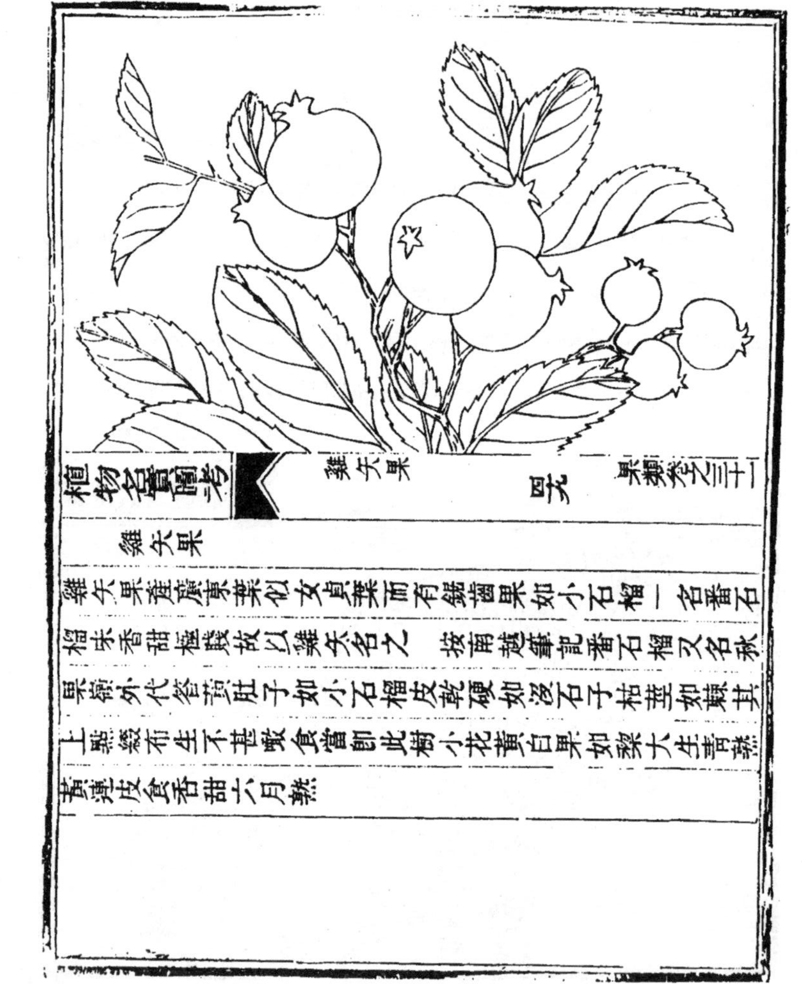

雞矢果

雞矢果產廣東葉似女貞葉而有鋸齒果如小石榴一名番石榴味香甜極賤故以雞矢名之　按南越筆記番石榴又名秋果嶺外代荅黄肚子如小石榴皮乾硬如沒石子枯莖如棘其上點綴布生不甚啖食當卽此樹小花黄白果如梨大生青熟黄連皮食香甜六月熟

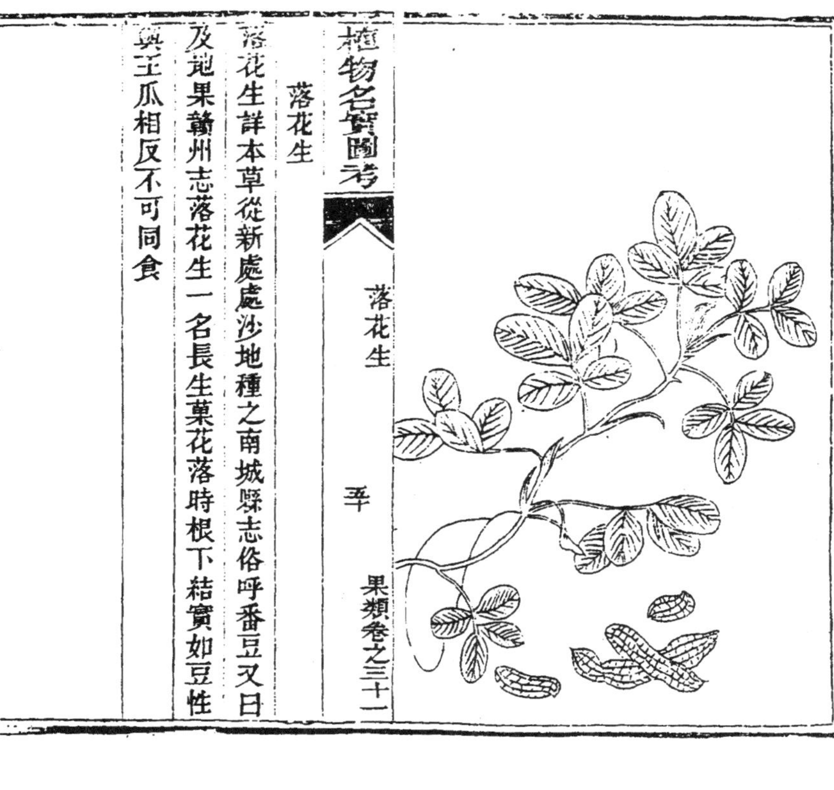

植物名實圖考 落花生 五十 果類卷之三十一

落花生

落花生詳本草從新處處沙地種之南城縣志俗呼番豆又曰及地果贛州志落花生一名長生菓花落時根下結實如豆性與王瓜相反不可同食

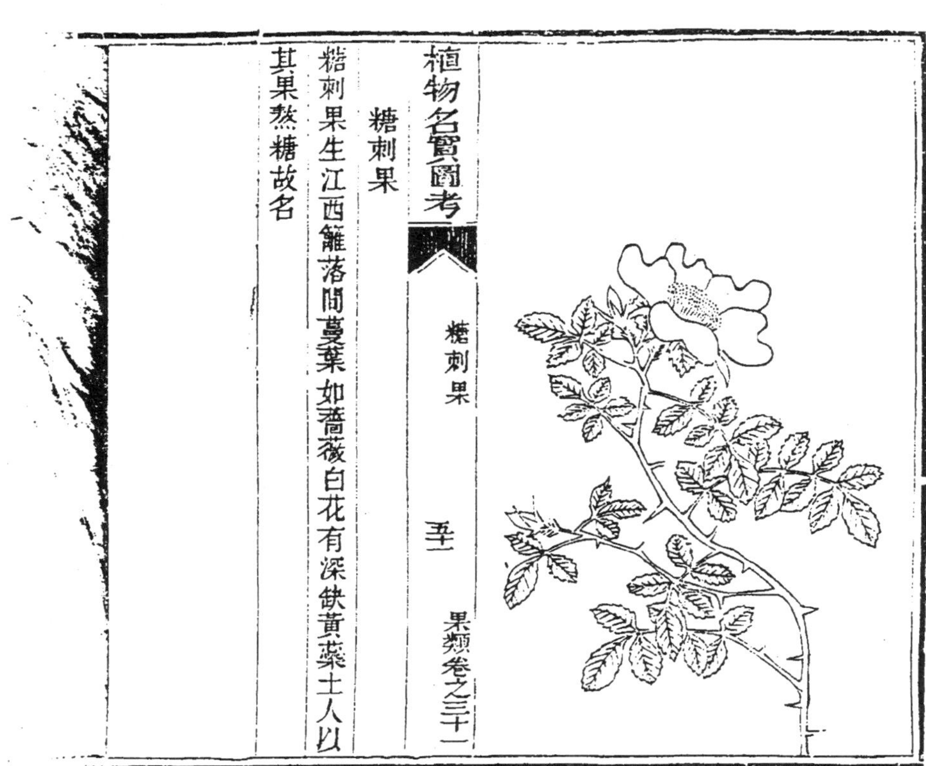

植物名實圖考 糖刺果 五十一 果類卷之三十一

糖刺果

糖刺果生江西籬落間蔓葉如薔薇白花有深鋏黄蘂土人以其果熬糖故名

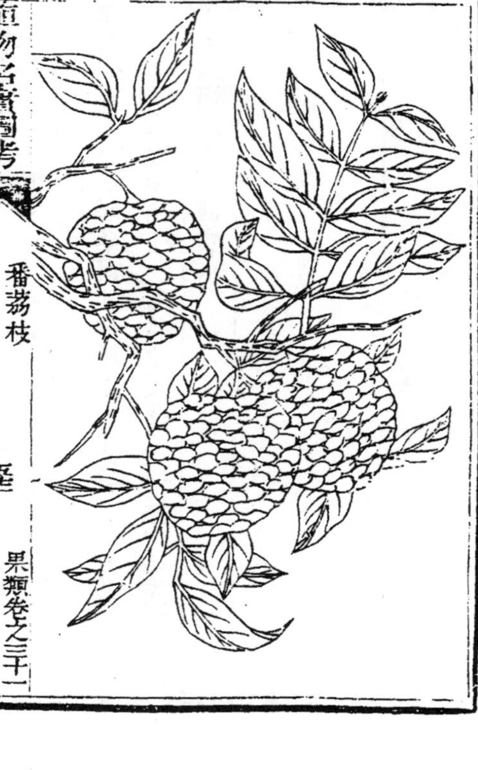

番荔枝

番荔枝產粵東樹高丈餘葉碧菓如梨式色綠外膚磊砢如佛髻一果內有數十包每包有一小子如黑豆大味甘美花微白按麻姑山亦有番荔枝據寺僧所述亦甚相類惟未見其結實而僧言實不可食故附繪備考

雩婁農曰余使粵時尚未聞有番荔支頃有粵人官湘中者爲余畫荔支圖而并及之夫似荔者有山韶子一曰毛荔支又有龍荔介乎二果之間其形與味皆有微類者若此果則但以磊砢目之耳麻姑山之樹未見其實而綠心突起已具全形及至滇乃知其爲雞嗉子滇志以入果品而人不甚食其膚亦肖荔也昔人作同名錄大抵皆慕古人之人而以其名爲名有名其名而類其人者有絕不類其人者志同名者蓋深求其同不同而恐人之誤於同也若斯果及雞嗉子之微相肖者雖欲附端明諸公之譜以幸存其名烏可得耶

植物名實圖考 番瓜 番 果類卷之三十一

番瓜

番瓜產粵東海南家園種植樹直高二三丈枝直上葉柄旁出花黃果生如木瓜大生青熟黃中空有子黑如椒粒經冬不凋無毒香甜可食按益部方物記脩幹澤葉結實如綴膚解核零可用治痺其形狀亦頗類但謂葉甚似桑而不云子可食姑附識備考又羅江縣志石瓜一名冬瓜樹可治心痛云

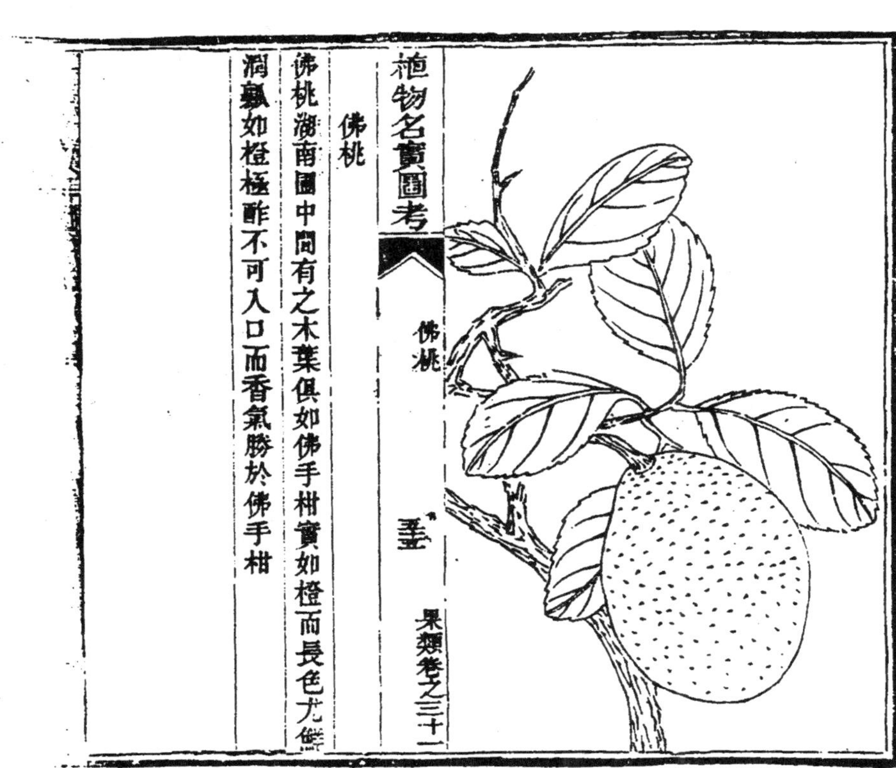

植物名實圖考 佛桃 垩 果類卷之三十一

佛桃

佛桃湖南園中間有之木葉俱如佛手柑實如橙而長色尤鮮潤瓤如橙極酢不可入口而香氣勝於佛手柑

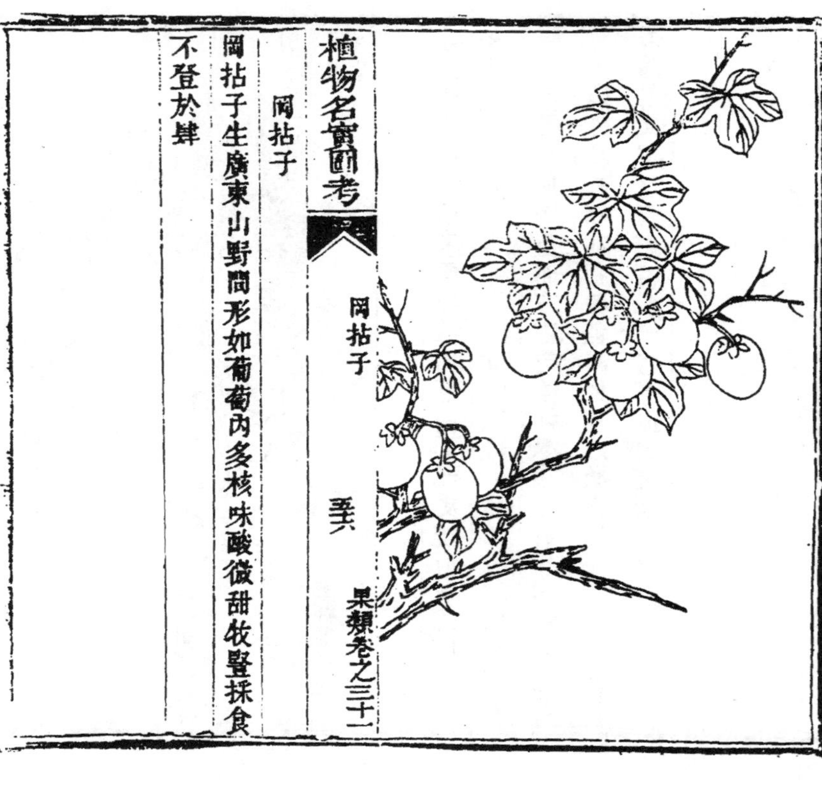

岡拈子

岡拈子生廣東山野間形如葡萄內多核味酸微甜攸暨採食不登於肆

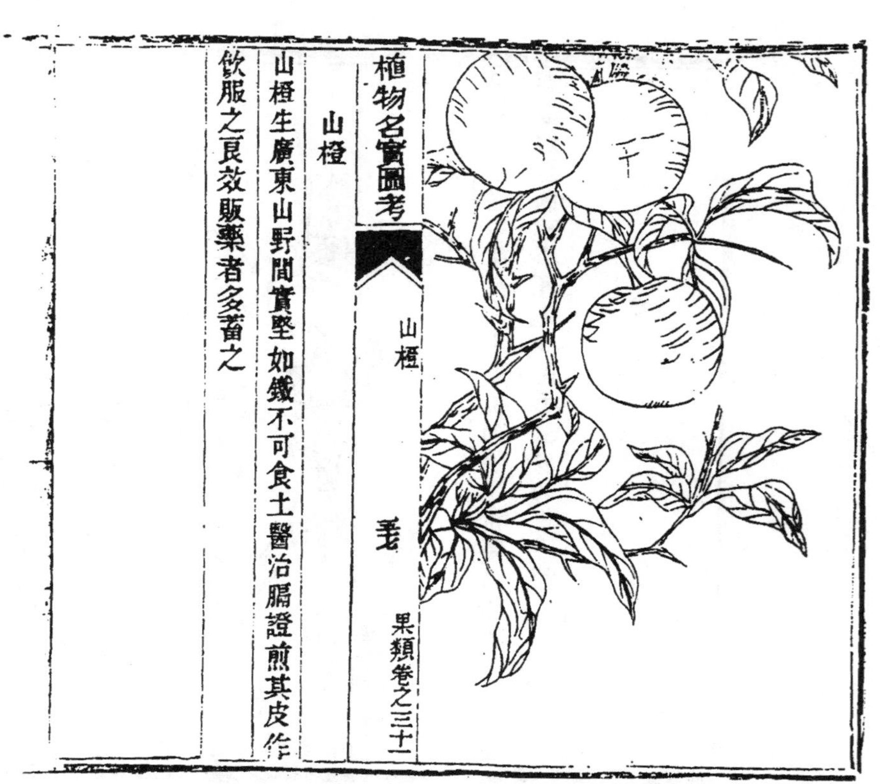

山橙

山橙生廣東山野間實堅如鐵不可食土醫治膈證煎其皮作飲服之頁效販藥者多蓄之

黎檬子

黎檬子詳嶺外代答一名宜母子味酸婦子懷姙食之良故名又名宜濛子廣州下茅香檬蓋元時栽種者尤香馥云

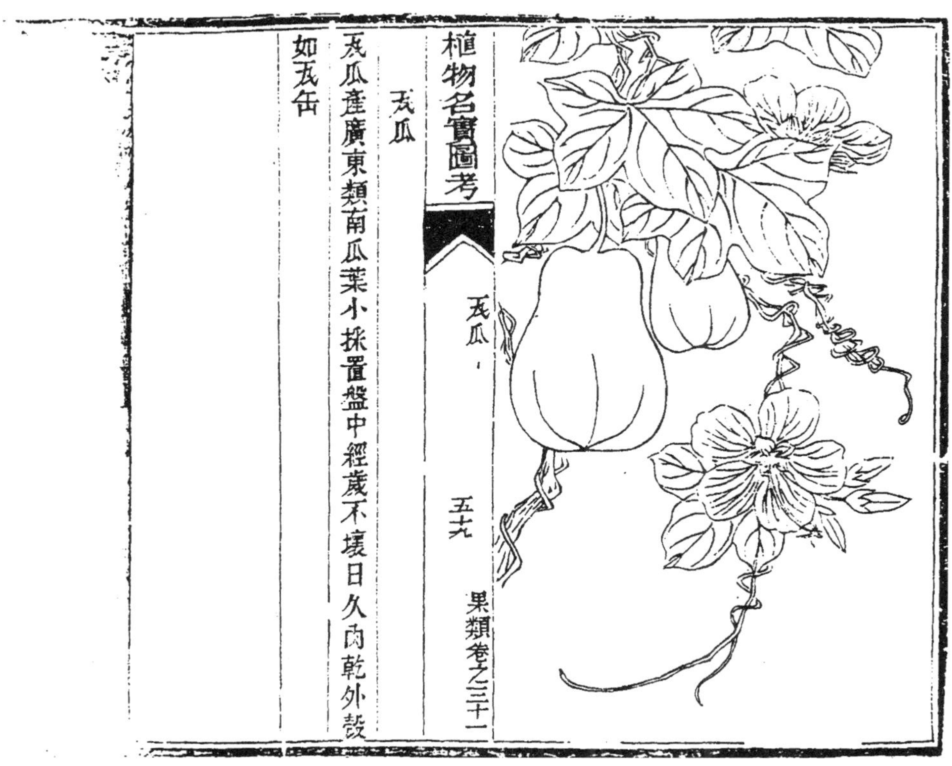

瓦瓜

瓦瓜產廣東類南瓜葉小採置盤中經歲不壞日久肉乾外殼如瓦缶

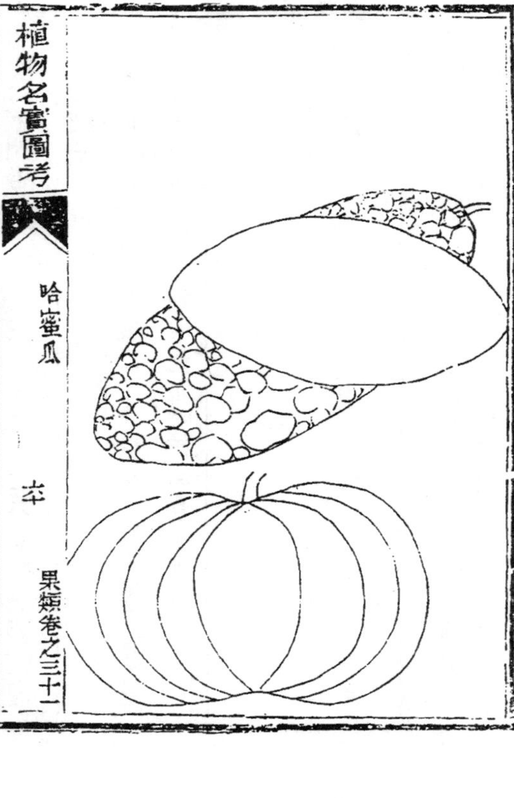

哈蜜瓜

哈蜜瓜西域聞見錄有十數種綠皮綠瓤而清脆如梨甘芳似醴者爲最上圓扁如阿渾帽形白瓤者次之綠者爲上皮淡白多綠斑點瓤紅黃色者爲下然可致遠久藏回子謂之冬瓜可收至次年二月餘皆旋摘旋食不能久留云余僕直 禁近歲蒙 賞果出莅滇南仍邀驛 賜蓋瓜之貢者瓤皆紅黃色取其致遠不貴以美尙邊圉賞賚則有瓜乾卽明王世懋所謂乾以爲條味極甘而誤以爲甜瓜者也陝甘人云種之中土皆紅瓤小犀一年卽變非我 國家恩威西被此瓜亦烏能與天馬葡萄同來 闕下便番錫賚所以示 文德武功加於無外也洪忠宣萬里羈留卒能攜種南還臣子幸際大一統之盛得嘗前賢所未嘗若以黃瓤少師適從何來何以讀忠宣書

野木瓜

救荒本草野木瓜一名八月楂又名杵瓜出新鄭縣山野中蔓延而生妥附草木上葉似黑豆葉微小光澤四五葉攢生一處結瓜如肥皂大味甜採嫩瓜換水煮食樹熟者亦可摘食

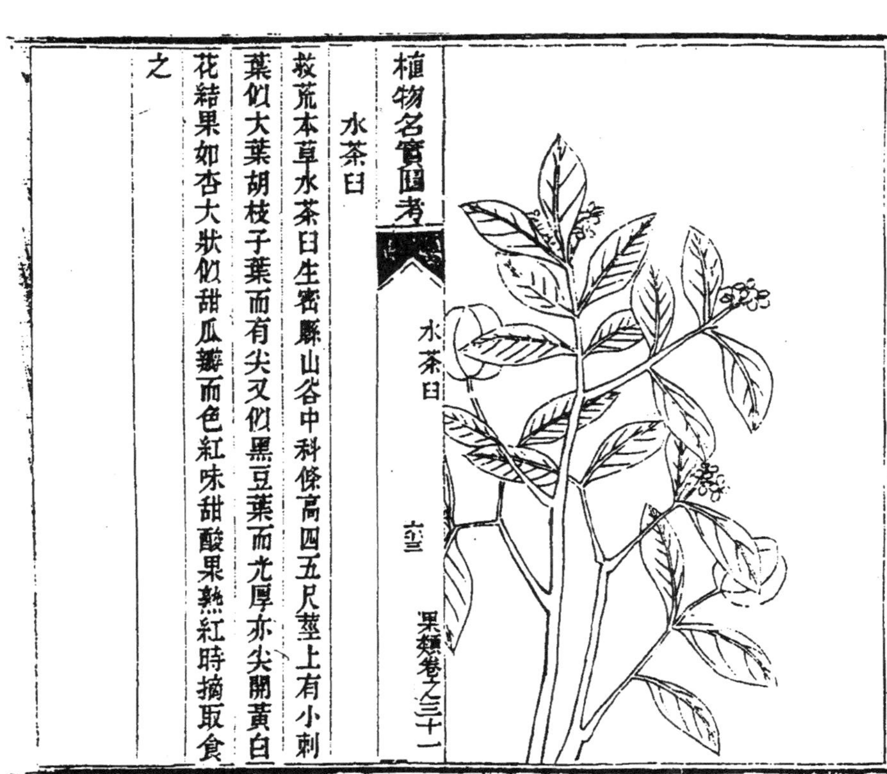

水茶臼

救荒本草水茶臼生密縣山谷中科條高四五尺莖上有小刺葉似大葉胡枝子葉而有尖又似黑豆葉而光厚亦尖開黃白花結果如杏大狀似甜瓜瓣而色紅味甜酸果熟紅時摘取食之

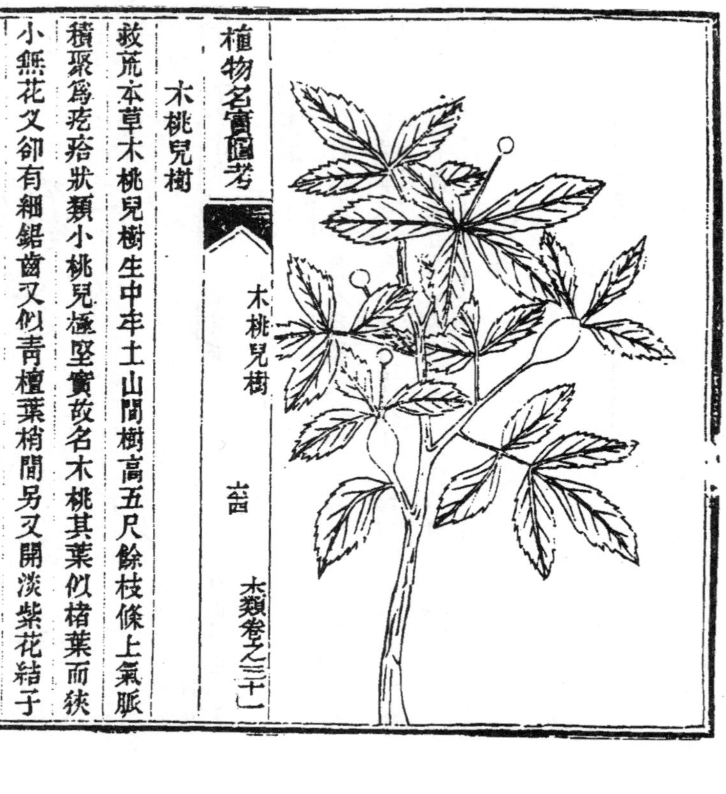

木桃兒樹

救荒本草：木桃兒樹生中牟土山間。樹高五尺餘，枝條上氣脈積聚爲疙瘩狀，類小桃兒，極堅實，故名木桃。其葉似楮葉而狹小，無花叉，卻有細鋸齒，又似青檀葉。梢間另叉開淡紫花，結子似梧桐子而大，熟則淡銀褐色，味甜可食。採取其子熟者食之。

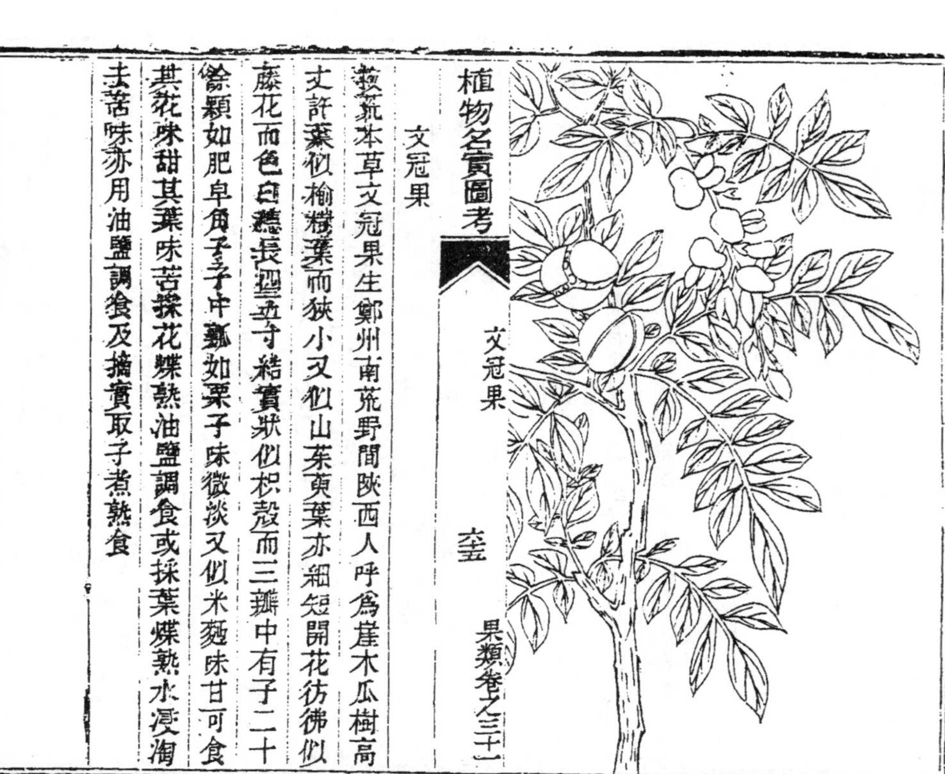

文冠果

救荒本草：文冠果生鄭州南荒野間，陝西人呼爲崖木瓜。樹高丈許，葉似榆樹葉而狹小，又似山茱萸葉，亦細短。開花彷彿似藤花而色白，穗長四五寸。結實狀似枳殼而三瓣，中有子二十餘顆，如肥皂角子。子中瓤如栗子，味微淡，又似米麪，味甘可食。其花味甜，其葉味苦。採花煠熟，油鹽調食。或採葉煠熟，水浸淘去苦味，亦用油鹽調食。及摘實取子，煮熟食。

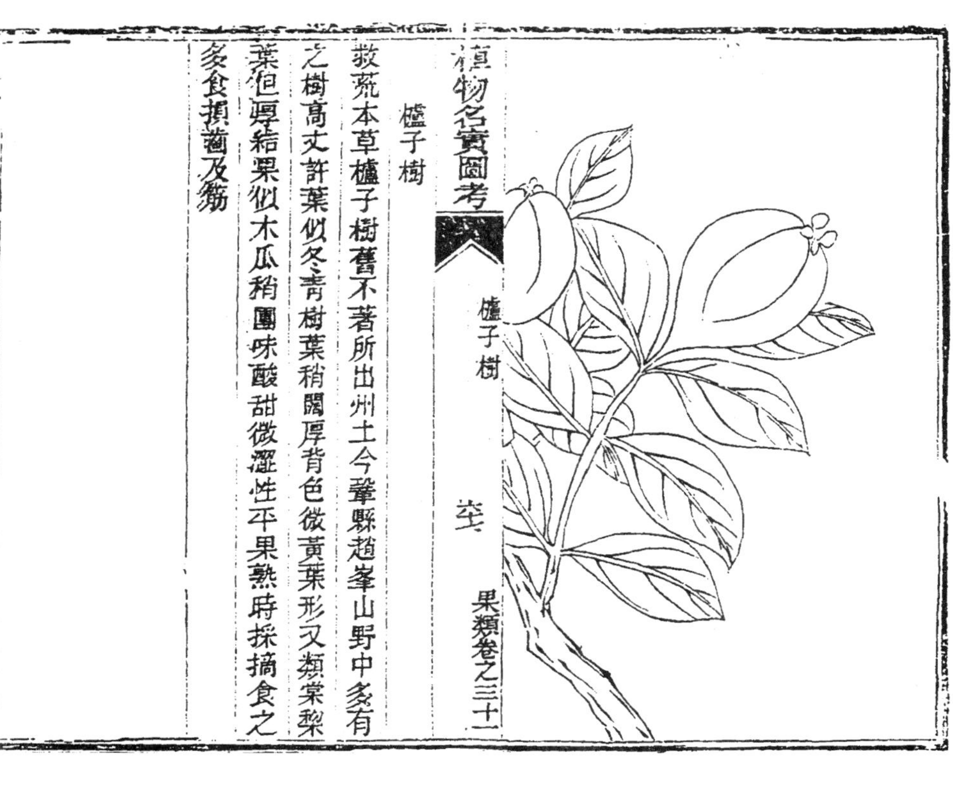

植物名實圖考　卷三十一　櫨子樹　卒　果類卷之三十一

櫨子樹

救荒本草櫨子樹舊不著所出州土今輦縣趙峯山野中多有之樹高丈許葉似冬青樹葉稍闊厚背色微黃葉形又類棠梨葉但厚結果似木瓜稍團味酸甜微澀性平果熟時採摘食之多食損齒及筋

植物名實圖考卷之三十二

固始吳其濬著

蒙自陸應穀校刊

果類

植物名實圖考　卷三十二　目錄　一　果類卷之三十二

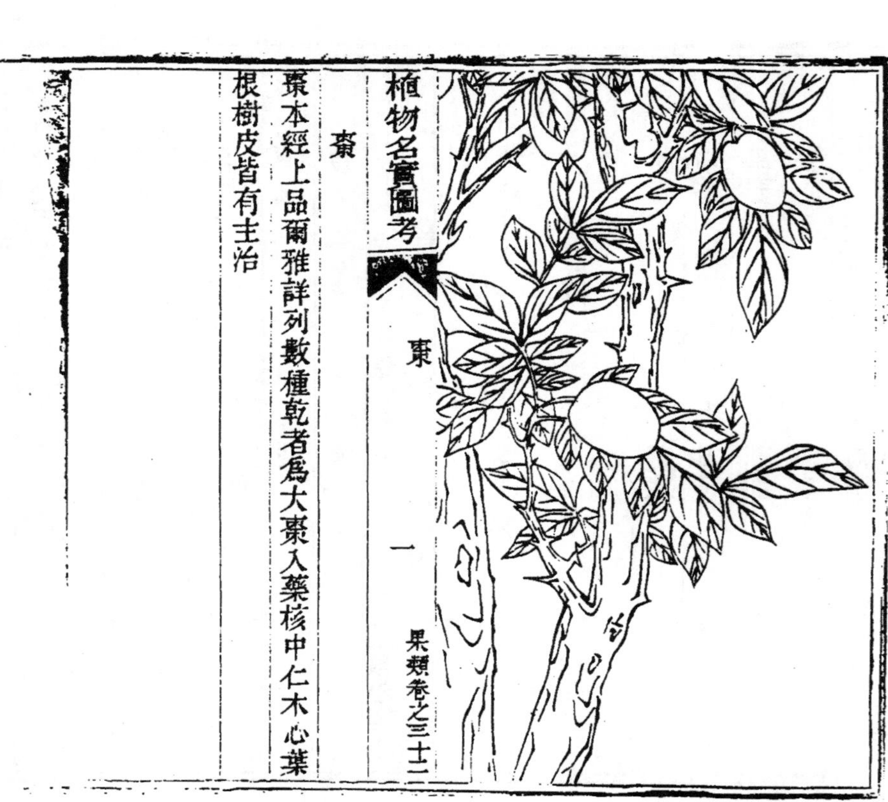

棗

棗本經上品爾雅詳列數種乾者爲大棗入藥核中仁木心葉根樹皮皆有主治

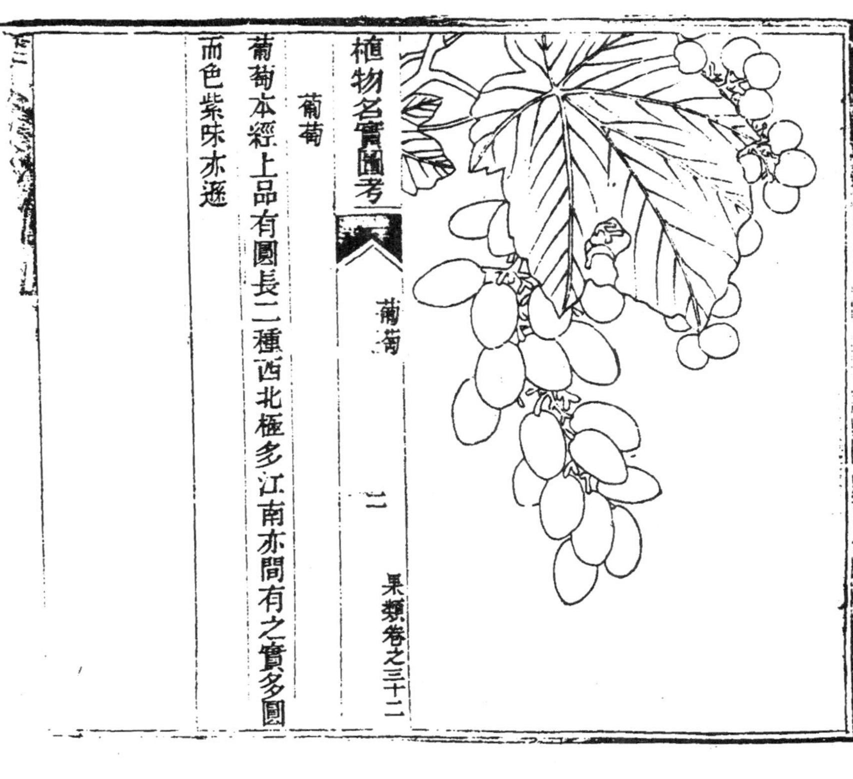

植物名實圖考 葡萄 二 果類卷之三十二

葡萄

葡萄本經上品有圖長二種西北極多江南亦間有之實多圓而色紫味亦遜

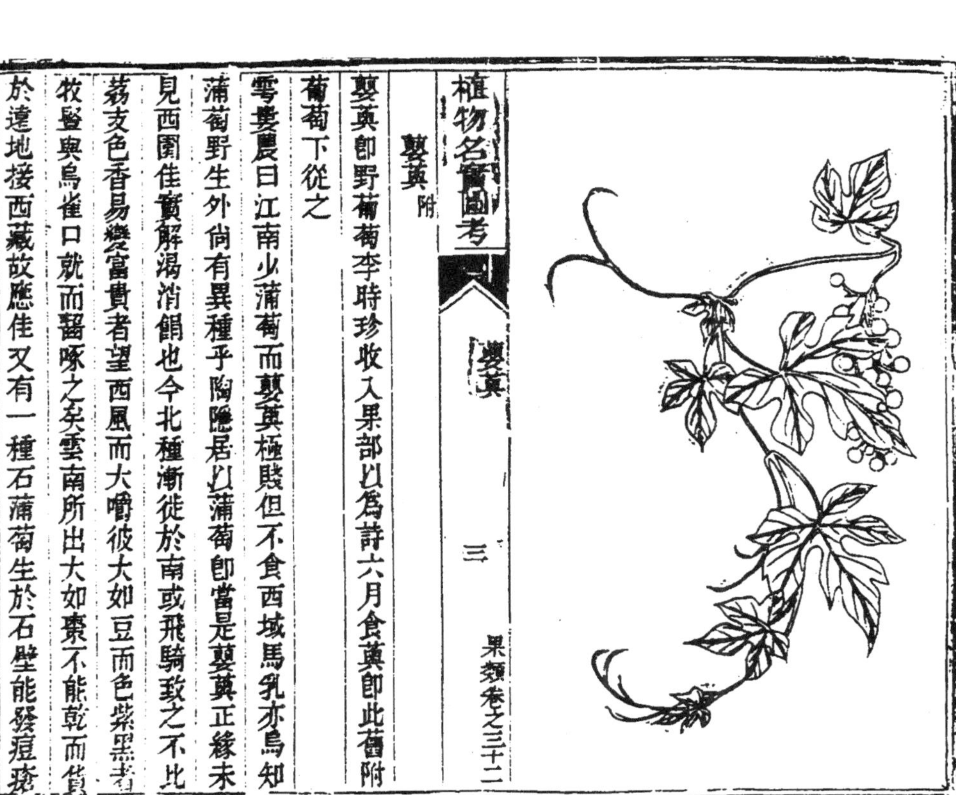

植物名實圖考 蘡薁 三 果類卷之三十二

蘡薁附

蘡薁卽野葡萄李時珍收入果部以爲詩六月食薁卽此舊附葡萄下從之

雩婁農曰江南少蒲萄而蘡薁極賤但不食西域馬乳亦烏知蒲萄野生外尚有異種乎陶隱居以蒲萄卽當是蘡薁正緣未見西園佳實解渴消酲也今北種漸徙於南或飛騎致之不比荔支色香易變富貴者望西風而大嚼彼大如豆而色紫黑者牧豎與烏雀口就而齧啄之矣雲南所出大如棗不能乾而貨於遠地接西藏故應佳又有一種石蒲萄生於石壁能發痘瘡

疑卽野蒲萄而回回所謂瑣瑣者歟

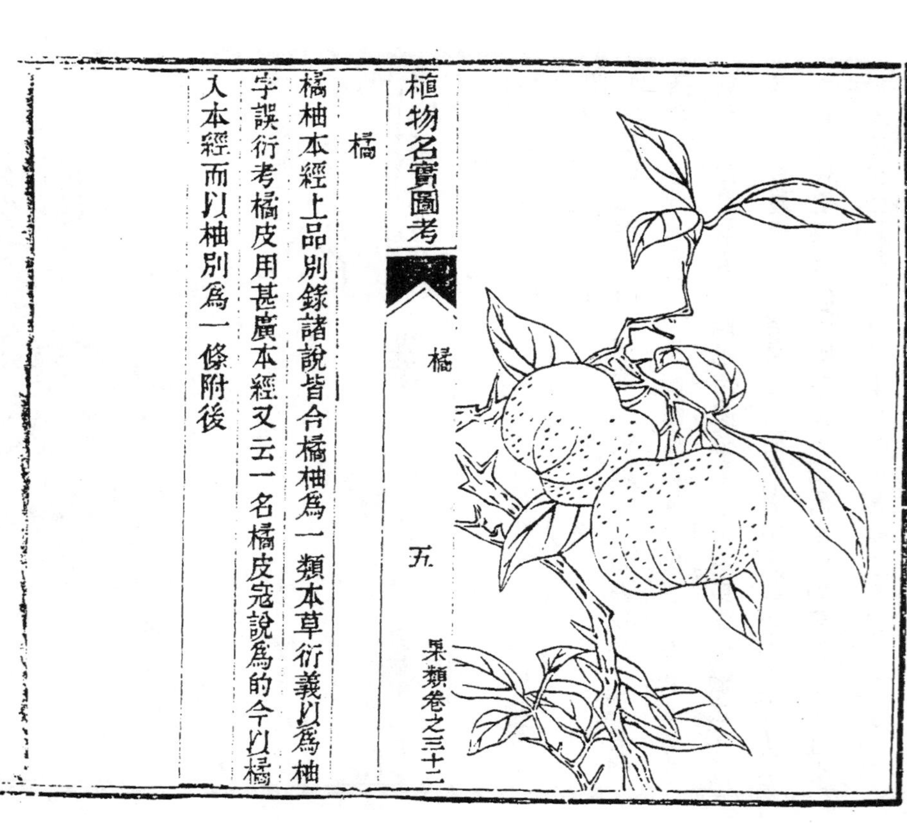

橘

橘柚本經上品別錄諸說皆合橘柚爲一類本草衍義以爲柚字誤衍考橘皮用甚廣本經又云一名橘皮宼說爲的今以橘入本經而以柚別爲一條附後

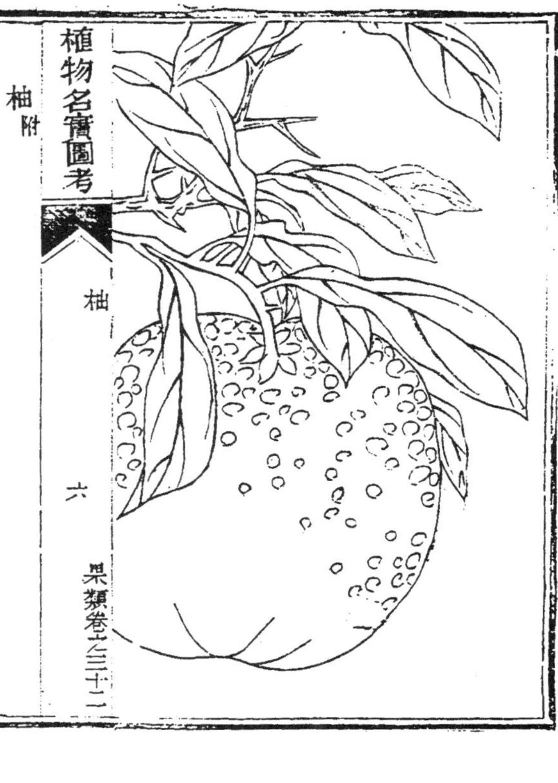

柚附

柚爾雅櫾條曰華子始著其功用主治消食解酒毒治飲酒人口氣去腸胃中惡氣療姙婦不思食口淡南方極多以紅囊者爲佳李時珍以朱欒蜜筩併爲一種殊未的又爾雅櫾椵注柚屬大如盂正義謂范成大所謂廣南臭柚大如瓜其皮甚厚者按此即閩中所謂泡子味極酢亦有可食者多以爲盤供與紅囊柚一類二種

橘紅

橘紅產廣東化州大如柚肉甜刮製其皮爲橘紅以城內產者爲佳然眞者極難得俗謂化州出滑石樹生石間故化痰有殊功贋者皆以柚皮就化州作之昔人謂陳皮必須橘皮橙尚可用柚則性味皆異而化州所產則形狀殊非橘也

附孳經堂化州橘記按志橘紅出化州者佳化州四郷多橘以城內者爲佳城內多橘矣以及聞州衙譙鼓者爲致佳及聞鼓之橘多矣以衙內蘇澤堂前者爲致佳蘇澤堂堂祇兩樹矣尤推賴氏園中老樹一株爲致佳老樹久枯其根下生

新樹今數十年高丈許故復稱老樹賴氏守此世爲業買者就樹摘之以示其眞花多實少之年一枚享千錢雖官不能攫之園中近老樹者數十株亦佳然惟老樹皮紅有白毛戟手香烈而味辛識者入手能辨之夫蘇澤堂橘官物也徵之者多則州牧不暇給長官若買之則官不受價否則攫而已予于庚辰十一月過州知賴園之橘可買也命僕人入園訪老樹賴叟曰老橘賣已盡惟零丁數枚矣即以數千錢摘之賴叟其古橘中人歟或云化城多礞石蘇澤堂當石上而賴園老樹根下礞石之力或更巨物性所稟或亦然歟

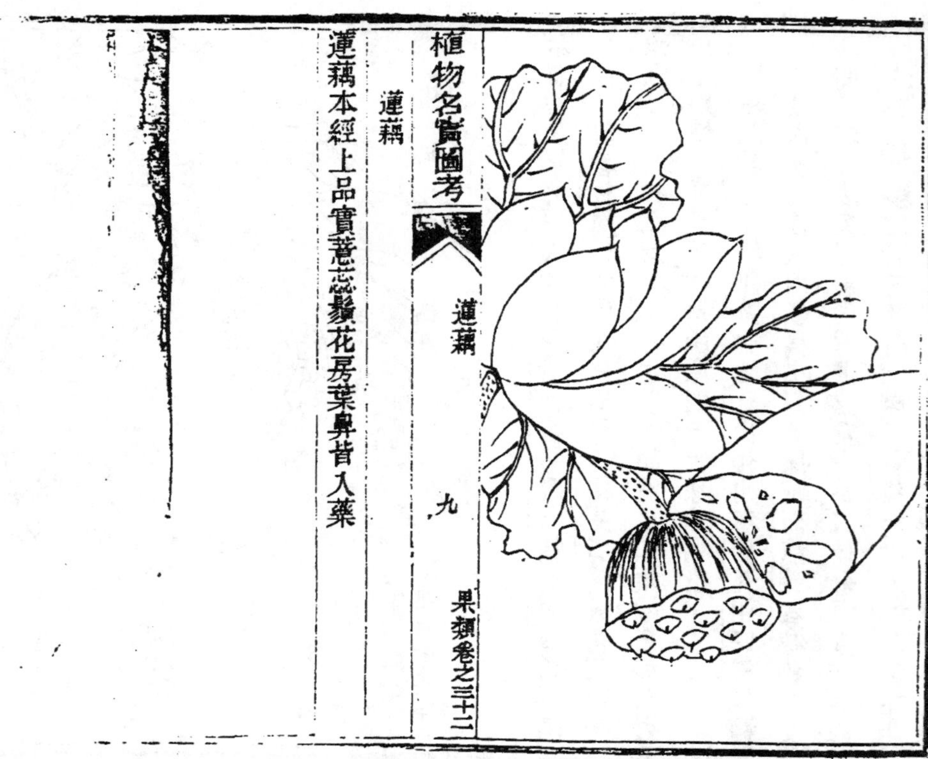

蓮藕

蓮藕本經上品實薏蕊鬚花房葉鼻皆入藥

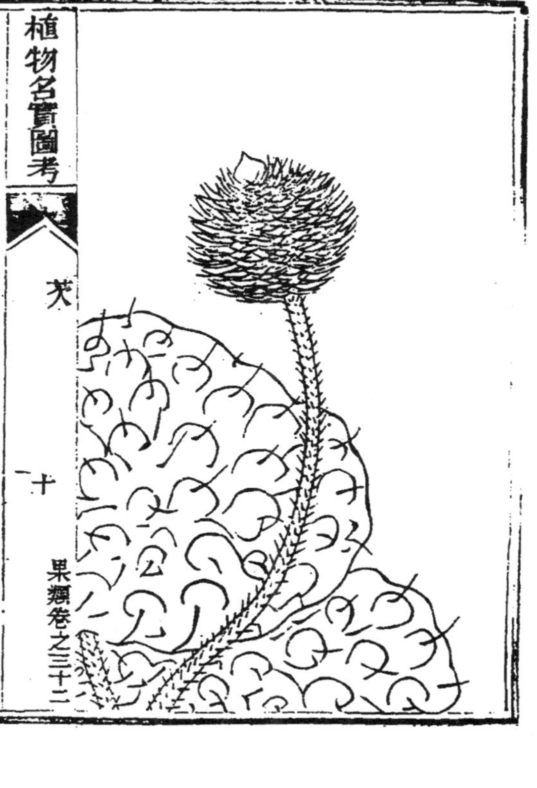

芡

芡本經上品即雞頭子嫩莖可爲蔬菝也蔿也雞壅也鴈頭也烏頭也雁喙也一物而數名也莖之嫩者曰蔿蔌葉蹙皺如沸而大曰芡盤椀苞吐葩有喙曰芡觜唐人詩紫羅小囊光緊蹙一掬珍珠藏蝟腹言其實也粥之粉之咀嚼之根味如芋煮食之竟體芬芳無剩物矣歐陽文忠公詩爭先園客采新苞剖蚌得珠從海底都城百物貴新鮮厥價難酬與珠比又云御思年少在江湖野艇高歌菱荇裏香新味全手自摘玉潔沙磨軟還美身近魏闕心遊江湖長安居不易古與今如一邱之貉其詩末云何時遂買潁東田今新鄭有文忠墓道然則文忠並未復泛章江志云衣冠葬者未可信也兒童不識字耕稼鄭公莊數百年來頗能副文忠之屬山谷云建州絕無芡頗思之滇南百果盈衢闤亦少此徐勉戒子書中年聊於東田開營小園瀆中並饒荷蓤湖裏殊富芰蓮雖云人外城闕密邇如此佳致消受良難

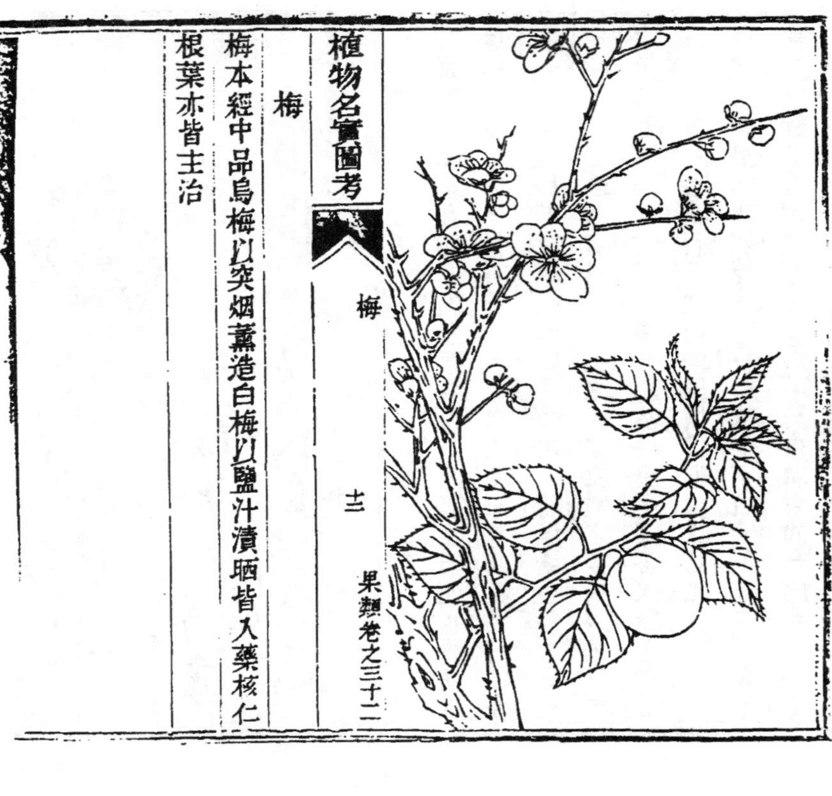

梅

梅本經中品烏梅以突烟薰造白梅以鹽汁漬晒皆入藥核仁根葉亦皆主治

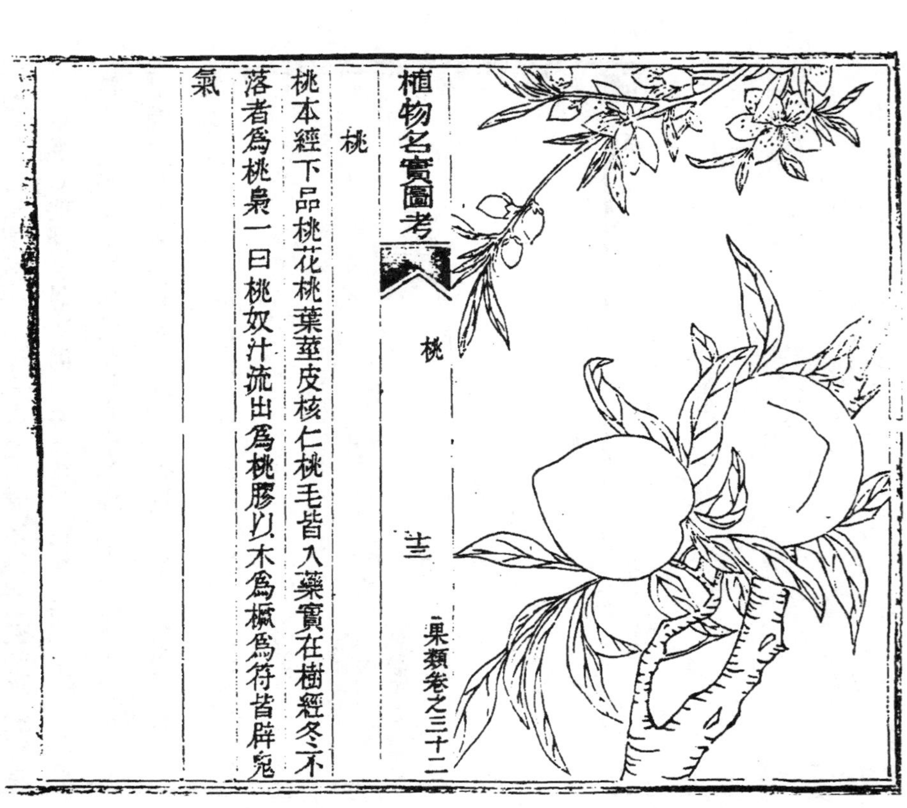

桃

桃本經下品桃花桃葉莖皮核仁桃毛皆入藥實在樹經冬不落者爲桃梟一曰桃奴汁流出爲桃膠以木爲橛爲符皆辟鬼氣

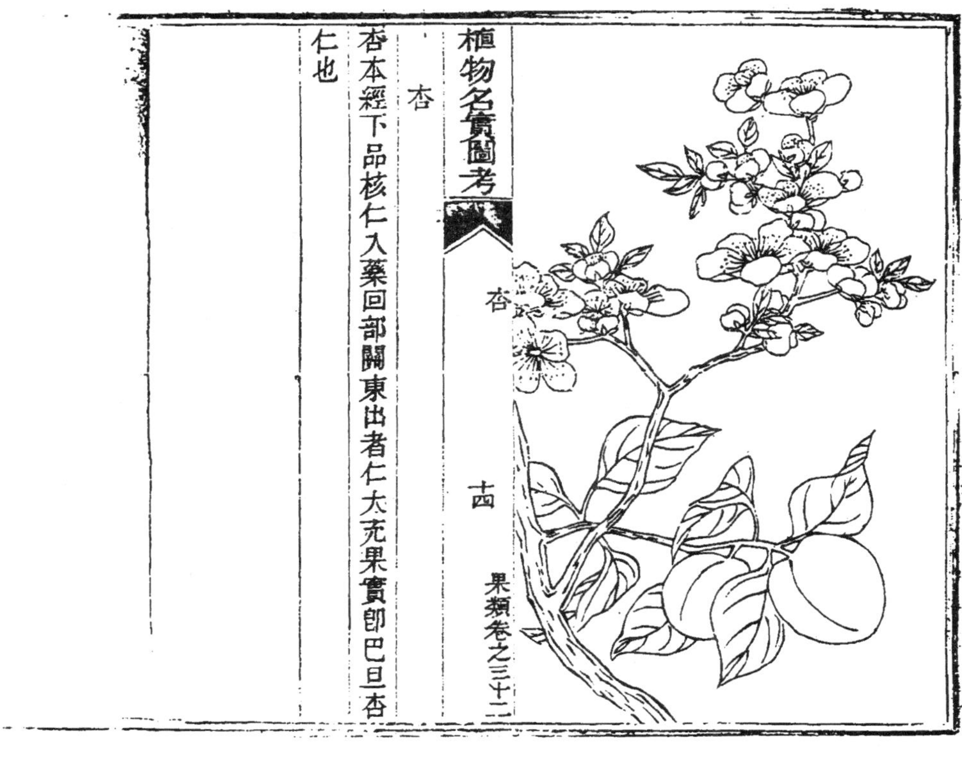

杏

杏本經下品核仁入藥回部闢東出者仁大充果實卽巴旦杏仁也

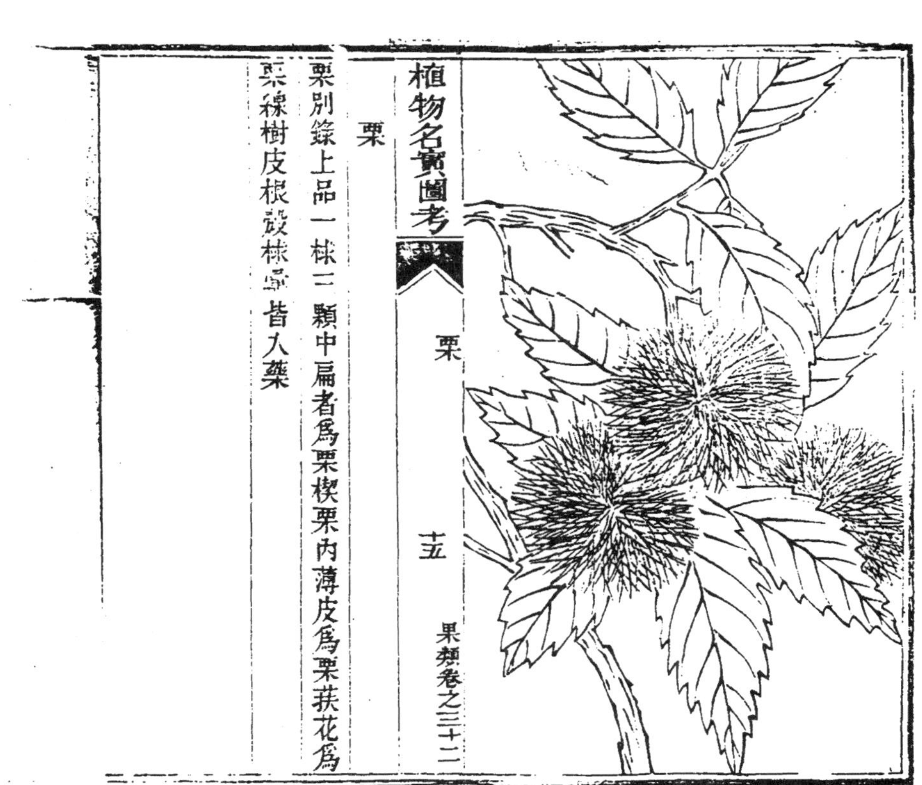

栗

栗別錄上品一梂三顆中扁者爲栗楔栗內薄皮爲栗荴花爲栗䒗樹皮根殼梂殼皆入藥

茅栗

茅栗野生山中爾雅栵栭注樹似槲樕而卑小子如細栗可食今江東亦呼爲栭栗詩其灌其栵陸璣疏木理堅韌而赤可爲車轅卽此

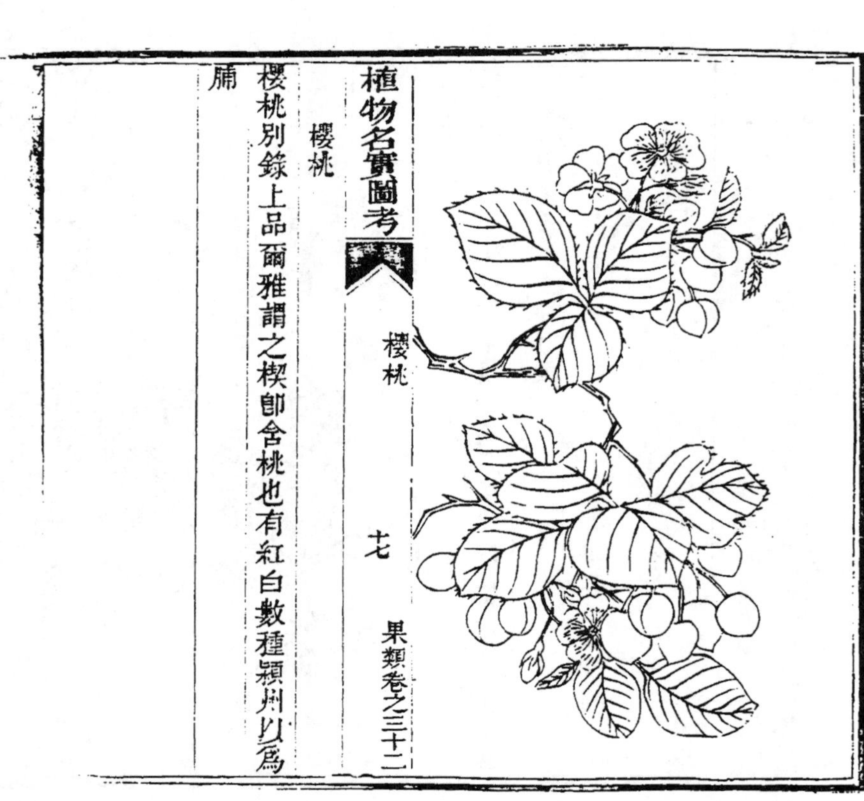

櫻桃

櫻桃別錄上品爾雅謂之楔卽含桃也有紅白數種潁州以爲脯

山櫻桃

山櫻桃別錄上品野生子小不堪食

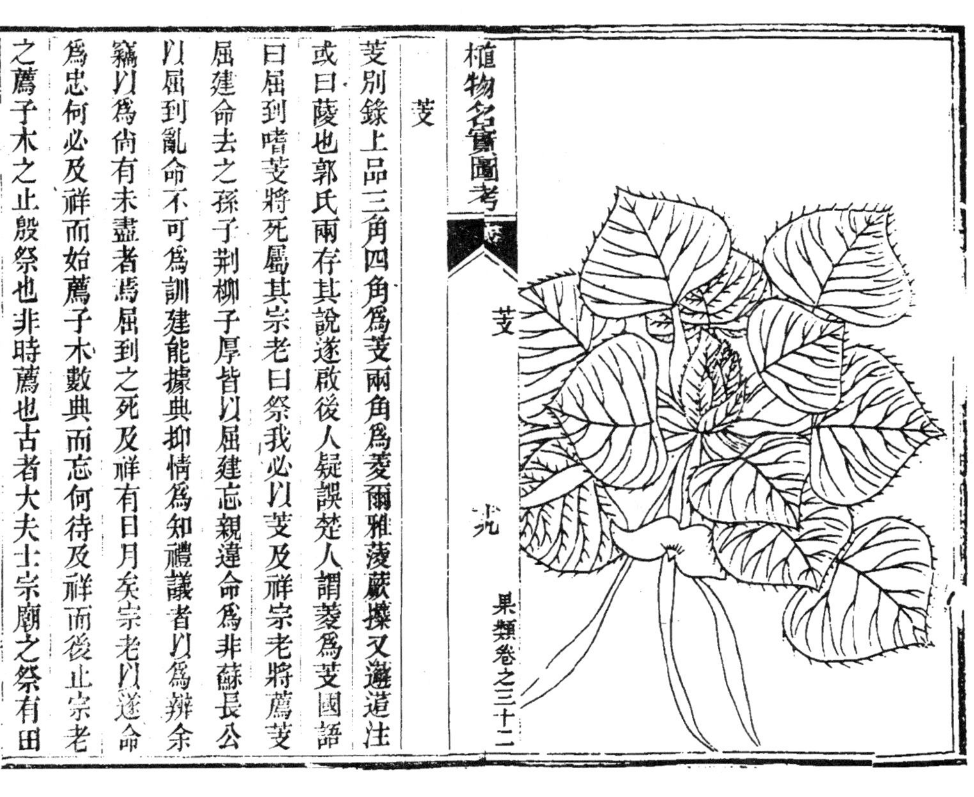

芰

芰別錄上品三角四角爲芰兩角爲菱爾雅蔆蕨攈又邂逅注或曰蔆也郭氏兩存其說遂啟後人疑誤楚人謂菱爲芰國語曰屈到嗜芰將死屬其宗老曰祭我必以芰及祥宗老將薦芰屈建命去之孫子荊柳子厚皆以屈建忘親違命爲非蘇長公以屈到亂命不可爲訓建能據典抑情爲知禮議者以爲辨余竊以爲尚有未盡者焉屈到之死及祥有日月矣宗老以遂命爲忠何必及祥而始薦子木數典而忘何待及祥而後止宗老之薦子木之止殷祭也非時薦也古者大夫士宗廟之祭有田

則祭無田則薦釋者云祭有常禮有常時薦非正祭但遇時物卽薦夫國之大事在祀與戎大夫三廟祭有常經其敢干大典以取戾考士祭三鼎大夫祭五鼎上大夫八豆下大夫六豆少牢饋食籩豆鼎俎有其數矣有其實矣多一芰則非其數易一芰則非其實非數非實謂之亂常孔子薄正祭器不以四方之食供簿正不可多也不可易也禮在則然至於春韭夏麥秋黍冬稻四時薦新庶人之禮可通大夫然薦其時食禮文不具非闕文也蓋無常品也後世祭法不古若然大夫之祭則以羔豚雖有僭竊無敢以太牢祭者而歲時伏臘各循其俗之所尙盧

氏之法則有環餠牢丸會氏之法則有節糞則粥言禮者未或非之子木守祀典以奉殷祭而思所嗜以薦時食其誰曰不宜若常祭而責以薦其所嗜然則其父有嗜牛炙者其子將遂用牛享乎時薦而必準以韭麥黍稻則貉之國五穀不生唯黍生之將一薦黍而已乎江以南不藝黍將無所薦而遂已乎禮又曰所以交於神明者非食味之道也魂氣歸天形魄歸地尙聲尙臭求諸陰陽豈以一物之薦而神來格一物不薦而神其吐之乎且謂人子之於親可同於鬼魁之求食乎竈神之索黃羊蠶神之求膏粥故鬼之乞醆餿神豈能食或憑焉祓禳之區而到相之生之日無偉烈可銘死之日乃以口腹之細而縱欲以敗禮廢使子木徇其屬而不違則是死其父以爲鬼物而不以毀譽爲心抑亦忍矣楚茨之詩曰神嗜飲食乃一曰黍稷再曰牛羊三曰燔炙梁武帝祀宗廟用菜果去犧牲識者以爲是不血食故禮莫重於祭祭莫大於用牲蘋蘩薀藻季女尸之禮之微者爾雅翼以爲菱芡加籩之實非屈到所得薦其持論亦過拘夫事死如事生天子饗大牢故諸侯大夫而祭以牛則僭天子籩有菱芡將遂禁人之食菱芡乎是不然矣羅氏又曰吳越俗采菱時士女皆集故有采菱曲爲游蕩之極夫采菱豔曲自

爲樂府遺音後人倚之同於鄭衛耳余嘗過邗溝達苕霅陂塘水滿菱科漾溢寶鏡花搖橐鞱紅絢牽荇帶而過舟裹荷葉而作飯烏覩所謂白足女郎踏槳倚柁曼聲煙波間乎

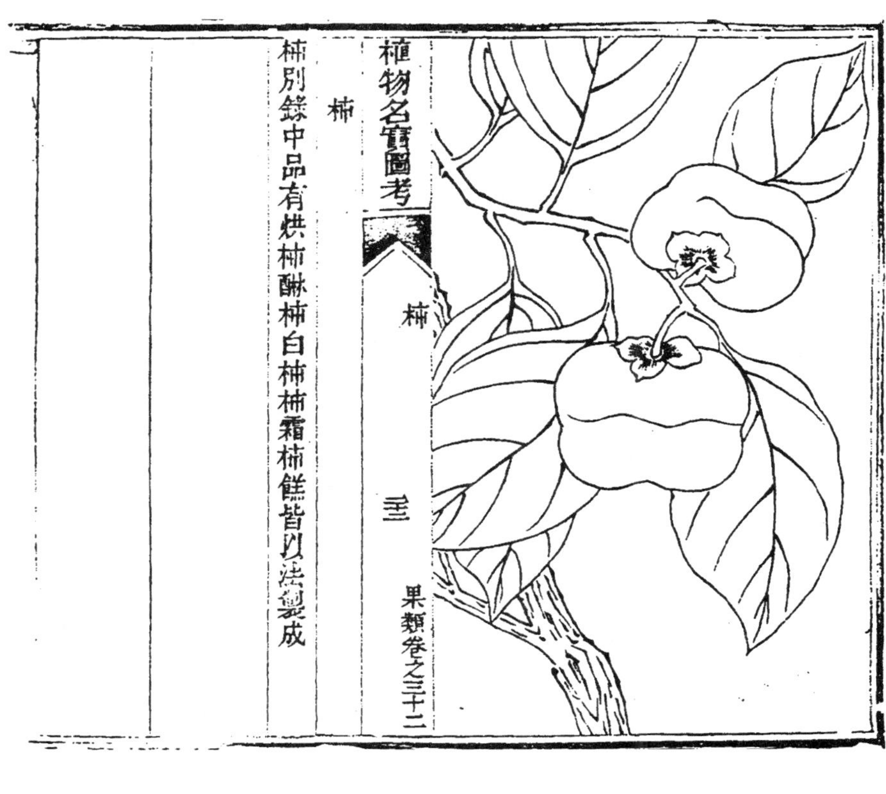

柿

柿別錄中品有烘柿醂柿白柿柿霜柿餻皆以法製成

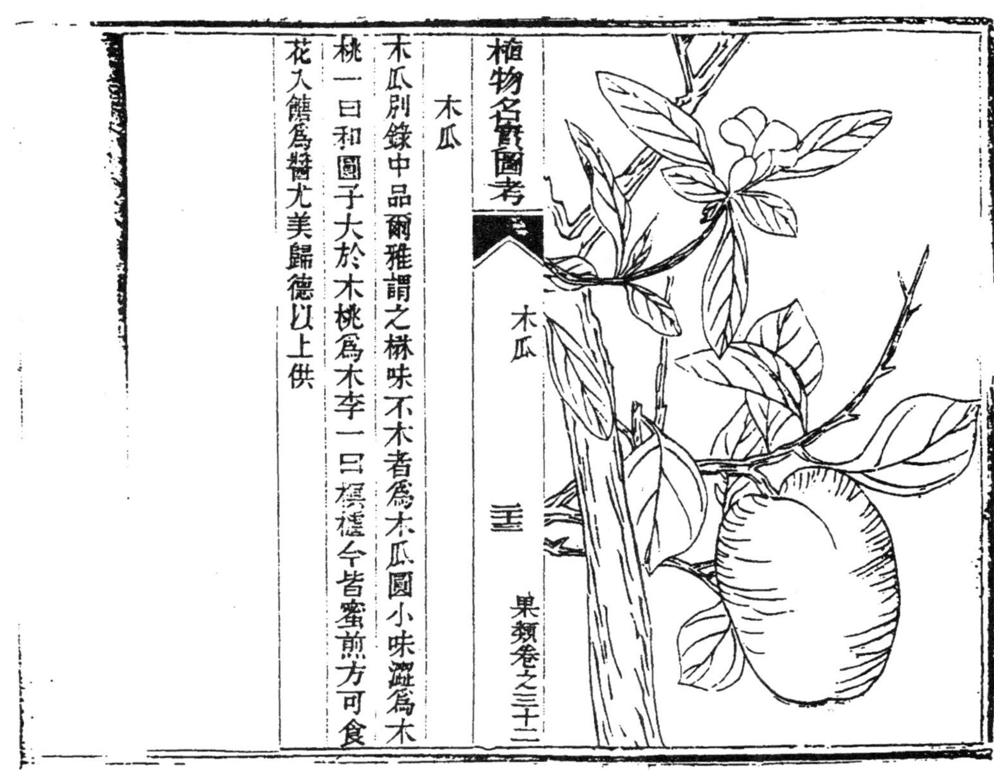

木瓜

木瓜別錄中品爾雅謂之楙味不木者爲木瓜圓小味澀爲木桃一曰和圓子大於木桃爲木李一曰榠樝今皆蜜煎方可食花入餹爲醬尤美歸德以上供

枇杷

枇杷別錄中品葉爲嗽藥浙江產者實大核少

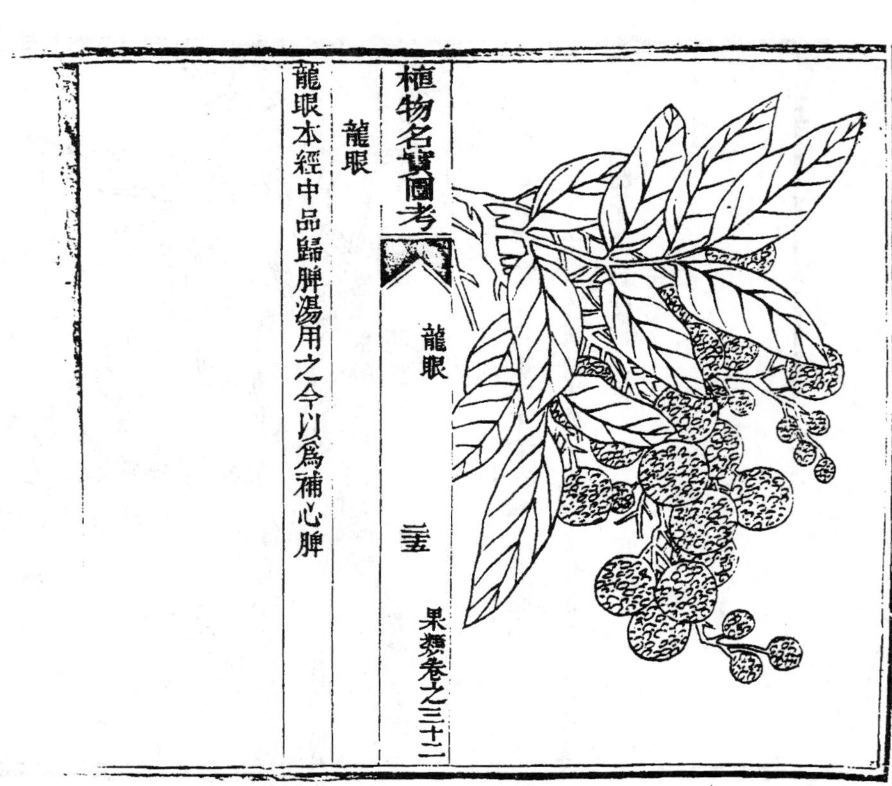

龍眼

龍眼本經中品歸脾湯用之今以爲補心脾

檳椰

檳椰別録中品大腹子開寶本草始著録皆一類而大腹皮入藥叉山檳榔一名蒳子瓊州有之葉可績爲布亦可爲席

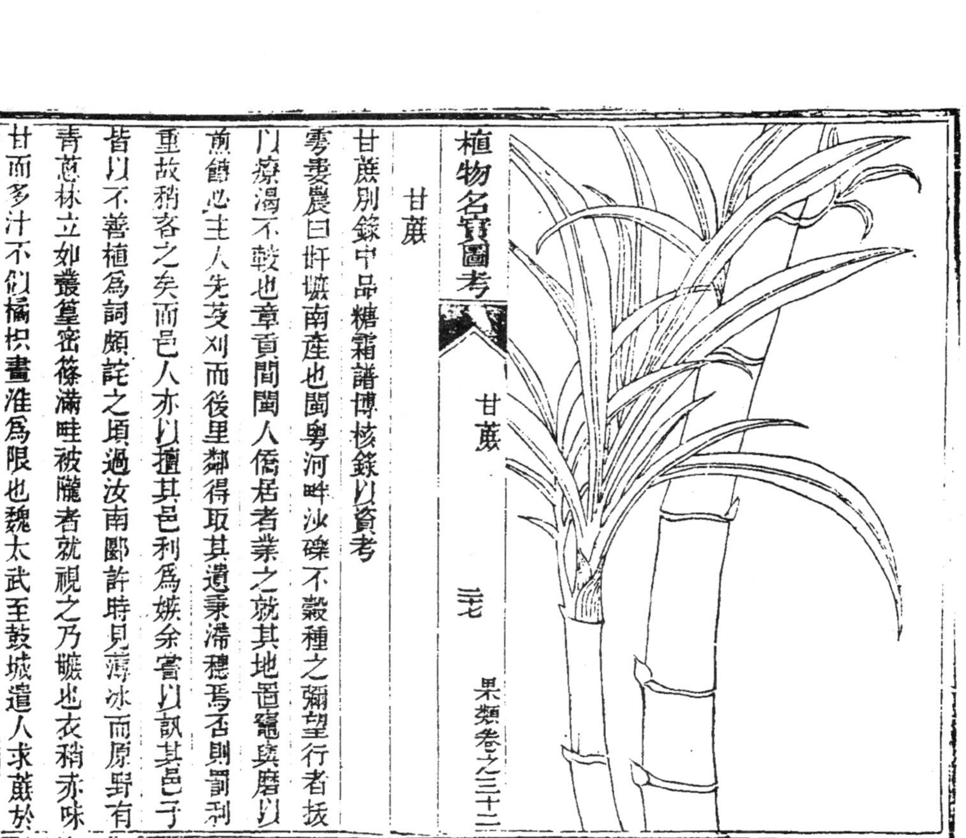

甘蔗

甘蔗別録中品糖霜譜博核録以資考

雩婁農曰扞壖南產也閩粤河畔沙磧不蔱種之彌望行者拔以療渴不較也章貢間閩人僑居者業之就其地置竈與磨以煎餳必主人先芟刈而後里鄰得取其遺秉滯穗焉否則罰利重故稍吝之矣而邑人亦以擅其邑利爲嫉余嘗以訊其邑子皆以不善植爲詞頗詫之頃過汝南郾許時見薄冰而原野有青葱林立如叢篁密篠滿畦被隴者就視之乃蔗也衣稍赤味甘而多汁不似橘枳畫淮爲限也魏太武至鼓城遣人求蔗於

武陵王唐代宗賜郭汾陽王甘蔗二十條昔時異物見重今則與柤梨棗栗同爲河洛華實之毛豈地氣漸移抑趨利多致其種與法而人力獨至耶但閩粵植於棄地中原植於良田紅藍偏畦昔賢所唏棄本逐末開其源尤當節其流也

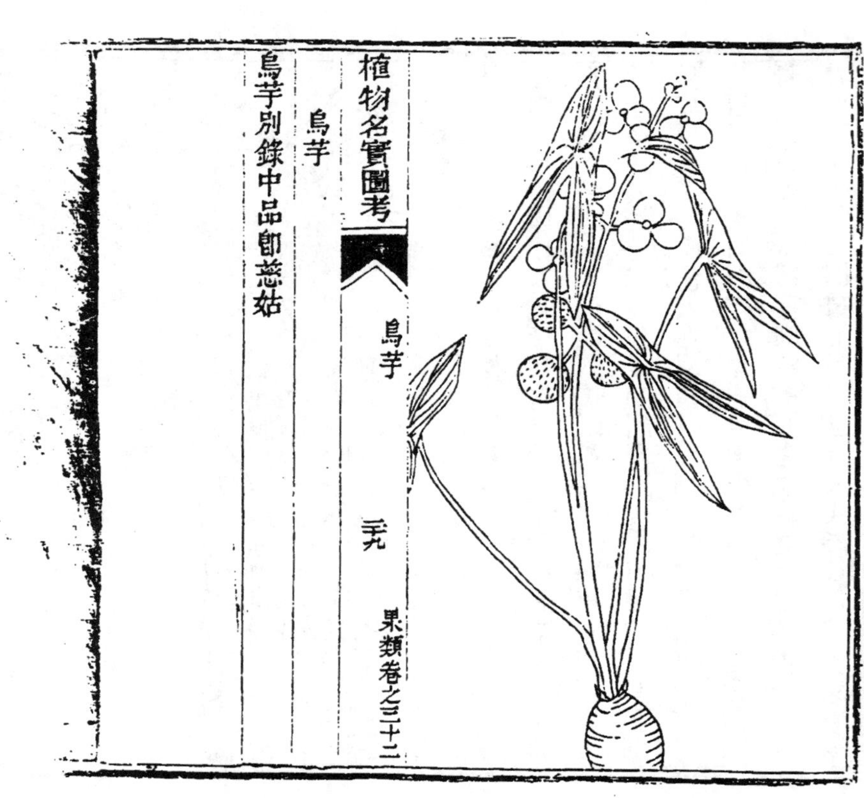

烏芋

烏芋別錄中品卽慈姑

慈姑又一種

慈姑廣東產者葉圓肥開花藍白色考花鏡雨久花苗生水中葉似茈菰夏開花如牽牛而色深藍或卽此類

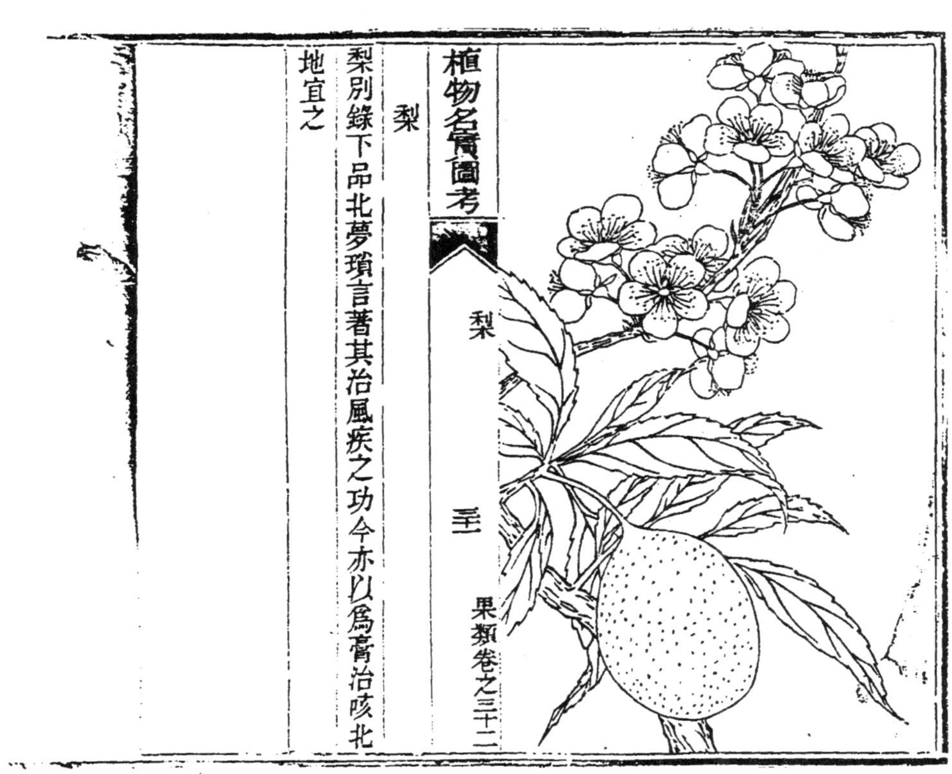

梨

梨別錄下品北夢瑣言著其治風疾之功今亦以爲膏治咳北地宜之

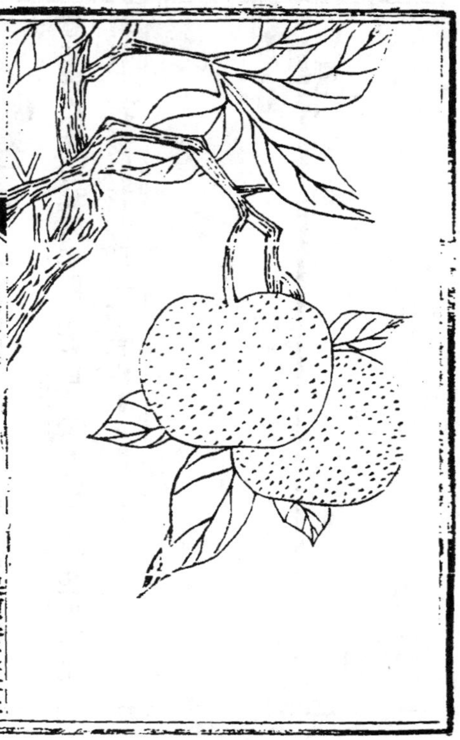

淡水梨

淡水梨產廣東淡水鄉色青黑與奉天所產香水梨相類南方梨絕少佳品土人云此梨可匹北產姑錄以備考

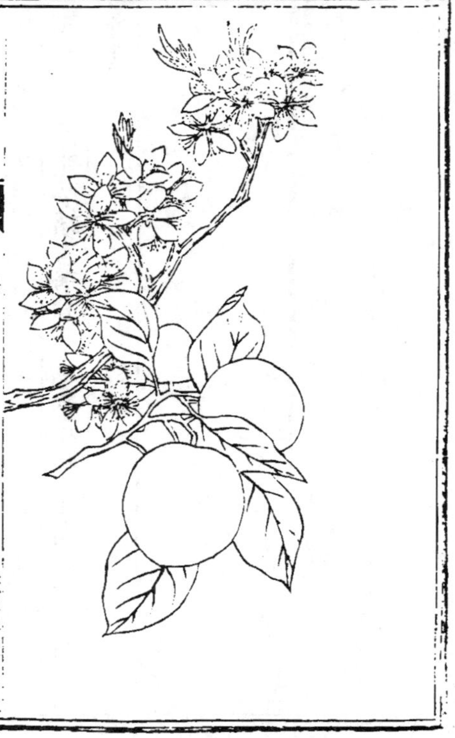

李

李別錄下品種類極多別錄有名未用有徐李李時珍以爲郎無核李云

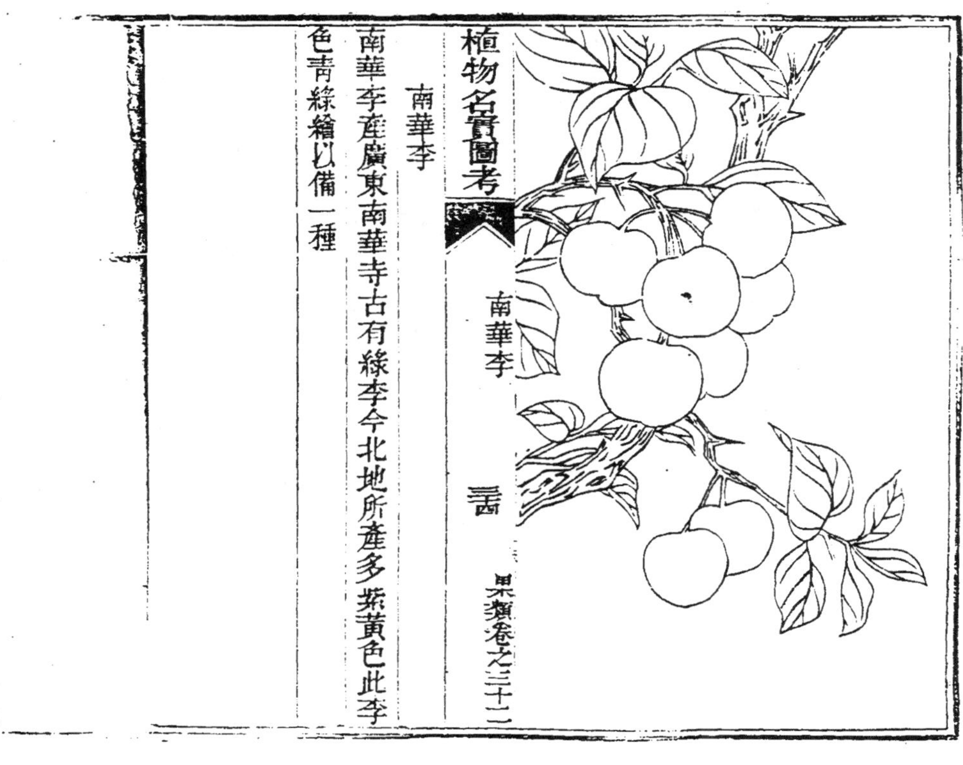

植物名實圖考 南華李 三四 果類卷之三十二

南華李

南華李產廣東南華寺古有綠李今北地所產多紫黃色此李色青綠繪以備一種

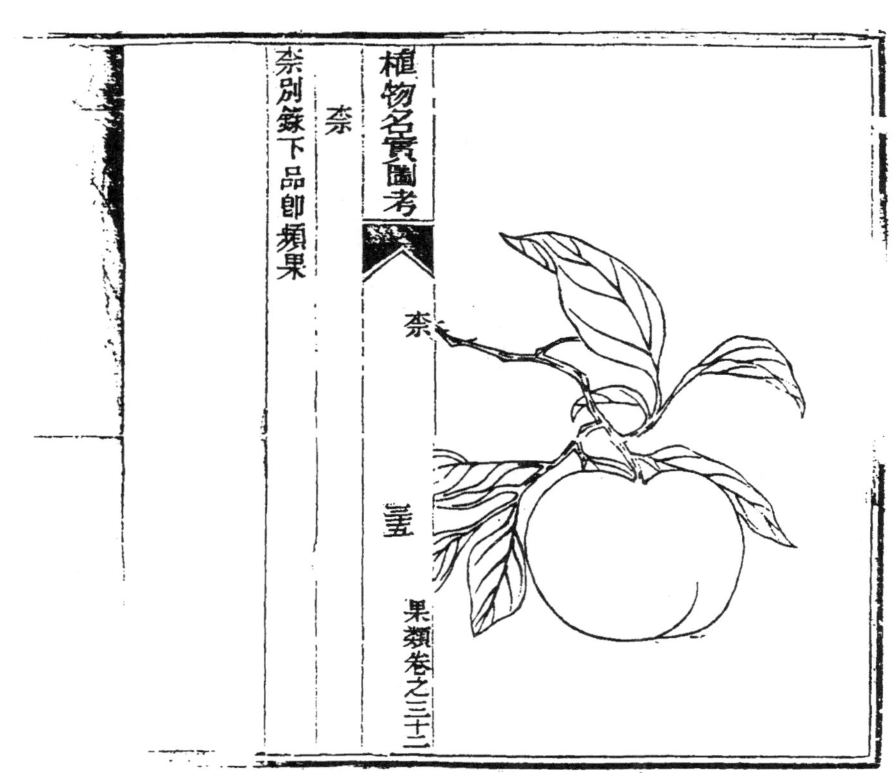

植物名實圖考 柰 三五 果類卷之三十二

柰

柰別錄下品卽頻果

安石榴

安石榴別錄下品實有甘酸紅白瑪瑙數種

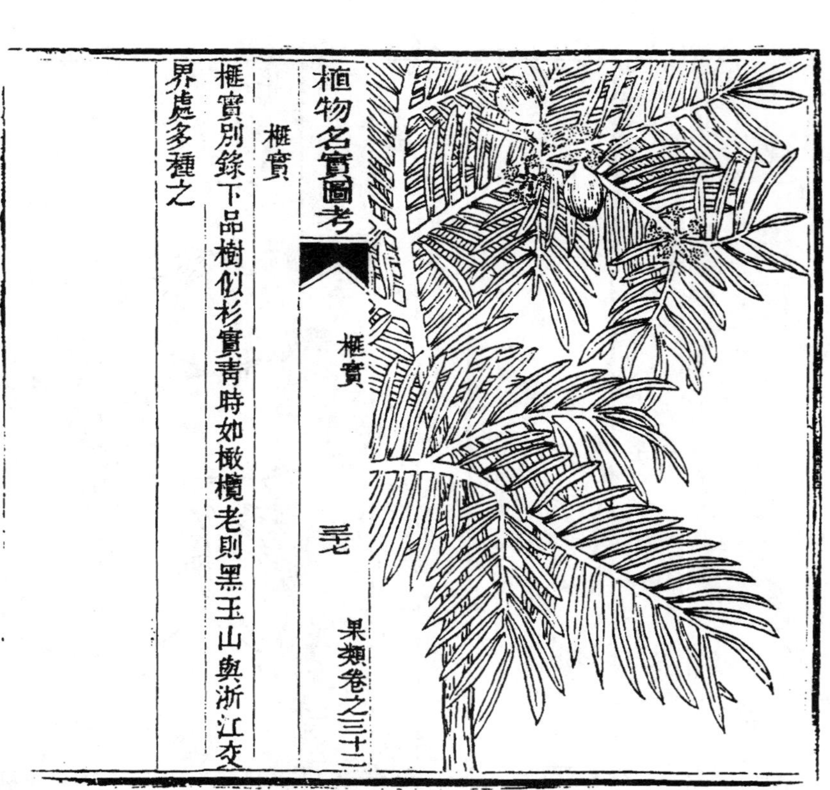

榧實

榧實別錄下品樹似杉實青時如橄欖老則黑玉山與浙江交界處多種之

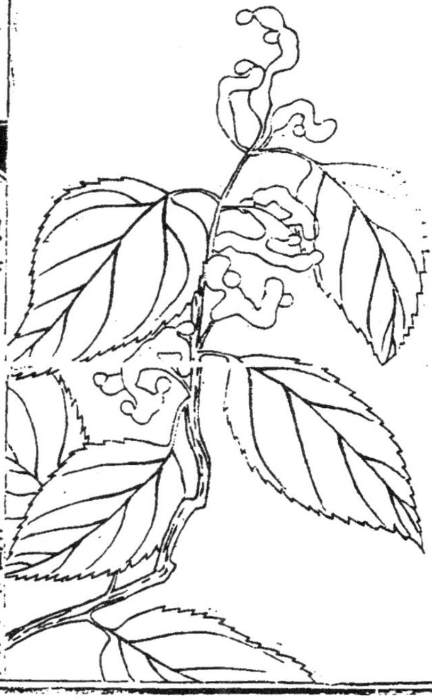

枳椇

枳椇唐本草始著錄卽枸也詳詩疏能敗酒俗呼雞距亦名拐棗山中皆有之本草拾遺木蜜卽此

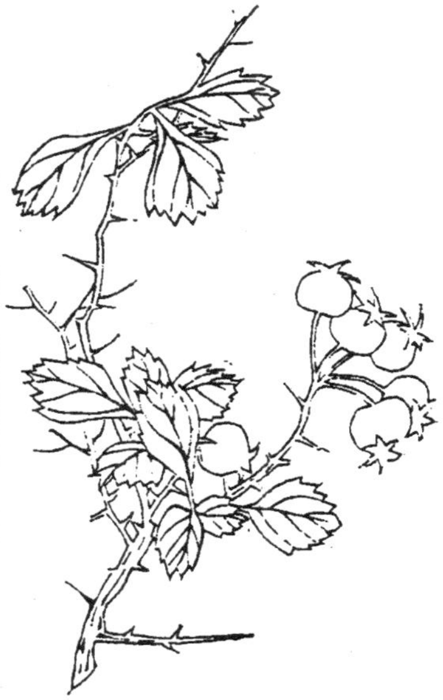

山樝

山樝唐本草始著錄卽赤爪子李時珍以爲爾雅杭檕梅卽此北地大者味佳製爲糕小者唯入藥用齊民要術引廣志云杭木易種多種之爲薪又以肥田郭注山海經亦云杭可燒糞田蓋此木與榆柳同生山萊落實取材薪槱是賴郭注爾雅但云可食尚未標以爲果而入藥則盛於近世也

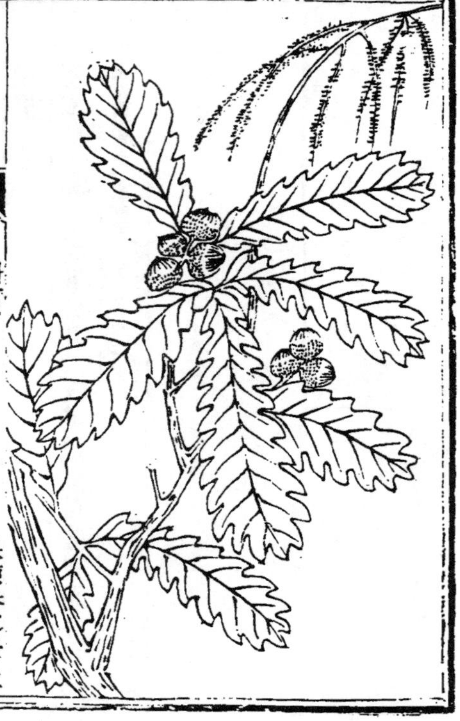

槲實

槲實唐本草始著錄似橡栗而圓斗亦小其葉爲槲若

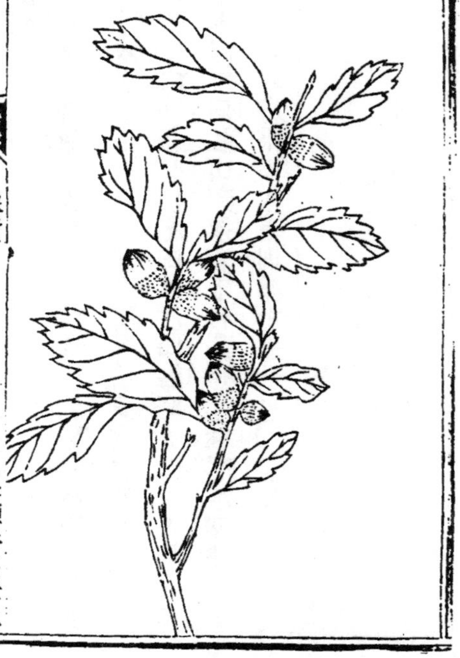

橡實

橡實唐本草始著錄即橡栗也曰柞曰櫟曰芧曰栩皆異名同物其實曰皁斗以染皁說文栩柔也其實皁一曰樣又橡栩實繫傳云今俗書作橡狙公賦之鵠雛集之山人饑歲拾以爲糧或云葉之柔可代茗飲然則染之食之飲之薪之橡之爲用大矣

菴摩勒

菴摩勒唐本附即餘甘子生閩粵及四川

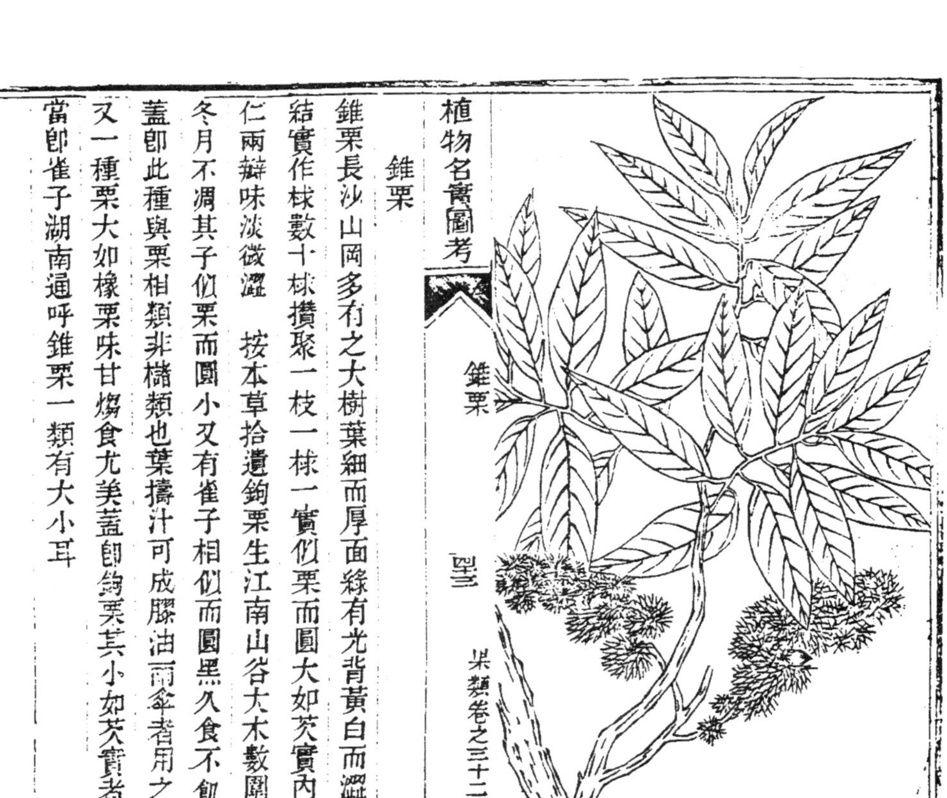

錐栗

錐栗長沙山岡多有之大樹葉細而厚面綠有光背黃白而澀結實作梂數十梂攢聚一枝一梂一實似栗而圓大如芡實內仁兩瓣味淡微澀　按本草拾遺鉤栗生江南山谷大木數圍冬月不凋其子似栗而圓小又有雀子相似而圓黑久食不飢蓋即此種與栗相類非櫧類也葉擣汁可成膠油雨傘者用之又一種栗大如橡栗味甘煼食尤美蓋即鉤栗其小如芡實者當即雀子湖南通呼錐栗一類有大小耳

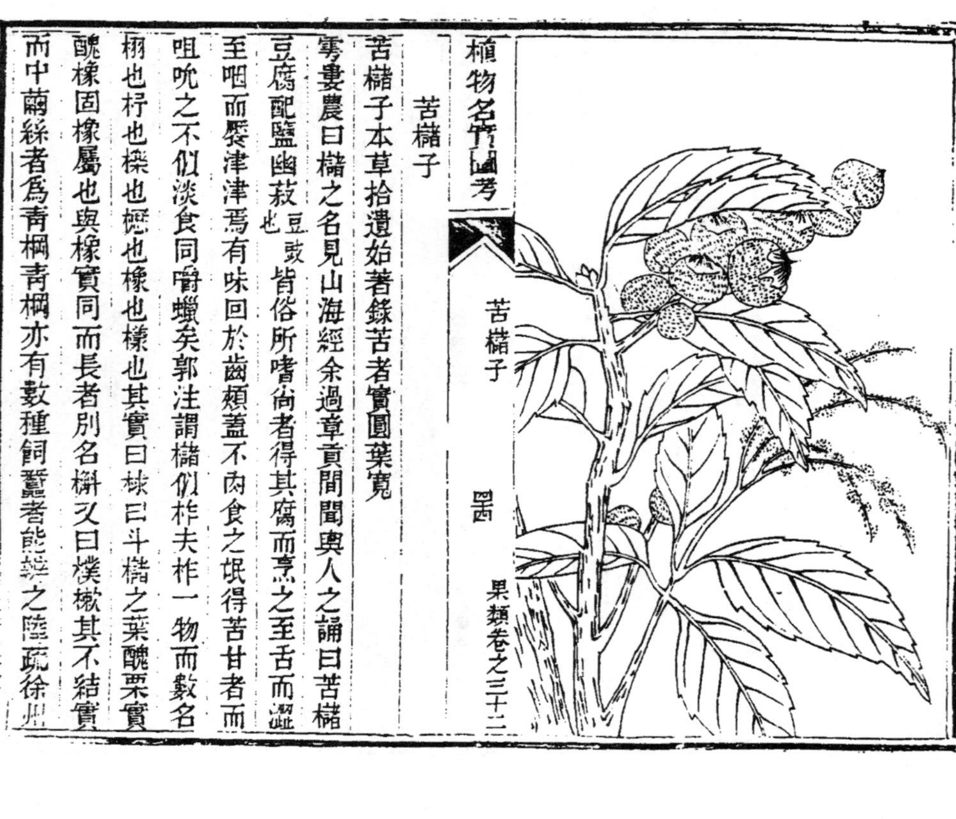

苦櫧子

苦櫧子本草拾遺始著錄苦者實圓葉寬

雩婁農曰櫧之名見山海經余過章貢間聞輿人之誦曰苦櫧豆腐配鹽幽菽豆豉也皆俗所嗜尚者得其腐而烹之至舌而澀至咽而甘津津焉有味回於齒頰蓋不肉食之氓得苦甘者而咀吮之不似淡食同嚼蠟矣郭注謂櫧似柞夫柞一物而數名栩也杼也櫟也櫪也橡也樣也其實曰梂曰斗櫧之葉醜栗實醜橡固橡屬也與橡實同而長者別名㭴又曰樸樕其不結實而中繭絲者爲青㭎青㭎亦有數種飼蠶者能辨之陸疏徐州

人謂櫟爲杼秦人謂柞櫟爲櫟說文以樣爲栩實小學家展轉訓詁但指其類耳上林賦沙棠櫟櫧沙棠爲一物櫟櫧亦應爲一物櫧杼聲音輕重鴇羽所集其此實耶長沙秋時傾筐入市浸浸以腐供賓筵北地不聞此製也汝南有一種黃栗樹與櫟頗類而中棟梁非不材之木櫧木爲柱不腐亦有紅白二種白者理疎紅者理密中什器詎非橡㭴伍其亦如樗栲之別乎

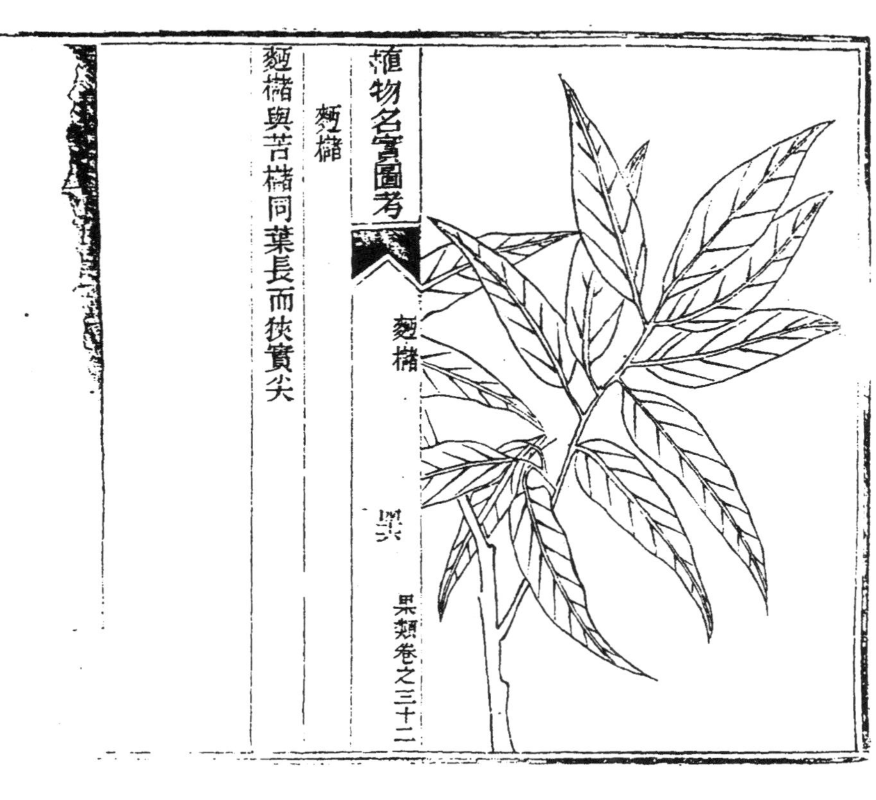

麪櫧

麪櫧與苦櫧同葉長而狹實尖

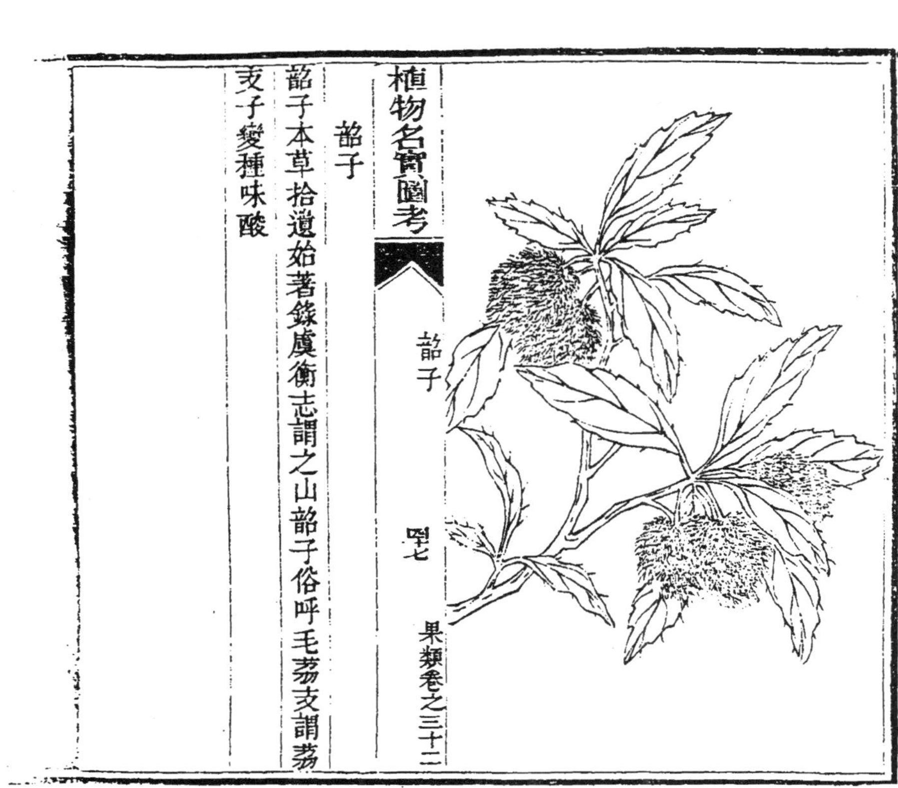

韶子

韶子本草拾遺始著錄虞衡志謂之山韶子俗呼毛荔支謂荔支子變種味酸

都角子

都角子本草拾遺始著錄似木瓜味酢

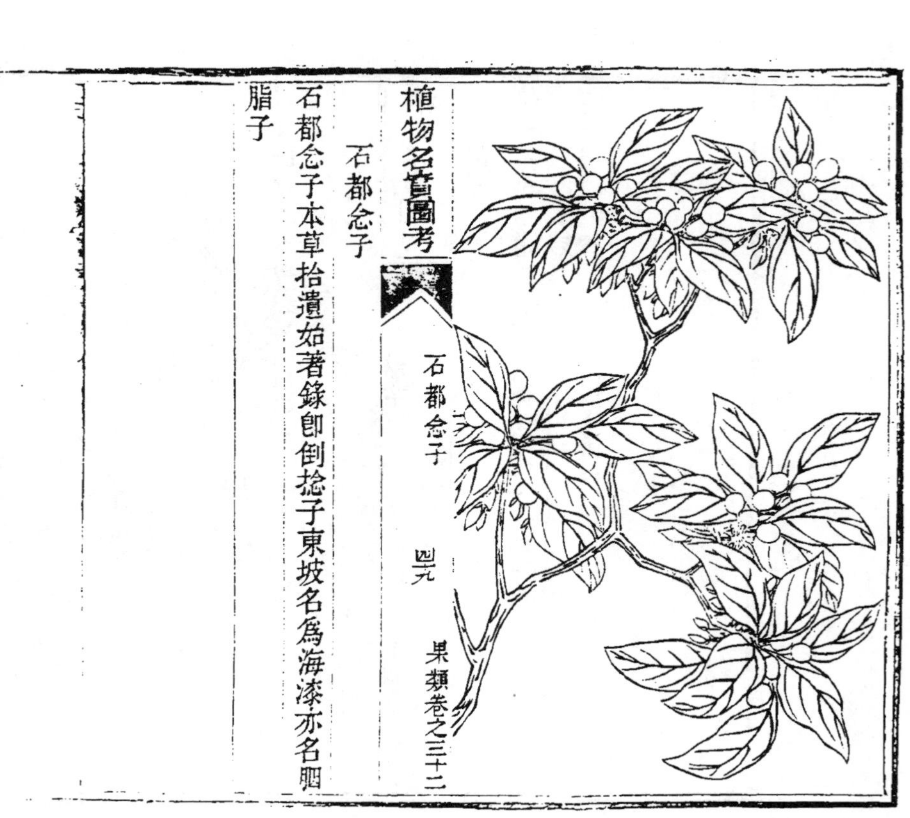

石都念子

石都念子本草拾遺始著錄卽倒捻子東坡名爲海漆亦名胭脂子

軟棗

軟棗卽牛奶柹救荒本草以爲卽羊矢棗段玉裁說文解從之名苑云卽君遷子本草綱目從之引本草拾遺云生海南今嶺南有羊矢棗南越筆記述之甚詳葢同名異物也禮記內則芝栭蔆椇疏引賀氏說以栭爲軟棗爾雅注以栭爲栭栗釋經者多以郭說爲長郭注遵羊棗云實小而圓紫黑色俗呼羊矢棗狀與軟棗符

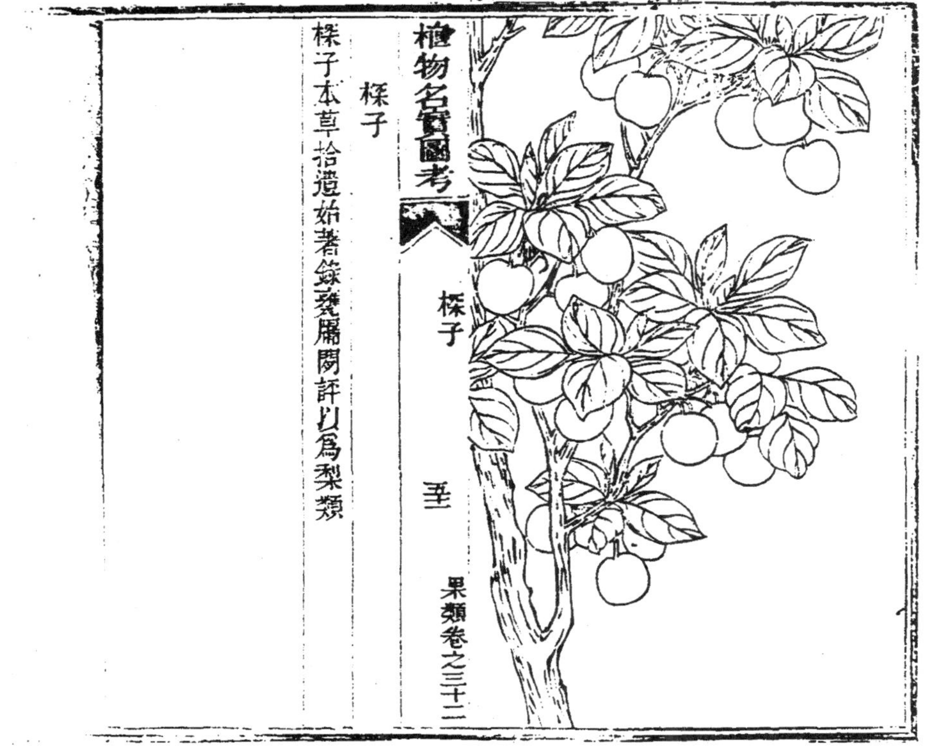

梬子

梬子本草拾遺始著錄爇屬閩許以爲梨類

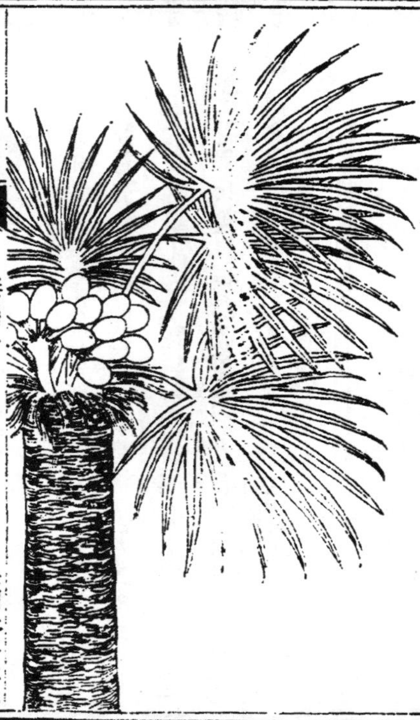

無漏子

無漏子本草拾遺始著錄卽海棗也廣中有之

植物名實圖考卷之三十三

固始吳其濬著
蒙自陸應穀校刊

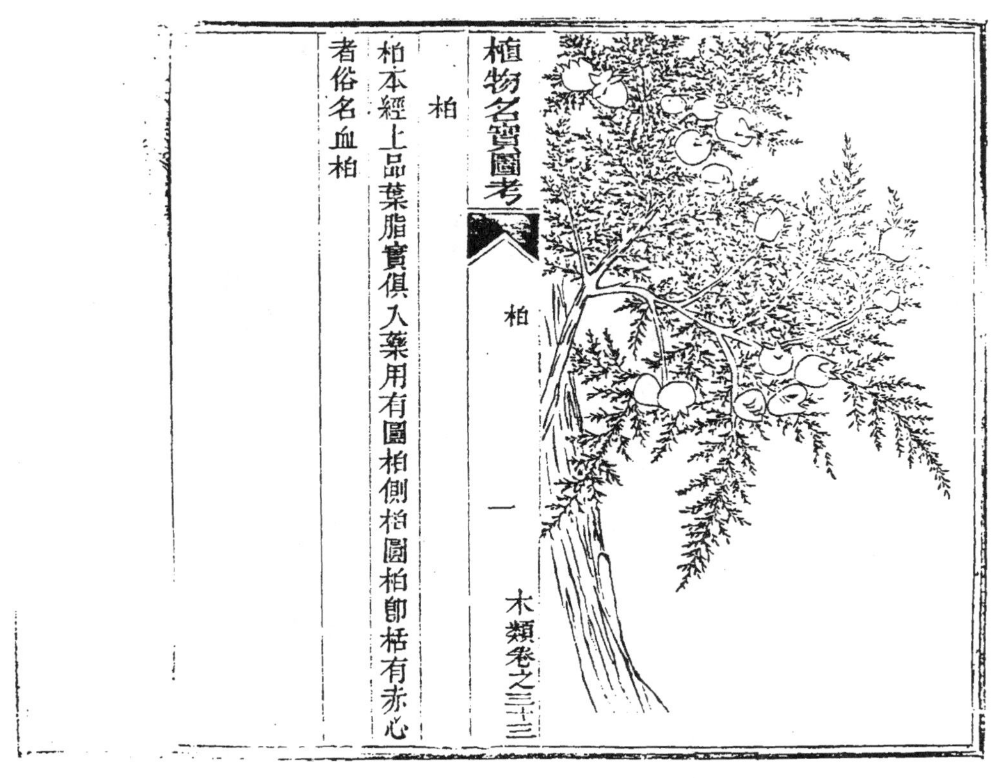

柏

柏本經上品葉脂實俱入藥用有圓柏側柏圓柏郎栝有赤心者俗名血柏

檜

檜即栝書疏栝柏葉松身與爾雅檜同爾雅翼今人謂之圓柏以別於側柏其一種刺柏木理亦相類老學菴筆記謂有海檜土檜二種海檜難致不知其葉有別否檜柏一枝之間或檜或柏庭院多植之爲玩又有三友柏一株而葉有圓側刺三種

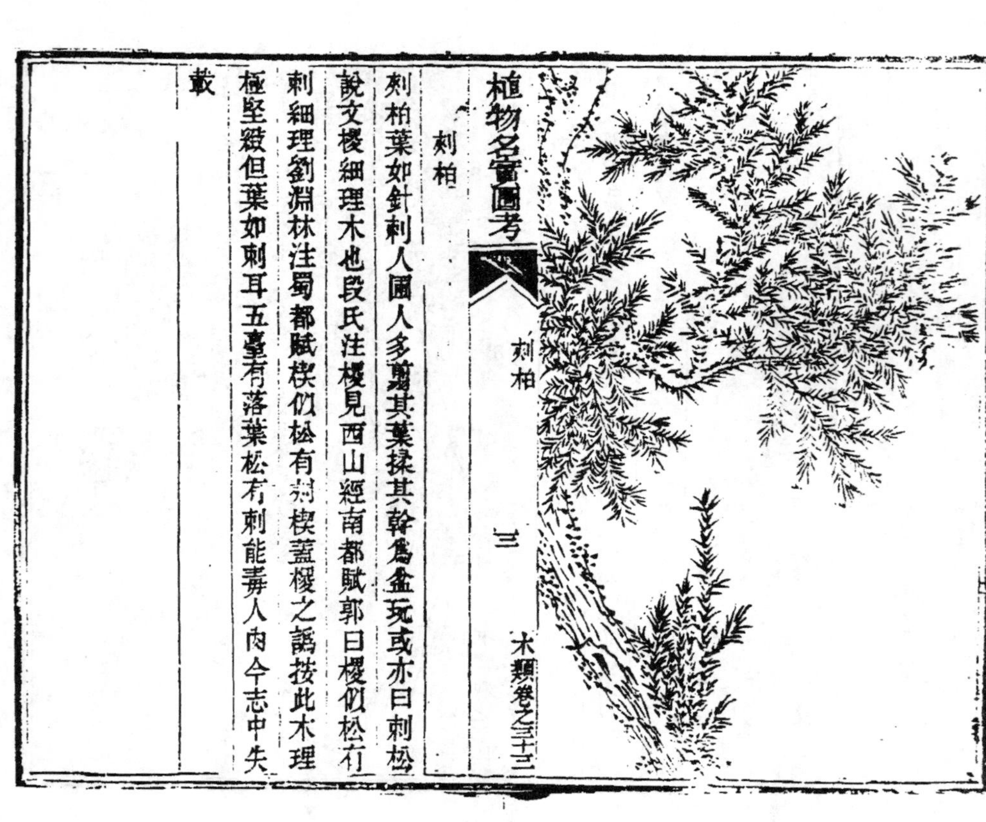

刺柏

刺柏葉如針刺人園人多剪其葉揉其幹爲盆玩或亦曰刺松說文椶細理木也段氏注椶見西山經南都賦郭曰椶似松有刺細理劉淵林注蜀都賦楔似松有刺楔蓋椶之譌按此木理極堅緻但葉如刺耳五臺有落葉松有刺能毒人向今志中失載

松

松脂本經上品花爲松黃樹皮綠衣爲艾蒳[illegible]松油松節松心皆入藥關東松枝幹凌冬蒼翠結實香美可爲珍果東平亦有之凡北地松難長多節質堅材任棟梁[illegible]中[illegible]松盛[illegible]節間汁即溢出南方松僅供樵薪易生白蟻惟水中椿年久不腐雩婁農曰爾雅樅松葉柏身注今大廟梁材尸子所謂松柏之鼠不知堂密之有美樅樅蓋松類而異質耳今匠氏攻木者有灰松黃松二種灰松易生質輕速腐爲藉爲薪皆是物也黃松亦曰油松多脂木理堅多生山石間北地巨室非此不能勝任余嘗至廬龍試院觀所謂古松者皆數百年物赤身蠹榦碧澗多節與老松龍鱗皺不相屬而長風謖謖巨浪撼空審其釵股則皆七鬣意謂即美樅也湘中方言謂松爲叢簡牘中或作樅則松樅果一類歟結實之松葉同而木駮凸凹如刻畫惟燕遼及滇有之滇繁露以樅爲絲杉松杉葉迥異爾雅兩載恐非類也園庭古寺有麈尾松栝子松（即剌牙松）金錢松鵝毛松皆盆几之玩非棟梁之用五大夫之庶孼耳塞外五臺有落葉松蒙古取其皮以代茶高寒落木異乎後凋又其木堅有刺毒能腐人肉寄生白脂厚五六寸光潔似玉微軟而堅或有用爲鞾底又有

白松直幹盤枝上短下長望如浮圖質體獨輕非木公之別族則因地而異其形性矣

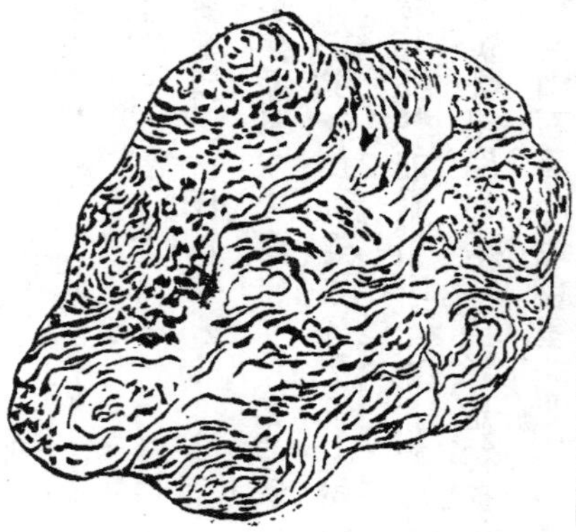

茯苓

茯苓本經上品附松根而生今以滇產爲上歲貢僅二枚重二十餘斤皮潤細作水波紋極堅實他處皆以松截斷埋於山中經三載木腐而茯成皮糙黑而質鬆用之無力然山木皆以此爲薙尤能竭地力故種茯苓之山多變童阜而沙崩石隕阻遏溪流其害在遠聞新安人禁之

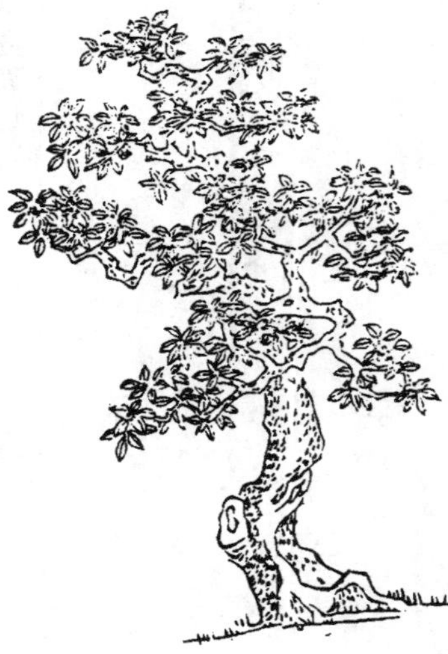

桂

菌桂本經上品牡桂本經上品別錄又出桂一條牡桂卽肉桂菌桂卽筒桂因字形而誤今以交趾產爲上湖南猺峒亦多不堪服食桂子如蓮實生青老黑

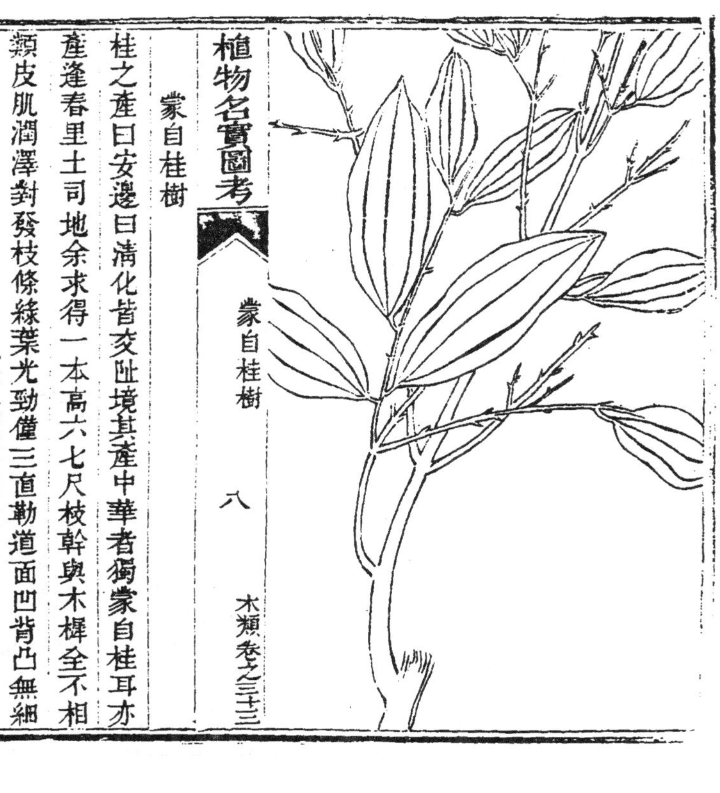

蒙自桂樹

桂之產曰安邊曰清化皆交阯境其產中華者獨蒙自桂耳亦產逢春里土司地余求得一本高六七尺枝幹與木樨全不相類皮肌潤澤對發枝條綠葉光勁僅三直勒道面凹背凸無細紋尖方如圭始知古人桂以圭名之說的實有據而後來辨別者皆就論其皮肉之腊而並未目覩桂爲何樹也其未成肉桂時微有辛氣沉檀之香歲久而結桂老逾辣亦俟其時故桂林數千里而肉桂之成如麟角焉江南山中如此樹者殆未必乏惜無識其爲桂者爨下榾柮馨氣滿坳安知非留人餘叢同泣萁豆間耶玉蘭著而木蓮微木犀詠而山桂歇古之賞者其性後之賞者其華草木名實之淆亦世變風移之一端也雖然人不至滇亦烏知桂之爲桂哉

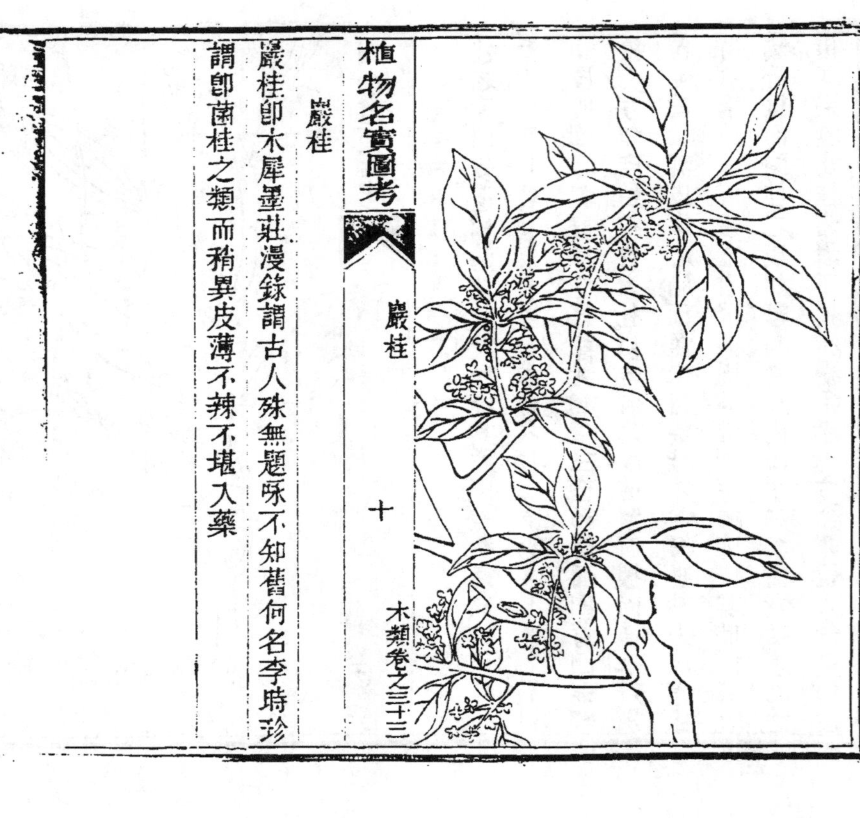

植物名實圖考　巖桂　十　木類卷之三十三

巖桂

巖桂卽木犀墨莊漫錄謂古人殊無題咏不知舊何名李時珍謂卽菌桂之類而稍異皮薄不辣不堪入藥

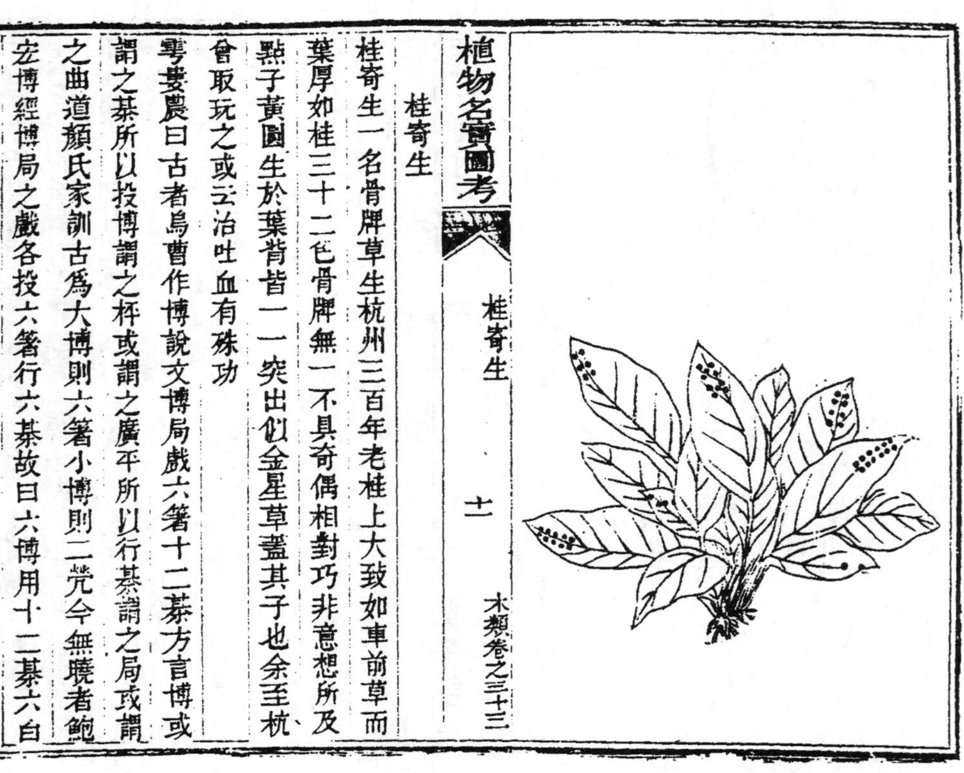

植物名實圖考　桂寄生　十一　木類卷之三十三

桂寄生

桂寄生一名骨牌草生杭州三百年老桂上大致如車前草而葉厚如桂三十二色骨牌無一不具奇偶相對巧非意想所及點子黃圓生於葉背皆一一突出似金星草蓋其子也余至杭曾取玩之或云治吐血有殊功

雩婁農曰古者烏曹作博說文博局戲六箸十二棊方言博或謂之棊所以投博謂之枰或謂之廣平所以行棊謂之局或謂之曲道顏氏家訓古爲大博則六箸小博則二煢今無曉者鮑宏博經博局之戲各投六箸行六棊故曰六博用十二棊六白

六黑所擲骰謂之瓊瓊有五采刻一畫者曰塞刻二畫者曰白刻三畫者曰黑一邊不刻在五塞之間謂之五塞博戲之法今皆不傳曰綦曰枰則與奕類廣韻博挩一曰投子則瓊也煢也骰也投也一物也蓋今骰子所自昉也然其采有梟盧雉犢爲勝負其法用骰子五枚分上爲黑下爲白黑者刻二爲犢白者刻二爲雉全黑爲盧采十六二雉三黑爲雉采十四二犢三白爲犢采十全白爲白采八倘黑而下白非今采也潘氏紀聞始有重四賜緋之說南唐劉信一擲六骰皆赤宋王昭遠一擲六齒皆赤其製與今骰子微相類然古骰子唯刻木故名五木後

植物名實圖考　桂寄生　十二　木類卷之三十三

世用石用玉漸用象用骨故骰字從骨骨牌者蓋自骰子出而三十二具之采色究不知始於何時歸田錄載葉子戲或謂卽今以紙爲牌所由昉然游戲之具與世推移執今證古多不相師彼桂樹之寄生必不始生於近世豈此三十二具之奇偶乃造物機緘偶露於小草而爲人所窺尋耶抑人世旣有此戲而草木乃賦形而維肖耶夫寄生多種何獨異於桂嶺南北之桂寄生與他木同何獨異於餘杭之桂豈小說家所謂浙江爲月路所經故月桂之子獨落於靈隱天竺其所產之桂特鍾神奇耶夫草木之異非祥則妖合朔連理以符聖世而戈甲人物之

象爲兵禍先兆彼牧豬奴之戲何關休咎而乃刻畫點染瑣瑣爲而不憚煩耶抑又聞之人心所屬物卽應之鄭氏書帶之草應著述之勞也田氏復生之荆應友于之義也湘妃之竹有淚哀之極也男子樹蘭不芳情之異也易道闡幽而蓍草獨盛於太皡之墟象教盛行而木理始有菩薩之像金石之堅能昭誠格卉木無知尤徵善變然則寄生之有骨牌也非以示摴蒱投瓊之易其術卽人事游戲沉溺忘返而小草乃爲之效尤而極巧也滇之夷重女而賤男永昌之裔有低頭草焉見婦人則低其頭婦以餽夫卽制其夫人之所忌其氣燄足以取之奴由人

植物名實圖考　桂寄生　十三　木類卷之三十三

與不從其所好卽伺其所畏理固然也彼竹葉之符艾葉之人徒以意造想象者又非此類矣

又按宋圖經欅葉脫處有痕如摴蒱子又似眼目則古骰之亦不似今之骰子形方而點正圓也

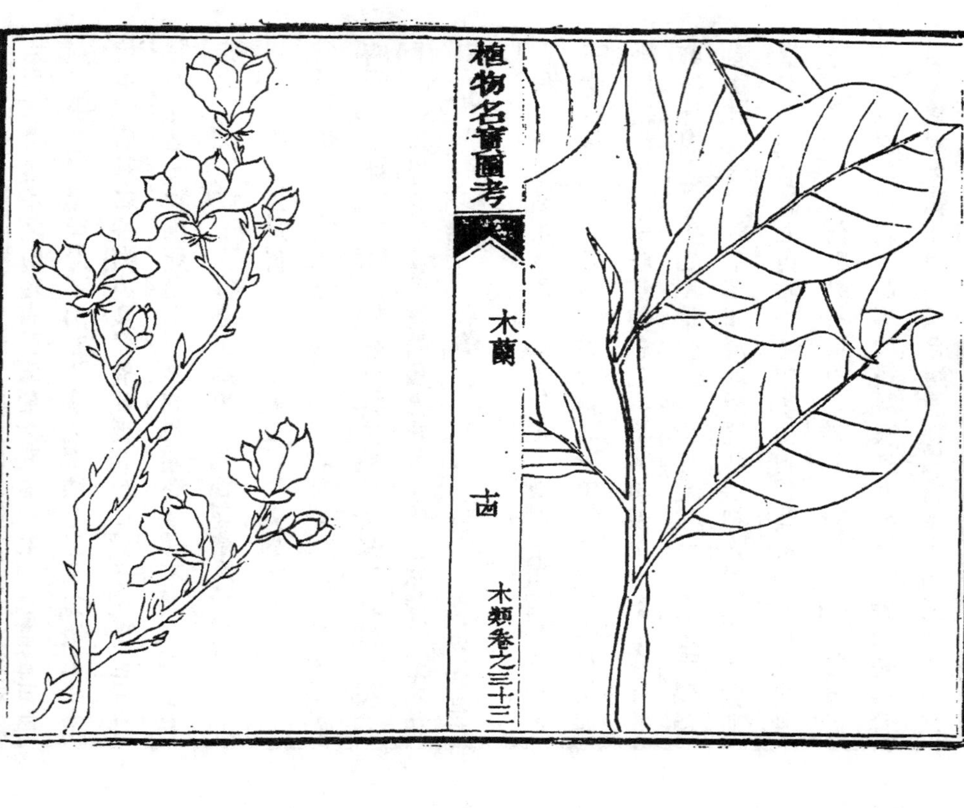

木蘭

木蘭本經上品李時珍以爲即白香山所謂木蓮生巴峽山谷間俗呼黄心樹者疏證甚核余尋藥至廬山一寺門有大樹合抱葉似玉蘭而大於掌僧云此厚朴樹也掐其皮香而辛考陶隱居木蘭注謂皮厚狀如厚朴而氣味爲勝宋圖經謂韶州取外皮爲木蘭肉爲桂心李華賦序亦云似桂而香則廬山僧以爲厚朴與韶州以爲桂皆以臭味形似名之而轉失其嘉名張山人石樵僑居於黔語余曰彼處多木蘭樹極大開花如玉蘭而小土人斷之以接玉蘭則易茂木質似柏而微疎俗呼泡桐木川中柏木船皆此木耳因爲作圖余繹其說始信廬山所見者即木蘭而李時珍之解亦未的輒憶天隨子詩曰幾度木蘭船上望不知原是此花身蓋實錄非綺詞也然是木也功列桐君之書形載騷人之詞刳舟送遠假名況彼而擷華者又復以李代桃用其身而易其謚遂使注書者泛引而失眞求材者莅名而遺實宜乎李華有感而賦謂自昔淪芳於朝市墜實於林邱徒夢咽而無聲可勝言而計籌也

木蓮花見黄海山花圖全似蓮花不類辛夷

辛夷

辛夷本經上品卽木筆花又有玉蘭花可食分紫瓣白瓣二種雩婁農曰王世懋花疏據苕溪漁隱謂玉蘭爲宋之迎春花今廣中尙仍此名又云玉蘭花古不經見余謂木蘭玉蘭一類二種唐宋以前但賞木蘭自玉蘭以花色香勝而騷客詞人競以玉雪霓裳摸寫姑射而緘舌不與木蘭一字矣余由豫章泝湘徑黔抵滇所見茶花多矣譜滇茶花者幾及百種廊廡間位置爭以深紅軟枝分心卷瓣爲上品舊時圖畫册子濃鬖濶瓣濡染綺麗者已棄擲山阿付與樵豎而白花黑果塡溢於湘黔章貢山谷中落實而茭育者滇中固無此利卽江湘間士大夫相燕賞於玉茗寶珠間者亦不盡知其爲族類也玉蘭雅潔芳樹名園非是不稱正如芝蘭玉樹欲生階前彼山鬼朝搴子規夜上托根亂石間者非澤畔羇人澗阿孤寺烏能見而憐之離騷而降遷客淹留雲埋水隔愁落恨生祇是故矣宋景文贊曰木蓮生峩眉山中不爲園圃所蒔日涉者尙不得一逢況不窺園者耶雖然日食五穀不辨黍稷亦多矣又何論深山古木

杜仲

杜仲本經上品一名木棉樹皮中有白絲如膠芽葉可食花實苦澀亦入藥湘陰志杜仲皮粗如川產而肌理極細膩有黃白斑文

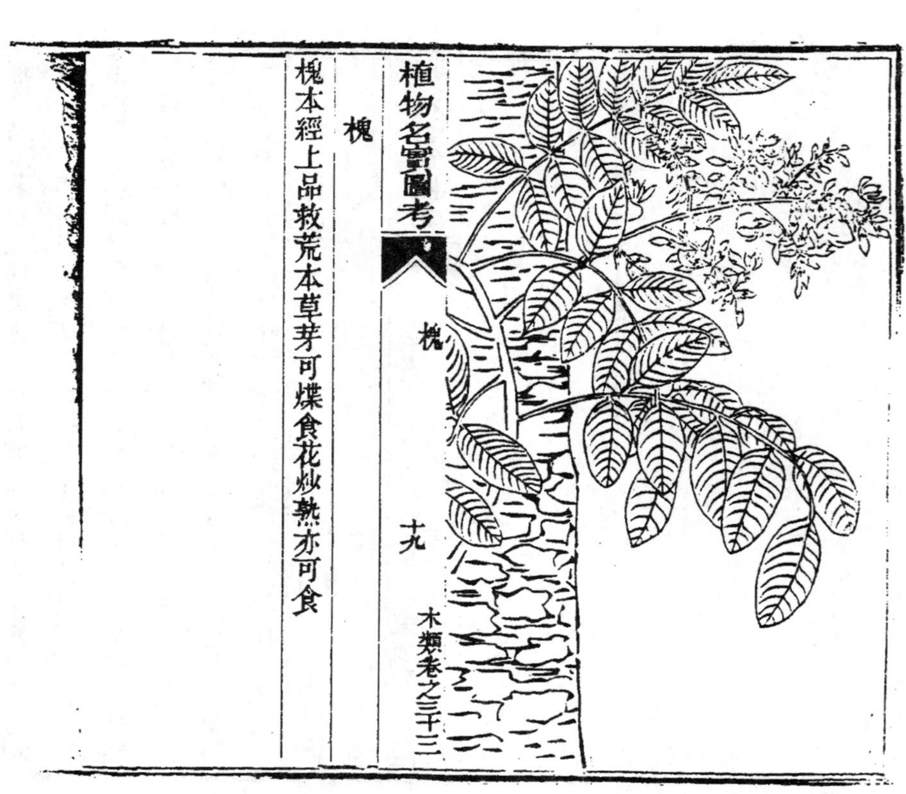

槐

槐本經上品救荒本草芽可煠食花炒熟亦可食

欒木

欒木本經上品卽黃欒根名檀桓湖南辰沅山中所產極多染肆用之

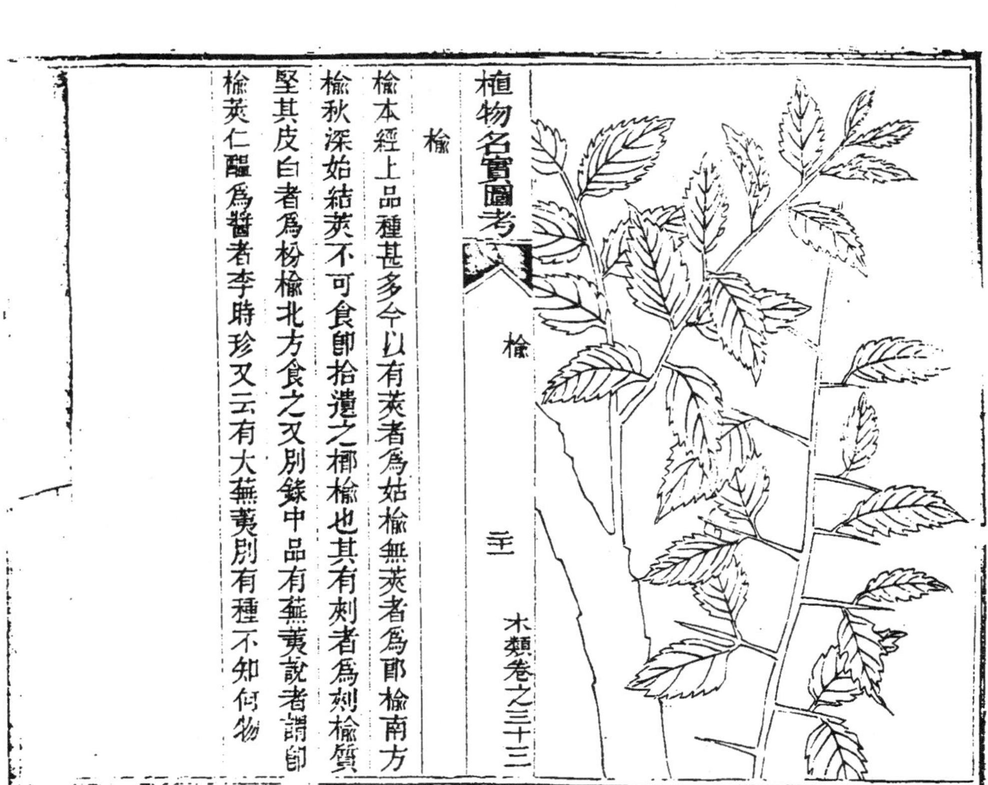

榆

榆本經上品種甚多今以有莢者爲姑榆無莢者爲郎榆南方榆秋深始結莢不可食卽拾遺之榔榆也其有刺者爲刺榆質堅其皮白者爲枌榆北方食之又別錄中品有蕪荑說者謂卽榆莢仁醞爲醬者李時珍又云有大蕪荑別有種不知何物

漆

漆本經上品山中多種之斧其木以蛤盛之經夜則汁出

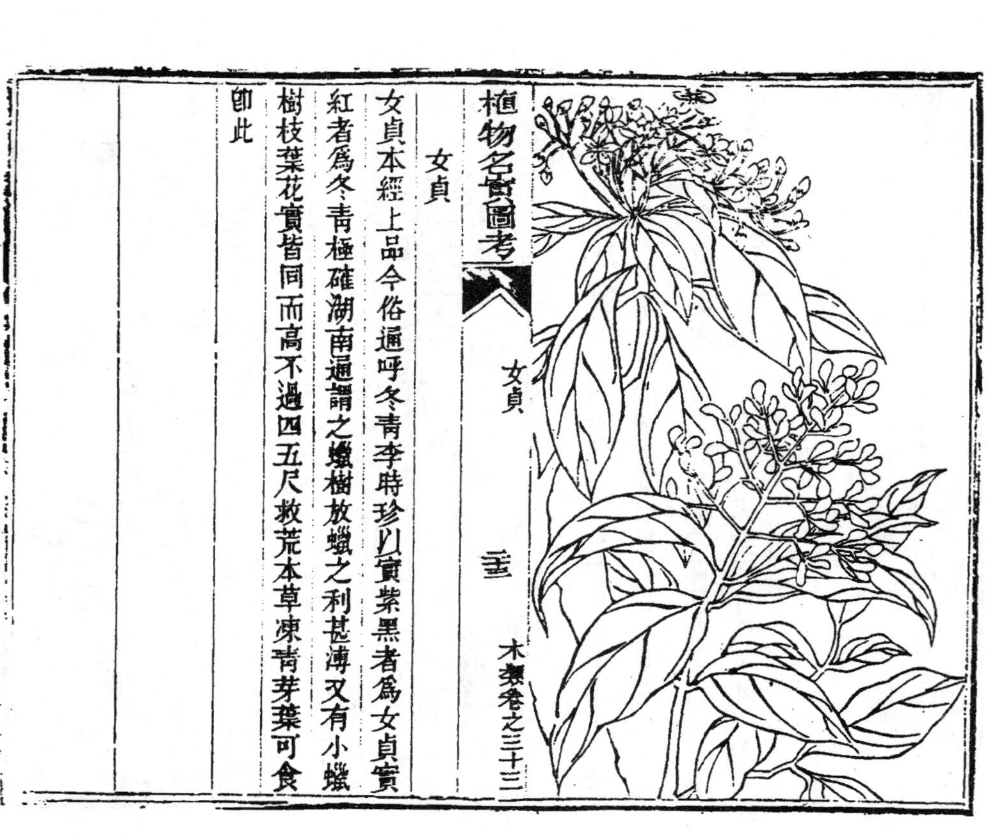

女貞

女貞本經上品今俗通呼冬青李時珍以實紫黑者爲女貞實紅者爲冬〻青極確湖南通謂之蠟樹放蠟之利甚溥又有小蠟樹枝葉花實皆同而高不過四五尺救荒本草凍青芽葉可食卽此

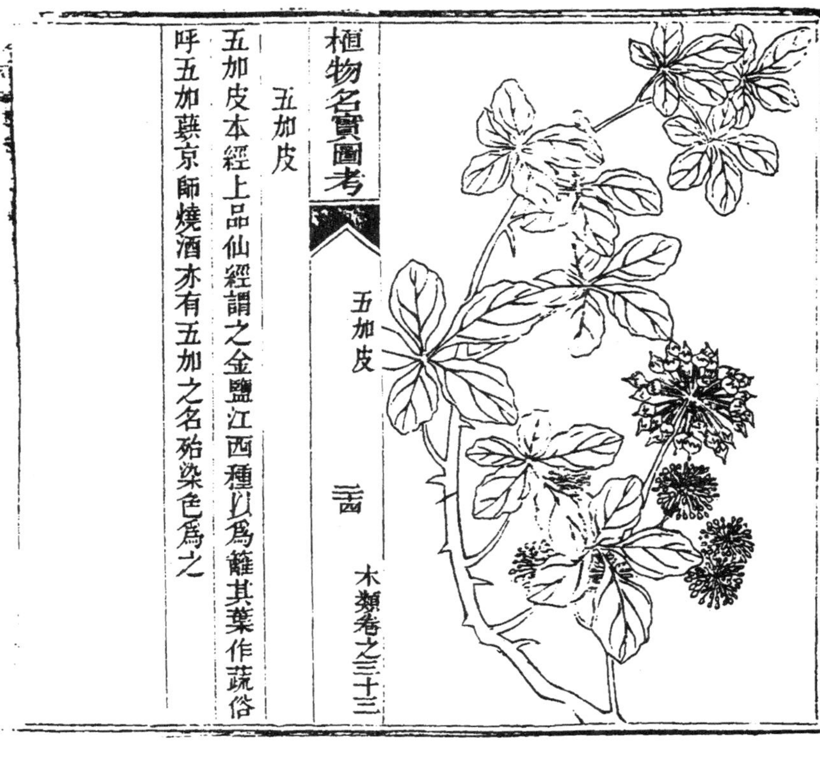

五加皮

五加皮本經上品仙經謂之金鹽江西種以爲籬其葉作蔬俗呼五加蘖京師燒酒亦有五加之名殆染色爲之

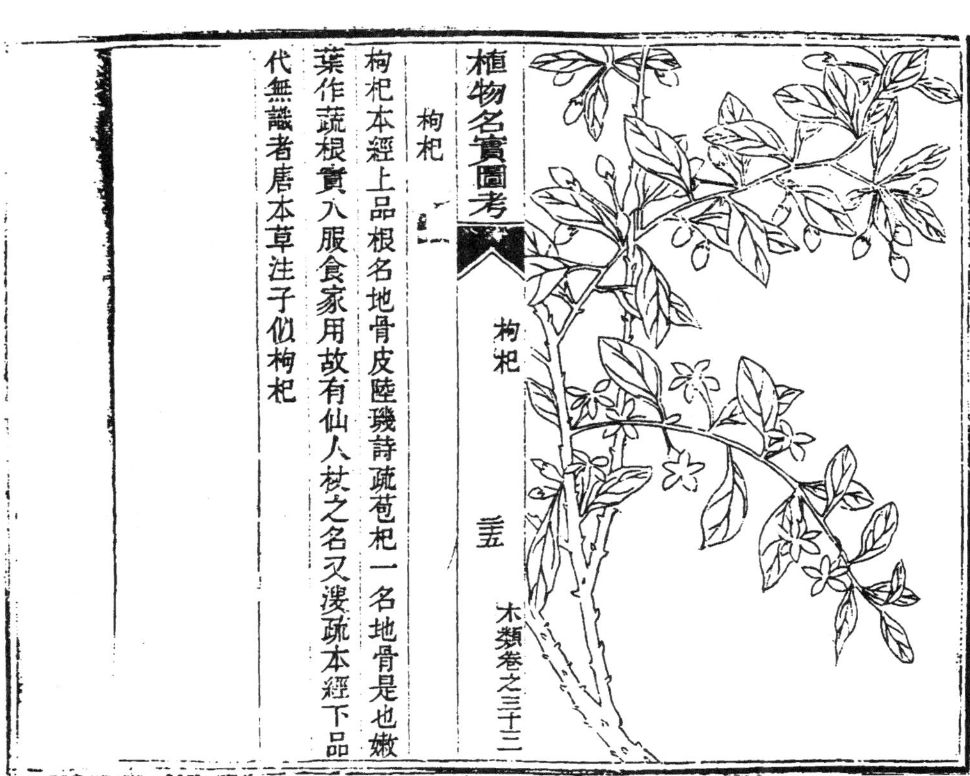

枸杞

枸杞本經上品根名地骨皮陸璣詩疏苞杞一名地骨是也嫩葉作蔬根實入服食家用故有仙人杖之名又溲疏本經下品代無識者唐本草注子似枸杞

溲疏附

溲疏前人無確解蘇恭云子八九月熟色似枸杞必兩兩相對今江西山野中亦有之葉似枸杞有微齒圖以備考

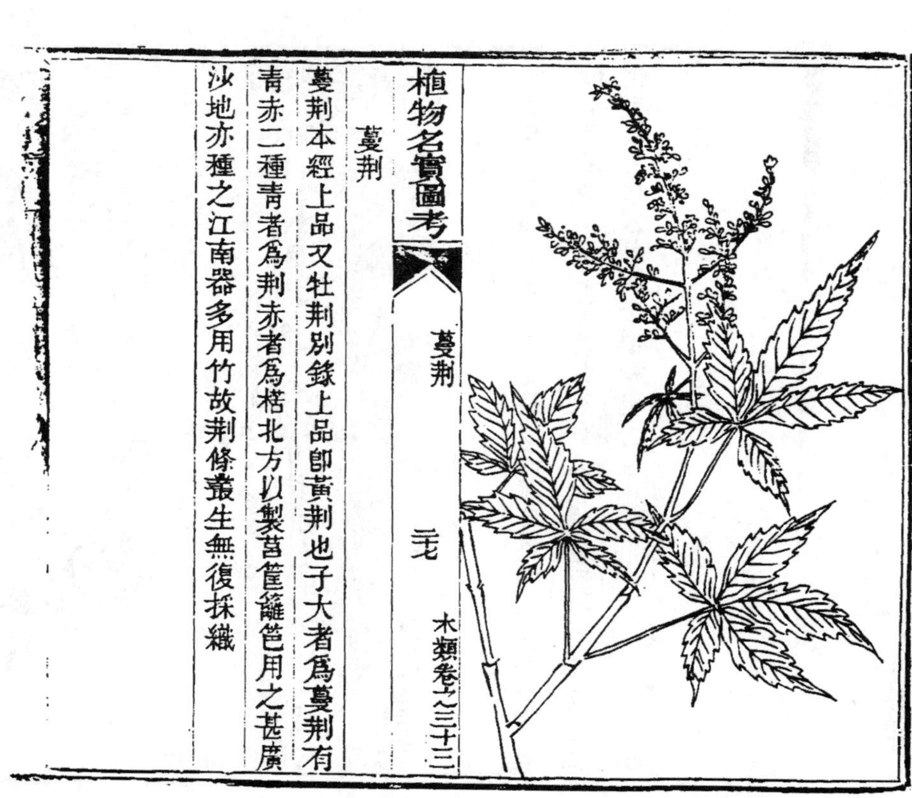

蔓荆

蔓荆本經上品又牡荆別錄上品即黃荆也子大者爲蔓荆有青赤二種青者爲荆赤者爲楛北方以製莒筐籬笆用之甚廣沙地亦種之江南器多用竹故荆條叢生無復採織

酸棗

酸棗本經上品爾雅樲酸棗注以爲即樲棘又白棘本經中品李當之云白棘是酸棗樹鍼又別錄有刺棘花亦即棘花也

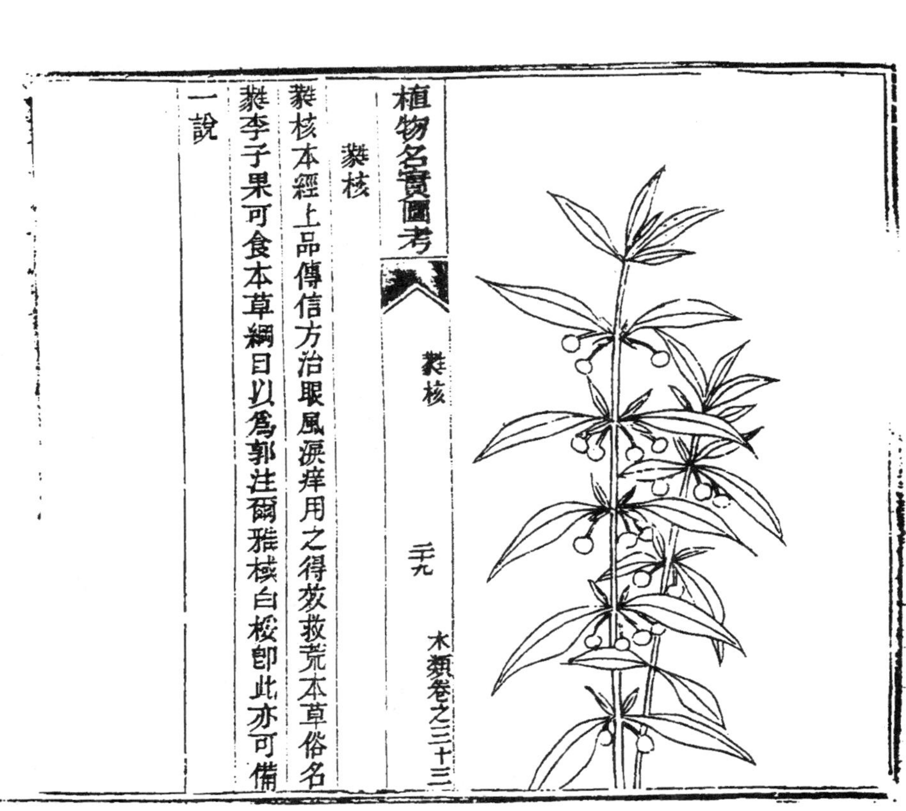

蕤核

蕤核本經上品傳信方治眼風淚痒用之得效救荒本草俗名蕤李子果可食本草綱目以爲郭注爾雅棫白桵即此亦可備一說

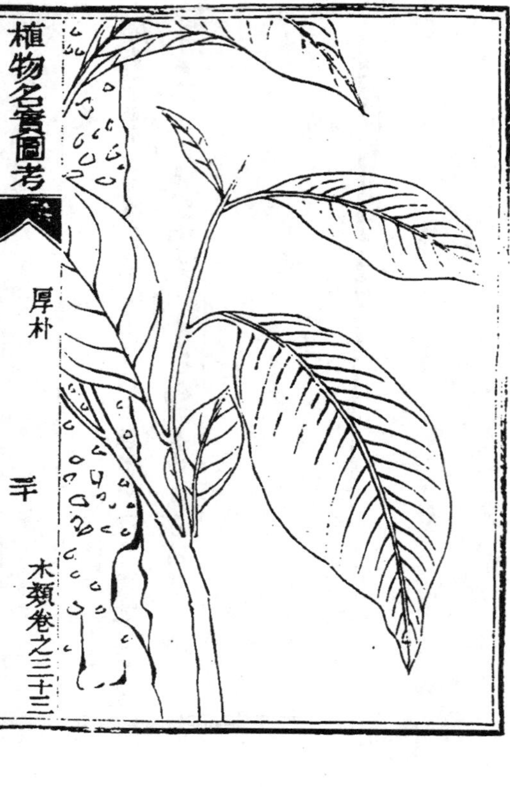

厚朴

厚朴本經中品唐書龍州土貢厚朴本草綱目謂葉如槲葉開細花結實如冬青子生青熟赤有核味甘美滇南生者葉如楮葉亂紋深齒實大如豌豆謂之雲朴亦以雷川產川中人云凡得朴樹輒掘窖以火煨逼名曰出汗必以黃葛樹同納窖中及出汗後則二物氣味糅雜不能辨矣說文朴木皮也段氏注洞簫賦秋蜩不食抱朴以長吟顏注急就篇上林賦厚朴曰朴木皮也此樹以皮厚得名廣雅重皮厚朴也今朴皮重卷如筒厚者難致滇南呼朴爲娑桂馥札樸以爲駮樹殊欠考詢

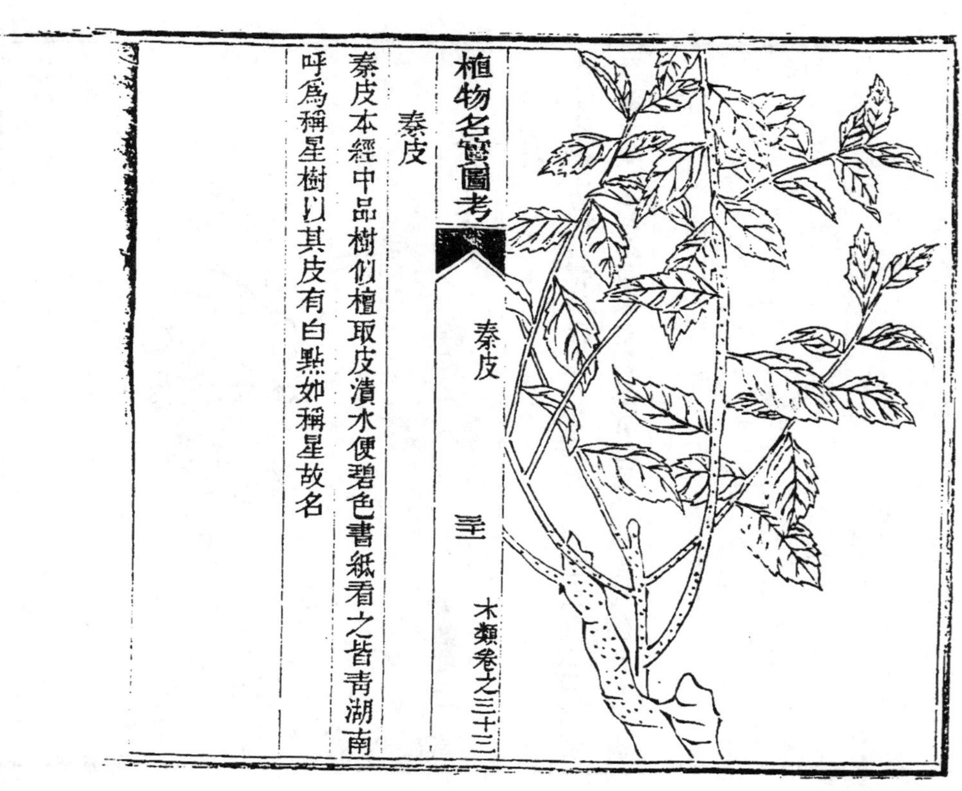

秦皮

秦皮本經中品樹似檀取皮漬水便碧色書紙看之皆青湖南呼爲稱星樹以其皮有白點如稱星故名

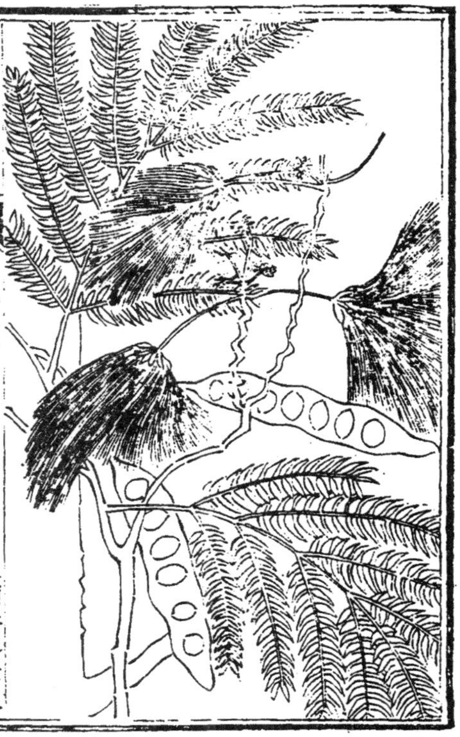

合歡

合歡本經中品卽馬纓花京師呼爲絨樹以其花似絨線故名

救荒本草夜合樹嫩葉味甘可煠食

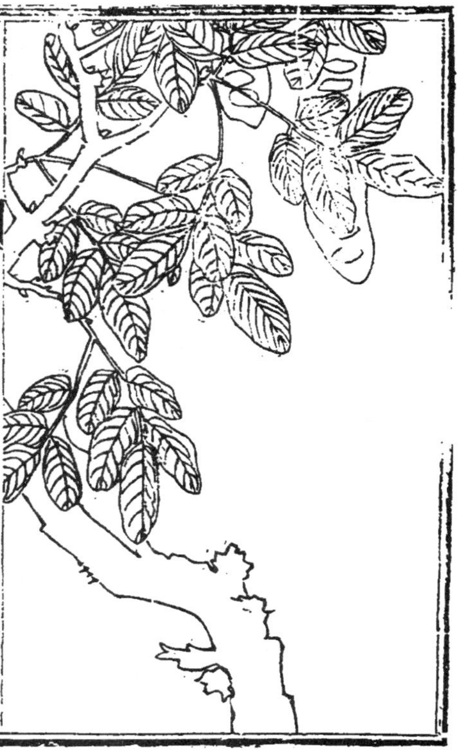

皁莢

皁莢本經中品有肥皁莢豬牙皁莢刺爲癰疽要藥救荒本草嫩芽可煠食子去皮糖漬之亦可食滇南皁角樹至多角長尺餘秋時懸垂樹末如結組綸每塑廟像將成必焚皁角以除穢歲首亦或爇於門外考五國故事蜀王衍好燒沉檀龍麝之類芬馥氤氳晝夜不息既而厭之乃取皁角燒之則以皁角爲香者蓋始於蜀而滇亦染其俗耳又湖南志謂無論諸惡瘡但以皁角末醋調敷卽愈云

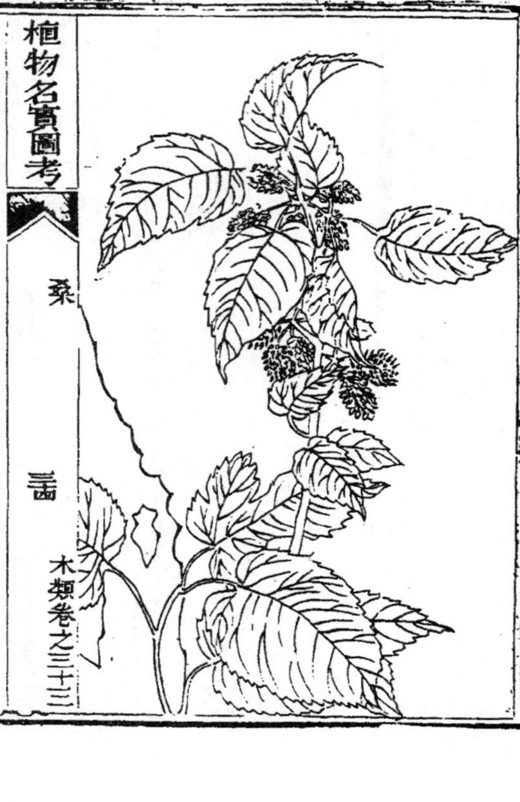

桑

桑本經中品爾雅女桑桋桑注今俗呼桑樹小而條長者爲女桑樹檿桑山桑注似桑材中作弓及車轅今吳中桑矮而葉肥蓋卽女桑江北桑皆自生材中什器壹卽檿桑蠶絲勁黃所謂檿絲矣桑枝根白皮皮中汁霜後葉及葚耳桑花桑柴灰蠹蟲皆入藥

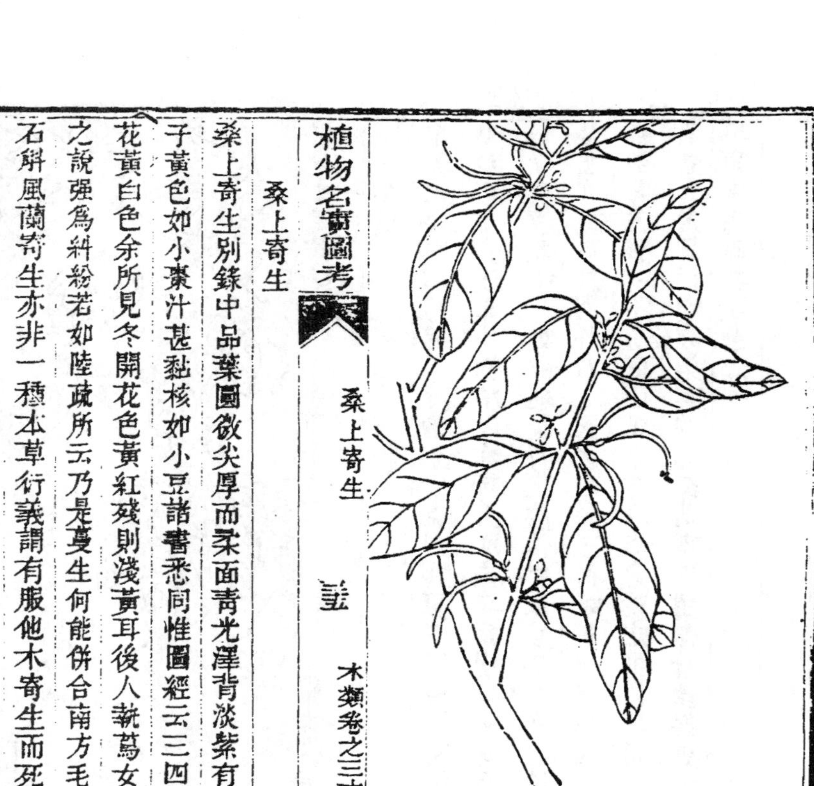

桑上寄生

桑上寄生別錄中品葉圓微尖厚而柔面青光澤背淡紫有茸子黃色如小棗汁甚黏核如小豆諸書悉同惟圖經云三四月花黃白色余所見冬開花色黃紅殘則淺黃耳後人執蔦女蘿之說强爲糾紛若如陸疏所云乃是蔓生何能併合南方毛蕈石斛風蘭寄生亦非一種本草衍義謂有服他木寄生而死者用寄生者烏可不愼廣西所產多榕寄生或云桑寄生於榕又謂有桑寄桑者尤謬吾未見有服此藥而效者緣少真者耳

雩婁農曰蔦與女蘿傳曰蔦寄生也陸疏以爲子如覆盆子赤

黑甜美今寄生子既不可食形亦不類或云鳥銜樹子遺樹上而生余以十月後莅贛南羣木多隕有鬱葱者如花如果遺人折枝視之皆寄生也所托樹非一而葉厚毛背紅花黄子無異形信乎感氣而生别是一物也桑寄生以去風保産見重於世桂椒生香土人云性與桂椒同桃柳所生俗方亦取用之竊皆盜本木之精華而奪其雨露之施假而不歸如借叢者久而叢枯而亡矣讀鄭離子伐桑寄生賦序云如瘡疣脫身大奸去國有會余心者焉其賦有曰農植嘉穀惡草是芟物猶如此人何以堪獨不聞三桓競爽魯君如寄田氏厚施姜族易位大賈入秦伯竊以亡國蕃臣售詐化爲黄蠹憑木以槁木亥憑國以盜國鬼搖盲而人隕鳥寄巢而母食故曰非其種者鋤而去之信斯言之可則

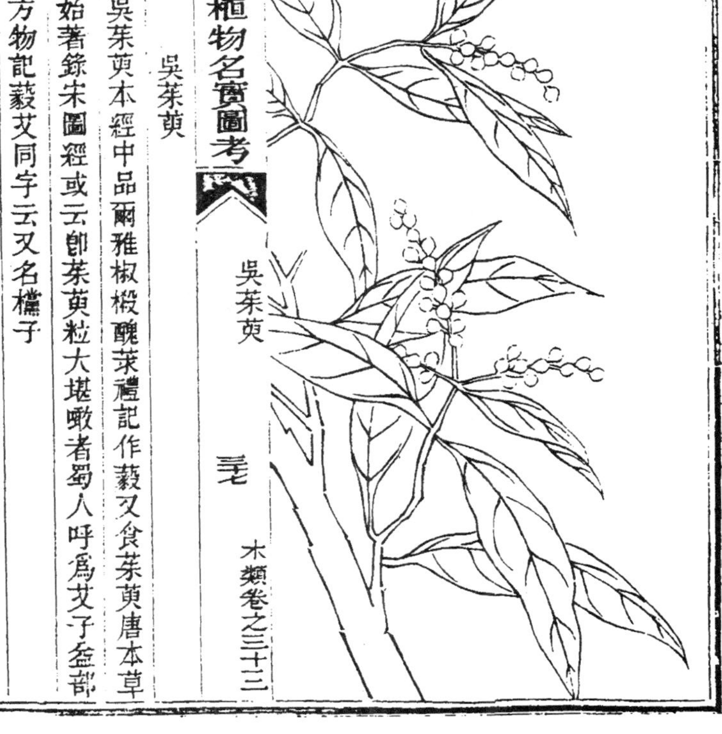

吳茱萸

吳茱萸本經中品爾雅椒樧醜荥禮記作藙又食茱萸唐本草始著錄宋圖經或云即茱萸粒大堪啖者蜀人呼爲艾子益部方物記藙艾同字云又名欓子

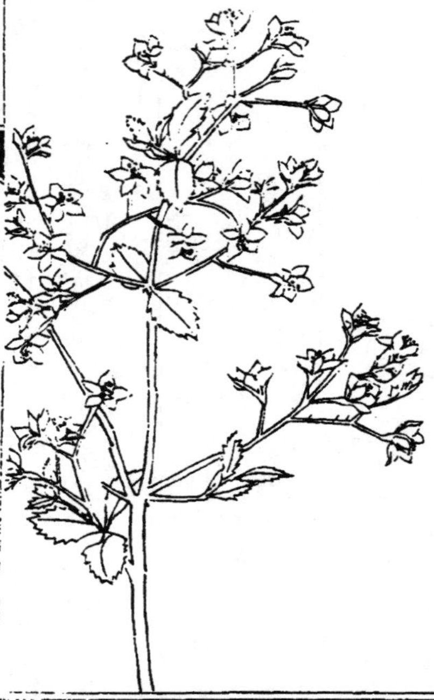

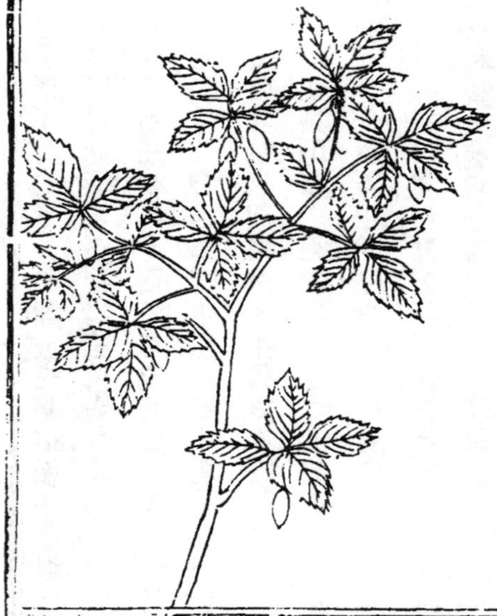

植物名實圖考　山茱萸　三八　木類卷之三十三

植物名實圖考　山茱萸　三九　木類卷之三十三

山茱萸

山茱萸本經中品陶隱居云子如胡頹子可噉合核爲用救荒本草謂之實棗兒

秦椒　蜀椒

秦椒本經中品爾雅檓大椒又蜀椒本經中品今處處有之以蜀產赤色者佳川中用絲結爲念珠等物是也

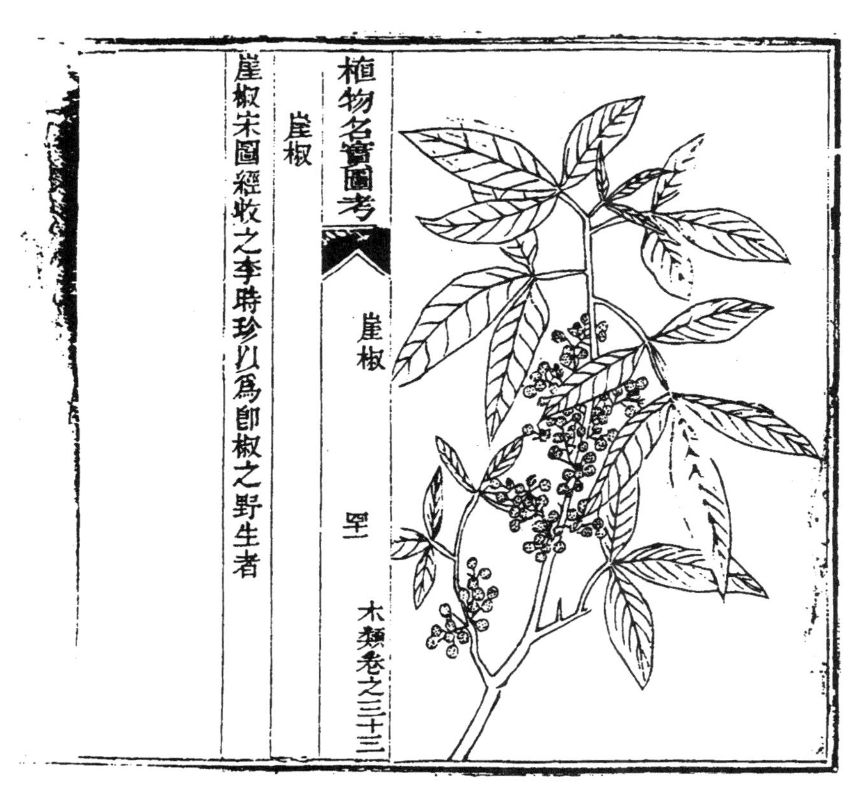

崖椒

崖椒宋圖經收之李時珍以爲卽椒之野生者

衛矛

衛矛本經中品卽鬼箭羽湖南俚醫謂之六月凌用治腫毒按圖經曲節草有六月凌綠豆青諸名此木春時枝葉極嫩結實如冬青而色綠性味苦寒殆卽一物

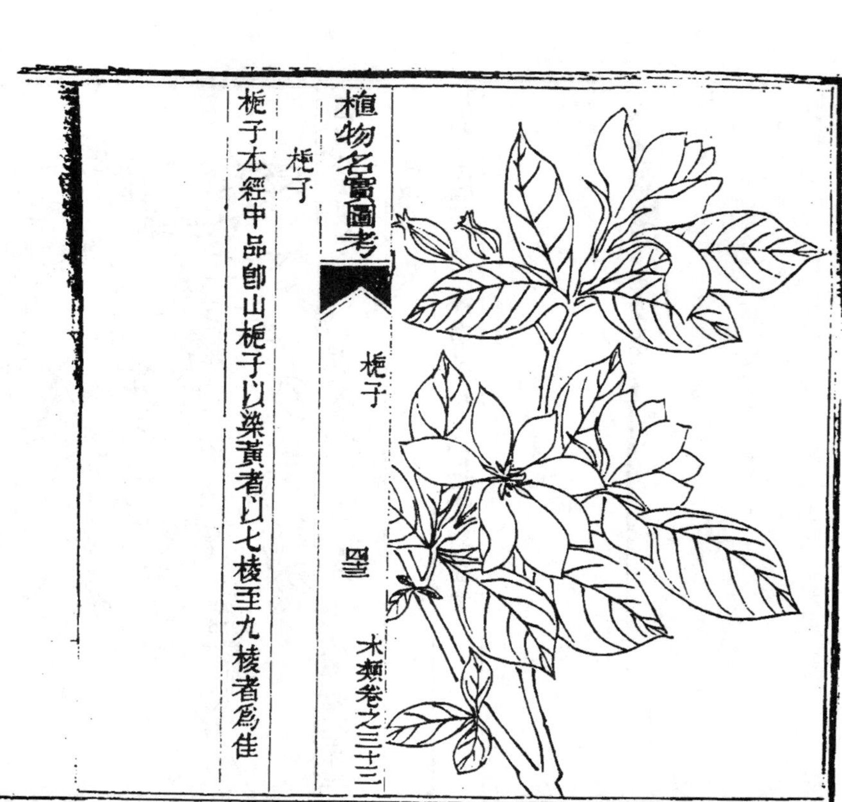

梔子

梔子本經中品卽山梔子以染黃者以七棱至九棱者爲佳

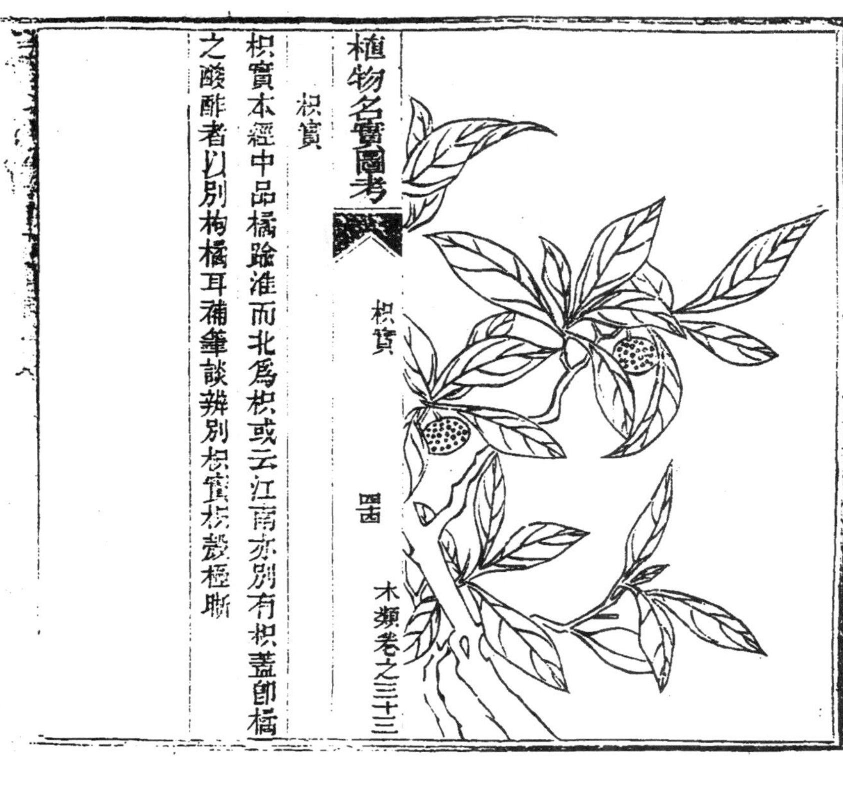

枳實

枳實本經中品橘踰淮而北爲枳或云江南亦別有枳蓋卽橘之酸酢者以別枸橘耳補筆談辨別枳實枳殼極晰

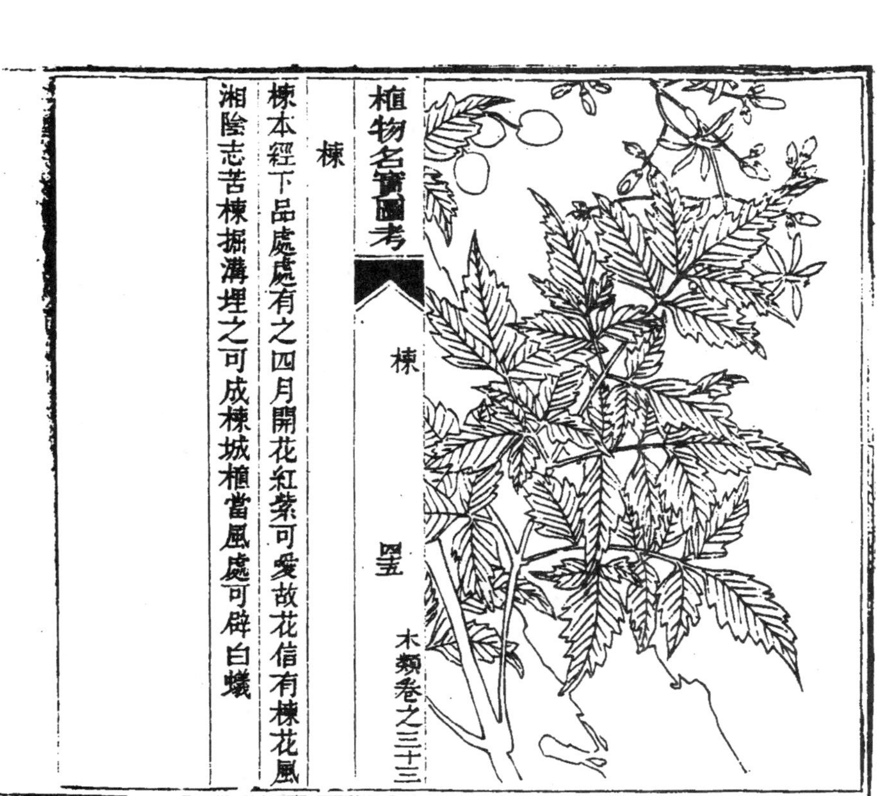

楝

楝本經下品處處有之四月開花紅紫可愛故花信有楝花風湘陰志苦楝掘溝埋之可成楝城植當風處可辟白蟻

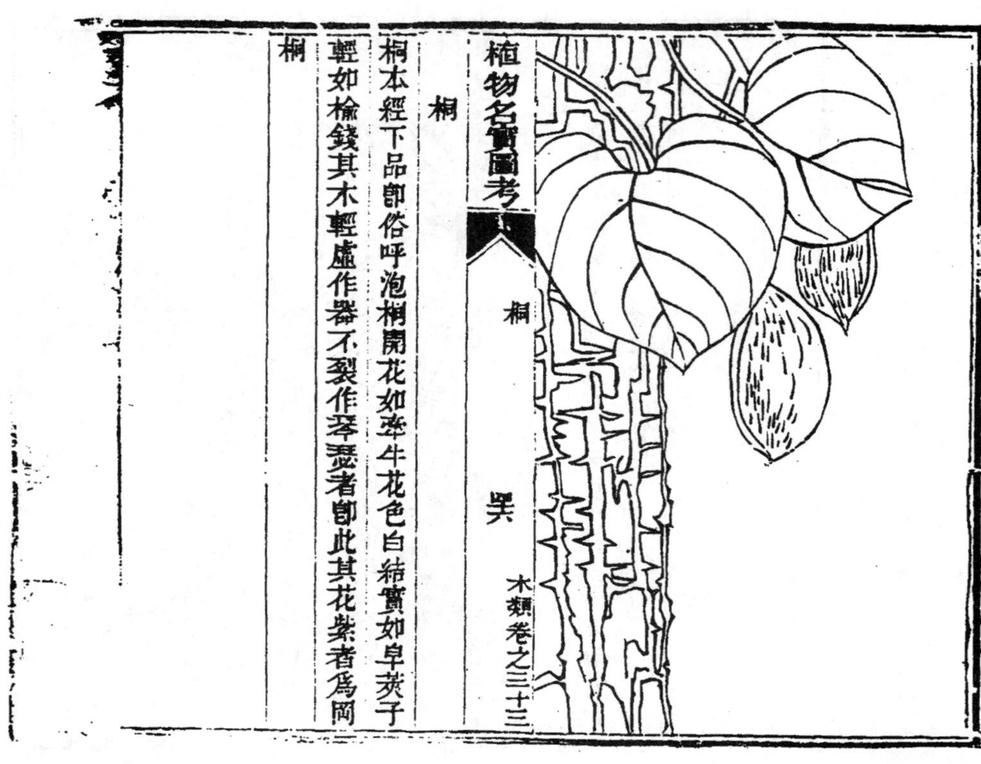

桐

桐本經下品卽俗呼泡桐開花如牽牛花色白結實如皁莢子輕如楡錢其木輕虛作器不裂作琴瑟者卽此其花紫者爲岡桐

梓

梓本經下品有角長尺餘如箸而黏餘皆如楸

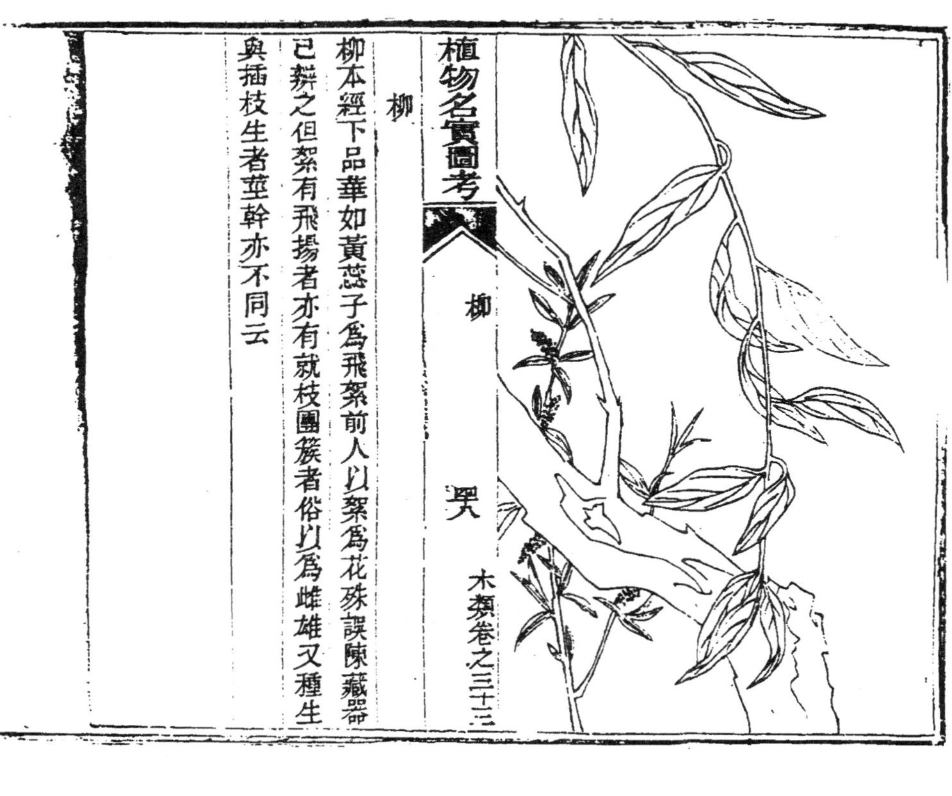

柳

柳本經下品華如黃蕊子爲飛絮前人以絮爲花殊誤陳藏器已辨之但絮有飛揚者亦有就枝團簇者俗以爲雌雄又種生與插枝生者莖幹亦不同云

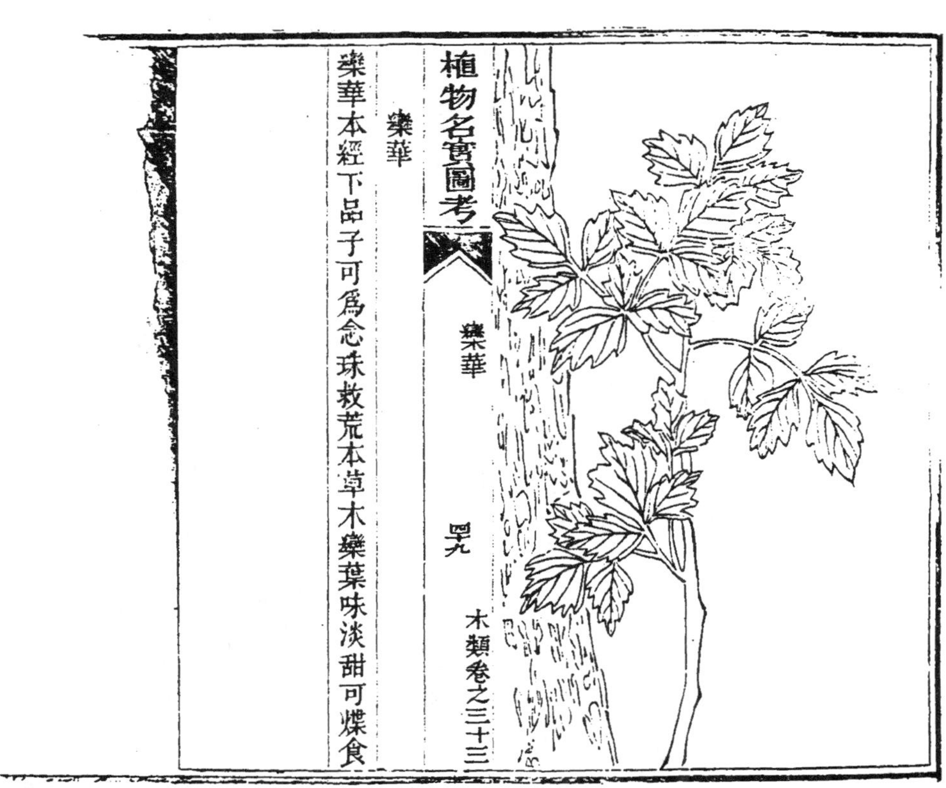

欒華

欒華本經下品子可爲念珠救荒本草木欒葉味淡甜可煠食

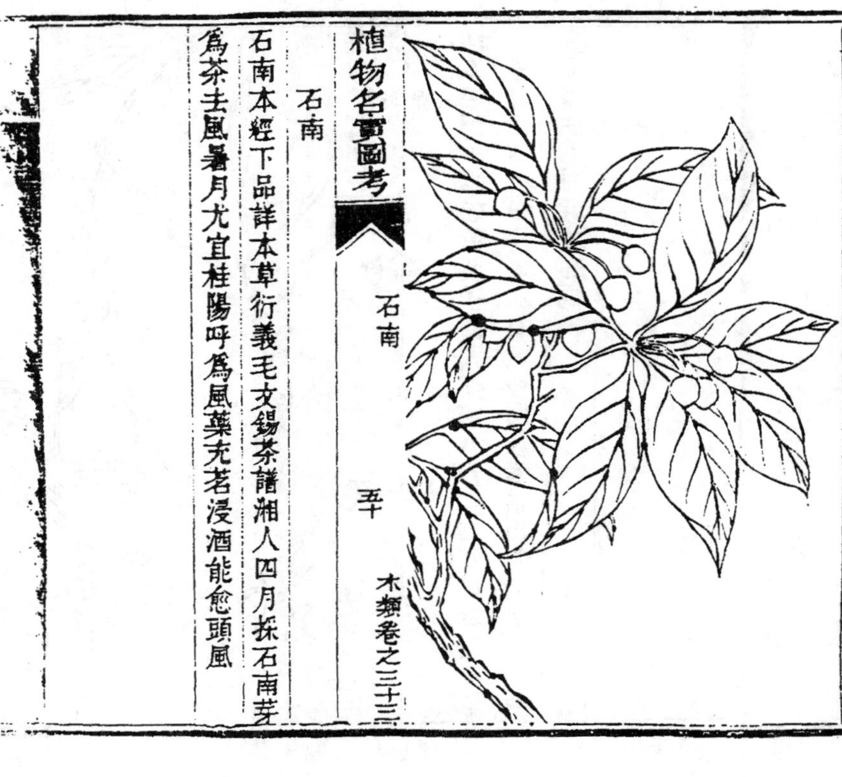

石南

石南本經下品詳本草衍義毛文錫茶譜湘人四月採石南芽爲茶去風暑月尤宜桂陽呼爲風藥充茗浸酒能愈頭風

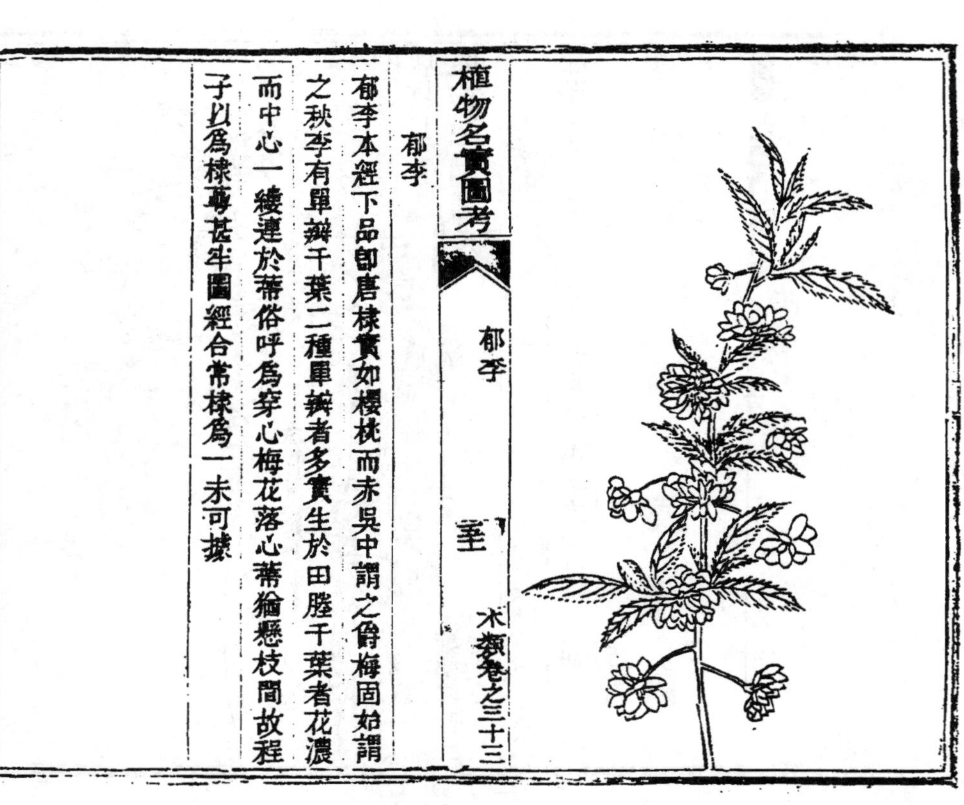

郁李

郁李本經下品卽唐棣實如櫻桃而赤吳中謂之爵梅固始謂之秋李有單瓣千葉二種單瓣者多實生於田塍千葉者花濃而中心一縷連於蒂俗呼爲穿心梅花落心蒂猶懸枝間故程子以爲棣萼甚牢圖經合常棣爲一未可據

鼠李

鼠李本經下品宋圖經卽烏巢子本草衍義以爲卽牛李子救荒本草女兒茶一名牛李子一名牛筋子葉味淡微苦可食亦可作茶飲卽此唯江西別有牛金子子黑色與此異述蘇頌李時珍云取汁刷染綠色此卽江西俗呼凍綠柴一名

蔓椒

蔓椒本經下品枝軟如蔓葉上有刺林麓中多有之

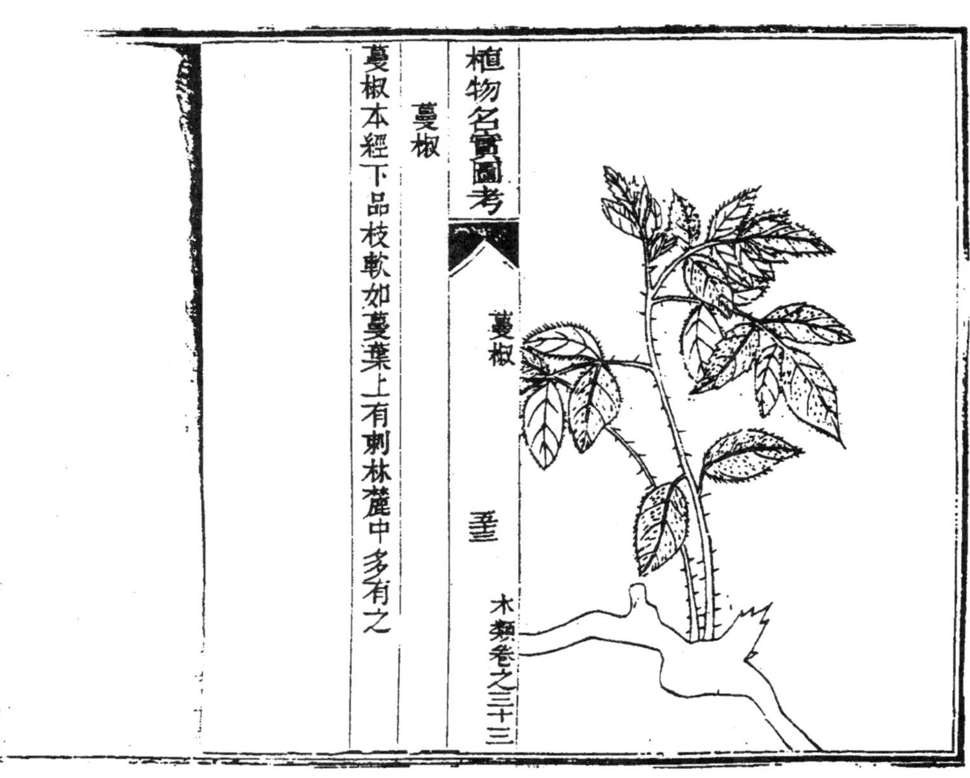

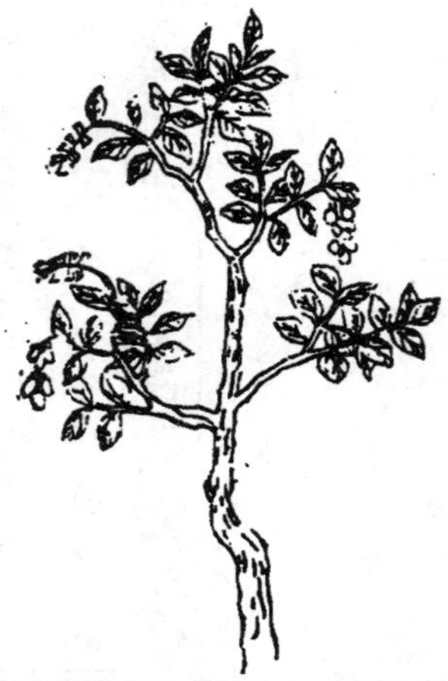

巴豆

巴豆本經下品生四川

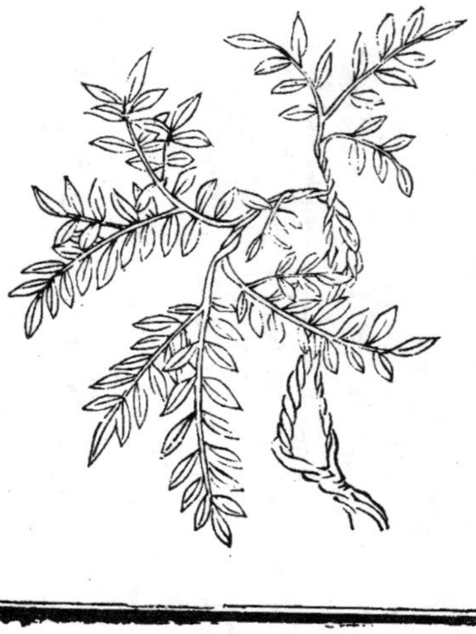

豬苓

豬苓本經中品舊說是楓樹苓今則不必楓根下乃有莊子謂之豕橐功專利水

詹糖香

詹糖香別錄上品唐本草云出晉安葉似橘煎枝爲香似沙糖而黑今寧都州香樹形狀正同俗亦採枝葉爲香料開花如桂結紅實如天竹子而長圓圖以備考湖南有一種野樟葉極香甚相類夏時結子稍異

楮

楮實別錄上品詩疏幽州謂之穀桑荆揚交廣謂之穀酉陽雜俎葉有瓣曰楮無曰構按穀構一聲之轉楚人謂乳穀亦讀如構也皮爲紙亦可爲布葉實可食皮中白汁以代膠救荒本草謂之楮桃

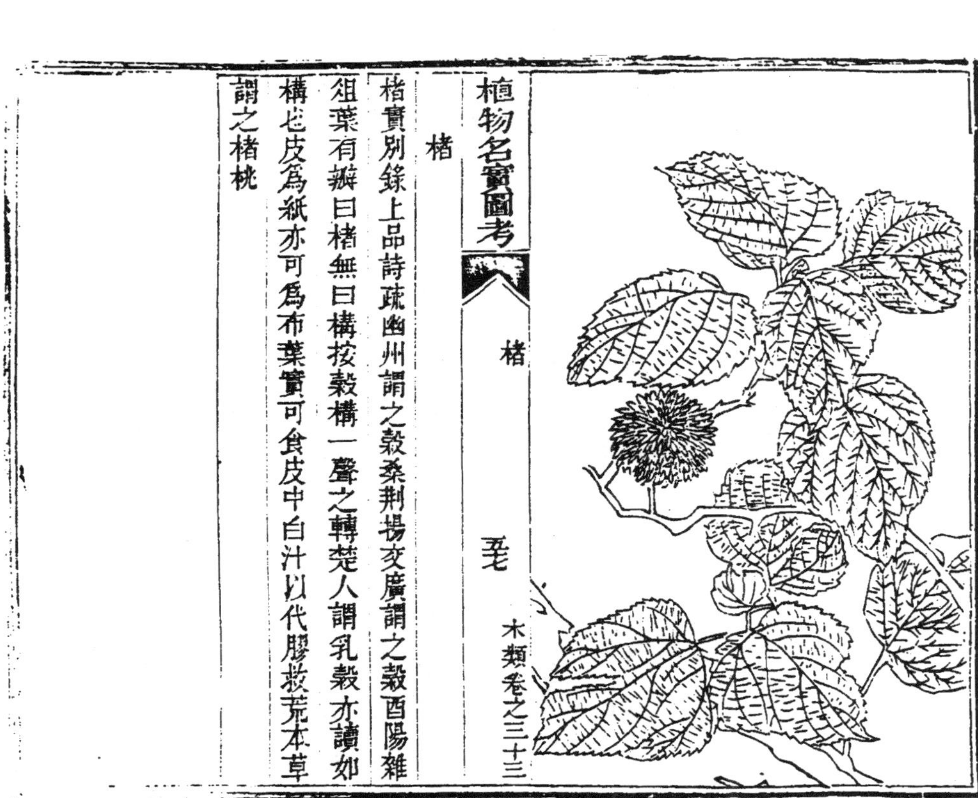

杉

杉別錄中品爾雅被煔疏俗作杉結實如楓松梂而小色綠有油杉可入藥茹杉性辛不宜作櫬又沙木亦其類有赤心者本草拾遺謂之丹桎木

雩婁農曰吾行南贛山阿中嶇嶔蒙密如蓍如簪而丁丁者衆峯皆答藍不及合抱而縱尋斧矣按志皆曰杉而土語則曰沙疑俚音之轉也閱嶺外代答知杉與沙爲一類而異物南城縣志謂杉有數種有自麻姑山來者持山僧所折杉枝似榧似松葉細潤而披拂余始識杉與沙果有異然江湘率皆沙也及莅滇夾道巨木森森竦擢綵葉如翠若膚無鱗蓋蔭暍而中樿傍題湊者皆百餘年物視彼瘦幹短戇亂葉攖拏如尋人而刺者眞有雞冠佩劍未遊聖門時氣象夫物有類而一類中又有鉅細精粗孔翠鸚鵡五采煥矣見鳳皇而闇然無文也駃騠騊駼四蹄輕矣遇騠駃而瞠乎其後也史之傳儒林文學隱逸循吏者一傳十數其品詣獨無異乎服虔闇崔烈講春秋知其不踰己李謐師孔璠而璠後復就謐請業同遊培塿烏覩松栢荀淑有重名遇黃憲孺子而以爲師表文中子年十五而王孝逸白首北面豫章生七日而有干霄之勢天姿之異有獨鍾焉韓昌黎云世無孔子不當在弟子之列然則昔之結廬教授開門成市者設遇聖賢大儒不猶去社叢而入鄧林舍㯳木而仰拒格哉

植物名實圖考　沙木　卒　木類卷之三十三

沙木

沙木嶺外代答謂與杉同類尤高大成叢穗小與杉異今湖南辰沅猺峒亦多種之大約牌筏商販皆沙木其木理稍異者則杉木耳

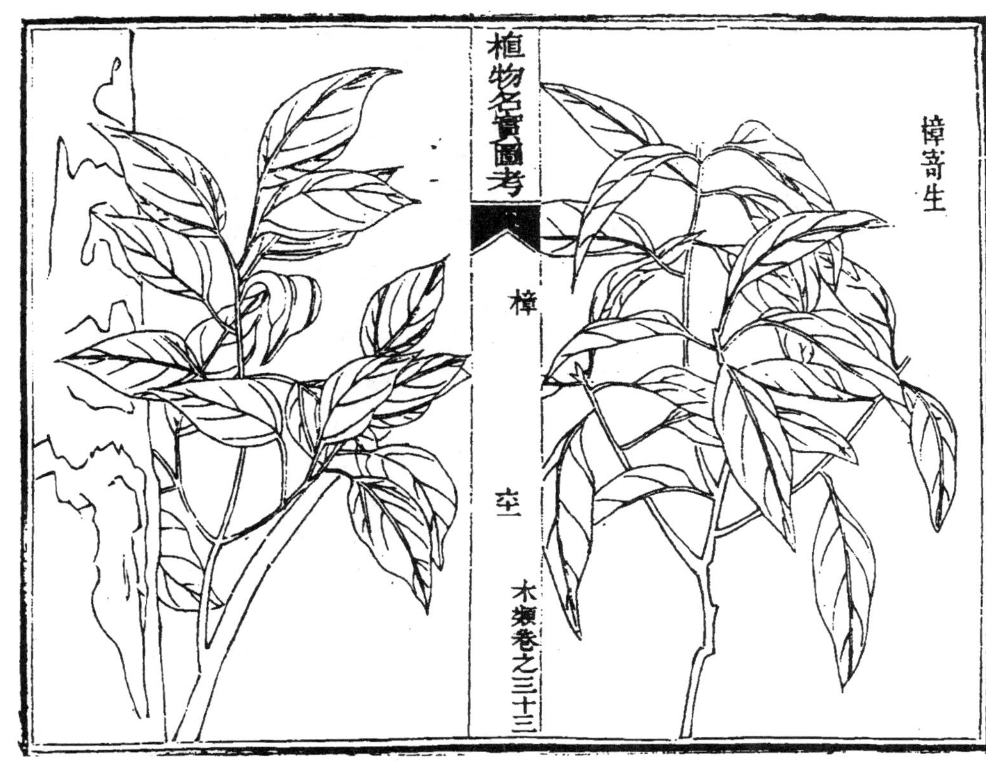

樟 附樟寄生

釣樟別錄下品本草拾遺有樟材江西極多豫章以木得名南過吉安則不植李時珍以豫爲釣樟卽樟之小者又有赤白二種作器不蠹滇南樟尤香而木質堅緻

雩婁農曰豫章以木名郡今江西寺觀叢祠及衙署婆娑垂蔭者皆豫章也明興雜記謂神木廠有樟扁頭者圍二丈長叚四丈餘騎而過其下高可以隱雖不易覿而合抱參天萬牛迴首則村墟道塗間皆遇之不足異也顧南至章貢北抵彭蠡湯沐之邑方千里踰境則淮與濟汝矣其質有赤白不知何者爲豫

何者爲樟師古謂豫卽枕木今亦無是名也爲器爲舟爲鼓頹爲几面煎汁爲腦熬子爲油江右賴之祠其巨者爲神無敢烹彭侯者見搜神記樟公之壽幾閱大椿見花木考社而稷之洵其宜也其寄生曰占斯別入藥顧桑柳諸蔦皆葉瘁而獨榮豫章之木冬不改柯鬱鬱葱葱惟見骨碎補一物長葉稭荄浸淫其上不及尋其皮如厚朴而色似桂者良足惜已

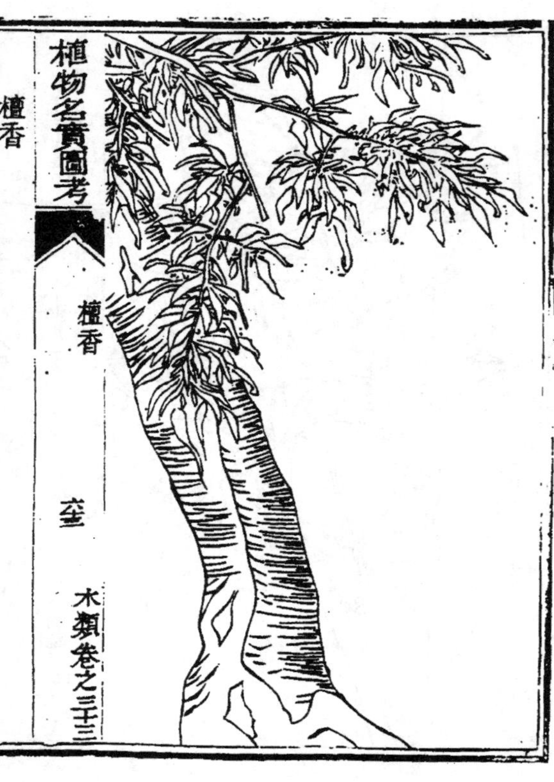

檀香

檀香別錄下品廣西通志考據明晰嶺南有之

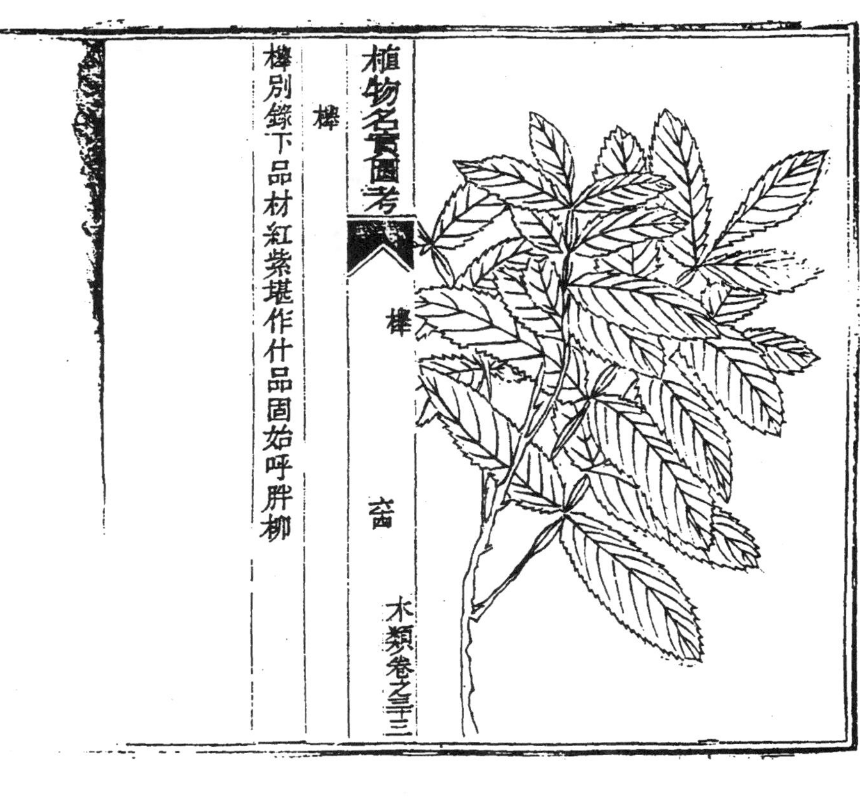

欅

欅別錄下品材紅紫堪作什品固始呼胖柳

植物名實圖考卷之三十四

固始吳其濬著

蒙自陸應穀校刊

木類

雲葉

救荒本草雲葉生密縣山野中其樹枝葉皆類桑但其葉如雲頭花叉又似木欒樹葉微闊開細青黃花其葉味微苦採嫩葉煠熟換水浸淘去苦味油鹽調食或蒸晒作茶尤佳

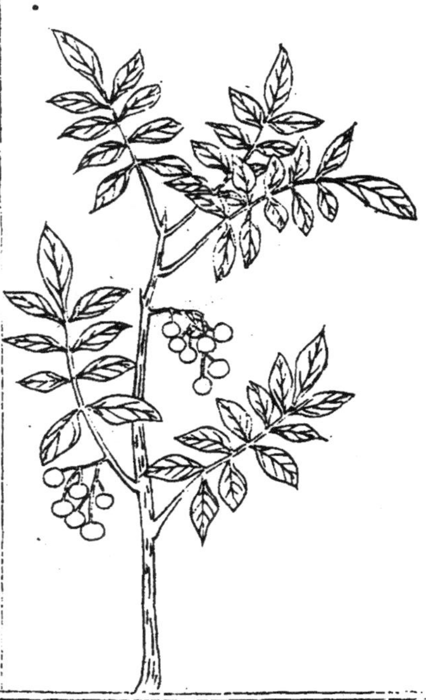

植物名實圖考 木類卷之三十四 黃楝樹 二

黃楝樹

救荒本草：黃楝樹生鄭州南山野中。葉似初生椿樹葉而極小，又似楝葉，色微帶黃。開花紫赤色。結子如豌豆大，生青，熟亦紫赤色。葉味苦。採嫩芽葉煠熟，換水浸去苦味，油鹽調食。蒸芽曝乾，亦可作茶煮飲。

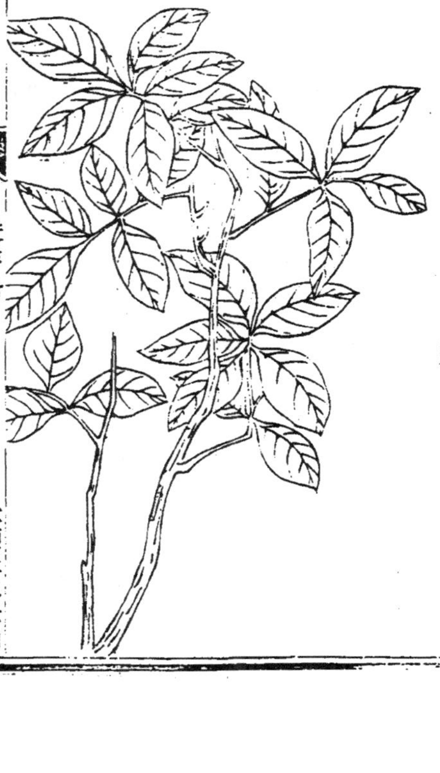

植物名實圖考 木類卷之三十四 穁芽樹 三

穁芽樹

救荒本草：穁芽樹生輝縣山野中。科條似槐條，葉似冬青葉微長，開白花，結青白子。其葉味甜。採嫩葉煠熟，水淘淨，油鹽調食。

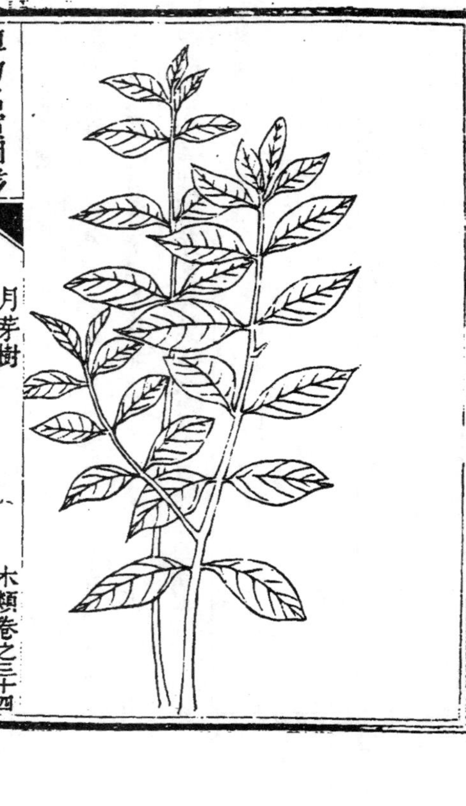

月芽樹

救荒本草月芽樹又名芀芽生田野中莖似槐條葉似歪頭菜葉微短稍硬又似楮芽葉頗長艄其葉兩兩對生味甘微苦採嫩葉煠熟水浸淘淨油鹽調食

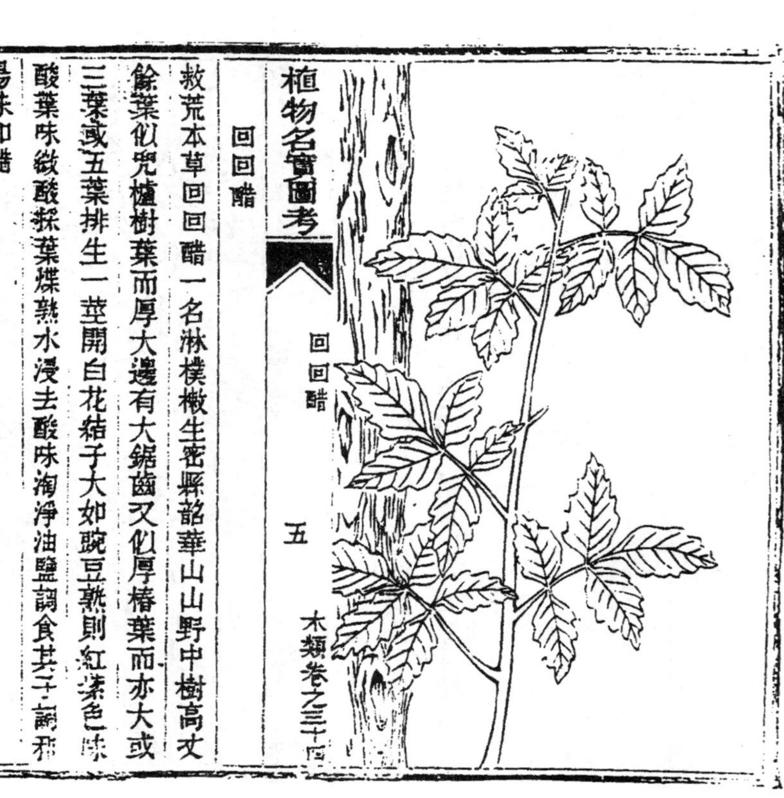

回回醋

救荒本草回回醋一名淋樸樕生密縣韶華山山野中樹高丈餘葉似兜櫨樹葉而厚大邊有大鋸齒又似厚椿葉而亦大或三葉或五葉排生一莖開白花結子大如豌豆熟則紅紫色味酸葉味微酸採葉煠熟水浸去酸味淘淨油鹽調食其子調和湯味如醋

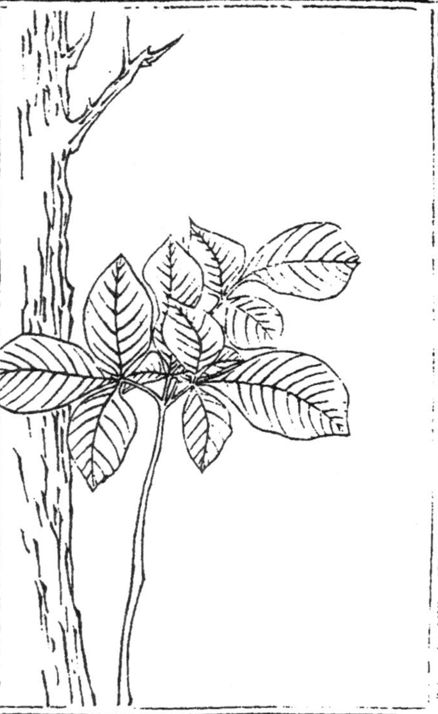

白槿樹

救荒本草白槿樹生密縣梁家衝山谷中樹高五七尺葉似茶葉而其闊大光潤又似初生青岡葉而無花叉又似山格刺樹葉亦大開白花其葉味苦採葉煠熟水浸淘淨油鹽調食

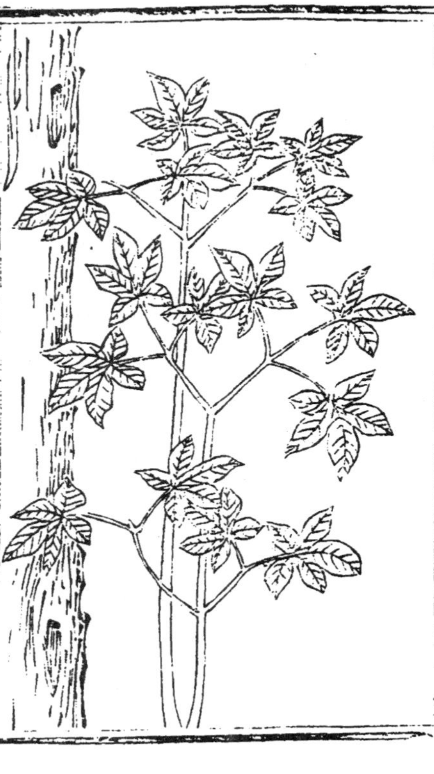

槭樹芽

救荒本草槭樹芽生鈞州風谷頂山谷間木高一二丈其葉狀類野葡萄葉五花尖叉亦似棉花葉而薄小又似絲瓜葉卻甚小而淡黃綠色開白花葉味甜採葉煠熟以水浸作成黃色換水淘淨油鹽調食按說文槭木可作大車輮蓋即此樹許叔重汝南人固應識其土所宜木也

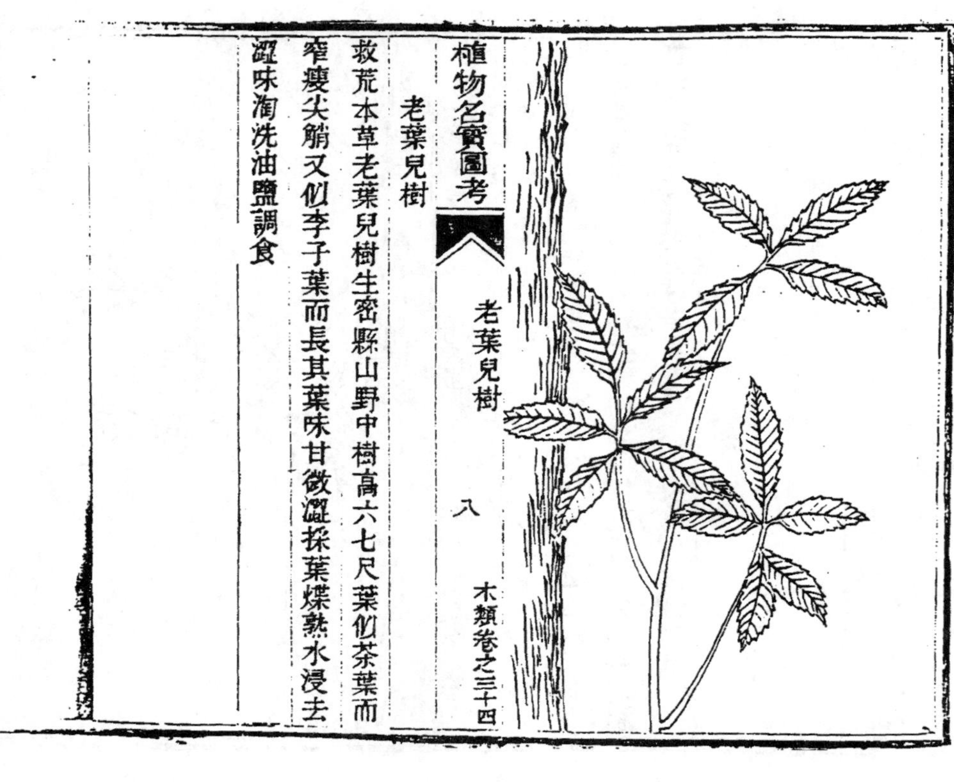

老葉兒樹

救荒本草老葉兒樹生密縣山野中樹高六七尺葉似茶葉而窄瘦尖䏼又似李子葉而長其葉味甘微澀採葉煠熟水浸去澀味淘洗油鹽調食

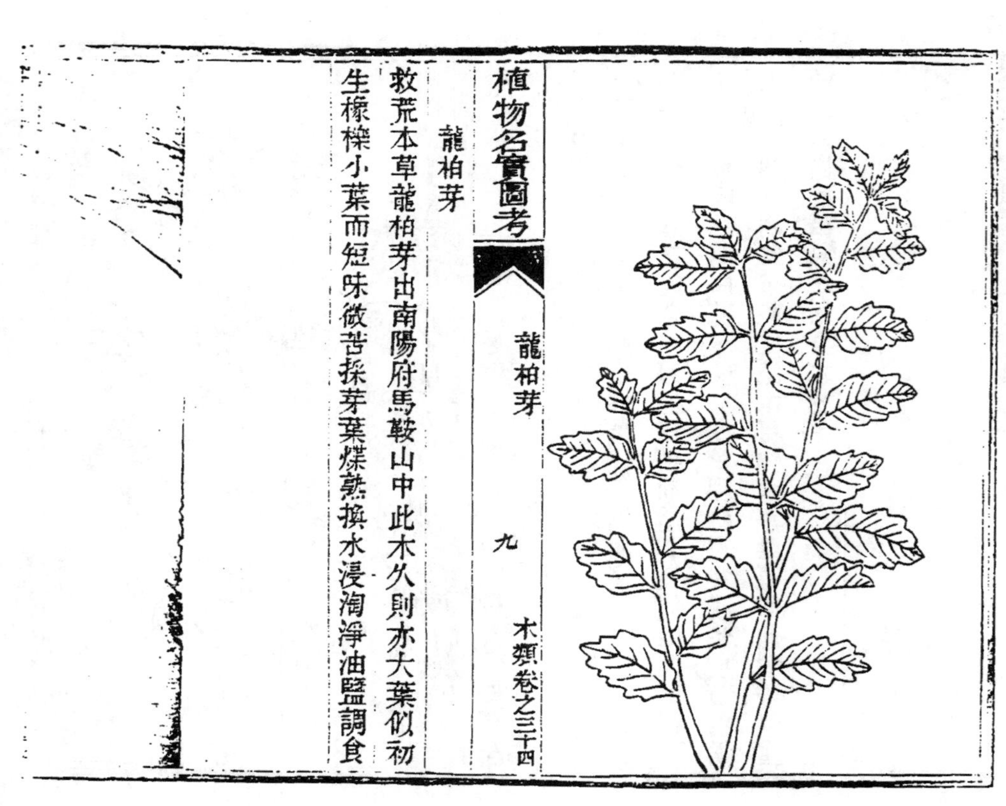

龍柏芽

救荒本草龍柏芽出南陽府馬鞍山中此木久則亦大葉似初生橡櫟小葉而短味微苦採芽葉煠熟換水浸淘淨油鹽調食

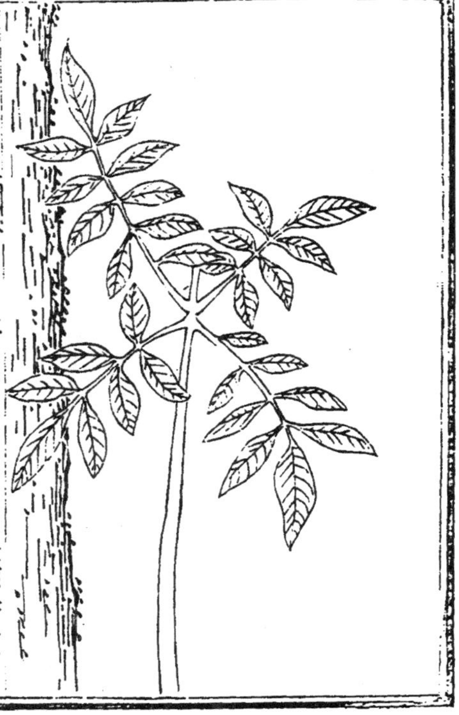

兜櫨樹 即櫰

救荒本草兜櫨樹生密縣梁家衝山谷中樹甚高大其木枯朽極透可作香焚俗名櫰香葉似回回醋樹葉而薄窄又似花楸樹葉卻少花叉葉皆對生味苦採嫩芽葉煠熟水浸去苦味淘洗淨油鹽調食　按本草綱目櫰香江淮湖嶺山中有之木大者近丈許小者多被樵采葉青而長有鋸齒狀如小蘇葉而香對節生其根狀如枸杞根而大煨之甚香楞嚴經云壇前安一小鑪以兜婁婆香煎水沐浴卽此香也根氣味苦澀平無毒主治頭癧腫毒碾末麻脂調塗七日腐落

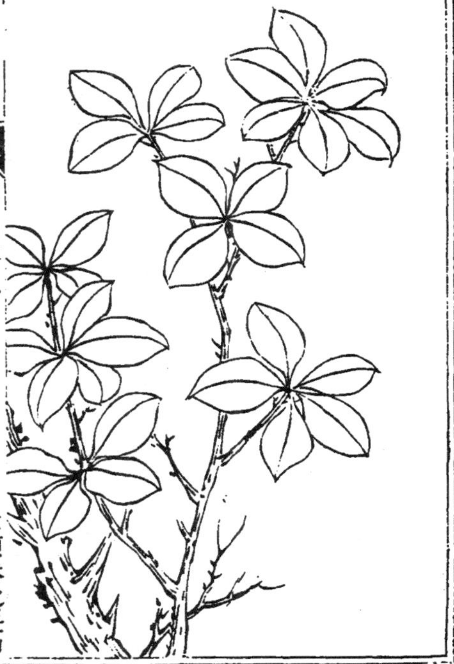

山茶科

救荒本草山茶科生中牟土山田野中科條高四五尺枝梗灰白色葉似皁莢葉而團又似槐葉亦團四五葉攢一處葉甚稠密味苦採嫩葉煠熟水淘洗淨油鹽調食

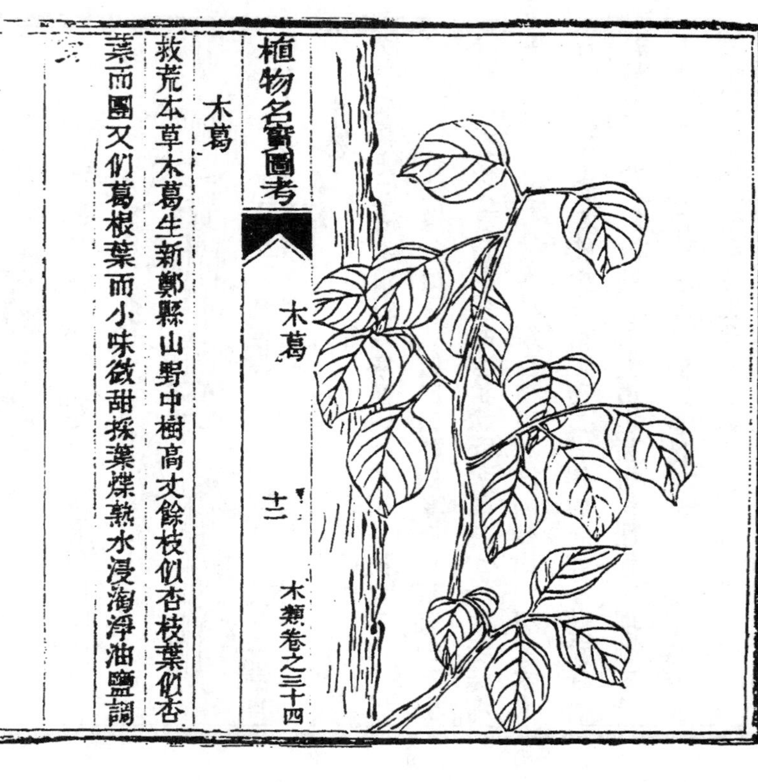

木葛

救荒本草木葛生新鄭縣山野中樹高丈餘枝似杏枝葉似杏葉而團又似葛根葉而小味微甜採葉煠熟水浸淘淨油鹽調

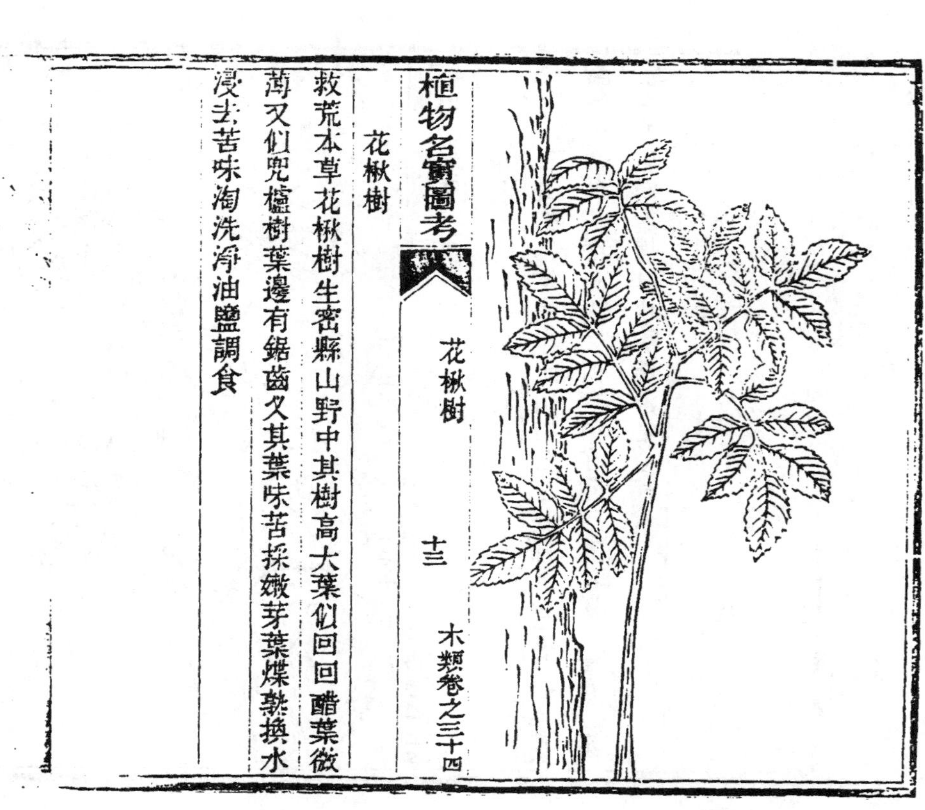

花楸樹

救荒本草花楸樹生密縣山野中其樹高大葉似回回醋葉微薄又似兜櫨樹葉邊有鋸齒叉其葉味苦採嫩芽葉煠熟換水浸去苦味淘洗淨油鹽調食

白辛樹

救荒本草白辛樹生滎陽塔兒山岡野間樹高丈許葉似青檀樹葉頗長而薄色微淡綠又似月芽樹葉而大色亦差淡其葉味甘微澀採葉煠熟水浸淘去澀味油鹽調食

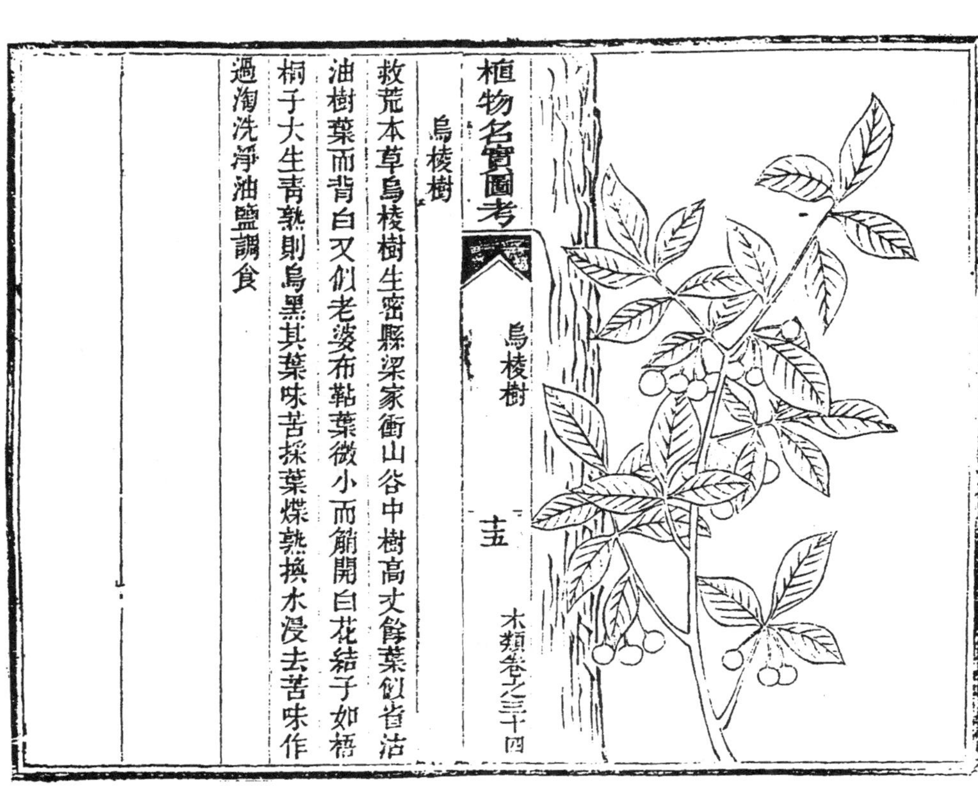

烏棱樹

救荒本草烏棱樹生密縣梁家衝山谷中樹高丈餘葉似省沽油樹葉而背白又似老婆布鞊葉微小而舶開白花結子如梧桐子大生青熟則烏黑其葉味苦採葉煠熟換水浸去苦味作過淘洗淨油鹽調食

刺楸樹

救荒本草刺楸樹生密縣山谷中其樹高大色皮蒼白上有黃白斑文枝梗間多有大刺葉似楸葉而薄味甘採嫩芽葉煠熟水浸淘洗淨油鹽調食

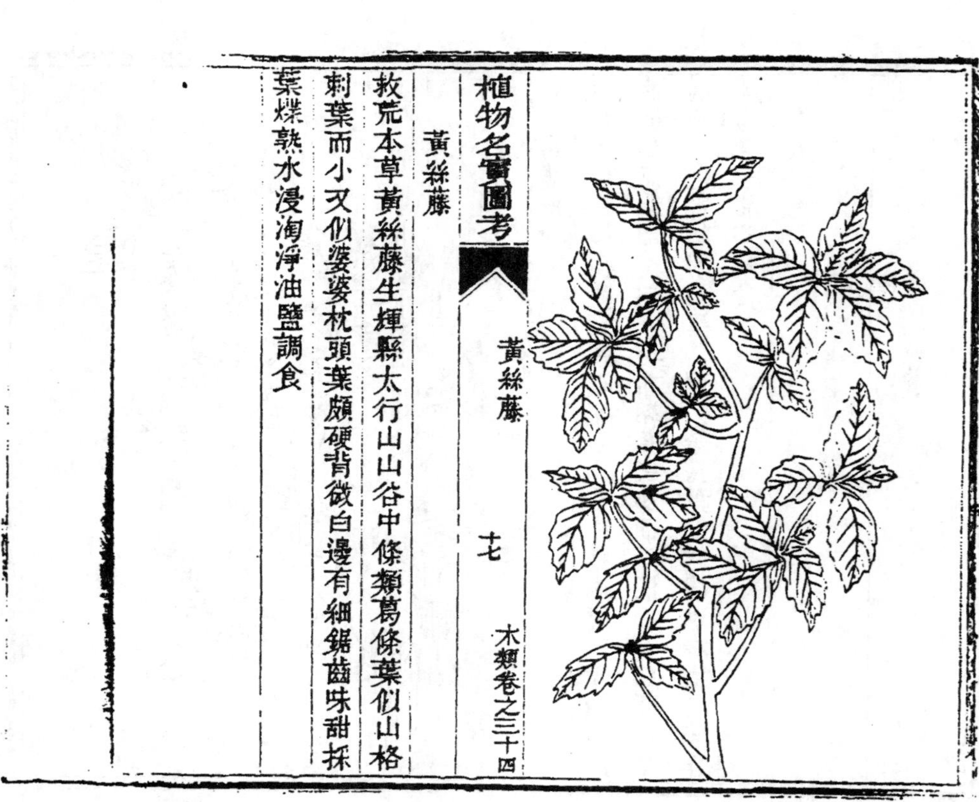

黃絲藤

救荒本草黃絲藤生輝縣太行山山谷中條類葛條葉似山格刺葉而小又似婆婆枕頭葉頗硬背微白邊有細鋸齒味甜採葉煠熟水浸淘淨油鹽調食

山格刺樹

救荒本草山格刺樹生密縣韶華山山野中作科條生葉似白槿樹葉頗短而尖艄又似茶樹葉而闊大及似老婆布鞊葉亦大味甘採葉煠熟水浸作成黃色淘洗淨油鹽調食

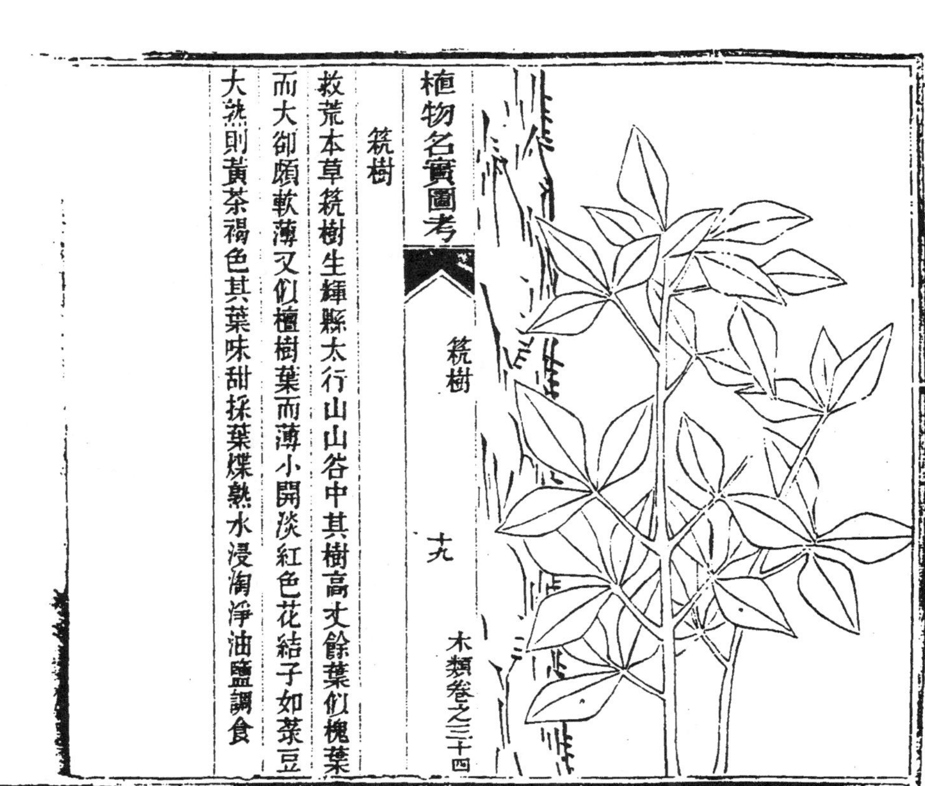

統樹

救荒本草統樹生輝縣太行山山谷中其樹高丈餘葉似槐葉而大郤頗軟薄又似檀樹葉而薄小開淡紅色花結子如菉豆大熟則黃茶褐色其葉味甜採葉煠熟水浸淘淨油鹽調食

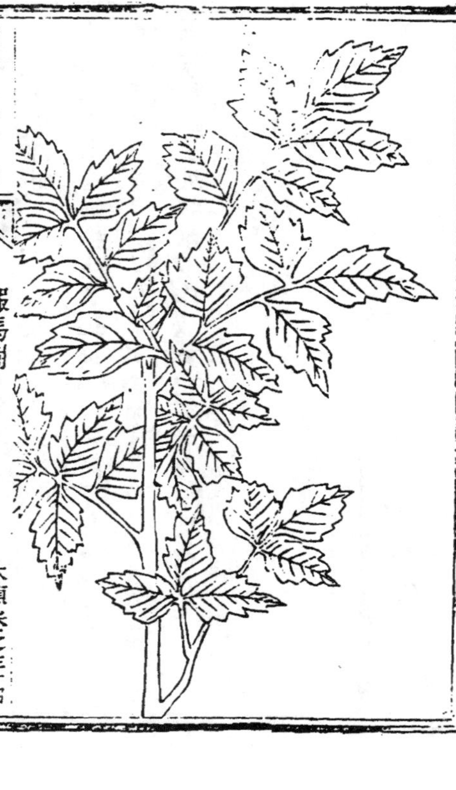

報馬樹

救荒本草報馬樹生輝縣太行山山谷間枝條似桑條色葉似青檀葉而大邊有花叉又似白辛葉頗大而長硬葉味甜採嫩葉煠熟水淘淨油鹽調食硬葉煠熟水浸作成黃色淘去涎沫油鹽調食

椴樹

救荒本草椴樹生輝縣太行山山谷間樹甚高大其木細膩可為卓器枝叉對生葉似木槿葉而長大微薄色頗淡綠皆作五花椏叉邊有鋸齒開黃花結子如豆粒大色青白葉味苦採嫩葉煠熟水浸去苦味淘洗淨油鹽調食　爾雅正義椴柂註白椴也樹似白楊正義椴一名柂檀弓云杝棺一鄭註云所謂椑棺也凡棺因能溼之物又云椑謂杝棺椑堅著之言也鄭君所見爾雅本柂作杝註白椴至白楊正義玉篇云椴木似白楊釋文引字林云木似白楊一名柂今白楊木高大葉圓似梨面青

而背白肌細性堅用爲梁栱久而不橈椵木與白楊相似也

按椵木質白而少文微似楊木風雨燥濕不易其性北方以作門扇板壁其樹枝葉不似白楊

說文解字注椵椵木可作牀几牀錯本作伏疑誤釋木曰櫠椵本草陶隱居說人參曰高麗人作人參讚曰三椏五葉背陽向陰欲來求我椵樹相尋椵樹葉似桐甚大陰廣圖經亦言人參春生苗多於深山背陰近椵漆下潤溼處是則椵爲大木故材可牀几郭云子大如盂者未知是不也從木段聲讀若賈古雅切五部

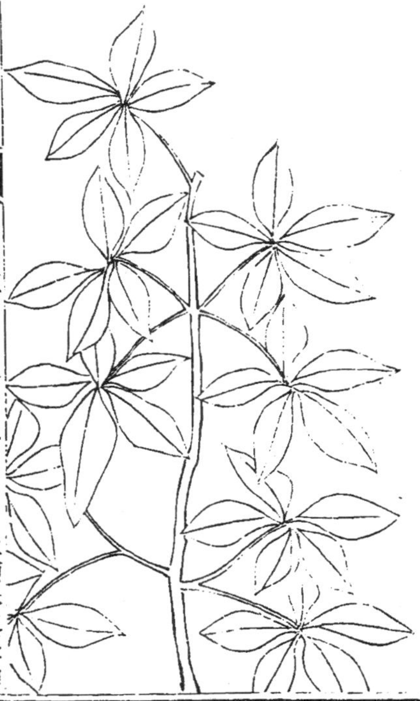

臭蕪

救荒本草臭蕪生密縣楊家衝山谷中科條高四五尺葉似杵瓜葉而尖艄又似金銀花葉亦尖艄五葉攢生如一葉開花白色其葉味甜採葉煠熟水浸淘淨油鹽調食

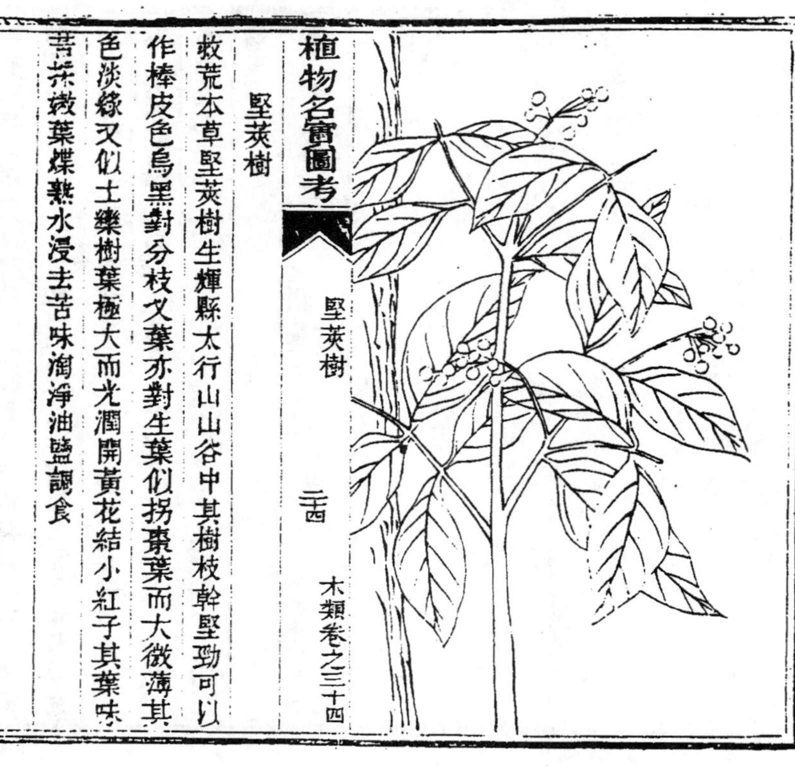

植物名實圖考　堅莢樹　二十四　木類卷之三十四

堅莢樹

救荒本草堅莢樹生輝縣太行山山谷中其樹枝幹堅勁可以作棒皮色烏黑對分枝叉葉亦對生葉似拐棗葉而大微薄其色淡綠又似土欒樹葉極大而光潤開黃花結小紅子其葉味苦採嫩葉煠熟水浸去苦味淘淨油鹽調食

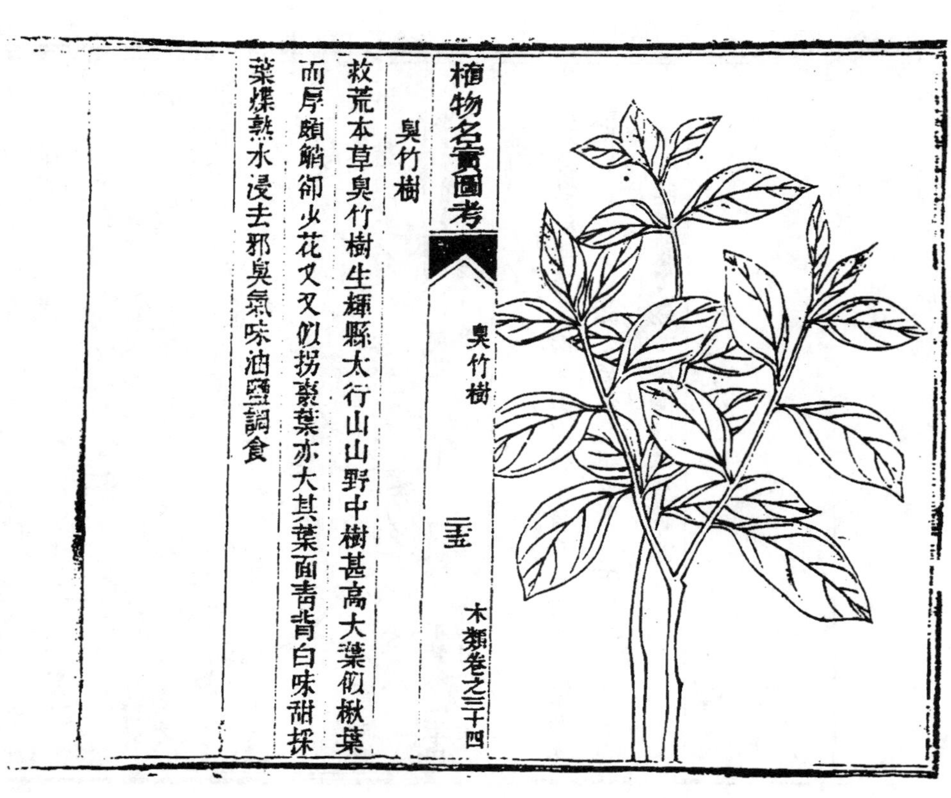

植物名實圖考　臭竹樹　二十五　木類卷之三十四

臭竹樹

救荒本草臭竹樹生輝縣太行山山野中樹甚高大葉似楸葉而厚頗艄卻少花叉又似拐棗葉亦大其葉面青背白味甜採葉煠熟水浸去邪臭氣味油鹽調食

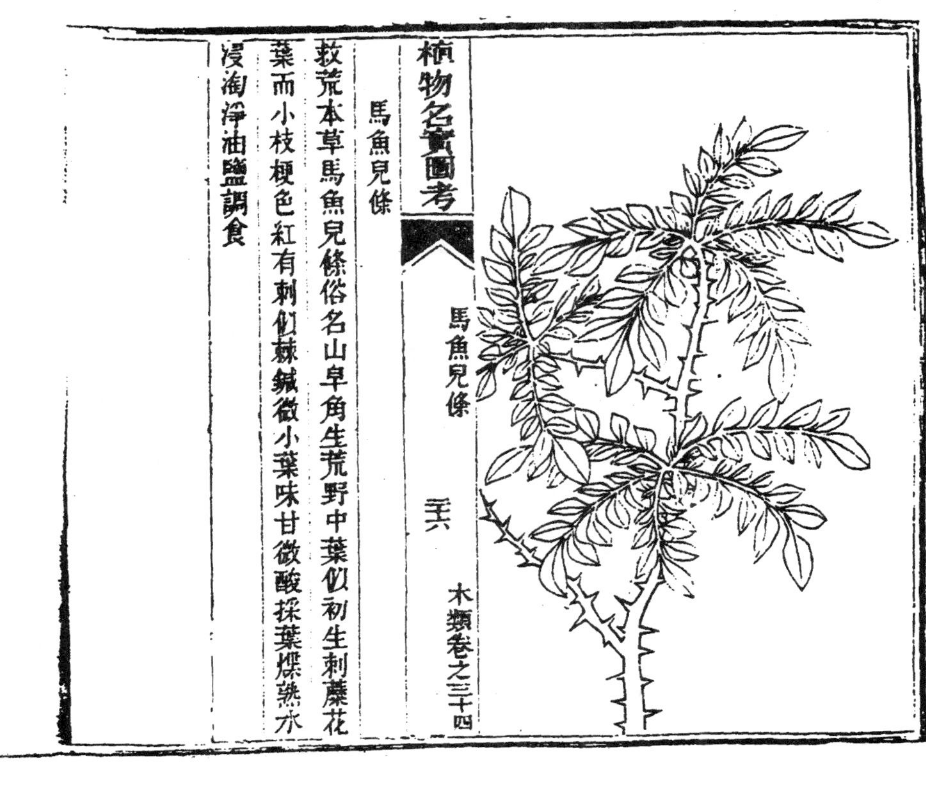

馬魚兒條

救荒本草馬魚兒條俗名山皁角生荒野中葉似初生刺蘗花葉而小枝梗色紅有刺似棘鍼微小葉味甘微酸採葉煠熟水浸淘淨油鹽調食

老婆布鞊

救荒本草老婆布鞊生鈞州風谷頂山野間科條淡蒼黃色葉似匙頭樣色嫩綠而光俊又似山格刺葉卻小味甘性平採葉煠熟水浸作過淘淨油鹽調食

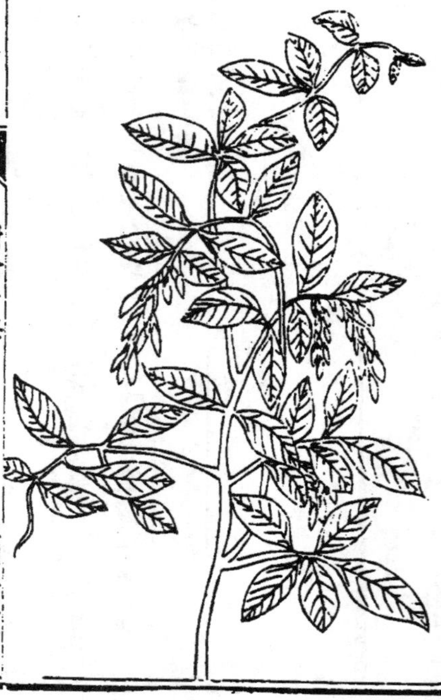

青舍子條

救荒本草青舍子條生密縣山谷間科條微帶柿黃色葉似胡枝子葉而光俊微尖枝條梢間開淡粉紫花結子似枸杞子微小生則青而後變紅熟則紫黑色味甜採摘其子紫熟者食之

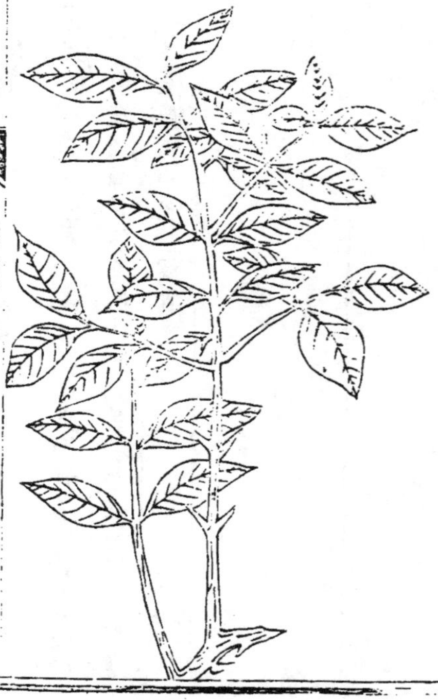

驢駝布袋

救荒本草驢駝布袋生鄭州沙岡間科條高四五尺枝梗微帶赤黃色葉似郁李子葉頗大而光又似省沽油葉而尖頗齊其葉對生開花色白結子如菉豆大兩兩並生熟則色紅味甜採紅熟子食之

婆婆枕頭

救荒本草婆婆枕頭生鈞州密縣山坡中科條高三四尺葉似櫻桃葉而長艄開黃花結子如菉豆大生則青熟紅色味甜採熟紅子食之

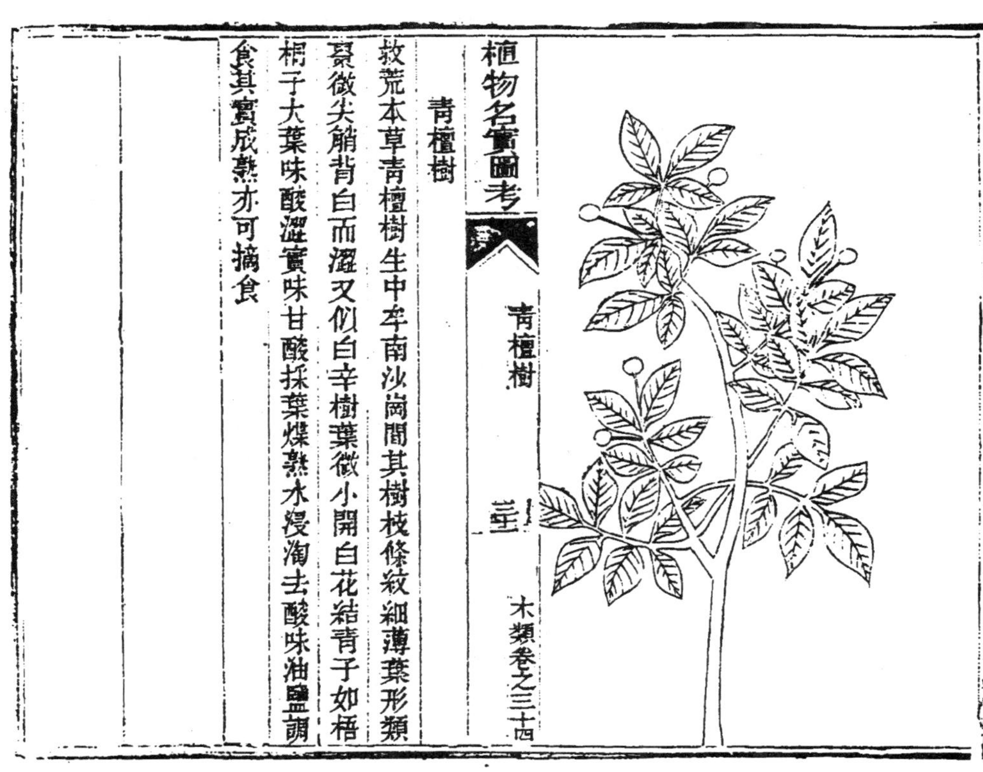

青檀樹

救荒本草青檀樹生中牟南沙崗間其樹枝條紋細薄葉形類棗微尖艄背白而澀又似白辛樹葉微小開白花結青子如梧桐子大葉味酸澀實味甘酸採葉煠熟水浸淘去酸味油鹽調食其實成熟亦可摘食

植物名實圖考卷之三十五

固始吳其濬著
蒙自陸應穀校刊

木類

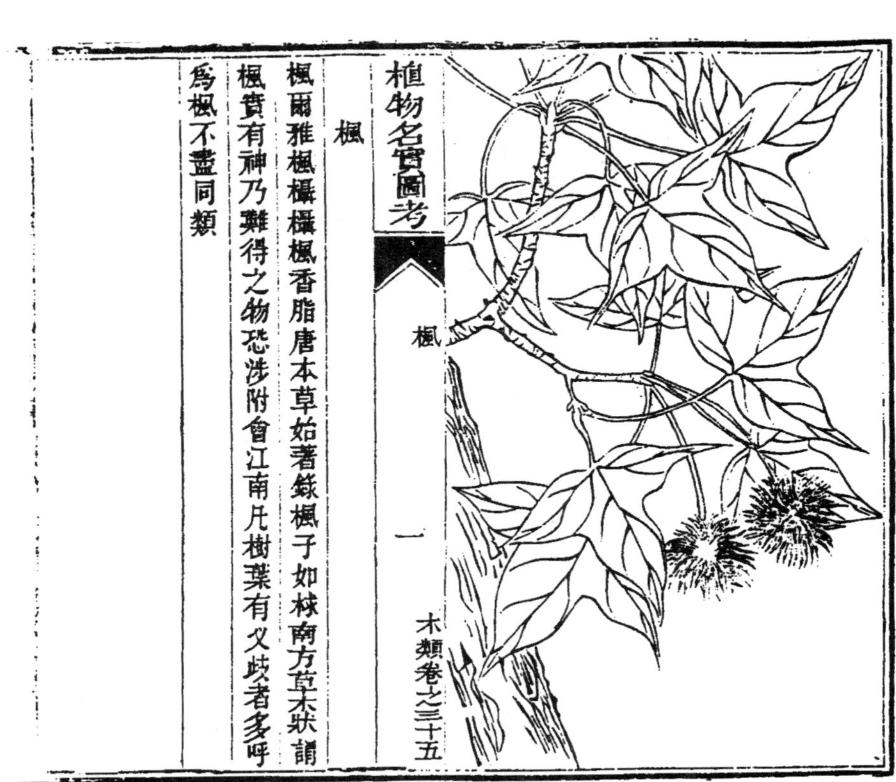

楓

楓爾雅楓欇欇楓香脂唐本草始著録楓子如栎南方草木狀謂楓實有神乃難得之物恐涉附會江南凡樹葉有乂歧者多呼爲楓不盡同類

椿

椿唐本草始著錄卽香椿葉甘可茹木理紅實俗名紅椿

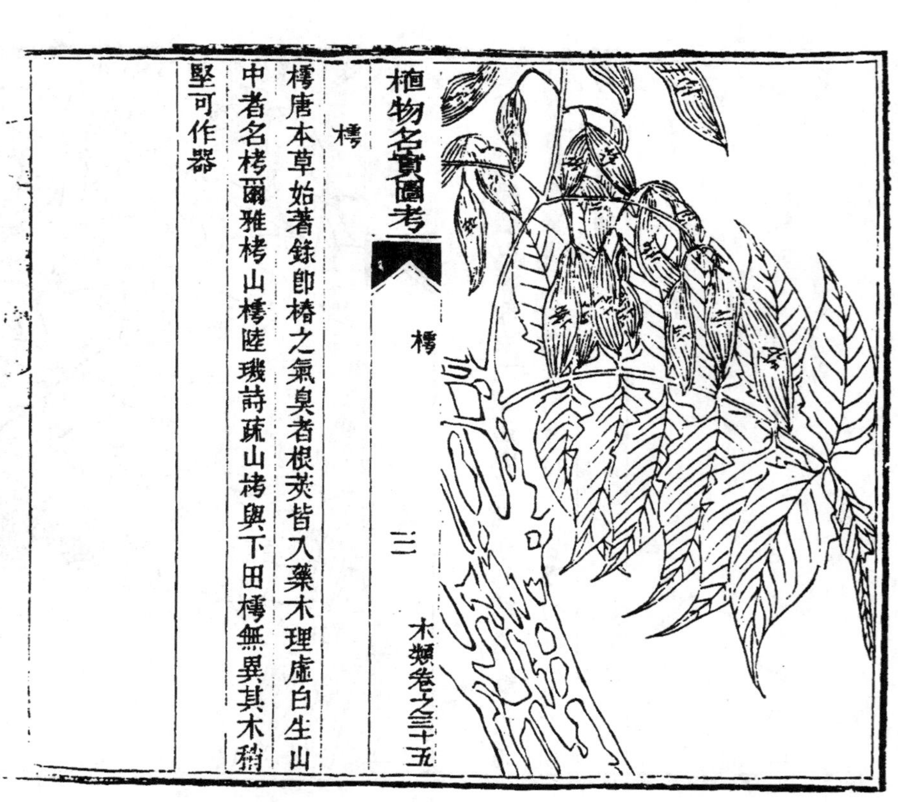

樗

樗唐本草始著錄卽椿之氣臭者根莢皆入藥木理虛白生山中者名栲爾雅栲山樗陸璣詩疏山栲與下田樗無異其木稍堅可作器

白楊

白楊唐本草始著錄北地極多以為梁棟俗呼大葉楊救荒本草嫩葉可煠食又本草拾遺有扶栘即此

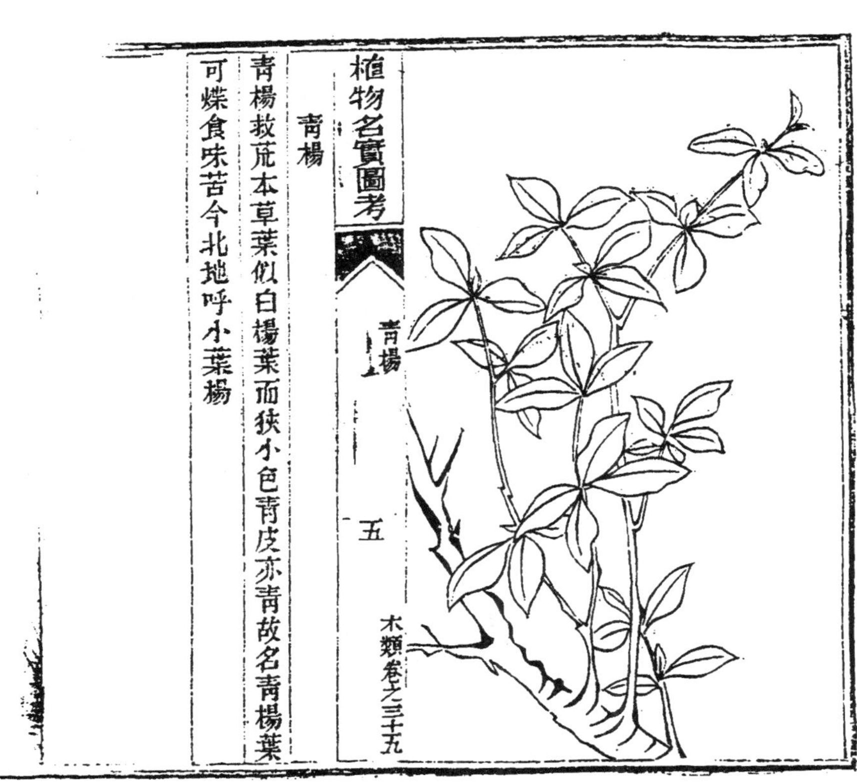

青楊

青楊救荒本草葉似白楊葉而狹小色青皮亦青故名青楊葉可煠食味苦今北地呼小葉楊

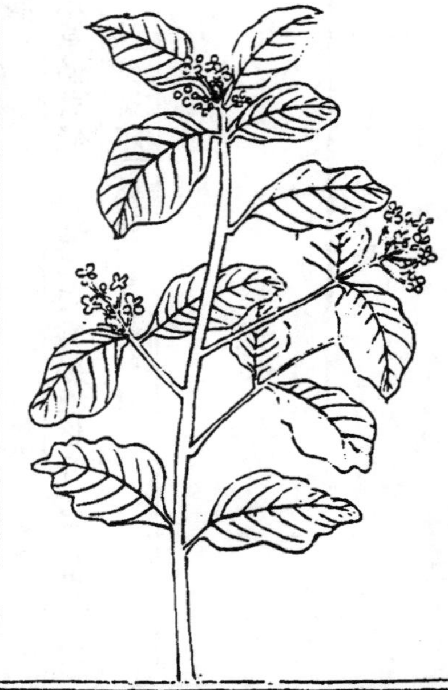

莢蒾

莢蒾唐本草始著錄陳藏器云皮可爲索救荒本草謂之孩兒拳頭子紅熟可食又煮枝汁少加米爲粥甚美

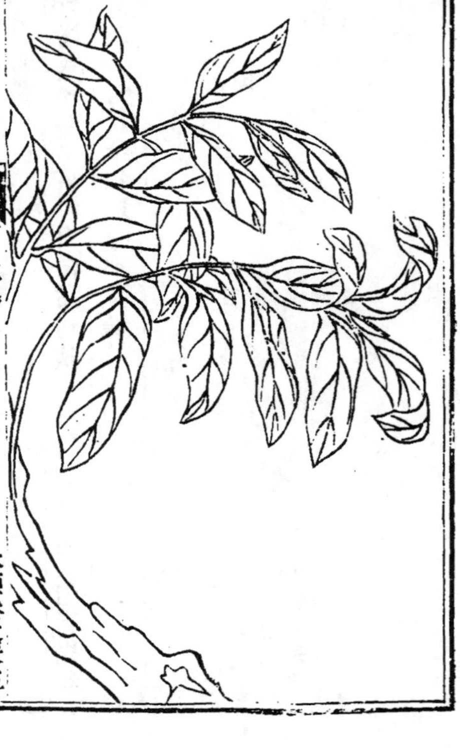

水楊

水楊唐本草始著錄與柳同而葉圓闊枝條短硬

胡桐淚

胡桐淚見漢書西域傳唐本草始著錄爲口齒要藥今阿克蘇之西地名樹窩子行數日程尙在林內皆胡桐也葉微似桐樹本流膏如膠

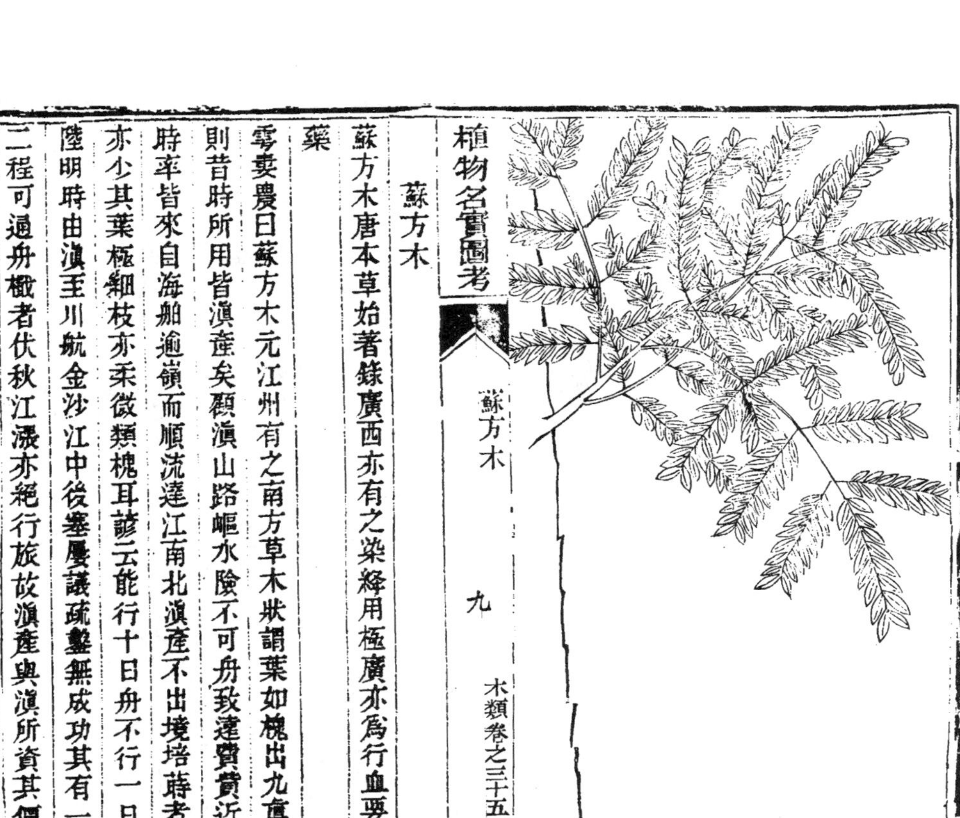

蘇方木

蘇方木唐本草始著錄廣西亦有之染絳用極廣亦爲行血要藥

雩婁農曰蘇方木元江州有之南方草木狀謂葉如槐出九眞則昔時所用皆滇產矣顧滇山路崛水險不可舟致達寶貴近時率皆來自海舶逾嶺而順流達江南北滇產不出境培蒔者亦少其葉極細枝亦柔微類槐耳諺云能行十日舟不行一日陸明時由滇至川航金沙江中後塞屢議疏鑿無成功其有一二程可過舟檝者伏秋江漲亦絕行旅故滇產與滇所資其價

皆十倍民呰窳偷生無商賈之利山木入市跬步皆艱況其他
哉

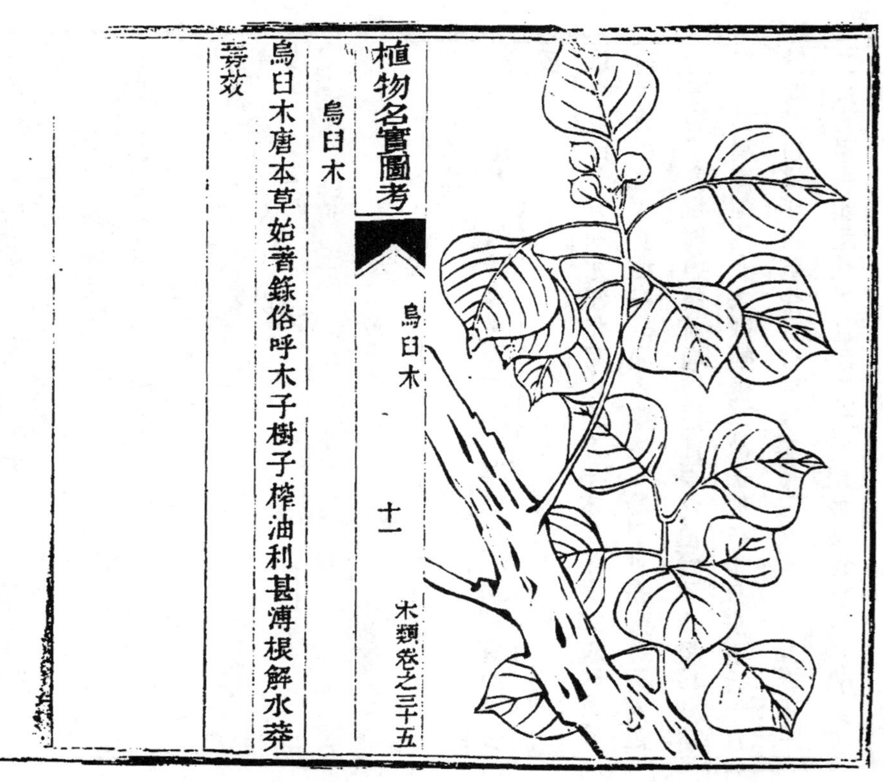

烏臼木

烏臼木唐本草始著錄俗呼木子樹子榨油利甚溥根解水莽
毒效

植物名實圖考　桑荆　十二　木類卷之三十五

桑荆

桑荆唐本草始著錄諸家皆無的解救荒本草有土桑樹姑圖之以備考

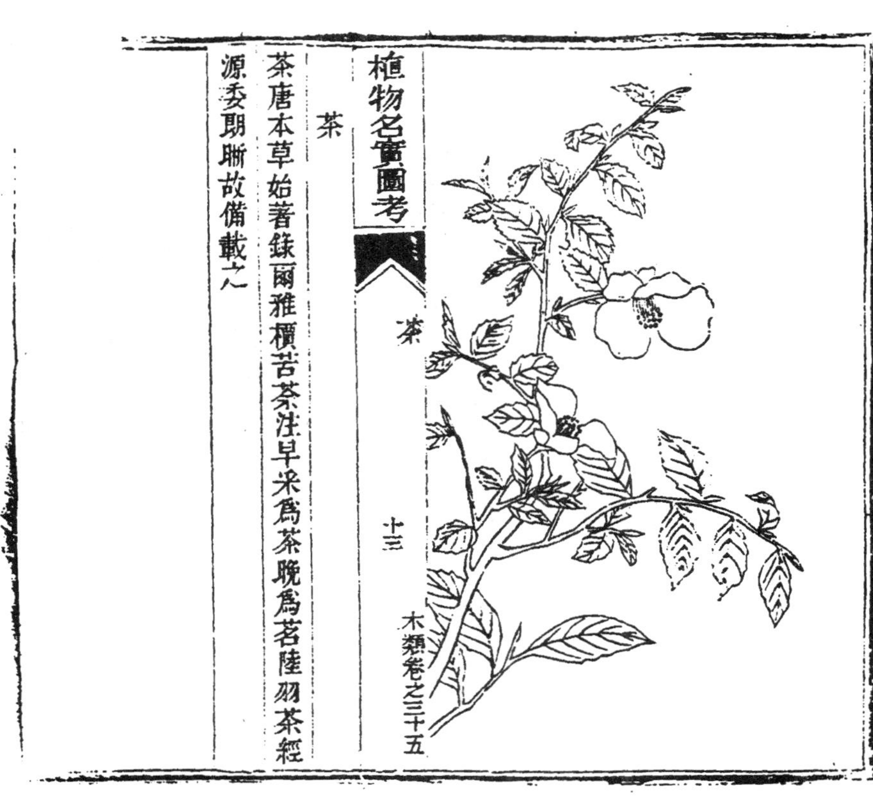

植物名實圖考　茶　十三　木類卷之三十五

茶

茶唐本草始著錄爾雅檟苦荼注早采爲荼晚爲茗陸羽茶經源委明晰故備載之

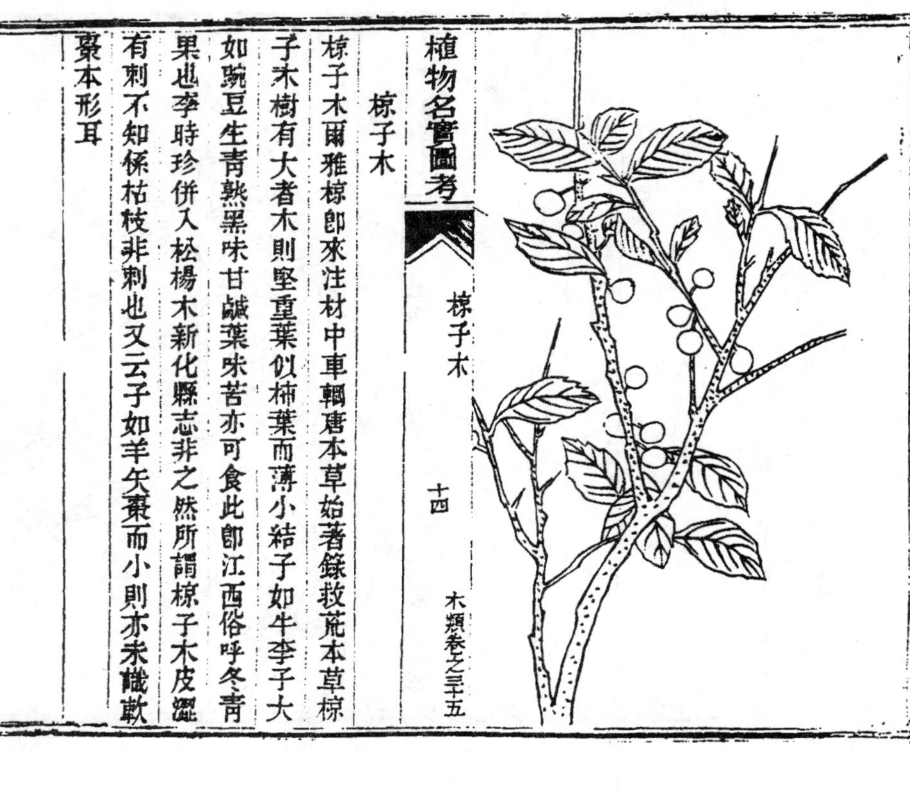

梂子木

梂子木爾雅梂即來注材中車輞唐本草始著録救荒本草梂子木樹有大者木則堅重葉似柿葉而薄小結子如牛李子大如豌豆生青熟黑味甘鹹葉味苦亦可食此即江西俗呼冬青果也李時珍併入松楊木新化縣志非之然所謂梂子木皮澀有刺不知係枯枝非刺也又云子如羊矢棗而小則亦未識歟橐本形耳

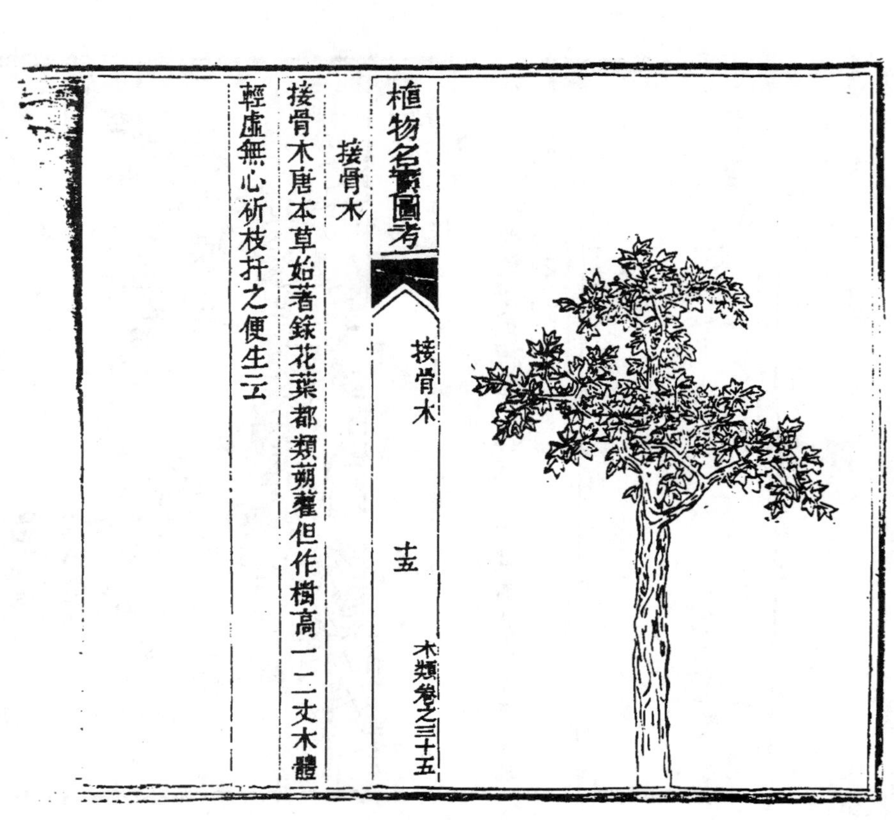

接骨木

接骨木唐本草始著録花葉都類蒴藋但作樹高一二丈木體輕虚無心斫枝扦之便生云

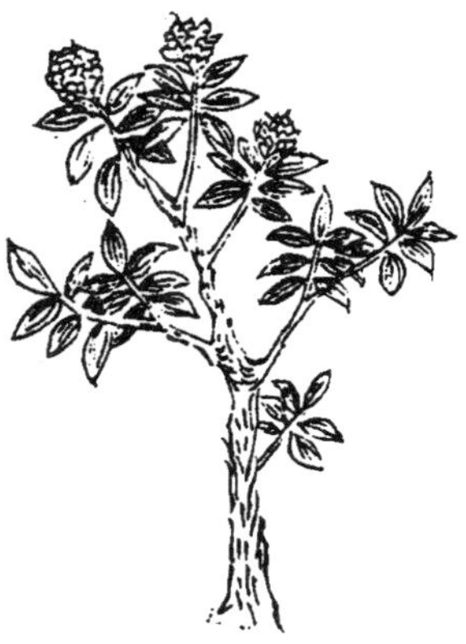

寶子木

寶子木唐本草始著録生嶺南邛州其葉如柿朱川西渠州歲貢四五月開碎花百十枝圍攢作大朶焦紅色子如椒目在花瓣中黑而光潔主折傷血內溜續絕補骨髓止痛安胎　按湘中土醫習用鵶椿子形狀頗肖而主治異別圖之

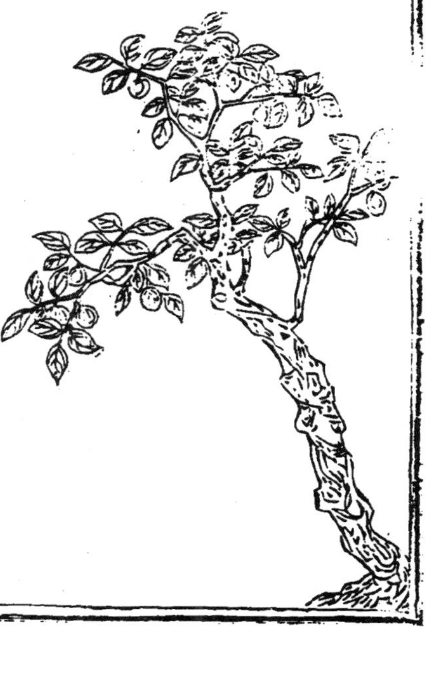

毗棃勒

毗棃勒唐本草始著録生嶺南交愛諸州核似訶棃勒而圓短無棱苦寒主治風虛熱氣功用同菴摩勒李時珍以爲餘甘之類按滇南有松橄欖與餘甘同而圓無棱以治喉痛與唐本合海藥云同訶棃勒性温疑又一種

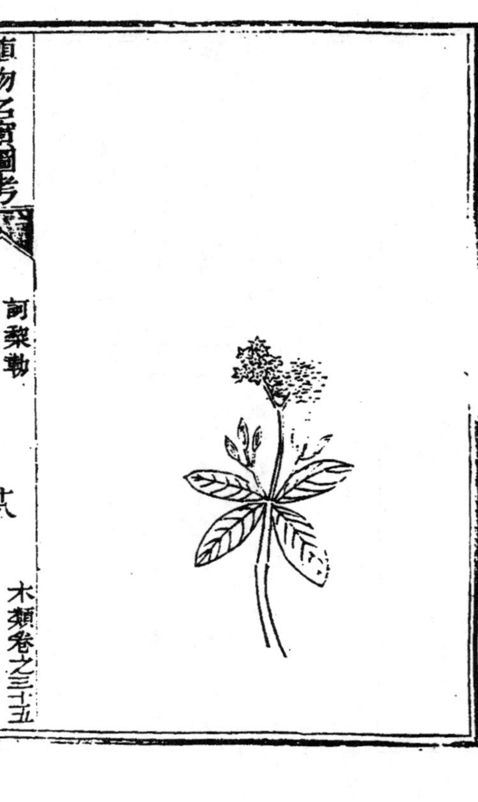

訶棃勒

訶棃勒唐本草始著錄生嶺南以六路者佳

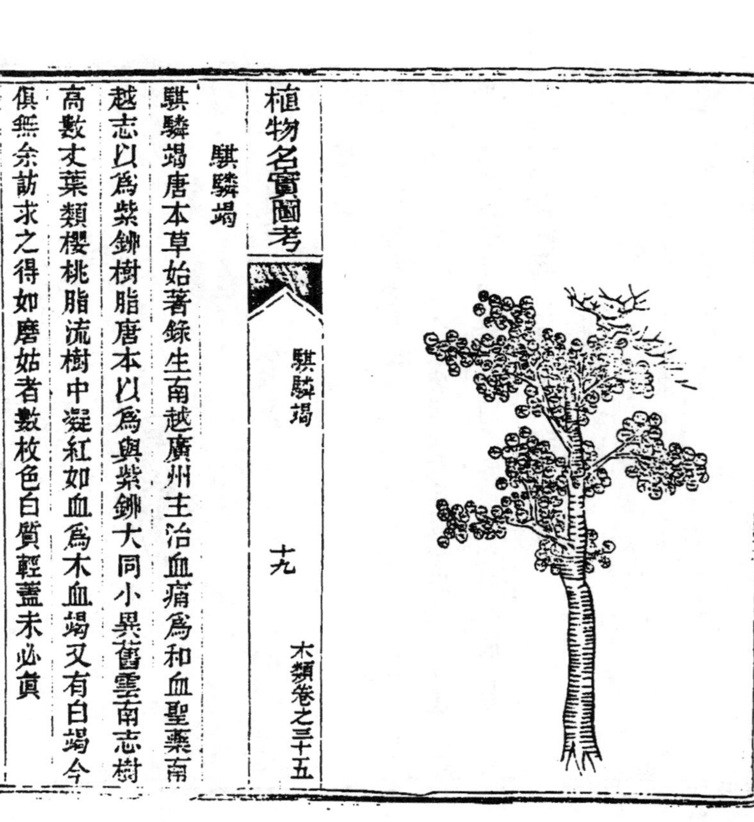

騏驎竭

騏驎竭唐本草始著錄生南越廣州主治血痛爲和血聖藥南越志以爲紫鉚樹脂唐本以爲與紫鉚大同小異舊雲南志樹高數丈葉類櫻桃脂流樹中凝紅如血爲木血竭又有白竭今俱無余訪求之得如磨姑者數枚色白質輕蓋未必眞

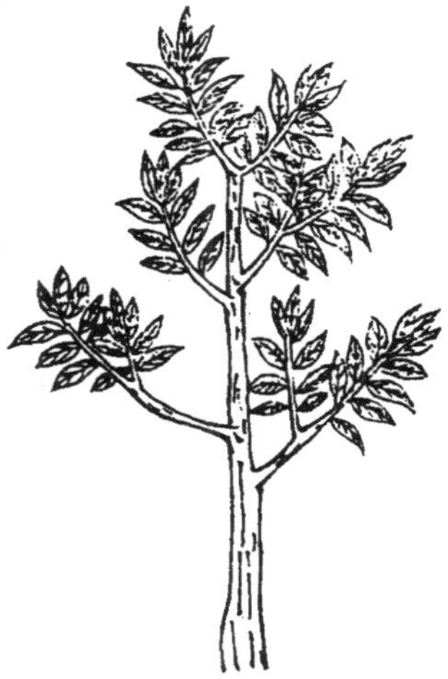

阿魏

阿魏唐本草始著錄酉陽雜俎作阿虞波斯樹汁凝成瓠膜云滇中蜂形甚巨結窩多在絕壁垂如雨蓋人於其下掘一深坎置肥羊於內令善射者飛騎發矢落其窩急覆其坎二物合化是名阿魏按嚴蜂在九龍外蠻人至巢則此物亦非內地所產

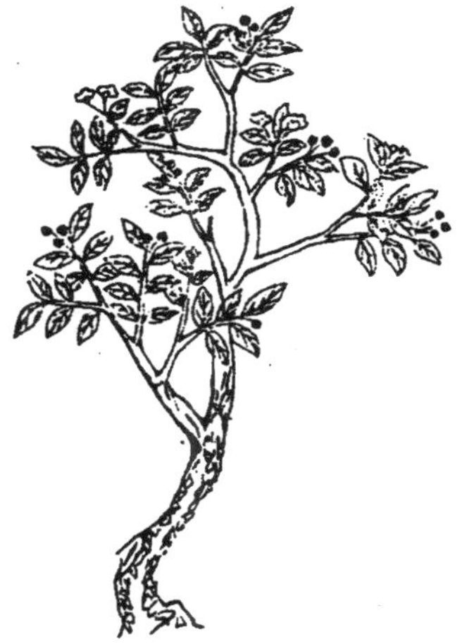

無食子

無食子唐本草始著錄生西戎沙磧地樹似檉主治赤白痢腸滑生肌肉一作沒石子

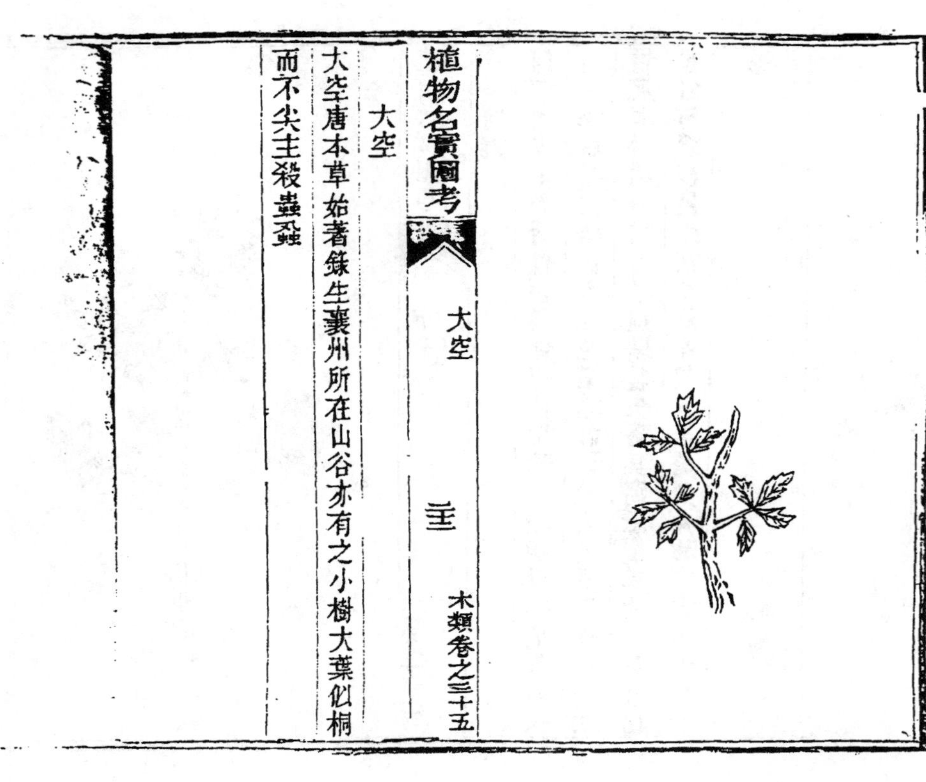

大空

大空唐本草始著錄生襄州所在山谷亦有之小樹大葉似桐而不尖主殺蟲蝨

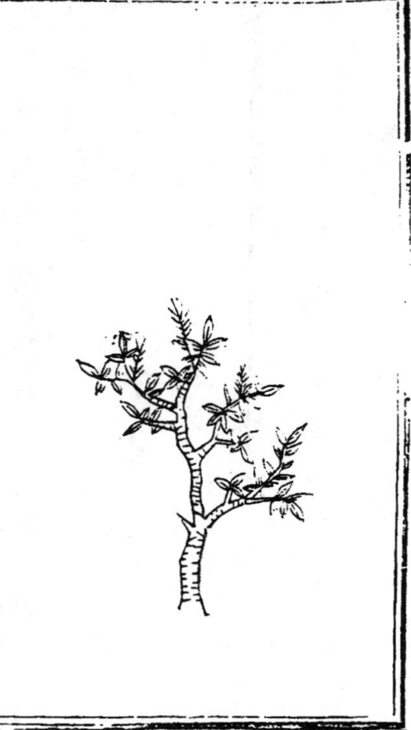

木天蓼

木天蓼唐本草始著錄生信陽花似柘花子作毬形似䒗麻子可藏作果食又可爲燭釀酒治風

檀

檀本草拾遺始著錄皮和榆皮爲粉食可斷穀救荒本草葉味苦芽可煠食

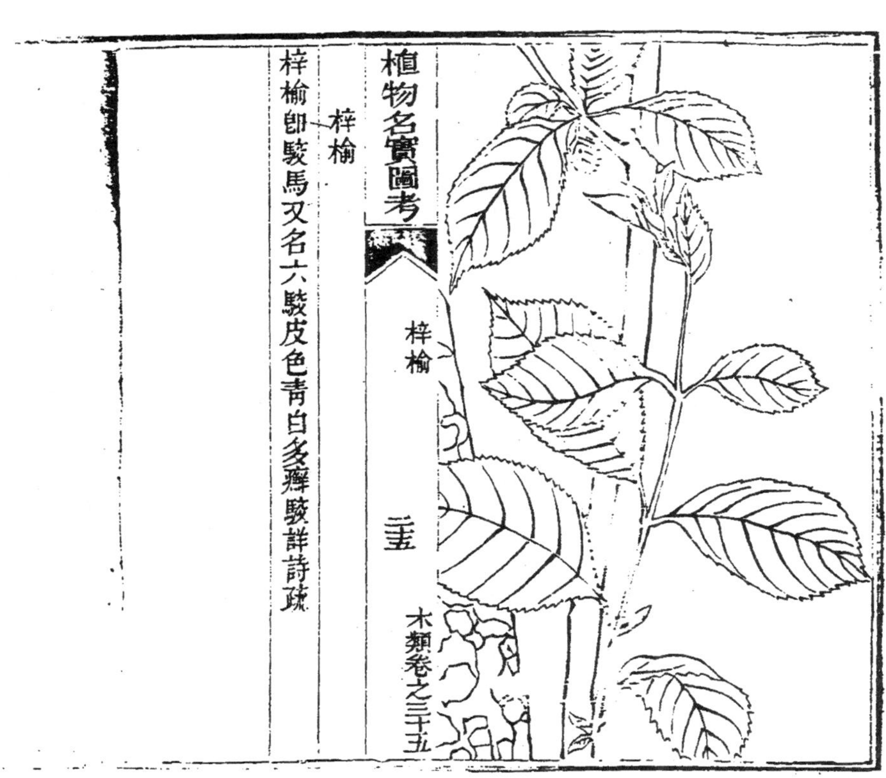

梓榆

梓榆即駮馬又名六駮皮色青白多癬駮詳詩疏

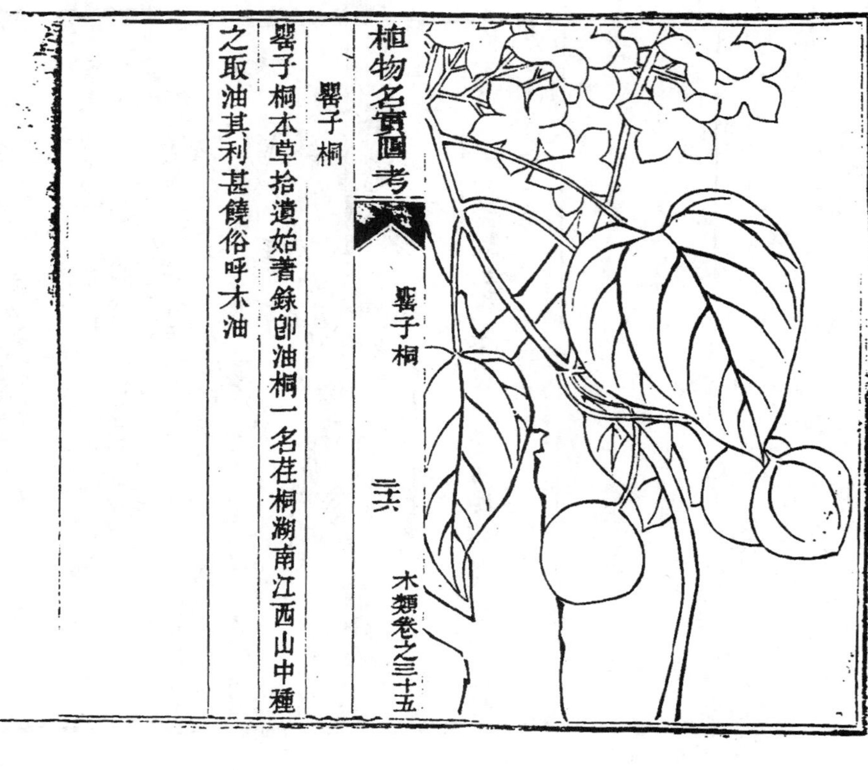

罌子桐

罌子桐本草拾遺始著錄卽油桐一名荏桐湖南江西山中種之取油其利甚饒俗呼木油

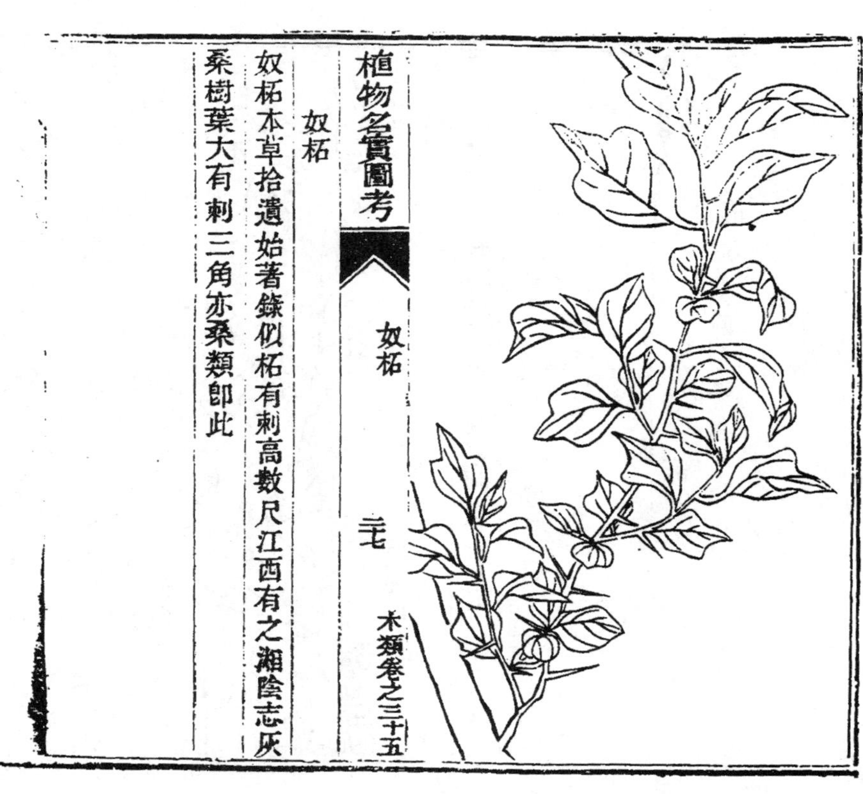

奴柘

奴柘本草拾遺始著錄似柘有刺高數尺江西有之湘陰志灰桑樹葉大有刺三角亦桑類卽此

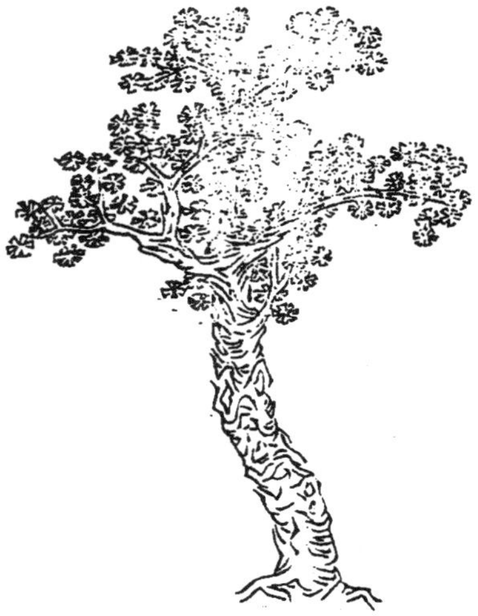

欄木

欄木本草拾遺始著録俗呼花梨木南城縣志京西鄉間有之不宜爲枕令人頭痛

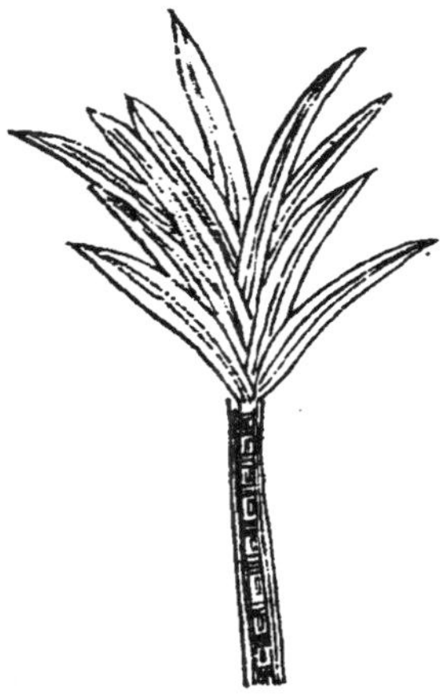

莎木

莎木本草拾遺始著録木皮內出黄色麪生嶺南具詳海藥字本作䊠李時珍據唐韻作莎以爲卽穰木又以交州記都句樹出屑如桄榔麪可作餅餌恐卽此穰木今瓊州謂之南椰

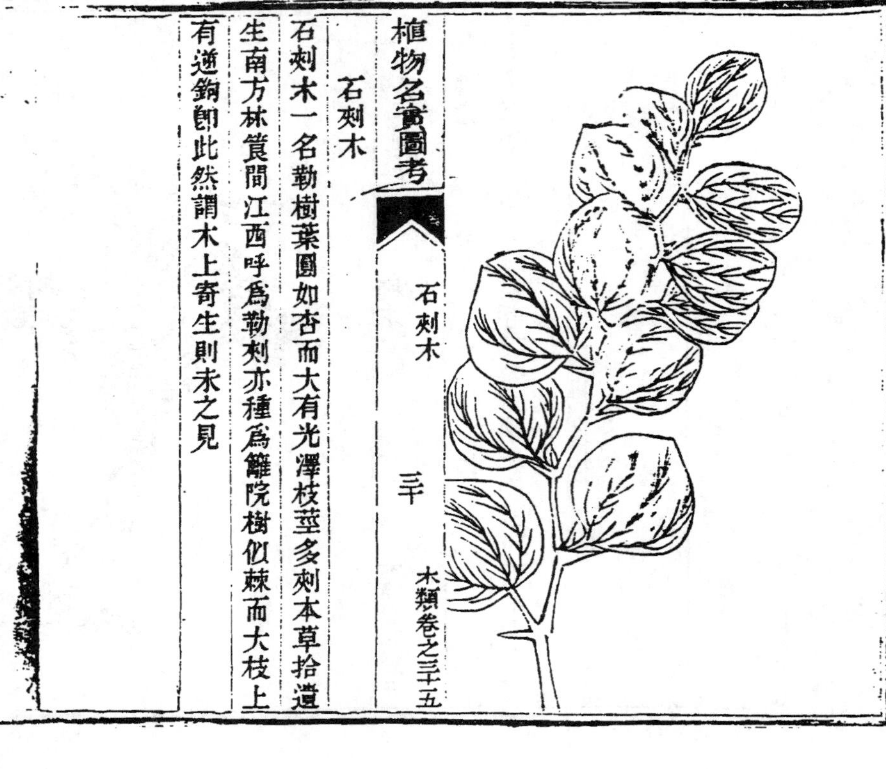

石刺木

石刺木一名勒樹葉圓如杏而大有光澤枝莖多刺本草拾遺生南方林筤間江西呼爲勒刺亦種爲籬院樹似棘而大枝上有逆鉤卽此然謂木上寄生則未之見

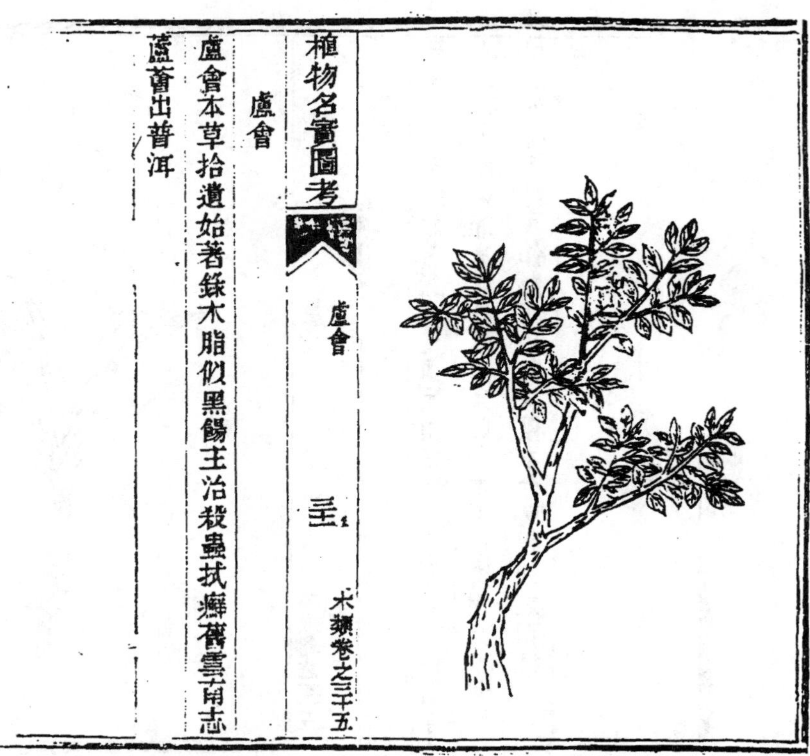

盧會

盧會本草拾遺始著錄木脂似黑餳主治殺蟲拭癬舊雲南志盧薈出普洱

放杖木

放杖木本草拾遺始著錄生温括睦婺諸州主治風血理腰脚輕身故名浸酒服之

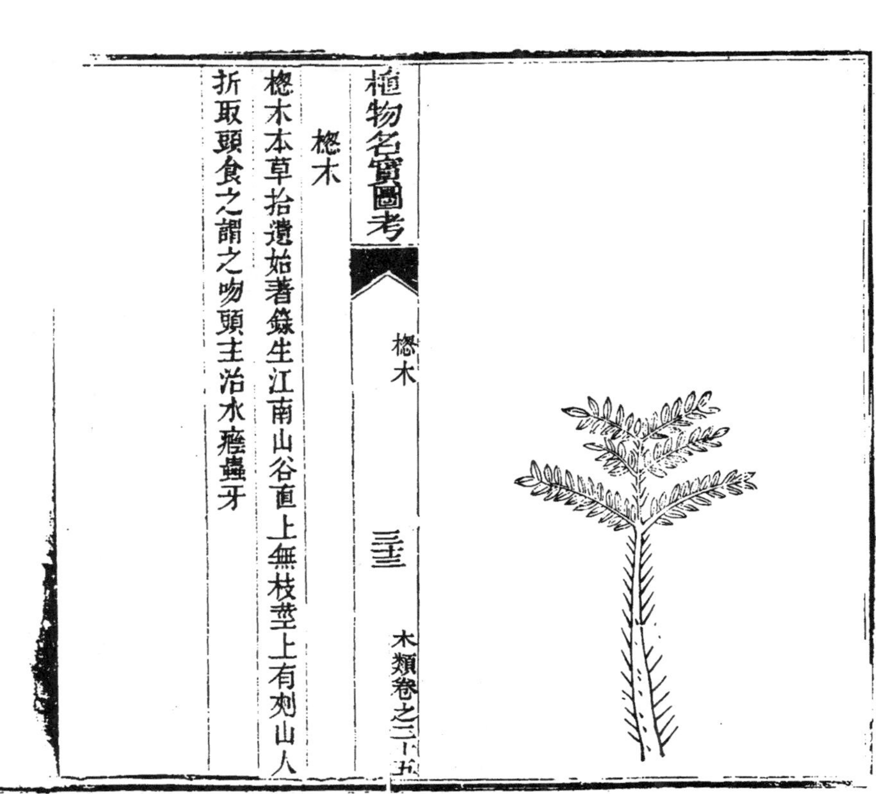

欓木

欓木本草拾遺始著錄生江南山谷直上無枝莖上有刺山人折取頭食之謂之吻頭主治水癃蟲牙

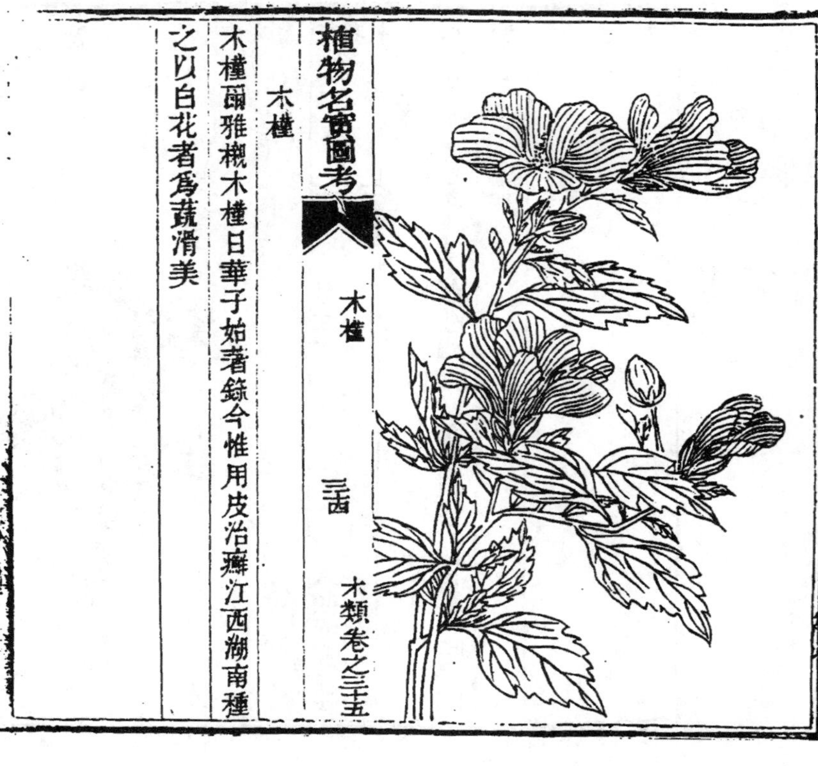

木槿

木槿爾雅櫬木槿日華子始著錄今惟用皮治癬江西湖南種之以白花者爲蔬滑美

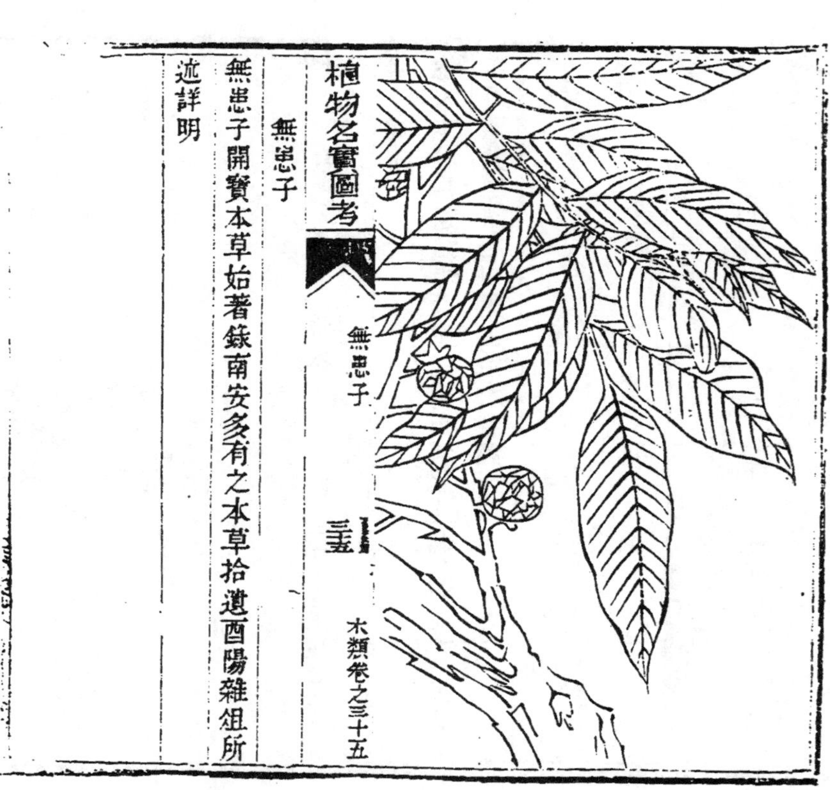

無患子

無患子開寶本草始著錄南安多有之本草拾遺酉陽雜俎所述詳明

植物名實圖考 樺木 三六 木類卷之三十五

樺木

樺木開寶本草始著錄施南山中極多以木皮爲屋圖東亦饒皮燒灰入藥

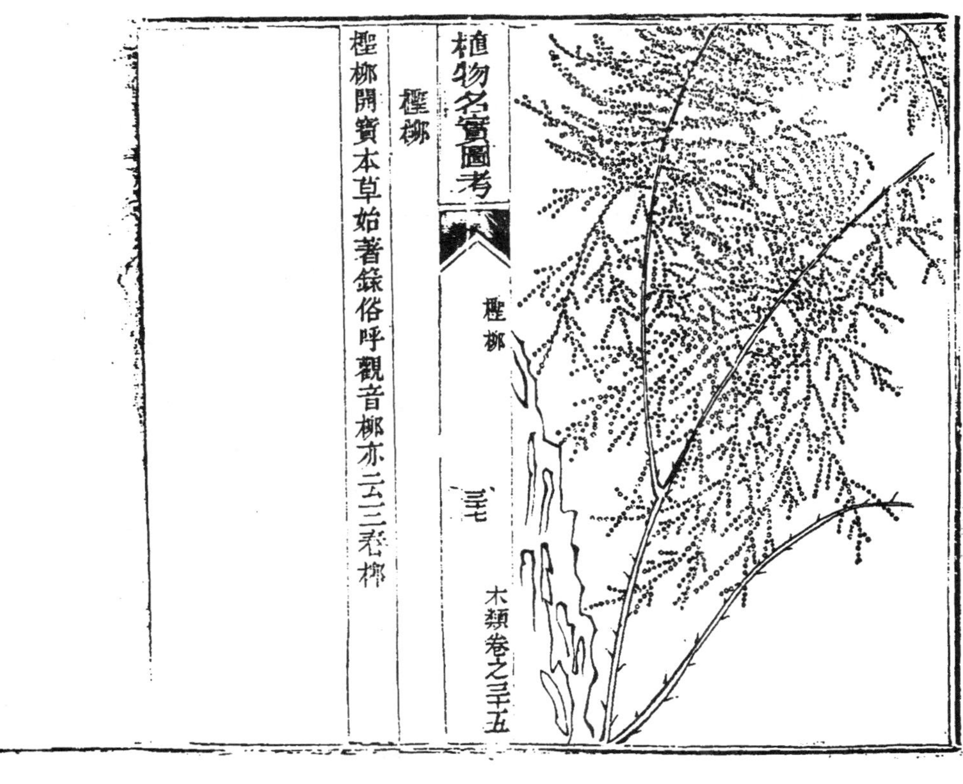

植物名實圖考 檉柳 三七 木類卷之三十五

檉柳

檉柳開寶本草始著錄俗呼觀音柳亦云三春柳

鹽麩子

鹽麩子開寶本草始著錄江西湖南山坡多有之俗呼枯鹽萁俚方習用其蟲謂之伍倍子

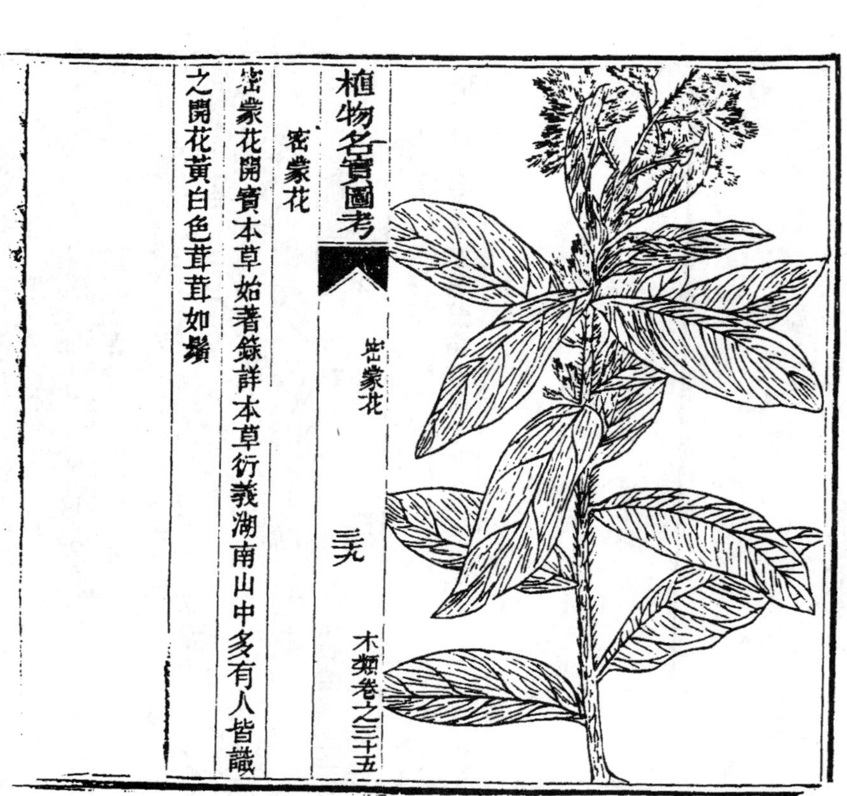

密蒙花

密蒙花開寶本草始著錄詳本草衍義湖南山中多有人皆識之開花黃白色茸茸如鬚

紫荊

紫荊開寶本草始著錄處處有之又本草拾遺有紫荊子圓紫如珠別是一種湖南亦呼爲紫荊夢溪筆談未能博考李時珍併爲一條亦踵誤

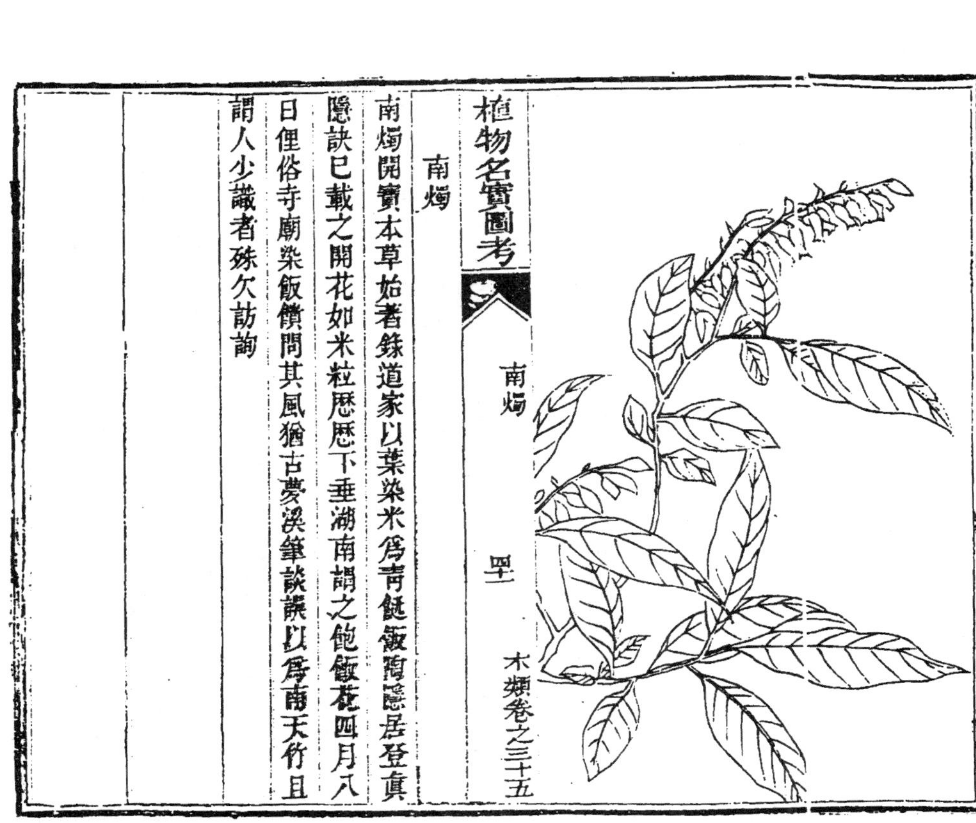

南燭

南燭開寶本草始著錄道家以葉染米爲青飿飯陶隱居登眞隱訣已載之開花如米粒歷歷下垂湖南謂之飽飯花四月八日俚俗寺廟染飯饋問其風猶古夢溪筆談譏以爲南天竹且謂人少識者殊欠訪詢

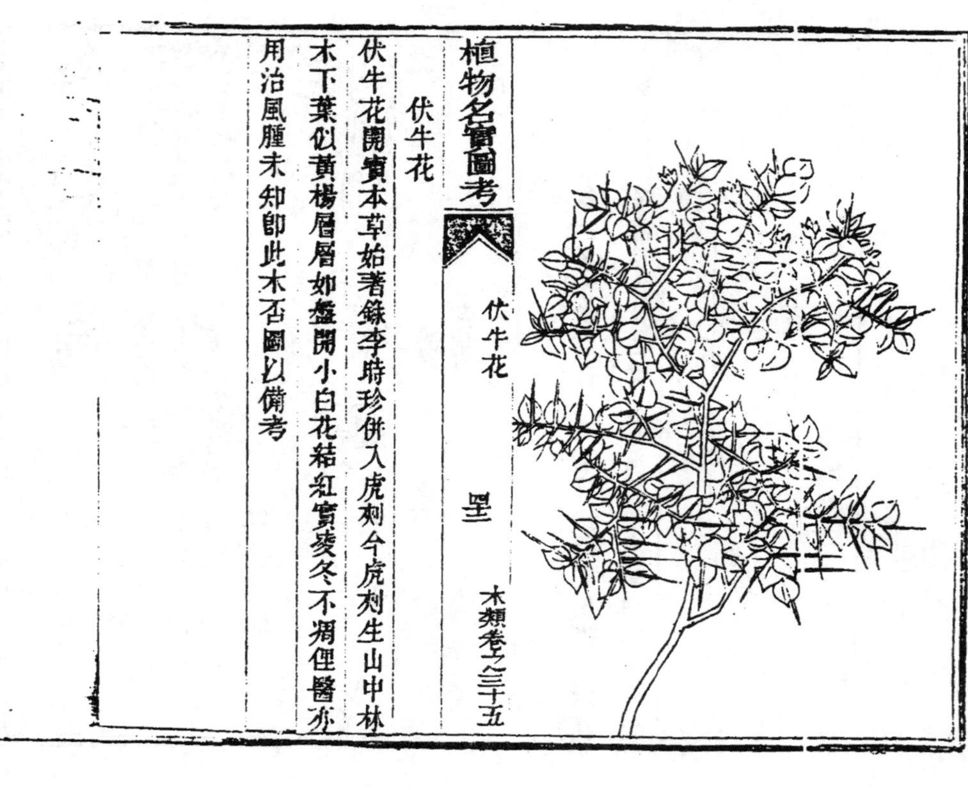

伏牛花

伏牛花開寶本草始著録李時珍併入虎刺今虎刺生山中林木下葉似黄楊層層如盤開小白花結紅實凌冬不凋俚醫亦用治風腫未知卽此木否圖以備考

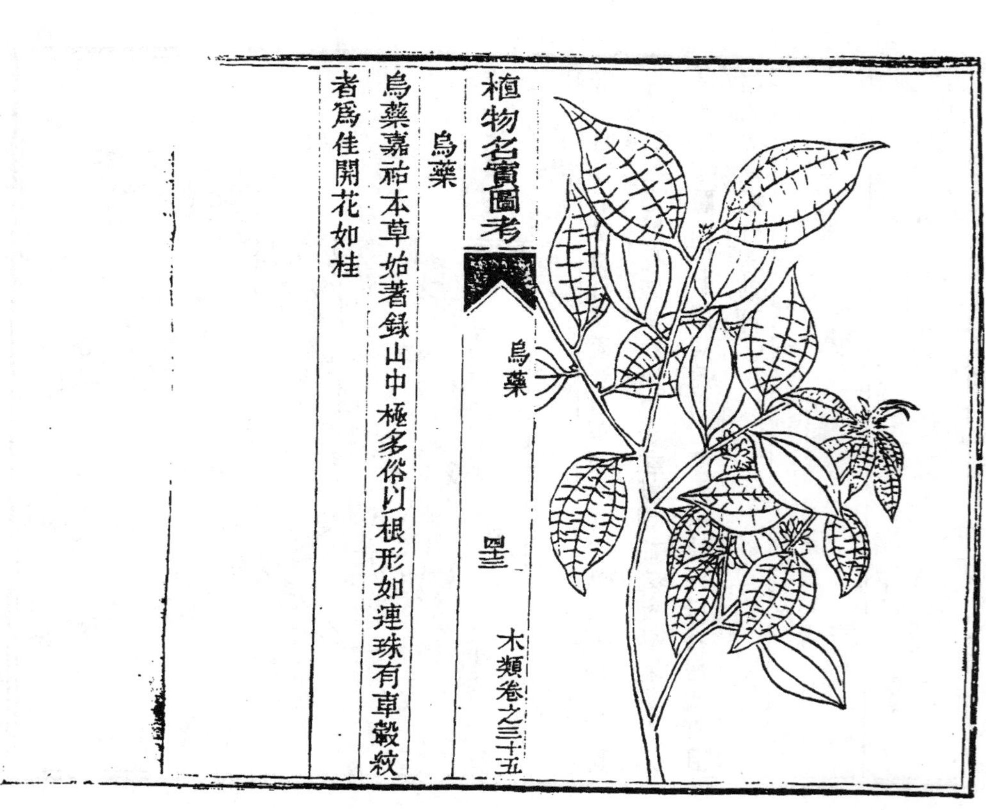

烏藥

烏藥嘉祐本草始著録山中極多俗以根形如連珠有車轂紋者爲佳開花如桂

黃櫨

黃櫨嘉祐本草始著録陳藏器云葉圓木黃可染黃色救荒本草葉味苦嫩芽可煠食

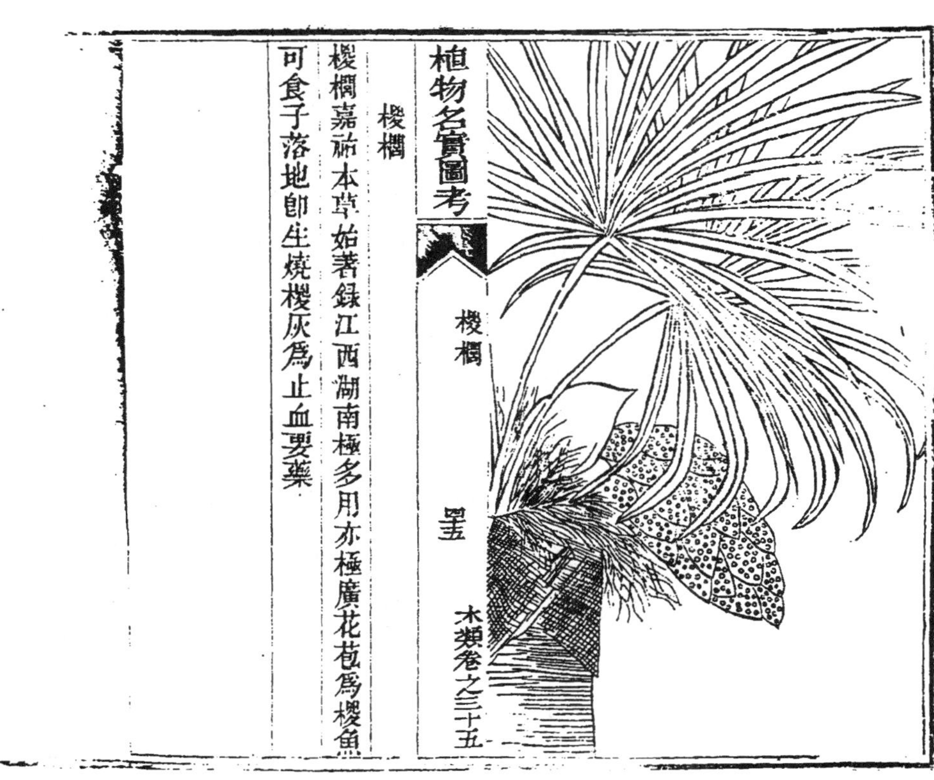

椶櫚

椶櫚嘉祐本草始著録江西湖南極多用亦極廣花苞爲椶魚可食子落地卽生燒椶灰爲止血要藥

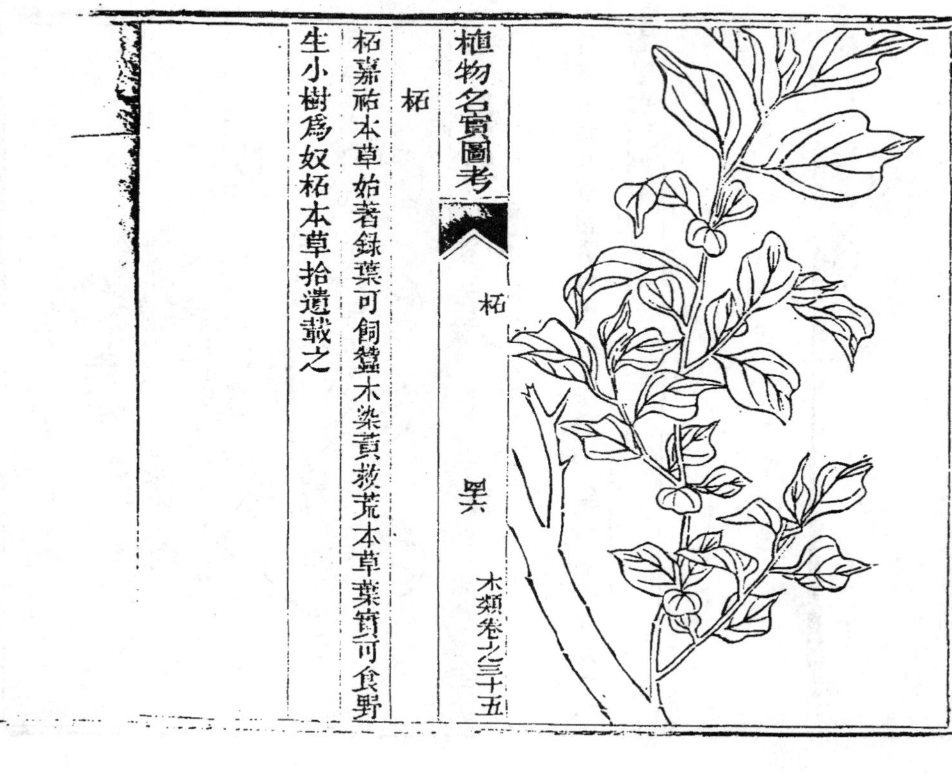

柘

柘嘉祐本草始著錄葉可飼蠶木染黃救荒本草葉實可食野生小樹爲奴柘本草拾遺載之

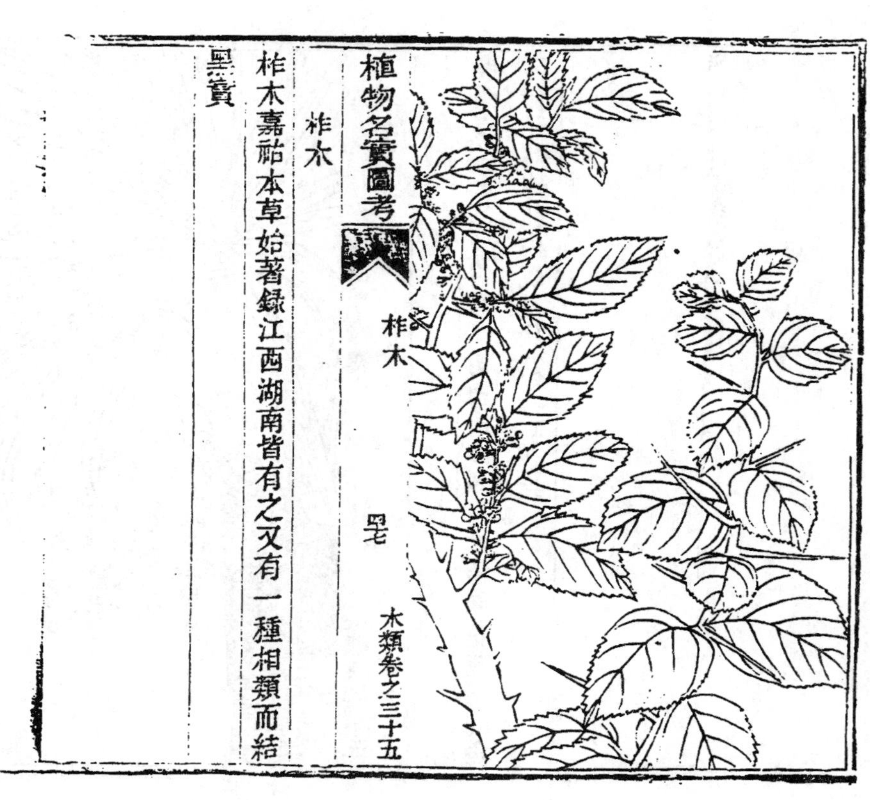

柞木

柞木嘉祐本草始著錄江西湖南皆有之又有一種相類而結黑實

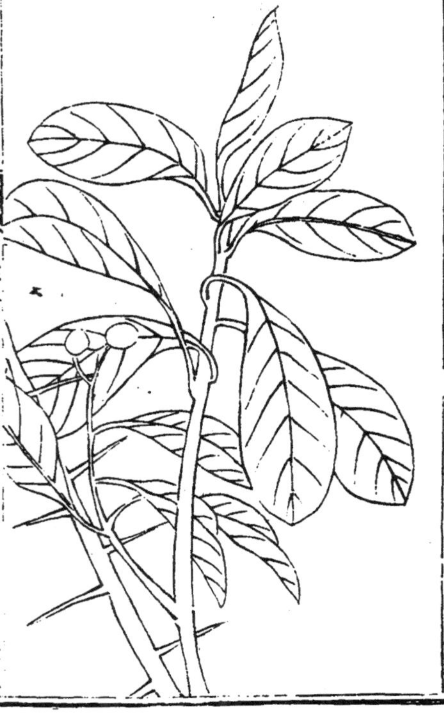

柞樹又一種

柞樹江西山坡有之黑莖長刺葉長而圓秋結紫黑實圓如大豆俗呼爲柞以爲藩籬

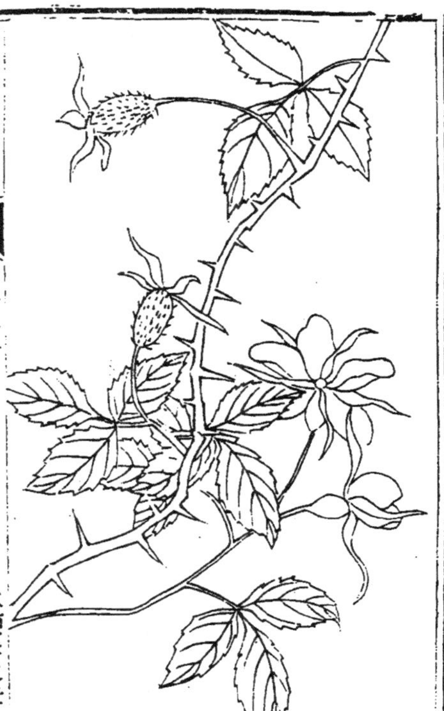

金櫻子并入圖經棠毬子

金櫻子嘉祐本草始著錄一名刺梨生黔中者可充果實饒州呼爲棠毬子字或作餹郎圖經滁州棠毬子也

枸骨

枸骨宋圖經女貞下載之本草綱目始別出卽俗呼貓兒刺

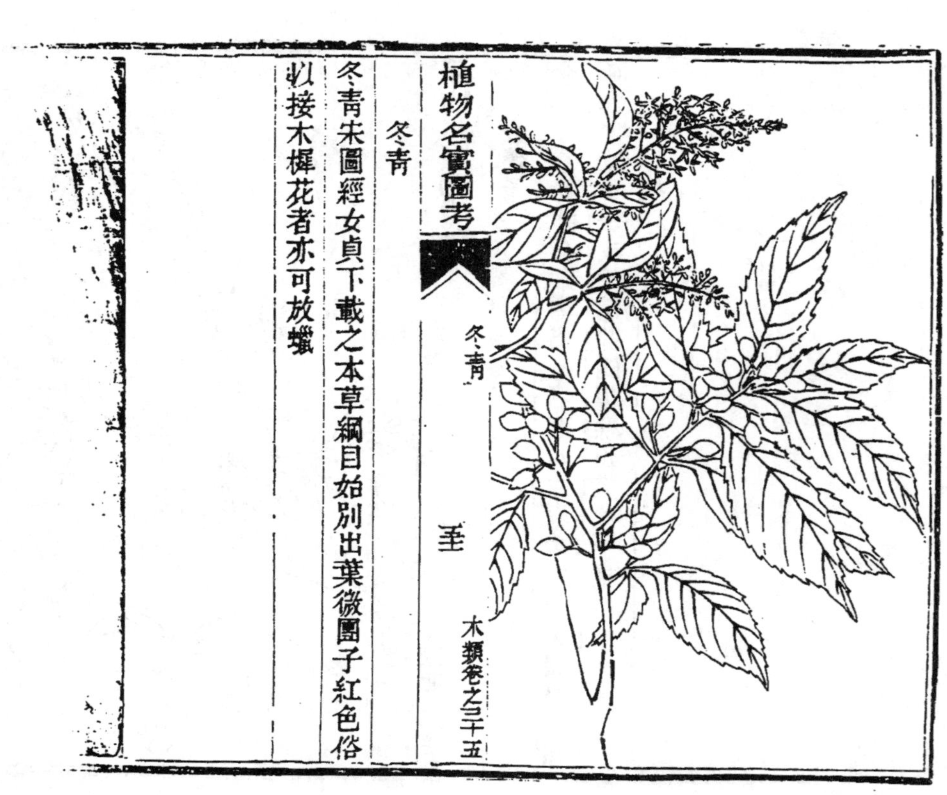

冬青

冬青宋圖經女貞下載之本草綱目始別出葉微團子紅色俗

以接木槿花者亦可放蠟

醋林子

醋林子宋圖經收之廣西志似櫻桃而細

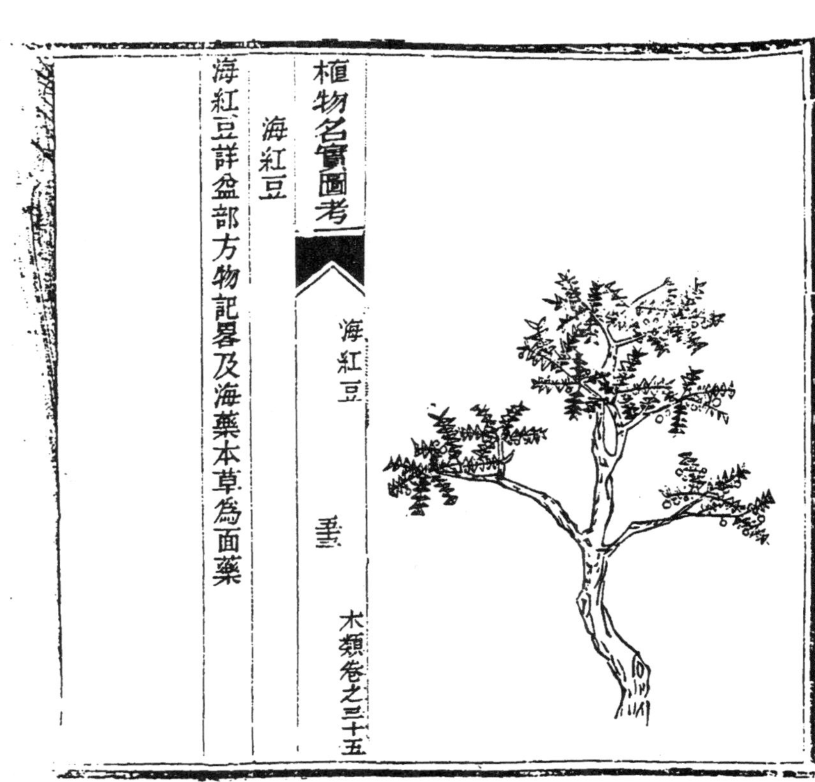

海紅豆

海紅豆詳益部方物記畧及海藥本草爲面藥

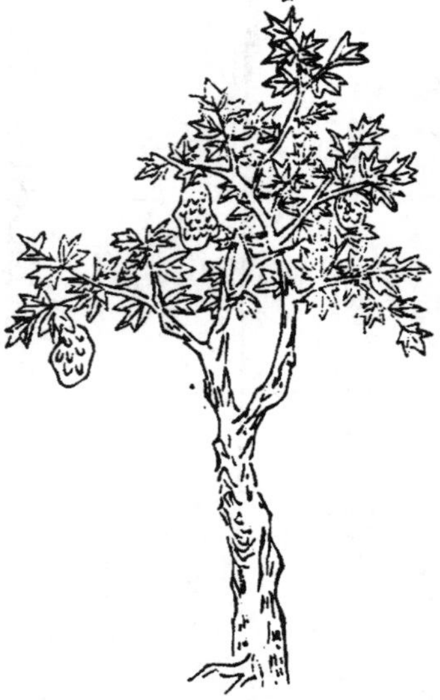

大風子

大風子本草補遺始著錄治大風病性熱傷血攻毒殺蟲外塗良海南有之狀如椰子而圓其中有核十數枚仁色白久則黃而油

櫰香

櫰香救荒本草謂之兜櫨樹葉可煠食本草綱目始收入香木

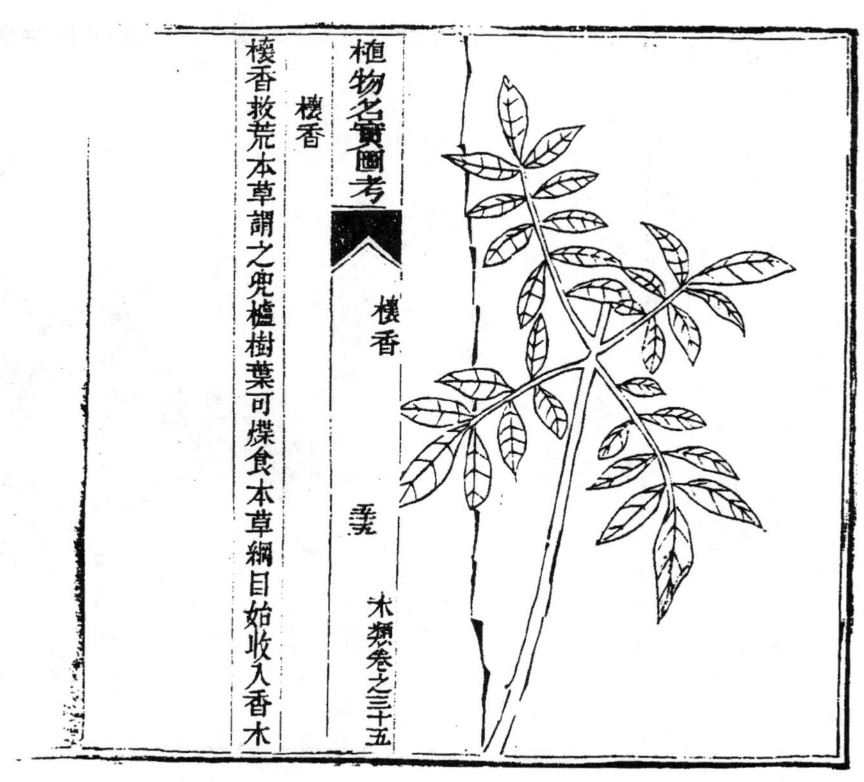

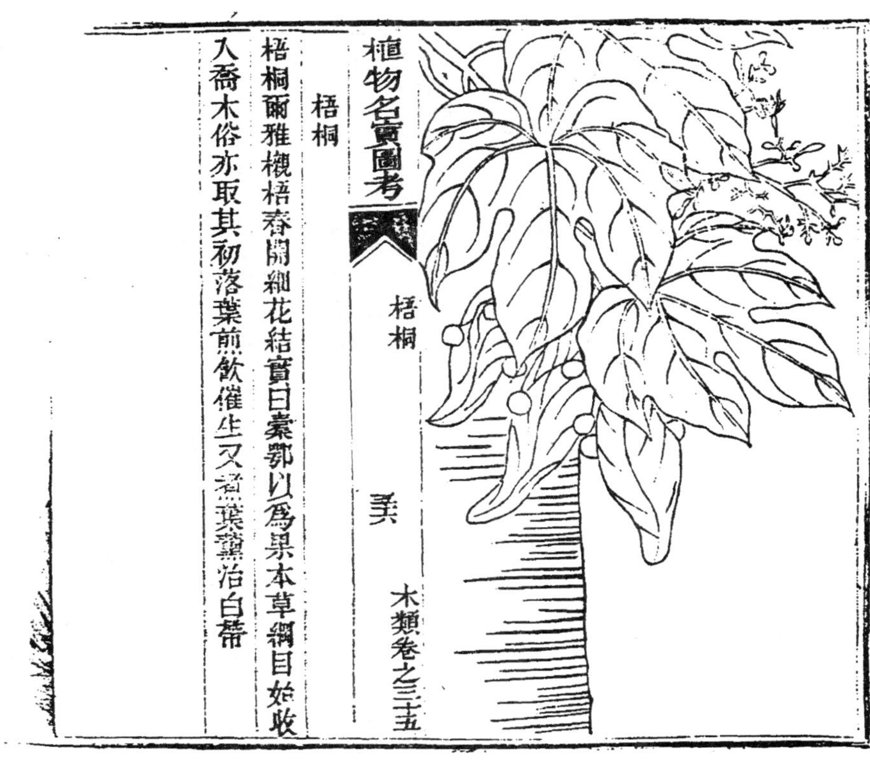

植物名實圖考卷之三十五 木類 梧桐 三六

梧桐

梧桐爾雅櫬梧春開細花結實曰橐鄂以爲果本草綱目始收入喬木俗亦取其初落葉煎飲催生又煮葉蘸治白帶

植物名實圖考卷之三十五 木類 黃楊木 三七

黃楊木

黃楊木酉陽雜俎云世重黃楊以其無火本草綱目始收入灌木治婦人難產及暑癤又有一種水黃楊山坡甚多

扶桑

扶桑南方草木狀載之本草綱目始收入灌木江西贛州亦有之過吉安則畏寒不能植矣

木芙蓉

木芙蓉卽拒霜花桂海虞衡志載之本草綱目始收入灌木河以南皆有之皮任織緝花葉爲治腫毒良藥

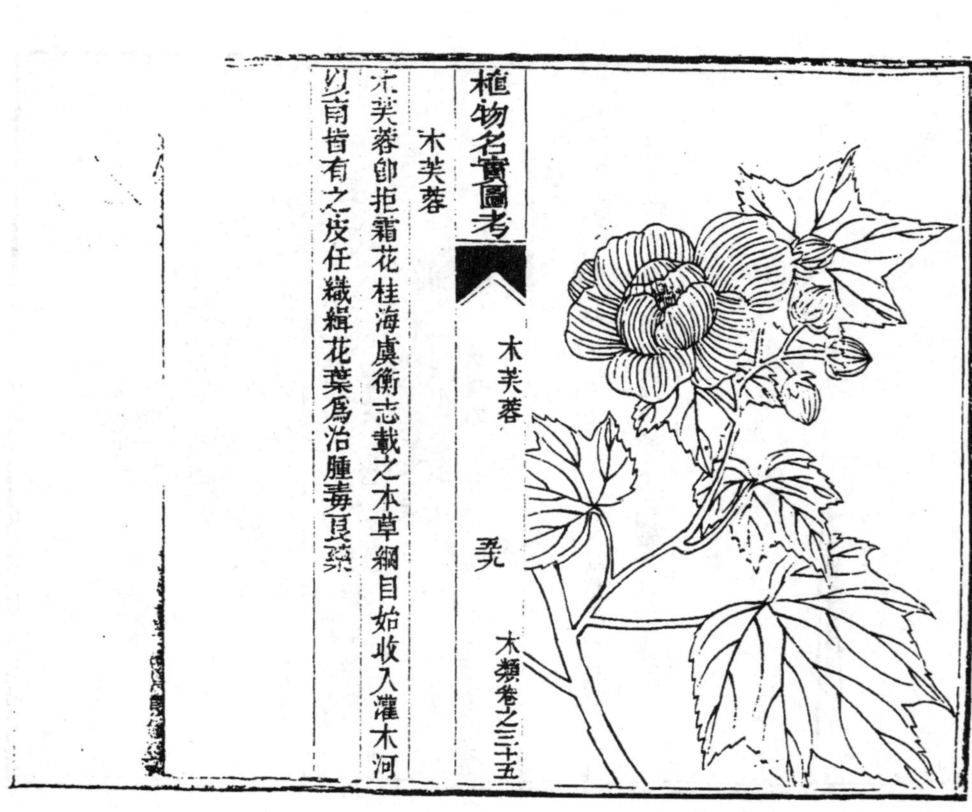

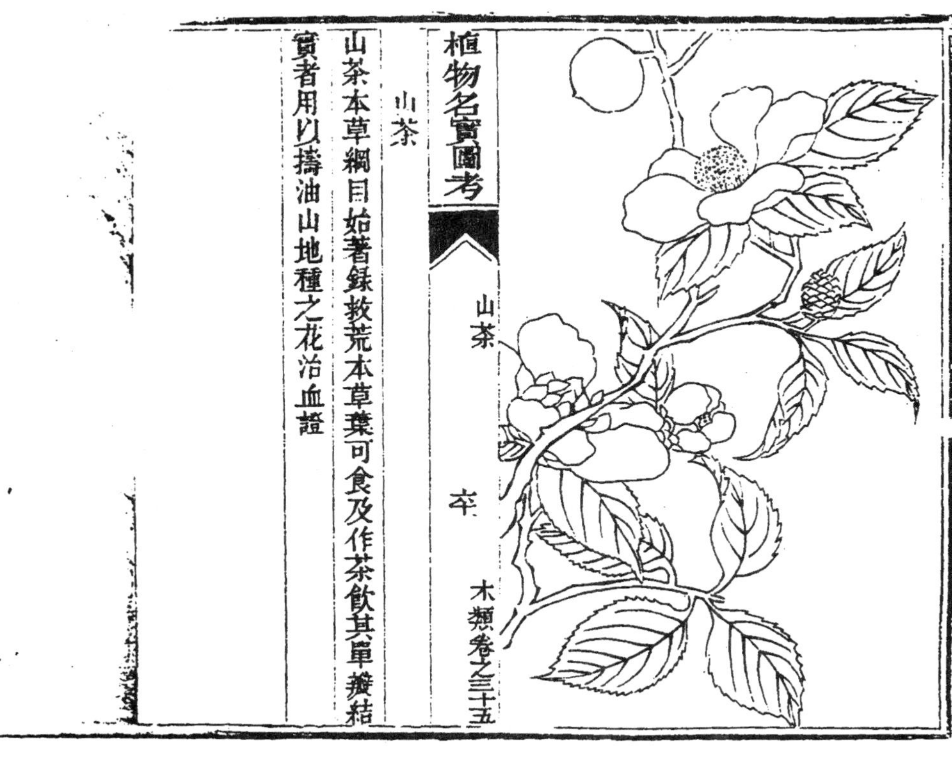

山茶

山茶本草綱目始著錄救荒本草葉可食及作茶飲其單瓣結實者用以擣油山地種之花治血證

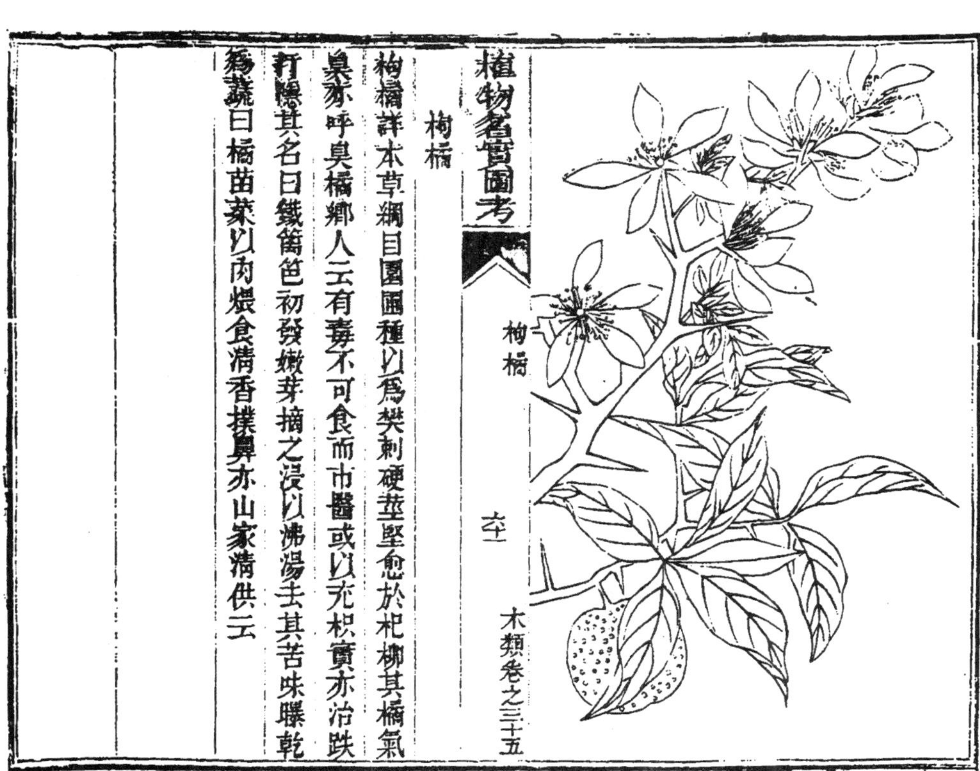

枸橘

枸橘詳本草綱目園圃種以爲樊刺硬莖堅愈於杞柳其橘氣臭亦呼臭橘鄉人云有毒不可食而市醫或以充枳實亦治跌打隱其名曰鐵籬笆初發嫩芽摘之浸以沸湯去其苦味曝乾爲蔬曰橘苗菜以肉煨食清香撲鼻亦山家清供云

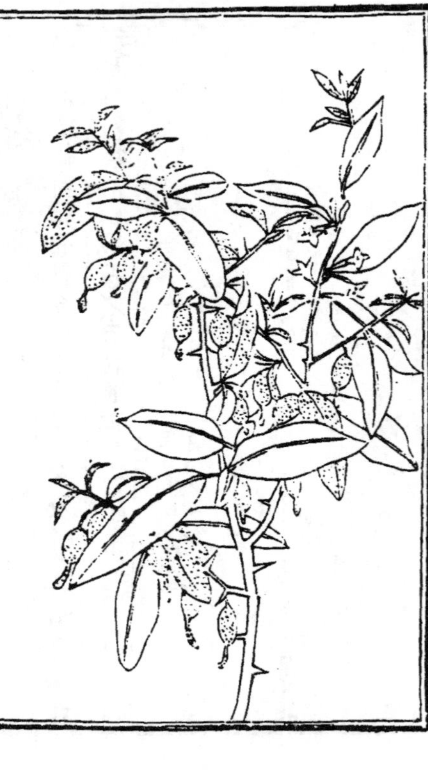

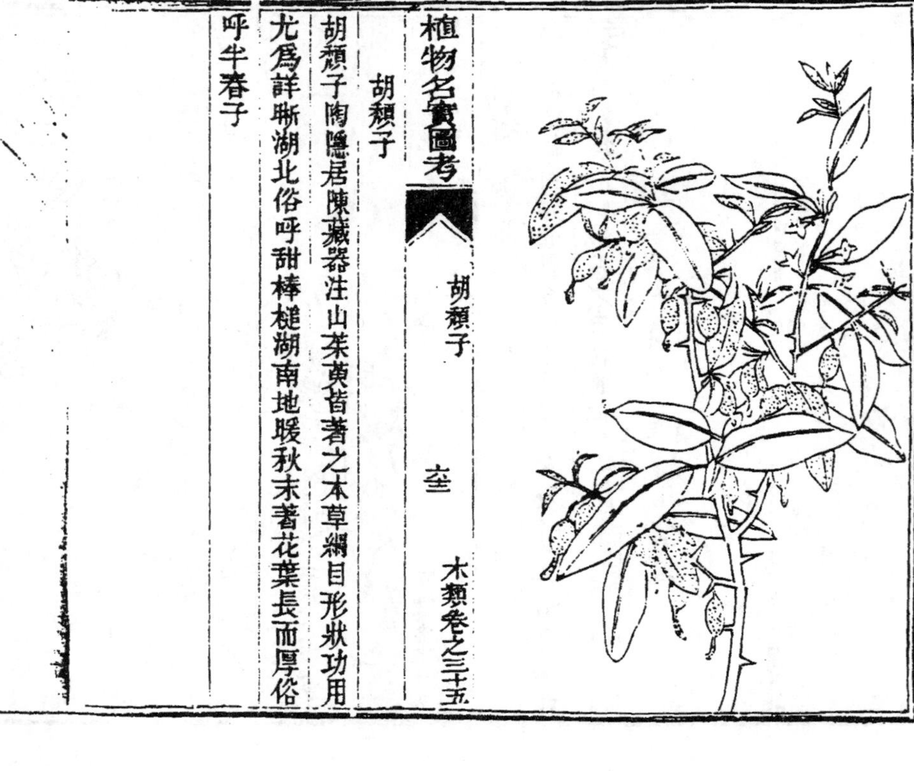

胡頹子

胡頹子陶隱居陳藏器注山茱萸皆著之本草綱目形狀功用尤爲詳晰湖北俗呼甜棒槌湖南地暖秋末著花葉長而厚俗呼半春子

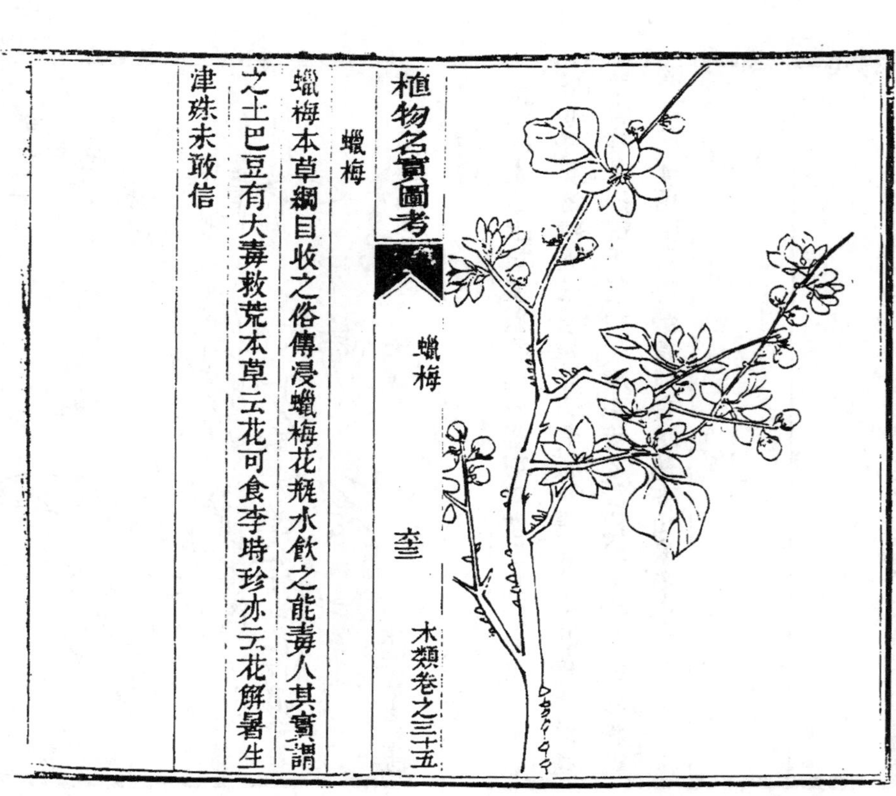

蠟梅

蠟梅本草綱目收之俗傳浸蠟梅花瓶水飲之能毒人其實謂之土巴豆有大毒救荒本草云花可食李時珍亦云花解暑生津殊未敢信

烏木

烏木本草綱目始著録主解毒霍亂吐利屑研酒服博物要覽葉似椶櫚僞者多是繫木染成滇海虞衡志謂元江州產者是櫨木真烏木當出海南

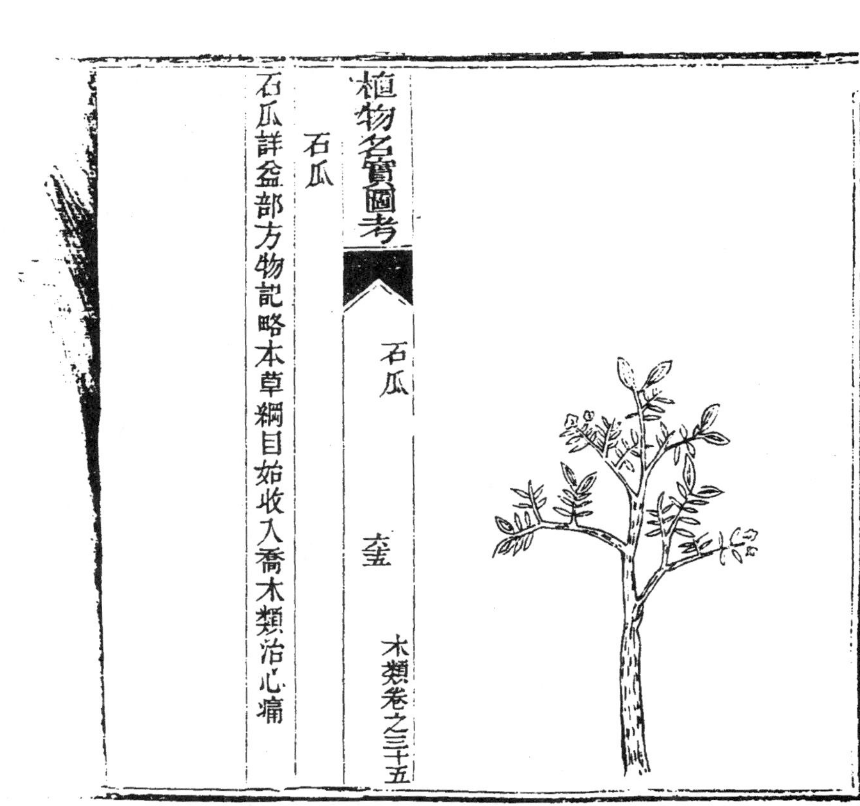

石瓜

石瓜詳益部方物記略本草綱目始收入喬木類治心痛

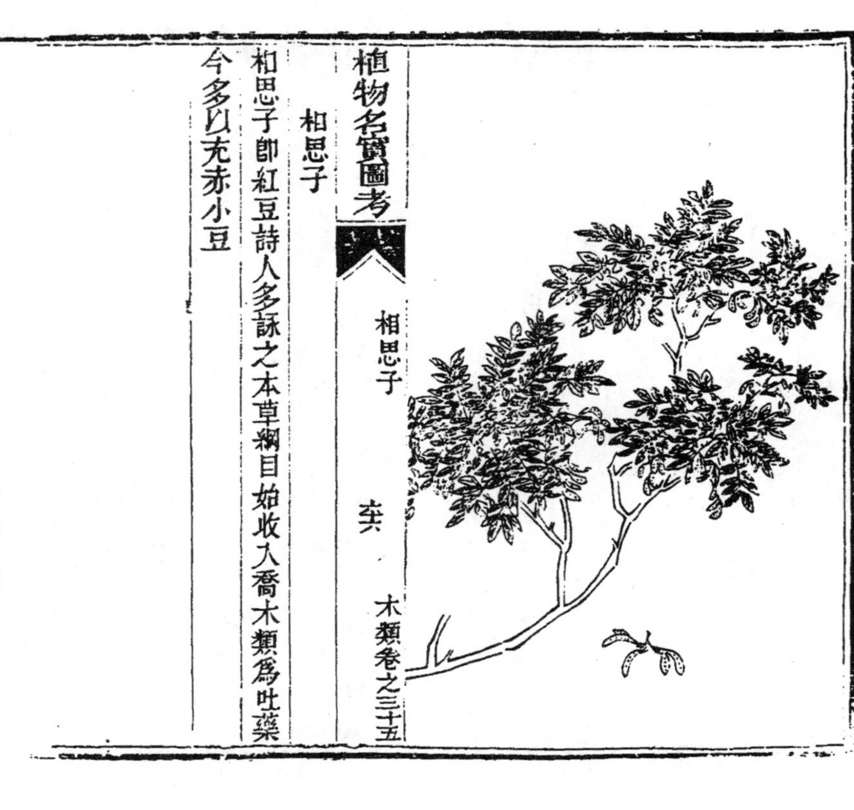

相思子

相思子即紅豆詩人多詠之本草綱目始收入喬木類爲吐藥今多以充赤小豆

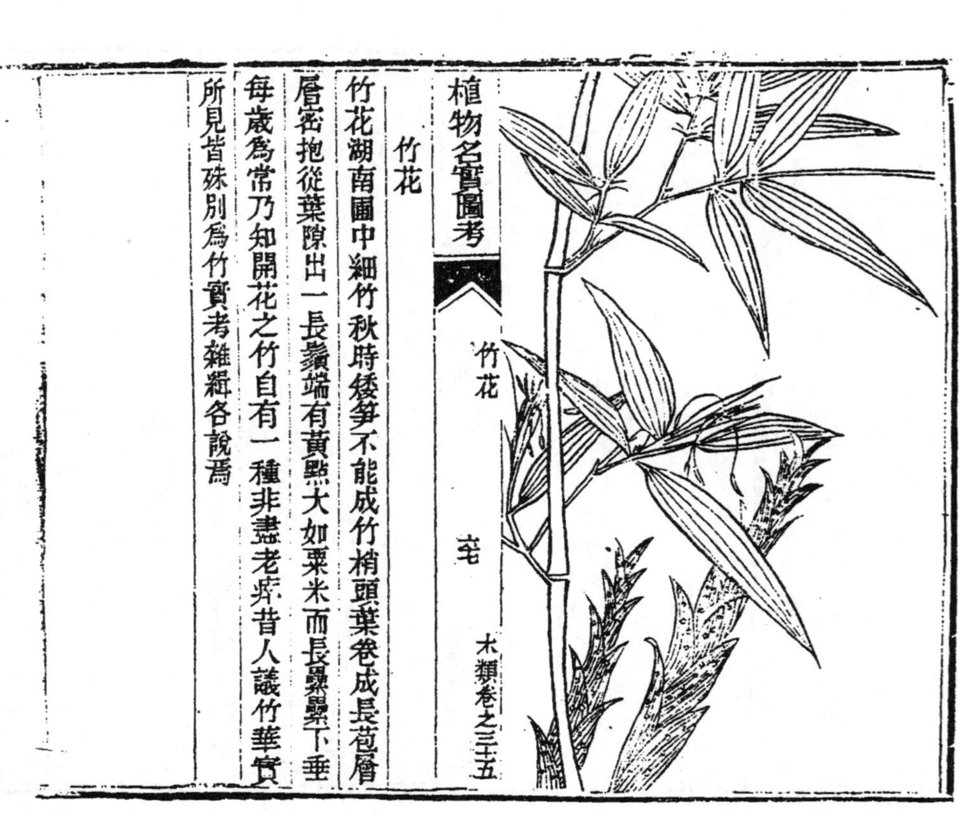

竹花

竹花湖南圃中細竹秋時矮筍不能成竹梢頭葉卷成長苞層層密抱從葉隙出一長鬚端有黃點大如粟米而長纍纍下垂每歲爲常乃知開花之竹自有一種非盡老瘁昔人議竹華實所見皆殊別爲竹實考雜稱各說焉

植物名實圖考卷之三十六

固始吳其濬著

蒙自陸應穀校刊

木類

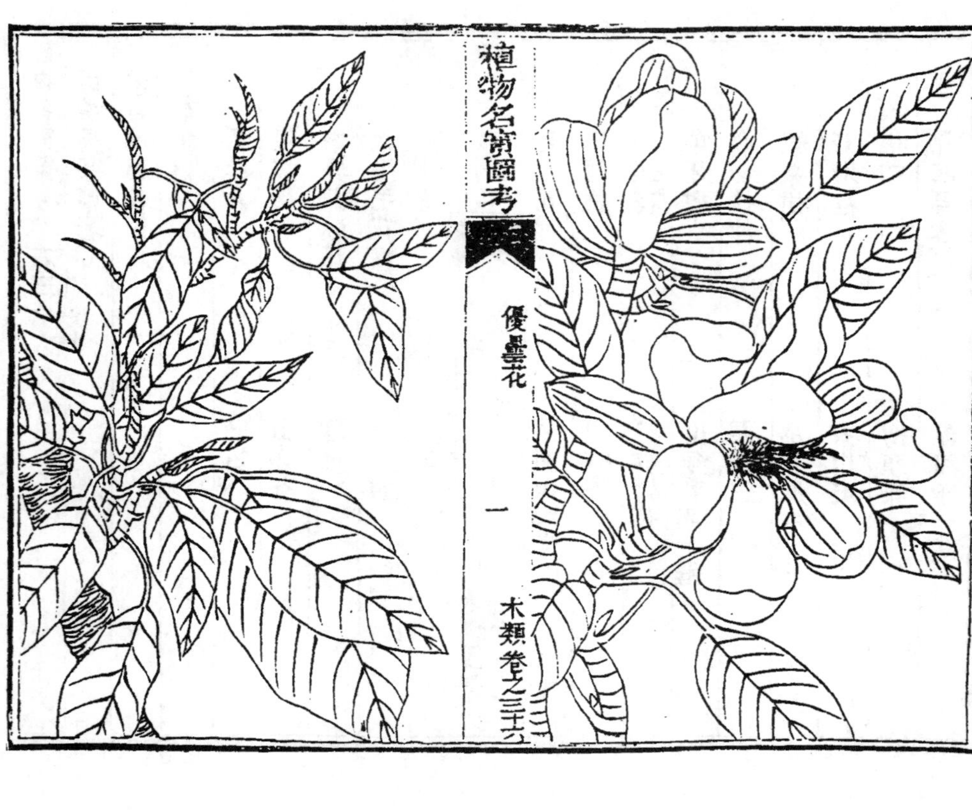

優曇花

優曇花生雲南大樹蒼鬱幹如木犀葉似枇杷光澤無毛附幹四面錯生春開花如蓮有十二瓣閏月則增一瓣色白亦有紅者一開卽斂故名　按滇志所紀大率相同或有謂花開七瓣者撫衙東偏有一樹百餘年物也枝葉皆類辛夷花祇六瓣似玉蘭而有黃蕊外有苞與花俱放如瓣三色綠人皆呼波羅花考白香山集木蓮生巴峽山谷花如蓮色香豔膩皆同獨房蕊異四月始開二十日卽謝不結實其形狀氣候皆相類此豈卽木蓮耶滇近西藏花果名多西方語紀載從而飾之遂近夸誕

許纘曾東還紀程謂優曇和山娑羅皆一物而云花葉無異載乘今此花祇及一歲之半又園圃分植輒生鄉閒摘葉以爲雨笠非復靈光巋存豈曇花終非可移而姑以木蓮冒之耶抑此花本六瓣閏月增一爲七而紀乘誤耶否則和山等同爲一種以肥瘠靈俗而有千層單瓣耶又滇花瓣數一樹之上多寡常殊應月之瓣或偶值之耶余以所見繪之圖而録東還紀程於後以備考其餘耳食之談皆不具

東還紀程大理府山爲靈鷲水爲西洱靈鷲之旁爲和山樹生和山之麓高六七丈其幹似桂其花白每花十二瓣遇閏則多

一瓣佛日盛開異香芬馥非凡臭味中出一蕊如稗穗俗以爲仙人遺種土主僧惡人剝啄伴置火樹下成灰燼雲南府志優曇花在城中土主廟內高二十丈枝葉扶茂每歲四月花開如蓮有十二瓣閏歲則多一瓣亦名娑羅樹昔蒙氏樂誠魁時有神僧菩提巴波自天竺至以所攜念珠分其一手植之久沒兵燹中謝肇淛滇略安寧過泉西岸有寺曰曹溪其中有曇花樹一株相傳自西域來者綠葉白花移蘖他種終不復活余謂安寧之優曇大理之和山土主廟之娑羅其花同其色同其枝幹亦同特異地而異名耳壬子夏曇花盛開州守馳使折一枝以贈其花葉枝幹合之載乘果無異也太守乃採柔條徧插於大樹之旁三月後報曰一枝已萌蘖矣余喜甚乃移置盆盎碧葉爛然一根五幹土人驚詡以爲奇瑞

又雲南通志猶載郎中阮福木蓮花說與鄙見合惟雲南督署舊有紅優曇說中以爲皆是白花余訪之信偶買花擔上折枝得紫苞者疑爲紅花也及苞坼則綠白瓣無少異豈制府中之殷紅者亦此類耶李時珍以木蓮初作紫苞似辛夷尤相脗合而又以眞木蘭卽此然則虬幹婆娑者其卽征帆送遠之花身耶阮說尚未之及昔人有謂木蘭與桂爲一種者此樹葉皮味

皆辛微似桂

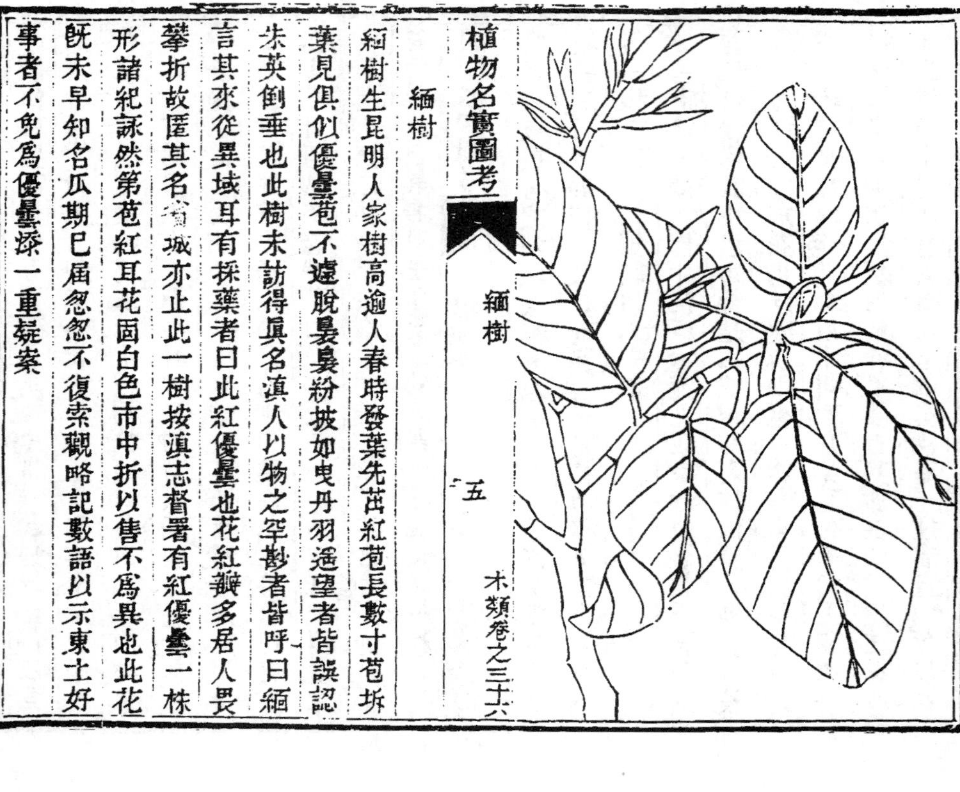

緬樹

緬樹生昆明人家樹高逾人春時發葉先苞紅苞長數寸苞坼葉見俱似優曇苞不遽脫㚇㚇紛披如曳丹羽遥望者皆誤認朱英倒垂也此樹未訪得眞名滇人以物之罕覩者皆呼曰緬言其來從異域耳有採藥者曰此紅優曇也花紅瓣多居人罕攀折故匿其名省城亦止此一樹按滇志督署有紅優曇一株形諸紀詠然第苞紅耳花固白色市中折以售不爲異也此花旣未早知名瓜期已届忽忽不復索觀略記數語以示東土好事者不免爲優曇添一重疑案

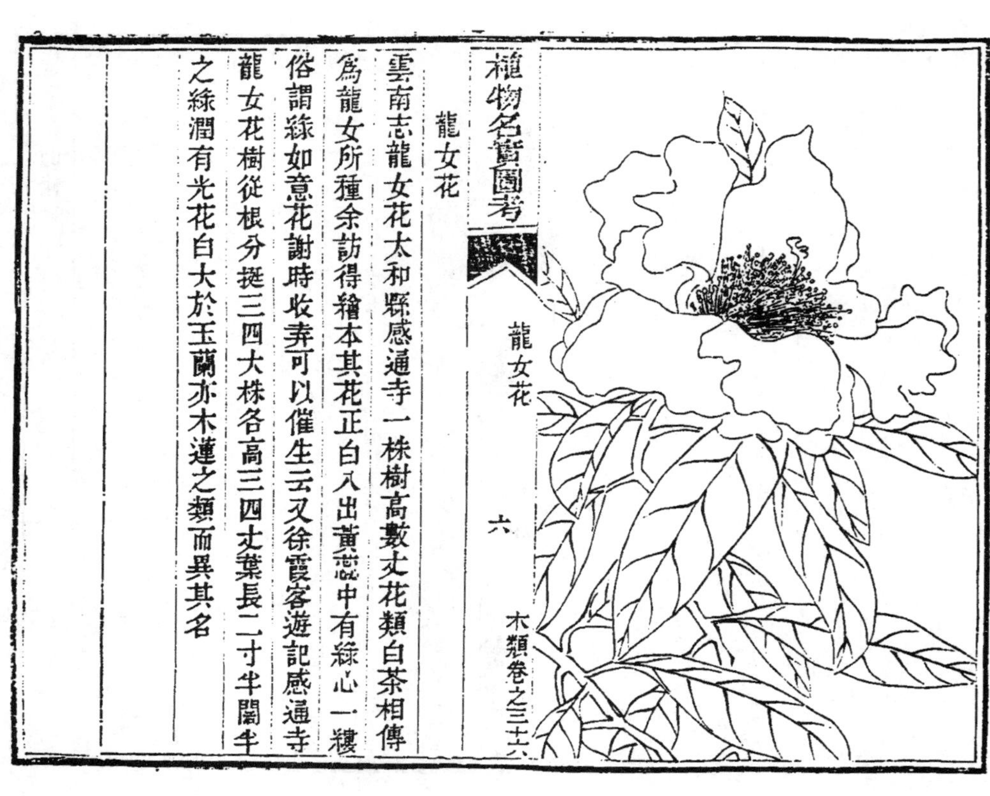

龍女花

雲南志龍女花太和縣感通寺一株樹高數丈花類白茶相傳爲龍女所種余訪得釋本其花正白八出黃蕊中有綠心一縷俗謂綠如意花謝時收弄可以催生云又徐霞客遊記感通寺龍女花樹從根分挺三四大株各高三四丈葉長二寸半闊半之綠潤有光花白大於玉蘭亦木蓮之類而異其名

山梅花

山梅花生昆明山中樹高丈餘葉如梅而長橫紋排生微似麻葉夏開四圓瓣白花極肖梨花而香昔人謂梨花溶溶無香爲憾此花兼之矣

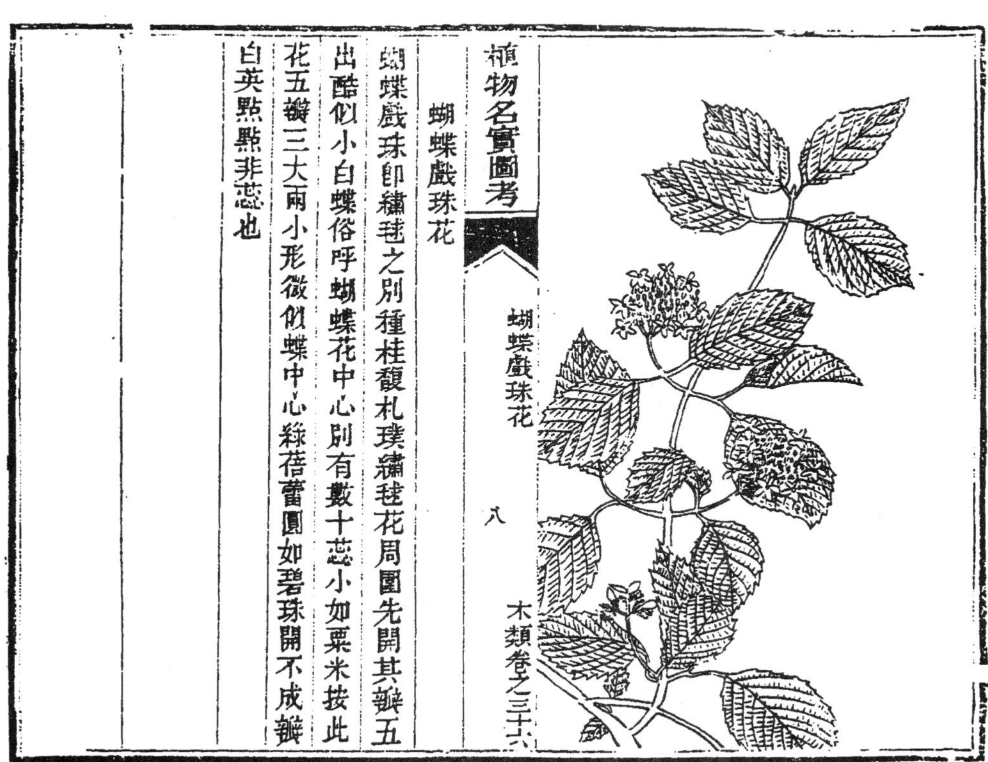

蝴蝶戲珠花

蝴蝶戲珠花即繡毬之別種桂馥札璞繡毬花周圍先開其瓣五出酷似小白蝶俗呼蝴蝶花中心別有數十蕊小如粟米按此花五瓣三大兩小形微似蝶中心綠蓓蕾圓如碧珠開不成瓣白英點點非蕊也

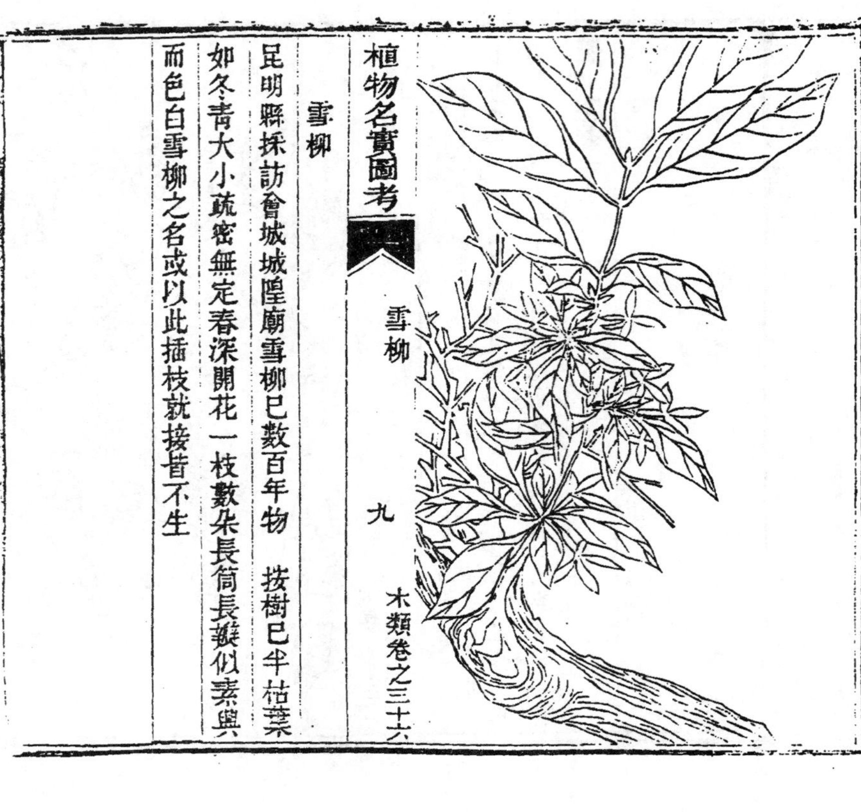

雪柳

昆明縣採訪會城城隍廟雪柳已數百年物 按樹已半枯葉如冬青大小疏密無定春深開花一枝數朵長筒長鬚似素與而色白雪柳之名或以此插枝就接皆不生

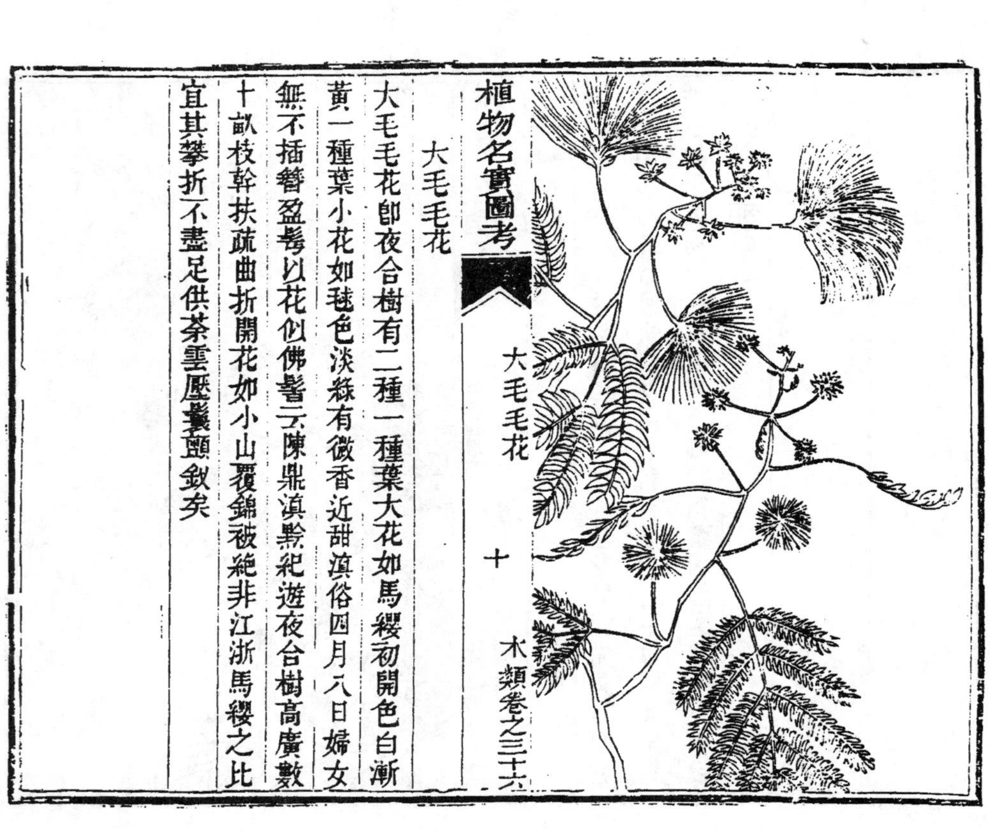

大毛毛花

大毛毛花即夜合樹有二種一種葉大花如馬纓初開色白漸黃一種葉小花如毬色淡綠有微香近甜滇俗四月八日婦女無不插簪盈髻以花似佛髻云陳鼎滇黔紀遊夜合樹高廣數十畝枝幹扶疏曲折開花如小山覆錦被絕非江浙馬纓之比宜其攀折不盡足供茶雲壓鬢頭釵矣

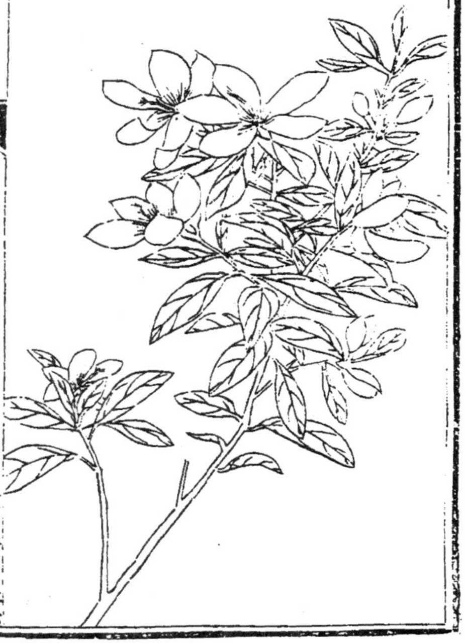

皮袋香

皮袋香一名山枝子生雲南山中樹高數尺葉長半寸許本小末奓深綠厚硬春發紫苞苞坼萼葵潔白如玉微似玉蘭而小開花五出細膩有光黃蕊茸茸中吐綠鬚一縷質既縞潔香尤清馥薝蔔對此色香俱粗山人擔以入市以爲瓶供俗以花苞久含故有皮袋之目檀萃滇海虞衡志含笑花俗名羊皮袋花如山梔子開時滿樹香滿一院卽此但含笑以花不甚開放故名此花瓣少全坼非大小含笑也

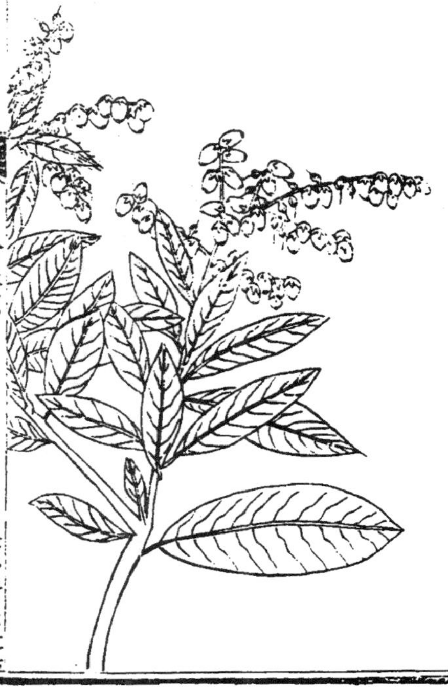

珍珠花

珍珠花一名米飯花生雲南山坡叢生高二三尺長葉攢莖勁垂無偏反之態春初梢端白箭子花本大末收一一下懸儼如貫珠又似糯米一條百數映日生光土人折賣擔頭千琲可稱富潔此樹大致如南燭而花極繁葉少光潤土人云未見結實未審一種否

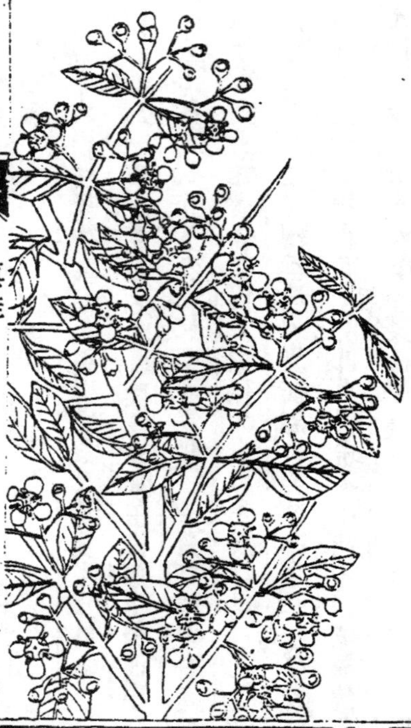

滇桂

滇桂生雲南人家樹高近丈赭幹綠枝春生葉如初發小橘葉葉間對茁長柄青蕊圓如菉豆開四團瓣白綠花瓣厚多縐白央綠蒂大如小錢有蕊五點外瓣附之如排棋子狀頗傚詭

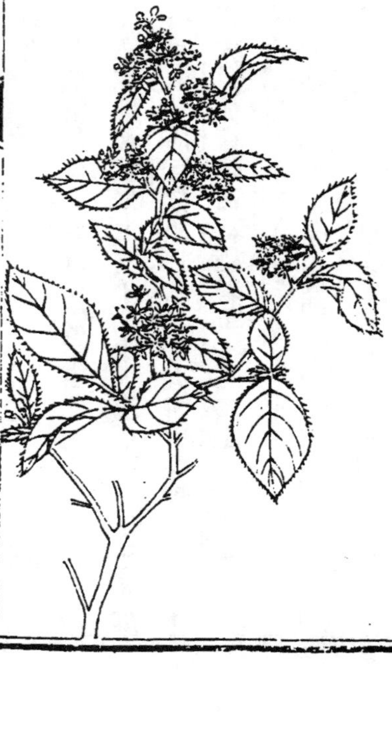

野李花

野李花一名山末利生雲南山中樹高五六尺赭幹如桃枝葉本小末團有尖柔厚不澤深紋微齒淡綠色春開五瓣小白花如李花而更小蕊繁如毬清香淡遠故有末利之目

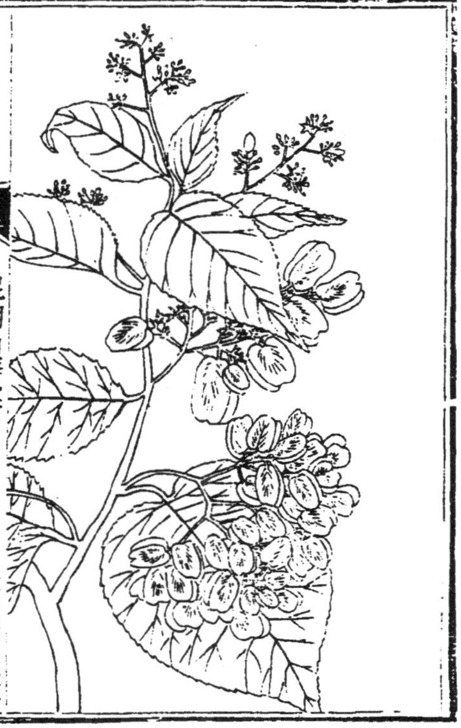

昆明山海棠

山海棠生昆明山中樹高丈餘大葉如紫荊而粗紋夏開五瓣小白花綠心黃蕊密簇成攢旋結實如風車形與山藥子相類色嫩紅可愛山人折以售爲瓶供按形頗似湘中水莽疑非嘉卉

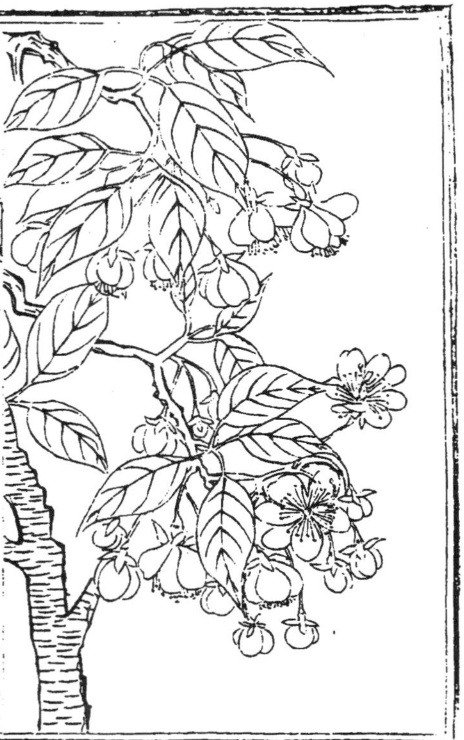

野櫻桃

野櫻桃生雲南樹紋如桃葉類朱櫻春開長柄粉紅花似垂絲海棠瓣微長多少無定內淡外深附幹攢開朵朵下垂田塍籬落絳霞弥望園丁種以接櫻桃滇志云紅花者謂之苦櫻或云此即山海棠阮相國所謂富民縣多有者俗以接櫻桃樹故名其苦櫻以小雪節開諺云櫻桃花開治年酒盞滇櫻以春初熟也

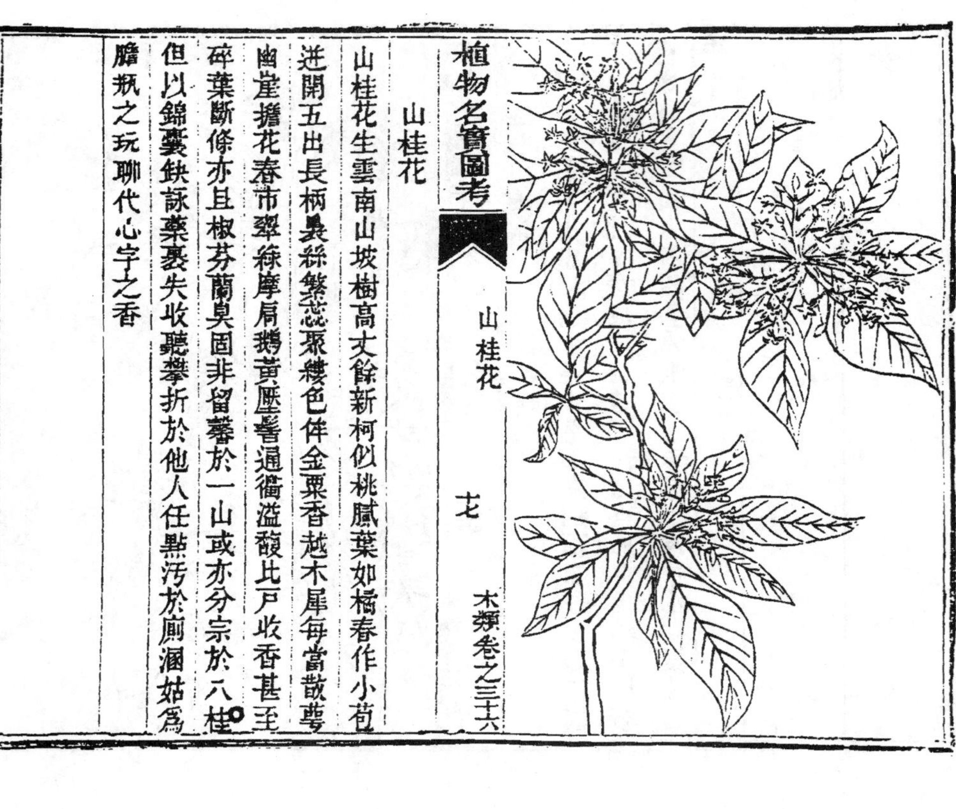

山桂花

山桂花生雲南山坡樹高丈餘新柯似桃膩葉如橘春作小苞迸開五出長柄褭絲繁蕊聚纈色併金粟香越木犀每當散蕚幽崖擔花春市翠篠摩肩鵝黃壓鬢遍衢溢馥比戶收香甚至碎葉斷條亦且椒芬蘭臭固非留馨於一山或亦分宗於八桂。但以錦囊鉄詠藥裹失收聽攀折於他人任點污於廁溷姑爲膽瓶之玩聊代心字之香

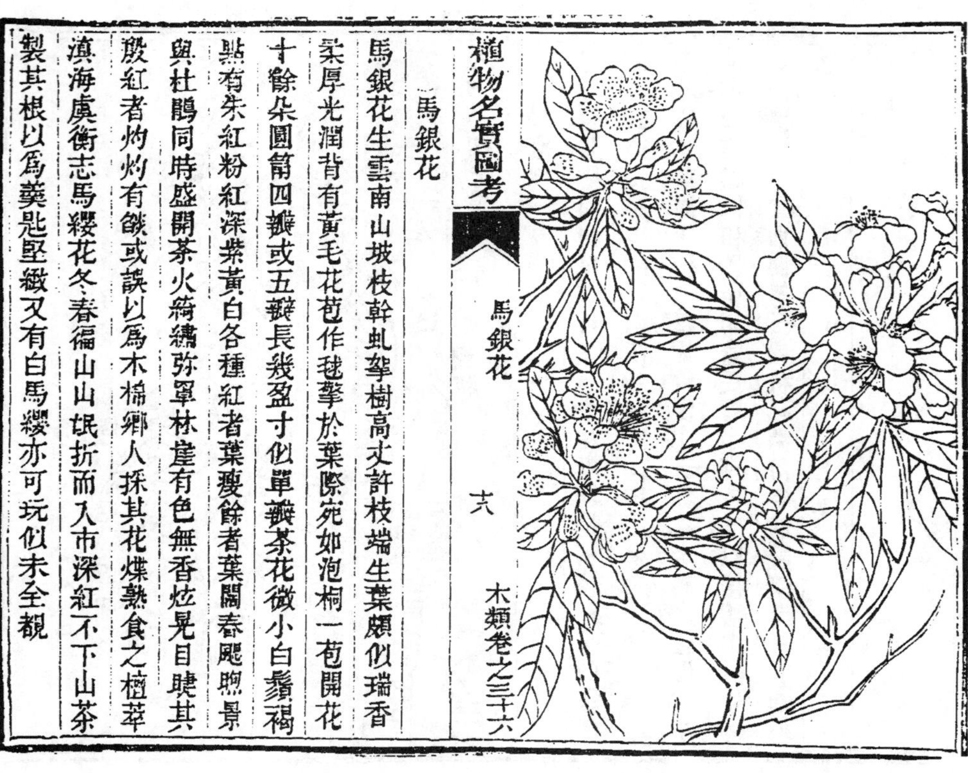

馬銀花

馬銀花生雲南山坡枝幹虬拏樹高丈許枝端生葉頗似瑞香葉厚光潤背有黃毛花苞作毬攢於葉際宛如泡桐一苞開花十餘朵圓筩四瓣或五瓣長幾盈寸似單瓣茶花微小白鬚褐點有朱紅粉紅深紫黃白各種紅者葉瘦餘者葉闊春颸煦景與杜鵑同時盛開茶火蒨𦅼弥罩林崖有色無香炫晃目睫其殷紅者灼灼有餤或誤以爲木棉鄉人採其花爍熟食之榿萃滇海虞衡志馬纓花冬春徧山山氓折而入市深紅不下山茶製其根以爲藥匙堅緻又有白馬纓亦可玩似未全觀

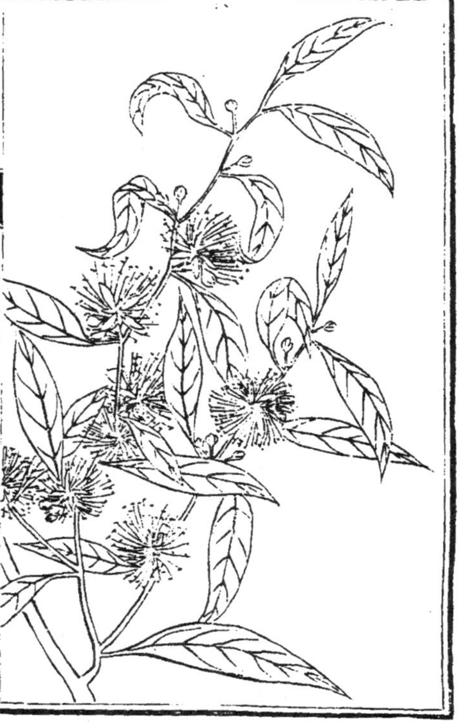

野香橼花

野香橼花一名小毛毛花生雲南五華山麓樹高近尋長葉如夾竹桃葉綠潤柔膩映日有光春開四尖瓣白花間以綠蒂徑不逾半寸長蕊茸茸密似馬纓上綴褐點花瘦蕊繁隨風紛靡頗有姿度亦具清香惟玉樓氷絲離枝易瘁不堪摧折難供嗅玩耳

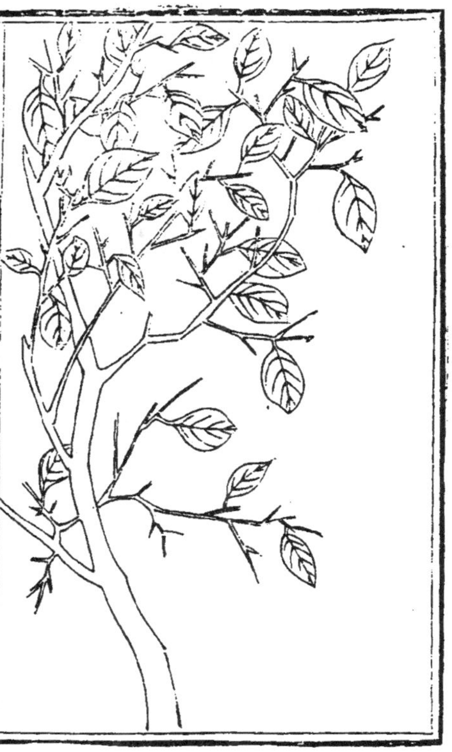

象牙樹

象牙樹生元江州樹高丈餘竟體無白微似紫薇細枝疎上葉似馬臼樹葉而薄木色似象牙而質重新平志出魯魁山可代象牙作箸云

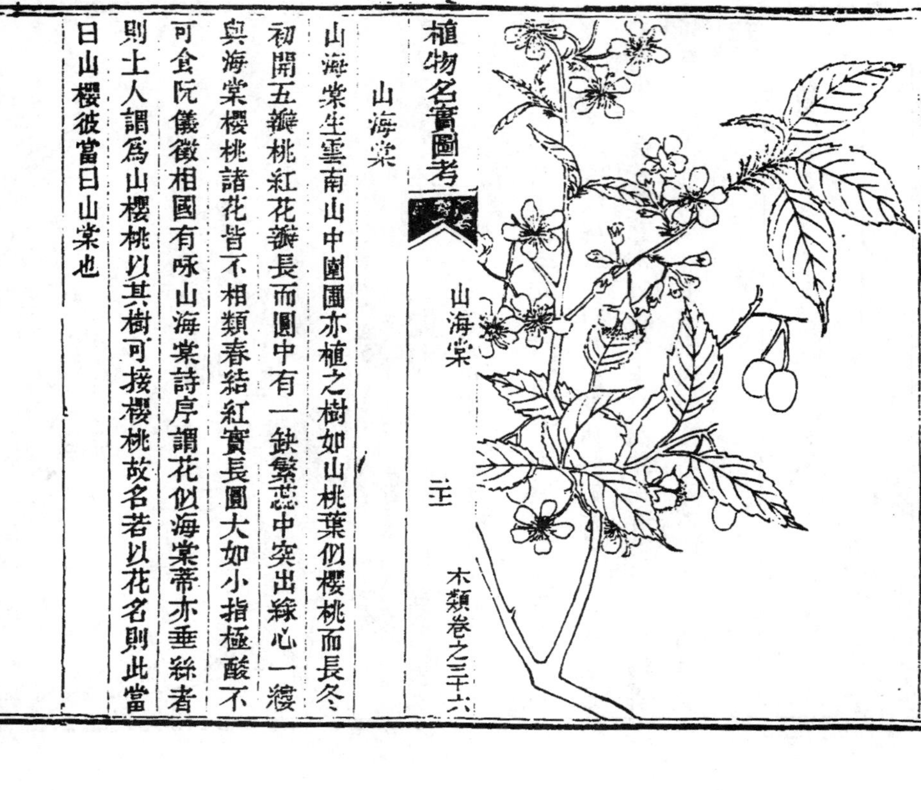

山海棠

山海棠生雲南山中園圃亦植之樹如山桃葉似櫻桃而長冬初開五瓣桃紅花瓣長而圓中有一缺繁蕊中突出綠心一縷與海棠櫻桃諸花皆不相類春結紅實長圓大如小指極酸不可食阮儀徵相國有咏山海棠詩序謂花似海棠蒂亦垂絲者則土人謂爲山櫻桃以其樹可接櫻桃故名若以花名則此當曰山櫻彼當曰山棠也

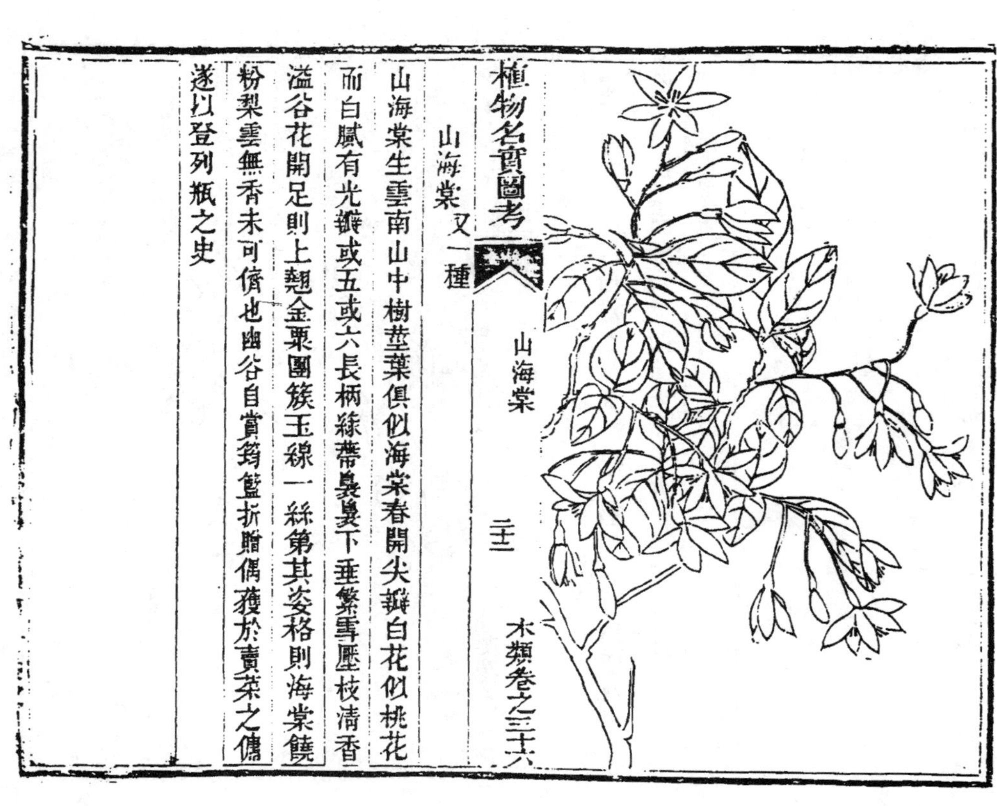

山海棠又一種

山海棠生雲南山中樹莖葉俱似海棠春開尖瓣白花似桃花而白膩有光瓣或五或六長柄綠蒂裊裊下垂繁雪壓枝清香溢谷花開足則上翹金粟團簇玉線一絲第其姿格則海棠饒粉梨雲無香未可儕也幽谷自賞筠籃折贈偶獲於賣菜之傭遂以登列瓶之史

金絲杜仲

金絲杜仲一名石小豆生雲南山中小木葉長末團夏抽細柄開花旋結實殼色粉紅老則四裂宛似海棠花內含紅子大如小豆朱皮黑質的皪不閡

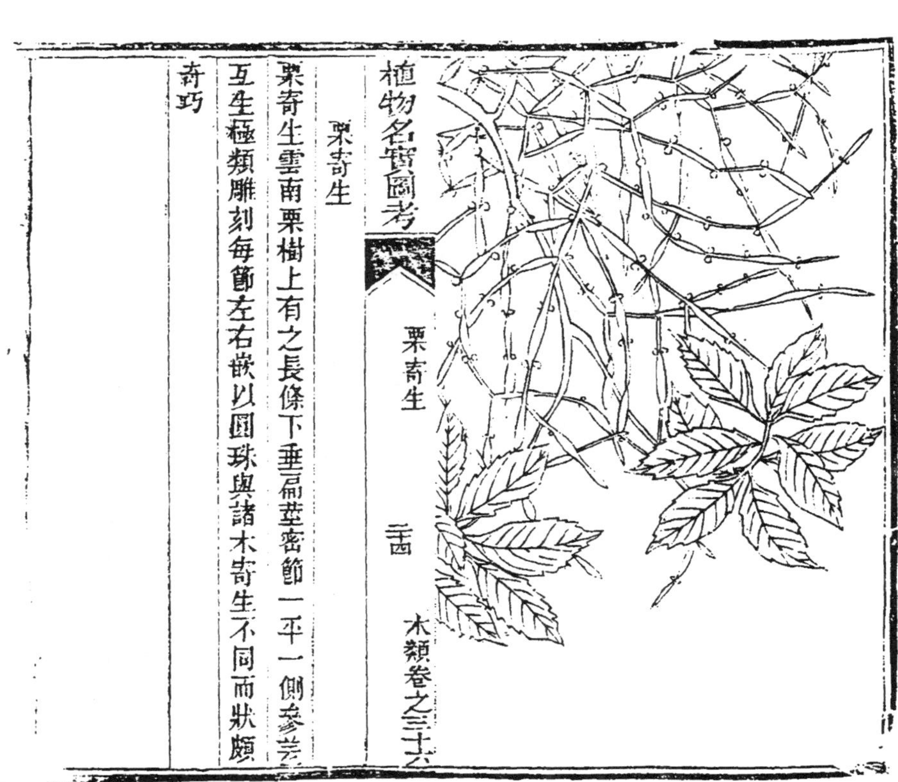

栗寄生

栗寄生雲南栗樹上有之長條下垂扁莖密節一平一側參差互生極類雕刻每節左右嵌以圓珠與諸木寄生不同而狀頗奇巧

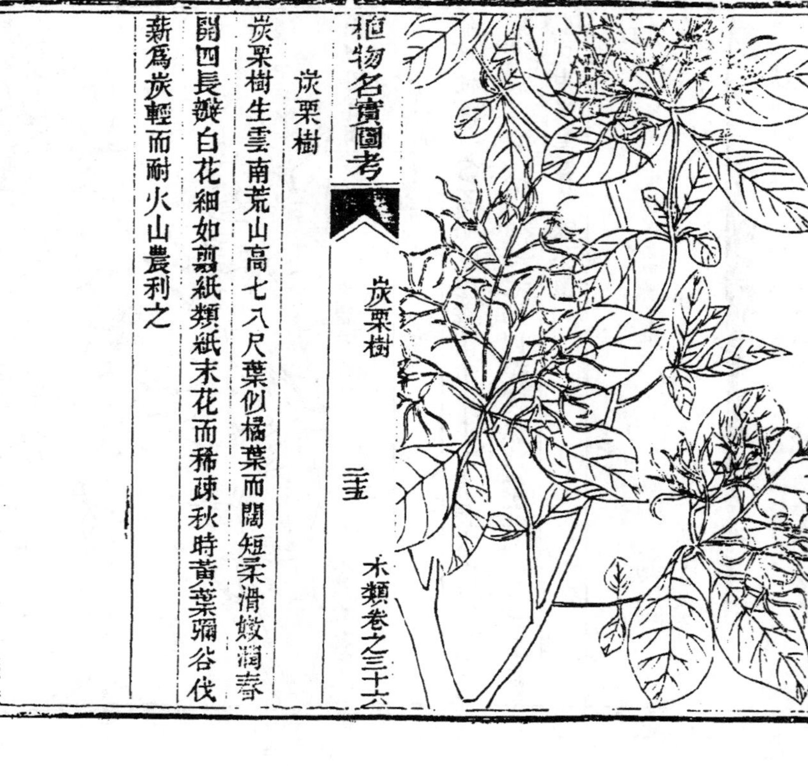

炭栗樹

炭栗樹生雲南荒山高七八尺葉似橘葉而闊短柔滑嫩潤春開四長瓣白花細如翦紙類紙末花而稀疎秋時黄葉彌谷伐薪爲炭輕而耐火山農利之

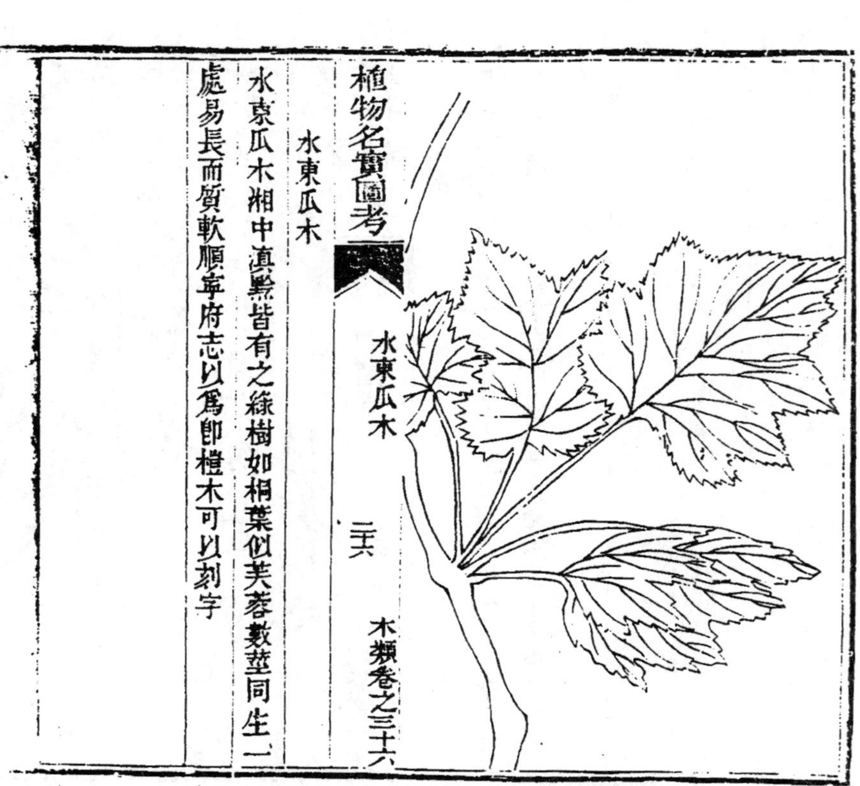

水東瓜木

水東瓜木湘中滇黔皆有之綠樹如桐葉似芙蓉數莖同生一處易長而質軟順寧府志以爲即櫨木可以刻字

野春桂

野春桂花猓玀持售於市見其折枝紅榦獨勁綠葉未生孳來圓茱苞迸出金粟滇俗佞佛供養無虛但有新萼俱作天花也

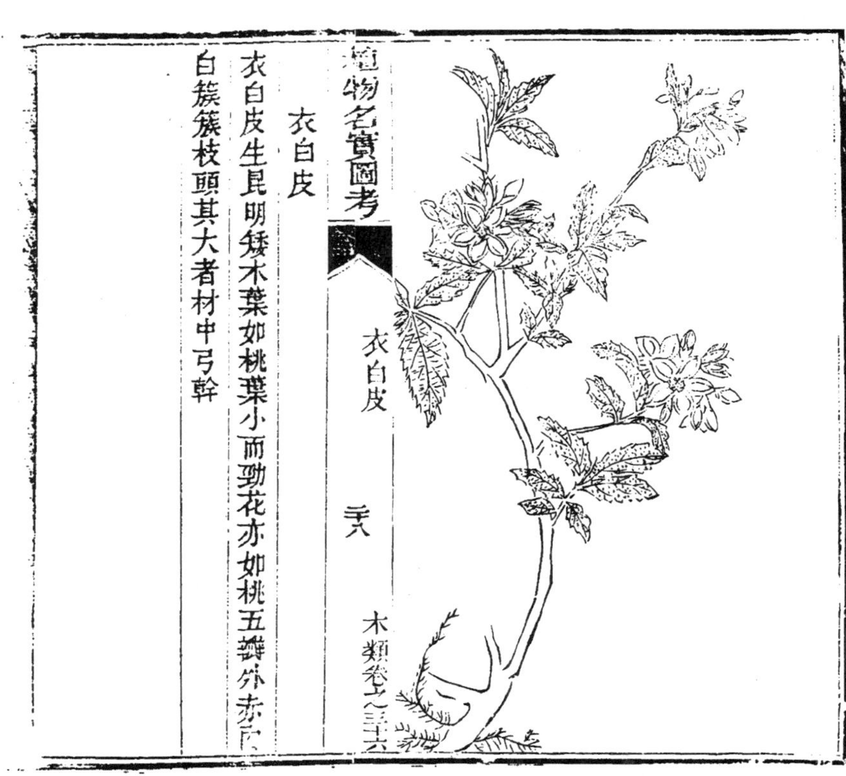

衣白皮

衣白皮生昆明矮木葉如桃葉小而勁花亦如桃五瓣外赤內白簇簇枝頭其大者材中弓幹

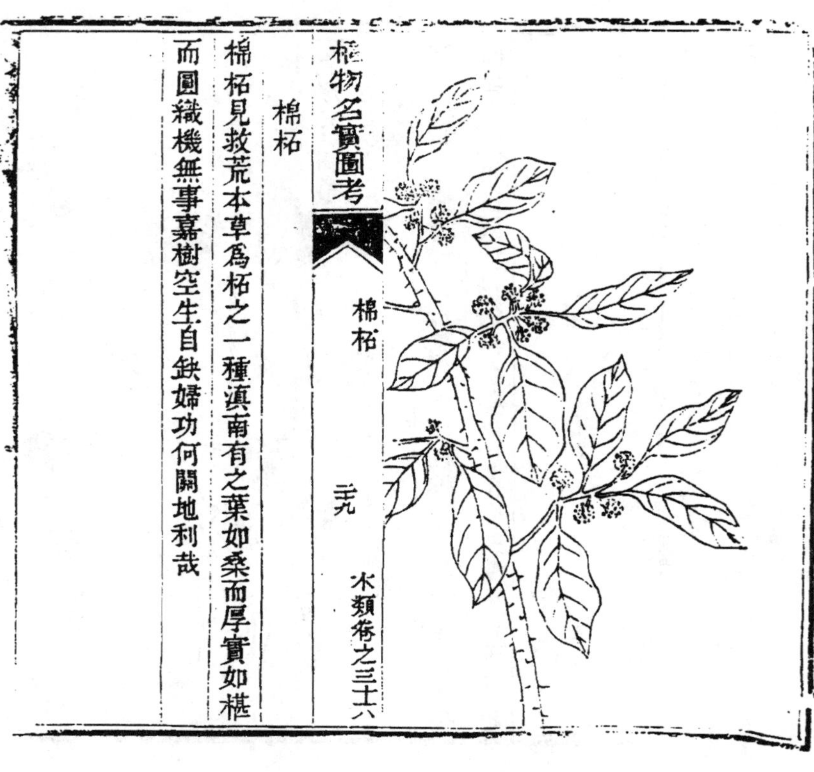

棉柘

棉柘見救荒本草爲柘之一種滇南有之葉如桑而厚實如椹而圓織機無事嘉樹空生自鉄婦功何關地利哉

樹頭菜

樹頭菜滇志石屏者佳樹色灰赭一枝三葉微似楮木葉初生如紅椿芽而瘦味苦臨安人鹽漬之以爲齏與黃連茶即楮樹芽皆取木葉作蔬咀其回味如食諫果也

植物名實圖考

昆明烏木

三十

木類卷之三十六

昆明烏木

烏木舊傳出海南雲南葉似椶櫚僞者多是槃木染成滇海虞衡志謂恐是櫨木今昆明土人所謂烏木葉似槐而厚勁大如指頂極光潤嫩條色紫與舊説異其卽槃木或櫨木歟

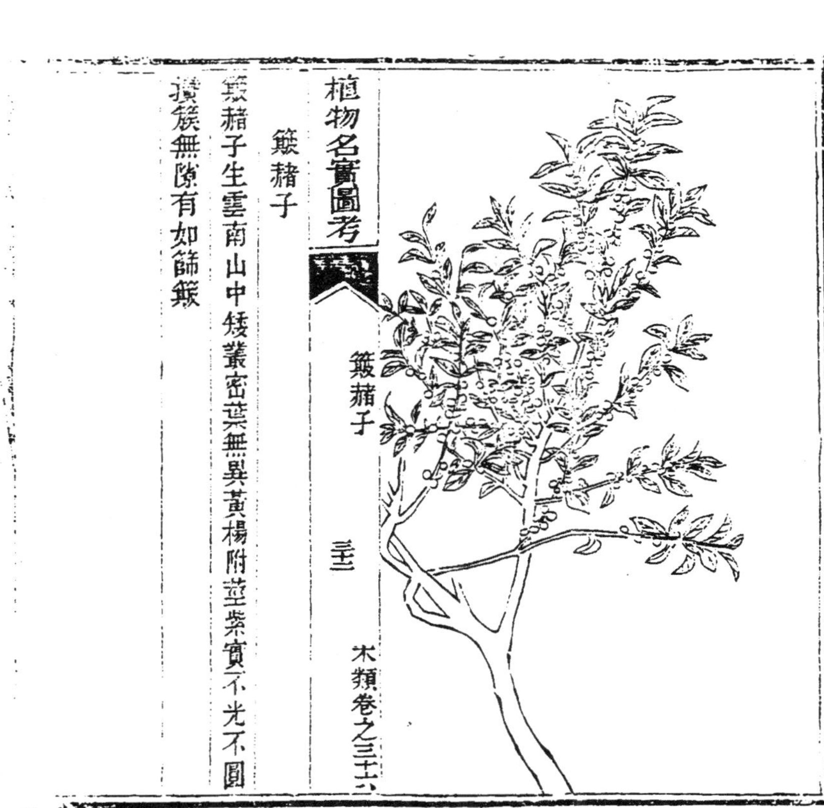

簸赭子

簸赭子生雲南山中矮叢密葉無異黃楊附莖紫實不光不圓攅簇無隙有如餙簸

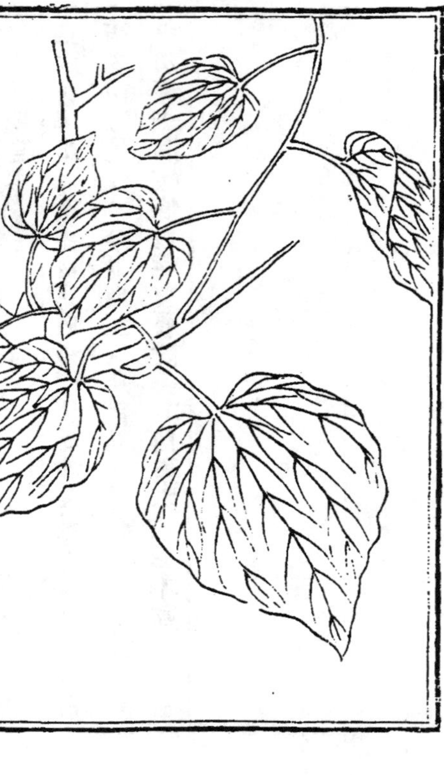

馬藤

馬藤生雲南山中木本大葉面綠背紫紅脈交絡直是秋海棠葉非特似之

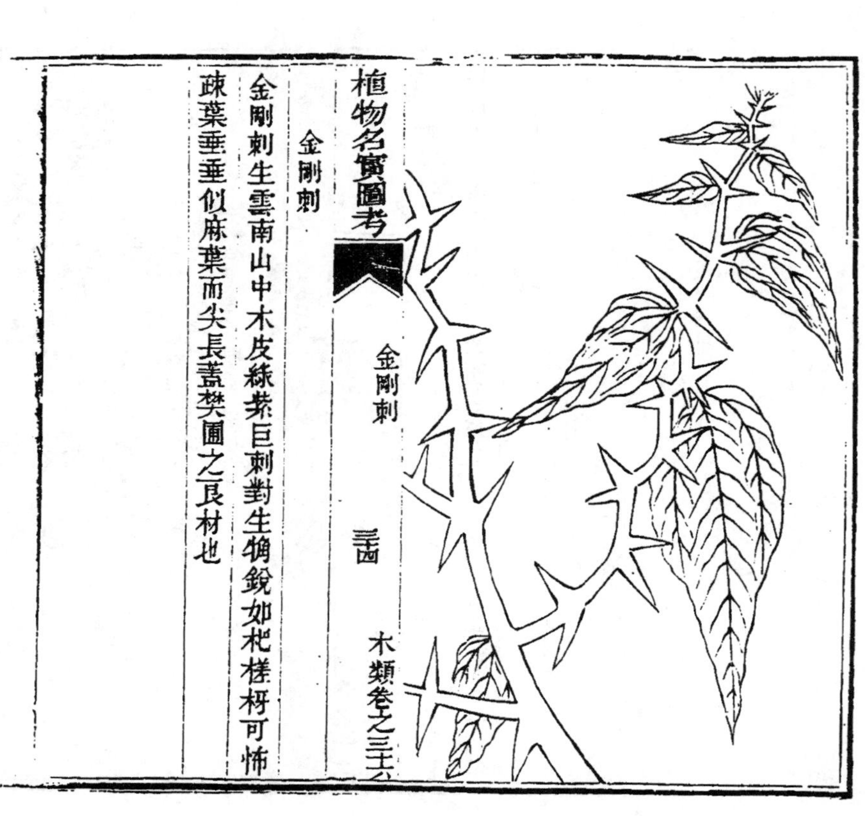

金剛刺

金剛刺生雲南山中木皮綠紫巨刺對生犄銳如杙槎枒可怖疎葉垂垂似麻葉而尖長叢棘圃之良材也

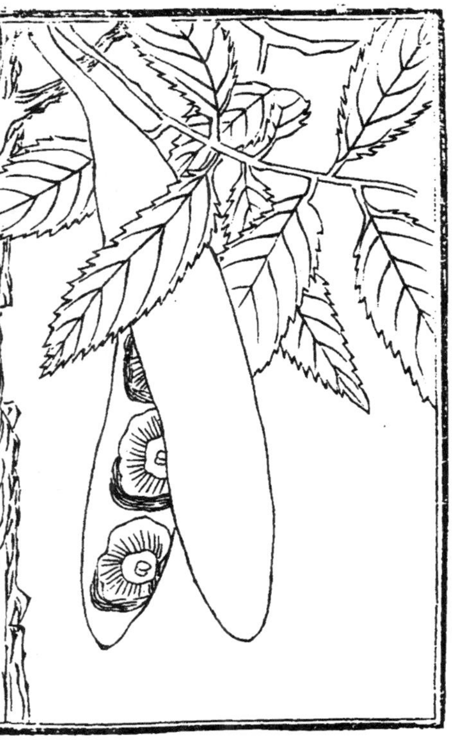

千張紙

千張紙生廣西雲南景東廣南皆有之大樹對葉如枇杷葉亦有毛面綠背微紫結角長二尺許挺直有脊如劍色紫黑老則迸裂子薄如榆莢而大色白形如豬腰層疊甚厚與風飄蕩無慮萬千雲南志云形如扁豆其中片片如蟬翼焚爲灰可治心氣痛滇本草此木實似扁豆而大中實如積紙薄似蟬翼片片滿中故有兜鈴千張紙之名入肺經定喘消痰入脾胃經破蠱積通行十二經氣血除血蠱氣蠱之毒又能補虛寬中進食爽人呼爲三百兩銀藥者蓋其治蠱得效也按此木實與蔓生之土青木香同有馬兜鈴之名醫家以三百兩銀藥屬之土青木香下皆緣未見此品而誤併也

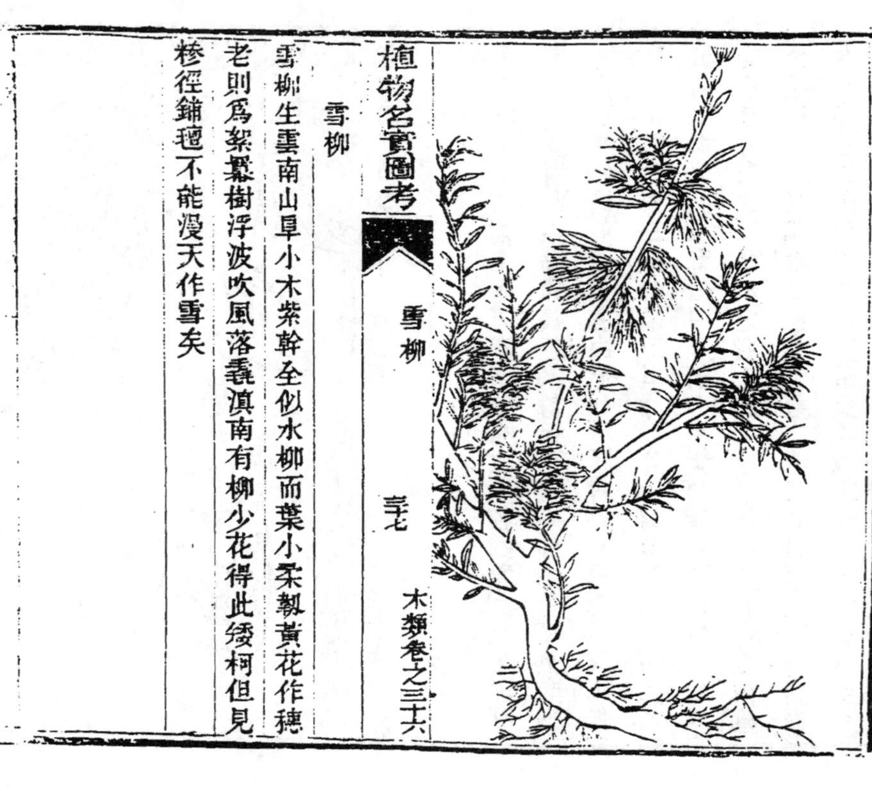

雪柳

雪柳生雲南山阜小木紫幹全似水柳而葉小柔韌黃花作穗老則爲絮纍樹浮波吹風落毳滇南有柳少花得此矮柯但見糁徑鋪氈不能漫天作雪矣

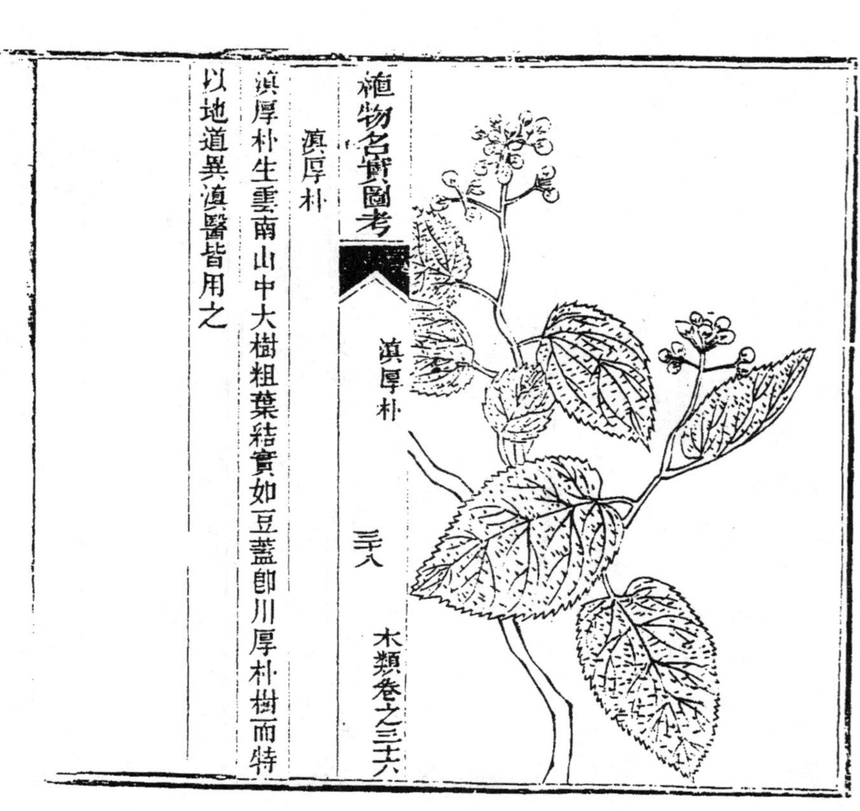

滇厚朴

滇厚朴生雲南山中大樹粗葉結實如豆蓋卽川厚朴樹而特以地道異滇醫皆用之

山梔子

滇山梔子生雲南山中小木硬葉結綠實成串形似小桃大如豆三稜

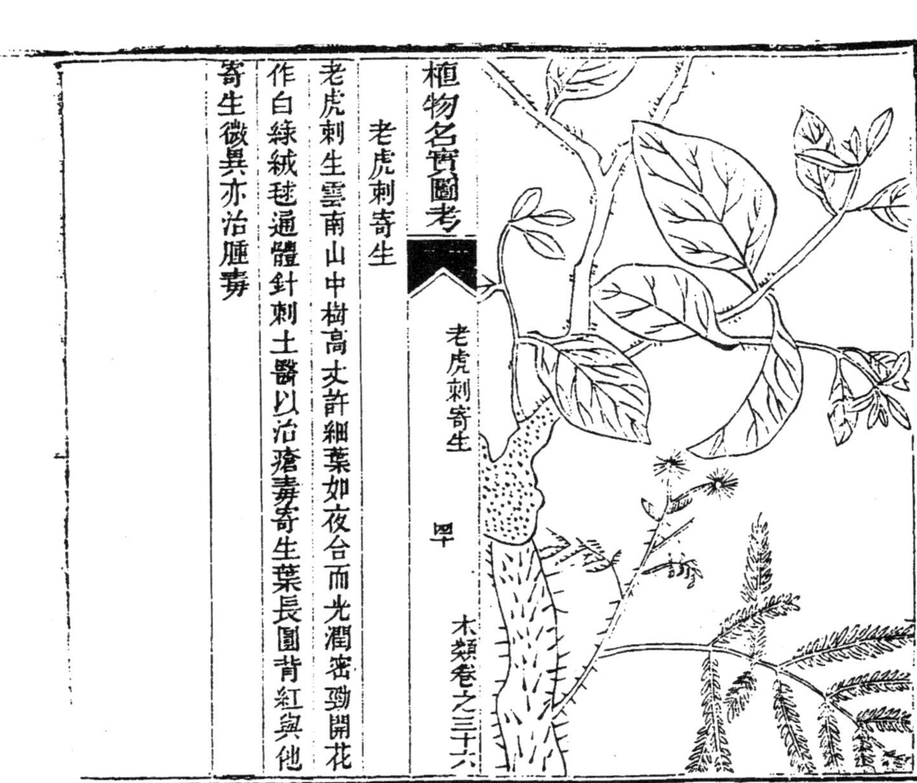

老虎刺寄生

老虎刺生雲南山中樹高丈許細葉如夜合而光潤密蹙開花作白綠絨毬通體針刺土醫以治瘡毒寄生葉長圓背紅與他寄生微異亦治腫毒

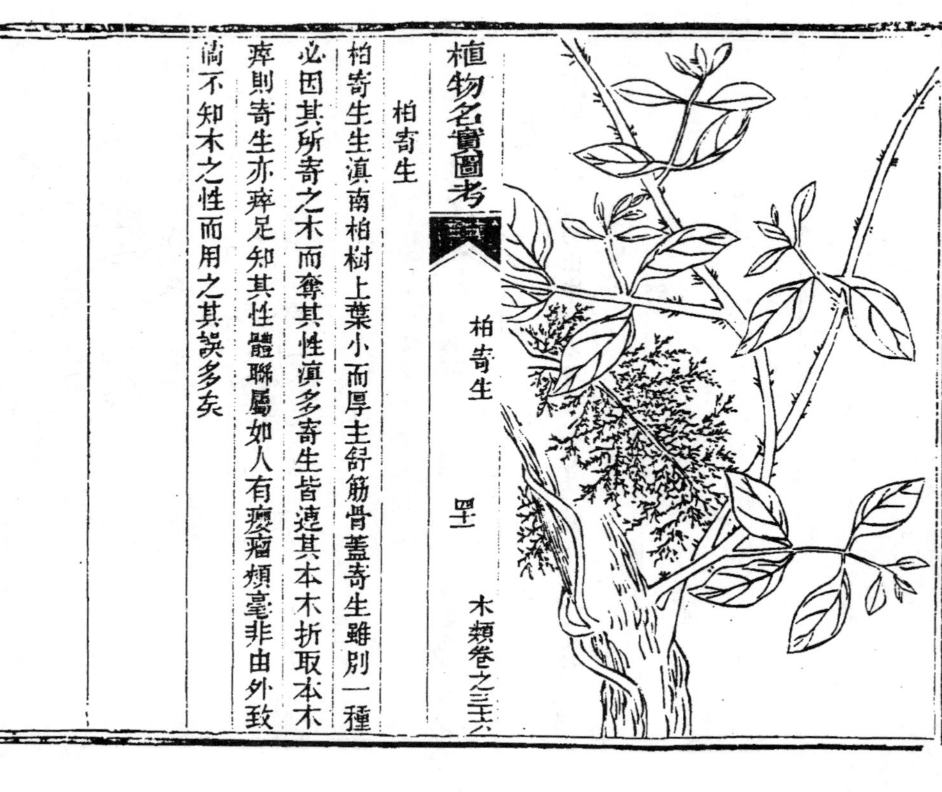

柏寄生

柏寄生生滇南柏樹上葉小而厚圭舒筋骨蓋寄生雖別一種必因其所寄之木而奪其性滇多寄生皆連其本木折取本木瘁則寄生亦瘁足知其性體聯屬如人有瘿瘤頰毫非由外致論不知木之性而用之其誤多矣

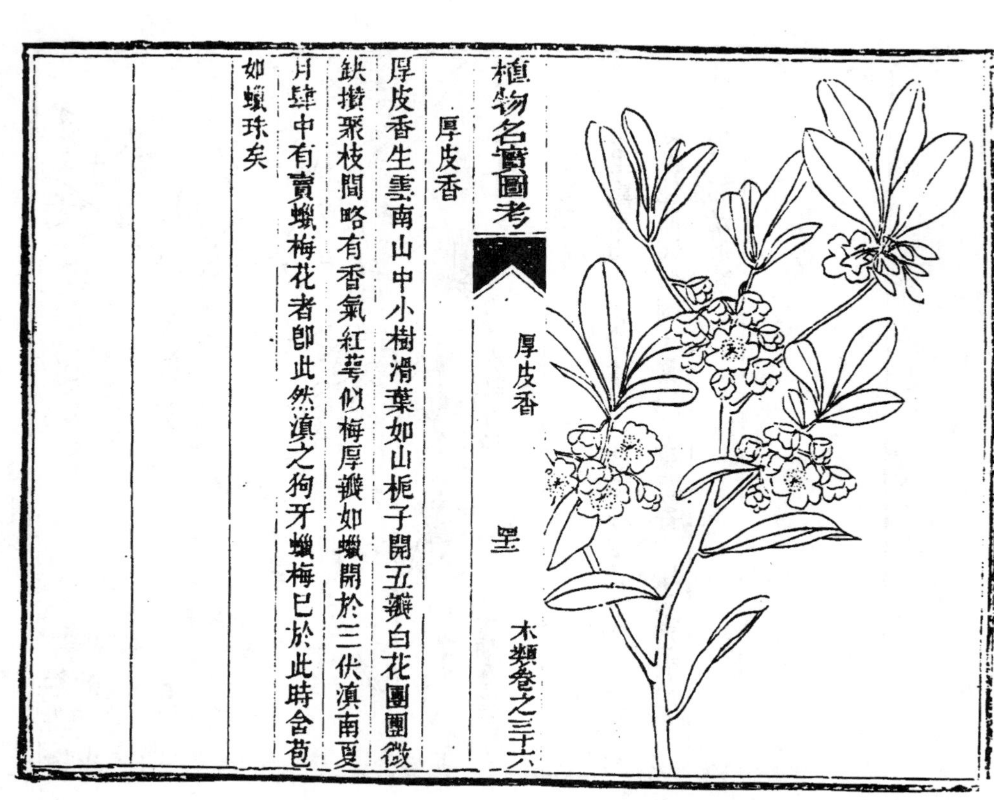

厚皮香

厚皮香生雲南山中小樹滑葉如山梔子開五瓣白花團團微缺攢聚枝間略有香氣紅萼似梅厚瓣如蠟開於三伏滇南夏月肆中有賣蠟梅花者即此然滇之狗牙蠟梅已於此時含苞如蠟珠矣

鐵樹果

鐵樹滇南十二歲一實樹端叢葉長七八寸形如長柄勺四旁細縷正如俗畫鳳尾色黃果生柄傍扁圓中凹有核滇人呼爲鳳皇蛋蓋本草綱目所謂波斯棗然嚼之無味滇圃但以罕實爲異不入果品也

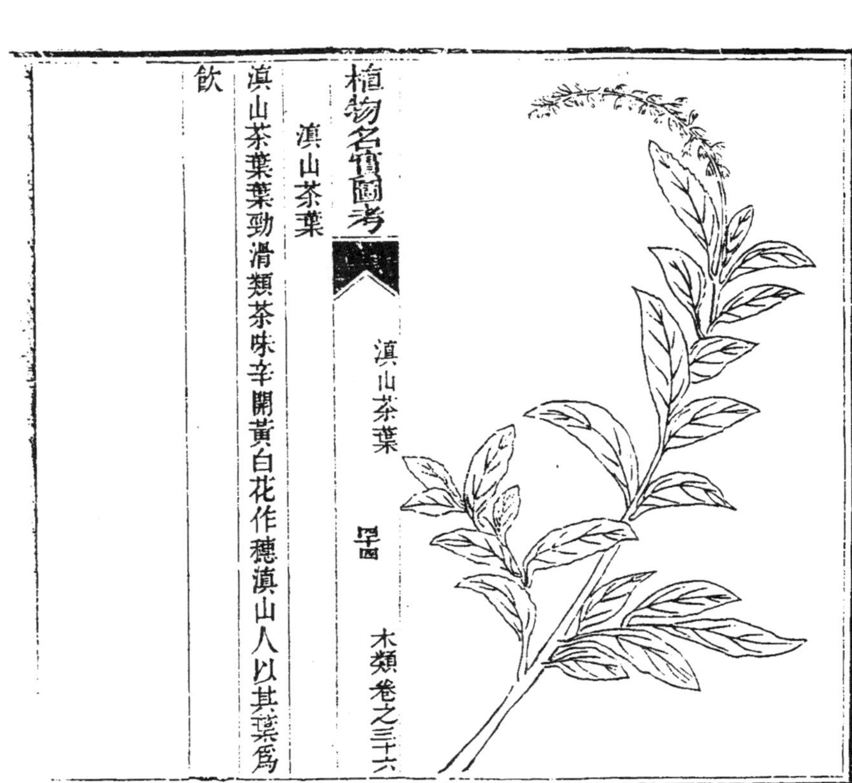

滇山茶葉

滇山茶葉葉勁滑類茶味辛開黃白花作穗滇山人以其葉爲飲

滇大葉柳

滇大葉柳枝葉卽柳惟從幹傍發條開白花穗長寸許亦作絮

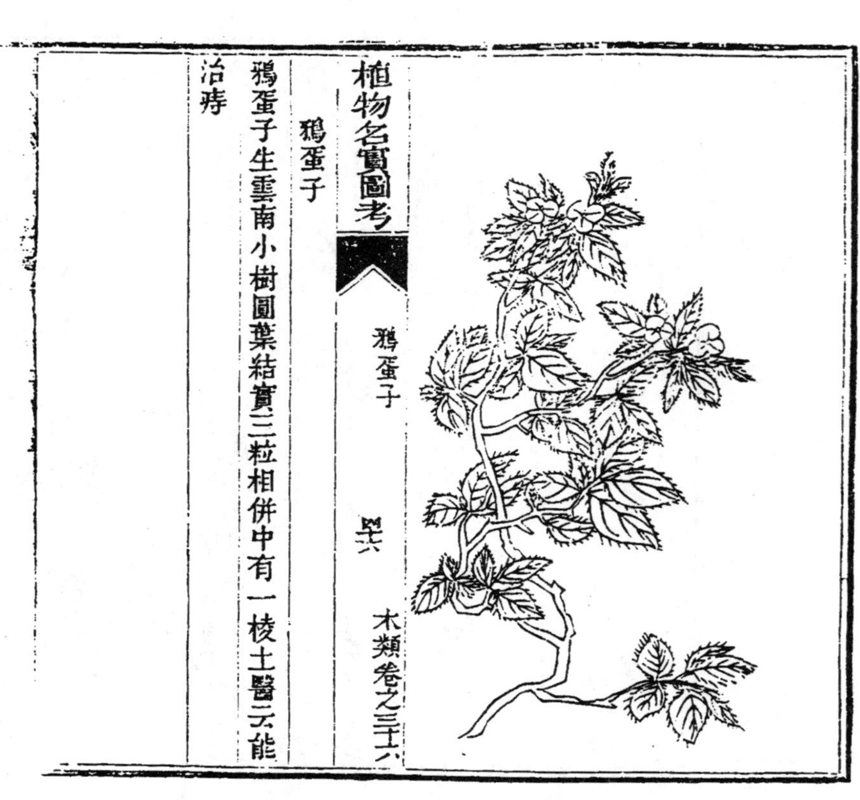

鴉蛋子

鴉蛋子生雲南小樹圓葉結實二三粒相併中有一棱土醫云能治痔

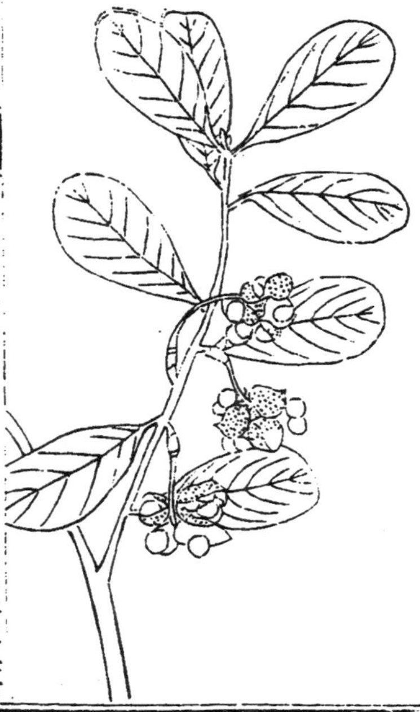

金絲杜仲

金絲杜仲一名石小豆生雲南矮木厚葉葉長寸許本瘦末圓面青背黃結實如棠梨而小實裂各銜紅豆不脫

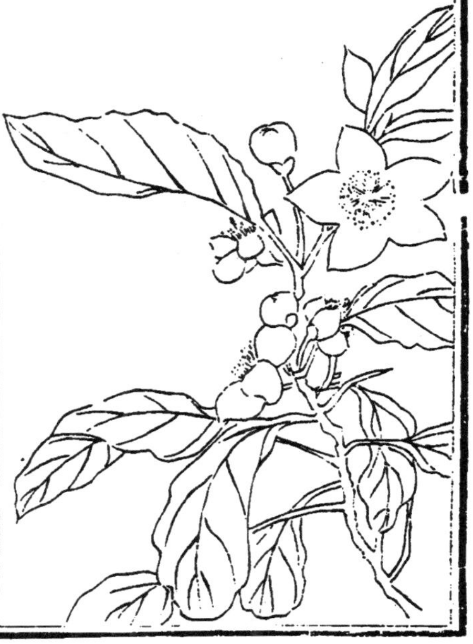

紅木

紅木雲南有之質堅色紅開白花五瓣微赭

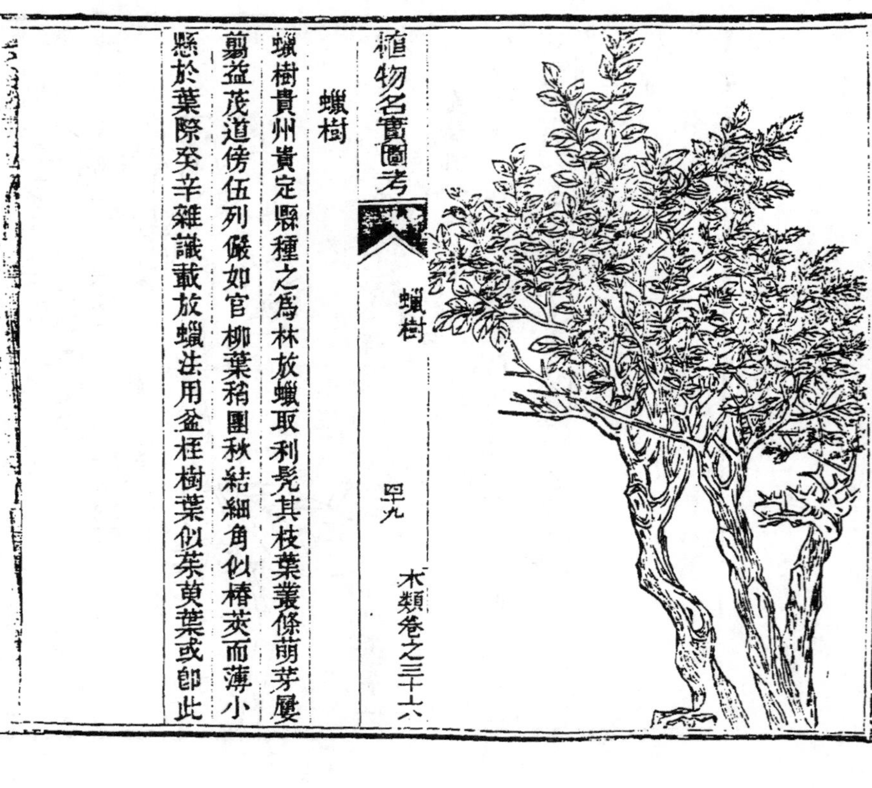

植物名實圖考　蠟樹　四十九　木類卷之三十六

蠟樹

蠟樹貴州貴定縣種之爲林放蠟取利晃其枝葉叢條萌芽屢翦益茂道傍伍列儼如官柳葉稍團秋結細角似椿莢而薄小懸於葉際癸辛雜識載放蠟法用蓋桯樹葉似茱萸葉或即此

植物名實圖考　𣐺樹　五十　木類卷之三十六

𣐺樹

𣐺樹滇黔有之湖南辰沅山中尤多木性堅重造船者取以爲柁葉如檀秋時梢端結實如紅姑孃而長三棱中凹有綿色殷紅內含子數粒如橘核絳霞燭天丹纈照岫先於霜葉可增秋譜惟字書無𣐺字

紫羅花

紫羅花生雲南子如枸杞土醫云產婦煎浴卻筋骨痛一名蛇藤

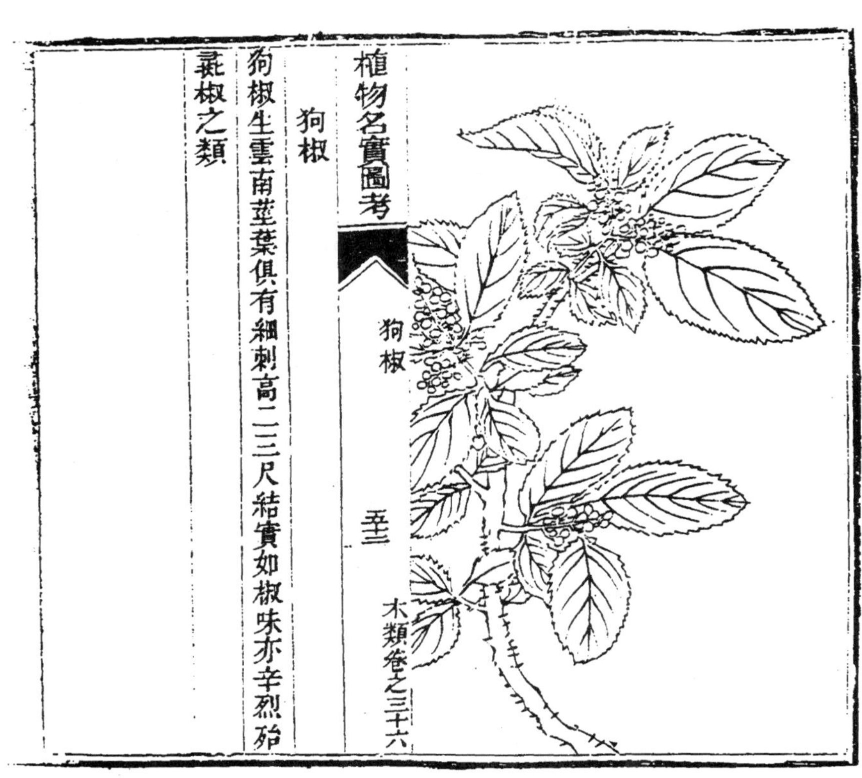

狗椒

狗椒生雲南莖葉俱有細刺高二三尺結實如椒味亦辛烈殆蔱椒之類

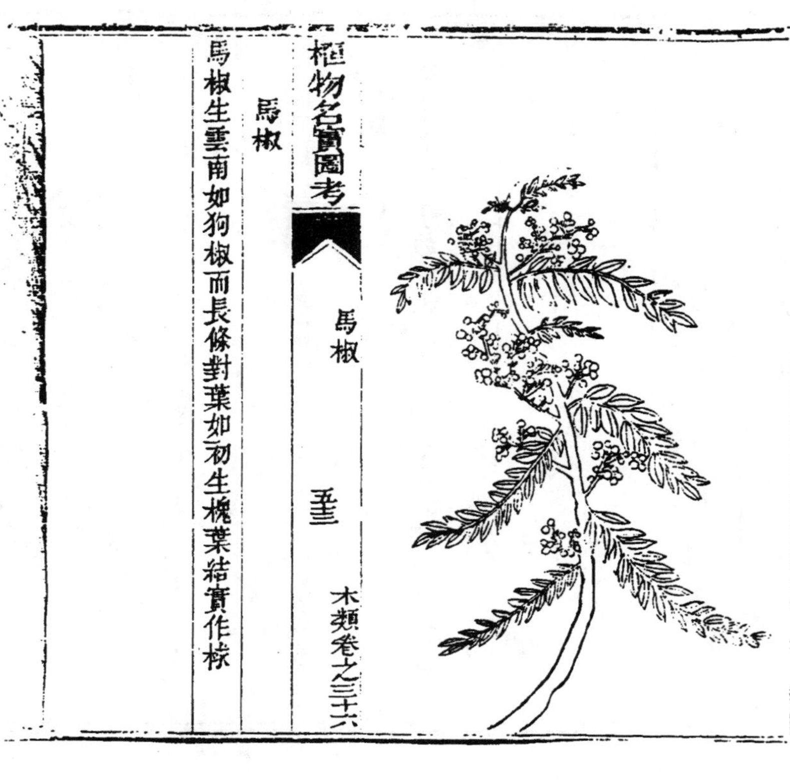

馬椒

馬椒生雲南如狗椒而長條對葉如初生槐葉結實作椒

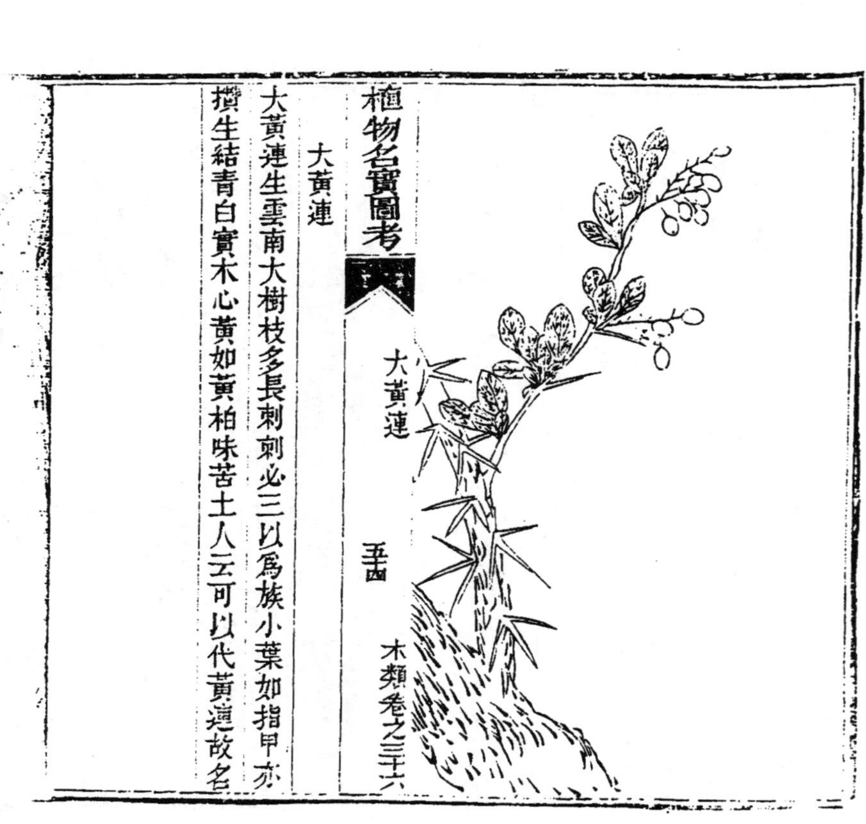

大黃連

大黃連生雲南大樹枝多長刺刺必三以爲族小葉如指甲亦攢生結青白實木心黃如黃柏味苦土人云可以代黃連故名

寄母

寄母寄生各樹上長葉秋結紅實如珠鳥食其實遺於樹上即生

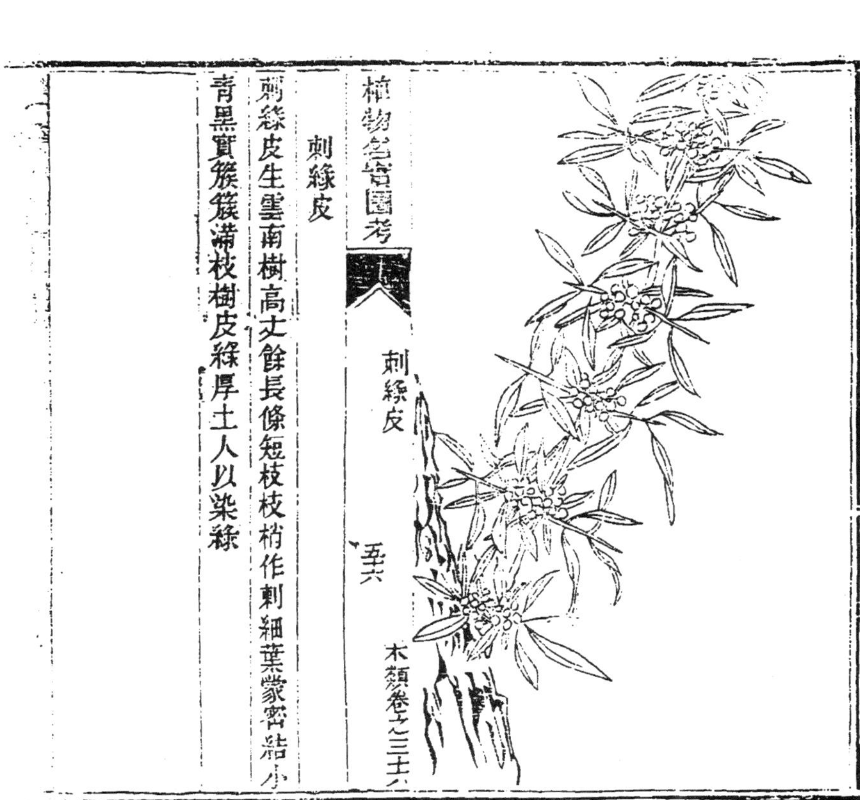

刺綠皮

刺綠皮生雲南樹高丈餘長條短枝枝梢作刺細葉攢密結小青黑實簇簇滿枝樹皮綠厚土人以染綠

植物名實圖考卷之三十七

固始吳其濬著
蒙自陸應穀校刊

木類

棡

新化縣志棡山經虎首山多棡說文木也類篇寒而不凋今俗名栞山樹多枝葉亭亭如蓋葉青黑冬榮郃陽縣志棡有紅白二種紅爲上白次之質堅而性柔作器須浸水經歲方堅實否則移時卽裂而翹辰谿縣志檮有紅白二種白者呼蒿荆檮紅者爲嚴檮性直而堅可扛輿大者可作油榨　按江西之樟湖南之楄所爲什器幾徧遐邇然樟木江南多有惟不逾嶺而南棡木則湖南而外無聞焉字或作檮新化縣志據山經作棡較爲確晰其木質重而堅耐久不蛀葉亦似樟稍小亦似山茶葉

幹皮光而灰黑木紋似栗而斜郃陽縣志謂必浸水經歲而後堅實不知凡竹木作器皆宜浸之以水使其生氣盡而汁液洩然後可任斧鑿否則風燥而生蠹濕蒸而生菌植物皆然不獨棡也

永順府志土紙四縣皆出檮樹皮爲之佳者稍白然粗澀不中書則檮亦可爲紙

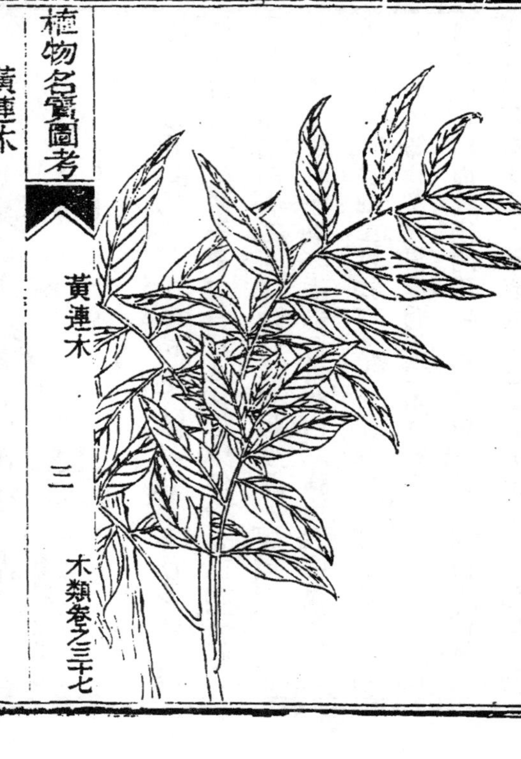

黃連木

黃連木江西湖廣多有之大合抱高數丈葉似椿而小春時新芽微紅黃色人競採取醃食曝以爲飲味苦回甘如橄欖暑月可清熱生津杭人以甘草青梅同煮啖之則五味備矣故救荒本草黃楝樹生鄭州南山野中葉如初生椿葉而極小又似楝葉色微黃開花紫赤色結子如豌豆大生青熟紅亦紫色葉味苦採嫩芽葉煠熟水浸去苦味油鹽調食蒸芽曝乾亦可作茶煮飲形狀功用正同唯南方未見其花實爲異其木理堅實廣西通志黃連木各州縣出最能經久卽嶠南瑣記所謂勝鐵力木者唯湘潭縣志以爲卽楷木未知所本楚人呼連與杲同音字或作楝或作鸝春時鄉人有摘芽售於城市者呼爲黃鸝芽五雜俎曲阜孔林有楷木相傳子貢手植者其樹十餘圍今已枯死其遺種延生甚蕃其芽香苦可烹以代茶亦可乾而茹之其木可爲笏枕及棋枰云敲之聲甚響而不裂故宜棋也枕之無惡夢故宜枕也此木聖賢之遺跡而守土之官日逐採伐制器以充饋遺今其所存寥寥反不及商邱之木以不才終天年不亦可恨之甚哉　按所述芽味香苦似卽黃連木或作湘潭志者爲魯人故識之

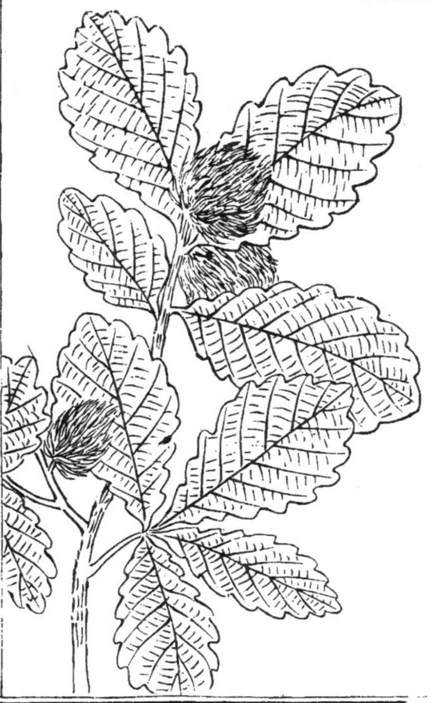

青岡樹

救荒本草青岡樹舊不載所出州土今處處有之其木大而結橡斗者爲橡櫟小而不結橡斗者爲青岡其青岡樹枝葉條幹皆類橡櫟但葉色頗青而少花叉味苦性平無毒採嫩葉煠熟以水浸漬作成黄色換水淘淨油鹽調食　按青岡樹與橡櫟雖生岡阜蓋一類而無花實者其梢頭往往結一絲毬細如髮絲顔硬貴州土緺卽此樹蠶繭也其利溥矣桑有葚橡有栗皆不宜蠶一理耳今以橡譜附於後湖南俚醫呼爲白栗毬叉乎矮脚栗以其絲毬至秋圓白如去殼之栗用治紅痢白痢

橡繭識語

雩婁農曰黔山瘠民草服不給𨻶府君被以絺綌而有廬焉俎豆報之宜也原標橡繭鄭君譜之易曰樗一字之師辨矣然非以通俗夫蟲食樹吐絲以爲巢必樹美者絲美桑葉沃若繭之上也柘汁黄豫之商城荆之荆門辰谿其土絹皆柘汁也贛之信豐安遠以烏臼飼蠶則絲瑺以蠟樹飼蠶則絲鮮嘉應之程鄉畦樹而蠶食某葉者爲某繭瓊之文章蠶食山栗服之不敝新興繭亦然楝之絲湖人以織裹巾楓之絲粤人以爲緣且紘琴瑟樟之絲湘人以爲釣繙徐元扈曰樹皆可蠶其信然歟然

槐蠶大如蟻檐之蛾如蚱蜢繭皆如蛛網弗任織樗之蔓以少絲糾數木葉爲穴而跧焉摘而擲之曳其穴以行是蠢蠢者烏能爲此臭臭也橡之樹堅其色褐葉勁而澤其無實者曰青岡葉愈厚且大柘之次也蠶食焉而省故絲勁而色亦褐陸元恪曰山樗與下田樗無異不以爲栲其釋栲也曰似樗不以爲樗若宗陸說則宜曰栲而後可

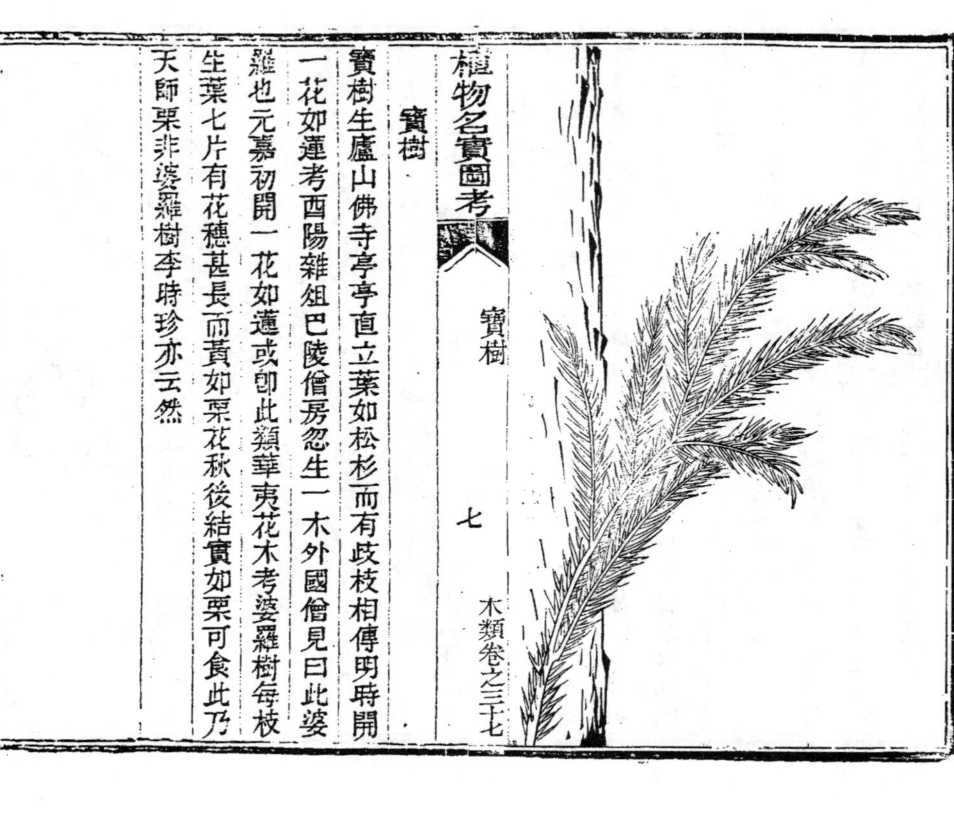

寶樹

寶樹生廬山佛寺亭亭直立葉如松杉而有歧枝相傳明時開一花如蓮考酉陽雜俎巴陵僧房忽生一木外國僧見曰此娑羅也元嘉初開一花如蓮或卽此類華夷花木考娑羅樹每枝生葉七片有花穗甚長而黃如栗花秋後結實如栗可食此乃天師栗非娑羅樹李時珍亦云然

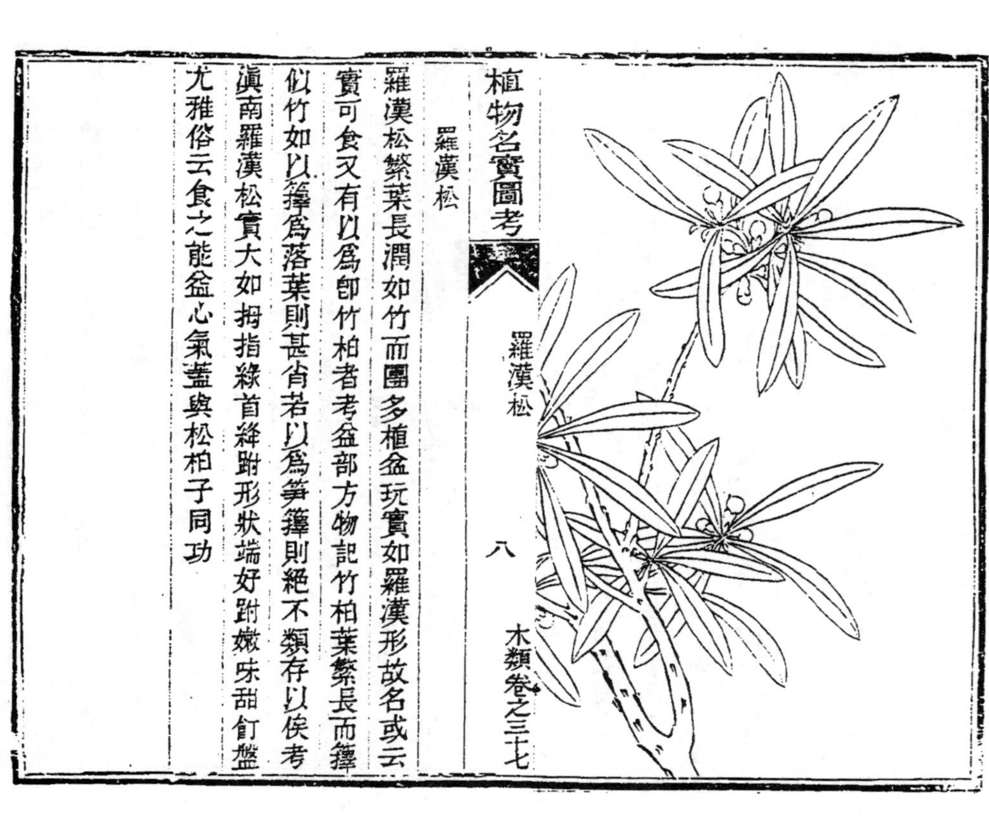

羅漢松

羅漢松繁葉長潤如竹而團多植盆玩實如羅漢形故名或云實可食又有以爲卽竹柏者考益部方物記竹柏葉繁長而籜似竹如以籜爲落葉則甚肖若以爲笋籜則絶不類存以俟考滇南羅漢松實大如拇指綠首絳跗形狀端好跗嫩味甜僧盤尤雅俗云食之能益心氣蓋與松柏子同功

何樹

何樹江西多有之材中棟梁本草拾遺有柯樹或卽此

雩婁農曰何樹巨木也宮室器具之用益於民大矣然志書或曰柯或曰栲或曰和南城以木名其山而不知於古爲何木無名之樸木之不幸歟以無名而爲求木者所不及山徑之蹊扶疎蔭塗其視松杉不拱把而尋斧者又非至幸歟昔有僧氏何問其里亦曰何國人然則何樹者其何國之木而何氏之僧所手植歟

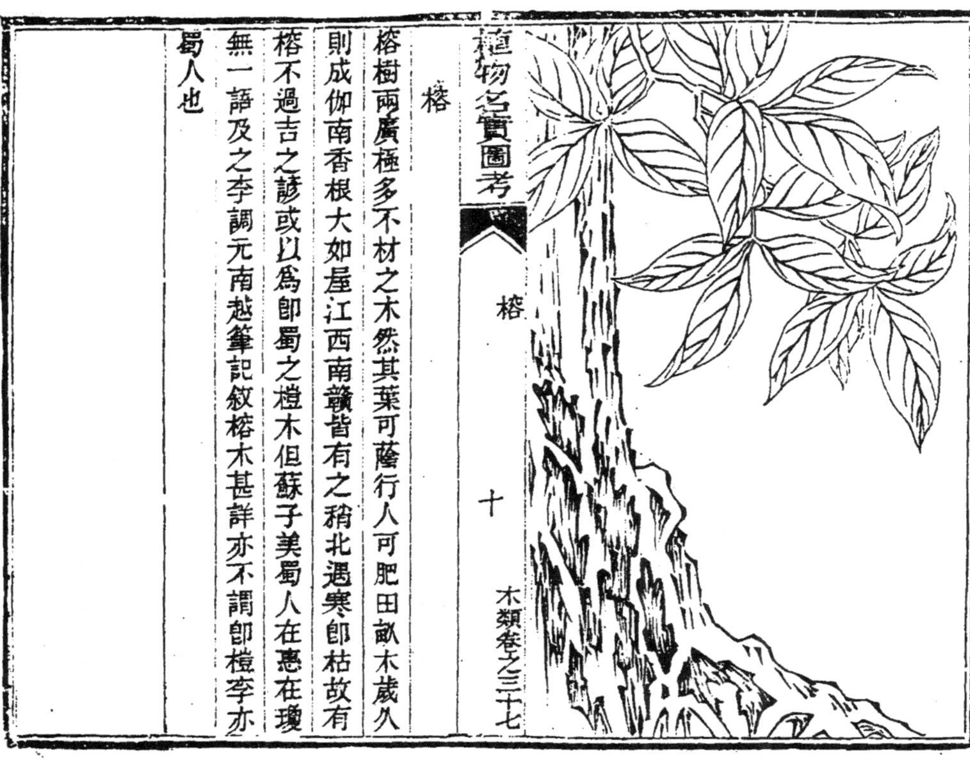

榕

榕樹兩廣極多不材之木然其葉可蔭行人可肥田畝木歲久則成伽南香根大如屋江西南贛皆有之稍北遇寒卽枯故有榕不過吉之諺或以爲卽蜀之榿木但蘇子美蜀人在惠在瓊無一語及之李調元南越筆記敘榕木甚詳亦不謂卽榿李亦蜀人也

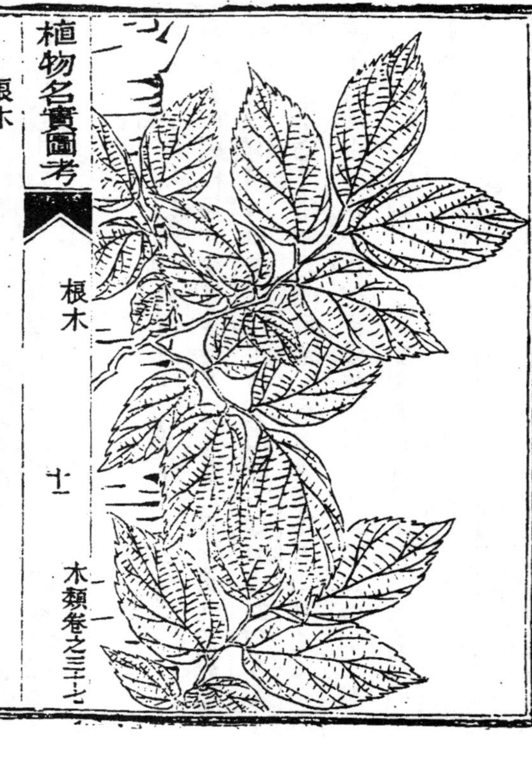

根木

寧鄉縣志棚質堅而綿作器具良浸水有膏粘婦人以沐髮有沙棚蝱棚葉間結包生蚊衡山縣志根結實如友扣破之有數蚊飛出龍山縣志構左傳正義木有楡者俗呼爲棚楡音爲構也有紅白二種大樹皮厚寸許者皆膠可和香料藥園而淡黄俗作根與椰者皆誤俗有杉構郁構柏構硬殼構之名杉構爲佳　按根木湖南贛南多有之非珍木也作志者多以椰楡爲說其實南方椰楡秋結莢者亦間有之陳藏器謂南方有刺楡無大楡今椰木無刺無莢非椰楡也寧鄉衡山縣志皆謂有蚊

蝱生於實內余考北戶錄蝱母木卽南越志所云古度樹一呼椰子南人號曰杬實從木皮中出如綴珠璫大如櫻桃黄卽可食過則實中化蛾飛出亦有爲蚊子者其說與寧鄉衡山縣志合則蝱根卽蝱母無疑又攸縣志有一種杬樹幹甚端偉四時常青當卽北戶錄所謂南人號曰杬矣此樹葉青黑比楡樹葉肥澀搓之亦黏贛南並其葉合香不獨皮也其實初熟時小兒亦取食之惟實從皮中出則未敢信南方濕熱凡樹木葉莖間忽結紅綠小實色甚鮮明摘置案間俄卽蠕動或飛或伸爲蛾爲蠖土人皆曰蟲果余在廣東見大樹如椿枝幹磥砢隱隱隆起侵曉則有無數蒼蠅飛出或蝱母所結之實老則化蚊而葉間所結之包亦卽蚊蝱所蘊北戶錄合而爲一歟又廣西通志蚊子樹如冬青實如枇杷子熟坼裂有蚊子飛出或卽此木但嶺南愈熱樹木生蝱恐尚不止一二種又格古要論欏木出湖廣椋木欏杬聲近蓋卽一木滇南呼婆樹則語有輕重耳實椰木之一種也

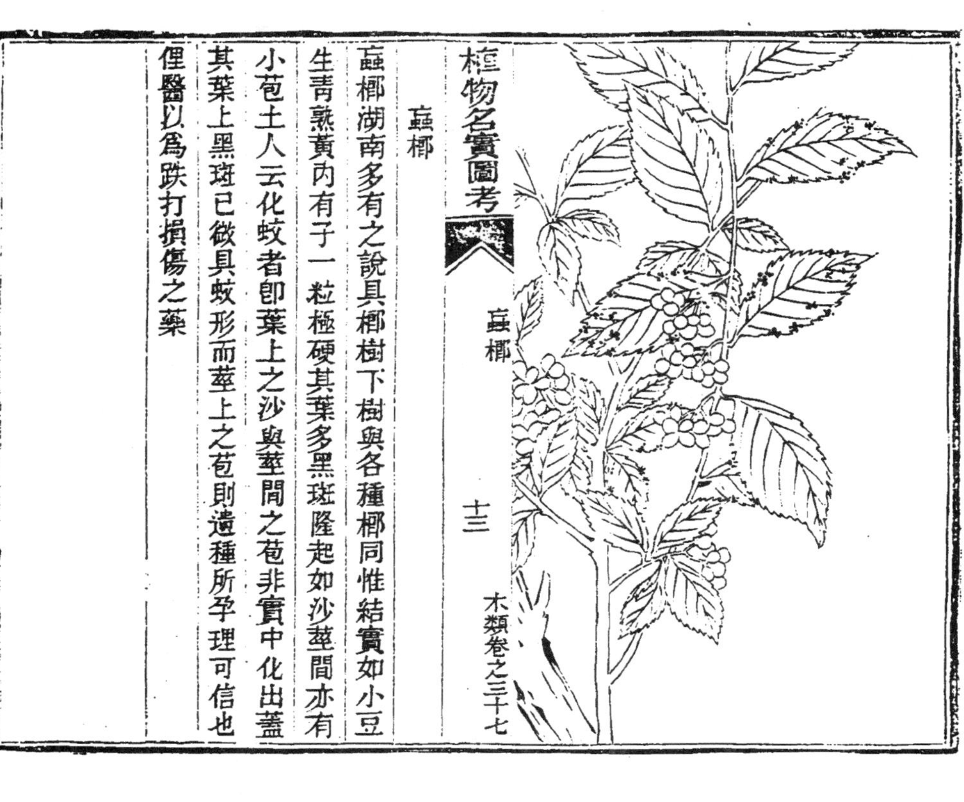

蝱榔

蝱榔湖南多有之說具榔樹下樹與各種榔同惟結實如小豆生青熟黃內有子一粒極硬其葉多黑斑隆起如沙莖間亦有小苞土人云化蚊者卽葉上之沙與莖間之苞非實中化出蓋其葉上黑斑已微具蚊形而莖上之苞則遺種所孕理可信也俚醫以爲跌打損傷之藥

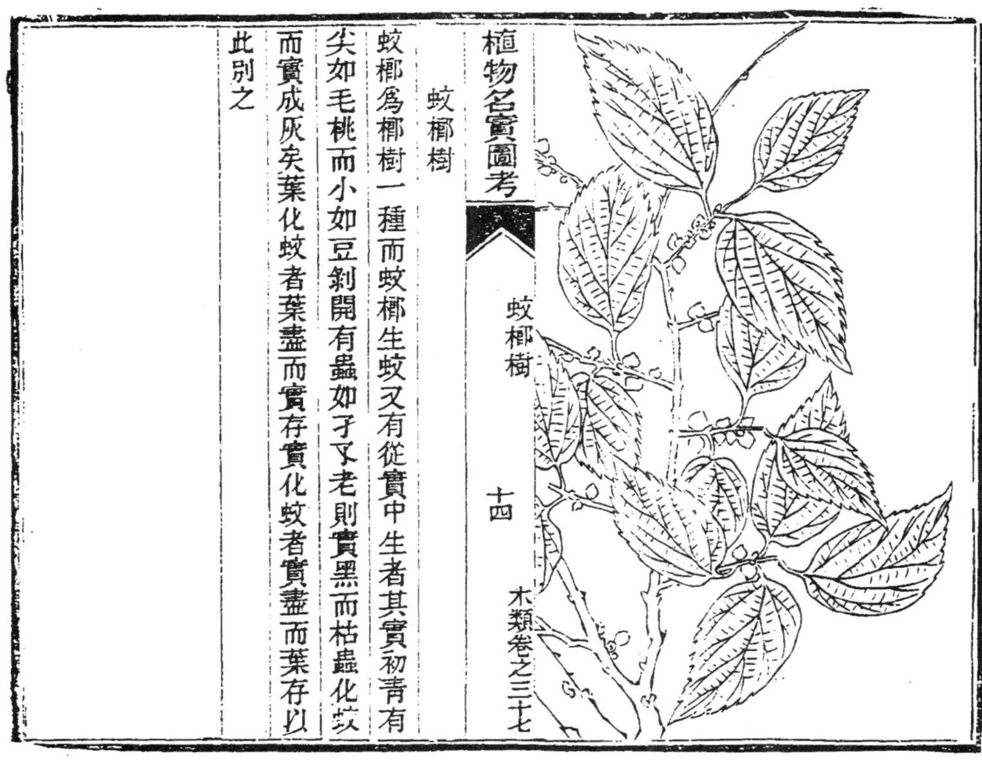

蚊榔樹

蚊榔爲榔樹一種而蚊榔生蚊又有從實中生者其實初青有尖如毛桃而小如豆剝開有蟲如孑孓老則實黑而枯蟲化蚊而實成灰矣葉化蚊者葉盡而實存實化蚊者實盡而葉存以此別之

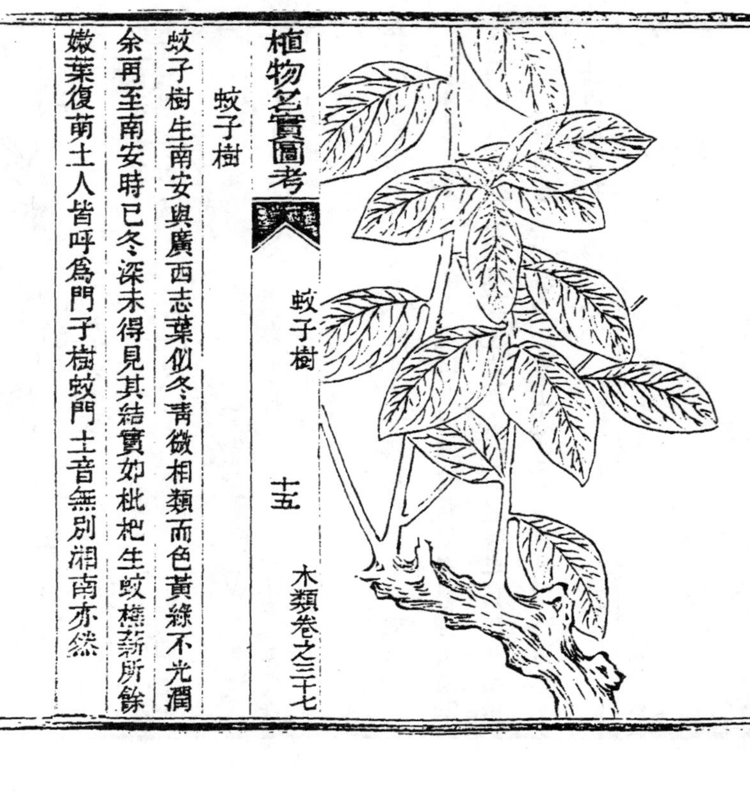

蚊子樹

蚊子樹生南安與廣西志葉似冬青微相類而色黃綠不光潤余再至南安時已冬深未得見其結實如枇杷生蚊樵薪所餘嫩葉復萌土人皆呼爲門子樹蚊門土音無別湖南亦然

八角楓

簡易草藥八角楓其葉八角故名八角風五角卽五角風有花者其根亦名白龍鬚無花者卽名八角風二樹一叢花葉八角味溫無毒能治筋骨中諸病　按本草從新八角金盤苦辛溫毒烈治麻痺風毒打撲瘀血停積其氣猛悍能開通壅塞痛淋立止虛人愼之植高二三尺葉如臭梧桐而八角秋開白花細簇取近根皮用卽此樹也江西湖南極多不經樵採高至丈餘其葉角甚多八角言其大者耳

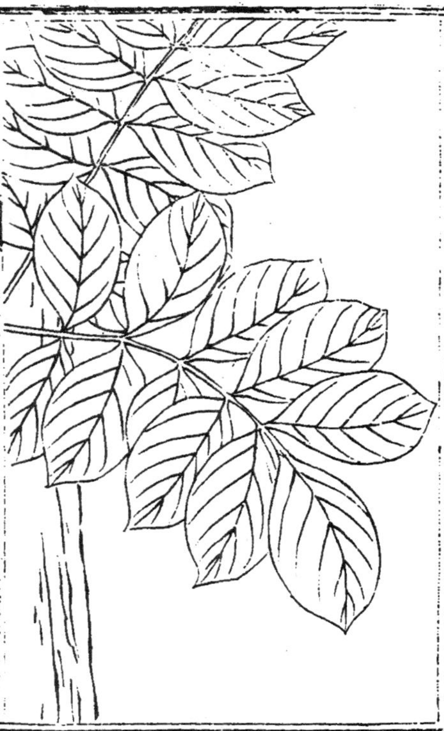

野檀

野檀生袁州大樹亭亭與檀無異土人云秋時結實如梨不可食色黃可染檀類多種其黃檀耶

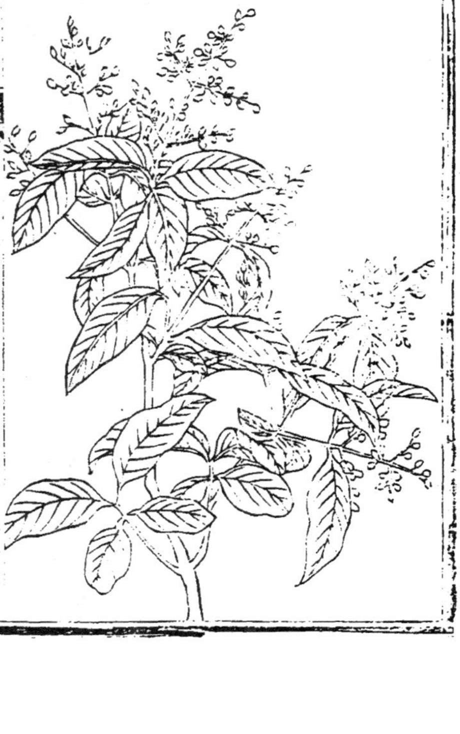

小蠟樹

小蠟樹湖南山阜多有之高五六尺莖葉花俱似女貞而小結小青實甚繁湖南產蠟有魚蠟水蠟二種魚蠟樹小葉細水蠟樹高葉肥水蠟樹卽女貞此卽魚蠟也或又謂水冬青葉細嫩與冬青無大異可放蠟此是就人家種蒔之樹與野生者而言亦强爲分別耳宋氏雜部所云水冬青葉細利於養蠟子亦卽指此李時珍謂有水蠟樹葉微似榆亦可放蟲生蠟與此異種

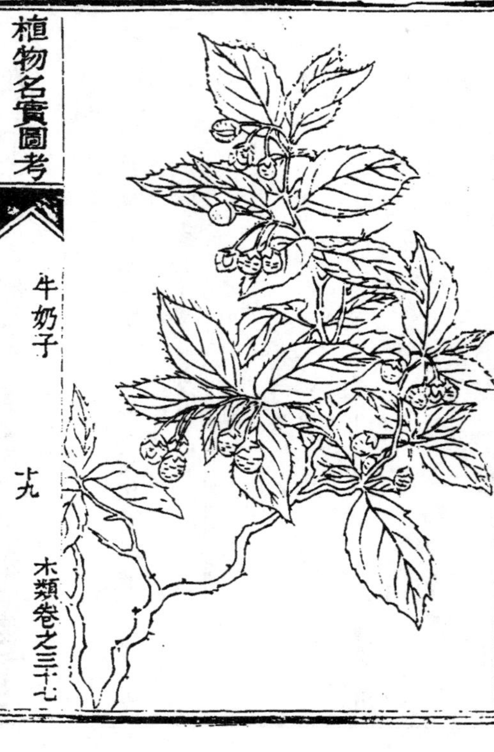

牛奶子

牛奶子樹長沙山阜多有之叢生褐幹葉如橘葉有微齒夏間結實狀如衣扣纍纍下垂外有青褐皮裂殼見黑光如龍眼核殼內青皮白仁味苦澀頗似橡栗可研粉救饑俚醫取枝莖以爲散血之藥

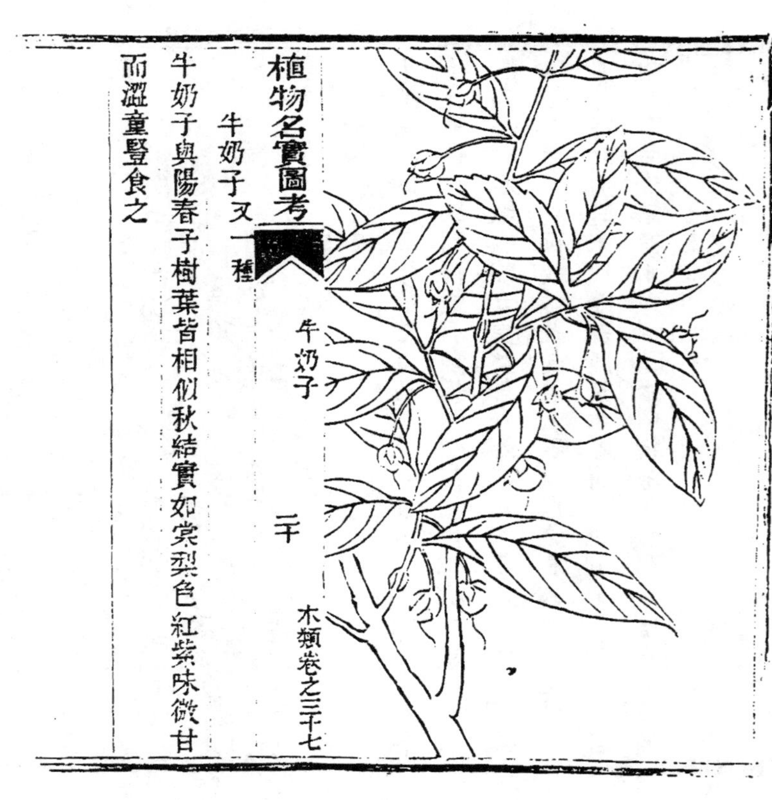

牛奶子又一種

牛奶子與陽春子樹葉皆相似秋結實如棠梨色紅紫味微甘而澀童豎食之

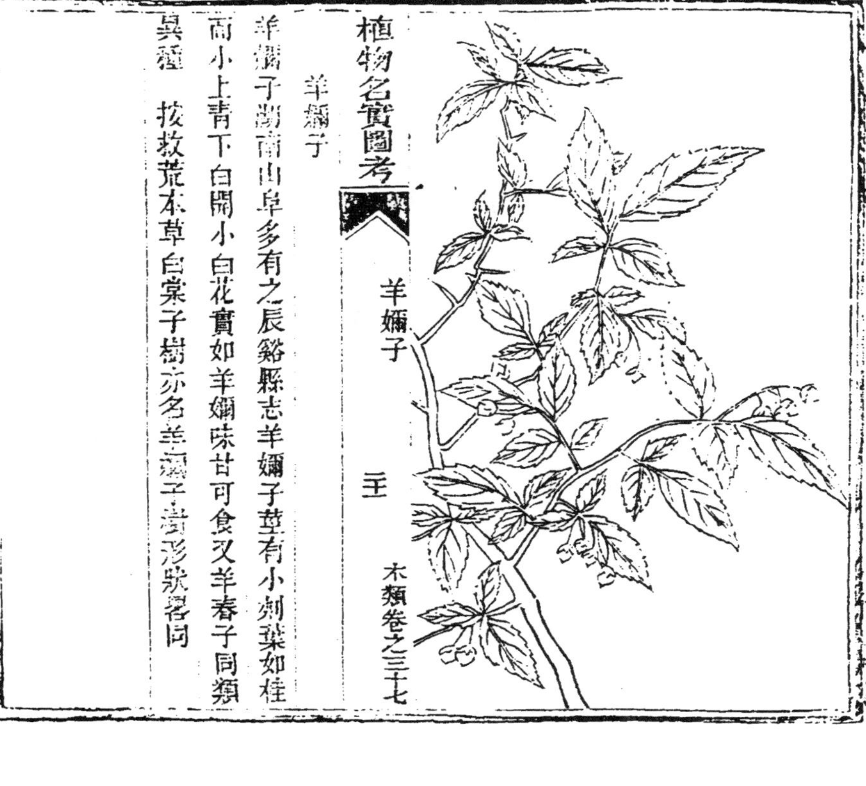

羊嬭子

羊嬭子湖南山阜多有之辰谿縣志羊嬭子莖有小刺葉如桂而小上青下白開小白花實如羊嬭味甘可食又羊春子同類異種　按救荒本草白棠子樹亦名羊嬭子樹形狀畧同

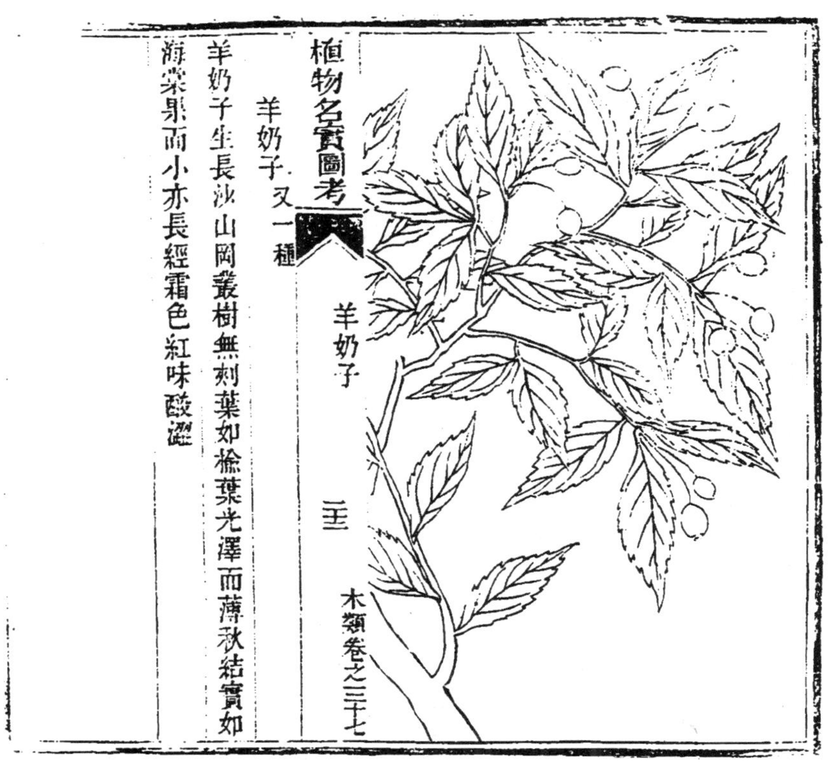

羊奶子又一種

羊奶子生長沙山岡叢樹無刺葉如榆葉光澤而薄秋結實如海棠果而小亦長經霜色紅味酸澀

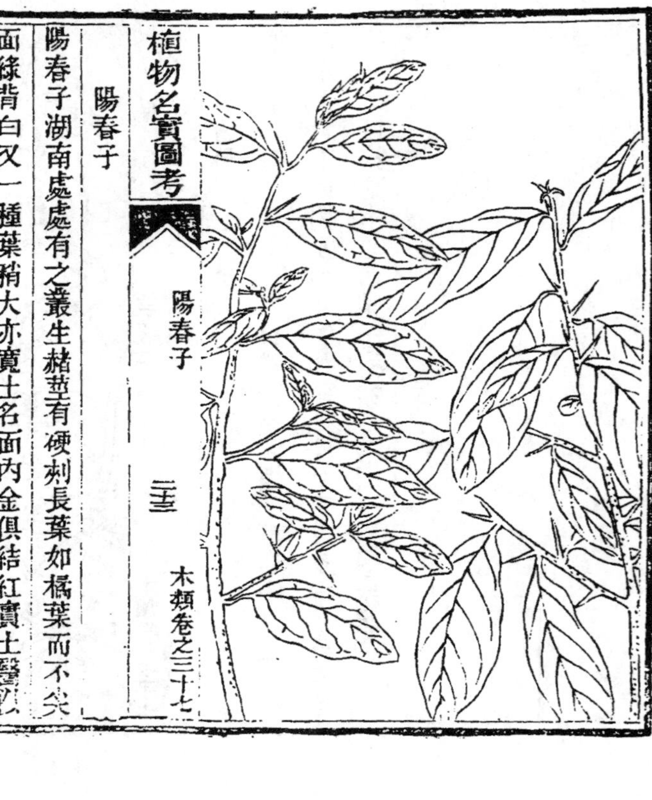

陽春子

陽春子湖南處處有之叢生赭莖有硬刺長葉如橘葉而不尖面綠背白又一種葉稍大亦寬土名面內金俱結紅實土醫以治喉熱

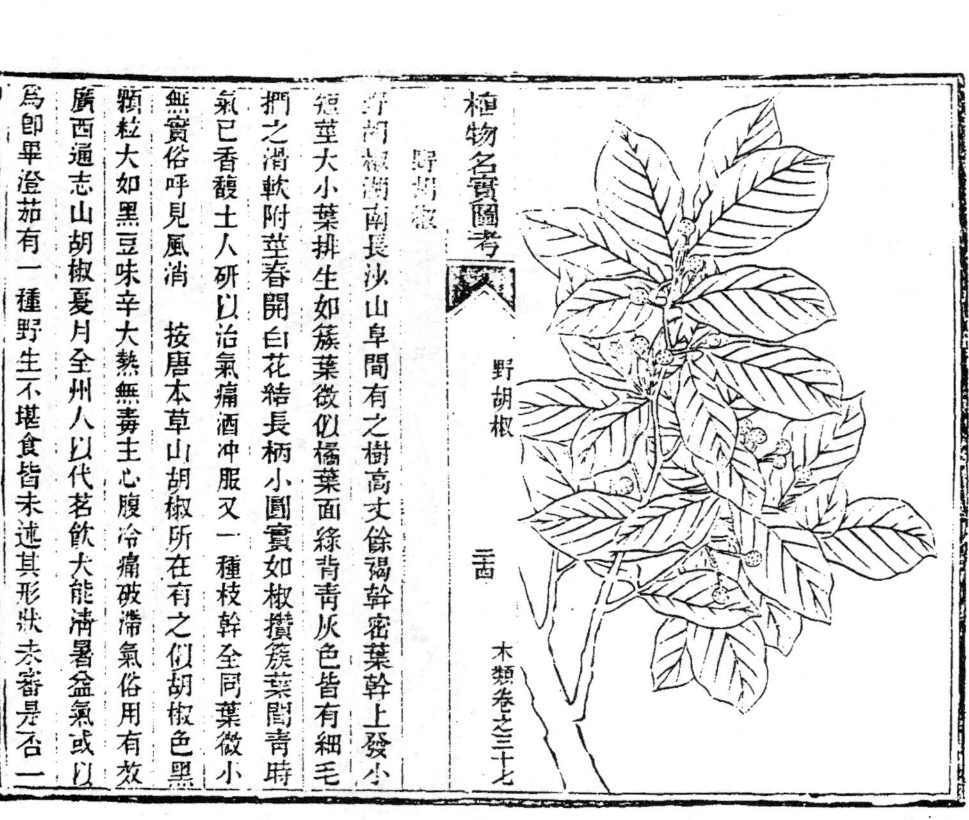

野胡椒

野胡椒湖南長沙山阜間有之樹高丈餘褐幹密葉幹上發小短莖大小葉排生如簇葉微似橘葉面綠背青灰色皆有細毛捫之滑軟附莖春開白花結長柄小圓實如椒攢簇葉間青時氣已香馥土人研以治氣痛酒冲服又一種枝幹全同葉微小無實俗呼見風消　按唐本草山胡椒所在有之似胡椒色黑顆粒大如黑豆味辛大熱無毒主心腹冷痛破滞氣俗用有效廣西通志山胡椒夏月全州人以代茗飲大能清暑益氣或以爲卽畢澄茄有一種野生不堪食皆未述其形狀未審是否一

物長沙別有一種山胡椒大葉秋深結實與此異種

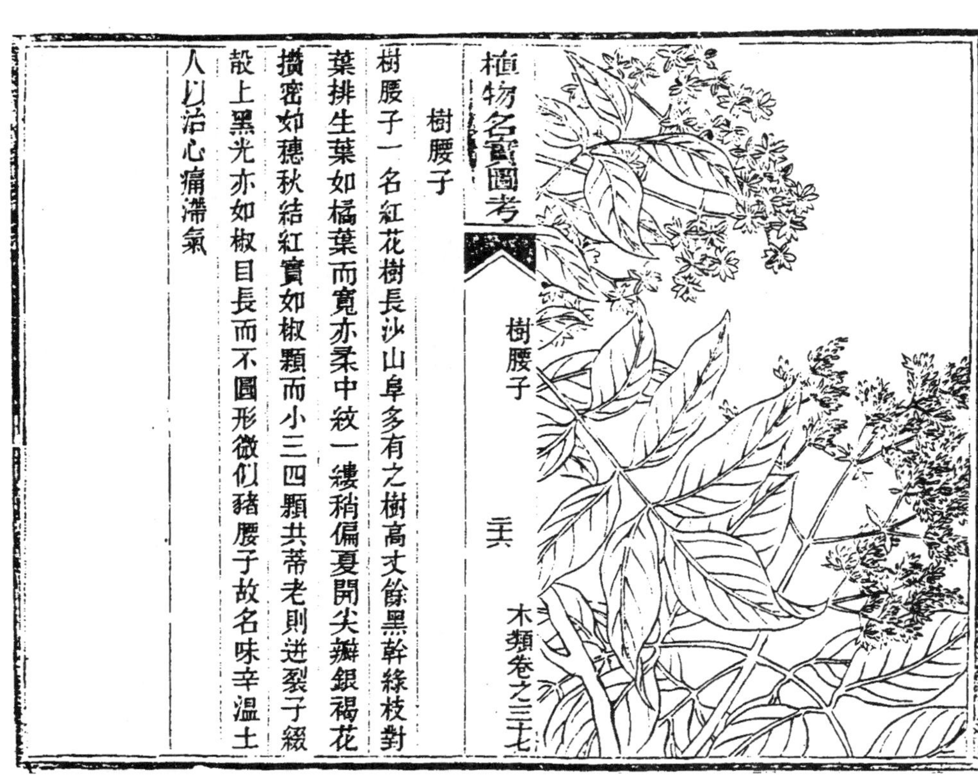

樹腰子

樹腰子一名紅花樹長沙山阜多有之樹高丈餘黑幹綠枝對葉排生葉如橘葉而寬亦柔中紋一縷稍偏夏開尖瓣銀褐花攢密如穗秋結紅實如椒顆而小三四顆共蒂老則迸裂子綴殼上黑光亦如椒目長而不圓形微似豬腰子故名味辛溫土人以治心痛滯氣

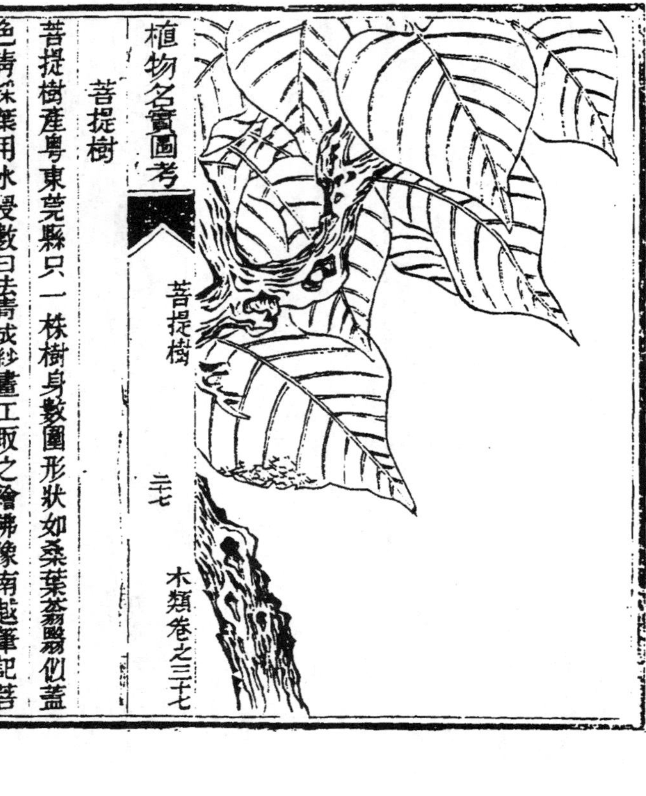

植物名實圖考　菩提樹　三七　木類卷之三十七

菩提樹

菩提樹產粵東莞縣只一株樹身數圍形狀如桑葉翕翕似蓋色青採葉用水浸數日去青成紗畫工取之繪佛像南越筆記菩提樹子可作念珠廣州志云訶林有菩提樹梁智藥三藏攜種樹大十餘圍根株無數通志謂葉似桑寺僧採之浸以寒泉歷四旬浣去渣滓惟餘細筋如絲可作燈帷笠帽瓊州志又稱金剛子產瓊州圓如彈堅實不朽可爲數珠按菩提子每顆面有大圈文如月周羅細點如星謂之星月菩提又有木槵子色較黑而質更堅結亦可爲念珠大姚諸處俗亦呼爲菩提子

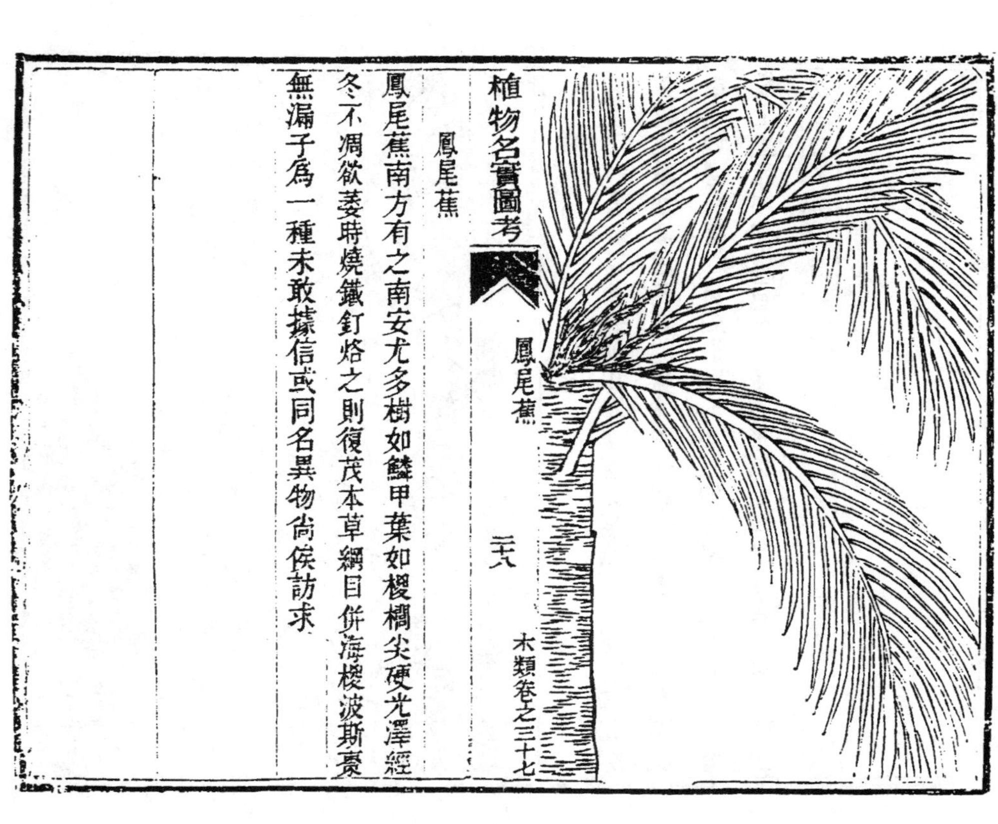

植物名實圖考　鳳尾蕉　三八　木類卷之三十七

鳳尾蕉

鳳尾蕉南方有之南安尤多樹如鱗甲葉如椶櫚尖硬光澤經冬不凋欲萎時燒鐵釘烙之則復茂本草綱目併海椶波斯棗無漏子爲一種未敢據信或同名異物尚俟訪求

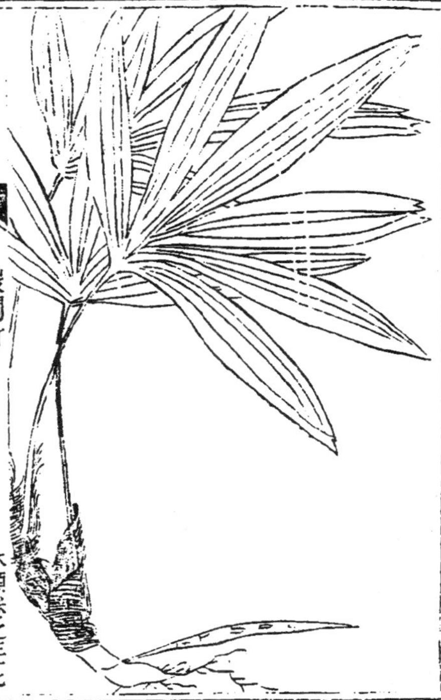

椶櫚竹

三十九

木類卷之三十七

椶櫚竹

李衎竹譜椶櫚竹兩浙兩廣安南七閩皆有之高七八尺葉是椶櫚而尖小如竹葉自地而生每一葉脫落即成一節膚色青青一如竹枝十道志曰巴蜀紙惟十色竹則九種椶竹其一椶身而竹葉宋景文公益部方物贊曰葉椶身竹族生不漫有皮無枝實中而幹註云叢產葉似椶有刺陸務觀有占城椶竹拄杖詩

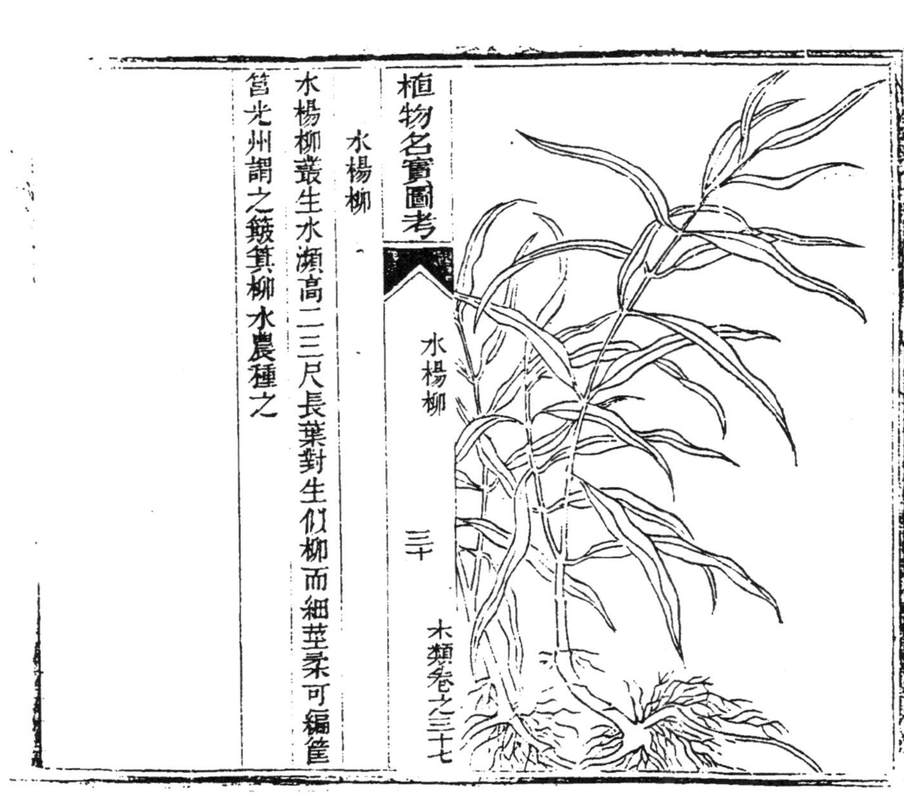

水楊柳

三十

木類卷之三十七

水楊柳

水楊柳叢生水瀕高二三尺長葉對生似柳而細莖柔可編筐筥光州謂之簸箕柳水農種之

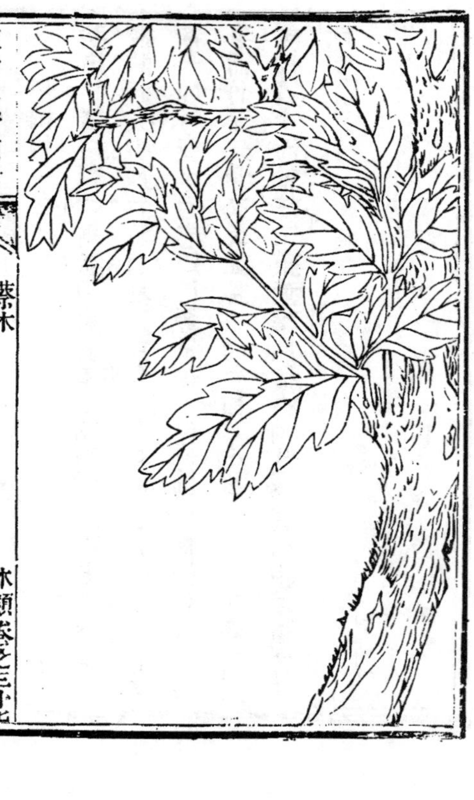

植物名實圖考　蔡木　　木類卷之三十七

蔡木

蔡木生山西五臺山志書載之枝葉全類槲櫟疑卽橡栗之屬考段氏說文解字注蔡草丰也丰讀若介彡字本無今補四篇曰丰艸蔡也此曰蔡艸丰也是爲轉注艸生之散亂也丰蔡疊韻此木葉密枝杈或以此得名爲蔡歟集韻有檫字云木名梓屬蔡與檫或音形相近而訛但此木殊不類梓又古人作字或訓爲柞櫟或祗訓柞木櫟醜實繁多供薪槱柞蔡一聲之轉西音呼蔡爲詐柞亦爲槎之假借殆作志者就土音書爲蔡而不知其卽柞木耳霍州志柞新葉生故葉落堅忍之木可爲車軸則梓亦音材

植物名實圖考　蔡木　　木類卷之三十七

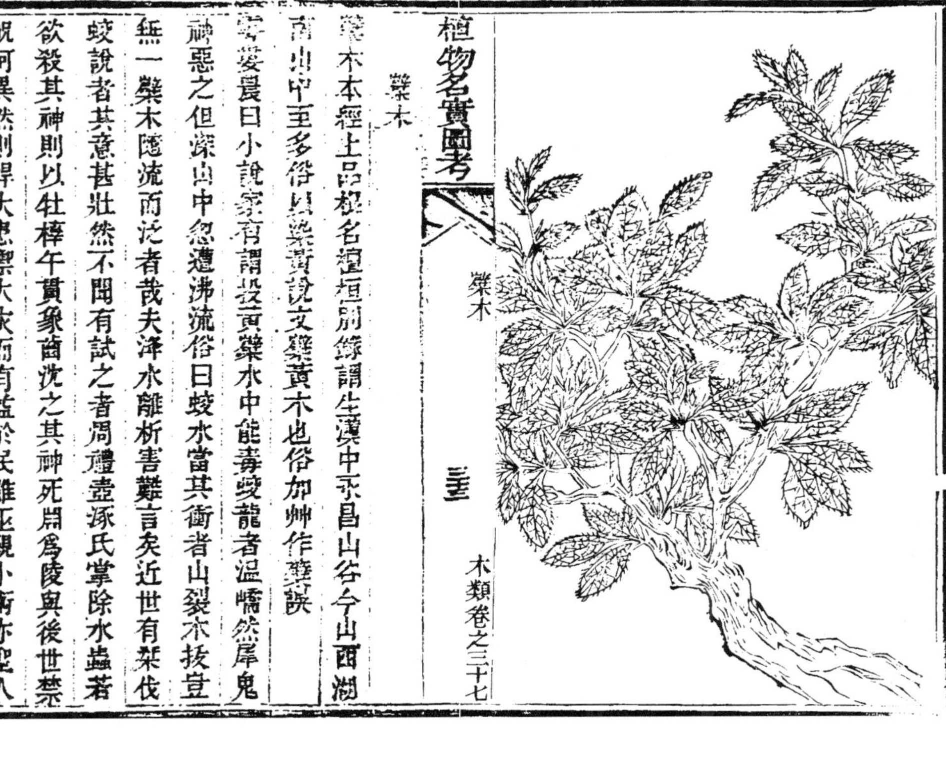

蘗木

蘗木本經上品根名檀桓別錄謂生漢中永昌山谷今山西湖南山中至多俗以染黃說文檗黃木也俗加艸作蘗誤

雩婁農曰小說家有謂投黃蘗水中能毒蛟龍者溫嶠然犀鬼神惡之但深山中忽遭沸流俗曰蛟水當其衝者山裂木拔豈無一蘗木隨流而泛者哉夫洚水離析害難言矣近世有桀伐蛟說者其意甚壯然不聞有試之者周禮壺涿氏掌除水蟲若欲殺其神則以牡橭午貫象齒沈之其神死淵爲陵與後世禁祝何異然則捍大患禦大災而有益於民雖巫覡小術亦聖人之所作也蘗木殺蛟其說若信則依澗負崖之氓家置戶蓄三采遇一栽逆湍爭相迎擲獨非臨時救恤之一法乎

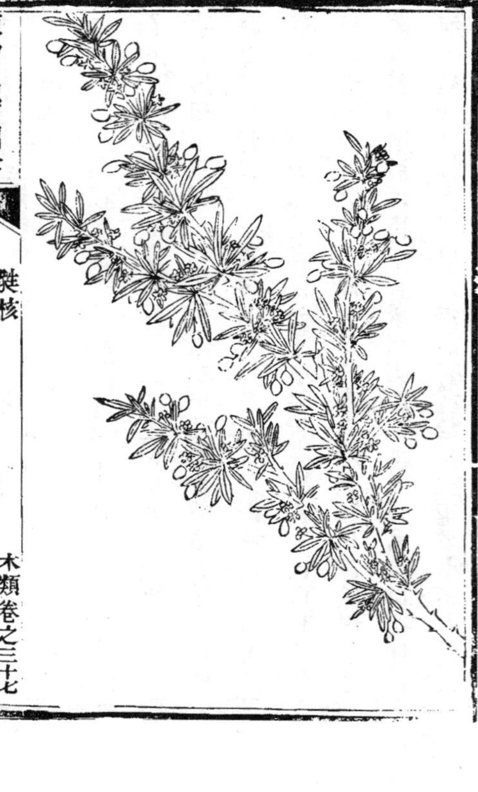

蕤核

蕤核本經上品爾雅棫白桵注小木叢生有刺實如耳璫紫赤可食注本草者以爲卽蕤核圖經謂葉細如枸杞而狹長花白子附莖生紫赤色按其形狀正相肖也陝西有之俗名蕤子果可食今山西山坡極多俗呼蕤核[illegible]坑塈蓋遂勃萃叢詩人芃芃薪槱體物瀏亮亦自述其物宜耳霍州志棫一名桵卽棫樸也小枝而叢生中空州人飲煙者取爲飲具按陸璣詩疏棫卽柞其材理全白無赤心者爲白桵是棫有赤白二種今霍州產者有赤紋如繡心似通草以物穿之卽空詩人棫樸連詠總

是一類二種召南詩林有樸樕毛傳樸樕小木也疏引爾雅作樸樕心則樸樕一名心古人多反語以亂爲治苦爲甘此木心實而中通故亦名爲心歟陶隱居注云蕤核大如烏豆形圓而扁有文理狀似胡桃此種山西亦多與郭注異其別圖小木相似而異者甚繁大要皆一類也

蕤核又一種

蕤核，陶隱居注形如烏豆大圓而扁有文理狀似胡桃桃核此種山西山阜極多俱如陶說圖經蕤核狀如五味此實多皺中有裂紋如桃李不正圓按諸書言溲疏皆云似枸杞有刺子兩兩相比此木叢生葉極似枸杞而多刺如棘子必駢生殆溲疏也土人既不知其名而方書鮮用者本經上品其爲逸民久矣本草熊耳毗接中條族姓繁衍雜處棫樸圖而識之俾不堙没若陶隱居之併入蕤核蓋知巳而非知已也

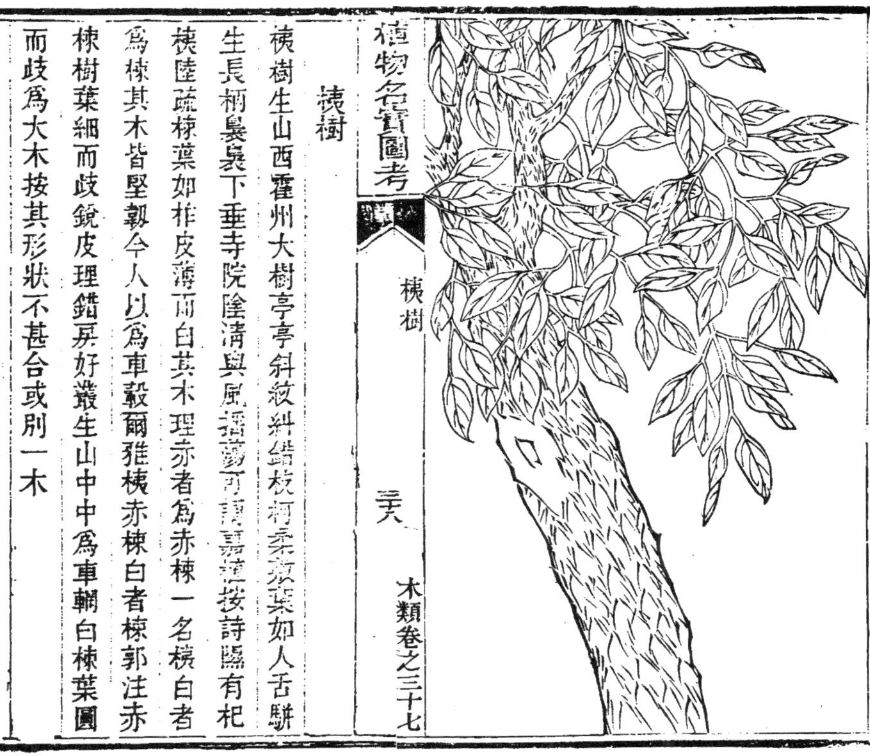

桋樹

桋樹生山西霍州大樹亭亭斜紋糾錯枝柯柔蔓葉如人舌駢生長柄裊裊下垂寺院陰清與風搖蕩可謂嘉植按詩隰有杞桋陸疏棟葉如柞皮薄而白其木理赤者爲赤棟一名桋白者爲棟其木皆堅韌今人以爲車轂爾雅桋赤棟白者棟郭注赤棟樹葉細而歧銳皮理錯戾好叢生山中中爲車輞白棟葉圓而歧爲大木按其形狀不甚合或別一木

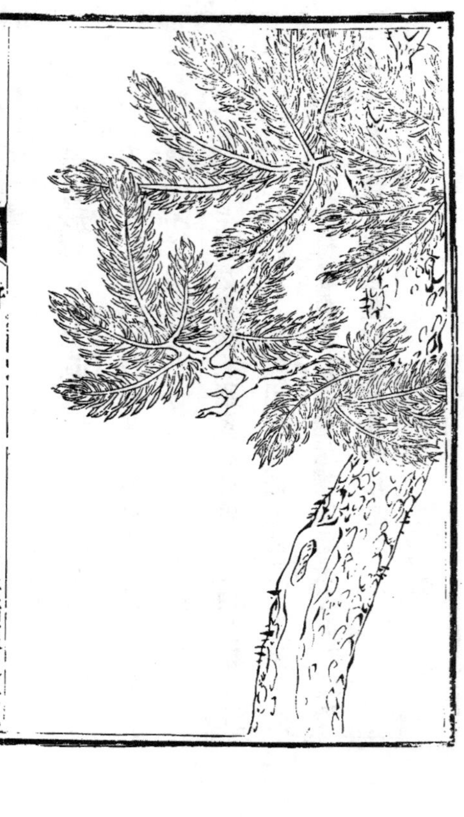

杆

杆木山西山中極多樹亭亭直上葉如栝松而肥軟又似杉木而葉短柔山西架木皆用之與南方杉木同按杆即遷字栝槤見吳都賦注子如甄形今廣東有之一名羊矢棗非軟棗也此木結實與松實同而小絕非栝槤槤木字書不載考說文樠字下云松心木馬融廣成頌陵喬松履脩樠漢書烏孫國多松樠並稱自是一類小顏注樠木名其心似松今杆木有赤白二種土人亦云松杆杆樠音近或即樠木也水經注武陵有樠溪俗作朗溪廣韻有楠字今湘中楠木應作楠作志者或作樠其樹非松類誤合樠楠爲一字耳樠溪字亦當作楠彼處潮木最繁應即以此名溪也左傳正義木有榆者俗呼樠榆蓋爲樠也以樠爲樠榆未見所出即榆姑榆俗或作樠榆段氏說文注謂認樠爲楠未別其字而強說其音也

樺木

樺木開寶本草始著錄山西各屬山中皆產關東亦饒湖北施南山中剝其皮爲屋古有樺燭今罕用考說文樗或從蒦具矣注云俗作樺爾雅穫落郭注可以爲杯器素詩經無浸穫薪今五臺人車其木以爲椀盞色白無紋且易受采雁門人斧其枝以爲柴則杯器素及穫薪之用今猶古矣詩疏引陸璣疏以爲梛榆云其葉如榆按此木葉圓如杏密齒殊不類榆陸蓋不以穫爲樗與說文異爾雅正義引說文以穫爲樗之或體且云樗爲散木雜於薪蘇非所見說文本異即是誤記樗皮及木其用

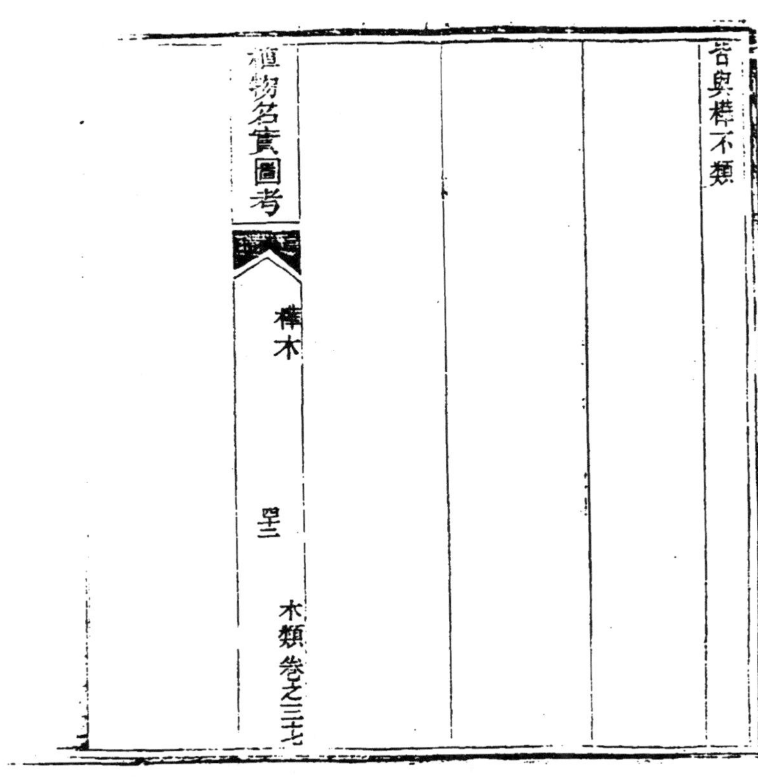
皆與樺不類

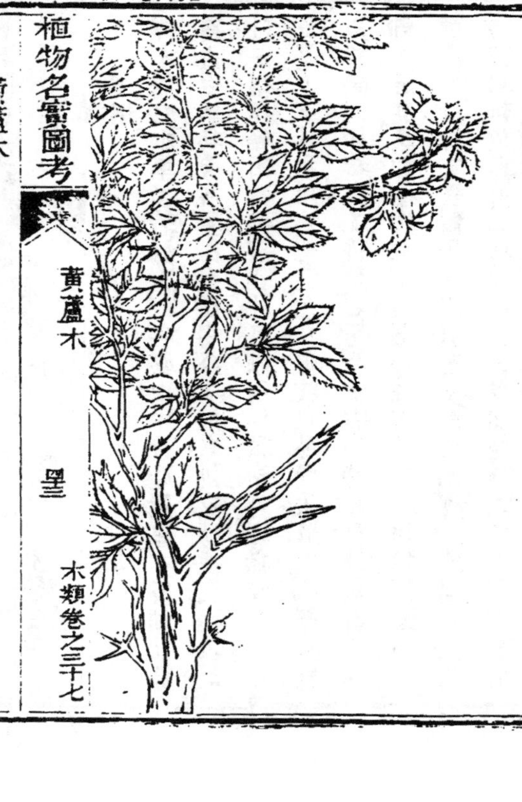

黃蘆木

黃蘆木生山西五臺山木皮灰褐色肌理皆黃多刺三角如蒺藜四五葉附枝攢生長柄有細齒俗以染黃訛曰黃姑按說文杍字下云杍木也出橐山段氏注引廣韻黃杍木可染黃疑爲周禮注之橐盧又櫨字下云一曰宅櫨木出宏農山段氏注亦疑爲橐盧考杍櫨二篆說文分廁異物無疑嘉祐本草有黃櫨云生商洛救荒本草圖圓葉如杏與此木迥別而商洛接近宏農則說文宅櫨木其卽救荒本草之黃櫨矣此木亦染黃西音姑杍蘆槩聽無別癸辛雜志謂長城傍得古木謂名黃蘆螢音築城以爲榦者字正作蘆五臺在長城內木名黃蘆其來舊矣蘆爲葦草不可通木盧上加艸俗書之誤此木殆卽橐盧而說文所說杍木歟又圖經謂有一種刺蘖多刺可染不入藥用或卽此木蓋不知其名姑以色黃而名曰蘖

欒華

欒華本經下品救荒本草木欒生密縣山谷中樹高丈餘葉似楝葉而寬大稍薄開淡黃花結薄殼中有子如豌豆烏黑色人多摘取作數珠葉味淡甜採嫩芽煠熟換水浸淘淨油鹽調食

按山西亦多有之俗訛作木蘭通志木蘭叢生谷岸葉可染皁晉人名黑葉子春初採芽作茹名木蘭芽又長治縣志栐卽木蘭考集韻栐木名可爲笏此木皮赭質白自可作笏而黑葉子則染皁用之如皁斗說文欒木似欄段氏注欄今之楝字矣欒之似楝其說古矣西音爲蘭亦古韵也

植物名實圖考卷之三十八

固始吳其濬著

蒙自陸應穀校刊

木類

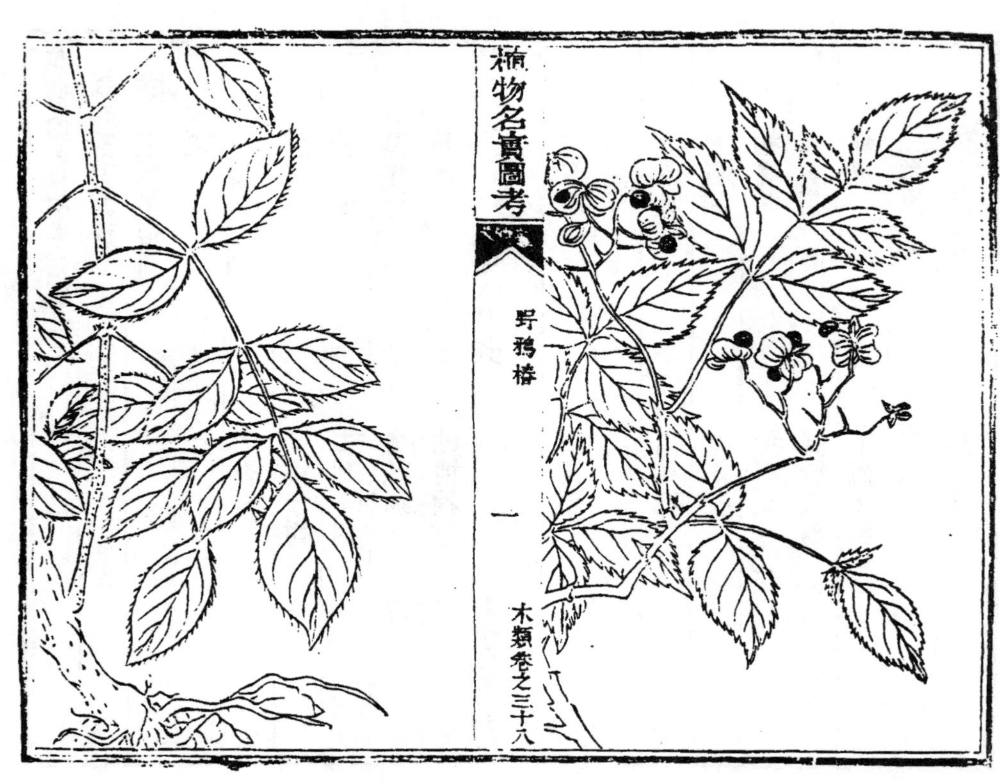

野鴉椿

野鴉椿生長沙山阜叢生高可盈丈綠條對節節上發小枝對葉密排似椿而短亦圓似檀而有尖細齒疎紋赭根旁出暑有短鬚土醫以爲達表之藥秋結紅實殼似赭桐花而微硬迸裂時子著殼邊如梧桐子遥望似花瓣上粘黑子　按唐本草賣子木形狀極肖亦云子如椒目在花瓣中則焦紅者其花耶附以備考

化香樹

化香樹湖南處處有之高丈餘葉微似椿有圓齒如橡葉而薄柔結實如松毬刺扁亦薄子在刺中似蜀葵子破其毬香氣芬烈土人取其實以染黑色　按本草拾遺必栗香味辛溫無毒主鬼氣煮服之并燒爲香殺蟲魚葉搗碎置上流水魚悉暴鰓一名化木香詹香也葉如椿生高山堪爲書軸白魚不損書也又海藥本草主鬼疰心氣斷一切惡氣葉落水中魚當暴死核其形狀頗相彷彿名亦近是惟此樹之用在毬染皁浸曬盈筐累轝而拾遺不及之以此爲疑俚醫以爲順氣散痰之藥

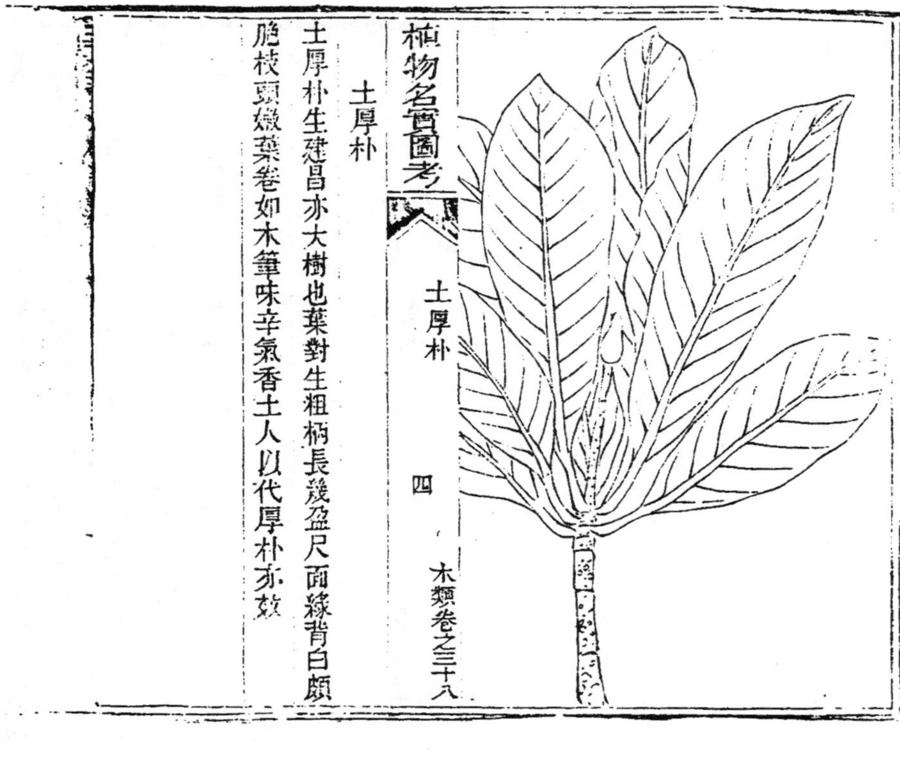

土厚朴

土厚朴生建昌亦大樹也葉對生粗柄長幾盈尺面綠背白頗脆枝頭發葉卷如木筆味辛氣香土人以代厚朴亦效

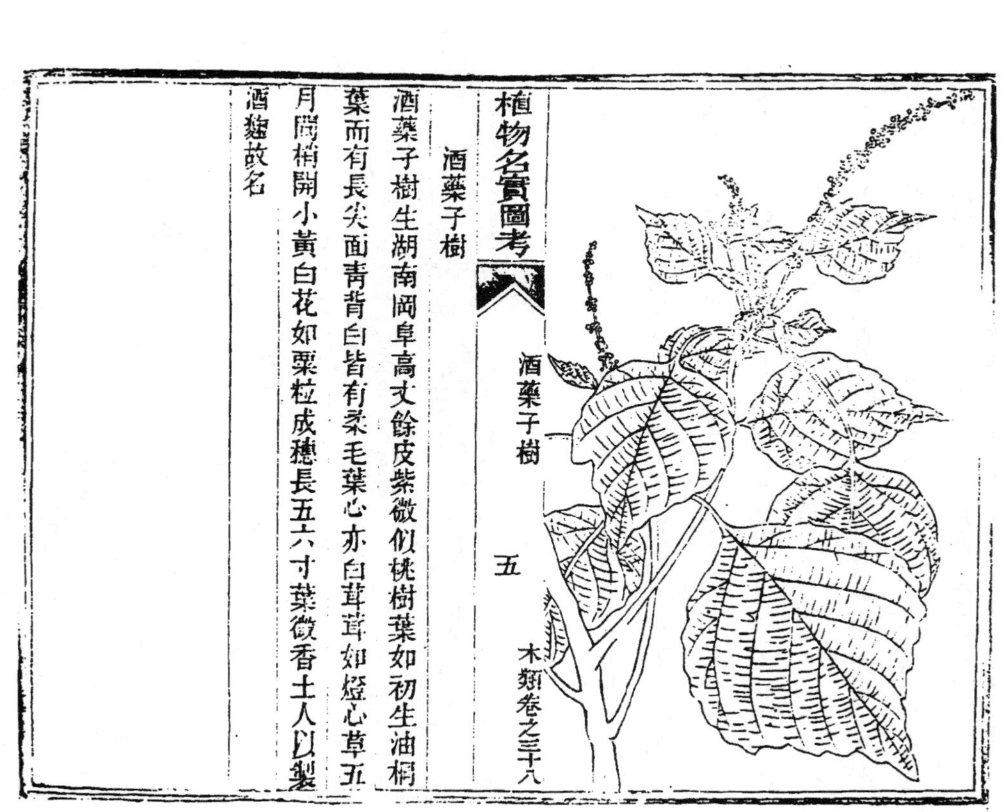

酒藥子樹

酒藥子樹生湖南岡阜高丈餘皮紫微似桃樹葉如初生油桐葉而有長尖面青背白皆有柔毛葉心亦白茸茸如燈心草五月間梢開小黃白花如粟粒成穗長五六寸葉微香土人以製酒麴故名

苦茶樹

苦茶樹生長沙岡阜高丈餘枝葉蒙密紫莖細勁多杈枒附莖生葉長寸餘微似臘梅葉光韌而皺面濃綠背淡青深紋稀齒葉間附莖結實圓長有直紋大如梧桐子生青熟黑葉味苦回甘生液土人採以爲茗

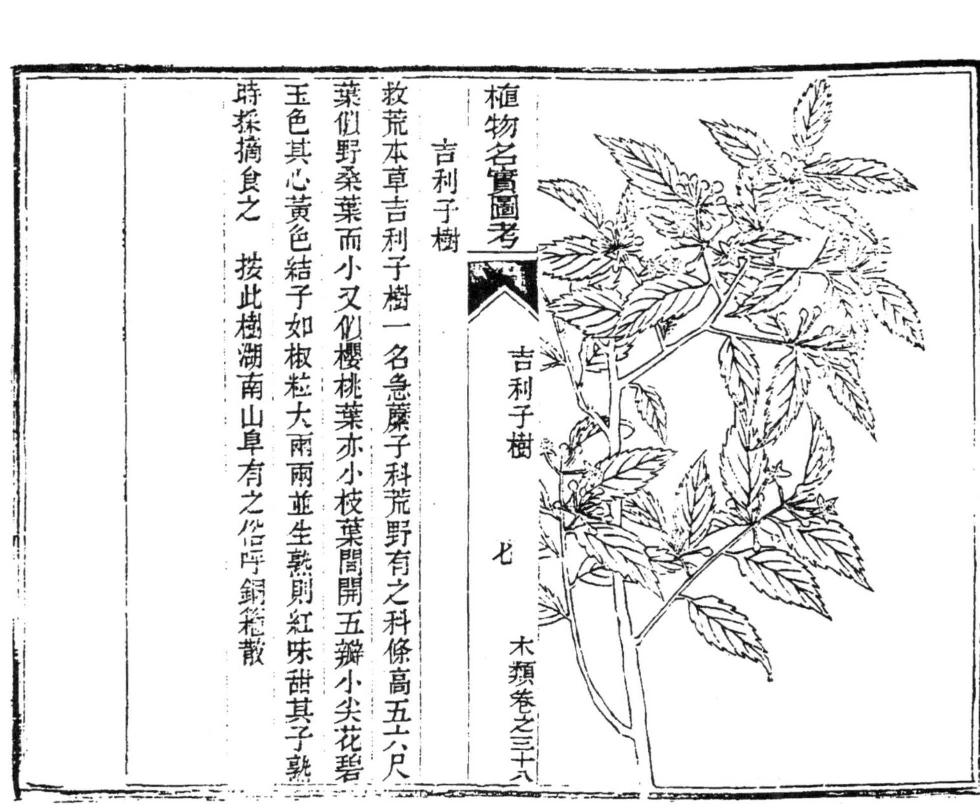

吉利子樹

救荒本草吉利子樹一名急蘗子科荒野有之科條高五六尺葉似野桑葉而小又似櫻桃葉亦小枝葉間開五瓣小尖花碧玉色其心黃色結子如椒粒大兩兩並生熟則紅味甜其子熟時採摘食之　按此樹湖南山阜有之俗呼銅箍散

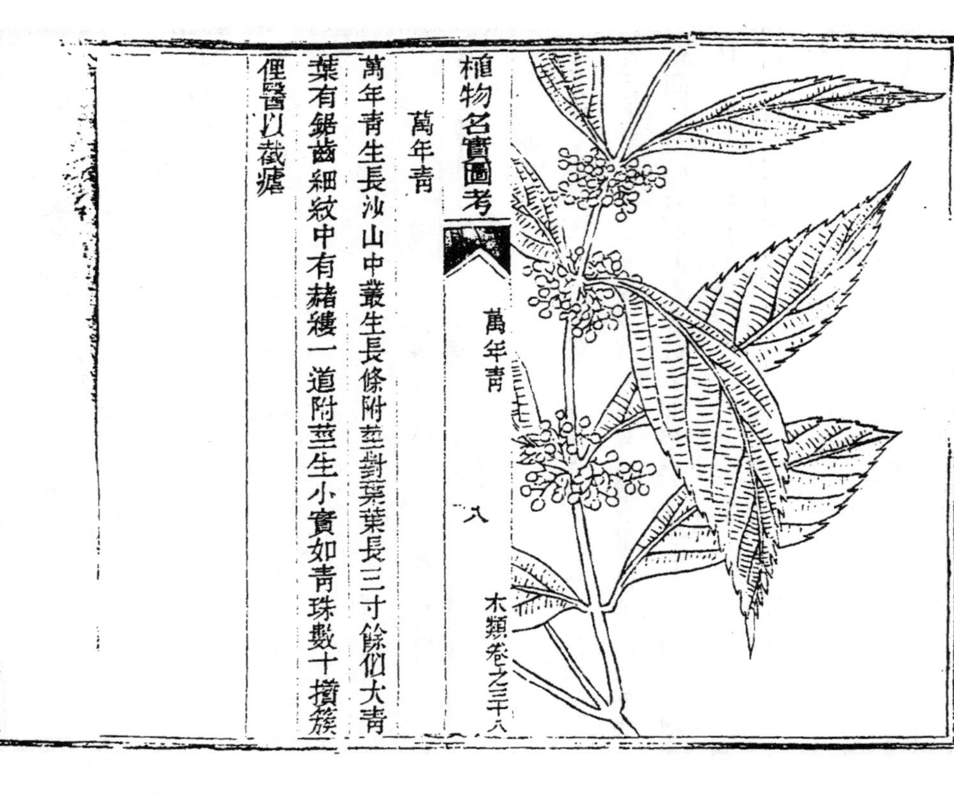

萬年青

萬年青生長沙山中叢生長條附莖對葉葉長三寸餘似大青葉有鋸齒細紋中有赭縷一道附莖生小實如青珠數十攢簇俚醫以截瘧

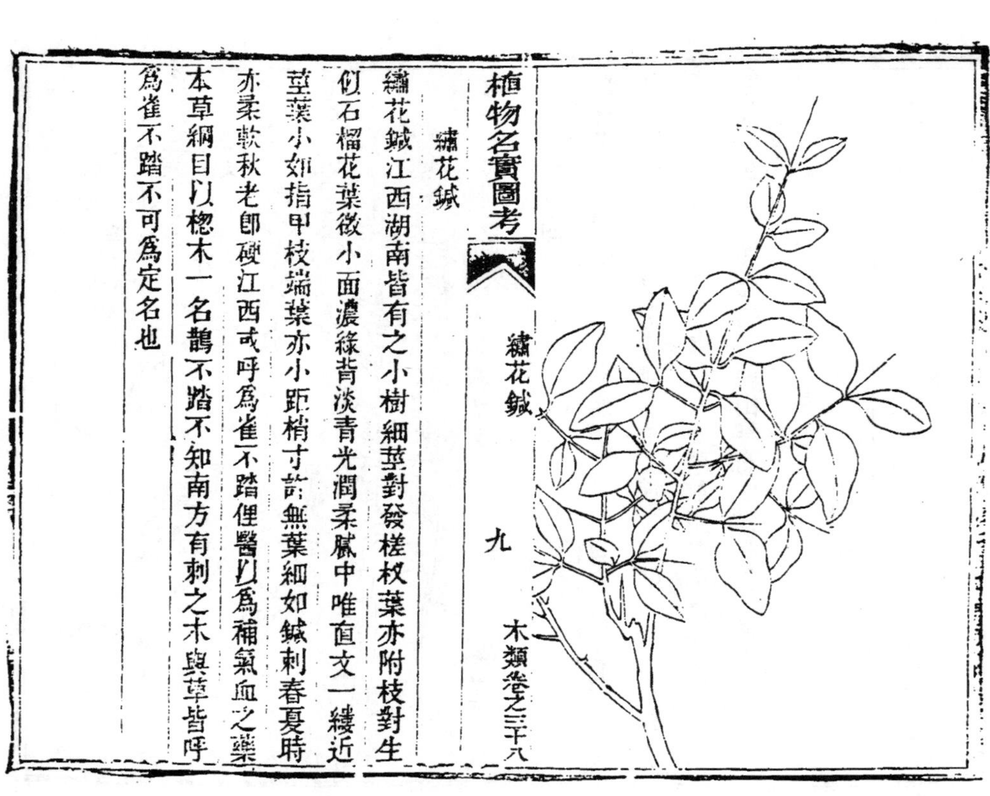

繡花鍼

繡花鍼江西湖南皆有之小樹細莖對發槎枒葉亦附枝對生似石榴花葉微小面濃綠背淡青光潤柔膩中唯直文一縷近莖葉小如指甲枝端葉亦小距梢寸許無葉細如鍼刺春夏時亦柔軟秋老卽硬江西或呼爲雀不踏俚醫以爲補氣血之藥本草綱目以楤木一名鵲不踏不知南方有刺之木與草皆呼爲雀不踏不可爲定名也

馬棘

救荒本草馬棘生滎陽岡阜間科條高四五尺葉似夜合樹葉而小又似蒺藜葉而硬又似新生皂莢科葉亦小梢間開粉紫花形狀似錦雞兒花微小味甜採花煠熟水浸淘淨油鹽調食

按馬棘江西廣饒河濱有之土人無識之者或呼爲野槐樹其莖亦甜

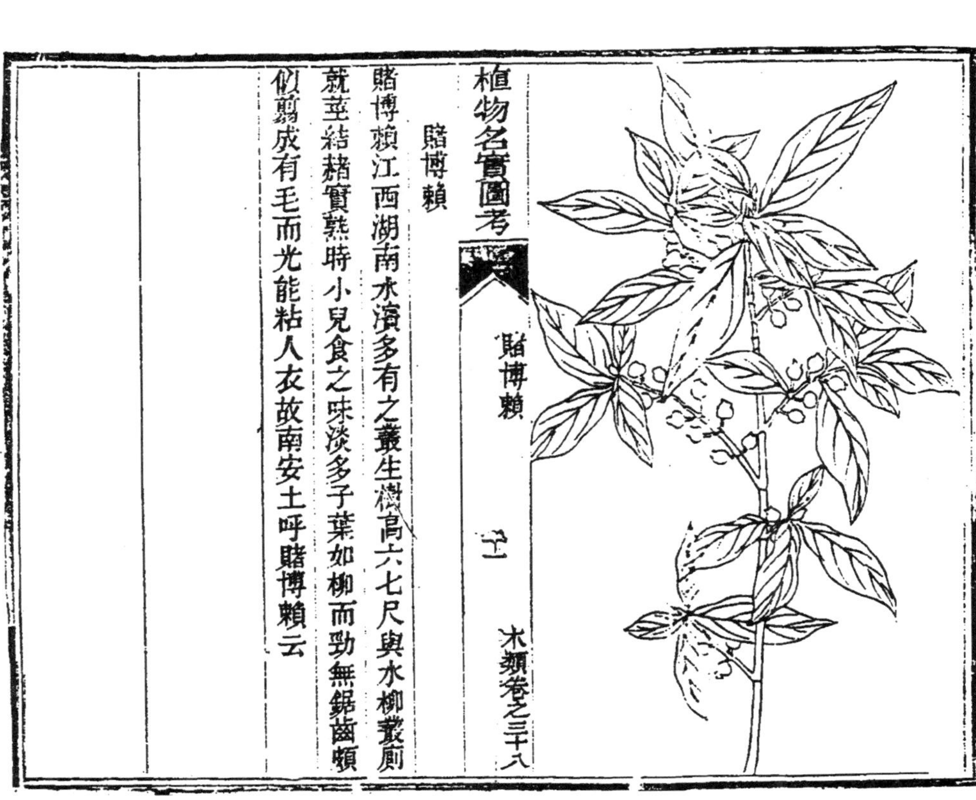

賭博賴

賭博賴江西湖南水濱多有之叢生樹高六七尺與水柳叢廁就莖結赭實熟時小兒食之味淡多子葉如柳而勁無鋸齒頗似蓼成有毛而光能粘人衣故南安土呼賭博賴云

萬年紅

萬年紅江西處處有之大可合抱葉如橘柚冬時實紅如豆纍纍滿枝俗以新年插置瓶中爲吉故名

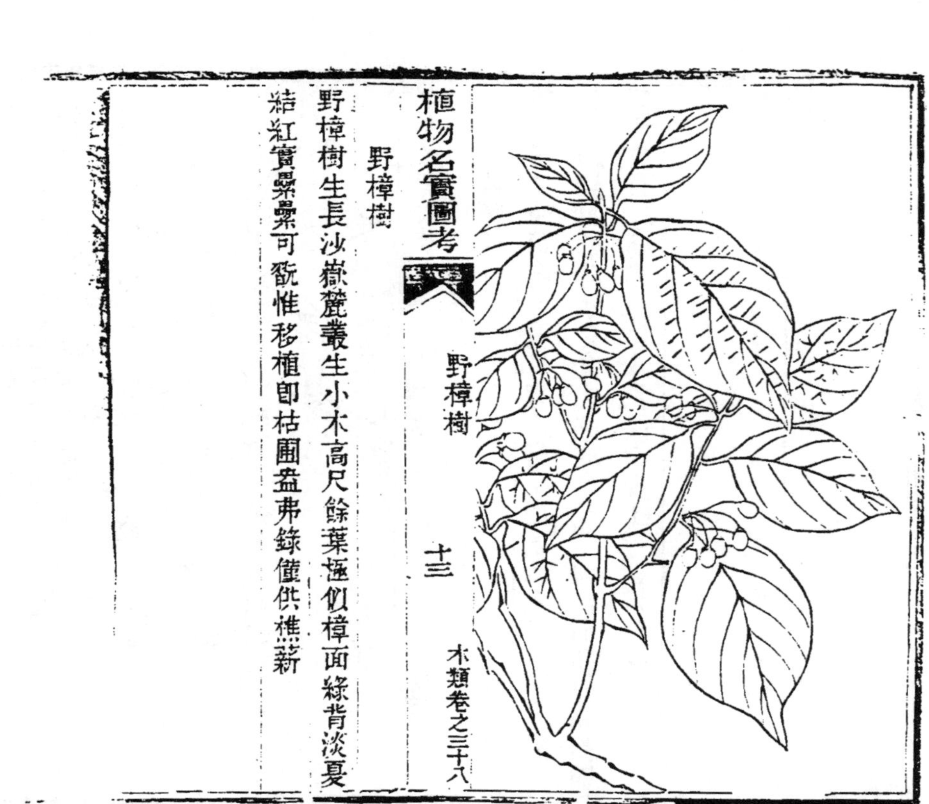

野樟樹

野樟樹生長沙嶽麓叢生小木高尺餘葉極似樟面綠背淡夏結紅實纍纍可翫惟移植卽枯圃盎弗錄僅供樵薪

植物名實圖考　赤藥子　十四　木類卷之三十八

赤藥子

赤藥子生南安樹高二三丈赤條聳密長葉相對葉似桃葉色黃綠淡赭紋有橫縐冬結實初如椒而小攢聚繁碎熟時長白如糯米味甜有汁子細如粟味辛土人以餔小兒云能消積按唐本草白藥子葉似苦苣赤莖宋圖經子如菉豆至六月變成赤色皆微相類但非蔓生耳

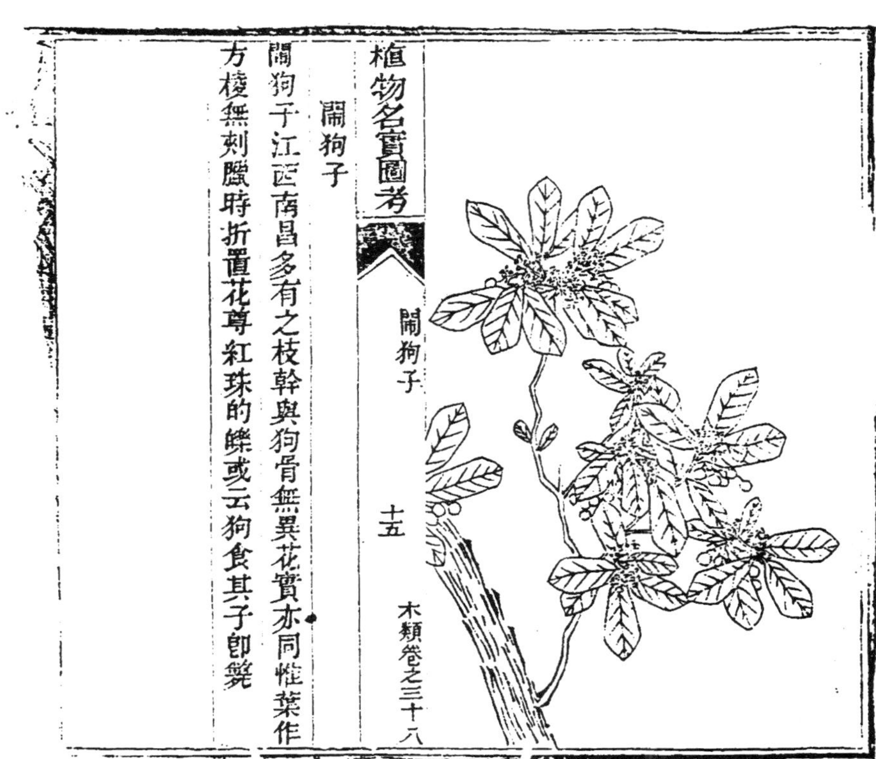

植物名實圖考　鬧狗子　十五　木類卷之三十八

鬧狗子

鬧狗子江西南昌多有之枝幹與狗骨無異花實亦同惟葉作方棱無刺臘時折置花尊紅珠的皪或云狗食其子即斃

野漆樹

野漆樹山中多有之枝幹俱如漆霜後葉紅如烏臼葉俗亦謂之染山紅結黑實亦如漆子按爾雅注櫄樗栲漆相似如一或曰櫄樹耶字亦作杶作㰌野人樵採之

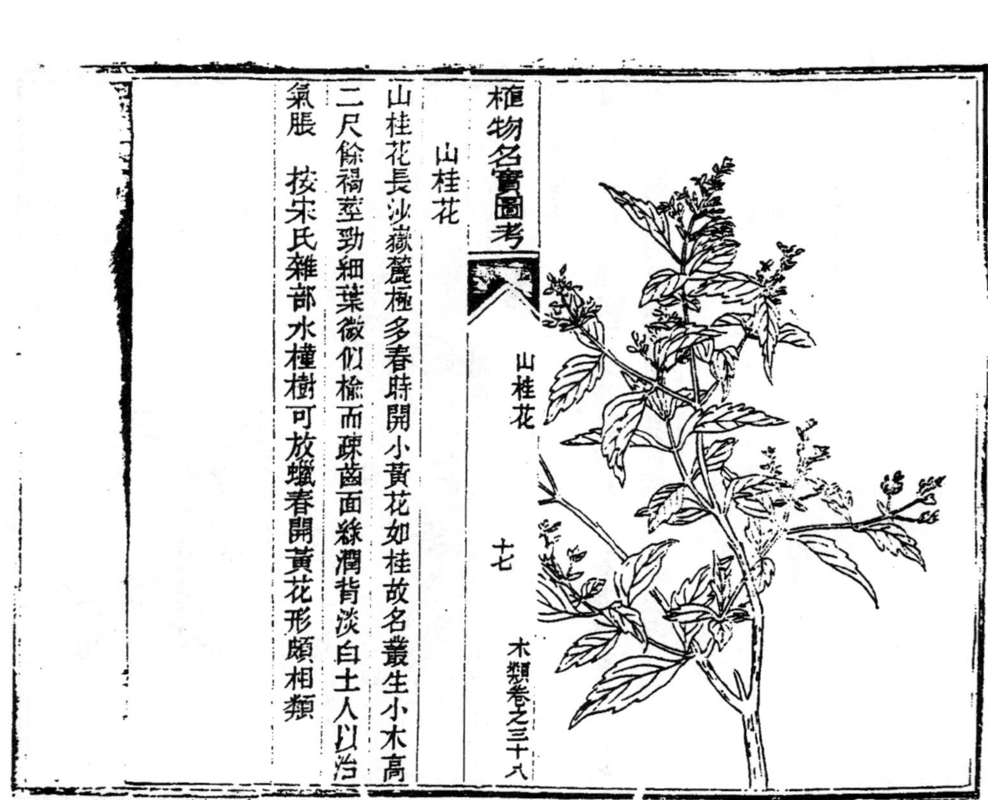

山桂花

山桂花長沙嶽麓極多春時開小黃花如桂故名叢生小木高二尺餘褐莖勁細葉微似榆而疎齒面綠潤背淡白土人以治氣脹　按宋氏雜部水檟樹可放蠟春開黃花形頗相類

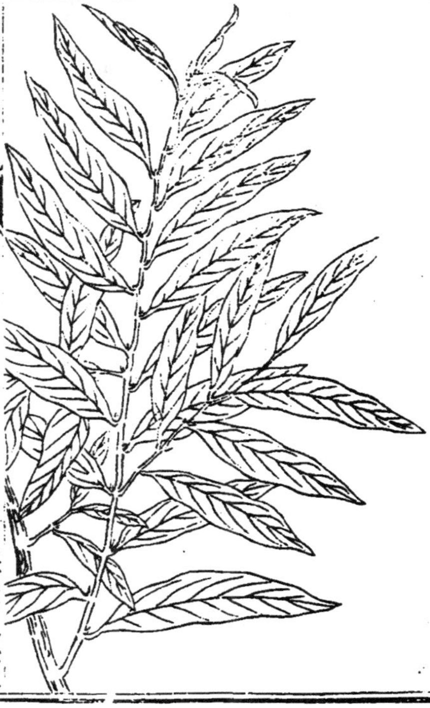

見風消

見風消生長沙山阜長葉排生極似櫸柳高僅二三尺叢條葱茂葉面青背白似野胡椒而窄俚醫以爲消風敗毒之藥故名

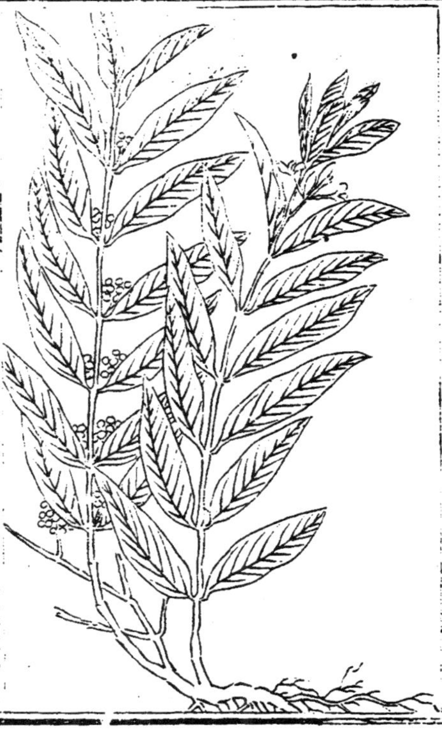

紫荊花

紫荊花生長沙山阜間小科長條高三四尺莖如荊色褐紫葉如柳而長俚醫以爲敗毒行血之藥　按本草拾遺紫珠味苦寒無毒解諸毒物癰疽喉痺飛尸蠱毒毒腫下瘻蛇虺蟲螫狂犬毒並煮汁服亦煮汁洗瘡腫除血長膚一名紫荊樹似黃荊葉小無椏非田氏之荊也至秋子熟正紫圓如小珠生江東林澤間形狀極肖治證亦同

又按補筆談以拾遺紫荊爲誤不知其同名異物原書已云非田氏之荊亦晰矣

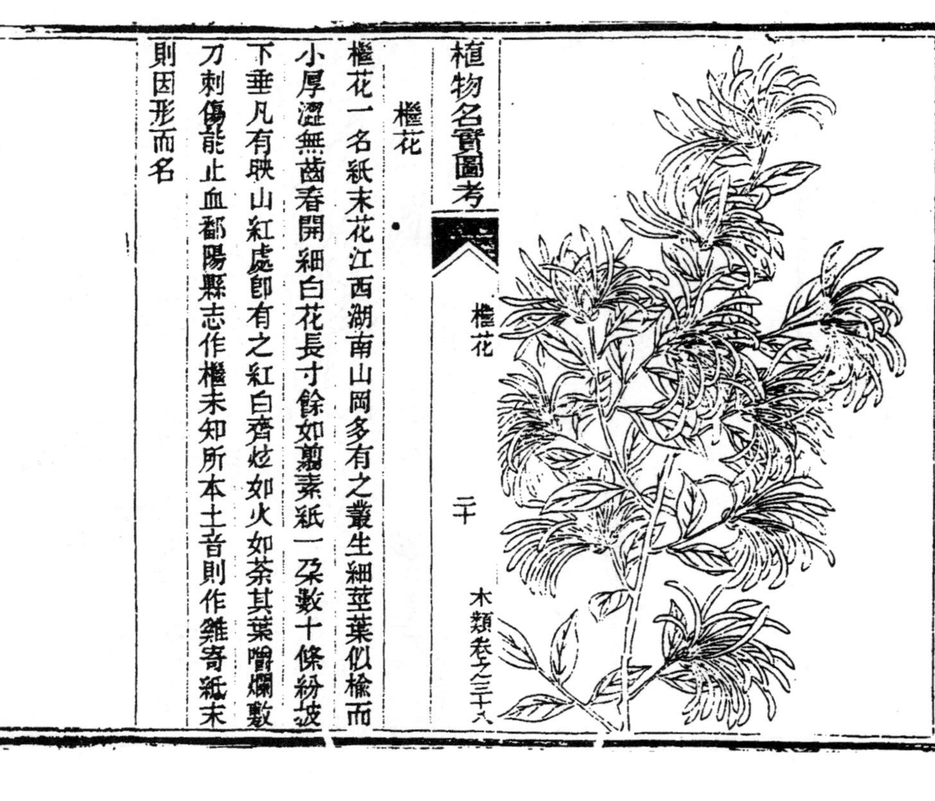

檵花

檵花一名紙末花江西湖南山岡多有之叢生細莖葉似榆而小厚澀無齒春開細白花長寸餘如翦素紙一朶數十條紛披下垂凡有映山紅處即有之紅白齊炫如火如荼其葉嚼爛敷刀刺傷能止血鄱陽縣志作檵末未知所本土音則作雞寄紙末則因形而名

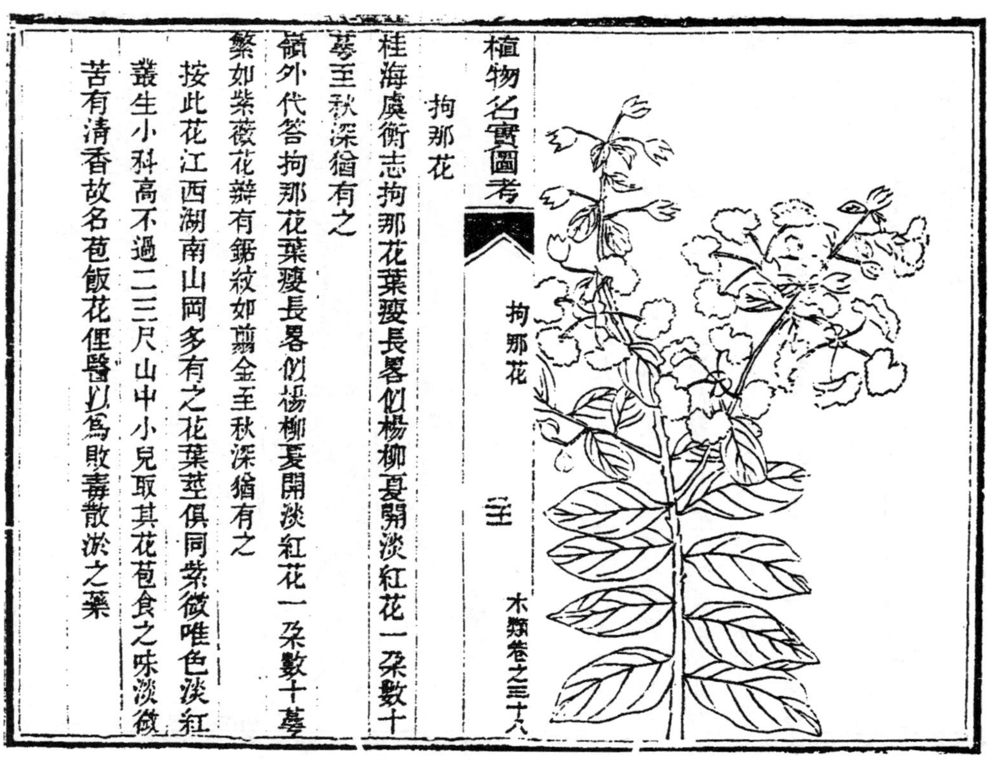

拘那花

桂海虞衡志拘那花葉瘦長畧似楊柳夏開淡紅花一朶數十蕚至秋深猶有之

嶺外代荅拘那花葉瘦長畧似楊柳夏開淡紅花一朶數十蕚繁如紫薇花瓣有鋸紋如翦金至秋深猶有之

按此花江西湖南山岡多有之花葉莖俱同紫薇唯色淡紅叢生小科高不過二三尺山中小兒取其花苞食之味淡微苦有清香故名苞飯花俚醫以爲敗毒散淤之藥

寶碗花

寶碗花樹生長沙岡阜高丈許紫莖長條柔直似木槿附莖生葉如海棠葉面青背淡光潤柔膩二月間開大紫花

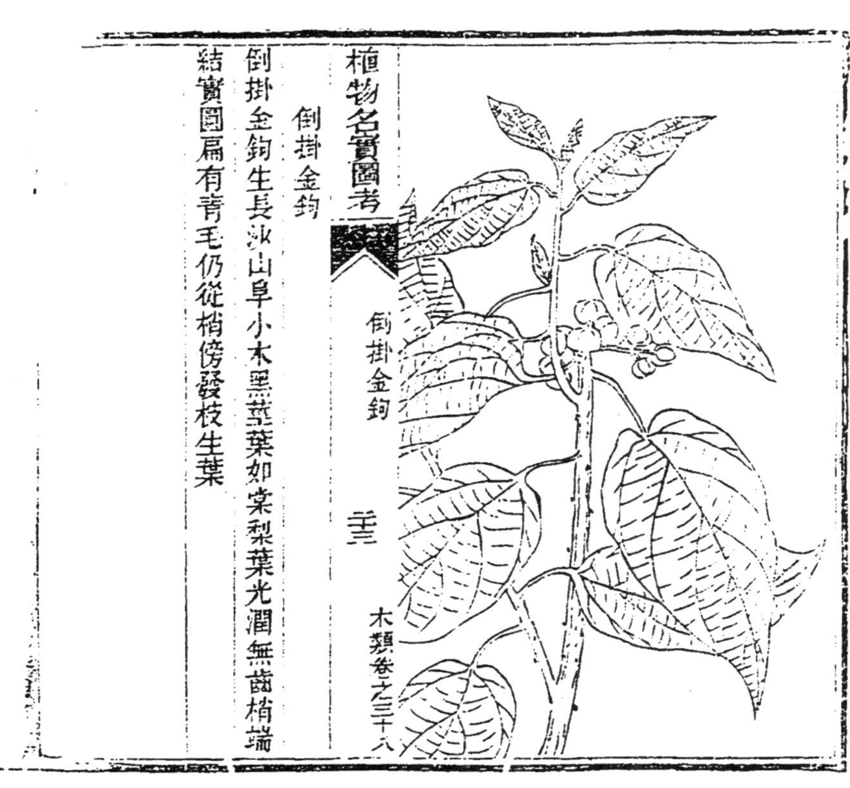

倒掛金鉤

倒掛金鉤生長沙山阜小木黑莖葉如棠梨葉光潤無齒梢端結實圓扁有青毛仍從梢傍發枝生葉

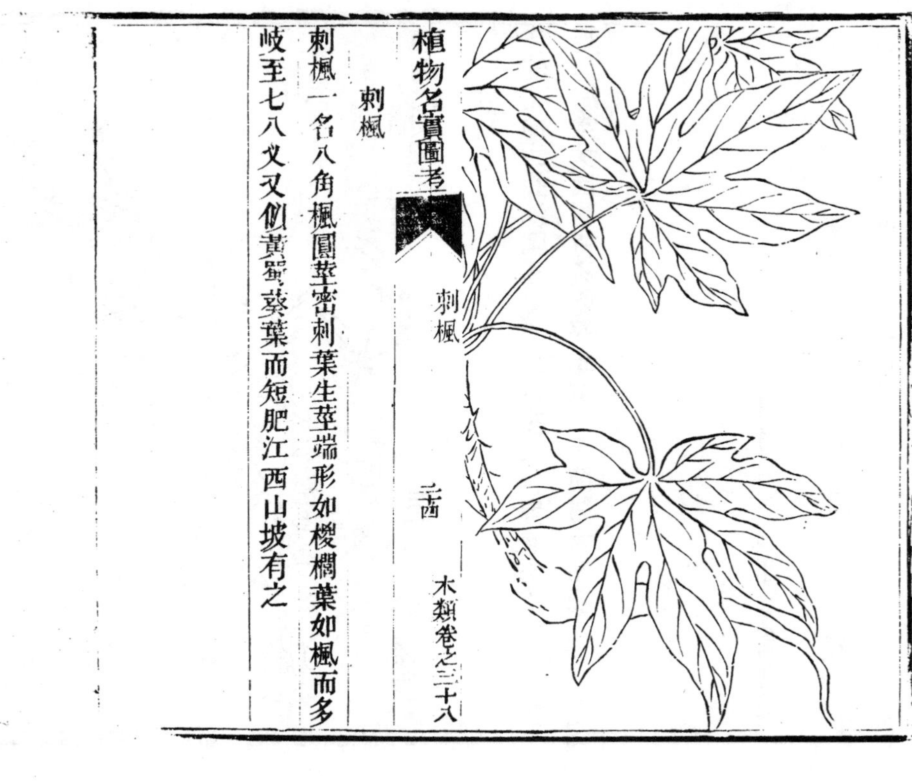

刺楓

刺楓一名八角楓圓莖密刺葉生莖端形如椶櫚葉如楓而多岐至七八叉叉似黄蜀葵葉而短肥江西山坡有之

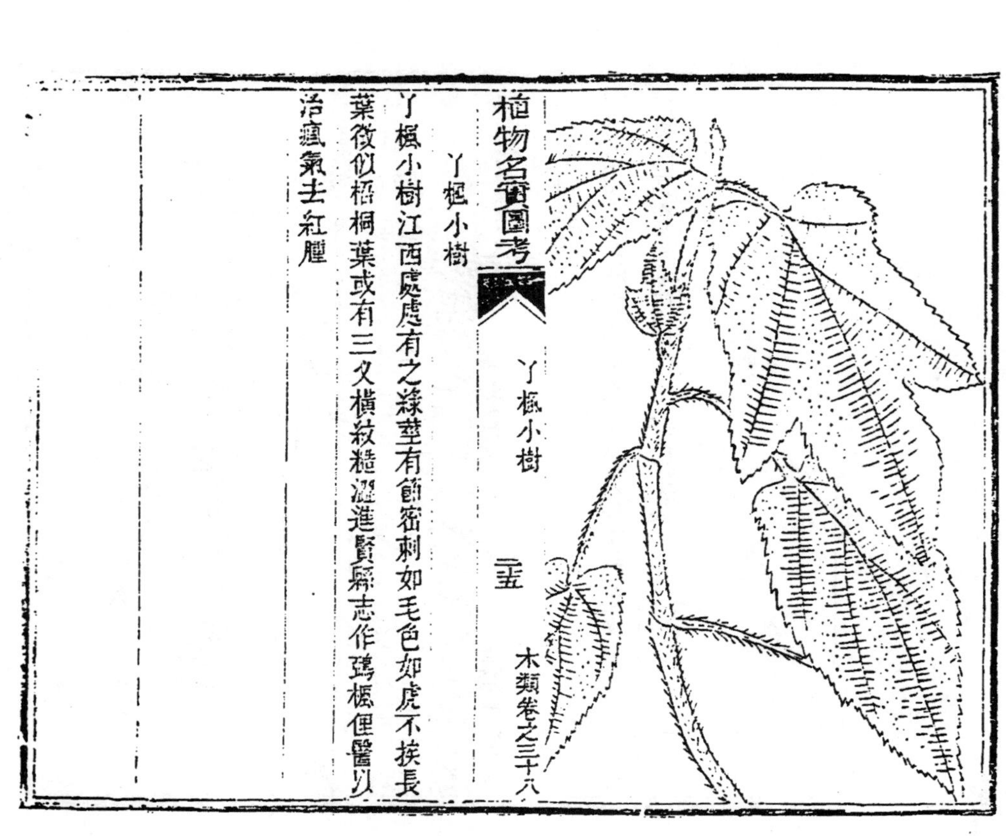

丫楓小樹

丫楓小樹江西處處有之綠莖有節密刺如毛色如虎不挨長葉微似梧桐葉或有三叉橫紋糙澀進賢縣志作鵶楓俚醫以活血氣去紅腫

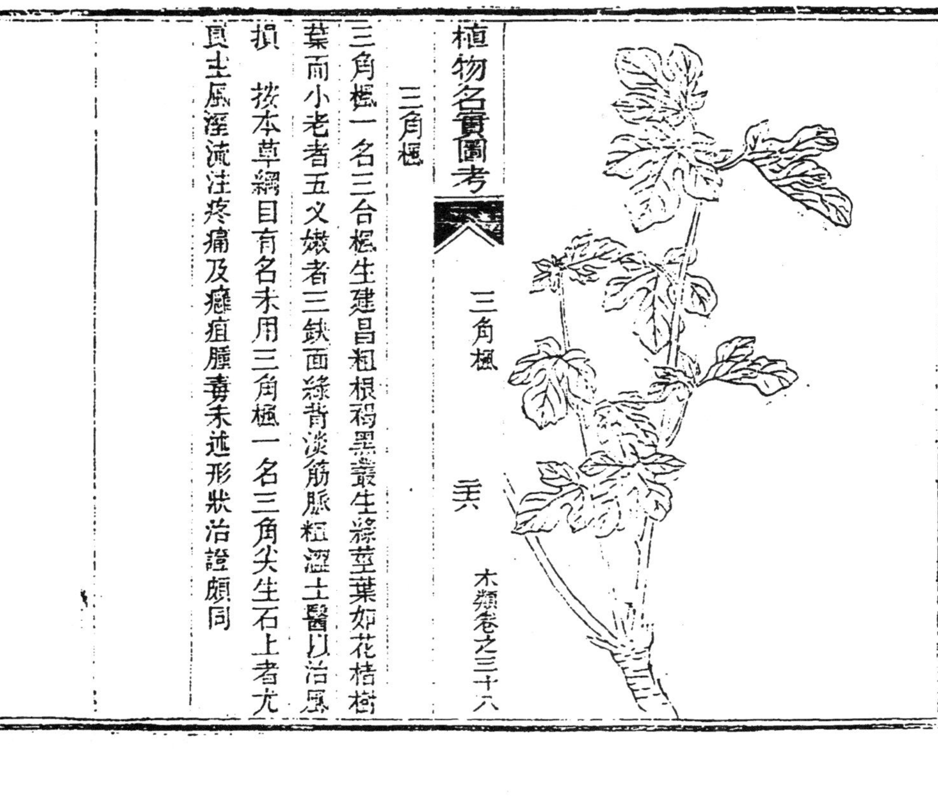

三角楓

三角楓一名三合楓生建昌粗根褐黑叢生綠莖葉如花桔樹葉而小老者五叉嫩者三鈌面綠背淡筋脈粗澀土醫以治風損　按本草綱目有名未用三角楓一名三角尖生石上者尤良主風溼流注疼痛及癰疽腫毒未述形狀治證頗同

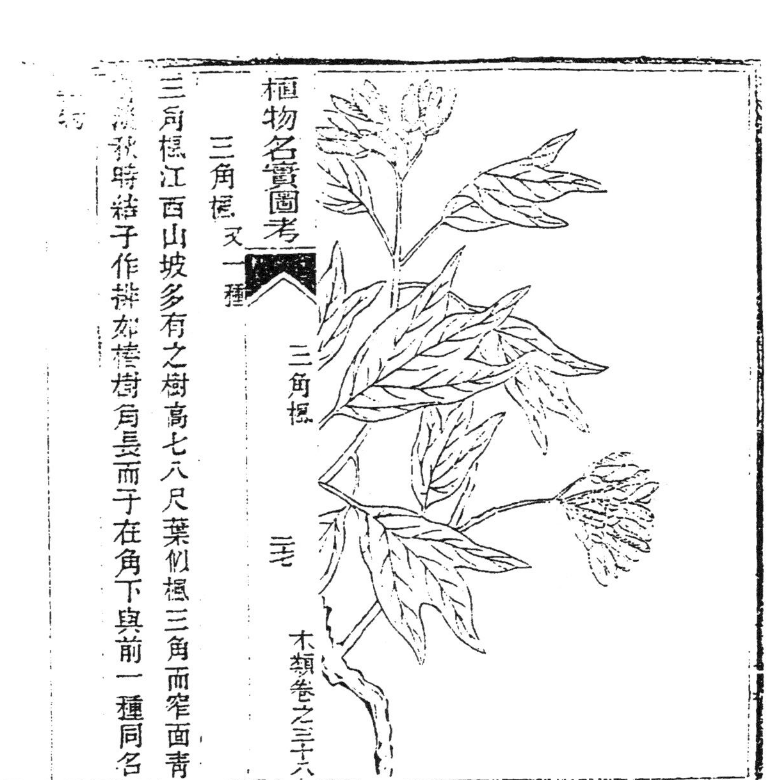

三角楓又一種

三角楓江西山坡多有之樹高七八尺葉似楓三角而窄面青背淡秋時結子作穗如檯樹角長而子在角下與前一種同名異物

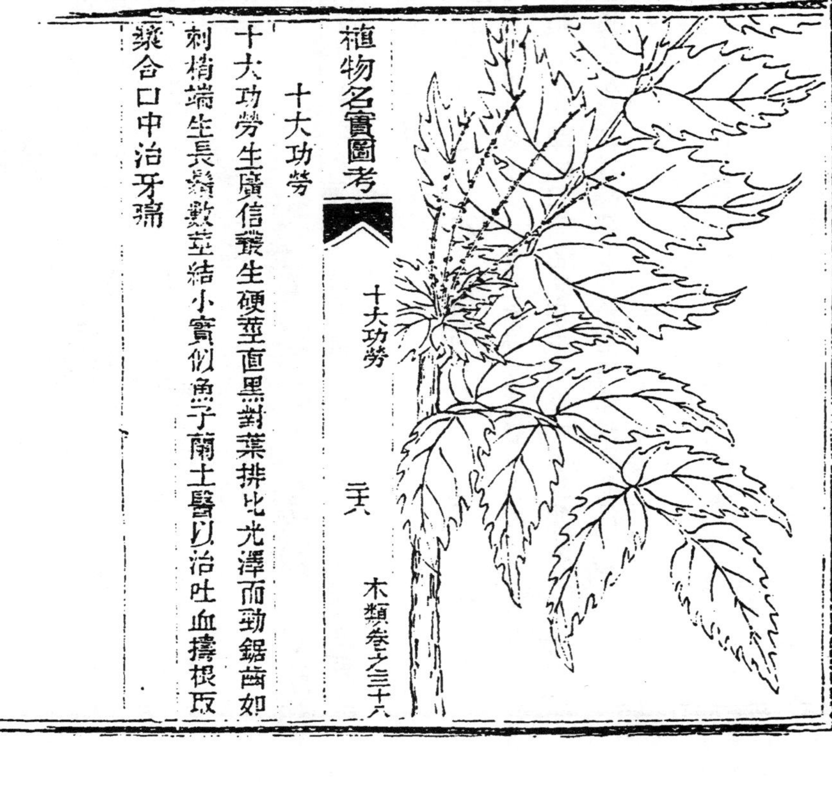

十大功勞

十大功勞生廣信叢生硬莖直黑對葉排比光澤而勁鋸齒如刺梢端生長鬚數莖結小實似魚子蘭土醫以治吐血擣根取漿合口中治牙痛

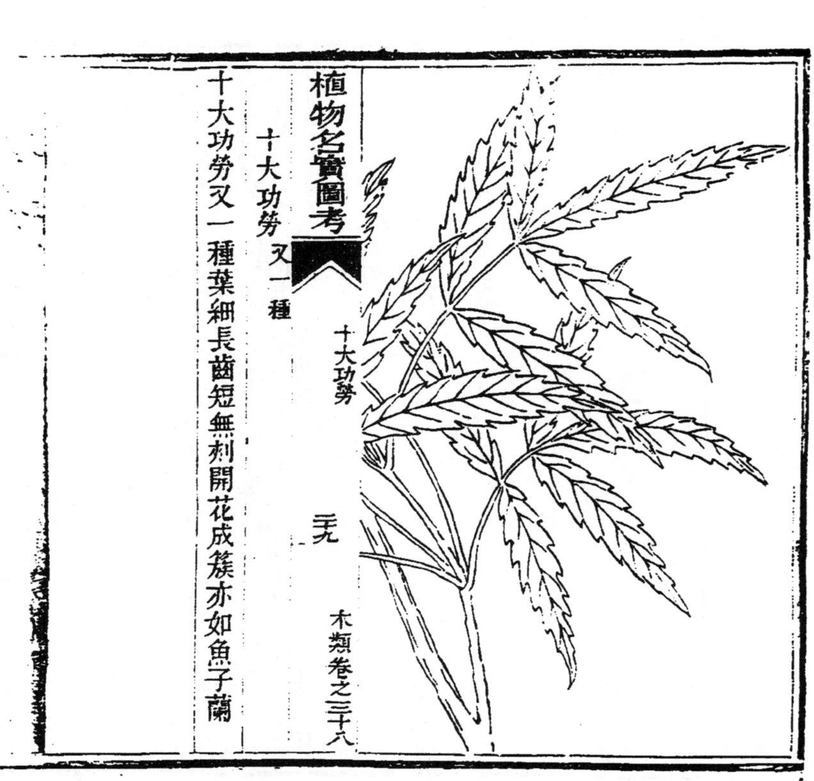

十大功勞又一種

十大功勞又一種葉細長齒短無刺開花成簇亦如魚子蘭

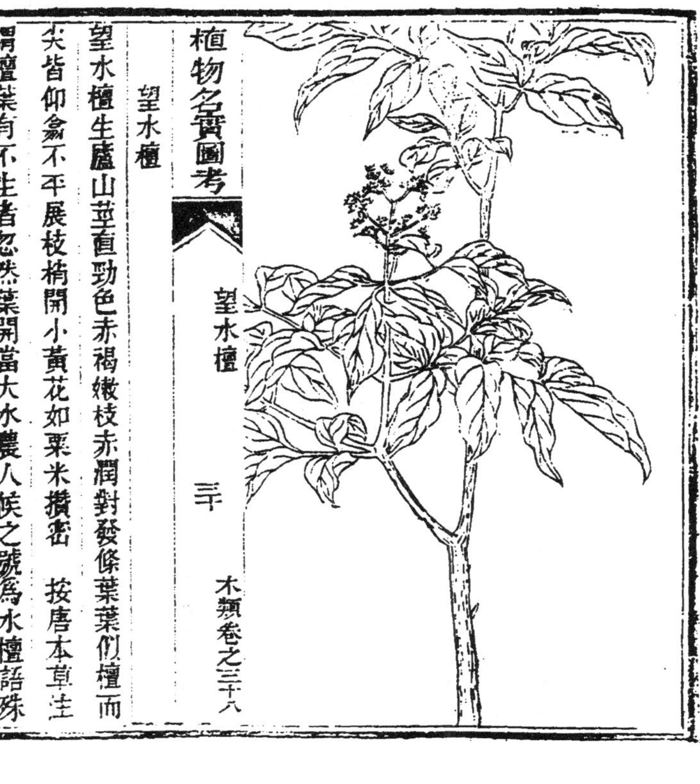

望水檀

望水檀生廬山莖直勁色赤褐嫩枝赤潤對發條葉葉似檀而尖皆仰翕不平展枝椏開小黃花如粟米攢密　按唐本草注謂檀葉有不生者忽然葉開當大水農人候之號爲水檀語殊未了徹或卽此樹葉皆翕斂忽然開展主水候耶凡喜陰溼之草木亢久則葉卷合遇雨則舒木根入土深泉脈動而先知亦物理之常

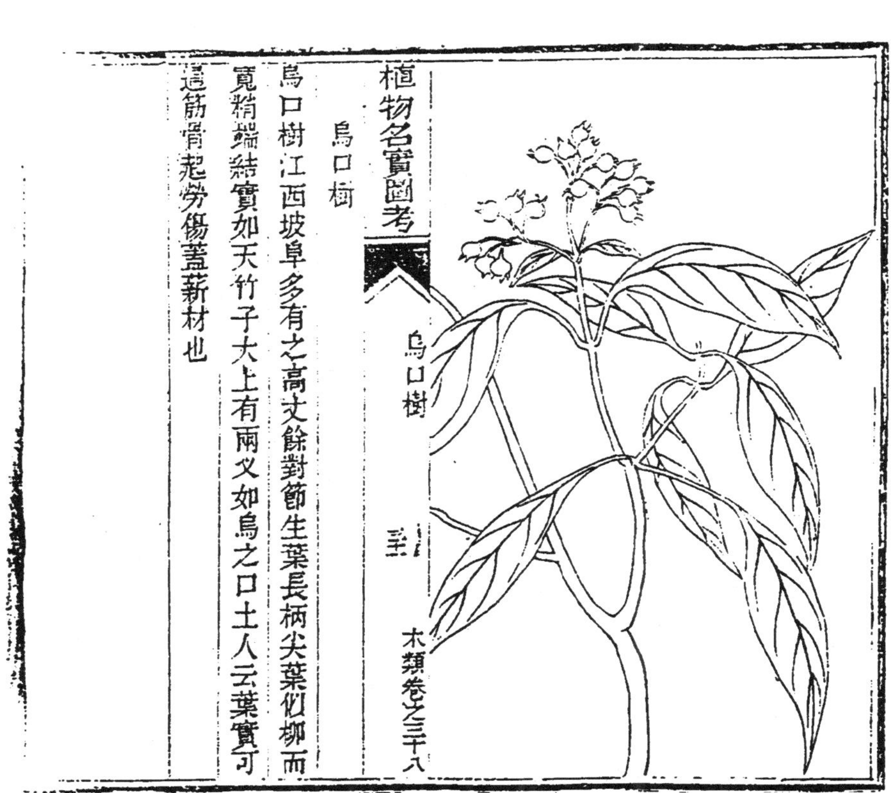

烏口樹

烏口樹江西坡阜多有之高丈餘對節生葉長柄尖葉似柳而寬梢端結實如天竹子大上有兩叉如烏之口土人云葉實可通筋骨起勞傷蓋薪材也

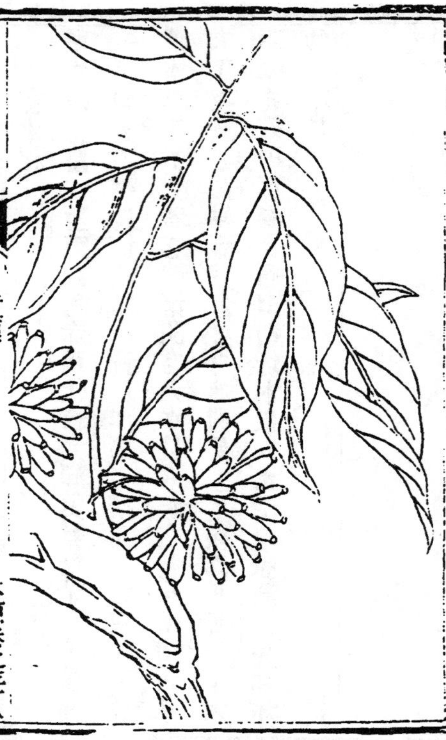

植物名實圖考

旱蓮

三十三 木類卷之三十六

旱蓮

旱蓮生南昌西山赭幹綠枝葉如楮葉之無花杈者秋結實作齊頭筩子百十攢聚如球大如蓮實

植物名實圖考

水楊梅

三十四 木類卷之三十六

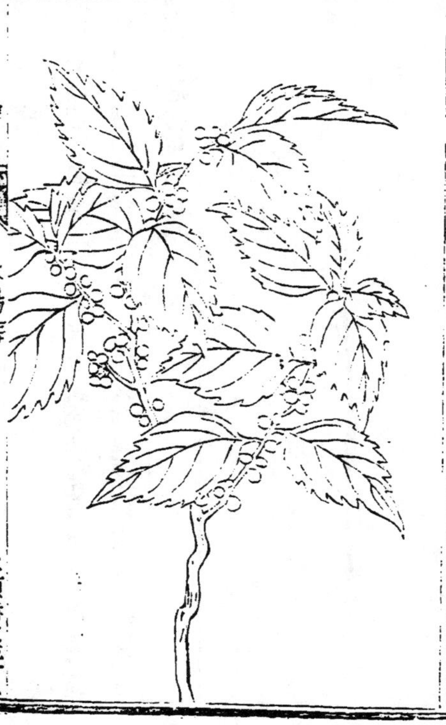

水楊梅

水楊梅生寧都高丈餘葉如小桑麄紋有齒冬時附莖結實紫黑勻圓大如菉豆土人云果葉可退熱根可治遺精一名水麻

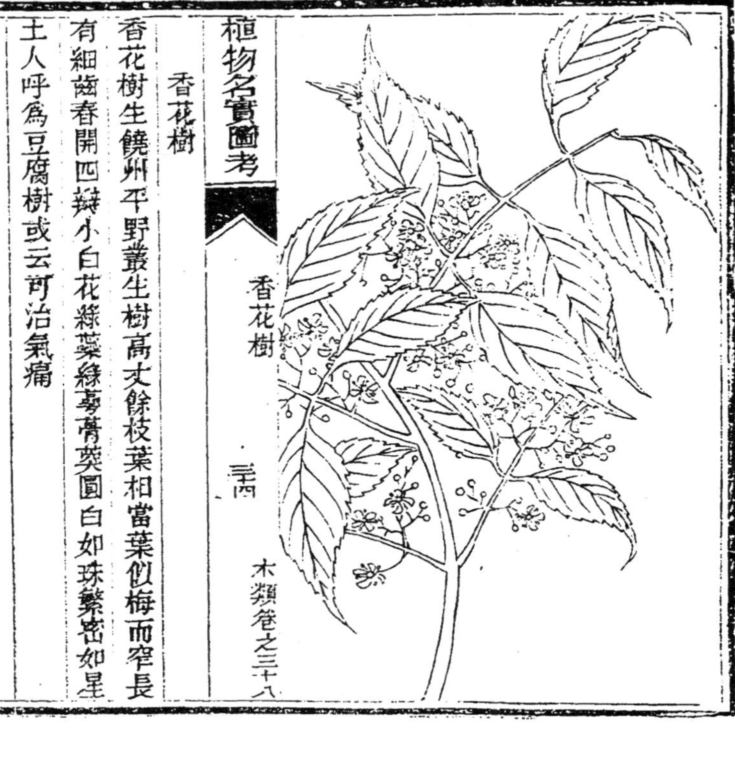

香花樹

香花樹生饒州平野叢生樹高丈餘枝葉相當葉似梅而窄長有細齒春開四瓣小白花綠蘂綠萼青莢圓白如珠繁密如星土人呼爲豆腐樹或云可治氣痛

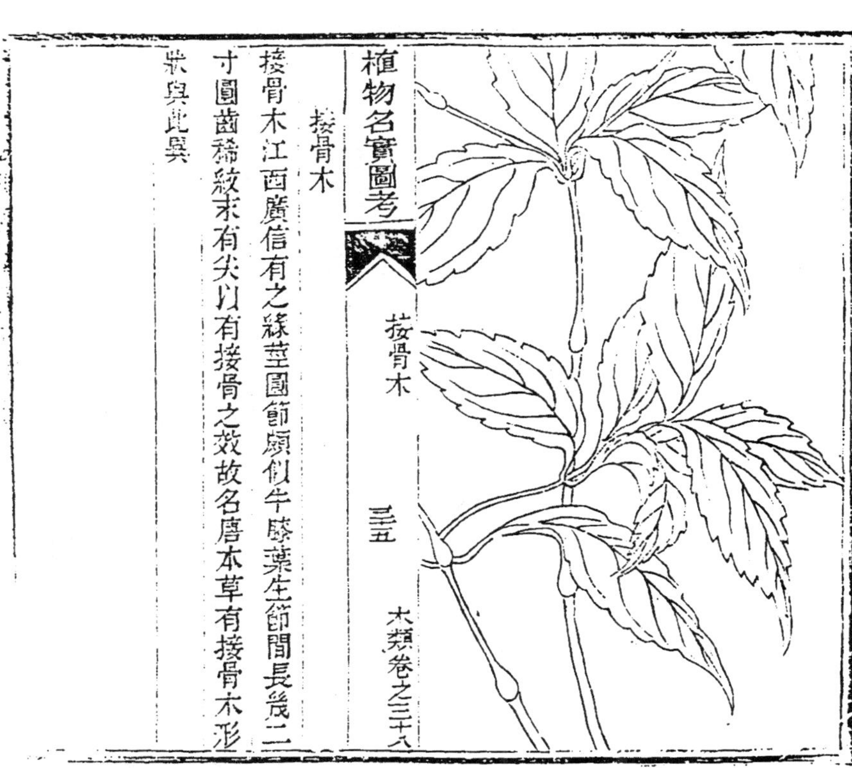

接骨木

接骨木江西廣信有之綠莖圓節頗似牛膝葉生節間長幾二寸圓齒稀紋末有尖以有接骨之效故名唐本草有接骨木形狀與此異

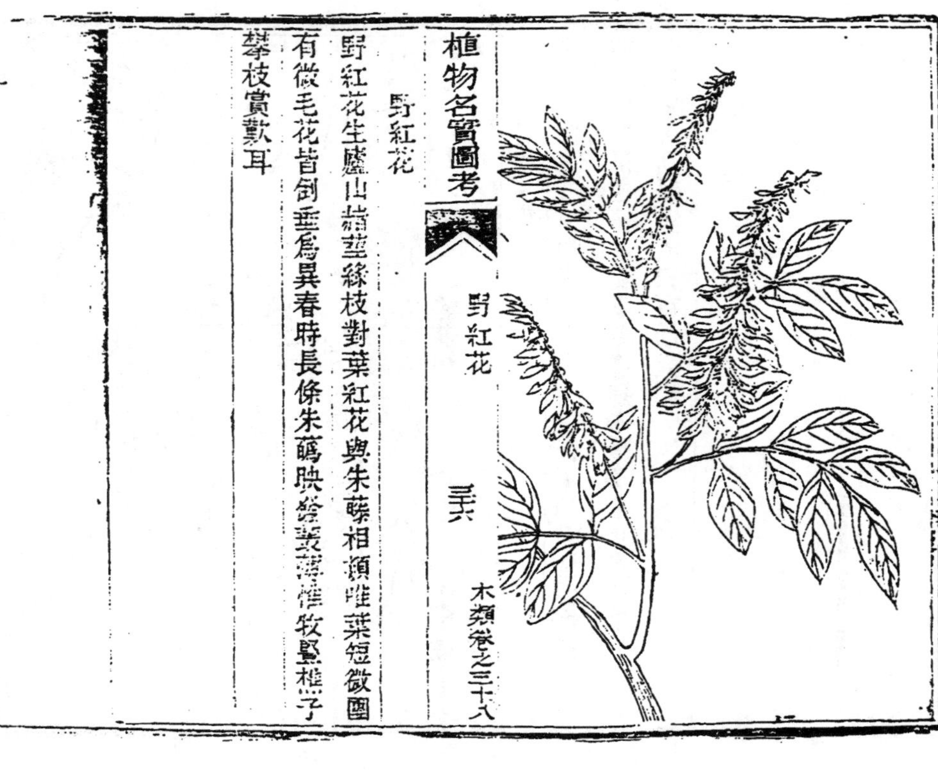

野紅花

野紅花生廬山赭莖綠枝對葉紅花與朱藤相類唯葉短微圓有微毛花皆倒垂爲異春時長條朱蘤映發叢薄惟牧豎樵子攀枝賞歎耳

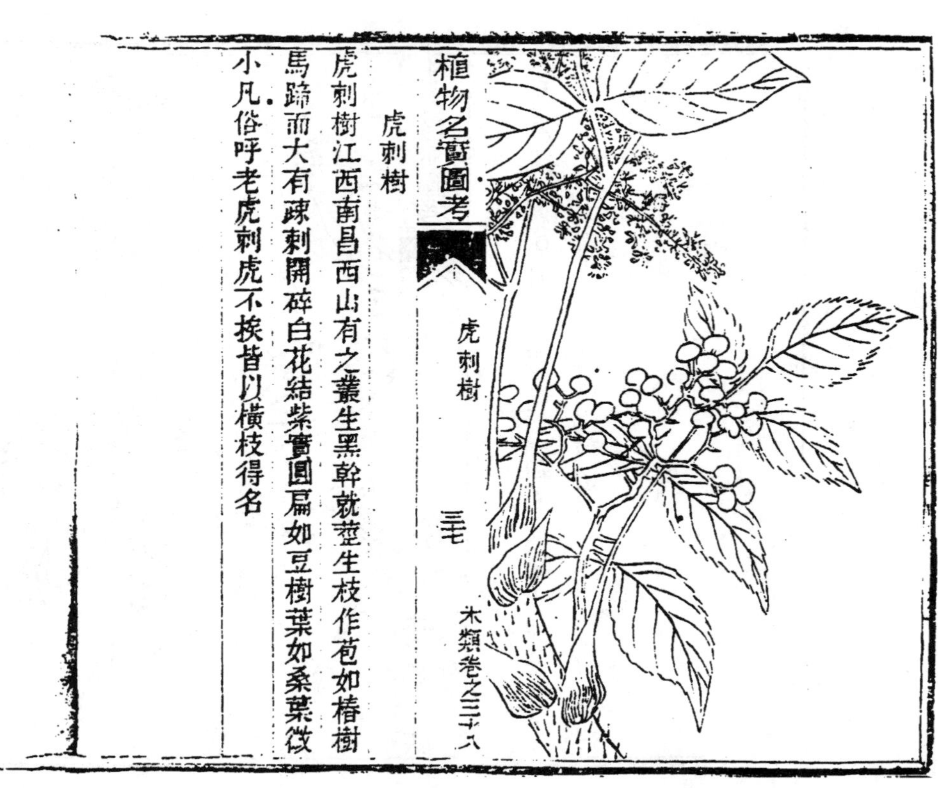

虎刺樹

虎刺樹江西南昌西山有之叢生黑幹就莖生枝作苞如椿樹馬蹄而大有疎刺開碎白花結紫實圓扁如豆樹葉如桑葉微小凡俗呼老虎刺虎不挨皆以横枝得名

半邊風

半邊風一名鴨掌風撫建山坡有之硬莖長葉中寬本末尖瘦褭褭下垂秋結小實如蓮子之半外褐黃內白中吐一鬚土醫以治風損散血煎酒服

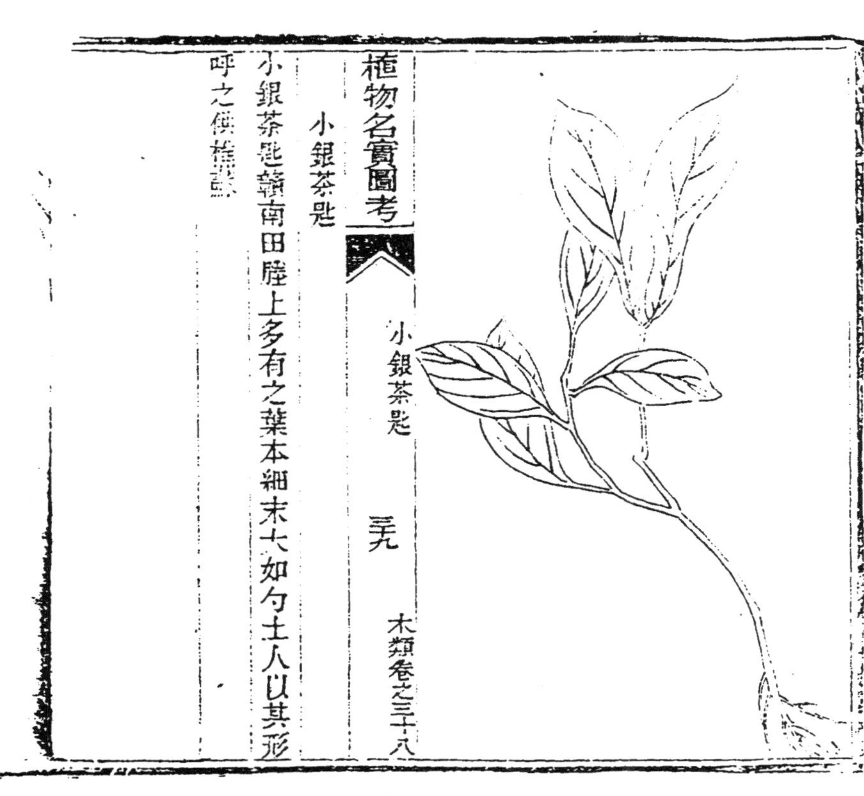

小銀茶匙

小銀茶匙贛南田塍上多有之葉本細末大如勺土人以其形呼之俟[illegible]

田螺虎樹

田螺虎樹小樹生田塍上葉似金剛葉上分兩叉土人薪之

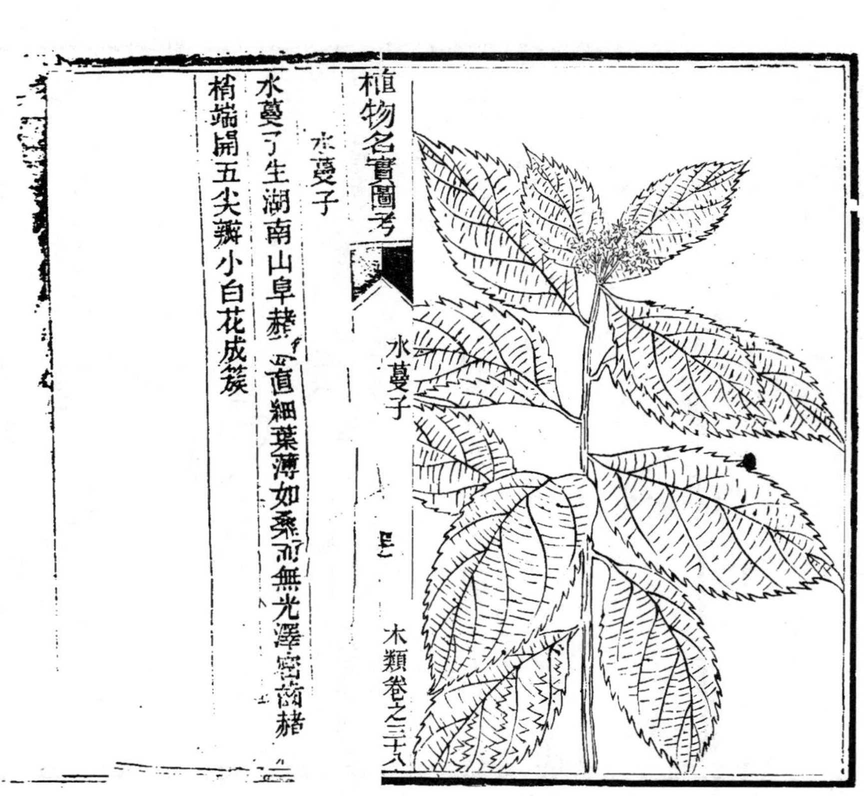

水蔓子

水蔓子生湖南山阜赭莖直細葉薄如桑而無光澤密齒赭紋梢端開五尖瓣小白花成簇

出版後記

早在二〇一四年十月，我們第一次與南京農業大學農遺室的王思明先生取得聯繫，商量出版一套中國古代農書，一晃居然十年過去了。

十年間，世間事紛紛擾擾，今天終於可以將這套書奉獻給讀者，不勝感慨。

當初確定選題時，經過調查，我們發現，作爲一個有著上萬年農耕文化歷史的農業大國，我們整理的農業古籍叢書只有兩套，且規模較小，一是農業出版社自一九五九年開始陸續出版的《中國古農書叢刊》，收書四十多種；一是農業出版社一九八二年出版的《中國農學珍本叢刊》，收書三種。其他點校整理的單品種農書倒是不少。基於這一點，王思明先生認爲，我們的項目還是很有價值的。

經與王思明先生協商，最後確定，以張芳、王思明主編的《中國農業古籍目錄》爲藍本，精選一百五十二種中國古代最具代表性的農業典籍，影印出版，書名初訂爲『中國古農書集成』。接下來就是正常的流程，先確定編委會，確定選目，再確定底本。看起來很平常，實際工作起來，卻遇到了不少困難。

古籍影印最大的困難就是找底本。本書所選一百五十二種古籍，有不少存藏於南農大等高校圖書館。但由於種種原因，不少原來准備提供給我們使用的南農大農遺室的底本，當時未能順利複製。最後所有底本均由出版社出面徵集，從其他藏書單位獲取。

本書所選古農書的提要撰寫工作，倒是相對順利。書目確定後，由主編王思明先生親自撰寫樣稿，副主編惠富平教授（現就職於南京信息工程大學）、熊帝兵教授（現就職於淮北師範大學）及編委何彦超博士（現就職於江蘇開放大學）及時拿出了初稿，爲本書的順利出版打下了基礎。

本書於二〇二三年獲得國家古籍整理出版資助，二〇二四年五月以『中國古農書集粹』爲書名正式出版。

二〇二二年一月，王思明先生不幸逝世。没能在先生生前出版此書，是我們的遺憾。本書的出版，或可告慰先生在天之靈吧。

是爲出版後記。

鳳凰出版社

二〇二四年三月

《中國古農書集粹》總目

寶坻勸農書　（明）袁黄 撰

知本提綱（修業章）　（清）楊屾 撰（清）鄭世鐸 注釋

農圃便覽　（清）丁宜曾 撰

三農紀　（清）張宗法 撰

增訂教稼書　（清）孫宅揆 撰（清）盛百二 增訂

寶訓　（清）郝懿行 撰

六

授時通考（全二册）　（清）鄂爾泰 等 撰

七

齊民四術　（清）包世臣 撰

浦泖農咨　（清）姜皋 撰

農言著實　（清）楊秀沅 撰

農蠶經　（清）蒲松齡 撰

馬首農言　（清）祁寯藻 撰（清）王筠 校勘並跋

撫郡農産考略　何德剛 撰

夏小正　（漢）戴德 傳（宋）金履祥 注（清）張爾岐 輯定

（清）黄叔琳 增訂

田家五行　（明）婁元禮 撰

卜歲恒言　（清）吴鵠 撰

農候雜占　（清）梁章鉅 撰（清）梁恭辰 校

八

五省溝洫圖説　（清）沈夢蘭 撰

吴中水利書　（宋）單鍔 撰

築圍説　（清）陳瑚 撰

築圩圖説　（清）孫峻 撰

耒耜經　（唐）陸龜蒙 撰

農具記　（清）陳玉璂 撰

管子地員篇注　題（周）管仲 撰（清）王紹蘭 注

於潛令樓公進耕織二圖詩　（宋）樓璹 撰

御製耕織圖詩 （清）愛新覺羅・玄燁 撰 （清）焦秉貞 繪

農説 （明）馬一龍 撰 （明）陳繼儒 訂正

梭山農譜 （清）劉應棠 撰

澤農要錄 （清）吴邦慶 撰

區田法 （清）王心敬 撰

區種五種 （清）趙夢齡 輯

耕心農話 （清）奚誠 撰

理生玉鏡稻品 （明）黄省曾 撰

江南催耕課稻編 （清）李彦章 撰

金薯傳習錄 （清）陳世元 彙刊

御題棉花圖 （清）方觀承 編繪

木棉譜 （清）褚華 撰

授衣廣訓 （清）愛新覺羅・顒琰 定 （清）董誥 等 撰

栽苧麻法略 （清）黄厚裕 撰

九

二如亭群芳譜 （明）王象晉 撰

十

佩文齋廣群芳譜（全三册） （清）汪灝 等 編修

十一

洛陽花木記 （宋）周師厚 撰

桂海花木志 （宋）范成大 撰

花史左編 （明）王路 撰

花鏡 （清）陳淏 撰

十二

洛陽牡丹記 （宋）歐陽修 撰

洛陽牡丹記 （宋）周師厚 撰

亳州牡丹記 （明）薛鳳翔 撰

曹州牡丹譜 （清）余鵬年 撰

菊譜 （宋）劉蒙 撰

菊譜 （宋）史正志 撰

十三

十四

十五

竹譜　(清)陳鼎　撰
桐譜　(宋)陳翥　撰
茶經　(唐)陸羽　撰
茶錄　(宋)蔡襄　撰
東溪試茶錄　(宋)宋子安　撰
大觀茶論　(宋)趙佶　撰
品茶要錄　(宋)黄儒　撰
宣和北苑貢茶錄　(宋)熊蕃　撰
北苑別錄　(宋)趙汝礪　撰
茶箋　(明)聞龍　撰
羅岕茶記　(明)熊明遇　撰
茶譜　(明)顧元慶　撰
茶疏　(明)許次紓　撰

十六

治蝗全法　(清)顧彥　撰
捕蝗考　(清)陳芳生　撰
捕蝗彙編　(清)陳僅　撰
捕蝗要訣　(清)錢炘和　撰

安驥集　(唐)李石　撰
元亨療馬集　(明)喻仁、喻傑　撰
牛經切要　(清)佚名　撰　于船、張克家　點校
抱犢集　(清)佚名　撰
哺記　(清)黄百家　撰
鴿經　(明)張萬鍾　撰

十七

蜂衙小記　(清)郝懿行　撰
蠶書　(宋)秦觀　撰
蠶經　(明)黄省曾　撰
西吳蠶略　(清)程岱葊　撰
湖蠶述　(清)汪曰楨　撰
野蠶錄　(清)王元綎　撰
柞蠶雜誌　增韞　撰
樗繭譜　(清)鄭珍　撰　(清)莫友芝　注
廣蠶桑説輯補　(清)沈練　撰　(清)仲學輅　輯補
蠶桑輯要　(清)沈秉成　編
豳風廣義　(清)楊屾　撰

十八

十九

二十

二十一

二十二